# Lehrbuch für Heilpraktiker

1749 250 1999
Walter de Gruyter
Berlin · New York

Eugen J. Kuhn

# Lehrbuch für Heilpraktiker

Walter de Gruyter
Berlin · New York 1999

*Autor*

Eugen J. Kuhn
Manfred-von-Richthofen-Str. 9
12101 Berlin
Tel. (030) 78 91 34 70
Fax (030) 78 91 34 71
E-Mail E.J.Kuhn@t-online.de

Das Buch enthält 186 Abbildungen und 56 Tabellen

*Die Deutsche Bibliothek – CIP-Einheitsaufnahme*

**Kuhn, Eugen J.:**
Lehrbuch für Heilpraktiker / Eugen J. Kuhn. – Berlin ; New York :
de Gruyter, 1999
(De-Gruyter-Lehrbuch)
ISBN 3-11-014567-7



Textkonvertierung und Druck: Arthur Collignon GmbH, Berlin – Reproduktion der Abbildungen: druckpunkt, Berlin – Zeichnungen: H. R. Giering-Jänsch, Berlin – Buchbinderische Verarbeitung: Lüderitz & Bauer GmbH, Berlin – Umschlagentwurf: Rudolf Hübler, Berlin
Printed in Germany

# Vorwort

Während meiner Ausbildung zum Heilpraktiker und später, als ich selbst den Unterricht für Heilpraktiker-Schulen und eigene Ausbildungskurse vorbereitete, habe ich eine umfangreiche medizinische Fachliteratur vermißt, die alle Bereiche abdeckt. So mußte ich mich durch viel medizinische Fachliteratur wühlen, um all die Informationen zu erhalten, die ich benötigte.

Daraus entstand die Idee, dieses Lehrbuch zu verfassen, in dem alle Gebiete zusammenfließen. Es soll sowohl der Vorbereitung für die Überprüfung als auch darüber hinaus später als qualifiziertes Nachschlagewerk bei auftretenden Fragen dienen.

Anatomie, Physiologie, Untersuchungsmethoden und die Krankheiten werden für jedes Organsystem zusammenhängend dargestellt. Dies bringt den Vorteil mit sich, daß im Zusammenhang gelernt oder nachgeschlagen werden kann. Die Kapitel „Allgemeine Anatomie", „Allgemeine Physiologie", „Pathologie" und „Onkologie" sind als übergreifende Kapitel gedacht und dienen der Grundlagenbildung, um spätere Darstellungen zu verstehen.

Die Krankheitsbilder werden, um das Lernen zu erleichtern, wenn möglich nach dem gleichen Schema beschrieben: Definition, Ursache, Patho, Symptome, Komplikationen, Diagnose, Differentialdiagnose, Therapie und Prognose. Patho meint u. a. Pathophysiologie und Ätiologie und gilt als Synonym für Informationen, die für das Verstehen der Erkrankung wichtig sind. Bei den Infektionskrankheiten wurde das Schema abgewandelt, da hier noch Verbreitung, Erreger, Infektionsquelle, Inkubationszeit, Nachweis, Immunität und Prophylaxe wichtig sind.

Um das Erfassen des medizinischen Wissens zu erleichtern, habe ich Fachbegriffe benutzt, sie aber so einfach wie möglich erklärt. Im Zweifel und bei Unklarheiten inhaltlicher Art gilt als Maßstab das medizinische Nachschlagewerk „Pschyrembel", das im gleichen Verlag wie das vorliegende Buch erscheint.

Die Gesetzeskunde ist eine wichtige Voraussetzung für die spätere Tätigkeit. Aus diesem Grund ist sie sehr umfangreich ausgefallen. Sie im Buch so weit nach „hinten" zu rücken, erfolgte aus rein didaktischen Gründen.

Da heute der schriftliche Teil der Überprüfung zum/zur HeilpraktikerIn bundesweit mit Multiple-Choice-Fragen erfolgt und die Fragen zum Teil sehr schwer sind, sind am Ende 120 Fragen mit den dazugehörigen Antworten eingefügt. Dadurch soll ermöglicht werden, die Herangehensweise bei der Beantwortung dieser speziellen Art der Fragen zu erlernen.

Ich würde mich darüber freuen, wenn diejenigen, die beim Lesen dieses Buches Anmerkungen, Anregungen und Kritik haben, sich mit mir auf schriftlichem, telefonischem oder elektronischem Weg in Verbindung setzen.

Dem Verlag Walter de Gruyter, insbesondere Herrn Priv.-Doz. Dr. R. Radke, der mein Vorhaben unterstützenswert hielt, und Frau Ullrich, die für die technische Umsetzung sorgte, gilt mein Dank. Ebenfalls bedanken möchte ich mich bei Herrn Dr. med. Peter-Ulrich Haders, der im Auftrag des Verlages das Lektorat übernommen und den Text mit besonderer Sorgfalt auf seine schulmedizinische Richtigkeit überprüft und sprachliche und stilistische Unebenheiten bereinigt hat.

Danken möchte ich auch allen meinen Schülerinnen und Schülern, die mir durch ihre Fragen und ihren Wissensdurst Anregungen gegeben haben, insbesondere Frau Cornelia „Kali" Balcerowiak für ihr kritisches und interessiertes Lesen der Manuskripte.

Ganz besonderen Dank gilt jedoch meiner Lebensgefährtin Irina Hennies, Dipl.-Pädagogin und Heilpraktikerin, für ihre konkrete Mitarbeit und auch für ihr Verständnis. Nur durch ihre Unterstützung konnte dieses insgesamt fünf Jahre dauernde Projekt vollendet werden.

Berlin, Februar 1999

Eugen J. Kuhn

# Inhalt

## 1 Allgemeine Anatomie


**1.1 Die Zelle** 1
1.1.1 Grundstruktur der Zelle 2
1.1.2 Eiweißsynthese 7
1.1.3 Kennzeichen des Lebendigen 7
1.1.4 Zellteilung 9
1.1.5 Chromosomenabweichungen 11
1.1.5.1 Down-Syndrom 12
1.1.5.2 Klinefelter-Syndrom 12
1.1.5.3 Turner-Syndrom 12
**1.2 Das Gewebe** 13
1.2.1 Epithelgewebe 13
1.2.1.1 Oberflächenepithel 13
1.2.1.2 Drüsengewebe 14
1.2.1.3 Regeneration des Epithels 14
1.2.2 Binde- und Stützgewebe 15
1.2.2.1 Funktion des Binde- und Stürzgewebes 15
1.2.2.2 Formen des Bindegewebes 16
1.2.2.3 Formen des Stützgewebes 18


## 2 Allgemeine Physiologie


**2.1 Chemische Grundlagen** 20
2.1.1 Chemische Verbindungen 22
2.1.2 Wasser als Lösungsmittel 22
2.1.3 Kolloidale Lösungen, Emulsionen und Suspensionen 23
2.1.4 Säuren, Basen und Salze 23
2.1.5 Organische Chemie 25
**2.2 Physiologische Grundlagen** 26
2.2.1 Passive Transportprozesse 27
2.2.2 Aktive Transportprozesse 28
2.2.3 Elektrische Vorgänge 29
2.2.4 Energiegewinnung und Stoffabbau 29
2.2.5 Flüssigkeitsräume 31
2.2.6 Wärmehaushalt 31


## 3 Grundzüge der Pathologie


**3.1 Begriffsbestimmungen** 33
**3.2 Veränderungen an Zellen und Gewebe** 35
3.2.1 Anpassungsleistungen 35
3.2.2 Zell- und Gewebeschäden 36
3.2.3 Mechanismen der Zellschädigung 37
3.2.4 Extrazelluläre Veränderungen 38
**3.3 Entzündung** 39
3.3.1 Definition und Einteilung 39
3.3.2 Entzündungsablauf 41
3.3.3 Entzündungszellen 42
3.3.4 Entzündungsmediatoren 43
3.3.5 Exsudative und proliferative Entzündungen 44
3.3.5.1 Exsudative Entzündung 44
3.3.5.2 Proliferative Entzündung 45
**3.4 Zellersatz** 46
3.4.1 Regeneration 46


## 4 Onkologie


**4.1 Begriffsbestimmungen** 48
**4.2 Karzinogenese** 50
4.2.1 Phasen der Krebsentstehung 50
4.2.2 Krebsauslösende Faktoren 51
**4.3 Metastasierung** 52
4.3.1 Vorgang der Tumorausbreitung 52
4.3.2 Ausbreitungswege der Metastasen 52
4.3.3 Tumorklassifikationen 54
**4.4 Auswirkungen auf den Organismus** 55
**4.5 Diagnose** 56
**4.6 Krebstherapie** 57

## 5 Der aktive und passive Bewegungsapparat

**5.1 Das Skelettsystem (passiver Bewegungsapparat) 58**
5.1.1 Knochenverbindungen 61
5.1.2 Spezielle Knochenlehre 63
5.1.2.1 Die freie obere Extremität 63
5.1.2.2 Der Schultergürtel 65
5.1.2.3 Der Brustkorb 65
5.1.2.4 Die Wirbelsäule 65
5.1.2.5 Das Becken 68
5.1.2.6 Die freie untere Extremität 68
5.1.2.7 Der Schädel 69
**5.2 Das Muskelsystem (aktiver Bewegungsapparat) 71**
5.2.1 Spezielle Muskellehre 77
**5.3 Erkrankungen des Bewegungsapparates 82**
5.3.1 Leitsymptome 82
5.3.1.1 Rheuma 82
5.3.2 Weichteilrheumatismus 83
5.3.2.1 Myalgien 83
5.3.2.2 Tendinitis, Tendovaginitis 83
5.3.2.3 Bursitis 84
5.3.2.4 Dupuytrensche Kontrakturen 84
5.3.2.5 Karpaltunnelsyndrom 84
5.3.3 Gelenkerkrankungen 85
5.3.3.1 Arthrose (Arthrosis deformans) 85
5.3.3.2 Infektarthritis 85
5.3.3.3 Akute Polyarthritis 86
5.3.3.4 Chronische Polyarthritis 86
5.3.3.5 Gicht 88
5.3.4 Systemerkrankungen 89
5.3.4.1 Osteoporose 89
5.3.4.2 Osteomalazie 90
5.3.5 Tumoren 91
5.3.6 Erkrankungen der Wirbelsäule 91
5.3.6.1 Skoliose 91
5.3.6.2 Bandscheibenprolaps 92
5.3.6.3 Osteochondrose 93
5.3.6.4 Morbus Scheuermann 93
5.3.6.5 Spondylose 94
5.3.6.6 Morbus Bechterew (Spondylarthritis ankylopoetica) 94
5.3.7 Traumatische Erkrankungen 95
5.3.7.1 Luxation 95
5.3.7.2 Distorsion 96
5.3.7.3 Kontusion 96
5.3.7.4 Frakturen 96
5.3.7.5 Meniskusverletzung 96
5.3.8 Fehlstellungen 97
5.3.9 Kollagenosen 97
5.3.9.1 Sklerodermie
5.3.9.2 Lupus erythematodus (LE) 98

## 6 Blut

**6.1 Anatomie und Physiologie des Blutes 99**
6.1.1 Das Blutplasma 100
6.1.2 Die Blutbildung 101
6.1.3 Erythrozyten 102
6.1.4 Leukozyten 107
6.1.4.1 Granulozyten 107
6.1.4.2 Monozyten 110
6.1.4.3 Lymphozyten 110
6.1.5 Thrombozyten 111
**6.2 Die Blutgerinnung (Hämostase) 111**
**6.3 Das lymphatische System 112**
**6.4 Das Abwehrsystem 115**
**6.5 Erkrankungen des Blutes und des Lymphsystems 119**
6.5.1 Leitsymptome 119
6.5.1.1 Anämie (Blutarmut) 119
6.5.1.2 Lymphknotenvergrößerung 120
6.5.1.3 Splenomegalie 120
6.5.2 Erkrankungen des hämopoetischen Systems 120
6.5.2.1 Akute Blutungsanämie 120
6.5.2.2 Chronische Blutungsanämie 121
6.5.2.3 Eisenmangelanämie 121
6.5.2.4 Perniziosa 122
6.5.2.5 Folsäuremangel 122
6.5.2.6 Hämolytische Anämie 123
6.5.2.7 Aplastische Anämie 123
6.5.2.8 Begleitanämie 124
6.5.2.9 Sekundäre Polyzythämie 124
6.5.2.10 Polyzythämie vera 125
6.5.3 Erkrankungen des granulopoetischen Systems 125
6.5.3.1 Agranulozytose 125
6.5.3.2 Leukämien 125
6.5.3.3 Chronisch myeloische Leukämie 126
6.5.4 Erkrankungen des lymphoretikulären Systems 126
6.5.4.1 Lymphangitis 126

6.5.4.2 Lymphödem 127
6.5.4.3 Pfeiffersches Drüsenfieber 127
6.5.4.4 Morbus Boeck (Sarkoidose) 127
6.5.4.5 Morbus Hodgkin (Lymphogranulomatose) 127
6.5.4.6 Plasmozytom 128
6.5.5 Blutungsübel 128
6.5.5.1 Hämophilie A und B 129
6.5.5.2 Gerinnungsfaktorenmangel 130
6.5.5.3 Verbrauchskoagulopathie 130
6.5.5.4 Morbus Werlhof 130
6.5.5.5 Angiopathie 130

## 7 Herz-Kreislaufsystem

**7.1 Anatomie und Physiologie des Herzens** 131
**7.2 Anatomie und Physiologie der Arterien und Venen** 138
7.2.1 Aufbau der Gefäße 138
7.2.2 Die wichtigsten Gefäße im Körper 140
7.2.3 Der Blutdruck 140
7.2.4 Windkesselfunktion 142
7.2.5 Der venöse Rückstrom 142
7.2.6 Kreislaufregulation 142
**7.3 Untersuchungsmethoden des Herz-Kreislaufsystems** 145
**7.4 Erkrankungen des Herzens** 150
7.4.1 Leitsymptome 150
7.4.1.1 Retrosternaler Schmerz 150
7.4.1.2 Dyspnoe 150
7.4.1.3 Zyanose 150
7.4.1.4 Synkope 150
7.4.1.5 Herzklopfen (Herzrasen) 150
7.4.1.6 Thrombose 150
7.4.1.7 Embolie 151
7.4.2 Herzinsuffizienz 151
7.4.2.1 Linksherzinsuffizienz 151
7.4.2.2 Rechtsherzinsuffizienz (Cor pulmonale) 152
7.4.2.3 Globalinsuffizienz 152
7.4.2.4 Therapie bei der Herzinsuffizienz 152
7.4.3 Entzündliche Herzkrankheiten 153
7.4.3.1 Rheumatische Endokarditis (abakterielle Endokarditis) 153
7.4.3.2 Bakterielle Endokarditis 153
7.4.3.3 Endocarditis lenta 154
7.4.3.4 Myokarditis 154
7.4.3.5 Perikarditis 154
7.4.4 Herzklappenfehler (Vitien) 154
7.4.4.1 Mitralstenose 154
7.4.4.2 Mitralinsuffizienz 155
7.4.4.3 Aorteninsuffizienz 155
7.4.4.4 Aortenstenose 155
7.4.5 Angeborene Herzfehler 155
7.4.5.1 Offener Ductus Botalli 156
7.4.5.2 Fallotsche Tetralogie 156
7.4.5.3 Ventrikelseptumdefekt 156
7.4.5.4 Pulmonalstenose 156
7.4.5.5 Vorhofseptumdefekt 157
7.4.6 Herzrhythmusstörungen 157
7.4.6.1 Sinustachykardie 157
7.4.6.2 Paroxysmale Tachykardie 157
7.4.6.3 Herzflattern 157
7.4.6.4 Herzflimmern 157
7.4.6.5 Extrasystolen 157
7.4.6.6 Sinusbradykardie 158
7.4.7 Koronare Herzkrankheiten (KHK) 158
7.4.7.1 Angina pectoris 159
7.4.7.2 Herzinfarkt (Myokardinfarkt) 159
**7.5 Kreislauf- und Gefäßerkrankungen** 160
7.5.1 Leitsymptome 160
7.5.1.1 Beinschmerzen 160
7.5.1.2 Beinschwellung 160
7.5.1.3 Beinulkus 160
7.5.2 Vegetative Dystonie 161
7.5.3 Hypertonie 161
7.5.4 Hypertensive Krise 162
7.5.5 Hypotonie 163
7.5.6 Arterielle Gefäßerkrankungen 163
7.5.6.1 Arteriosklerose 163
7.5.6.2 Periphere arterielle Verschlußkrankheiten (AVK) 164
7.5.6.3 Akuter arterieller Verschluß (arterielle Embolie) 164
7.5.6.4 Aneurysma 165
7.5.6.5 Apoplex (Schlaganfall) 165
7.5.7 Funktionelle Durchblutungsstörungen 166
7.5.7.1 Morbus Raynaud 166
7.5.7.2 Migräne 166
7.5.8 Arteriitiden (Arterienentzündungen) 166
7.5.8.1 Panarteriitis nodosa 166
7.5.8.2 Endangiitis abliterans (M. Winiwarter-Bürger) 167

7.5.9 Venöse Gefäßerkrankungen 167
7.5.9.1 Varizen (Krampfadern) 167
7.5.9.2 Thrombophlebitis (oberflächliche Venenthrombose) 167
7.5.9.3 Phlebothrombose (tiefe Venenthrombose) 167
7.5.9.4 Postthrombotisches Syndrom 168

# 8 Das Verdauungssystem

**8.1 Anatomie und Physiologie des Verdauungssystems** 169
8.1.1 Die Mundhöhle (Cavum Oris) 169
8.1.1.1 Die Zunge (Lingua) 169
8.1.1.2 Die Speicheldrüsen (Glandulae salivalis) 171
8.1.1.3 Die Zähne 171
8.1.1.4 Der Rachenraum (Pharynx) 172
8.1.2 Die Speiseröhre (Ösophagus) 172
8.1.3 Der Magen (Ventriculus, Gaster) 174
8.1.4 Der Dünndarm (Intestinum tenue) 175
8.1.5 Der Dickdarm (Colon) 177
8.1.6 Das Bauchfell (Peritoneum) 178
**8.2 Untersuchungsmethoden des Verdauungstraktes** 179
**8.3 Erkrankungen des Verdauungssystems** 180
8.3.1 Leitsymptome 180
8.3.1.1 Akutes Abdomen 180
8.3.1.2 Sodbrennen 180
8.3.1.3 Singultus (Schluckauf) 180
8.3.1.4 Erbrechen (Emesis) 181
8.3.1.5 Diarrhoe (Durchfall) 182
8.3.1.6 Obstipation (Verstopfung) 183
8.3.1.7 Blutiger Stuhl 183
8.3.2 Erkrankungen der Mundhöhle 183
8.3.2.1 Stomatitis simplex 183
8.3.2.2 Stomatitis aphtosa 183
8.3.2.3 Mundwinkelrhagaden 184
8.3.2.4 Soor (Candidiasis) 184
8.3.2.5 Parotitis epidemica (Mumps) 184
8.3.2.6 Speichelsteine 184
8.3.3 Erkrankungen der Speiseröhre 184
8.3.3.1 Ösophagitis 184
8.3.3.2 Refluxkrankheit 185
8.3.3.3 Ösophagusdivertikel 185
8.3.3.4 Ösophaguskarzinom 186
8.3.3.5 Ösophagusvarizenblutung 186
8.3.3.6 Achalasie (Kardiospasmus) 186
8.3.3.7 Hiatushernie (Zwerchfellbruch) 186
8.3.4 Erkrankungen des Magens und Zwölffingerdarms 187
8.3.4.1 Reizmagen 187
8.3.4.2 Akute Gastritis 187
8.3.4.3 Chronische Gastritis 187
8.3.4.4 Ulcus pepticum (Ulcus ventriculi et duodeni) 188
8.3.4.5 Magenkarzinom 188
8.3.4.6 Pylorusstenose 189
8.3.5 Der operierte Magen 189
8.3.5.1 Ulkusrezidiv 189
8.3.5.2 Dumping-Syndrom 189
8.3.6 Erkrankungen des Dünndarms 190
8.3.6.1 Malassimilationssyndrom 190
8.3.6.2 Morbus Crohn (Ileitis terminalis) 190
8.3.6.3 Sprue (Zöliakie) 191
8.3.7 Erkrankungen des Dickdarms 191
8.3.7.1 Ileus (Darmverschluß) 191
8.3.7.2 Appendizitis 191
8.3.7.3 Reizkolon (spastisches Kolon) 192
8.3.7.4 Colitis ulcerosa 192
8.3.7.5 Divertikulose und Divertikulitis 193
8.3.7.6 Kolonkarzinom 193
8.3.7.7 Hämorrhoiden 194
8.3.7.8 Analfissuren 194
8.3.7.9 Analfistel 194
8.3.8 Erkrankungen des Bauchfells 194
8.3.8.1 Peritonitis 194
8.3.8.2 Hernien 195
8.3.9 Infektionskrankheiten des Verdauungstraktes 196
8.3.9.1 Botulismus 196
8.3.9.2 Enteritis infectiosa 196
8.3.9.3 Shigellenruhr 197
8.3.9.4 Cholera 197
8.3.9.5 Paratyphus A, B und C 198
8.3.9.6 Typhus abdominalis 199
8.3.9.7 Trichinose 200
8.3.9.8 Parasitenbefall 201

## 9 Die Leber


**9.1 Anatomie und Physiologie der Leber** 203
**9.2 Untersuchungsmethoden der Leber** 207
**9.3 Erkrankungen der Leber** 209
9.3.1 Leitsymptome 209
9.3.1.1 Ikterus (Gelbsucht) 209
9.3.1.2 Aszites 211
9.3.2 Virushepatitis 211
9.3.3 Chronische Hepatitis 213
9.3.4 Fettleber 214
9.3.5 Leberzirrhose 215
9.3.6 Leberkarzinom 215
9.3.7 Leberkoma (Coma Hepaticum) 215


## 10 Das Gallengangsystem


**10.1 Anatomie und Physiologie des Gallengangsystems** 217
**10.2 Untersuchungsmethoden des Gallengangsystems** 218
**10.3 Erkrankungen des Gallengangsystems** 218
10.3.1 Cholelithiasis (Gallensteine) 218
10.3.2 Cholecystitis 219
10.3.3 Cholangitis 219
10.3.4 Dyskinesie der Gallenwege 219
10.3.5 Gallengangkarzinom und Gallenblasenkarzinom 220


## 11 Die Bauchspeicheldrüse (Pankreas)


**11.1 Anatomie und Physiologie des Pankreas** 221
**11.2 Untersuchungsmethoden des Pankreas** 222
**11.3 Erkrankungen des Pankreas** 222
11.3.1 Akute Pankreatitis 222
11.3.2 Chronische Pankreatitis 223
11.3.3 Pankreaskarzinom 223
11.3.4 Pankreassteine 223
11.3.5 Diabetes mellitus 223


## 12 Stoffwechsel und Ernährung


**12.1 Der Verdauungsvorgang** 228
**12.2 Nahrungsstoffe** 229
12.2.1 Kohlenhydrate 229
12.2.2 Fette (Lipide) 230
12.2.3 Eiweiße (Proteine) 232
**12.3 Mineralstoffe** 233
12.3.1 Eisen (Fe) 233
12.3.2 Jod 234
12.3.3 Spurenelemente 234
**12.4 Vitamine** 235
12.4.1 Vitamin A, Provitamin A 235
12.4.2 Vitamin D 236
12.4.3 Vitamin E 236
12.4.4 Vitamin K 237
12.4.5 Vitamin $B_1$ 237
12.4.6 Vitamin $B_2$ 237
12.4.7 Niacin 237
12.4.8 Vitamin $B_6$ 238
12.4.9 Vitamin $B_{12}$ 238
12.4.10 Folsäure 238
12.4.11 Pantothensäure 239
12.4.12 Biotin 239
12.4.13 Vitamin C 239
**12.5 Stoffwechselstörungen** 240
12.5.1 Fettsucht 240
12.5.2 Magersucht (Anorexia nervosa) 241
12.5.3 Bulimie 241
12.5.4 Hyperlipoproteinämie 242
12.5.5 Alkoholismus 242

## 13 Das Atmungssystem

**13.1 Anatomie und Physiologie des Atmungssystems** 245
13.1.1 Die Nase (Nasus) 245
13.1.2 Der Rachen (Pharynx) 246
13.1.3 Der Kehlkopf (Larynx) 247
13.1.4 Die Luftröhre (Trachea) 247
13.1.5 Die Bronchien 247
13.1.6 Die Lungen (Pulmones) 249
**13.2 Untersuchungsmethoden des Atmungssystems** 252
**13.3 Erkrankungen des Atmungssystems** 256
13.3.1 Leitsymptome 256
13.3.1.1 Husten 256
13.3.1.2 Dyspnoe (Atemnot) 257
13.3.1.3 Pleuraerguß 257
13.3.2 Erkrankungen der oberen Atemwege 257
13.3.2.1 Nasenbluten (Epistaxis) 257
13.3.2.2 Rhinitis (Schnupfen) 258
13.3.2.3 Sinusitis (Nebenhöhlenentzündung) 258
13.3.2.4 Angina (Tonsillitis, Mandelentzündung) 258
13.3.2.5 Influenza 259
13.3.2.6 Diphtherie 259
13.3.2.7 Scharlach (Scarlatina) T 260
13.3.3 Erkrankungen der unteren Atemwege 261
13.3.3.1 Schlafapnoesyndrom 261
13.3.3.2 Laryngitis 262
13.3.3.3 Larynxkarzinom 262
13.3.3.4 Akute Bronchitis 262
13.3.3.5 Chronische Bronchitis 263
13.3.3.6 Asthma bronchiale 263
13.3.3.7 Bronchiektasen 264
13.3.3.8 Keuchhusten (Pertussis) 264
13.3.4 Erkrankungen der Lunge 265
13.3.4.1 Lungenemphysem 265
13.3.4.2 Pneumonie 266
13.3.4.3 Lungenfibrose 267
13.3.4.4 Atelektase 268
13.3.4.5 Lungenödem 268
13.3.4.6 Lungenembolie und Lungeninfarkt 268
13.3.4.7 Bronchialkarzinom 269
13.3.4.8 Pleuritis 269
13.3.4.9 Pneumothorax 270
13.3.4.10 Tuberkulose 271
13.3.4.11 Ornithose (Psittakose, Papageienkrankheit) 272

## 14 Das Harnsystem

**14.1 Anatomie des Harnsystems** 274
**14.2 Physiologie des Harnapparates** 278
**14.3 Untersuchungsmethoden des Harnapparates** 281
**14.4 Erkrankungen des Harnsystems** 284
14.4.1 Leitsymptome 284
14.4.1.1 Oligurie, Anurie 284
14.4.1.2 Polyurie und Polydypsie 284
14.4.1.3 Pollakisurie, Dysurie 285
14.4.1.4 Harninkontinenz 285
14.4.1.5 Hämaturie 285
14.4.1.6 Leukozyturie 285
14.4.1.7 Proteinurie 285
14.4.1.8 Ödeme 285
14.4.2 Erkrankungen der Niere 287
14.4.2.1 Akute Glomerulonephritis 287
14.4.2.2 Chronische Glomerulonephritis 288
14.4.2.3 Nephrotisches Syndrom 288
14.4.2.4 Akute Niereninsuffizienz 288
14.4.2.5 Chronische Niereninsuffizienz 289
14.4.2.6 Nierenkarzinom (Hypernephrom) 290
14.4.2.7 Zystenniere 290
14.4.3 Harnwegsinfektionen 291
14.4.3.1 Akute Zystitis 291
14.4.3.2 Chronische Zystitis 291
14.4.3.3 Pyelonephritis (Pyelitis) 291
14.4.3.4 Chronische Pyelonephritis 292
14.4.3.5 Urolithiasis (Harnsteine) 292

## 15 Wasser-, Elektrolyt- und Säure-Basen-Haushalt

15.1 **Wasser- und Natriumhaushalt** 293
15.1.1 Die Regulation von Wasser und Natrium 294
15.1.2 Störungen des Wasser- und Natriumhaushalts 295
15.1.2.1 Isotone Dehydratation 295
15.1.2.2 Isotone Hyperhydratation 295
15.1.2.3 Hyponatriämie 295
15.1.2.4 Hypernatriämie 296
15.2 **Kaliumhaushalt** 297
15.2.1 Störungen des Kaliumhaushalts 298
15.2.1.1 Hyperkaliämie 298
15.2.1.2 Hypokaliämie 299
15.3 **Kalzium- und Phosphathaushalt** 299
15.3.1 Regulation des Kalzium- und Phosphorhaushalts 300
15.3.2 Störungen des Kalziumhaushalts 300
15.3.2.1 Hypokalzämie 300
15.3.2.2 Hyperkalziämie 300
15.4 **Magnesiumhaushalt** 301
15.4.1 Hypermagnesiämie 301
15.4.2 Hypomagnesiämie 301
15.5 **Säure-Basen-Haushalt** 302
15.5.1 Störungen des Säure-Basen-Haushalts 302
15.5.1.1 Metabolische Azidose 302
15.5.1.2 Metabolische Alkalose 303
15.5.1.3 Respiratorische Azidose 303
15.5.1.4 Respiratorische Alkalose 303

## 16 Fortpflanzungsorgane, Schwangerschaft und Embryologie

16.1 **Anatomie und Physiologie der weiblichen Geschlechtsorgane** 305
16.1.1 Ovar (Eierstock) 307
16.1.2 Tuba uterina (Eileiter) 310
16.1.3 Uterus (Gebärmutter) 310
16.1.4 Vagina (Scheide) 311
16.1.5 Äußere Genitale (Vulva) 312
16.1.6 Mamma (Brustdrüse) 312
16.1.7 Hormonelle Regelung der Geschlechtsentwicklung 313
16.2 **Gynäkologische Untersuchungsmethoden** 316
16.3 **Anatomie und Physiologie der männlichen Geschlechtsorgane** 316
16.3.1 Testis (Hoden) 316
16.3.2 Epididymis (Nebenhoden) 319
16.3.3 Ductus deferens (Samenleiter) 319
16.3.4 Vesicula seminalis (Samenblase) 319
16.3.5 Prostata (Vorsteherdrüse) 320
16.3.6 Cowper-Drüsen 320
16.3.7 Äußere Genitalien 320
16.3.8 Hormonelle Regulation der Geschlechtsentwicklung 321
16.4 **Untersuchungsmethoden der männlichen Genitale** 321
16.5 **Erkrankungen der weiblichen Geschlechtsorgane** 322
16.5.1 Störungen des menstruellen Zyklus 322
16.5.1.1 Amenorrhoe 322
16.5.1.2 Anovulatorischer Zyklus 322
16.5.1.3 Zusatzblutungen 322
16.5.1.4 Dysmenorrhoe 322
16.5.1.5 Prämenstruelles Syndrom 322
16.5.2 Erkrankungen der Adnexe 323
16.5.2.1 Adnexitis 323
16.5.2.2 Ovarialtumore 323
16.5.3 Erkrankungen des Uterus 323
16.5.3.1 Zervizitis 323
16.5.3.2 Endometritis 323
16.5.3.3 Endometriose 324
16.5.3.4 Uterusmyom 324
16.5.3.5 Zervixkarzinom 325
16.5.4 Erkrankungen von Vagina und Vulva 326
16.5.4.1 Kolpitis 326
16.5.4.2 Vulvitis 326
16.5.4.3 Bartholinitis 327
16.5.4.4 Vulvakarzinom 327
16.5.5 Schwangerschaftserkrankungen 327
16.5.5.1 Schwangerschaftsgestosen 327
16.5.5.2 Extrauteringravidität (EUG) 328
16.5.6 Erkrankungen der Mamma 328
16.5.6.1 Mastitis 328
16.5.6.2 Mastopathie 328
16.5.6.3 Mammakarzinom 329
16.6 **Erkrankungen der männlichen Geschlechtsorgane** 329
16.6.1 Erkrankungen des Hoden, Nebenhoden und Hodensacks 329

16.6.1.1 Epididymitis 329
16.6.1.2 Orchitis 329
16.6.1.3 Hodenkrebs 330
16.6.1.4 Hydrozele 330
16.6.2 Erkrankungen des Penis und der Prostata 330
16.6.2.1 Balanitis 330
16.6.2.2 Prostatitis 330
16.6.2.3 Prostatahyperplasie 330
16.6.2.4 Prostatakarzinom 331
**16.7 Sexuell übertragbare Krankheiten** 331
16.7.1 Gonorrhoe (Tripper) 331
16.7.2 Syphilis (Lues, harter Schanker) 332
16.7.3 Ulcus molle (weicher Schanker) 334
16.7.4 Lymphogranuloma venereum (Lymphogranuloma inguinale) 334
16.7.5 Candidose 335
16.7.6 Infektion durch Chlamydia trachomatis 335
16.7.7 Mykoplasmen-Infektion 335
16.7.8 Genitale und anale Warzen 335
16.7.9 Herpes genitalis 336
16.7.10 Trichomoniasis 336
**16.8 Befruchtung und Embryonalentwicklung** 336
16.8.1 Konzeption 336
16.8.2 Implantation 337
16.8.3 Embryonalentwicklung 338
16.8.4 Fetalperiode 341
16.8.5 Entwicklungsstörungen 341
**16.9 Verhütung, Schwangerschaft, Geburt und Wochenbett** 342
16.9.1 Verhütung 342
16.9.2 Schwangerschaft 344
16.9.3 Regelhafte Geburt 347
16.9.4 Wochenbett 348

## 17 Endokrines System

**17.1 Epiphyse (Zirbeldrüse)** 352
17.1.1 Erkrankungen der Epiphyse 352
**17.2 Hypothalamus** 353
**17.3 Hypophyse (Glandula pituitaria)** 353
17.3.1 Erkrankungen der Hypophyse 354
17.3.1.1 Simmonds-Syndrom 354
17.3.1.2 Hypophysärer Zwergwuchs 354
17.3.1.3 Gigantismus 355
17.3.1.4 Akromegalie 355
17.3.1.5 Morbus Cushing 355
17.3.1.6 Diabetes insipidus (Wasserharnruhr) 356
**17.4 Schilddrüse (Glandula thyreoidea)** 356
17.4.1 Untersuchungsmethoden der Schilddrüse 357
17.4.2 Erkrankungen der Schilddrüse 357
17.4.2.1 Euthyreote Struma 357
17.4.2.2 Hyperthyreose 358
17.4.2.3 Hypothyreose 359
17.4.2.4 Thyreoiditis 359
17.4.2.5 Schilddrüsenkarzinom 359
**17.5 Nebenschilddrüse (Parathyreoidea)** 360
17.5.1 Erkrankungen der Nebenschilddrüse 360
17.5.1.1 Hyperparathyreoidismus 360
17.5.1.2 Hypoparathyreoidismus 360
**17.6 Nebennieren (Glandulae suprarenalis)** 361
17.6.1 Erkrankungen der Nebennierenrinde 362
17.6.1.1 Cushing-Syndrom 362
17.6.1.2 Conn-Syndrom (Primärer Hyperaldosteronismus) 362
17.6.1.3 Androgenitales Syndrom (AGS) 362
17.6.1.4 Morbus Addison (Nebennierenrindeninsuffizienz) 363
17.6.1.5 Phäochromozytom 363

## 18 Das Nervensystem

**18.1 Das zentrale Nervensystem** 369
18.1.1 Das Gehirn 369
18.1.1.1 Großhirn (Cerebrum) 371
18.1.1.2 Zwischenhirn (Diencephalon) 373
18.1.1.3 Mittelhirn (Mesencephalon) 373
18.1.1.4 Kleinhirn (Cerebellum) 373
18.1.1.5 Brücke (Pons) 374
18.1.1.6 Verlängertes Mark
18.1.1.7 Leitungsbahnen des ZNS 374
18.1.2 Das Rückenmark (Medulla spinalis) 375
**18.2 Peripheres Nervensystem** 377

**18.3** **Autonomes Nervensystem** 383
**18.4** **Neurologische Untersuchung** 385
**18.5** **Erkrankungen des Nervensystems** 388
18.5.1 Leitsymptome 388
18.5.1.1 Kleinhirnsyndrom 388
18.5.1.2 Tremor 388
18.5.1.3 Polyneuropathie 389
18.5.1.4 Schwindel 389
18.5.1.5 Kopfschmerz 389
18.5.2 Erkrankungen des ZNS 390
18.5.2.1 Schädel-Hirn-Trauma 390
18.5.2.2 Meningokokken-Meningitis 390
18.5.2.3 Virus-Meningoenzephalitis 392
18.5.2.4 Hirnödem 392
18.5.2.5 Hydrozephalus 393
18.5.2.6 Hirntumoren 393
18.5.2.7 Epilepsie (Anfallsleiden) 393
18.5.2.8 Morbus Parkinson 394
18.5.2.9 Alzheimer-Krankheit 394
18.5.2.10 Poliomyelitis 394
18.5.2.11 Multiple Sklerose 396
18.5.2.12 Trigeminusneuralgie 396
18.5.2.13 Tetanus 396
18.5.2.14 Tollwut 397


## 19 Das Auge


**19.1** **Anatomie des Auges** 399
19.1.1 Die Schutzeinrichtungen des Auges 399
19.1.2 Die äußeren Augenmuskeln 400
19.1.3 Der Augapfel 401
**19.2** **Physiologie des Sehens** 405
**19.3** **Untersuchungen des Auges** 406
**19.4** **Erkrankungen des Auges** 407
19.4.1 Sehfehler 407
19.4.2 Blepharitis 408
19.4.3 Konjunktivitis 408
19.4.4 Gerstenkorn 408
19.4.5 Hagelkorn 409
19.4.6 Katarakt (grauer Star) 409
19.4.7 Glaukom (grüner Star) 409
19.4.8 Trachom (Körnerkrankheit) 409


## 20 Das Ohr


**20.1** **Anatomie des Ohres** 411
20.1.1 Das äußere Ohr 411
20.1.2 Das Mittelohr 412
20.1.3 Das Innenohr 412
**20.2** **Physiologie des Hör- und Gleichgewichtorgans** 415
**20.3** **Untersuchungsmethoden des Ohres** 415
**20.4** **Erkrankungen des Ohres** 417
20.4.1 Hörstörungen 417
20.4.1.1 Schalleitungsschwerhörigkeit 417
20.4.1.2 Schallempfindungsschwerhörigkeit 417
20.4.1.3 Tinnitus 418
20.4.1.4 Altersschwerhörigkeit 418
20.4.1.5 Lärmschwerhörigkeit 418
20.4.2 Zeruminalpfropf 418
20.4.3 Otitis externa 418
20.4.4 Tubenkatarrh 418
20.4.5 Otitis media 419
20.4.6 Otosklerose 419
20.4.7 Hörsturz 419
20.4.8 Morbus Menière 419


## 21 Die Haut


**21.1** **Anatomie der Haut** 420
21.1.1 Die Schichten der Haut 421
21.1.2 Hautanhangsgebilde 423
21.1.3 Die Nerven der Haut 424
**21.2** **Untersuchungsmethoden der Haut** 425
**21.3** **Erkrankungen der Haut** 427
21.3.1 Infektionskrankheiten, die mit Hauterscheinungen einhergehen 427
21.3.2 Pruritus 428
21.3.3 Acne vulgaris 428
21.3.4 Pityriasis versicolor 429
21.3.5 Lichen ruber planus (Knötchenflechte) 429
21.3.6 Psoriasis vulgaris (Schuppenflechte) 429
21.3.7 Neurodermitis (Atopisches Ekzem) 430
21.3.8 Verrucae (Warzen) 431

21.3.9 Herpes simplex 431
21.3.10 Nesselsucht (Urtikaria) 432
21.3.11 Kontaktekzem 432
21.3.12 Erysipel (Wundrose) 432
21.3.13 Ansteckende Borkenflechte (Impetigo contagiosa) 432
21.3.14 Krätze (Skabies) 433
21.3.15 Läuse 433
21.3.16 Hauttumoren 434

## 22 Psychosomatik und psychische Erkrankungen

**22.1 Einteilung der psychischen Erkrankungen** 435
22.1.1 Beschreibung einzelner psychischer Krankheitszustände 436
**22.2 Die Entstehung psychischer Erkrankungen** 436
22.2.1 Ursachen psychischer Erkrankungen 436
22.2.2 Prämorbide Persönlichkeitsstrukturen 438
22.2.3 Erklärungsmodelle psychischer Erkrankungen 438
**22.3 Psychosomatik** 439
**22.4 Psychiatrische Diagnose** 439
**22.5 Psychische Erkrankungen** 440
22.5.1 Depressionen 441
22.5.2 Schizophrenie 442
22.5.3 Suizidalität 443

## 23 Notfall

**23.1 Leitsymptome** 445
23.1.1 Atemnot (Dyspnoe) 445
23.1.2 Bewußtlosigkeit 445
23.1.3 Synkope 446
23.1.4 Kreislaufstillstand 446
**23.2 Schock** 447
23.2.1 Hypovolämischer Schock 448
23.2.2 Kardiogener Schock 448
23.2.3 Septischer Schock 448
23.2.4 Anaphylaktischer Schock 449
23.2.5 Neurogener Schock 449
**23.3 Koma** 449
**23.4 Notfallerkrankungen** 449
23.4.1 Vergiftungen 449
23.4.2 Alkoholvergiftung 452
23.4.3 Polytrauma 452
23.4.4 Ertrinken 453
23.4.5 Hitzeschäden 453
23.4.6 Verbrennungen 454
23.4.7 Fremdkörperaspiration 455
**23.5 Basismaßnahmen beim Notfall (Notfall ABC) 455**

## 24 Infektionslehre

**24.1 Allgemeine Infektionslehre** 459
24.1.1 Begriffsbestimmungen 459
24.1.2 Erreger 461
24.1.2.1 Bakterien 461
24.1.2.2 Pilze 462
24.1.2.3 Viren 462
24.1.2.4 Parasiten 463
24.1.3 Nachweisverfahren für Erreger 463
24.1.4 Immunität 466
24.1.5 Fieberarten 468
24.1.6 Allgemeine Behandlung von Infektionskrankheiten 468
24.1.7 Allgemeine Hygiene 470
24.1.8 Injektionen und Punktionen 472
24.1.9 Infusionen 474
**24.2 Spezielle Infektionslehre** 474
24.2.1 VET-Erkrankungen 475
24.2.1.1 Fleckfieber (Typhus exanthemicus) 475
24.2.1.2 Lepra (Aussatz) 476
24.2.1.3 Milzbrand (Anthrax) 477
24.2.1.4 Pest 478
24.2.1.5 Pocken (Variola-Blattern) 479
24.2.1.6 Rückfallfieber (Febris recurrens) 480
24.2.1.7 Tularämie (Hasenpest) 480
24.2.1.8 Virusbedingtes hämorrhagisches Fieber 481
24.2.2 ET-Erkrankungen 481
24.2.2.1 Angeborene Zytomegalie 482
24.2.2.2 Angeborene Listeriose (Granulomatosis infantiseptica) 482

24.2.2.3 Angeborene Lues (Syphilis connata) 483
24.2.2.4 Angeborene Toxoplasmose 483
24.2.2.5 Rötelnembryopathie (Embryopathia rubeolosa) 484
24.2.2.6 Brucellose 485
24.2.2.7 Gelbfieber (schwarzes Erbrechen) 486
24.2.2.8 Leptospirose 487
24.2.2.9 Malaria (Sumpffieber, Wechselfieber) 487
24.2.2.10 Q-Fieber(Balkangrippe) 489
24.2.2.11 Rotz (Malleus) 490
24.2.2.12 Gasbrand (Gasödem) 490
24.2.3 Meldepflicht bei Tod 491
24.2.3.1 Masern (Morbilli) 491
24.2.3.2 Puerperalsepsis (Kindbettfieber) 492
24.2.4 Erkrankungen mit Behandlungsverbot für Heilpraktiker nach BSG § 45 492
24.2.4.1 Röteln (Rubeola) 493
24.2.4.2 Windpocken (Varizellen) 493
24.2.5 AIDS 494


## 25 Untersuchungsmethoden


**25.1 Anamnese** 496
**25.2 Die körperliche Untersuchung** 496
**25.3 Physikalische Untersuchungen** 497
**25.4 Laboruntersuchungen** 499
**25.5 Weitergehende Untersuchungsverfahren** 500
25.5.1 Ultraschall 500
25.5.2 Röntgen 501
25.5.3 Computertomographie 501
25.5.4 Szintigraphie 502
25.5.5 Kernspintomographie 502
25.5.6 Endoskopie 502


## 26 Medikamentöse Behandlung


**26.1 Allgemeine Arzneilehre** 505
26.1.1 Drogenformen 505
26.1.2 Anwendungsarten 506
26.1.3 Medikamente im Körper 506
**26.2 Spezielle Arzneilehre** 507
26.2.1 Antibakterielle Medikamente 507
26.2.2 Antivirale Therapie 508
26.2.3 Antimykotische Therapie 508
26.2.4 Malariatherapie 509
26.2.5 Wurmmittel (Antihelminthika) 509
26.2.6 Glukokortikoide 509
26.2.7 Zytostatika (zellwachstumhemmende Mittel) 509
26.2.8 Immunsuppressive Therapie 510
26.2.9 Bluthochdrucktherapie 510
26.2.10 Mittel gegen Angina pectoris 511
26.2.11 Therapie der Herzinsuffizienz 511
26.2.12 Diuretika 512
26.2.13 Gerinnungsfördernde Stoffe 512
26.2.14 Antithrombotische Therapie 513
26.2.15 Psychopharmaka 513
26.2.16 Schlafmittel 515
26.2.17 Antiepileptika 515
26.2.18 Analgetika 515
26.2.19 Rheumamittel (Antirheumatika) 515
26.2.20 Hustenmittel 516
26.2.21 Laxantien 516


## 27 Gesetzliche Grundlagen


**27.1 Das Heilpraktikergesetz** 517
27.1.1 Kommentar zum Heilpraktikergesetz 518
**27.2 Durchführungsverordnung zum Heilpraktikergesetz** 519
27.2.1 Kommentar zur Durchführungsverordnung 520
**27.3 Leitlinien zur Überprüfung** 522
27.3.1 Kommentar zu den Leitlinien der Überprüfung 523
**27.4 Bundes-Seuchengesetz** 524
27.4.1 Kommentar zum Bundes-Seuchengesetz 540
**27.5 Laborberichtsverordnung** 541
**27.6 Geschlechtskrankheitengesetz** 542
27.6.1 Kommentar zum Geschlechtskrankheitengesetz 544
**27.7 Zahnheilkundegesetz** 544
27.7.1 Kommentar zum Zahnheilkundegesetz 544

27.8 **Hebammengesetz** 545
27.8.1 Kommentar zum Hebammengesetz 545
27.9 **Arzneimittelgesetz** 545
27.9.1 Kommentar zum Arzneimittelgesetz 547
27.10 **Betäubungsmittelgesetz** 548
27.10.1 Kommentar zum Betäubungsmittelgesetz 549
27.11 **Heilmittelwerbegesetz** 549
27.12 **Unlauterer Wettbewerb** 550
27.13 **Röntgenverordnung** 551
27.14 **Unfallverhütungsvorschrift** 552
27.14.1 Kommentar zur Unfallverhütungsvorschrift 553
27.15 **Eichgesetz und Eichordnung** 553
27.15.1 Kommentar zum Eichgesetz und zur Eichordnung 554
27.16 **Medizinproduktegesetz** 554
27.17 **Medizingeräteverordnung** 556
27.17.1 Kommentar zur Medizingeräteverordnung 557
27.18 **Gesundheitswesen** 557
27.18.1 Kommentar zum Gesundheitswesen 558
27.19 **Gesetzliche Krankenversicherung** 558
27.19.1 Kommentar zur gesetzlichen Krankenversicherung 559
27.20 **Hygiene-Verordnung** 560
27.20.1 Kommentar zur Hygieneverordnung 561
27.21 **Berufsordnung** 562
27.22 **Zusammenfassung der Verbote, Rechte und Pflichten eines Heilpraktikers** 567

## 28 Die Heilpraktiker-Überprüfung

28.1 **Die verschiedenen Fragetypen** 569
28.2 **Hinweise zur Beantwortung von Multiple-Choice-Fragen** 570
28.3 **Orginalfragen von Heilpraktiker-Überprüfungen** 571
28.3.1 Lösungen 587

## 29 Anhang

29.1 **Referenzwerte für das Blut** 588
29.2 **Referenzwerte für Harn** 589

**Register** 591

# 1 Allgemeine Anatomie

Die *Anatomie* ist die Lehre vom Bau der Körperteile. Ursprünglich bedeutete dies die *Kunst des Zergliederns*, um so einen Einblick in Aufbau und Organisation eines Lebewesens zu erhalten. Die Anatomie gehört zur *Morphologie*, der Lehre von der Körperform und seiner Struktur.

• *Makroskopische Anatomie:* befaßt sich mit dem groben Aufbau des Körpers, insoweit dieser mit dem bloßen Auge oder mit der Lupe zu erkennen ist.
• *Mikroskopische Anatomie:* untersucht den Feinbau des Körpers, der nur mit Hilfe eines Licht- oder Elektronenmikroskops zu erkennen ist. Sie untergliedert sich weiter in die Zellenlehre (*Zytologie*) und Gewebelehre (*Histologie*).
• *Topographische Anatomie:* beschreibt die Lage der Körperteile und der Organe in ihrer räumlichen Beziehung zueinander.

**Organisation des Körpers:** Es gibt folgenden hierarchischen Aufbau des menschlichen Organismus:

• *Zelle:* Grundbaustein und kleinste Funktionseinheit des menschlichen Organismus; Bsp.: Muskelzelle.
• *Gewebe:* Verband gleichartiger Zellen mit gleicher Funktion; Bsp.: Muskelgewebe.
• *Organ:* Verband mehrerer verschiedener Gewebearten, die eine funktionelle Einheit bilden und eine bestimmte Funktion (Organfunktion) erfüllen; Bsp.: Herz (setzt sich aus Muskelgewebe, Epithelgewebe, Nervengewebe und Bindegewebe zusammen).
• *Organsystem:* funktionelle Einheit verschiedener Organe; folgende Organsysteme werden unterschieden:

1. Skelettsystem: Knochen, Bänder, Gelenke (passiver Bewegungsapparat)
2. Muskelsystem: Muskeln, Sehnen (aktiver Bewegungsapparat)
3. Verdauungssystem: Verdauungsschlauch mit Mund, Speiseröhre, Magen, Dünn- und Dickdarm, Leber, Gallengangssystem und Bauchspeicheldrüse
4. Atmungssystem: Nase, Luftröhre, Lungenflügel
5. Urogenitalsystem: Harn- und Geschlechtsorgane
6. Herz-Kreislaufsystem: Herz und Blutgefäße
7. Nervensystem: Gehirn, Rückenmark, einzelne Nerven
8. Sinnesorgane: Augen, Ohren, Haut

• *Organismus:* Zusammenschluß aller vorher genannten Strukturen (Zellen, Gewebe, Organe und Organsysteme) zur lebendigen Einheit.

## 1.1 Die Zelle

Die Zelle ist die kleinste Funktionseinheit des menschlichen Organismus. Ihre durchschnittliche Größe beträgt ca. 1/100 mm und schwankt zwischen 0,006 mm (Lymphozyt) und 0,15 mm (Eizelle). Obwohl sich die Zellen des Menschen in Größe, und Funktion erheblich unterscheiden, haben alle einen prinzipiell gleichartigen Bauplan. So sind fast immer als Gemeinsamkeit eine *Zellmembran*, das *Zellplasma* und ein *Zellkern* vorhanden. Zellen, bei denen das genetische Material (*Chromosomen*) in einem Zellkern organisiert sind, werden auch als *Eukaryonten* bezeichnet (Abb. 1-1).

**Prokaryonten** sind Zellen, die keinen Zellkern besitzen. Ihr genetisches Material schwimmt frei im Zellplasma, Bsp.: Bakterien oder Blaualgen.

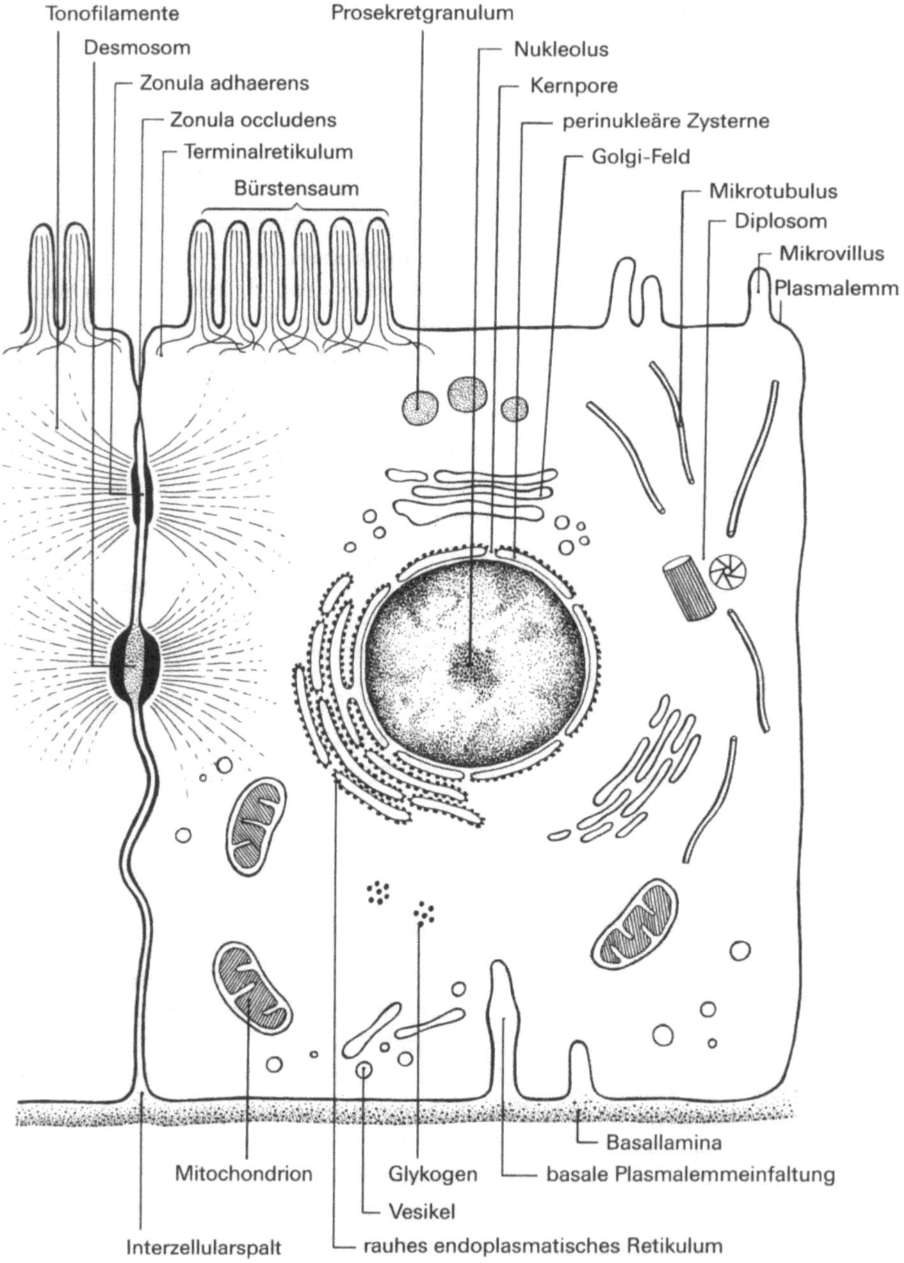


**Abb. 1-1** Schematische Darstellung einer Zelle.

## 1.1.1 Grundstruktur der Zelle

**Zellmembran:** Jede Zelle wird von einer Zellmembran (*Plasmalemm*) umgeben, die eine Grenzschicht zwischen dem Inneren und Äußeren der Zelle darstellt. Sie besteht aus Cholesterin (Fett), Phospholipiden (Phosphorsäure und Fett) und Glykolipiden (Kohlenhydrat und Fett), die in zweifacher Lage angeordnet sind (sog. *Doppellipidschicht*). Jedes einzelne Lipidmolekül ist polar aufgebaut, d. h. das eine Ende besitzt wasserabstoßende (hydrophobe) Eigenschaften, während das andere wasseranziehend (hydrophil) wirkt. Bei der Zellmembran liegen die hydrophoben Enden der Lipidmoleküle nach innen einander zugewendet und bilden so das Innere der Membran. Die hydrophilen Pole sind nach außen gerichtet und grenzen direkt an das flüssige Zellplasma bzw. das Körperwasser. Aufgrund dieser Anordnung wird wirkungsvoll ein unkontrollierter Durchtritt von Flüssigkeit, Ionen und anderen in Flüssigkeit gelösten Teilchen durch die Zellmembran verhindert.

Damit dennoch ein geregelter Stoffaustausch zwischen der Zelle und ihrer Umgebung stattfinden kann, sind in die Zellmembran mosaikartig Eiweißmoleküle (sog. *Membranproteine*) eingelagert, die die Doppellipidschicht teilweise oder vollständig durchdringen. Als Trägermoleküle (sog. *Carrier*) oder *Ionenpumpen* sorgen sie dafür, daß nur bestimmte Stoffe die Zellmembran passieren können und verleihen ihr dadurch eine kontrollierte Durchlässigkeit (*selektive Permeabilität*). Manche Proteine der Zellmembran können sich mit Membranproteinen anderer Zellen verbinden und Transportkanäle bilden, die dann einen Stoffaustausch untereinander ermöglichen. Direkt auf der Zellmembran bzw. auf den Membranproteinen sitzen Kohlenhydratketten (Glykoproteine und Glykolipide), die zusammen eine geschlossene Schicht um die Zellmembran bilden (sog. *Glykokalyx*). Sie sind z. B. für den Zusammenhalt der Zellen im Gewebeverband verantwortlich und bestimmen auf den Erythrozyten (rote Blutkörperchen) je nach Zusammensetzung die Blutgruppe. In der Glykokalyx befinden sich spezifische Haftstellen mit besonderer Signalerkennungsfunktion, die sog. *Rezeptoren*.

**Rezeptoren:** Empfangs- und Aufnahmeeinrichtungen der Zellen für bestimmte Reize. Hier können sich Hormone oder andere Stoffe, die für die Zelle wichtig sind, anlagern und Informationen an das Zellinnere abgeben. Auch das Abwehrsystem kann über die Beschaffenheit und das Vorhandensein solcher Oberflächenmerkmale erkennen, ob eine Struktur zum Organismus gehört oder ob sie ein Fremdkörper (mit *Antigencharakter*) ist.

Die Zellmembran kann durch Einfaltungen oder Ausstülpungen die Zelloberfläche verändern. Zur Vergrößerung der Zelloberfläche sind bei manchen Zellen *Mikrovilli* vorhanden, kleine fingerförmige Ausstülpungen. Bei Zellen, deren Haupttätigkeit in der Aufnahme (*Resorption*) von Stoffen liegt, wie z. B. Zellen des Dünndarms, bilden die Mikrovilli einen dichten Rasen (Bürstensaum), der die Oberfläche bis zum 50fachen vergrößert.

**Zellkontakte:** Durch die Berührung ihrer Glykokalyx können sich gleichartig differenzierte Zellen erkennen und zu Verbänden zusammenschließen. Für den Aufbau solcher Zellverbände sind spezielle Verbindungen (*Junktionen*) zwischen den Zellen eine wichtige Voraussetzung.

- *Desmosom* (Macula adhaerens): kleine lokale Kontaktstelle (Haftplatte), durch die benachbarte Zellen aneinanderhaften. Ein Stoff- und Informationsaustausch ist nicht möglich.
- *Verschlußzone* (Zonula occludens oder tight junction): entsteht durch das direkte Aneinanderlegen der Zellmembranen zweier benachbarter Zellen. Damit ist der Interzellularspalt zwischen den beiden Zellen vollständig verschlossen. Auch hier findet kein Stoff- und Informationsaustausch zwischen den Zellen statt.
- *Nexus* (gap junction): Verbindung zwischen benachbarten Zellen, die durch Kanalproteine hergestellt wird und Stoffaustausch bzw. die Fortleitung elektrischer Impulse ermöglicht.

**Zellplasma:** Das Zellplasma (*Zytoplasma*) ist der Inhalt einer Zelle ohne ihren Zellkern. Es besteht hauptsächlich aus Wasser, darin gelösten Stoffen (Eiweiße, Fette, Elektrolyte, Spurenelemente) und Zellorganellen.

- *Protoplasma* (Hyaloplasma): die gesamte Substanz, die sich innerhalb der Zellmembran befindet, also Zellplasma plus Zellkern.
- *Metaplasma: Mikrotubuli* (kleine stabile Röhrchen) und *Mikrofilamente* (kleinste faden-

förmige Gebilde), die zusammen das *Zytoskelett* bilden und nur elektronenmikroskopisch sichtbar sind. Mikrotubuli dienen vor allem der Aufrechterhaltung der Zellform. Die Mikrofilamente können sich verkürzen und ermöglichen dadurch eine gewisse Beweglichkeit (*Kontraktilität*) der Zelle.

• *Paraplasma:* bestimmte Stoffe wie z. B. Glykogen (Speicherform des Zuckers), Fette oder Eiweiße, die in bestimmten, durch Membransysteme abgetrennten Räumen (*Kompartimenten*) der Zelle lagern. Sie werden bei Bedarf verbraucht oder aus der Zelle ausgeschleust, um anderen Körperregionen zur Verfügung zu stehen. Auch Pigmente (Farbstoffe) und anorganische Stoffe (z. B. Quarz oder Asbest) können im Zellinneren abgelagert werden. Sie rufen dann jedoch häufig Krankheitserscheinungen hervor.

**Zellorganellen:** hochspezialisierte Strukturen in der Zelle, die jeweils spezifische Funktionen erfüllen. Im einzelnen werden folgende Zellorganellen unterschieden:

• *Endoplasmatisches Retikulum (ER):* netzartiges Gebilde, das aus Doppelmembranen mit Erweiterungen (sog. *Zisternen*) besteht und als dreidimensionales Hohlraumsystem das Innere einer Zelle durchzieht. Die Membranen des ER sind teilweise mit der Membran des Zellkerns und mit dem Plasmalemm verschmolzen. Es vergrößert die innere Zelloberfläche (z. B. für enzymatische Reaktionen) und dient mit seinen Röhren als Transportsystem in der Zelle. Im ER werden z. B. Lipide (Fette) und Steroidhormone (Hormone aus Fetten) hergestellt. Es übernimmt außerdem bestimmte Entgiftungs- und Speicherfunktionen in der Zelle. Je nachdem, ob an der Außenseite der Membranen kugelförmige Partikel (*Ribosomen*) anhaften, wird ein *glattes* und ein *rauhes ER* unterschieden. Meist kommen beide Formen gemeinsam in einer Zelle vor.

• *Ribosomen:* kugelförmige Körperchen, die vor allem auf den Membranen des ER sitzen. In ihnen findet die Eiweißherstellung (*Proteinsynthese*) in der Zelle statt. Die Ribosomen bestehen aus rRNA (auch rRNS = ribosomale Ribonukleinsäure) und Proteinen.

• *Golgi-Apparat:* Membransystem, das in enger Verbindung zum ER steht. Es speichert Proteine und schnürt Vesikel (Bläschen) ab, in denen die Stoffe zur Zellmembran transportiert und nach außen abgegeben werden. Besonders häufig ist der Golgi-Apparat daher in Drüsenzellen vorzufinden. Außerdem ist er an der Bildung der *Lysosomen* beteiligt.

• *Mitochondrien:* von einer Doppelmembran umgebene länglich-ovale Gebilde, in denen sich viele Enzyme befinden. Mitochondrien sind die „Kraftwerke der Zelle". In ihnen findet die *oxidative Energiegewinnung* durch die Vorgänge der inneren Atmung statt.

• *Lysosomen:* membranumschlossene Bläschen, die in ihrem Innern Enzyme für den Abbau großer Moleküle besitzen. Ein wichtiges Enzym ist die saure Phosphatase. Zerstört werden vor allem Abfallprodukte der Zelle oder körperfremde Stoffe (z. B. Bakterien), die in die Zellen gelangen. Bei einer Schädigung der Zelle kann es aber auch zur enzymatischen Auflösung der eigenen Zelle kommen (sog. *Autolyse*).

**Enzyme:** Proteine (Eiweiße), die Stoffwechselprozesse beschleunigen (sog. Biokatalysatoren oder Fermente). Im Körper gibt es eine Vielzahl von Enzymen, die jeweils nur für einen bestimmten Stoff und eine bestimmte Reaktion zuständig und damit *wirkungsspezifisch* sind.

• *Zentrosomen* (auch *Zentriolen*): paarig vorhandene Gebilde (*Diplosomen*), die bei der Zellteilung eine wichtige Rolle spielen.

• *Zellkern* (Nukleus): ist durch eine Kernhülle vom Zellplasma abgegrenzt und enthält das *Chromatin*, ein oder mehrere Kernkörperchen (*Nukleoli*) und den Kernsaft (*Karyoplasma*). Er hat je nach Zellart eine kugelig bis ovale Form und die Kerngröße steht normalerweise in einem bestimmten Verhältnis zur Zellgröße (sog. *Kern-Plasma-Relation*). Der Zellkern ist Träger der genetischen Information (Erbanlage) und das Steuerzentrum aller Stoffwechselvorgänge in der Zelle. Die meisten Körperzellen besitzen nur einen Zellkern. Ausnahmen sind der reife Erythrozyt, der keinen Kern besitzt. Leberzellen, Belegzellen des Magens, Zellen des Übergangsepithels und Herzmuskelzellen können zwei Zellkerne besitzen, während Osteoklasten (knochenabbauende Zellen), Zellen der quergestreiften Muskulatur und Riesenzellen (z. B. bestimmte Entzündungszellen) prinzipiell mehrkernig sind. Folgende Strukturen lassen sich im Zellkern finden:

• *Chromosomen:* Während der Arbeitsphase einer Zelle liegt das Erbmaterial im Zellkern aufgelockert in Form von langen Molekülfäden vor (sog. *Chromatin*). Mit spezifischen Farbstoffen lassen sich diese Fäden anfärben. Im Zuge einer Zellteilung verdichten und verkürzen sie sich spiralförmig zu Chromosomen, die dann mikroskopisch sichtbar sind. Ein Chromosom besteht aus zwei Chromosomenfäden (*Chromatiden*), die an einer Stelle (*Zentromer*) miteinander verbunden sind. Die Anzahl der Chromosomen ist artspezifisch und konstant. So besitzt die menschliche Körperzelle 23 Chromosomenpaare (doppelter oder *diploider Chromosomensatz*), also insgesamt 46 Chromosomen. Bei 22 Paaren sind die entsprechenden Partner identisch (homologe Chromosomenpaare; sog. *Autosomen*). Sie werden nach ihrer Größe und der Lage des Zentromers von 1–22 durchnumeriert (Abb. 1-2). Ein Paar, die Geschlechtschromosomen (*Gonosomen* oder *Heterosomen*), kann Unterschiede aufweisen (heterologes Chromosomenpaar): Es tritt bei der Frau als XX und beim Mann als XY auf, wobei das Y-Chromosom kleiner als das X-Chromosom ist.

**Gen:** ist der Teilbereich eines Chromosoms, der die genetische Anlage für ein bestimmtes körperliches Merkmal trägt. Es können auch mehrere Gene an der Ausprägung eines bestimmten Merkmals beteiligt sein. Gene liegen auf den Chromosomen linear nebenneinander. Die Gesamtheit aller Gene wird als *Genom* oder *Genotyp* bezeichnet.

• *Allel:* Die unterschiedliche Ausprägung von Genen einander entsprechender Genorte wird als Allel bezeichnet. So hat z. B. jeder Mensch ein Gen, das für die Ausprägung der Augenfarbe zuständig ist. Jedes Gen ist doppelt vorhanden (diploider Chromosomensatz), der eine Teil stammt von der Mutter, der andere vom Vater. Je nachdem, ob beide Allele für die gleiche Ausprägung sorgen (z. B. für die Augenfarbe blau) oder welches sich (mehr oder weniger) durchsetzt, kommt es zu einheitlichen (z. B. blaue Augenfarbe) oder Mischausprägungen (z. B. blau-grüne Augenfarbe).

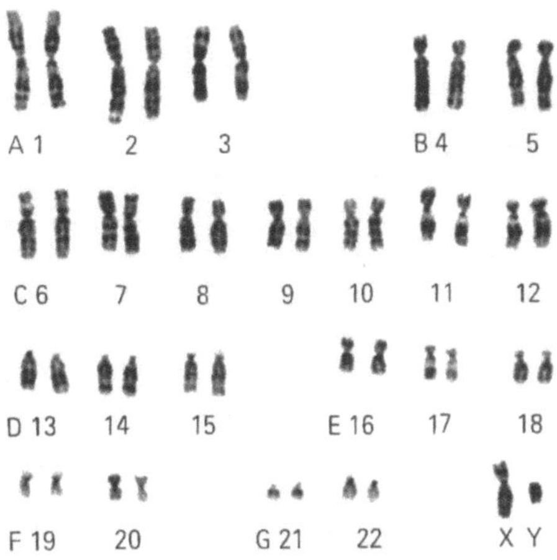


**Abb. 1-2** Normaler männlicher Chromosomensatz. Jedes Chromosom hat einen Partner und sie bilden ein Paar. Nur die männlichen und weiblichen Geschlechtschromosomen unterscheiden sich.

• *DNA:* Molekulare Grundlage der Chromosomen ist die DNS (*Desoxyribonukleinsäure*). Sie wird in der englischen Schreibweise auch DNA (A = acid) genannt. Die einzelnen Bausteine der DNA werden als *Nukleotide* bezeichnet und bestehen aus einem Phosphorsäurerest, der Desoxyribose (eine Zuckerart) und bestimmten Purin- (*Adenin* oder *Guanin*) bzw. Pyrimidinbasen (*Thymin* oder *Cytosin*). Die DNA ist in Form einer Leiter aufgebaut, deren Längsholme von den Zucker- und Phosphatgruppen gebildet werden. Die Sprossen werden von jeweils zwei Basen gebildet, die über eine chemische Bindung (sog. *Wasserstoffbrückenbindung*) miteinander verbunden sind. Die vier Basen kombinieren sich paarweise in lediglich zwei Formen: Cytosin-Guanin und Adenin-Thymin. Diese Leiterform der DNA wird als *Doppel-Helix* oder nach seinen Entdeckern als *Watson-Crick-Modell* bezeichnet (Abb. 1-3).

• Die Reihenfolge der Basen, also in welcher Abfolge sie hintereinander liegen, bestimmt den *genetischen Code*. Jeweils drei aufeinanderfolgende

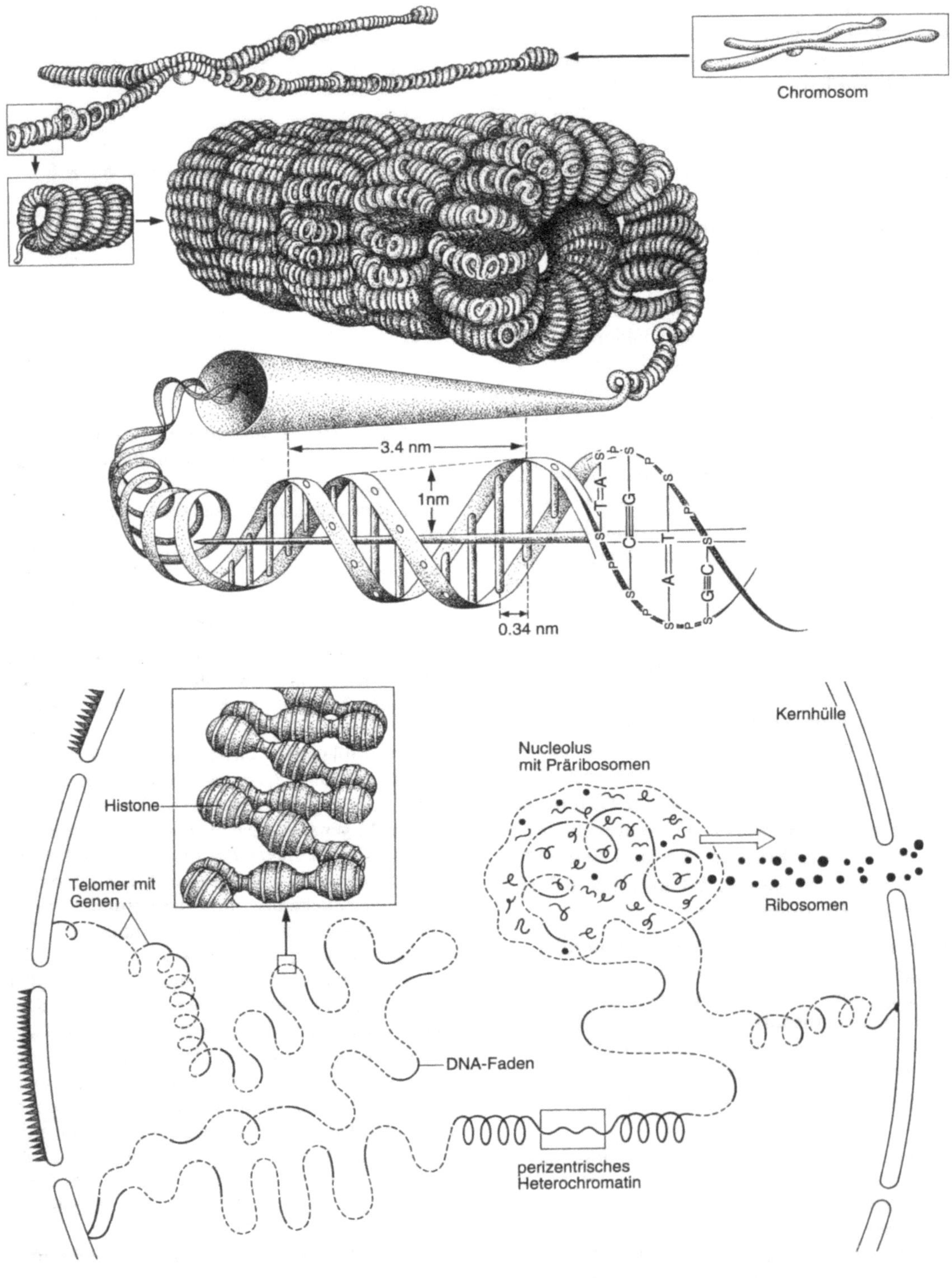


**Abb. 1-3** Modell der DNA und Schema vom Aufbau eines Chromosoms.

Basenpaare bilden eine Informationseinheit (*Triplett* oder *Codon*) und verschlüsseln (kodieren) die Information für die Bildung einer ganz bestimmte *Aminosäure* (kleinster Baustein eines Eiweißmoleküls). Die einzelnen Eiweiße unterscheiden sich in der Anzahl und Reihenfolge ihrer Aminosäuren. Durch die vorgeschriebene Aneinanderreihung der Tripletts wird also die Bildung eines ganz bestimmten Eiweißmoleküls festgelegt. Da es vier verschiedene Basen gibt, können daraus $4 \times 4 \times 4 = 64$ verschieden Tripletts kombiniert werden. Da sich die Eiweiße des menschlichen Körpers im wesentlichen aus 20 verschiedenen Aminosäuren zusammensetzen, steht für die Kodierung jeder Aminosäure mehr als ein Triplett zur Verfügung. Bemerkenswert ist, daß der genetische Code für alle Lebewesen gilt, also universell ist.

- *Zellkörperchen:* Das Kernkörperchen (*Nukleolus*) ist nur in der Arbeitsphase der Zelle zu erkennen und entsteht durch Verdichtung von mehreren Chromosomenfäden. In den Zellkörperchen, die je nach Zelltyp in unterschiedlicher Anzahl vorkommen, wird RNA (*Ribonukleinsäure*, RNS), hergestellt.

RNA: Sie unterscheidet sich von der DNA dadurch, daß für ihren Aufbau als Zuckerbestandteil Ribose statt Desoxyribose und als Base Uracil statt Thymin verwendet wird. Die RNA dient der *Eiweißsynthese* und kommt in folgenden Formen vor:

- *Ribosomale RNA* (rRNA): Bestandteil (Strukturelement) der Ribosomen
- *Messenger RNA* (mRNA): Kopie eines DNS-Abschnitts mit dessen Information
- *Transfer RNA* (tRNA): transportiert Aminosäuren zum Ort der Eiweißsynthese

### 1.1.2 Eiweißsynthese

Eine wichtige Aufgabe der Zellen ist die Herstellung von Eiweißen (*Proteinen*). Für den Eigenbedarf werden Funktionsproteine (*Enzyme*) und Strukturproteine benötigt. Viele Zellen stellen jedoch auch Exportproteine her, die nach außen abgegeben werden (z. B. Sekrete, Hormone, Antikörper). Die Information und Anleitung zum Bau der Proteine ist in der DNA des Zellkerns gespeichert. Zur Ausführung der Proteinsynthese werden weitere Strukturen der Zelle benötigt, vor allem die RNA und die Ribosomen.

**Transkription:** Soll in einer Zelle ein Protein produziert werden, muß zuerst die genetische Information von der DNA abgelesen werden. Dieser Vorgang nennt sich Transkription. Die DNA spaltet sich hierzu der Länge nach auf und zwar genau an der Stelle, an der die Information gespeichert ist. Die Basen in den Leitersprossen teilen sich, worauf sich die mRNA anlagert. Sie stellt nun eine exakte Kopie der DNA her, die den spezifischen Bauplan eines Proteins enthält (d. h. die Kodierung für die genaue Abfolge der Aminosäuresequenz).

**Translation:** Die Kette der mRNA wandert aus dem Zellkern zu den Ribosomen, die sich ihrerseits zu Ketten zusammenschließen. An die Ribosomen lagern sich nun nacheinander tRNA-Moleküle an, die sich jeweils mit einer frei im Zellplasma umherschwimmenden Aminosäure verbunden haben. Für jede Aminosäure ist ein spezifisches tRNA-Molekül vorhanden. Nun erfolgt der Zusammenbau der Aminosäuren nach Anweisung der mRNA. Ein mRNA-Molekül kann bis zu 10mal für diesen Vorgang verwendet werden, bevor es ersetzt werden muß (Abb. 1-4).

Dieser Prozeß der Eiweißbildung verläuft unter Energieverbrauch.

### 1.1.3 Kennzeichen des Lebendigen

Die Zelle als Grundstruktur des Lebens hat im Unterschied zu nicht lebender Materie folgende Eigenschaften:

**Stoffwechsel** (Metabolismus): Eine wichtige und wesentliche Eigenschaft einer lebenden Zelle ist die dauernde Stoffwechselaktivität. Stoffe (z. B. Eiweiße) werden aus der Umgebung aufgenommen und so zerlegt, daß sie von der Zelle genutzt werden können. Die gewonnenen Stoffe (z. B. Aminosäuren) werden dann zu körpereigenen Stoffen (Eiweißen) auf- bzw. umgebaut und tragen im Sinne eines *Baustoffwechsels* zum Aufbau der Zelle bei (*Assimilation*, auch *Anabolismus*). Sie können aber auch

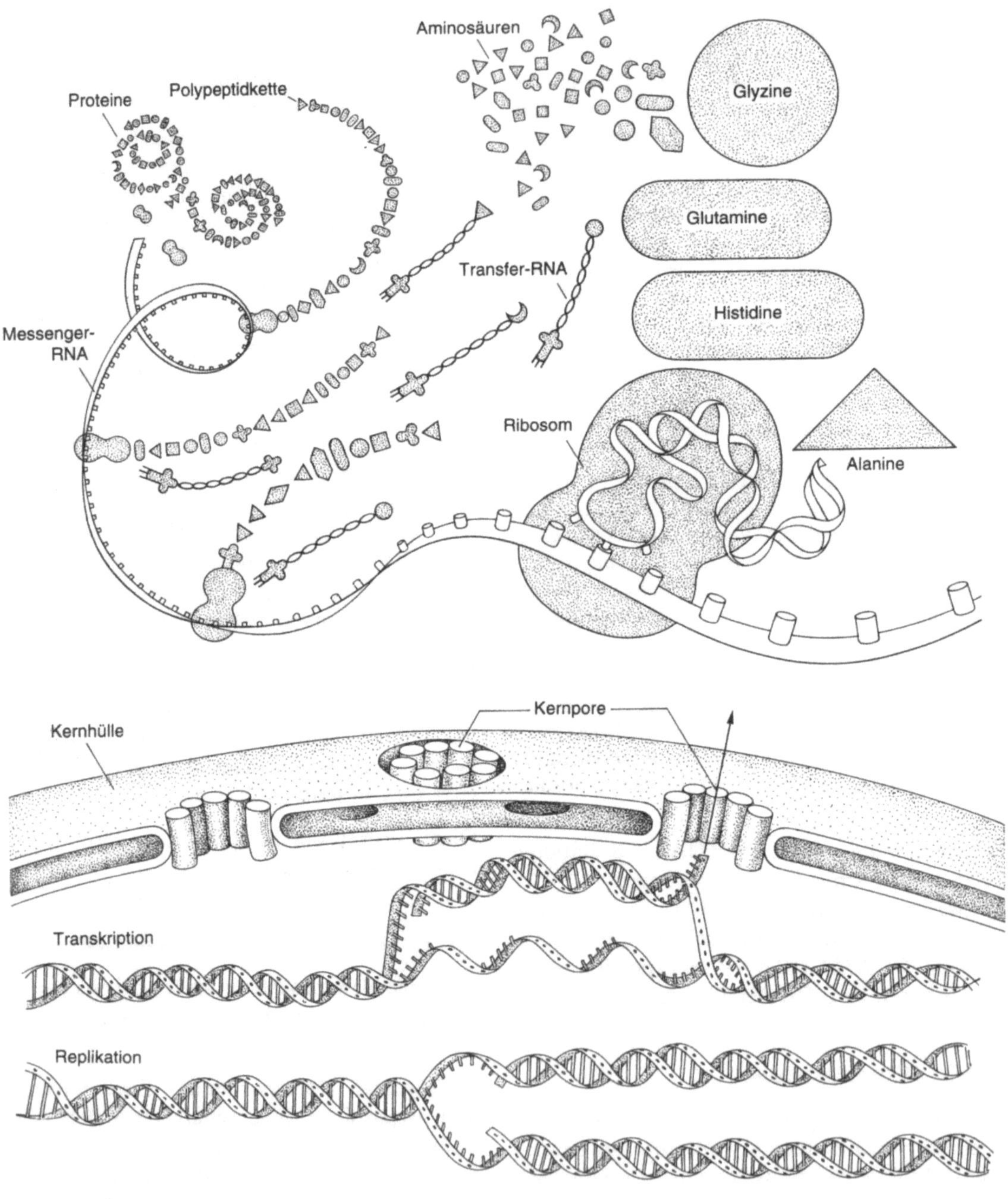


**Abb. 1-4** Schema der Transkription und Translation.

im *Betriebsstoffwechsel* als Energiespender eingesetzt werden. Nicht mehr benötigte Stoffe des Körpers werden abgebaut und ausgeschieden (*Dissimilation*, auch *Katabolismus*). Zur Aufrechterhaltung des Stoffwechsels ist einerseits die Aufnahme von Nahrungsstoffen (Zukker, Eiweiß, Fette), andererseits von Wasser und Sauerstoff (Zellatmung) notwendig.

**Wachstum:** Durch die Stoffaufnahme und deren Assimilation wächst die Zelle und vermehrt dabei ihre Masse. Bei einer Zellteilung wird die Masse der Mutterzelle auf die beiden Tochterzellen aufgeteilt, die dann ihrerseits durch Wachstum wieder die für ihre Zellart charakteristische Größe erreichen. Auch auf höhere Leistungsanforderungen können Zellen mit Wachstum reagieren. So vergrößern sich Skelett- und Herzmuskelzellen, wenn sie größeren Belastungen ausgesetzt sind (sog. *Hypertrophie*). Dieses sogenannte echte Wachstum ist vom Teilungswachstum (*Hyperplasie*) zu unterscheiden. Hier wird die Vergrößerung durch die zahlenmäßige Vermehrung der Zellen hervorgerufen.

**Bewegung:** Ein weiteres Kennzeichen des Lebendigen ist die Fähigkeit zur Bewegung. Die *äußere Bewegung* wird am deutlichsten von den sog. *Wanderzellen* ausgeführt. Sie können sich amöboid durch den Organismus bewegen (z. B. Abwehrzellen). Aber auch die fixen Zellen, die ihren Standort nicht verlassen, sind z. B. zur Bewegung ihrer Zellmembran fähig. Bei allen Zellen ist darüberhinaus eine *innere Bewegung* zu beobachten: alle Bestandteile (Zellplasma, Zellorganellen und Zellkern) befinden sich in dauernder Bewegung, so daß sich z. B. aufgenommene Stoffe im Zellinneren zu ihrem Bestimmungsort bewegen können und von der Zelle produzierte Stoffe und Abfallstoffe aus der Zelle heraustransportiert werden.

**Fortpflanzung:** Leben kann auf Dauer nur erhalten werden, wenn sich Zellen teilen bzw. fortpflanzen. Dazu gibt es zwei Möglichkeiten:

1. *Ungeschlechtliche Vermehrung:* Sie findet durch einfache Zellteilung (*Mitose*) statt. Das Erbmaterial im Zellkern wird zunächst verdoppelt, um dann bei der anschließenden Zellteilung auf die beiden Tochterzellen wieder aufgeteilt zu werden. Diese Form der Fortpflanzung kommt vor allem bei Einzellern vor, aber auch die meisten Zellen des menschlichen Organismus sind zur Mitose fähig.
2. *Geschlechtliche Vermehrung:* Bei höher entwickelten Organismen findet meist eine geschlechtliche Vermehrung statt. Hier werden von zwei unterschiedlichen Organismen einer Art spezielle Zellen (Geschlechtszellen) produziert, die miteinander verschmelzen und zu einem neuen Organismus heranwachsen. Diese Eizellen und Samenzellen sind jeweils nur mit einem einfachen (*haploiden*) Chromosomensatz ausgestattet, um bei ihrer Vereinigung wieder den diploiden Chromosomensatz zu erreichen. Der Vorgang, bei dem reife Geschlechtszellen mit haploidem Chromosomensatz entstehen, nennt sich *Reduktionsteilung* oder *Meiose.*

**Reizaufnahme und Reizbeantwortung:** In einem funktionierenden Organismus müssen die Zellen in der Lage sein, Reize aufzunehmen und zu verarbeiten. Dabei zeigt eine Zelle häufig unabhängig vom auslösenden Reiz die gleiche spezifische Reaktion: lichtempfindliche Sehzellen reagieren z. B. derart auf Licht, daß ein elektrischer Impuls entsteht, der fortgeleitet wird und den wir im Gehirn als Licht interpretieren. Bei einem Schlag auf das Auge löst dieser mechanische Reiz die gleichen Nervenimpulse aus, man „sieht Sterne". Bei einem Zellverband (Gewebe) kann ein Reiz von einer Zelle an benachbarte Zellen weitergeleitet (*Leitfähigkeit*) werden, wie z. B. bei der Ausbreitung von Nervenimpulse in der Skelett- oder Herzmuskulatur. Die Zellen können auf Reize in bestimmten Grenzen auch mit Anpassung an die Umweltbedingungen reagieren (*Anpassungsfähigkeit*).

### 1.1.4 Zellteilung

Die beiden wichtigsten Formen der Zellteilung sind *Mitose* und *Meiose*. Andere Teilungsarten, z. B. die *Endomitose*, bei der sich ein zweiter Zellkern bildet, der Zellkörper sich aber nicht teilt, oder die *Amitose*, bei der Zellkern und -körper einfach durchgeschnürt werden, kommen selten vor und sind von geringer Bedeutung.

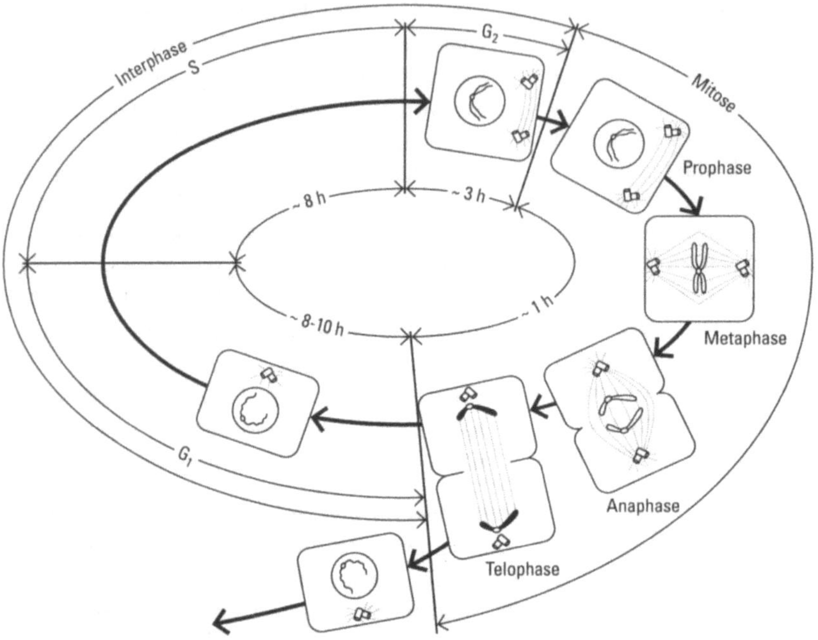


**Abb. 1-5** Schematische Darstellung eines Mitosezyklus. $G_1$-Phase: Ruhephase nach der Mitose. S-Phase: Reduplikation der DNA. $G_2$-Phase: Ruhephase vor dem Beginn der Mitose. Nach der $G_1$-Phase und vor der S-Phase kommt die eigentliche Arbeitsphase, die je nach Zellart von unterschiedlicher Dauer ist.

**Mitose:** Teilung von Zellkern und Zellkörper, die in verschiedenen Phasen verläuft. Dabei ist die Teilung des Zellkerns entscheidend, da sich in ihm das Erbmaterial befindet, das in identischer Weise auf die beiden Tochterzellen weitergegeben werden muß, damit die Lebensfähigkeit der Tochterzellen gesichert ist. Dies wird dadurch erreicht, daß vor der Zellteilung eine identische Verdoppelung der DNA stattfindet (Abb. 1-5). Folgende Phasen lassen sich im Lebenszyklus einer Zelle unterscheiden:

- *Interphase* (Arbeitsphase): Dies ist die Arbeitsphase der Zelle, die zwischen den Teilungen liegt. Sie dauert je nach Zelltyp unterschiedlich lang. Bei Zellen mit einer hohen Teilungsrate (z. B. Darmzellen oder Blutzellen) ist sie kurz. Andere Zellen, wie z. B. die Nervenzellen, können sich nach ihrer Differenzierung nicht mehr teilen und verbleiben dauerhaft in der Interphase. Kurz vor dem Beginn einer Zellteilung wird die DNA verdoppelt (sog. *S-Phase*). Jeder der 46 Chromosomenfäden ist nun doppelt vorhanden.
- *Prophase* (Vorphase): In dieser Phase bereitet sich die Zelle auf die Teilung vor. Aus den Chromosomenfäden organisieren sich die Chromosomen, die Kernkörperchen verschwinden und die Membran des Zellkerns löst sich auf. Die beiden Zentriolen wandern an entgegengesetzte Stellen der Zelle (Zellpole) und bilden die Ansätze des Spindelapparates. Der Spindelapparat besteht aus Mikrotubuli, die sich faserartig zwischen den beiden Zentriolen ausspannen.
- *Metaphase* (Mittelphase): Die Chromosomen heften sich mit ihrem Zentromer, einer charakteristischen Einschnürung, an den Spindelapparat an und bewegen sich in Richtung Zellmitte. Dort bilden sie eine Ebene (sog. *Äquatorialplatte*).
- *Anaphase* (Phase des Auseinanderweichens): Nun trennen sich die noch zusammengehefte-

ten Chromosomen und wandern an den Spindelfäden entlang zu den beiden Zellpolen. An beiden Zellpolen befinden sich jetzt 46 Chromosomen, die einen identischen Partner auf der anderen Seite haben. Die Anaphase ist die kürzeste Phase der Mitose.

• *Telophase* (Endphase): An beiden Zellpolen bilden sich nun wieder die Zellkerne, der Zellkörper schnürt sich in der Mitte ein und schließlich erfolgt die vollständige Trennung der beiden Tochterzellen. Jetzt beginnt wieder die Interphase. Die möglicherweise unterschiedlich aufgeteilten Zellorganellen werden neu gebildet, so daß die Funktionsfähigkeit der Zellen wieder vollständig hergestellt wird. Auch die fehlende Zellmasse wird durch anabole Stoffwechselprozesse wiederhergestellt. Damit ist ein *Zellzyklus* abgeschlossen. Eine Mitose dauert gewöhnlich 1 – 2 Stunden.

**Meiose:** Für die geschlechtliche Fortpflanzung werden in den Keimdrüsen (Hoden, Eierstock) spezielle Geschlechtszellen gebildet. Damit der Chromosomensatz (46 Chromosomen) auch bei den Nachkommen erhalten bleibt, werden die *Gameten* (weibliche Eizelle und Spermium) mit dem halben (haploiden) Chromosomensatz ausgestattet. In der Eizelle befinden sich somit 22 Autosomen und ein X-Chromosom, die Samenzelle enthält ebenfalls 22 Autosomen und entweder ein X- oder ein Y-Chromosom. Der Vorgang der Bildung von Geschlechtszellen wird Meiose genannt. Eine Meiose vollzieht sich in zwei Teilungsschritten:

• *Erste Reifeteilung:* Im Unterschied zur Mitose gibt es bei der Meiose keine Verdopplung der Chromosomen in der Interphase. Die Prophase der Meiose hat einen längeren und anderen Ablauf als bei der Mitose. Die 22 homologen Chromosomenpaare, von denen ursprünglich jeweils eines von der Mutter und eines vom Vater stammt, paaren sich, d. h. sie legen sich eng aneinander. Dabei kommt es vor, daß sich Teile der Chromosomen austauschen (sog. *Crossing over*). In der Metaphase ordnen sich die homologen Chromosomen in der Zellmitte paarweise an. Auf welcher Seite das ursprünglich mütterliche oder väterliche Chromosom zu liegen kommt, ist bei jedem Chromosomenpaar zufällig. In der Anaphase trennen sich die homologen Chromosomenpaare und bewegen sich jeweils zu den gegenüberliegenden Polen. Da keine Verdoppelung der Chromosomen stattgefunden hat, liegen nun an jedem Zellpol nur 23 Chromosomen. In der Telophase teilt sich die Zelle vollständig und es liegen zwei Tochterzellen vor, die einen haploiden (halben) Chromosomensatz in sich tragen.

• *Zweite Reifeteilung:* In den Tochterzellen findet nach Ablauf der ersten Reifeteilung eine zweite statt. Sie entspricht in ihrem formalen Ablauf einer normalen Mitose, nur daß sie unter den Bedingungen eines haploiden Chromosomensatzes stattfindet. Eizellen besitzen immer ein weibliches Geschlechtschromosom (X-Chromosom), bei der Entwicklung der Spermien entsteht eines mit weiblichem und eines mit männlichem Geschlechtschromosom (Y-Chromosom)

### 1.1.5 Chromosomenabweichungen

Veränderungen des genetischen Materials entstehen durch *Mutationen*. Da im menschlichen Körper in jeder Sekunde ca. 50 Millionen Zellen durch Teilung entstehen und sich dabei DNA-Stränge von insgesamt 45000 km Länge verdoppeln müssen, ist leicht vorstellbar, daß hierbei auch Fehler entstehen können. Wenn nur eine Aminosäure in einem Eiweißmolekül falsch plaziert wird, kann dies ausreichen, um einen Funktionsverlust (z. B. einen Enzymdefekt) hervorzurufen. Mutationen können in allen Zellen auftreten, doch ist dies für ein Individuum normalerweise nicht bemerkbar. Fast immer stirbt die betroffene Körperzelle ab und wird durch eine neue ersetzt. Unter bestimmten Voraussetzungen können jedoch aus mutierten Zellen auch Tumorzellen entstehen. Durch bestimmte Umweltbedingungen (z. B. Strahlenbelastung oder chemische Stoffe) wird das Entstehen von Mutationen begünstigt. Bei einer Mutation, die ein im Mutterleib entste-

hendes Kind betrifft, kann eine Schädigung schwerwiegende Folgen haben, wenn sie z. B. in einer Zelle vorkommt, die die Anlage eines Organs darstellt, das noch nicht entwickelt ist. Tritt eine Mutation in einer Geschlechtszelle auf, kann es sein, daß das entstehende Kind geschädigt ist.
Im folgenden werden die wichtigsten Chromosomenabweichungen erläutert. Es handelt sich dabei um Erkrankungen, bei denen sich die Anzahl der Chromosomen während der Meiose verändert hat.

#### 1.1.5.1 Down-Syndrom

**Definition:** Vorliegen des Chromosoms 21 in dreifacher Ausführung, auch *Trisomie 21* oder *Mongolismus* genannt. Insgesamt 47 Chromosomen.

**Ursachen:** unbekannt; als Risikofaktor ist das zunehmende Lebensalter der Mutter, insbesondere ab 35 Jahre anzusehen.

**Patho:** Das zusätzliche Chromosom Nr. 21 kommt dadurch zustande, daß die homologen Chromosomen während der Meiose nicht auseinanderweichen (*Nondisjunktion*). Es entsteht eine Fehlentwicklung fast aller Organe und Gewebe: Zellen und Organe wachsen langsamer und bleiben unreif, altern aber schneller.

**Symptome:** schräge Augenstellung und rundlicher Minderwuchs; meist offener Mund mit vermehrtem Speichelfluß und großer Zunge; Vierfingerfurche (durchgehende Furche der Handinnenfläche); Sandalenlücke (verbreiterte Lücke zwischen großem und zweitem Zeh); häufig Herzfehler und später Entwicklung einer Leukämie; sehr unterschiedlicher Grad einer geistigen Behinderung; Entwicklung bleibt oft auf der Stufe eines 6- bis 7jährigen Kindes stehen, meist sind die betroffenen Menschen aber gut förderbar und können unter Umständen sogar die Regelschule besuchen.

**Prognose:** Gegenüber früher, als 75% der Betroffenen schon vor der Pubertät starben, erreichen heute 80% das 30. Lebensjahr.

#### 1.1.5.2 Klinefelter-Syndrom

**Definition:** Vorliegen von drei Geschlechtschromosomen, wobei das X-Chromosom doppelt vorhanden ist (XXY). Insgesamt 47 Chromosomen.

**Ursachen:** unbekannt; ein Risikofaktor ist das zunehmende Lebensalter der Mutter.

**Patho:** Auch hier kommt das zusätzliche Chromosom, wie beim Down-Syndrom durch ein nicht auseinanderweichen homologer Chromosomen (Nondisjunktion) während der Meiose zustande. Die Erkrankung ist nicht erblich, da Träger dieser Krankheit nicht fortpflanzungsfähig sind.

**Symptome:** Die äußere Erscheinungsform ist männlich. Im Kindesalter werden Verhaltensstörungen, passives und ängstliches Verhalten sowie Lernschwierigkeiten beobachtet. In der Pubertät bleibt die Entwicklung der Geschlechtsorgane aus (*Hypogonadismus*), es besteht Unfruchtbarkeit. Körperlich finden sich die Anlage einer weiblichen Brust (*Gynäkomastie*), weibliche Fettverteilung, eine Neigung zur *Osteoporose* (Knochenentkalkung) und eunuchenartiger Hochwuchs. Die Körperbehaarung fehlt häufig oder ist weiblich.

#### 1.1.5.3 Turner-Syndrom

**Definition:** Das Geschlechtschromosom ist nur einfach vorhanden, nämlich nur ein X-Chromosom (X0); insgesamt 45 Chromosomen.

**Ursachen:** unbekannt.

**Patho:** Hier kommt das fehlende Chromosom ebenfalls durch eine *Nondisjunktion* während der Meiose zustande. Die Erkrankung ist nicht erblich, da Träger dieser Krankheit nicht fortpflanzungsfähig sind. Die Erkrankung wird auch *Ullrich-Turner-Syndrom* genannt.

**Symptome:** Weibliche Erscheinungsform, Minderwuchs, Lymphödeme an Hand und Fußrücken, Hautfalte zwischen Hals und Schulter, sexueller Infantilismus, fehlende Menstruation und Unfruchtbarkeit, oft weitere Mißbildungen (Herzfehler und Nierenmißbildungen).

## 1.2 Das Gewebe

Ein Gewebe ist ein Verband gleichartig gebauter Zellen, die eine bestimmte gemeinsame Aufgabe haben. Beim Menschen werden vier Grundgewebearten unterschieden, die ihrerseits wieder in Untergruppen eingeteilt werden:

- Epithelgewebe
- Binde- und Stützgewebe
- Muskelgewebe (→ Kap. 5.2)
- Nervengewebe (→ Kap. 18)

Jedes Organ ist aus einer Mischung dieser vier Gewebearten aufgebaut, wobei in jedem Organ die Gewebe anders zusammengesetzt sind. Als *Parenchym* werden alle Zellen eines Organs bezeichnet, die die jeweils spezifische Funktion des Organs erfüllen. Bei der Leber sind es z. B. die Leberzellen (Hepatozyten). Das *Stroma* eines Organs besteht demgegenüber überwiegend aus Binde- und Stützgewebe (bindegewebiges Gerüst), das den Parenchymzellen Form verleiht und als Führung von Gefäßen und Nerven dient. Zwischen den Zellen eines Gewebes befindet sich der *Interzellularraum*, der in den verschiedenen Geweben sehr unterschiedlich ausgeprägt ist. Beim Epithelgewebe ist der Interzellularraum sehr klein, im Binde- und Stützgewebe dagegen sehr groß. Der Interzellularraum ist von Bedeutung, da er ein wichtiger Transportweg für Nahrungs- und Abfallstoffe darstellt.

### 1.2.1 Epithelgewebe

Epithelgewebe sind geschlossene Zellverbände mit stark ausgeprägten Zellkontakten, bei denen die einzelnen Zellen dicht aneinander stehen. Sie bedecken die äußere und innere Oberfläche des Körpers und werden daher auch *Oberflächenepithel* oder *Deckepithel* genannt. Die Epithelzellen sitzen einem Grundhäutchen (*Basalmembran*) auf und sind in ihm verankert. Sie können eine oder mehrere Zellschichten bilden. Da sie gefäßfrei sind, werden sie aus dem Bindegewebe mittels *Diffusion* ernährt.

**Funktionen des Epithelgewebes**

- *Schutzfunktion:* z. B. die Epidermis der Haut oder die Magenschleimhaut: Wird dieses Oberflächenepithel zerstört, entsteht eine Wunde.
- *Sekretion* (Stoffabgabe): z. B. Drüsenepithelien: bilden für den Körper nützliche Sekrete (Flüssigkeiten wie z. B. Verdauungssäfte oder Schweiß) und sondern diese ab.
- *Resorption* (Stoffaufnahme): z. B. Darmepithelien: nehmen Nahrungsstoffe aus dem Darm auf.
- *Reizaufnahme:* z. B. Geschmackszellen oder die Zapfen- und Stäbchenzellen der Netzhaut, die Lichtreize wahrnehmen und weiterleiten können.

#### 1.2.1.1 Oberflächenepithel

Das Oberflächenepithel kleidet innere und äußere Oberflächen aus. Es wird nach der Form, der Anzahl der Schichten und nach der Oberflächengestaltung eingeteilt.

**Form der Epithelien** (Abb. 1-6):

- *Plattenepithel:* ist flach und kommt an inneren Oberflächen vor, die nicht besonders beansprucht werden. Es kleidet Blut- und Lymphgefäße aus, Brust- und Bauchfell, Herzinnenhaut und Lungenalveolen. Als *Endothel* wird die einschichtige Innenauskleidung der Gefäße und der seröser Höhlen bezeichnet.
- *Kubisches Epithel:* ist höher als das Plattenepithel und kommt vor allem an den Drüsenausführungsgängen, den Sammelrohren der Nierenkanälchen und auf der Vorderfläche der Augenlinse vor.
- *Zylinderepithel:* ist schmal und hoch gebaut. Es dient vor allem der Stoffaufnahme und -abgabe (Resorption und Sekretion) und ist im Körper weit verbreitet. Von Mageneingang bis Darmausgang kleidet es das Verdauungsrohr aus, ebenso die Gallenblase. Mit Flimmerhaaren besetzt, kommt es in den Bronchien, im Eileiter und im Uterus vor.

**Anzahl der Schichten**

- *Einschichtiges Epithelgewebe:* besteht aus einer Lage der vorgenannten Formen.
- *Mehrschichtiges Epithelgewebe:* kommt vor allem an mechanisch stärker beanspruchten

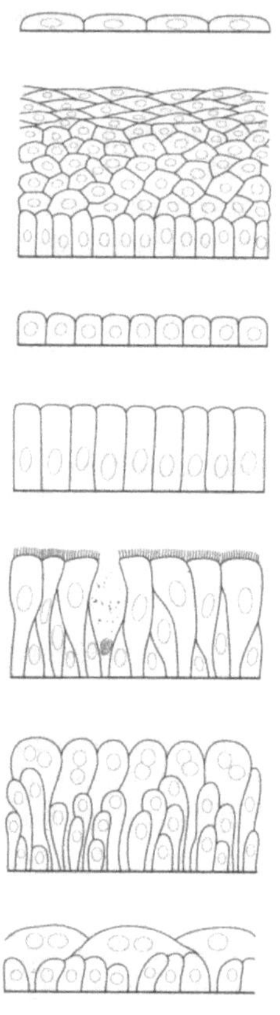


**Abb. 1-6** Schematische Darstellung der Epithelformen. Das hochprismatische Epithel wird auch als Zylinderepithel bezeichnet. Das mehrreihige hohe Epithel besitzt Flimmerhärchen (Flimmerepithel).

Stellen vor. Beispiele sind äußere Haut, Speiseröhre, Stimmritze, Kehlkopf, Augenbindehaut, After, Scheide und Eichel.

- *Mehrstufiges Epithel:* nicht alle Zellen des Epithels erreichen die Oberfläche, aber alle Zellen sitzen auf der Basalmembran. Es kommt vor allem in den Atemwegen vor.
- *Übergangsepithel:* kommt nur in den ableitenden Harnwegen (Nierenbecken, Harnleiter, Blase) vor und kann sich durch seine Dehnungsfähigkeit starken Volumenschwankungen anpassen.

**Oberflächengestaltung**

- *Verhornendes Epithelgewebe:* kommt nur auf der äußeren Haut vor und bildet eine Schutzschicht, die auf erhöhte Belastung mit Dickenzunahme reagiert (Schwielen). Die Hornschicht entsteht durch das Absterben von Zellen eines mehrschichtigen Plattenepithels.
- *Flimmerepithel* (zilientragende Zellen): Epithelzellen mit Flimmerhärchen, die durch rhythmische Bewegungen Sekret in eine Richtung weiterbewegen können. Sie kommen vor allem im Atemtrakt und in den Eileiter vor.

#### 1.2.1.2 **Drüsengewebe**

Drüsen (*Glandulae*) bestehen aus Epithelzellen. Sie können aus nur einer Zelle bestehen (*Becherzelle* des Darmes oder der Luftwege) oder aus einer Ansammlung vieler Zellen. Der Vorgang der Stoffbildung und Ausscheidung wird als *Sekretion* bezeichnet, das ausgeschiedene Produkt als *Sekret*. Je nachdem, wohin eine Drüse ihr Sekret abgibt, werden *exokrine* und *endokrine Drüsen* unterschieden.

**Endokrine Drüsen** besitzen keinen Ausführungsgang, sondern geben ihr Sekret nach „innen" an das Blut ab. Sie weisen eine reiche Blutversorgung auf und werden auch als Hormondrüsen bezeichnet.

**Exokrine Drüsen** besitzen einen Ausführungsgang, durch den sie ihr Sekret an innere oder äußere Oberflächen abgeben (Schweiß, Verdauungssäfte).

Exokrine Drüsen lassen sich auch durch die Art ihres Sekrets unterscheiden:

- *Seröse Drüsen:* sondern ein eiweißreiches, dünnflüssiges Sekret ab und haben einen engen Querschnitt (z. B. Tränendrüse, Ohrspeicheldrüse, Bauchspeicheldrüse).
- *Muköse Drüsen:* sondern ein dickflüssiges Sekret, den Schleim (*Muzin*), ab und haben einen weiten Querschnitt (z. B. Unterzungenspeicheldrüse).
- *Gemischte Drüsen:* sondern sowohl muköses als auch seröses Sekret ab (z. B. Unterkieferspeicheldrüse).

#### 1.2.1.3 **Regeneration des Epithels**

Bei einschichtigem Epithelgewebe erfolgt die Regeneration von verlorengegangenen Zellen meist durch mitotische Teilung verbliebener Nachbarzellen. Beim mehrschichtigen Epithelgewebe erfolgt die Erneuerung von den basalen Zellen aus, die sich verstärkt teilen.

**Basalzellen** sind die Zellen der untersten Schicht bei mehrschichtigen Epithelien. Sie sitzen auf der Basalmembran. Aus ihnen erfolgt die Regeneration.

### 1.2.2 Binde- und Stützgewebe

Das Bindegewebe verbindet die Gewebe, Organe und Organsysteme im Körper. Es ist das am häufigsten vorkommende Gewebe. Das gesamte Bindegewebe unseres Körpers stammt vom embryonalen Bindegewebe (*Mesenchym*) ab. Es ist vielgestaltig (Abb. 1-7), hat aber in allen Ausprägungen folgende Bauelemente gemeinsam:

**Bindegewebezellen:** kommen überwiegend in zwei verschiedenen Formen vor:

- *Ortsständige (fixe) Zellen:* z. B. Fibrozyten (sie sind die eigentlichen Bindegewebezellen) Retikulumzellen, Fettzellen
- *Nicht ortsständige (freie) Zellen:* sind frei beweglich (z. B. Blutzellen und Histiozyten)

**Interzellularsubstanz:** Sie wird von den *Fibroblasten* produziert und besteht aus einer *Grundsubstanz* und darin eingelagerten *Bindegewebefasern*. Sie bildet ein Reservoir für die extrazelluläre Flüssigkeit und dient dem Stoffaustausch.

Die **Grundsubstanz** ist eine amorphe (formlose) Masse. Sie kann flüssig, gelartig oder fest sein und besteht im wesentlichen aus Wasser, Eiweißen, Kohlenhydraten und Salzen. Über sie erfolgt der Stoffaustausch zwischen Blut und Zellen durch Diffusion. Ein Großteil der interstitiellen Flüssigkeit ist an die Grundsubstanz gebunden, sie ist damit in hohem Maße am Flüssigkeits- und Salzhaushalt beteiligt.

Folgende Typen der **Bindegewebefasern** werden unterschieden:

- *Kollagenfasern:* haben hohe Zugfestigkeit und sind nur minimal dehnbar. Sie kommen überall im Körper vor, z. B. in Sehnen, Organ- und Gelenkkapseln und im Knochen.
- *Elastische Fasern:* sind sehr elastisch und dehnbar. Sie finden sich meist gemeinsam mit Kollagenfasern im Stroma der Organe, in Organkapseln, in der Lunge, an herznahen Arterien, an der Wirbelsäule und im elastischen Knorpel (z. B. Ohrknorpel).
- *Retikulinfasern:* werden auch als *Gitterfasern* bezeichnet und bilden zarte Netze. Die ganz feinen Fasern sind biegungselastisch und zugfest. Sie kommen im lymphatischen Gewebe und im Knochenmark vor. Man findet sie an Grenzflächen wie der Basalmembran, ferner umspannen sie feine Blutgefäße und kleine Muskeln.

**Interstitium:** Zwischenraum zwischen den Geweben und Zellen. Gemeint ist damit der Raum, der vom interstitiellen Bindegewebe, Blut-, Lymph- und Nervenbahnen eingenommen wird. Er beinhaltet fast 30 % der Körperflüssigkeit.

Das **Interstitium** ist ein Bereich, dem die Naturheilkunde große Beachtung schenkt, da die interstitielle Flüssigkeit das Nährmedium aller Zellen ist und bei dessen Beeinträchtigung auch die zu versorgenden Zellen ungenügend ernährt werden. So wird das Interstitium als eine Funktionseinheit zwischen Bindegewebe, kleinen Gefäßen (Kapillaren) und Nerven gesehen, das den ganzen Körper als System durchzieht und in dem alle Teile miteinander in Verbindung stehen (System der *Grundregulation nach Pischinger*). Bestimmte physikalische Therapien wie *Lymphdrainage* oder *Bindegewebemassage* setzen hier an, genauso wie die *Komplexhomöopathie*, *Phytotherapie* und auch *Reflexzonentherapie*.

#### 1.2.2.1 Funktion des Binde- und Stützgewebes

Das Bindegewebe erfüllt je nach seiner Differenzierung sehr unterschiedliche Funktionen:

- bildet die Organkapsel und das Gerüst (Stroma) für die Organe
- dient als Verschiebeschicht zwischen Muskeln und Sehnen
- haltgebend für Sehnen, Muskeln und den ganzen Körper
- Speicher für Wasser und Fett

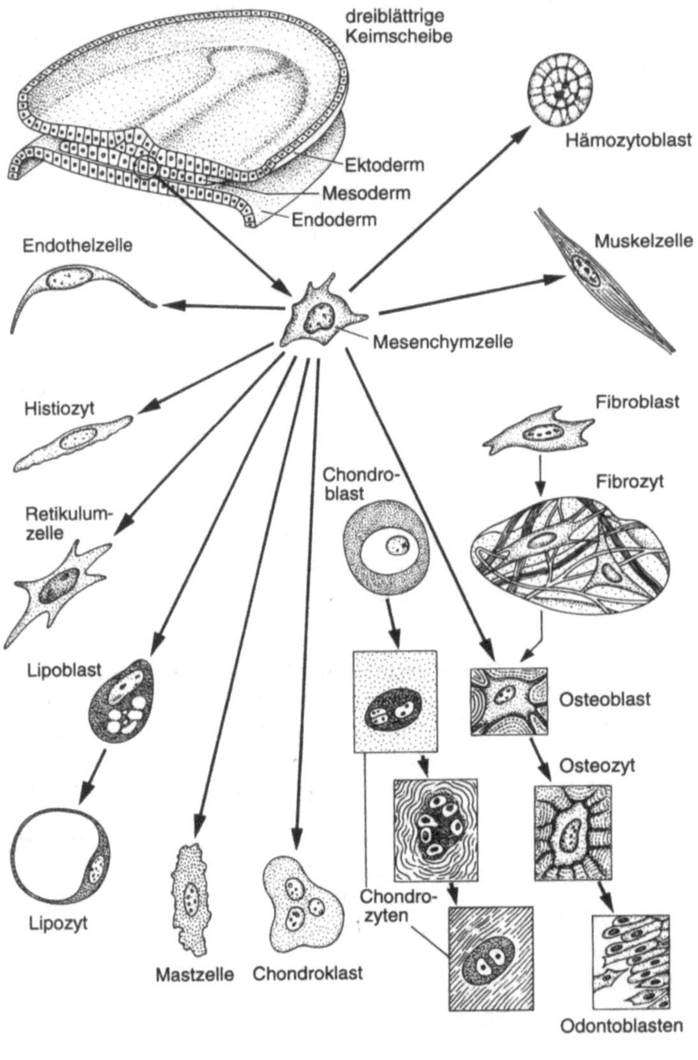


**Abb. 1-7** Die verschiedenen Differenzierungen (Bildungsprodukte) einer Mesenchymzelle.

- bietet Schutz durch Polsterung des weichen Bindegewebes und durch die Umhüllung mit Knochen
- dient dem Stofftransport
- sorgt für die Narbenbildung bei der Wundheilung

1.2.2.2 **Formen des Bindegewebes**

**Blut:** spezielle Art des Bindegewebes. Das Blutplasma entspricht der Grundsubstanz, in der die einzelnen Zellen schwimmen. Die Fasern kommen in gelöster Form als Fibrinogen vor und treten bei der Blutgerinnung in Erscheinung.

**Embryonales Bindegewebe:** auch *Mesenchym*; aus ihm entwickeln sich alle anderen Bindegewebearten, sowie Muskel- und Endothelzellen. Die Zellen des Mesenchyms bilden keine Fasern, sondern sie stehen mit Zellausläufern untereinander in Verbindung und spannen dadurch ein dreidimensionales Netz aus. Das Mesenchym kommt vor allem vor der Geburt vor. Eine Sonderform des embryonalen Bindegewebes ist das gallertartige Bindegewebe (Gallertgewebe). Es ist vor allem in der Nabelschnur vorhanden. Seine Grundsubstanz ist gallertartig und es enthält Fasern.

**Retikuläres Bindegewebe:** gleicht im Aufbau weitgehend dem embryonalen Bindegewebe, doch sind hier Fasern eingebaut, die das Zellnetz verstärken. In den Maschen des Netzes liegen freie Bindegewebezellen, die *Retikulumzellen*. Retikulumzellen sind pluripotente Zellen, die sich verschiedenartig entwickeln können: Als *fibrinoplastische* Retikulumzellen bilden sie Fasern und als *histiozytäre* Retikulumzellen sind sie in der Lage, Fremdkörper zu phagozytieren („aufzufressen"). Das retikuläre Bindegewebe bildet das Grundgerüst des Knochenmarks und der lymphatischen Organe wie Lymphknoten, Milz, Thymus, Mandeln (Tonsillen). Es ist Teil des *retikuloendothelialen Systems.*

**Retikuloendotheliales System** (RES): auch *retikulohistozytäres System* (RHS); über den ganzen Körper verbreitetes System von Zellen, die phagozytieren (d. h. geformte Stoffe in sich aufnehmen) können. Hierzu gehören:

- die phagozytoseaktiven *Retikulumzellen* des retikulären Bindegewebes
- die *Kupfferschen Sternzellen* in der Leber
- die *Hortega-Zellen* (Mikroglia) des Zentralnervensystems
- die Gewebemakrophagen (*Histiozyten*)
- die *Monozyten*

Phagozytosetätigkeit und Bildung von Abwehrstoffen (Antikörper) machen das RES zu einem wichtigen Teil der Abwehrtätigkeit unseres Körpers.

**Fettgewebe:** kann als Sonderform des retikulären Bindegewebes angesehen werden und kommt fast überall im Körper vor. Fettzellen bilden meist Gruppen oder sog. *Fettläppchen*. Sie machen 10–20 % des Körpergewichts aus. Das Fett wird meist als großer Tropfen im Zellplasma eingelagert und verdrängt Zellkern und Zellorganellen an den Rand. Das Fettgewebe findet sich vor allem im Unterhautbindegewebe und im großen Netz der Bauchhöhle. Darüberhinaus ist die *Fettverteilung* alters- und geschlechtsabhängig. Bei Frauen lagert es sich überwiegend an Brüsten und um das Gesäß an, bei Männern im Nacken und am Bauch. Das Fettgewebe wird von einem Kapillarnetz umsponnen, das die Zellen versorgt. Dies ist ein Grund, warum vermehrtes Fettgewebe den Kreislauf belastet, da letztlich mehr Gewebe mit Blut versorgt werden muß. Auf der anderen Seite wird weniger Energie verbraucht, da Fett gut isoliert. Rund zwei Drittel unseres Energiebedarfs wird zur Aufrechterhaltung der Körpertemperatur herangezogen. Dies muß bei der Ernährung von dickleibigen Menschen berücksichtigt werden. Nach dem mikroskopischen Bild werden weißes und braunes Fettgewebe unterschieden:

- *Weißes Fettgewebe:* enthält nur einen großen Fetttropfen im Zellplasma. Funktionell wird in Bau- und Speicherfett eingeteilt:
  - *Baufett:* dient zur Polsterung und füllt Lükken aus, wie z. B. die Druckpolster an Hand und Fuß oder die Fettpolster zur Befestigung von Organen (z. B. Niere). Das Baufett ist als Energielieferant nur bei ausgeprägten Hungerzuständen mobilisierbar.
  - *Speicherfett:* isoliert als Unterhautfettgewebe und schützt so vor Wärmeverlust. Es ist bei Bedarf leicht zu mobilisieren und dient so als Energiespeicher.
- *Braunes Fettgewebe:* kommt fast ausschließlich bei Neugeborenen vor. Es ist vielgestaltig (polymorph) und enthält im Zellplasma stets mehrere kleinere Fetttropfen.

**Lockeres Bindegewebe:** besteht aus locker angeordneten Fasern und viel Grundsubstanz und wird auch als *interstitielles Bindegewebe* bezeichnet. Das lockere Bindegewebe füllt Lücken zwischen Organen und bildet das Stroma der Organe. Es ermöglicht die Verschiebung benachbarter Organe (Verschiebeschicht) sowie die Verschieblichkeit der Haut gegenüber dem darunterliegenden Gewebe. Ferner kann es Gefäße umhüllen. Es dient als *Wasserspeicher* und ist sehr regenerationsfähig. Im lockeren Bindegewebe finden sich auch *Histiozyten* (Gewebemakrophagen).

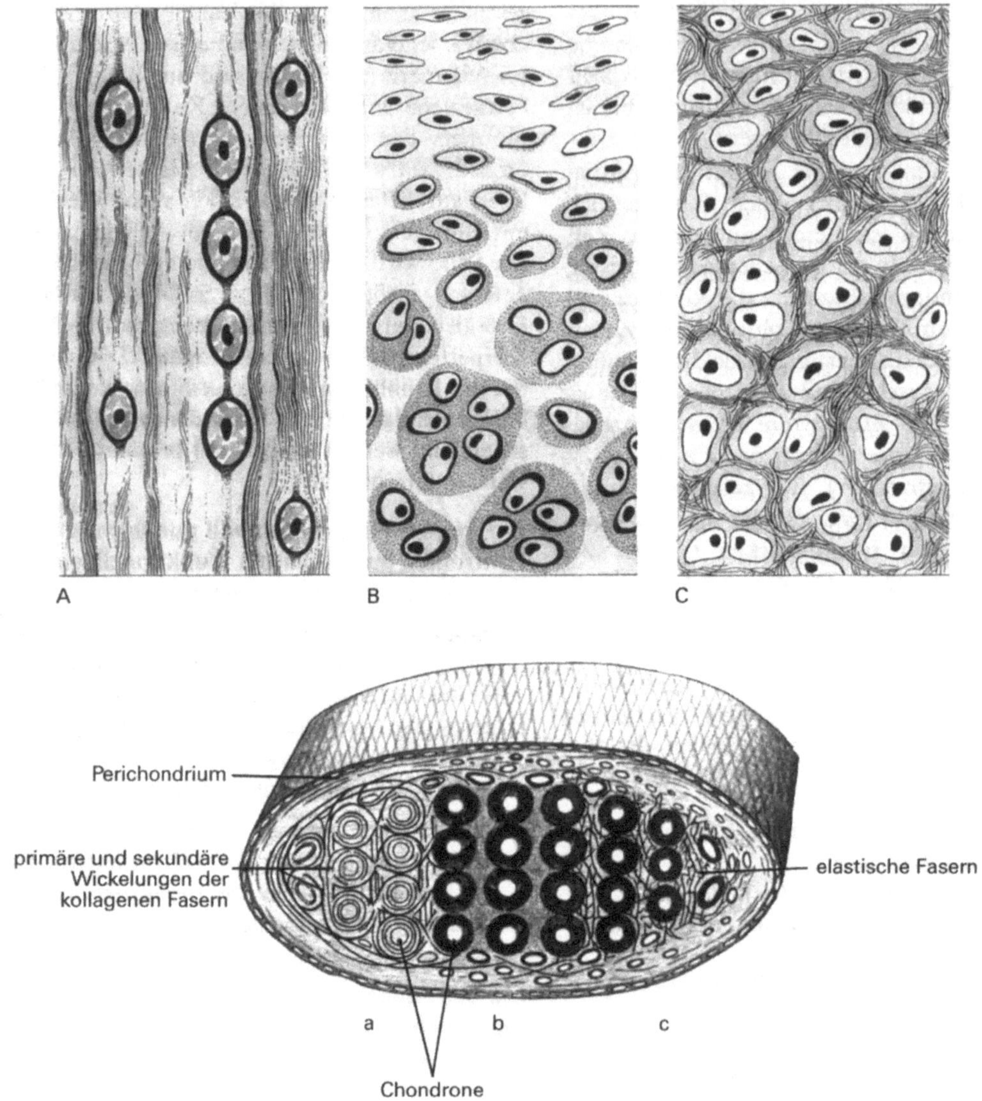


**Abb. 1-8** Verschiedene Formen und funktionelle Struktur des Knorpels. Die obere Vergrößerungen entsprechen den Bereichen im unteren Schema. A.+ a. Faserknorpel, B.+ b. hyaliner Knorpel, C.+ c. elastischer Knorpel.

**Straffes Bindegewebe:** ist relativ zellarm und faserreich. Dadurch ist es mechanisch sehr widerstandsfähig. Es gehört zu den stoffwechselarmen Geweben. Seine Regenerationsfähigkeit ist gering. Straffes Bindegewebe ist sehr zugfest, es bildet Organkapseln, Faszien (z. B. Hüllen um Muskeln), Bänder und Sehnen.

### 1.2.2.3 Formen des Stützgewebes

Durch die besondere Ausprägung der Interzellularsubstanz besitzen die verschiedenen Stützgewebe gegenüber dem Bindegewebe eine höhere Festigkeit. Dies ermöglicht ihnen, eine Stütze für den Körper zu sein. Zum Stützgewebe gehören der *Knorpel* und *Kno-*

*chen* (→ Kap. 5.2) sowie das *Dentin* der Zähne.

**Knorpel:** Schon im Embryo wird das menschliche Skelett angelegt, zum großen Teil knorpelig. Es entwickelt sich aus dem embryonalen Bindegewebe (*Mesenchym*) durch eine Anhäufung von Zellen. Infolge vermehrter Bildung von Interzellularsubstanz rücken die Zellen, sie heißen jetzt *Chondroblasten* (Knorpelbildner), immer weiter auseinander. Im Zuge dieser Entwicklung differenzieren sie sich weiter zu *Chondrozyten* (Knorpelzellen), die nun wiederum kollagene Fasern und eine große Menge Grundsubstanz (eiweiß- und kohlenhydratreich) produzieren. Diese Art des Knorpelwachstums nennt man *interstitielles Knorpelwachstum*, da sich interstitielles Bindegewebe zu Knorpelgewebe umwandelt. Knorpel sind gefäß- und nervenfrei. Ihre Ernährung erfolgt durch *Diffusion* von der Knorpeloberfläche her. Die Stoffwechselaktivität ist gering. Mit Ausnahme der Gelenkknorpel sind alle Knorpel von einer Knorpelhaut (*Perichondrium*) umgeben, die reich an Blutgefäßen und Nerven ist. Die dem Knorpel direkt anliegende Schicht ist zu starker Teilung befähigt und kann auch neuen Knorpel bilden. Diese Form der Knorpelneubildung nennt sich *appositionelles Wachstum*. Eine besondere Eigenschaft des Knorpels ist seine *Druckelastizität*, er ist bis zu einem gewissen Grade komprimier- und dehnbar. Beim Nachlassen der Druck- oder Zugkräfte gewinnt der Knorpel seine Ausgangsform wieder zurück. Knorpel kommt an mechanisch stark beanspruchten Stellen vor. In Gelenken begünstigt der Knorpel das Gleiten der Skeletteile.

Es lassen sich drei **Knorpelarten** unterscheiden (Abb. 1-8):

- *Hyaliner Knorpel:* auch „glasartiger" Knorpel. Im mikroskopischen Bild sind die Fasern des hyalinen Knorpels nicht zu erkennen, sie sind „maskiert". Hyaliner Knorpel kommt vor allem in den Gelenken, im Atemtrakt (Nase, Kehlkopf, Luftröhre und Bronchien) und als *Rippenknorpel* vor. Er verfügt über eine besondere Druckelastizität und ist die am weitesten verbreitete Knorpelart. Die Regeneration erfolgt vom intakten Perichondrium, oder (beim Gelenkknorpel) von der Gelenkflüssigkeit (*Synovia*) aus. Im Alter und bei Ernährungsstörungen des Knorpels verlieren die Zellen und die Grundsubstanz Wasser: der Knorpel wird geschädigt.
- *Elastischer Knorpel:* besitzt ein elastisches Fasernetz. Er hat ein gelbliches Aussehen, ist sehr elastisch und biegsam, aber nicht regenerationsfähig. Er kommt vor allem in der Ohrmuschel, im Kehldeckel, im äußeren Gehörgang und in der Ohrtrompete vor.
- *Faserknorpel:* wird auch als *Bindegewebeknorpel* bezeichnet, da seine Struktur dem straffen Bindegewebe nahe kommt. Er besitzt vor allem Zugfestigkeit. Faserknorpel kommt in den Zwischenwirbelscheiben (Bandscheiben), den Gelenkzwischenscheiben (Disci und Menisci) und in der Schambeinfuge vor.

# 2 Allgemeine Physiologie

Die *Physiologie* ist die Wissenschaft von der normalen Funktionsweise der Lebewesen. Sie ist Grundlage für das Verständins krankhafter Prozesse. *Pathophysiologie* ist die Lehre von den krankhaften Lebensvorgängen und gestörten Funktionen des menschlichen Organismus. Um die Funktionsweise des Körpers verstehen zu können, ist es hilfreich, sich einige Grundlagen der Chemie anzueignen.

## 2.1 Chemische Grundlagen

Die *Chemie* befaßt sich mit dem Aufbau und den Eigenschaften von Stoffen und Verbindungen sowie deren Umwandlung. Sie untersucht, warum bestimmte Stoffe miteinander reagieren und welche Gesetzmäßigkeiten des Reaktionsablaufs es dabei gibt. Die Kenntnis der chemischen Abläufe im Organismus erleichtert das Verständnis für die spezifischen Funktionen von Organen und Organsystemen. Auch die Herleitung krankhafter Abläufe im Organismus wird hierdurch erleichtert.

**Stoffe** (Substanzen): Materialien, die bestimmte chemische und physikalische Eigenschaften (z. B. Farbe, Härte, Form, Geruch, Geschmack) besitzen. Sie haben jeweils eine bestimmte Masse und kommen in verschiedenen *Aggregatzuständen* vor:

- *Gasförmige Stoffe* füllen den ihnen zur Verfügung stehenden Raum aus. Sie besitzen keine bestimmte Form und lassen sich durch Druck zusammenpressen. Gasförmige Stoffe sind untereinander leicht zu mischen. Ihre Moleküle bewegen sich mir hoher Bewegungsenergie (*kinetische Energie*) im Raum.
- *Flüssige Stoffe* sind ebenfalls ohne feste Form. Ihre Moleküle besitzen eine gewisse *Anziehungskraft*, so daß sie sich nicht mehr frei bewegen können. Flüssige Stoffe lassen sich nur wenig komprimieren.
- *Feste Stoffe* haben eine bestimmte Form. Die Anziehungskräfte der Moleküle sind so groß, daß eine stabile Ordnung zwischen den Teilchen besteht (*Gitterordnung*). Die Moleküle besitzen eine vergleichsweise geringe kinetische Energie, sie lassen sich nur unter hohen Drukken komprimieren.

Der **Aggregatzustand** eines Stoffes ist unter Zuführung bzw. Entzug von Energie veränderbar. Durch Wärmezufuhr können feste Stoffe verflüssigt, bei weiterer Erhitzung evtl. sogar verdampft werden. Umgekehrt kann durch Wärmeentzug ein gasförmiger Stoff verflüssigt oder sogar verfestigt werden.

**Gemische:** Viele Materialien, mit denen wir zu tun haben, bestehen aus einer Mischung verschiedener Stoffe, auch wenn wir das mit dem Auge nicht sehen können. Man nennt eine solche Mischung von Stoffen auch *Gemisch*. Es kann *homogen* oder *heterogen* sein.

- *Homogen* sind Gemische, wenn sie selbst unter Zuhilfenahme starker Vergrößerungen (z. B. im Mikroskop) völlig einheitlich aussehen und die verschiedenen Bestandteile nicht zu erkennen sind. Eine homogene Substanz hat überall die gleiche chemische Zusammensetzung und die gleichen physikalischen Eigenschaften (z. B. Dichte, Leitfähigkeit usw.).
- *Heterogen* sind Gemische, bei denen die verschiedenen Bestandteile zu erkennen sind, sie sind uneinheitlich.

**Beispiel:** Die Begriffe heterogen oder homogen sind vom Einsatz technischer Hilfsmittel abhängig. Ein typisches Beispiel ist die Milch. Sie ist ein heterogenes Gemisch aus Wasser und Fett. Bei der Betrachtung mit bloßem Auge erscheint sie durchaus homogen, beim Blick durch das Mikroskop werden jedoch einzelne Fetttröpfchen erkennbar, die im Wasser schwimmen. Milch ist also ein heterogenes Gemisch aus den Stoffen Wasser und Fett. Bei homogenen Gemischen wie z. B. Luft können wir die Bestandteile nicht mehr so einfach ausmachen.

Gemische können auch voneinander getrennt werden. Bei flüssigen homogenen Gemischen ist dies z. B. durch *Destillieren* möglich. Durch Erhitzen verdampft hier zunächst der Stoff mit dem niedrigsten Siedepunkt. Er wird aufgefangen und durch Abkühlen wieder verflüssigt (*kondensiert*). Eine Möglichkeit, heterogene Stoffe, bei denen ein Teil flüssig und der andere fest ist, zu trennen, ist das *Sedimentieren*. Hier werden durch die Fliehkraft in einer Zentrifuge die festen von den flüssigen Bestandteilen getrennt (z. B. beim Harnsediment).

**Elemente:** Stoffe, die durch chemische und einfache physikalische Methoden nicht mehr weiter aufzutrennen sind, werden *Elemente* genannt. Gegenwärtig sind 108 chemische Elemente bekannt, von denen einige nur künstlich hergestellt werden können. Die Elemente werden im sogenannten *Periodensystem* geordnet.

**Atom:** Der kleinste Baustein eines Elementes ist das *Atom*. Es besteht aus den sogenannten Elementarteilchen *Proton*, *Neutron* und *Elektron*. Im Zentrum des Atoms befinden sich die Protonen und Neutronen. Sie bilden den *Atomkern*, um den sich in kreisförmiger Bewegung die Elektronen bewegen. Protonen besitzen eine positive Ladung, Elektronen eine negative, während Neutronen elektrisch neutral sind. Um die elektrische Neutralität zu wahren, hat jeder Atomkern die gleiche Anzahl von Protonen und Elektronen. Die Anzahl der Protonen entspricht der Ordnungszahl im Periodensystem. Das Gewicht eines Atoms wird fast ausschließlich von der Masse der Protonen und Neutronen bestimmt, der Beitrag der Elektronen ist so gering, daß er vernachlässigt werden kann.

**Isotope** sind Atomkerne mit gleicher Ordnungszahl (Anzahl der Protonen), aber unterschiedlicher Neutronenzahl. Sie unterscheiden sich in ihrem Atomgewicht. So gibt es zum Beispiel verschiedene Kohlenstoff-Isotope. Kohlenstoff (C) hat die Ordnungszahl 6, hat also 6 Protonen im Atomkern. Die verschiedenen Isotope des Kohlenstoffs haben ein Atomgewicht von 12, 13 oder 14, je nachdem, ob der Atomkern 6, 7 oder 8 Neutronen besitzt. Isotope, die bei den meisten Elementen zu finden sind, verhalten sich chemisch in der Regel gleich, sind in ihrem Atomkern aber von unterschiedlicher Stabilität. Isotope, deren Kern instabil ist, werden *Radioisotope* genannt. Sie senden bei ihrem Zerfall radioaktive Strahlung aus und werden zum Teil künstlich hergestellt. In der Medizin werden z. B. die Radioisotope Cobalt-60 und Iod-125 verwendet.

**Verbindungen:** Elemente bzw. die Atome gehen untereinander Verbindungen ein und bilden *Moleküle*. Wasser ($H_2O$) besteht z. B. genaugenommen aus einzelnen Wassermolekülen, die wiederum jeweils aus zwei Wasserstoffatomen (H) und einem Sauerstoffatom (O) zusammengesetzt sind. Ammoniak ($NH_3$) besteht aus einzelnen Ammoniakmolekülen, in denen drei Wasserstoffatome (H) mit einem Stickstoffatom (N) verbunden sind.

**Mol:** Eine Masse wird normalerweise durch ihre Gewichtskraft, die durch die Erdanziehung hervorgerufen wird, bestimmt. Die Maßeinheit ist dafür Kilogramm (kg). Mit der Bezeichnung *Mol* wird die Einheit der Stoffmenge angegeben. Sie ist diejenige Menge eines Stoffes, die dessen Molekulargewicht entspricht, also die Summe aller Atommassen, die an diesem Molekül beteiligt sind und wird in Gramm (g) angegeben.

Beispiele:

- Das Atomgewicht von Wasserstoff (H) ist 1, das von Sauerstoff (O) ist 16. Das Molekulargewicht von Wasser ($H_2O$) ist demzufolge 18; 1 mol $H_2O$ entspricht also 18 g Wasser.
- Das Atomgewicht von Natrium (Na) ist 23, das von Chlor (Cl) ist 35,4. Das Molekulargewicht von Kochsalz (NaCl) ist 58,4; 1 mol NaCl entspricht also 58,4 g Kochsalz.

Nun kann die **Konzentration** (c) eines Stoffes berechnet werden: Sie entspricht bei Lösungen der Stoffmenge pro Liter (Einheit: mol/l). Eine Kochsalzlösung mit der Konzentration 1 mol/l besitzt die Stoffmenge 58,4 g NaCl, das in einem Liter Wasser gelöst ist; sie ist 1-molar. Bei einer physiologischen Kochsalzlösung sind 9 g NaCl in 1 Liter $H_2O$ gelöst (0,9%ige NaCl-Lösung). Ihre Konzentration ist also weniger als 1-molar; nämlich genau 9/58,4 mol/l = 0,154 mol/l oder 154 mmol/l (1 mmol (Millimol) = 1/1000 mol).

### 2.1.1 Chemische Verbindungen

Atome können sich nach ganz bestimmten Gesetzen untereinander verbinden. Dabei spielen die *Elektronen* eine wichtige Rolle. Im Atommodell von Bohr umkreisen die Elektronen in verschiedenen Abständen den Atomkern, sie bilden mehrere *Atomschalen*. Jede Schale, außer der innersten, kann mit 8 Elektronen besetzt werden, wobei jede Schale bemüht ist, vollzählig zu werden. Ist eine Schale besetzt, werden weitere Elektronen auf der nächsten, weiter außen liegenden Schale kreisen. Die sogenannten Edelgase (Helium, Neon, Argon, Krypton und Xenon) haben ihre Außenschale voll besetzt. Sie sind daher sehr stabil und reaktionsträge. Allen anderen Atomen fehlen bis zu sieben Elektronen. Für ein Elektron gibt es verschiedene Möglichkeiten, die Außenschale zu komplettieren:

- durch *Auffüllen* mit fremden Elektronen
- durch *Abgabe* eigener Elektronen, so daß die Außenschale wegfällt und die darunter liegende, vollbesetzte Schale zur Außenschale wird
- durch die *gemeinsame Benutzung* von Außenelektronen in einer Atombindung

Atome, die nur ein oder zwei Außenelektronen besitzen, haben die Tendenz, ihre Elektronen abzugeben. Für Atome, die schon sechs oder sieben Elektronen besitzen, ist es günstiger, Elektronen aufzunehmen.

**Ionenbindung:** In jedem Atom ist die Anzahl der Protonen ein unveränderlicher Faktor. Da ein Atom die gleiche Anzahl von Protonen (+) und Elektronen (−) besitzt, herrscht *elektrische Neutralität*. Die zur Komplettierung der Außenschale erforderliche Aufnahme oder Abgabe von Elektronen verursacht eine Veränderung der elektrischen Ladung. Die Atome werden zu *Ionen*, das sind elektrisch geladenene Teilchen. Wenn nun ein Natriumatom (Na) ein Elektron abgibt, das von einem Chloratom (Cl) aufgenommen wird, besitzen beide eine gefüllte Außenschale mit jeweils 8 Elektronen und besitzen dadurch eine größere Stabilität. Sie sind eine chemisch Verbindung eingegangen (NaCl = Kochsalz). Da es sich um eine Verbindung von Ionen handelt, spricht man von *Ionenbindung*. Es gibt zwei Arten von Ionen:

- Bei Abgabe von Elektronen entstehen positiv geladene Atome (z. B. $Na^+$), sie werden auch *Kationen* genannt, da sie im elektrischen Feld zum negativen Pol (*Kathode*) wandern. Elemente, die Elektronen abgeben, sind vor allem die *Metalle*; Bsp.: Natrium (Na), Kalium (K), Kalzium (Ca), Magnesium (Mg).
- Bei Aufnahme von Elektronen entstehen negativ geladene Atome (z. B. $Cl^-$), man spricht auch von *Anionen*, da sie im elektrischen Feld zum positiven Pol (*Anode*) wandern. Elemente, die Elektronen aufnehmen, sind vor allem die *Halogene*; Bsp.: Fluor (F) und Chlor (Cl).

**Atombindung:** Bei Verbindungen zwischen Nichtmetallen, die ihre Elekronen nicht so leicht abgeben, kommt es nicht zu einer Aufnahme oder Abgabe von Elektronen, sondern die beteiligten Atome benutzen die Elektronen gemeinsam. Daher entstehen auch keine Ladungsdifferenzen. Diese Art der Bindung ist sehr häufig und kommt z. B. bei Wasser ($H_2O$) oder bei Kohlendioxid ($CO_2$) vor.

### 2.1.2 Wasser als Lösungsmittel

Wasser ist eine Verbindung zwischen Wasserstoff- und Sauerstoffatomen. Die Atome sind über Atombindungen miteinander verbunden, sodaß das Wassermolekül insgesamt elektrisch neutral ist. Aufgrund der spezifischen Anordnung der Atome im Wassermolekül resultieren jedoch zwei Ladungsschwerpunkte, wobei einer positiv und der andere negativ ist. Moleküle mit zwei derartigen Ladungsschwerpunkten werden *Dipole* genannt. Sie eignen sich hervorragend als *Lösungsmittel* für elektrische geladene Atome (Ionen) und Moleküle mit polaren Atombindungen. Ein gutes Beispiel ist Kochsalz: es ist in seiner Kristallform sehr stabil, gibt man es aber in Wasser, so geht es sehr schnell in Lösung. Es entstehen die Ionen $Na^+$ und $Cl^-$, die von einer *Hydrathülle* umgeben werden.

**Hydratation:** Moleküle, die sich in Wasser lösen, werden von den Wassermolekülen umgeben (*Hydrathülle*). Bei der Lösung von Kochsalz wird jedes $Na^+$-Molekül von 6 und jedes $Cl^-$-Molekül von 4 Wassermolekülen umgeben. Physikalische Grundlage dieser Anlagerung ist die elektrische Anziehungskraft zwischen den Ionen ($Na^+$, $Cl^-$) und dem Dipol Wasser. Die Wassermoleküle schirmen die elektrisch geladenen Ionen gegeneinander ab. Solche Verbindungen von Wasser und gelösten Ionen (*Hydrate*) sind für die physiologischen Vorgänge im Körper von großer Bedeutung. Da auch im Blut, das zu über 90% aus Wasser besteht, Hydrate vorhanden sind, kann über die Zusammensetzung der Ionen im Blut der *Wasserhaushalt* des Körpers beeinflußt werden. Wenn die Niere z. B. viel $Na^+$ ausscheidet, so werden immer auch Wassermoleküle ausgeschieden, die mit diesen $Na^+$-Ionen Hydrate gebildet haben (sog. *Hydratationswasser*).

**Elektrolyte:** Verbindungen, die in wäßriger Lösung in Ionen zerfallen, nennt man Elektrolyte. Viele Säuren, Basen und Salze sind echte Elektrolyte, da sie in wässriger Lösung in Ionen zerfallen (*dissoziieren*). Dabei gilt, daß starke Elektrolyte, z. B. Salzsäure (HCl) und Salpetersäure ($HNO_3$), in höherer Konzentration wenig und in niedriger Konzentration praktisch vollständig zerfallen. Schwache Elektrolyte, z. B. die meisten organischen Säuren wie Kohlensäure ($H_2CO_3$), Milchsäure oder Essigsäure, zerfallen auch in kleinsten Verdünnungen nie vollständig.

**Elektrolyse:** Legt man eine elektrische Gleichspannung an eine Elektrolytlösung an, so wandern die Kationen zur Kathode und die Anionen zur Anode, wodurch ein Ladungsausgleich stattfindet: die Anionen geben ein Elektron ab und die Kationen erhalten ein Elektron. Das bedeutet, daß aus Ionen wieder Atome geworden sind. Bei gelöstem NaCl scheiden sich z. B. die Natriumatome an der Kathode ab, das Chlor wird an der Anode als Gas ($Cl_2$) freisetzt.

### 2.1.3 Kolloidale Lösungen, Emulsionen und Suspensionen

**Kolloidale Lösung:** besteht aus Stoffen, die größer und in zusammengeballter Form in einer Flüssigkeit verteilen sind. Sie bilden mit Wasser im Gegensatz zu den Elektrolyten keine echte Lösung. Im Körper ist z. B. das Blutplasma eine kolloidale Lösung, da in ihm größere Eiweißmoleküle schwimmen. Andere Beispiele für kolloidale Lösungen sind Zucker- und Gelatinelösungen.

**Emulsion:** Zwei Flüssigkeiten, die sich nicht ineinander lösen, wie z. B. Öl und Wasser können unter bestimmten Bedingungen eine Emulsion bilden. Hierbei findet eine gleichmäßige Verteilung der beiden sonst getrennten übereinanderliegenden Flüssigkeiten statt. Überwiegen die hydrophilen Teile, gibt es eine Öl-in-Wasser-Emulsion, bei Vorherrschen der hydrophoben Teile resultiert eine Wasser-in-Öl-Emulsion. Stoffe, die die Bildung einer Emulsion begünstigen, werden *Emulgatoren* genannt. Im Körper wirken z. B. die Gallensäuren als derartige Emulgatoren.

**Suspension:** Aufschwemmung von nicht löslichen Partikeln in einer Flüssigkeit, z. B. Ruß in Wasser.

### 2.1.4 Säuren, Basen und Salze

**Säuren und Basen:** Wenn bestimmte Moleküle in eine wässrige Lösung gegeben werden, resultiert ein Zerfall (*Dissoziation*) des Moleküls. Je nachdem, ob ein Molekül dabei Wasserstoffionen ($H^+$) abgeben oder aufnehmen kann, handelt es sich um eine Säure oder eine Base. Säuren sind Verbindungen, die in wäßriger Lösung Wasserstoffionen ($H^+$) abgeben können.

| Beispiel: $HCl + H_2O \rightarrow Cl^- + H_3O^+$ |
|---|

Salzsäure in Wasser gelöst ergibt Chloridionen, Wasserstoffionen und Wasser. Wasserstoffionen bleiben in Wasser nicht allein, sondern verbinden sich sofort mit Wasser ($H^+ + H_2O \rightarrow H_3O^+$).

Säuren sind z. B.:

- *Kohlensäure* ($H_2CO_3$): dissoziiert in Wasser zu $H^+$ + $HCO_3^-$ (Hydrogencarbonat)
- *Schwefelsäure* ($H_2SO_4$): dissoziiert in Wasser zu 2 $H^+$ + $SO_4^=$ (Sulfat)
- *Salpetersäure* ($HNO_3$): dissoziiert in Wasser zu $H^+$ + $NO_3^-$ (Nitrat)
- *Phosphorsäure* ($H_3PO_4$): dissoziiert in Wasser zu 3 $H^+$ + $PO_4^{3-}$ (Phosphat)
- *Salzsäure* (HCl): dissoziiert in Wasser zu $H^+$ + $Cl^-$ (Chloridion)
- *Flußsäure* (HF), dissoziiert in Wasser zu $H^+$ + $F^-$ (Fluoridion)

Basen sind Verbindungen, die in wäßriger Lösung Wasserstoffionen ($H^+$) aufnehmen können; dabei entstehen Hydroxid-Ionen ($OH^-$).

| Beispiel: $NH_3 + H_2O \rightarrow NH_4^+ + OH^-$ |
|---|

Basen sind z. B. Metalloxide:

- *Ätznatron* ($Na_2O$): wird mit Wasser ($H_2O$) zu Natronlauge (2 $Na^+$ + 2$OH^-$)
- *Ammoniak* ($NH_3$): wird mit Wasser ($H_2O$) zu Salmiakgeist ($NH_4^+$ + $OH^-$)

**pH-Wert:** Ob eine Lösung sauer oder basisch (*alkalisch*) ist, hängt davon ab, ob die Konzentration von $H^+$- oder von $OH^-$-Ionen in der Lösung überwiegt. Das *Ionenprodukt*, d. h. die Konzentration von $H^+$-Ionen multipliziert mit der Konzentration der $OH^-$-Ionen, ist in einer Lösung immer konstant. Das bedeutet, daß sich eine Konzentrationsänderung eines Partners auf die Konzentration des anderen auswirkt: erhöht sich z. B. die $H^+$-Konzentration, so verringert sich die $OH^-$-Konzentration und umgekehrt.

| Bei 22 °C sind in 1 Liter Wasser $10^{-7}$ (d. h.: $1/10^7$ oder 0,0000001) mol/l $H^+$-Ionen enthalten und dieselbe Menge $OH^-$-Ionen, es ist neutral. Das Ionenprodukt ist $10^{-7} \times 10^{-7} = 10^{-14}$ mol²/l². Bei einer sauren Lösung ist die $H^+$-Ionenkonzentration größer als $10^{-7}$ mol/l (z. B. $10^{-6}$ oder $10^{-2}$ mol/l), bei einer basischen Lösung ist sie kleiner als $10^{-7}$ mol/l (z. B. $10^{-8}$ oder $10^{-11}$ mol/l). |
|---|

Um die komplizierte Schreibweise bei der Angaben der Säure- bzw. Basenstärke übersichtlicher zu gestalten, hat man den *pH-Wert* eingeführt: er ist der *negative dekadische Logarithmus der $H^+$-Ionenkonzentration:*

| pH = -log [$H^+$] |
|---|

Wasser hat mit einer $H^+$-Ionenkonzentration von $10^{-7}$ mol/l also den pH-Wert 7, saure Lösungen einen pH-Wert von weniger als 7 und basische Lösungen einen höheren pH-Wert als 7.

Der **pH-Wert** ist im Körper eine wichtige Größe. Vor allem im Blut muß er innerhalb eines bestimmten Bereiches (pH 7,36–7,44) konstant gehalten werden, sonst kommt es zu erheblichen Störungen des physiologischen Gleichgewichts: eine Erhöhung über pH 7,44 führt zu einer *Alkalose*, eine Erniedrigung unter pH 7,36 führt zur *Azidose*. Eine einfache Methode, den pH-Wert annähernd zu bestimmen, geht über ein Indikatorpapier mit *Lackmus*, einem Pflanzenfarbstoff. Dieser verfärbt sich im sauren Milieu rot, im basischen Milieu blau.

**Salze:** organische oder anorganische Verbindungen aus Anionen und Kationen, die im festen Zustand ein *Ionengitter* bilden. Sie sind meist wasserlöslich und haben einen hohen Schmelz- und Siedepunkt. Im geschmolzenen und gelösten Zustand zerfallen sie vollständig, Salze sind daher starke Elektrolyte. Sie können auf folgende Weise entstehen:

- Reaktion von Basen und Säuren: z. B. reagieren NaOH (Natriumhydroxid) und HCl (Salzsäure) zu NaCl (Kochsalz) und $H_2O$ (Wasser). Die $OH^-$- und $H^+$-Ionen der Basen und Säuren verbinden sich zu Wasser, es findet eine *Neutralisation* statt.
- Lösung von Metallen in Säuren, z. B. entsteht aus Zn (Zink) und 2 HCl (Salzsäure) das Salz $ZnCl_2$ (Zinkchlorid) und Wasserstoffgas ($H_2$).

**Pufferlösungen:** Lösungen, bei denen trotz Zusatz oder Verlust von Basen oder Säuren der pH-Wert nahezu konstant bleibt, werden als Pufferlösungen bezeichnet. Optimal wirken sie jeweils nur in einem bestimmten pH-Bereich. Sie sind in der Lage, die Wirkung der $H^+$- oder $OH^-$-Ionen abzupuffern. Auch im Blut sind verschiedene Puffer vorhanden, da der pH-Wert in engen Grenzen konstant gehalten werden muß. Die wichtigsten sind:

• *Bicarbonatpuffer:* Der wichtigste Puffer im Blut ist das Bicarbonation ($HCO_3^-$). Bei Zusatz einer Säure (z. B. HCl) verbinden sich $H^+$-Ion und $HCO_3^-$-Ion, es entsteht $H_2CO_3$ (Kohlensäure). Das $H_2CO_3$ zerfällt sofort zu $H_2O$ und $CO_2$ (Kohlendioxid), welches über die Lunge abgeatmet werden kann. Das $Cl^-$-Ion umgibt sich mit einer Hydrathülle und bleibt zunächst in Lösung.

• *Eiweißpuffer:* Auch einige Plasmaeiweiße, vor allem das Hämoglobin der Erythrozyten, besitzen die Fähigkeit zur Pufferung.

### 2.1.5 **Organische Chemie**

Die organische Chemie ist die Chemie des Kohlenstoffs (C). Etwa 90% der organischen Verbindungen bestehen neben dem Kohlenstoff aus Wasserstoff (H) und Sauerstoff (O). Außerdem kommen noch Stickstoff (N) und seltener Schwefel (S) und Phosphor (P) hinzu. Der menschliche Körper besteht zum größten Teil aus organischen Verbindungen. Wichtige organische Verbindungen sind z. B. die Stoffe, die wir mit der Nahrung zu uns nehmen:

**Kohlenhydrate** (KH): Verbindungen aus Kohlenstoff, Wasserstoff und Sauerstoff, bei denen das Verhältnis von Kohlenstoff (C) und Wasser ($H_2O$) 1:1 ist. Zu ihnen gehören z. B. Zucker, Stärke und Zellulose. Die Bezeichnung für die einzelnen KH endet meist auf: *-ose*, z. B. Glukose, Fruktose, Saccharose.

• *Monosaccharide:* Einfachzucker; besteht aus einer Kette von 5 oder 6 Kohlenstoffatomen und wird dementsprechend als *Pentose* bzw. *Hexose* bezeichnet. Wichtige Hexosen sind *Glukose* (Traubenzucker) und *Fructose* (Fruchtzucker).

• *Disaccharide:* Zweifachzucker; Verbindung zweier Monosacchariden unter Abspaltung von Wasser. Wichtige Disaccharide sind die *Saccharose* (Rohr- oder Rübenzucker), *Maltose*, (Malzzucker, ein Abbauprodukt von Glykogen bzw. Stärke) und die *Laktose* (Milchzukker).

• *Polysaccharide:* Vielfachzucker; entsteht durch die Verbindung von vielen Monosaccharide unter Abspaltung von Wasser. Wichtige Polysaccharide sind *Stärke*, die z. B. in Kartoffeln oder Getreide vorkommt, *Glykogen*, (im Fleisch enthalten) und *Zellulose*, das als Gerüstsubstanz in Pflanzen vorkommt.

Unsere Verdauungsorgane müssen die Vielfachzucker zu Glukose abbauen. Das geschieht durch *Hydrolyse*, dem Einbau von Wasser durch bestimmte Enzyme (*Hydrolasen*). Für Zellulose besitzt der menschliche Organismus kein Enzym, so daß es nicht abgebaut werden kann. Diese Unverdaulichkeit bewirkt, daß Zellulose als wichtiger *Ballaststoff* bei die Ernährung fungieren kann.

**Hydrolyse:** Spaltung komplizierter organischer Verbindungen unter Anlagerung von Wasser (Wasseraufnahme). Dies ist vor allem bei der Fett-, Kohlehydrat- und Eiweißspaltung im Rahmen der Nahrungsaufnahme von Bedeutung. Eine bestimmte Enzymgruppe, die *Hydrolasen* (Lipasen, Glukosidasen, Peptidasen), setzen diesen Vorgang in Gang und beschleunigen ihn.

**Fette** *(Lipide):* heterogene Gruppe von Substanzen, die sich in Wasser schlecht lösen, in organischen Lösungsmitteln (Äther, Chloroform oder Benzol) jedoch gut löslich sind. Wegen ihrer Unlöslichkeit in Wasser werden die Fette im Blut an Transporteiweiße gebunden. Fette sind wichtige Baustoffe und Energiespeicher, zu ihnen gehören u. a. die freien Fettsäuren, Triglyceride, Phospholipide sowie das Cholesterin.

• *Fettsäuren:* kettenförmige Kohlenstoffverbindungen mit gerader Kohlenstoffzahl. Sie werden in *gesättigte* Fettsäuren (z. B. Essigsäure, Palmitinsäure und Stearinsäure) und *ungesättigte* Fettsäuren (z. B. Ölsäure und Linolsäure) eingeteilt. Einige ungesättigte Fettsäuren kann der Körper nicht selbst aufbauen (synthetisieren), sie müssen mit der Nahrung zugeführt werden. Sie werden auch *essentielle*

*Fettsäuren* genannt und sind vor allem in pflanzlichen Fetten enthalten.

• *Triglyceride:* Verbindungen von Glyzerin und drei Fettsäureketten.

• *Phospholipide:* komplizierte Verbindungen aus Phosphorsäure und Fettsäuren, die vor allem zum Aufbau von Zellmembranen benötigt werden.

• *Cholesterin* ist ein Fett, das vor allem als Grundsubstanz für Steroidhormone und Gallensäuren dient.

**Eiweiße** *(Proteine):* große Moleküle, die aus einzelnen Bausteinen, den *Aminosäuren* (AS) bestehen. Sie enthalten außer Kohlenstoff, Wasserstoff und Sauerstoff als wesentlichen Bestandteil den Stickstoff. Eine Aminosäure besteht aus zwei funktionellen Gruppen, der Aminogruppe ($-NH_3$) und einer Säure- bzw. Carboxylgruppe ($-COOH$). Die Eiweiße des Menschen sind aus 20 verschieden Aminosäuren zusammengesetzt, von denen 8 AS *essentielle Aminosäuren* sind, d. h. sie müssen mit der Nahrung aufgenommen werden, da der Körper sie nicht selbst herstellen kann. Um vom Körper resorbiert werden zu können, müssen die Eiweiße von den Verdauungsorganen zu Aminosäuren zerlegt werden. Proteine dienen dem Körper als Bau- und Energiestoffe. Auch die Enzyme, manche Hormone und die Antikörper sind Eiweiße. Beim Abbau der Eiweiße wird Harnstoff gebildet.

**Vitamine** sind lebensnotwendige Stoffe, die der Körper nicht oder nur in unzureichendem Maße selbst herstellen kann. Sie sind für ihn *essentiell* und müssen mit der Nahrung zugeführt werden. Aufgrund ihrer Löslichkeit werden die Vitamine in fettlösliche (A, D, E, K) und wasserlösliche Vitamine (B, C) eingeteilt.

**Enzyme** sind Eiweiße, die überall im Körper zu finden sind und den Ablauf biochemischer Reaktionen beschleunigen können bzw. erst ermöglichen. Sie gehen aus der ablaufenden Reaktion unverändert hervor. Enzyme werden auch als *Biokatalysatoren* oder *Fermente* bezeichnet. Enzyme sind von erheblicher Vielfalt, allein in einer Zelle wird ihre Zahl auf über 1000 geschätzt. Jedes Enzym ist auf einen ganz bestimmten Stoff und eine ganz bestimmte Reaktion spezialisiert, es besitzt *Substrat-* und *Wirkungsspezifität.* Manche Enzyme benötigen für ihre Wirkung andere Stoffe, die sog. *Coenzyme.* Manche Vitamine wirken als derartige Coenzyme.

Die **Enzymwirkung** ist *temperaturabhängig.* Bei 37 °C ist ein optimales Arbeiten vieler Enzyme möglich. Bis zu einer Temperatur von 40 °C steigt die Leistungsfähigkeit noch, sinkt bei höheren Temperaturen aber rapide ab. Ferner sind Enzyme *pH-abhängig* und arbeiten je nach Wirkungsort unterschiedlich effektiv. Im Magen benötigen die Enzyme ein saures Milieu (pH 1–2), in der Zelle dagegen müssen die Bedingungen annähernd neutral sein (pH 7,2). Es gibt verschiedene Gruppen von Enzymen:

1. *Oxidoreduktasen* beschleunigen Oxidations und Reduktionsvorgänge (sog. Redoxreaktionen)
2. *Transferasen* übertragen bestimmte Anteile von einer Substanz auf eine andere
3. *Hydrolasen* spalten bestimmte chemische Verbindungen unter Anlagerung von Wasser
4. *Lyasen* lösen bestimmte Kohlenstoffverbindungen
5. *Isomerasen* sind für den Umbau innerhalb von Molekülen zuständig
6. *Ligasen* verknüpfen bestimmte Kohlenstoffverbindungen unter Energieverbrauch

## 2.2 Physiologische Grundlagen

In jedem Organismus müssen Stoffe transportiert werden. So ist ein Stofftransport innerhalb der Zelle, aus den Zellen heraus, in die Zellen hinein oder auch zwischen den Zellen von existentieller Bedeutung. Nahrungsstoffe müssen resorbiert und dorthin transportiert werden, wo der Körper sie benötigt. Schlakkenstoffe müssen im Gegenzug wieder entfernt werden. Es werden zwei Arten von Transportprozessen unterschieden. *Passive Transportprozesse,* die ohne Energiezufuhr stattfinden und *aktive Transportprozesse,* die eine Zufuhr von Energie erfordern.

### 2.2.1 Passive Transportprozesse

**Filtration:** Durch eine Druckdifferenz zwischen den beiden Seiten eines Filters wird eine Flüssigkeit durch den Filter gepreßt. Ein Filter ist ein poröses Material und hält die in einer Flüssigkeit oder einem Gas befindlichen festen Teile je nach Porengröße zurück. Die *Filtratmenge* hängt von der Größe des Druckunterschiedes zwischen den beiden Seiten des Filters ab. Beim Menschen läuft z. B. die Herstellung des Primärharns in der Niere über eine Filtration ab. Die Nierenkapillaren in der sog. Bowmanschen Kapsel sind porös. Durch den Blutdruck werden pro Tag ca. 170 Liter Blutflüssigkeit durch die Poren gedrückt. Man bezeichnet diese Flüssigkeit als Primärharn. Durch die Filterwirkung der Poren werden Blutkörperchen und die meisten Eiweiße zurückgehalten.

**Diffusion** ist die Wanderung von Teilchen (Atome, Ionen, Moleküle) von Orten höherer Konzentration zu Orten niedrigerer Konzentration, so daß allmählich ein *Konzentrationsausgleich* erfolgt. Besteht ein Konzentrationsgefälle, so erfolgt durch die Diffusion nach einer gewissen Zeit eine gleichmäßige Verteilung der Stoffe im zur Verfügung stehenden Raum. Sie kann in Gasen, Flüssigkeiten und festen Körpern stattfinden. Die Ursache für die Diffusion liegt in der sogenannten Brownschen Molekularbewegung, d. h. daß sich Teilchen dauernd in ungerichteter (diffuser) Bewegung befinden. Die gespeicherte Energie, die am Ort der größten Konzentration am größten ist, stellt die treibende Kraft für die Verteilung dar. Wenn die Verteilung erfolgt ist, hat sich ein *thermodynamisches Gleichgewicht* eingestellt.

Ein **Beispiel** für die Diffusion als Transportprozeß ist die äußere Atmung. In der eingeatmeten Luft ist die Konzentration von $O_2$ höher und von $CO_2$ niedriger als im Blut. So wandern, bedingt durch das Konzentrationsgefälle, der Sauerstoff der Atemluft in das Blut und das Kohlendioxid vom Blut in die Atemluft, um anschließend ausgeatmet zu werden. Bedingt durch die Zellmembranen, die selektiv durchlässig (*permeabel*) sind, können sich im Körper nicht alle Stoffe durch Diffusionvorgänge ungehindert ausbreiten.

**Permeabilität:** Durchlässigkeit von Membranen für bestimmte Stoffe. Ist eine Membran für einen Stoff durchlässig, ist sie *permeabel*, andernfalls *impermeabel*. Eine Membran, die nur bestimmte Stoffe durchläßt, ist *selektiv permeabel*. Wenn sie nur das Lösungsmittel (z. B. Wasser durchläßt), aber nicht den darin gelösten Stoff, heißt die Membran *semipermeabel* (halbdurchlässig).

**Erleichterte Diffusion:** Hier wird bestimmten Stoffen beim Durchtritt durch eine Zellmembran in die Zelle „geholfen". Die Stoffe verbinden sich mit einem Membraneiweiß und gelangen dadurch leichter in die Zelle, ohne dabei Energie zu verbrauchen. Es handelt sich um einen passiven Transport durch ein sogenanntes Trägermolekül (*Carrier*). Die treibende Kraft für diesen Transportprozeß ist lediglich das bestehende Konzentrationsgefälle (Abb. 2-1).

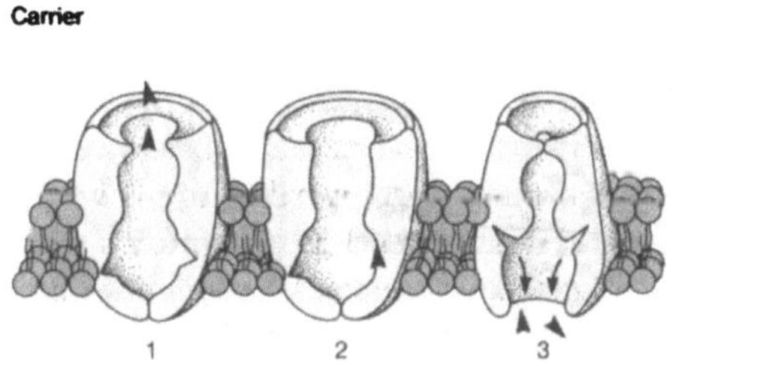


**Abb. 2-1** Träger (Carrier) sind Proteine, die einem Zyklus von Bindung und Veränderung unterliegen, um dem Substrat (schwarze Pfeile) in die Zelle zu helfen.

**Konvektion:** Transport über weite Strecken durch „Mitführung" (Konvektion). Sauerstoff wird z. B. mit der Atemluft mitgeführt und diffundiert dann durch die Alveolen in das Blut, andererseits wird es im Blutstrom mitgeführt und diffundiert von dort ins Gewebe.

**Osmose:** Diffusion von Wasser oder Lösungsmittel durch eine Membran, die semipermeabel, also für die gelösten Stoffe nicht durchlässig ist. Dabei muß ein Konzentrationsunterschied der Lösungen zwischen den beiden von der Membran getrennten Räumen bestehen. In der Abbildung (Abb. 2-2) ist zu sehen, daß das

Gemisch von Zucker und Wasser eine geringere Wasserkonzentration als pures Wasser aufweist. Demzufolge strömt nun Wasser in den Raum ein und verdünnt die Lösung, da die Zuckermoleküle die Membran nicht passieren können. Folge ist, daß sich der Flüssigkeitsstand auf Seiten der Zuckerlösung erhöht. Dadurch entsteht ein bestimmter *hydrostatischer Druck*. Demgegenüber steht der *osmotische Druck*, der diese Höhendifferenz verursacht hat. Beide Drucke wirken in gegensätzlicher Richtung und streben die Einstellung eines Gleichgewichts an. Kommt der osmotische Druck durch große Moleküle zustande wie durch Eiweiße, so spricht man von *kolloidosmotischem* oder *onkotischem* Druck.

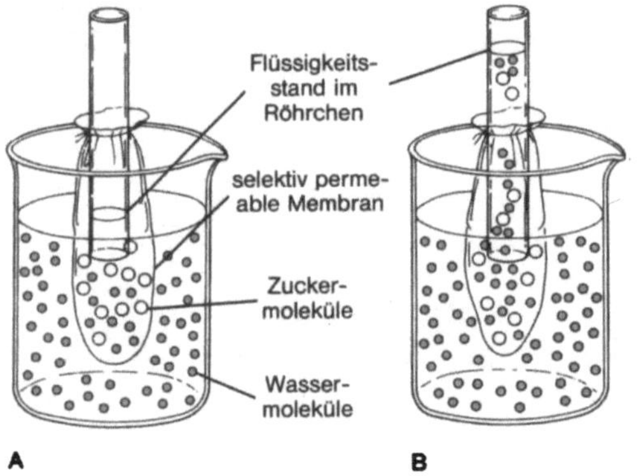


**Abb. 2-2** Der osmotische Druck. Er resultiert aus der Differenz der Wasserkonzentration der Lösung und reinem Wasser. Der osmotische Druck kann mittels eines Beutels gemessen werden, in dem sich eine Lösung befindet und der in ein Gefäß mit Wasser getaucht wird. Die Wand des Beutels ist undurchlässig für den gelösten Stoff, aber durchlässig für Wasser (**A**). In einem eingebundenen Steigröhrchen kann nach einiger Zeit der Anstieg der Lösung bestimmt werden (**B**).

Eine Lösung, die den gleichen osmotischen Druck wie im Blutserum aufweist, wird als *isoton* bezeichnet. Eine 0,9%ige Kochsalzlösung (NaCl) ist isoton und wird deshalb auch als physiologische Kochsalzlösung bezeichnet. Eine höher konzentrierte Kochsalzlösung nennt man *hyperton*, eine geringer konzentrierte *hypoton* (→ Kap. 6.1.3).

## 2.2.2 Aktive Transportprozesse

Aktive Transportprozesse verlaufen definitionsgemäß unter *Energieverbrauch*. Sie arbeiten dem Konzentrationsgefälle entgegen und erhöhen es daduch. Es gibt vor allem den *trägervermittelten* aktiven Transportprozeß und den *vesikulären* Transportprozeß.

**Trägervermittelter aktiver Transportprozeß** (Pumptransport): Die Kraft der Diffusion auch unter Mithilfe passiver Trägermoleküle reicht nicht aus, um z. B. ein Aminosäuremolekül in die Zelle zu transportieren. Hierfür gibt es spezielle Eiweißmoleküle (*Carrier*), die unter Energieverbrauch (*ATP*) Stoffe gegen das Konzentrationsgefälle auf die andere Seite der Membran transportieren. Ein Beispiel ist die sogenannte *$Na^+$-$K^+$ Pumpe*, die in der Zellmembran enthalten ist und eine ganz bestimmte $Na^+$- und $K^+$-Konzentration in der Zelle aufrecht erhält (Abb. 2-3).

**Vesikulärer Transport:** Eine Zelle kann durch Einstülpen von Abschnitten der Zellmembran und durch anschließende Abschnürung der Membran zu *Vesikeln* Bestandteile der Umgebung aufnehmen. Dieser als *Endozytose* bezeichnete Vorgang benötigt Energie. Die in den „Phagosomen" (Bläschen) aufgenommene Substanz kann sogar durch die Zelle in eine Nachbarzelle transportiert werden. Durch den umgekehrten Vorgang (*Exozytose*) ist diese Weitergabe nach außen möglich. Werden flüssige Stoffe aufgenommen, spricht man von *Pinozytose*. Mit *Phagozytose* wird der Vorgang der Endozytose bei den Abwehrzellen (*Freßzellen*) genannt, die große Partikel (z. B. Bakterien und andere Fremdstoffe) verzehren können. Auch Bewegungsvorgänge sind durch diese Beweglichkeit der Zellmembran möglich, indem die Zellmembran durch Verschmelzung bzw. Abschnürung erweitert oder verkürzt werden kann.

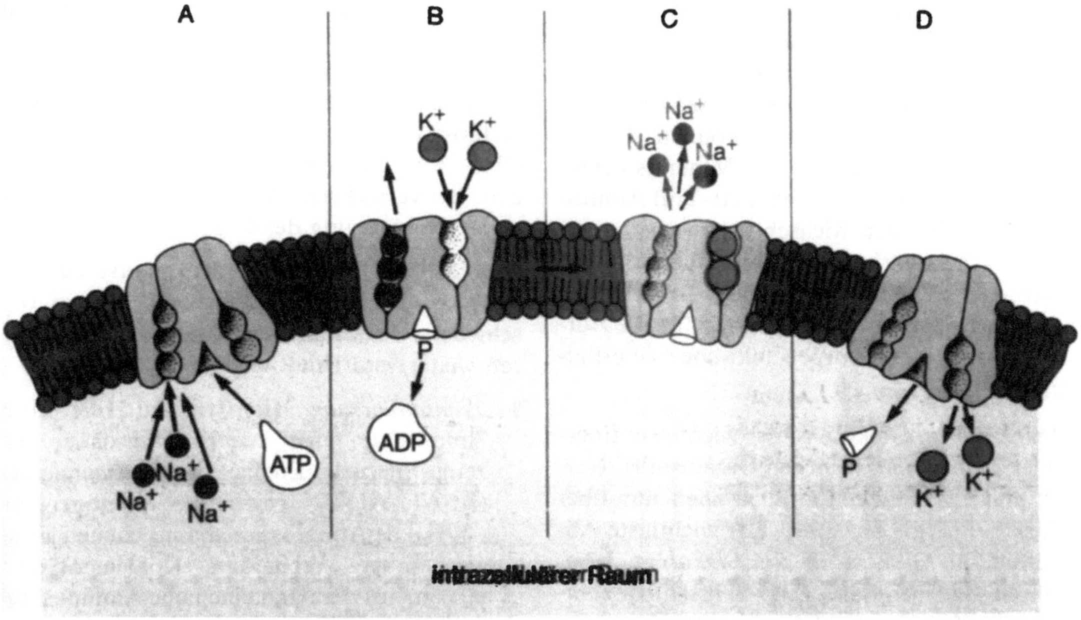


**Abb. 2-3** Trägervermittelter aktiver Transportprozeß. Schematische Darstellung des Zyklus der $Na^+-K^+$-Pumpe. **A.** $Na^+$-Ionen werden im Zellinneren an das Protein gebunden. **B.** Das Pumpprotein wird mit einem Phosphat verbunden. Dadurch wird das energiereichere ATP wieder zum energieärmeren ADP. **C.** Das Phosphat veranlaßt eine Veränderung des Proteins, das dadurch die $Na^+$-Ionen nach außen freisetzt und die $K^+$-Ionen aufnimmt. **D.** Das Pumpprotein setzt das Phosphat wieder frei und bringt, indem es in den ursprünglichen Zustand zurückkehrt, die $K^+$-Ionen in die Zelle. Pro Zyklus werden 3 $Na^+$-Ionen und 2 $K^+$-Ionen durch die Zellmembran geschleust.

### 2.2.3 Elektrische Vorgänge

Bei allen Zellen besteht ein Ungleichgewicht in der Verteilung der Ionen zwischen dem Inneren und Äußeren einer Zelle. Im Zellinneren ist z. B. eine 50mal höhere Konzentration von $K^+$-Ionen als außerhalb. Da die Zellwand für die $K^+$-Ionen durchlässig ist, besteht das Bestreben, durch Diffusion aus der Zelle zu wandern. Die Zellmembran ist aber für $K^+$-Ionen nur schlecht durchlässig. Nur wenige Ionen dringen durch die Membran, wobei negativ geladene Ionen im Zellinnern die positiven $K^+$-Ionen zurückhalten. Es kommt zu einem Kräfteausgleich mit der Folge, daß die negativ geladenen Ionen an der Innenseite der Zellmembran und die $K^+$-Ionen an der Außenseite zu liegen kommen. Dieses Kräftespiel kann als *elektrische Spannung* (*Potential*) gemessen werden. Sie beträgt im Vergleich zwischen Zellinnerem und Zelläußerem minus 40–80 mV und wird als *Membranpotential* bezeichnet. Die Beibehaltung des Konzentrationsgefälles der $K^+$-Ionen sichert den Aufbau des Membranpotentials und wird durch einen dauernden aktiven Transportprozeß ($Na^+$-$K^+$-Pumpe) hergestellt. Von großer Bedeutung sind diese elektrischen Vorgänge an der Zellmembran für Nerven, Muskeln und Sinnesorgane.

### 2.2.4 Energiegewinnung und Stoffabbau

Die Voraussetzung der menschlichen Energiegewinnung ist die *Photosynthese* der Pflanzen. Sie nutzen die Sonnenenergie (Lichtquanten), um aus Wasser ($H_2O$) und Kohlendioxid ($CO_2$) Glucose ($C_6H_{12}O_6$) und Sauerstoff ($O_2$) herzustellen. Pflanzen nehmen außerdem Stickstoff (N) aus dem Boden auf, mit dessen Hilfe Eiweißstoffe aufgebaut werden können. Ferner sind sie wichtige Vitamin- und Mineralstofflieferanten. Sie liefern auch alle Fett- und Aminosäuren, die für den Menschen essentiell sind. Der Organismus benötigt die aufgenommene Nahrung, um Baustoffe für den Aufbau körpereigener Strukturen und Energie für die Aufrechterhaltung der Körperfunktionen zu erhalten.

**Glukoseabbau:** Glukose ist der wichtigste Energielieferant im menschlichen Organismus. Nerven und Erythrozyten z. B. können nur über Glukose Energie gewinnen. Der wichtigste Abbauweg für Glukose ist die *Glykolyse*. Über mehrere biochemische Reaktionsschritte entsteht das Zwischenprodukt Brenztraubensäure (*Pyruvat*). Ist genügend Sauerstoff vorhanden (*aerobe Energiegewinnung*) wird Pyruvat zu *Acetyl-Coenzym A* abgebaut, das dann im *Zitronensäurezyklus* weiter verarbeitet wird. Fehlt Sauerstoff (*anaerobe Energiegewinnung*), so wird Pyruvat durch das Enzym Lactatdehydrogenase (LDH) zu Milchsäure (*Lactat*) umgebaut, das z. B. in Leber-, Herzmuskel- und Tumorzellen energetisch genutzt werden kann. Durch die Glykolyse wird Energie gewonnen, die über den Prozeß der *Phosphorylierung* gespeichert wird. Hierbei entsteht aus ADP (Adenosindiphosphat) durch Anlagerung von Phosphat das energiereichere ATP (Adenosintriphosphat), das die gewonnene Energie bei Bedarf wieder zur Verfügung stellen kann. Durch die Glykolyse gewinnt der Organismus pro Glukosemolekül zwei ATP-Moleküle.

**Fettabbau:** Die Fette werden im Körper zunächst zu *Glyzerin* (auch Glycerol) und *Fettsäuren* abgebaut. Glyzerin kann zu Glukose umgebaut werden (*Glukoneogenese*). Die einzelnen Fettsäuren werden zu Acetyl-Coenzym A abgebaut, das im Zitronensäurezyklus weiterverarbeitet wird. Fettsäuren sind vor allem Energielieferanten, sie werden daher z. B. bei Hunger vermehrt abgebaut. Bei ihrem Abbau fallen bestimmte Stoffwechselprodukte an, die sogenannten *Ketonkörper*, zu denen Acetoacetat, Hydroxybuttersäure und Azeton gehören. Sie fallen z. B. beim Fasten oder bei Diabetes mellitus verstärkt an und können durch ihren Obst- bzw. Säuregeruch wahrgenommen werden. Bei vermehrtem Vorkommen erzeugen sie eine Übersäuerung des Organismus (Azidose).

**Eiweißabbau:** Proteine werden zuerst zu *Aminosäuren* abgebaut. Anschließend gibt es verschiedene Reaktionswege, wie die Aminosäuren weiter verarbeitet werden:

1. *Transaminierung:* Hier wird mit Hilfe einer Aminosäure eine andere Aminosäure erzeugt. Spezielle Enzyme, die *Transaminasen* (ASAT, ALAT), spalten die Aminogruppe ($-NH_2$) der Aminosäure ab und bauen sie an eine andere Verbindung (Kohlenstoffskelett) an, aus der dann eine neue Aminosäure entsteht.
2. *Dekarboxylierung:* Durch die Abspaltung der Carboxylgruppe ($-CO_2$) mittels bestimmter Enzyme, den *Decarboxylasen*, werden Aminosäuren zu $CO_2$ und den sog. *biogenen Aminen* gespalten, die hormonähnliche Wirkungen entfalten können.
3. *Oxidative Desaminierung:* Durch Abspaltung der Amninogruppe ($-NH_2$) entsteht aus Aminosäuren ein stickstofffreies Kohlenstoffgerüst und ($NH_3$). Ammoniak hat eine stark zellschädigende Wirkung und wird daher in den verträglicheren Harnstoff ($NH_2$-CO-$NH_2$) umgewandelt, der dann über die Nieren mit dem Harn ausgeschieden wird.

**Zitronensäurezyklus** (Zitratzyklus): In den *Mitochondrien* findet die weitere Verarbeitung des Acetyl-Coenzym A statt, das durch den Glukose- und Fettabbau anfällt. Der Zitronensäurezyklus gilt als Drehscheibe des Stoffwechsels. Er steht in enger Verbindung mit der Atmungskette. Im Zitronensäurezyklus wird durch oxidative Abspaltung von Wasserstoff Energie gewonnen und Kohlendioxid ($CO_2$) freigesetzt.

**Atmungskette:** Jeweils zwei der im Zitronensäurezyklus anfallenden Wasserstoffmoleküle werden in der Atmungskette, einem besonderen Enzymsystem in den Mitochondrien, unter Verwendung von Sauerstoff ($O_2$) zu Wasser ($H_2O$) und Energie verwandelt. Insgesamt entstehen beim Abbau eines Moleküls Glukose auf dem Weg der Glykolyse, Zitronensäurezyklus und Atmungskette 38 Moleküle ATP.

### 2.2.5 **Flüssigkeitsräume**

Der Körper besitzt verschiedene Flüssigkeitsräume, in denen sich die Körperflüssigkeit verteilt. Beim Erwachsenen macht die Flüssigkeit ca. 50–65% seines Körpergewichtes aus. Die Menge ist abhängig vom Fettanteil, da Fett nur einen geringen Wasseranteil (max. 30%) besitzt. Zwischen den einzelnen Kompartimenten herrscht ein reger Austausch.

- *Intrazellularraum:* Flüssigkeitsraum im Innern der Zelle. Ca. 60% der Körperflüssigkeit, die sog. *Intrazellulärflüssigkeit* (IZF), befindet sich darin.
- *Interzellularraum:* Flüssigkeitsraum, der sich zwischen den Zellen und Geweben befindet. Ca. 30% der Körperflüssigkeit umspült im Interzellularraum die Zellen.
- *Intravasalraum:* Flüssigkeitsraum innerhalb der Blutgefäße. Dort befinden sich ca. 10 % der Körperflüssigkeit.

Interzellular- und Intravasalraum bilden den *Extrazellularraum*. Er enthält die *Extrazellularflüssigkeit* (EZF).

### 2.2.6 **Wärmehaushalt**

Die Temperatur im Inneren des menschlichen Körpers wird konstant auf ca. 37 °C gehalten (sog. *Kerntemperatur*), auch wenn die Umgebungstemperatur davon abweicht. Der Mensch zählt aus diesem Grund zu den gleichwarmen (*homoiothermen*) Lebewesen. Die Aufrechterhaltung der Kerntemperatur ist notwendig, damit die über Enzyme vermittelten Lebensprozesse optimal ablaufen können. Als *Schalentemperatur* wird die Temperatur der Haut und der Extremitäten gezählt. Sie ist nicht konstant und beträgt z. B. an den Händen 28 °C. Da die Umgebungstemperatur niedriger ist als die Körpertemperatur, muß der Körper die an die Umgebung abgegebene Wärmemenge ständig ersetzen.

**Wärmeproduktion:** Ein Teil der durch den Stoffwechsel freigesetzten Energie wird zu Wärme. Je stoffwechselaktiver ein Gewebe ist, desto mehr Wärme produziert es. In Ruhe produzieren die inneren Organe ca. 56% der benötigten Wärme. Einen großen Anteil daran hat die Leber, sie ist von ihrer Aktivität her das bedeutsamste Stoffwechselorgan. Wird der Wärmebedarf größer, kann die Wärmeproduktion durch Muskultätigkeit gesteigert werden. Über einen erhöhten Muskeltonus, der bis zum sog. *Kältezittern* (rhythmischen Kontraktionen der Muskeln) gesteigert werden kann, kann die Wärmeproduktion kurzfristig bis auf das 4-fache erhöht werden. Bei körperlicher Arbeit kann der Anteil der Muskeln an der Wärmebildung bei bis zu 90% liegen. Eine Wärmeaufnahme des Körpers kann auch von außen erfolgen, z. B. durch Strahlung, die vom Körper aufgenommen wird (Sonnenstrahlen oder Infrarotstrahlung).

**Wärmeabgabe:** Ein Wärmeverlust des Körpers erfolgt durch Abstrahlung von Wärme (ca. 70%), Wärmeleitung über die Luft sowie eine Wärmeabgabe über Verdunstung (ca. 30% der Wärmeabgabe bei körperlicher Ruhe). Bei schwerer körperlicher Arbeit nimmt die Wärmeabgabe durch Verdunstung auf ca. 70% zu. Ist die Umgebungstemperatur in etwa so hoch wie die Körpertemperatur, erfolgt die Wärmeabgabe ausschließlich über Verdunstung. Durch das Verdunsten von Flüssigkeit auf der Haut wird dem Körper Wärme entzogen, indem der austretende Schweiß (Wasser) verdampft. Durch das Atmen erfolgt zusätzlich eine Wärmeabgabe über das Ausatmen erwärmter Luft.

**Temperaturregulation:** Das Steuerzentrum der Temperaturregulation ist der im Zwischenhirn gelegene *Hypothalamus*, der seine Informationen über sog. *Thermorezeptoren* erhält, die in der Haut und im Rückenmark sitzen. Im Hypothalamus ist ein fester Temperaturwert eingestellt (*Sollgröße*). Bei Abweichungen der aktuellen Temperatur (*Istwert*) von der Sollgröße greift der Hypothalamus ein und beeinflußt über Gefäßmotorik, Schweißsekretion und Muskeltätigkeit die Wärmebildung, bis der Sollwert wieder erreicht ist (*Regelkreis*). Steigt die Körpertemperatur, wird die Wärmeabgabe durch vermehrte Hautdurchblutung, Schweißbildung und durch verstärkte Atmung erhöht. Außerdem wird die Wärmeproduktion durch schlaffe Muskeln und körperliche Ruhe eingeschränkt. Sinkt die Körpertemperatur, wird die Wärmeabgabe durch eine Einschränkung der Hautdurchblutung und durch eine Verringerung der Hautoberfläche durch Gänsehaut und Zusammenkauern gedrosselt. Gleichzeitig wird die Wärmeproduktion durch Kältezittern, Nahrungsaufnahme (Hunger), gesteigerte körperliche Aktivität und hormonelle Gegenregulation (z. B. Adrenalin- und Schilddrüsenhormonausschüttung) erhöht.

**Fieber:** Eine bekannte Störung der normalen Körpertemperatur ist das Fieber. Es tritt bei den meisten Infektionen auf. Durch Stoffwechselprodukte vieler Bakterien und Viren sowie durch bestimmte Stoffe, die bei der Bekämpfung von Krankheitserregern vom Abwehrsystem gebildet werden (z. B. Interleukin-1) wird die Sollgröße im Temperaturzentrum nach oben verschoben. Es stellt sich ein individuelles Kältegefühl (Frösteln) ein, obwohl die Kerntemperatur steigt. Je nachdem, in welcher Zeitspanne und im welchem Umfang die Sollgröße verstellt wurde, kann sich *Schüttelfrost* einstellen, um die neu eingestellte Temperaturhöhe möglichst schnell zu erreichen. Stoffe, die Fieber erzeugen, werden *Pyrogene* genannt.

*Fieber* ist eine nützliche und wichtige Reaktion des Körpers, da es die Immunabwehr bei der Bekämpfung von Krankheitserregern unterstützt. Fiebersenkende Mittel (*Antipyretika*) sollten daher nicht bei Temperaturen bis zu 38,5 °C eingesetzt werden, da sie die Steigerung der Körpertemperatur blockieren und damit die Abwehrmaßnahmen beeinträchtigen können.

Eine erhöhte Körpertemperatur von 42–43 °C kann für den Organismus lebensbedrohlich werden, da es bei diesen Temperaturen zu Schäden im Gehirn kommen kann. Auch bei körperlichen Höchstleistungen kann die Temperatur kurzfristig auf über 40 °C ansteigen. Es hängt von der Stärke des Kreislaufs ab, auf welche Weise solche Belastungen vom Körper toleriert werden. Ein Fieberabfall kann langsam (*lytische Entfieberung*) oder schnell (*kritischer Fieberabfall*) erfolgen. Ein schneller Fieberabfall bedeutet eine starke Belastung des Kreislaufes, da er mit starker Schweißbildung und einer größtmöglichen Durchblutung der Haut einhergeht. Sinkt die Körperkerntemperatur auf unter 35 °C ab, entwickeln sich Teilnahmslosigkeit und Schläfrigkeit. Unter 30 °C sind Sprache und Bewußtsein deutlich beeinträchtigt. Der Tod tritt in vielen Fällen bei Körperkerntemperaturen von weniger als 27–25 °C ein, allerdings sind auch Fälle bekannt, bei denen eine Temperatur von 21 °C unbeschadet überlebt wurde.

**Temperaturmessung:** Die zuverlässigste Messung der Körpertemperatur erfolgt *rektal* im Mastdarm oder *vaginal* in der Scheide. Die normale Körpertemperatur beträgt dort zwischen 36,5–37,5 °C. Temperaturmessungen in der Achselhöhle (*axillär*) oder in der Mundhöhle unter der Zunge (*oral*) sind ungenau. Die so gemessenen Werte liegen ca. 0,5 °C unterhalb der Rektaltemperatur. Die Körpertemperatur unterliegt tageszeitlichen Schwankungen, die ca. 1 °C betragen können. Das Maximum liegt am späten Abend (ca. 20 Uhr), während am frühen Morgen (ca. 4 Uhr) ein Minimum gemessen werden kann. Bei der Frau ist zusätzlich eine Abhängigkeit der Körpertemperatur vom Menstruationszyklus zu beobachten. So erhöht sich die Kerntemperatur mit dem Eisprung um fast 0,5 °C und fällt mit Beginn der Menstruation wieder ab. Die Temperaturerhöhung ist Ausdruck der Progesteronwirkung und hält z. B. auch während der Schwangerschaft an.

# 3 Grundzüge der Pathologie

## 3.1 Begriffsbestimmungen

**Pathologie:** Lehre von den krankhaften Veränderungen im menschlichen Organismus, insbesondere von den Ursachen (Ätiologie) sowie der Entstehung und Entwicklung (Pathogenese) von Krankheiten und von den durch sie verursachten organischen (pathologische Anatomie) und funktionellen Auswirkungen (Pathophysiologie). Die Pathologie umfaßt ferner die systematische Einordnung und Beschreibung (Nosologie) von Krankheiten und deren theoretische Interpretation.

**Krankheit** (Pathos, Morbus): Störung der Lebensvorgänge in Organen oder im gesamten Organismus mit der Folge subjektiv empfundener bzw. objektiv feststellbarer körperlicher, geistiger oder seelischer Veränderungen. Im sozialversicherungsrechtlichen Sinn versteht man unter Krankheit den Zustand, aus dem Arbeits-, bzw. Erwerbsunfähigkeit resultiert.

**Gesundheit:** Zustand völligen körperlichen, geistigen, seelischen und sozialen Wohlbefindens (Definition nach der WHO).

**Ätiologie:** Lehre von den Krankheitsursachen. Man unterscheidet exogene (von außen auf den Körper einwirkende) und endogene (von innen kommende) Faktoren. Zu den exogenen Ursachen zählen Verletzungen, verschiedene chemische bzw. physikalische Reize oder Krankheitserreger. Endogene Krankheitsursachen sind z. B. genetische Faktoren.

**Pathogenese:** Entstehung und Verlauf einer Krankheit. Die Pathogenese beschreibt, wie und warum eine Krankheit in einer bestimmten Weise verläuft. Grundsätzlich sind zwei Verlaufsformen zu unterscheiden:

1. *Akuter Verlauf:* ist gekennzeichnet durch einen plötzlichen Beginn, meist heftige Reaktionen sowie relativ kurze Krankheitsdauer. Besonders heftige Verläufe werden eigens benannt, z. B. *hyperakuter* bzw. *perakuter* Krankheitsverlauf. Milder verlaufende Formen bezeichnet man als *subakut.*
2. *Chronischer Verlauf:* ist von längerer Dauer und geht meist mit abgeschwächten Reaktionen einher. Auch hier werden Besonderheiten gesondert benannt, z. B. *subchronischer,* latent *chronischer* bzw. *chronisch-rezidivierender* Verlauf.

**Disposition:** die angeborene oder erworbene Anfälligkeit eines Organismus für Erkrankungen (sog. Krankheitsbereitschaft bzw. Veranlagung). Faktoren, die zu bestimmten Krankheiten disponieren, sind z. B.

- *Alter.* Kinder bekommen eher Kinderkrankheiten (z. B. Masern, Mumps, Röteln, Windpocken), alte Menschen erkranken dagegen häufiger an Diabetes mellitus oder Tumoren
- *Geschlecht:* Gallensteinleiden treten häufiger bei Frauen auf, Gicht oder Magengeschwüre sind häufiger bei Männern anzutreffen
- *Konstitution* (nach Kretschmer): bestimmte Körperformen (leptosom, pyknisch, athletisch) gehen mit einer jeweils unterschiedlichen Anfälligkeit für bestimmte Krankheiten einher
- *Vorerkrankungen:* bereits bestehende Erkrankungen begünstigen das Auftreten weiterer Krankheiten (z. B. häufigere Infektionen bei bestehendem Diabetes mellitus)
- *Umweltfaktoren:* z. B. besitzen klimatische Faktoren oder die Qualität der Ernährung Einfluß auf die Krankheitsanfälligkeit.

**Resistenz:** Widerstandskraft eines Organismus, d. h. sämtliche Abwehr- bzw. Schutzmaßnahmen gegen schädliche Einflüsse.

**Heilung:** Wiederherstellung des Organismus bzw. seiner Organe und Gewebe nach Ablauf einer Krankheit. Bei einer *Restitutio ad integrum* erfolgt die Wiederherstellung des ursprünglichen unversehrten Zustandes. Oft bleibt jedoch, wie z. B. bei einer Narbe, ein Defekt zurück (*Defektheilung*).

**Leiden:** Ausheilung einer Krankheit mit einem irreparablen Defekt. Ein Leiden kann auch erst nach Jahren auftreten, wenn ein Defekt nicht mehr kompensiert werden kann. So kann z. B. eine durch ein rheumatisches Fieber bedingte Herzklappenveränderung erst nach vielen Jahren Krankheitssymptome (z. B. eine Herzinsuffizienz) zeigen.

**Rezidiv:** Auftreten der gleichen Krankheit nach einem krankheitsfreien Intervall (Rückfall), z. B. das Wiederauftreten eines Tumors nach seiner operativen Entfernung (nach Monaten oder Jahren).

**Remission:** Verschwinden der Krankheitssymptome, ohne daß eine Heilung eingetreten ist (Scheinheilung). Als Beispiel sei eine bestimmte Form der Leukämie genannt, die durch den Einsatz bestimmter Medikamente zwar Symptomfreiheit und ein normales Blutbild zeigen kann, nach Absetzen der Medikamente jedoch wieder auftritt.

**Tod:** endgültiges Versagen aller lebenserhaltenden Vorgänge. Der Vorgang des Sterbens ist ein Prozeß, der mit der Agonie (Todeskampf) beginnt und mit dem biologischen Tod endet. Als dazwischenliegende Stadien können der klinische Tod bzw. der Hirntod angesehen werden.

**Sichere Todeszeichen:** kennzeichnen den endgültigen biologischen Tod. Man unterscheidet drei sichere Zeichen des Todes, die erst eine gewisse Zeit nach Eintritt des Todes feststellbar sind:

- *Totenflecke* (Livores): Durch den mit dem Tod eintretenden Stillstand des Blutkreislaufs kommt es zu einer venösen Blutfülle. Das Blut sinkt in die Kapillargebiete der tiefliegenden Körperregionen ab. Dort bilden sich nach 30–60 Min. auf der Haut dunkelrot-violette Hautverfärbungen, die meist scharf begrenzt sind und nach 2 Std. zu konfluieren (zusammenzufließen) beginnen. Bei einer auf dem Rücken liegenden Leiche befinden sich die Totenflecke auf dem Rücken. Bis zu 12 Stunden nach Eintreten des Todes lassen sich die Flecke noch wegdrücken. Später ist dies nicht mehr möglich, da die Erythrozyten danach platzen und den roten Blutfarbstoff ins Gewebe abgeben.
- *Totenstarre* (Rigor mortis): Der Totenstarre liegt eine Kontraktion der Muskulatur zugrunde, die sich je nach Umgebungstemperatur 1–2 Std. nach dem Tode auszubilden beginnt und nach 6–9 Std. voll ausgeprägt ist. Typischerweise breitet sich die Todesstarre von oben nach unten aus. Zunächst ist die Muskulatur des Kiefergelenkes betroffen, anschließend die Halsmuskeln, die Muskulatur der oberen Extremitäten und des Stammes bis hin zur Muskulatur der unteren Extremitäten. Nach 36–48 Std. löst sie sich normalerweise in derselben Reihenfolge wieder. Die molekulare Ursache der Totenstarre ist im mit dem Tod eintretenden ATP-Mangel zu sehen. Aktin und Myosin verursachen die Kontraktion der Muskulatur, indem sie sich miteinander verbinden und erst unter Energieverbrauch wieder lösen. Da nach Eintritt des Todes der ATP-Nachschub ausbleibt, bleiben Aktin und Myosin miteinander verbunden und verursachen somit die Todesstarre.
- *Autolyse* (Fäulnis, Verwesung): Die im Körper und seinen Zellen vorkommenden lytischen Enzyme werden durch den Tod in zunehmendem Maße freigesetzt und beginnen das Gewebe aufzulösen (Autolyse). Durch sich ansiedelnde Mikroorganismen (Bakterien, Pilze) bildet sich die typische Fäulnis. Die Verwesung und Zerstörung des Körpers wird schließlich in großem Maße durch Tierfraß verursacht.

**Klinischer Tod:** Diagnose unsicherer Todeszeichen, ohne daß ein sicheres Zeichen des Todes feststellbar ist. Unsichere Zeichen des Todes sind:

- *Blässe der Haut*
- *Fehlen der Reflexe;* z. B. Pupillenreflex (bei Eintritt des Todes ist eine maximale Pupillenerweiterung feststellbar)
- *keine erkennbare Atmung*
- *kein Puls tastbar*
- *Kreislaufstillstand;* die Herztöne sind auskultatorisch nicht mehr wahrnehmbar

- *Trübung der Kornea;* bei offenen Augen nach ca. 1 Std, bei geschlossenen Augen nach ca. 24 Std.
- *Absinken der Körpertemperatur;* unbedeckte Körperteile nach ca. 1–2 Std, bedeckte Körperteile nach ca. 4–5 Std.

**Hirntod:** irreversibler Ausfall aller Hirnfunktionen bei evtl. noch (künstlich) aufrechterhaltener Kreislauffunktion. Die Feststellung des Hirntodes ist eine notwendige Voraussetzung für die Entnahme von Organen zur Transplantation. Folgende Kriterien müssen erfüllt sein:

- *Neurologisch-klinische Zeichen* (müssen wiederholt geprüft werden): Koma, Ausfall der Spontanatmung, Pupillenstarre, fehlender Korneal-, Tracheal- und Pharyngealreflex, fehlender okulozephaler Reflex, keine Reaktion auf Schmerzreize im Versorgungsgebiet des Nervus trigeminus
- *Apparative Zusatzuntersuchungen:*
  - Elektroenzephalogramm (EEG) über 30 Min. entsprechend den Kriterien der Deutschen EEG-Gesellschaft kontinuierlich abgeleitetet mit vollständigem Ausfall der elektrischen Aktivität (sog. Nullinien-EEG). Bei Säuglingen bzw. Kleinkindern muß das EEG vor der endgültigen Diagnose nach 12 und 24 Std. wiederholt werden.
  - Angiographie oder Doppler-Sonographie zum Nachweis eines Zirkulationsstillstands innerhalb der Gehirngefäße.

## 3.2 Veränderungen an Zellen und Gewebe

Zellen besitzen zahlreiche Mechanismen, um auf veränderte Umweltbedingungen zu reagieren. Diese Reaktionsmechanismen sind in Abhängigkeit von der Zellart bzw. der Art des schädigenden Einflusses unterschiedlich. Jede Belastung einer Zelle verursacht eine Veränderung der biochemischen Reaktionen. Dadurch kann es z. B. zur Blockierung bestimmter intrazellulärer Abläufe kommen, aber auch zur Anhäufung von Stoffwechselprodukten. Manche Einflüsse sind so schwer, daß die Zelle keine Anpassungsmöglichkeit mehr besitzt und zugrunde geht.

### 3.2.1 Anpassungsleistungen

Eine mögliche Reaktionsform des Gewebes ist die Anpassung. Dabei kann es zu einer Reduktion (*Atrophie*), einer Vergrößerung (*Hypertrophie*) oder zu einer Vermehrung (*Hyperplasie*) von Zellen kommen.

**Atrophie:** Rückbildung eines Organs oder Gewebes durch Verkleinerung der Zellen (einfache Atrophie) oder Verminderung der Zellzahl (numerische Atrophie). Eine Atrophie ist im allgemeinen reversibel, bestimmte Formen sind allerdings irreversibel (z. B. wenn sich im Gehirn durch einen raumfordernden Prozeß die Nervenzellen vermindern).

- *Physiologische Atrophie:* die normalerweise bei jedem Menschen stattfindende Atrophie. Beispiele: Altersatrophie mit Verringerung des Volumens von Gehirn, Leber und Haut oder die Involution (Organrückbildung vor dem höheren Alter, z. B. die Rückbildung des Thymus in der Pubertät).
- *Pathologische Atrophie:* krankhafte Atrophie. Sie kann generalisiert auftreten, d. h. sämtliche Gewebe des Körpers betreffen (z. B. infolge Unterernährung) oder lokalisiert, d. h. auf einzelne Gewebe beschränkt bleiben (z. B. infolge lokaler Durchblutungsstörungen, als Druckatrophie bei Gefäßkompression oder nach längerer Inaktivität eines Muskels als sog. Inaktivitätsatrophie).

**Hypertrophie:** Zell- bzw. Organvergrößerung, die meist mit einer gesteigerten Leistungsfähigkeit einhergeht. Eine Hypertrophie ist eine reversible Anpassung auf gesteigerte Leistungsanforderungen. Mit der Volumenzunahme der Zelle vermehren sich spezifische Zellorganellen. Beispiele sind die Links- bzw. Rechtsherzhypertrophie (Zunahme der Muskelmasse des Herzens infolge höherer Arbeitsbelastung), die Zunahme der Skelettmuskulatur bei körperlicher Arbeit oder Sport oder die Vergrößerung der intakten Niere bei Ausfall der anderen Niere.

**Hyperplasie:** Vermehrung der Zellzahl des betroffenen Organs. Die meisten hormonell verursachten Gewebevergrößerungen sind Hyperplasien. Beim Kropf der Schilddrüse, der gutartigen Prostatavergrößerung (unkorrekterweise als Prostatahypertrophie bezeichnet!) oder der Hornhautbildung der Haut infolge mechanischer Belastung handelt es sich um eine Hyperplasie.

Häufig ist die funktionelle Leistungsfähigkeit eines hypertrophen oder hyperplastischen Organs zwar gesteigert, die Leistungsreserve jedoch meist vermindert. Bei Wegfall der auslösenden Ursache bilden sich die Organe in der Regel wieder zurück, d. h. die Anpassungsleistung der Hypertrophie bzw. Hyperplasie ist reversibel. Dies ist bei einer *Neoplasie* (Neubildung von Gewebe) bzw. *Krebs* nicht der Fall. Hier handelt es sich um ein autonomes Wachstum, das sich der Kontrolle entzieht und vom Körper nicht mehr gesteuert werden kann.

### 3.2.2 Zell- und Gewebeschäden

Wenn eine Zelle durch schädigende Umwelteinflüsse nicht mehr in der Lage ist, ihr funktionelles Gleichgewicht aufrechtzuerhalten, entsteht ein akuter Schaden, der zunächst noch reversibel ist. Die Zelle reagiert in Form einer Zellschwellung, Zellverfettung, Dystrophie oder Degeneration. Hält dieser Zustand länger an, kann es zu einem irreversiblen Schaden kommen, bei dem sich die Regenerationskraft erschöpft und die Zelle abstirbt, es kommt zur *Nekrose*.

**Zellödem** (hydropische Zellschwellung): Volumenzunahme der Zelle durch eine Vermehrung der intrazellulären Flüssigkeit. Die molekulare Ursache liegt im Versagen der Na-K-Pumpe, die das Flüssigkeitsgleichgewicht zwischen intra- und extrazellulärem Raum herstellt. Sie benötigt für ihre Arbeit Energie in Form von ATP sowie eine funktionsfähige Zellmembran. Eine Störung der Zellfunktion kann also durch eine erhöhte Membranpermeabilität, eine direkte Schädigung der Na-K-Pumpe oder eine Verminderung der ATP-Synthese verursacht werden.

**Zellverfettung:** Ansammlung von Fettstoffen (Lipiden) in Zellen, die normalerweise kein Fett in größeren Mengen enthalten. Die Verfettung resultiert aus einer gestörten Fettverwertung, die häufig durch eine akute Sauerstoffunterversorgung (Hypoxie)oder auch durch Gifteinwirkung ausgelöst werden kann. Eine Zellverfettung kommt insbesondere in den Leberzellen, Herzmuskelzellen bzw. Tubulusepithelien der Niere vor.

Von der Verfettung der Organzellen ist die Zunahme von Fettgewebe im Organismus zu unterscheiden, bei der es zu Einlagerung von Fetten in bereits bestehende Fettzellen kommt.

**Dystrophie:** Ernährungsstörung, die selten als Einzelzellveränderung vorkommt, sondern meist ganze Organe oder den gesamten Organismus betrifft. Ursachen sind vor allem Mangelernährung und Hunger.

**Degeneration:** sichtbare Veränderungen zellulärer Strukturen mit Funktionsverlust und Absterben der Zellen. Degenerative Veränderungen treten oft bei Stoffwechselerkrankungen auf.

**Nekrose:** Veränderungen einer Zelle oder eines Gewebes, die nach einer irreversiblen Zellschädigung und dem daraus entstandenen Zelltod auftreten. Die nekrotischen Veränderungen treten lichtmikroskopisch erst 6-8 Std. nach Eintritt des Zelltodes in Erscheinung. Die typischen Veränderungen sind vor allem an Zellkern und Zytoplasma sichtbar. Es gibt verschiedene Formen der Nekrose:

- *Koagulationsnekrose* (Gerinnungsnekrose): Durch Proteingerinnung verdichten sich die Zellbestandteile und es kommt zu einer Verhärtung. Das nekrotische Gewebe erscheint trocken und blaßweißlich bis fahlgelb, häufig ist eine Unterbrechung der Blutzufuhr die Ursache (ischämische Nekrose), z. B. beim Herzinfarkt. Kommt es nachfolgend zu einer (sekundären) Einblutung, wird das Gewebe dunkelrot und feucht (hämorrhagische Nekrose), z. B. beim hämorrhagischen Lungeninfarkt.

• *Kolliquationsnekrose* (Erweichungsnekrose): Bei Gewebe, das kaum gerinnungsfähige Substanzen (z. B. Fette) besitzt, wie z. B. das Gehirn, kommt es zu einer Verflüssigung bzw. Erweichung des nekrotischen Gewebes und es entstehen Hohlräume (Pseudozysten). Typisch ist dies vor allem im ZNS (Enzephalomalazie), bei einer Selbstauflösung des Pankreas (Pankreatitis) oder bei einer eitrigen Entzündung (Abszeß durch Granulozyten).

• *Käsige Nekrose:* Durch bestimmte Gifte kann das nekrotische Gewebe in eine völlig strukturlose Masse *(Detritus)* verwandelt werden. Es gibt eine trockene, bröckelige und gelbliche Masse (käsig), die bindegewebig abgekapselt wird und jahrelang erhalten bleiben kann. Bei größeren Verkäsungen können Hohlräume *(Kavernen)* entstehen, wie z. B. bei der Lungentuberkulose.

Die **Ursachen** einer Nekrose sind mechanisch traumatische Gewebezerstörungen, exogene (Säuren und Laugen) und endogene (Urämie) Toxine, Strahlenschäden, Verbrennungen, Erreger (Bakterien, Viren) und ihre Toxine und Sauerstoffmangel (Hypoxien).

### 3.2.3 Mechanismen der Zellschädigung

Es gibt fünf fundamentale Funktionen einer Körperzelle:

1. *Energieproduktion* durch die Mitochondrien
2. *Synthese von Struktur- und Enzymproteinen* durch das endoplasmatische Retikulum, die Ribosomen und den Nukleolus
3. *Aufrechterhaltung* der chemischen und osmotischen Gleichgewichte durch die Membransysteme
4. *Reproduktion* durch den Zellkern.
5. *Spezifische Leistungen* der Zelle (z. B. die Kontraktion der Myofibrillen).

Jede Schädigung oder Störung der Zelle greift in diese vitalen Funktionen der Zelle ein.

**Sauerstoffmangel** (Hypoxie oder Anoxie): häufigste Ursache für die Zellschädigung oder den Zelltod. Dabei spielen vor allem die Störung der Mitochondrien und die Störung der zellulären Membranfunktionen die wesentliche Rolle. Infolge einer Störung können die Mitochondrien nur noch mangelhaft Energie produzieren. Dadurch wird der aktive Transport in der Zelle beeinträchtigt und es kommt zu einer vermehrten Flüssigkeitseinlagerung in der Zelle. Das Fehlen von Sauerstoff für die Zellatmung führt zu einer anaeroben Glykolyse mit Bildung von Milchsäure und einer Azidität in der Zelle. Diese Übersäuerung bewirkt eine Schädigung der Membransysteme, eine Steigerung der Permeabilität, die Freisetzung und Aktivierung lysosomaler Enzyme (können Zellbestandteile zerstören) sowie eine Denaturierung (Veränderung) von Zellproteinen.

**Ursachen:** gestörte Ventilation (Belüftung) der Lunge, gestörte Diffusion (Gasaustausch) zwischen Alveolen und Blut oder gestörte Perfusion (Durchblutung) von Körperbereichen. Es gibt folgende Einteilung:

• *Hypoxämische Hypoxie:* Erniedrigung des arteriellen Sauerstoffgehaltes infolge Aufenthalts in großen Höhen (zuwenig Sauerstoff in der Atemluft) oder respiratorischer Insuffizienz (Störung der äußeren Atmung).

• *Anämische Hypoxie:* Herabsetzung der $O_2$-Transportkapazität des Blutes durch Verminderung des Hämoglobingehaltes (Anämie) oder durch Beeinträchtigung des $O_2$-Bindungsvermögens (z. B. Kohlenmonoxidvergiftung).

• *Ischämische* oder *zirkulatorische Hypoxie* (Ischämie): Beeinträchtigung der Gewebedurchblutung (Perfusion), z. B. infolge von Herzinsuffizienz.

• *Zytotoxische Hypoxie:* Blockierung der Zellatmung (innere Atmung) durch Gifte (z. B. Zyanid, Pentachlorphenol).

**Weitere Ursachen:** Andere Ursachen einer Zellschädigung liegen vor allem in schädigenden Substanzen, die aufgenommen werden (z. B. Alkohol) oder in belebten Krankheitserregern (Viren, Pilzen, Bakterien). Durch diese werden entweder das Transportsystem der Zelle (endoplasmatisches Retikulum), die Synthese der zelleigenen Struktur- oder Enzymproteine oder die Mitochondrien gestört.

### 3.2.4 Extrazelluläre Veränderungen

Der Raum zwischen den Zellen (Interzellularraum) wird von Strukturen des Bindegewebes ausgefüllt. Er ist reich an kollagenen und elastischen Fasern und einer Grundsubstanz. Beim Stofftransport zwischen Blutgefäß und Zelle kommt ihm eine wesentliche Bedeutung zu (Transitstrecke). Störungen in diesem Raum gehen immer mit Störungen des zu versorgenden Gewebes einher.

**Ödeme:** Vermehrte Flüssigkeitsansammlung außerhalb der Gefäße (extravasal) und außerhalb von Zellen (extrazellulär) im interstitiellen Bindegewebe. Man unterscheidet folgende Ödemarten:

- *Hydrostatisches Ödem:* Durch eine Behinderung des venösen Abflusses kommt es zu einem erhöhten intravasalen Druck im dazugehörigen Kapillargebiet (Rückstau). Dadurch ist die Aufnahme der abzutransportierenden interstitiellen Flüssigkeit behindert und es kommt zur vermehrten Ansammlung im Interstitium. Ursachen sind vor allem Herzinsuffizienz und Venenthrombose.
- *Onkotisches Ödem:* Durch Verminderung der Serumeiweiße kommt es zu einer Verminderung des onkotischen (kolloidosmotischen) Druckes in den Gefäßen. Dies bewirkt einen Austritt von intravasaler Flüssigkeit in das Gewebe. Ursachen sind vor allem Nierenschädigungen, Leberzirrhose und Mangelernährung.
- *Ödem durch Permeabilitätsstörung der Gefäße:* Durch die erhöhte Durchlässigkeit der Gefäße kommt es meist zu lokalen Ödemen. Ursachen können Stoffe (Mediatoren) sein, die bei Entzündungen, Schock und Anaphylaxie (Allergischer Schock) ausgeschüttet werden und die Gefäßwände durchlässiger machen. Hypoxie, Toxine oder chemische Gase können direkt die Gefäßwände schädigen und somit zu einem Flüssigkeitsaustritt führen.
- *Lymphödem:* Es entsteht durch eine Abflußbehinderung der Lymphgefäße. Die Ursachen können operatives Entfernen der Lymphgefäße, Verschluß durch Entzündung, Tumor, Parasiten oder Verwachsungen nach Strahlentherapie sein.

**Ergüsse:** abnorme Flüssigkeitsansammlungen in Körperhöhlen oder Hohlorganen. Ergüsse können im Perikard (Herzbeutel) als Perikarderguß, im Pleuraraum (Spalt zwischen Lungen- und Rippfell) als Pleuraerguß, in der Bauchhöhle als Aszites, in den Gelenken als Gelenkerguß oder in der Gallenblase als Gallenblasenhydrops vorkommen. Bei einem Erguß werden abhängig von Proteingehalt (Eiweiß) Transsudat und Exsudat unterschieden.

- *Transsudate* sind fast immer auf Kreislaufstörungen (Rückstau) oder auf eine Verringerung des kolloidosmotischen Drucks zurückzuführen. Sie enthalten wenig Eiweiß (spezifische Gewicht < 1015 g/l).
- *Exsudate* sind meist auf Entzündungen oder Tumore zurückzuführen. Sie enthalten viel Eiweiß (> 1015 g/l) und zelluläre Bestandteile.

**Fibrose** (Sklerose, Induration, Schwiele, Narbe): Vermehrung des Kollagens bzw. von Fasern in einer Gewebeeinheit. Eine Fibrose kann durch folgende Bedingungen entstehen:

- durch *Gewebedefekt*, physiologisch als Gewebeersatz im Rahmen einer Defektheilung oder nach irreparablem Gewebeverlust in Form einer Narbe oder Schwiele
- durch eine *chronisch-produktive (granulierende) Entzündung* mit Schwielen oder Narbenbildung
- durch eine *chronische Blutstauung* oder in Verbindung mit chronischen Stoffwechselstörungen und daraus sich entwickelnder Arteriosklerose.

**Strahlenschäden:** treten als Folge einer durch relativ kleine Strahlendosen verursachten Bestrahlung des ganzen oder großer Teile des Körpers auf und werden als Strahlenkrankheit oder Strahlensyndrom bezeichnet. Dabei sind grundsätzlich hoch differenzierte, sich nicht mehr teilende Zellen (z. B. Muskel-, Leber-, Nieren- und Nervenzellen) unempfindlicher gegen Strahlen, als undifferenzierte Zellen, die sich oft teilen (z. B. Keimzellen, blutbildende Zellen, Dünndarmepithel und fötales Gewebe).

• *Frühschäden:* anfangs allgemeine Schwäche- und Krankheitsgefühl, Appetitlosigkeit, Übelkeit, Erbrechen, Kopfschmerzen (Strahlenkater) und Hautrötungen, gefolgt von einer Periode relativen Wohlbefindens (Latenzphase) mit unterschiedlicher Dauer. Im Verlauf der dann folgenden Tage bis Wochen kann es nach Auftreten von Fieber, Infektionen, Durchfällen und Blutungen, Haarausfall, und Hirnödem entweder zum Tod der Patienten oder zu einer langen Rekonvaleszenz mit langsamem Verschwinden der Beschwerden kommen.
• *Spätschäden:* Werden die Frühschäden überlebt, können sich nach einem längeren, bis zu Jahrzehnten dauernden Intervall chronische Strahlenschäden wie Haut-, Knochen-, Schilddrüsenkrebs und Leukämie manifestieren.

**Strahlendermatitis:** Spezifische Hautreaktion nach Einwirkung ionisierender Strahlung, die in Abhängigkeit von der Höhe der verabfolgten Strahlendosis und der Symptome klinisch in drei Schweregrade unterschieden wird:

1. *Grades:* Nach wenigen Stunden tritt ein reversibles Früherythem auf, das in ein düster-rotes Erythem (Maximum nach 2 Wochen) mit vorübergehender Blockierung der Talgdrüsenfunktion übergehen kann. Es kommt nach 4–8 Wochen zu Haarausfall. Nach ca. 6 Wochen resultiert daraus eine fleckige oder diffuse, über Jahre bestehende Hyperpigmentierung der bestrahlten Haut.
2. *Grades:* schwere Hautreaktion mit entzündlicher Rötung, Ödem- und Bläschenbildung. Als Folge einer Schädigung der Hautkapillaren kommt es 3–4 Wochen nach Strahlenexposition zum sog. *Haupterythem,* im weiteren Verlauf zur Hautatrophie mit bleibendem Verlust der Haare, Talgdrüsen und Nägel.
3. *Grades:* Bei noch höheren Strahlendosen kommt es nach wenigen Stunden zu einer toxischen Strahlenschädigung der Haut mit Flüssigkeitsabsonderungen *(Dermatitis exsudativa)* sowie tiefer primärer Gewebenekrotisierung *(akutes Strahlenulkus)* mit schlechter Heilungstendenz. Es resultieren zusätzlich irreparable Schäden der Haarbälge und der Schweißdrüsen. Im Abheilungszustand ist die Haut trocken, dünn, unelastisch, leicht verletzlich und weist *Teleangiektasien* (Gefäßerweiterungen) auf. Auf dem Boden chronischer Bindegewebeveränderungen können sich nach Jahren maligne Hauttumoren (z. B. Plattenepithelkarzinome und Basaliome) entwickeln.

## 3.3 Entzündung

### 3.3.1 Definition und Einteilung

**Definition:** komplexe Reaktion (Abwehrreaktion) des Gefäßbindegewebes als Folge einer Schädigung von Gewebe. Dabei soll eine Neutralisation der verursachenden Faktoren und eine Reparation des Schadens stattfinden. Die Bezeichnungen für entzündliche Erkrankungen sind meist mit der Endung -itis versehen (z. B. Dermatitis, Arthritis), für nichtentzündliche Erkrankungen mit der Endung -ose oder -osis (Dermatose, Arthrosis deformans).

**Symptome:** Eine Entzündung verursacht klassische *Kardinalsymptome,* die schon Celsus (30 v. Chr. bis 50 n. Chr.) beschrieben hat (Abb. 3-1):

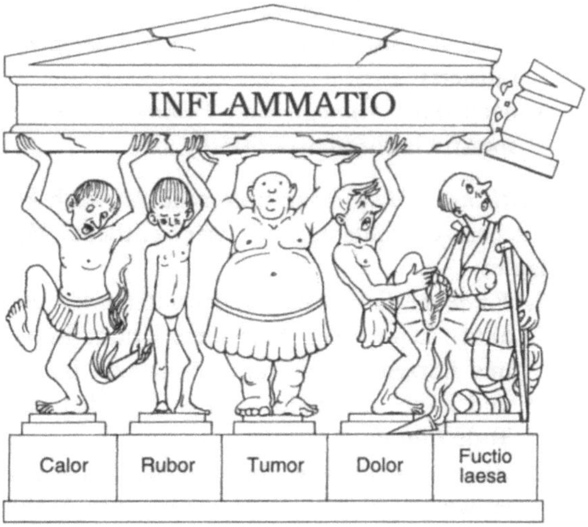


**Abb. 3-1** Die Kardinalsymptome der Entzündung.

• *Rubor* (Rötung): entsteht durch eine erhöhte Durchblutung im Entzündungsgebiet (Hyperämie). Es gibt Entzündungen, bei denen als einziges Kardinalsymptom eine Hyperämie erscheint.

- *Tumor* (Schwellung): entsteht durch eine erhöhte Permeabilität der Gefäße und einem dadurch bedingten Flüssigkeitsaustritt ins Gewebe.
- *Calor* (Wärme): entsteht durch die vermehrte Durchblutung (Hyperämie) und den verlangsamten Blutdurchfluß im Entzündungsgebiet.
- *Dolor* (Schmerz): entsteht durch den Druck der Schwellung auf die Nerven und durch die Stoffe, die durch den Entzündungsvorgang entstehen (Bakteriengifte, Zelltrümmer und Entzündungsmediatoren).
- *Functio laesa:* Durch Schmerz und Schwellung wird die Funktion des betreffenden Gewebes gestört. Galen (129–201 n. Chr.) fügte dieses fünfte Kardinalsymptom später hinzu.

**Einteilung:** Entzündungen werden folgendermaßen eingeteilt:

- nach dem *zeitlichen Ablauf* (z. B. akut oder chronisch)
- nach dem *morphologischen Erscheinungsbild* (z. B. serös oder eitrig)
- nach der *Ausbreitung* (z. B. lokal oder generalisiert)
- nach ihrer *Ätiologie* und *Pathogenese* (z. B. spezifisch oder unspezifisch)

*Zeitlicher Ablauf:* Man unterscheidet nach klinischen Gesichtspunkten vier zeitliche Verläufe:

1. *Perakute Entzündung* (zugespitzt oder sehr akut): zeigt einen besonders dramatischen und kurzen Verlauf mit plötzlichem Beginn und kann innerhalb weniger Stunden zum Tode führen.
2. *Akute Entzündung:* beginnt plötzlich und entwickelt sich in kurzer Zeit zum Höhepunkt, verläuft meist relativ kurz und führt gewöhnlich zur Ausheilung.
3. *Subakute bzw. subchronische Entzündung:* meist länger andauernde Entzündung, deren Beginn nicht genau bestimmbar ist, da nur mäßige Symptome vorhanden sind.
4. *Chronische Entzündung:* gekennzeichnet durch einen schleichenden, über Jahre bis Jahrzehnte dauernden Verlauf. Es gibt zwei Typen von chronischer Entzündung:
   - *Sekundär chronische Entzündung:* entwickelt sich aus einer akuten Entzündung (z. B. Lobärpneumonie), bei der ein Defekt eingetreten ist, der den Heilungsverlauf verzögert.
   - *Primär chronische Entzündung:* entwickelt sich, ohne daß eine primäre Entzündung festgestellt wurde. Sie beginnt schleichend und ist langwierig. Sie verläuft progredient (progressiv), oft mit akuten Schüben (rezidivierend) und die Ausheilung ist unwahrscheinlich.

Im **höheren Alter** treten immer häufiger chronische Entzündungen auf, während die akuten Entzündungen abnehmen.

*Morphologisches Erscheinungsbild:* Eine Entzündung ist auch geprägt nach der Art der Veränderungen am Entzündungsherd. Es gibt, exsudative alterative und proliferative Entzündungen.

1. *Exsudative Entzündung:* Je nach Stärke der Permeabilitätsstörung gibt es verschiedene Formen der Exsudation in das umliegende Gewebe. Handelt es sich um eine serumähnliche Flüssigkeit, spricht man von einer *serösen Entzündung*, ist die Schleimhaut betroffen spricht man von einer *katarrhalischen Entzündung*. Tritt auch noch Fibrinogen aus, das zu Fibrin umgewandelt wird, spricht man von einer *fibrinösen Entzündung*. Fibrin bildet an Oberflächen einen membranartigen Belag, der als *pseudomembranös* bezeichnet wird. Kommt es zu einer Ansammlung von neutrophilen Granulozyten, die aus dem Blut in das Entzündungsgebiet einströmen, spricht man von einer *eitrigen* (purulenten) *Entzündung*. Sind die Gefäße auch für die Erythrozyten durchlässig und kommt es zu einer größeren Erythrozytenansammlung im Gewebe, spricht man von einer *hämorrhagischen Entzündung*.

2. *Alterative Entzündung:* In einigen Fällen kann es zu Störungen der Blutversorgung kommen, durch die das Gewebe nicht mehr ausreichend versorgt wird und abstirbt. In diesen Fällen spricht man von einer *nekrotisierenden Entzündung*. Durch Bakterien und ihre Toxine kann es im Entzündungsgebiet zur enzymatischen Zerstörung von Gewebe kommen. Dies wird als *gangräneszierende* (verjauchende) *Entzündung* bezeichnet. Bei der nekrotisierenden und gangräneszierenden Entzündung besteht nach einer Heilung ein bleibender Gewebedefekt.
3. *Proliferative Entzündung:* Meist bei langanhaltenden Entzündungsvorgängen kann es durch überlebensfähige Erreger zu einer lokalen Ansammlung von Zellen in Form eines Granuloms (Körnchen) kommen, das vor allem aus Makrophagen und Lymphozyten besteht. Es liegt eine granulomatöse Entzündung vor. Wenn sich verstärkt Bindegewebezellen und -fasern bilden, spricht man von einer *fibrosierenden Entzündung*. Auch dies Art der Entzündung kann zu Gewebedefekten führen.

*Ausbreitungsart der Entzündung:* Es gibt verschiedene Möglichkeiten, wie sich eine Entzündung im Organismus ausbreiten kann. Eine lokale Entzündung bleibt in ihrer Reaktion auf einen umschriebenen Gewebebezirk begrenzt, z. B. Furunkel. Bei einer fortgeleiteten oder metastatischen Entzündung kann sich die Entzündung über fünf Wege ausbreiten:

1. *Per contiguitatem:* kontinuierliche Ausbreitung des Entzündungsprozesses auf angrenzende Organe durch Kontakt mit benachbartem Gewebe. Beispiel ist eine eitrige Nierenbeckenentzündung (Pyelonephritis), die sich auf das Bauchfell ausbreitet.
2. *Kanikuläre Ausbreitung* (per contiuitatem): Die bestehende lokale Entzündung breitet sich über ein Kanalsystem aus. Beispiel ist eine Harnwegsinfektion, die sich zur Niere hin ausbreitet. Dabei kann sie sich mit dem Flüssigkeitsstrom (deszendierend) oder gegen den Flüssigkeitsstrom (aszendierend) ausbreiten.
3. *Hämatogene Ausbreitung:* Wenn Erreger in die Blutbahn gelangen, spricht man von Bakteriämie. Kommt es dabei zu allgemeinen entzündlichen Reaktionen ohne Herdbildung, liegt eine Sepsis vor. Erreger, die sich im Blut befinden, können in Organe verschleppt werden, sich dort ansiedeln und Entzündungsherde bilden.
4. *Lymphogene Ausbreitung:* Die Erreger gelangen am Entzündungsherd in die Lymphbahnen, können dort entzündliche Reaktionen und eine Lymphknotenentzündung verursachen. Sie können aber auch in das Blut gelangen, wenn sie nicht im Lymphsystem unschädlich gemacht werden.
5. *Neurogene Ausbreitung:* Bei bestimmten Virusinfektionen wandern die Erreger an den Nerven entlang von der Peripherie bis zum ZNS.

### 3.3.2 Entzündungsablauf

Der Entzündungsablauf ist durch mehrere Schritte und Phasen gekennzeichnet. Für die Gewebereaktionen gibt es folgende Schritte:

**Alteration:** Der auslösende Faktor einer Entzündung liegt in einer Gewebeschädigung, auf die der Organismus reagiert.

- *Vaskuläre Reaktion:* Kreislaufstörung durch Vasokonstriktion (Gefäßverengung) und Vasodilatation (Gefäßerweiterung). Es tritt eine lokale Durchblutungsstörung des Kapillarbeetes und der zuführenden und abführenden Gefäße (terminale Strombahn) auf.
- *Verminderte Durchblutung der terminalen Strombahn:* Nach einer Gewebeschädigung tritt unmittelbar eine initiale Ischämie (Blutleere) ein, die durch eine nerval bedingte, kurzfristige Engstellung der Arteriolen bis höchstens 5 Min. bedingt ist. Dadurch kommt es zu einem Abblassen des Gewebes. Die initiale Ischämie tritt nicht zwingend auf.
- *Verstärkte und beschleunigte Durchblutung der terminalen Strombahn:* Nach der Lösung der Gefäßkonstriktion kommt es zu einer Erweiterung der Gefäße, besonders der Venolen und dadurch zu einer Steigerung der durchflie-

ßenden Blutmenge bis auf das 10fache. Das betroffene Versorgungsgebiet wird nun maximal durchblutet und zeigt eine Rötung. Chemische Stoffe, sog. Mediatoren, wie Histamin, Serotonin, Kinine u. a. lösen diese Reaktion aus.

- *Verminderter venöser Blutabfluß:* Der Erweiterung der Venolen folgt nach mehreren Stunden eine Verengung der Venolen. Diese verursacht im Bereich der terminalen Strombahn eine Strömungsverlangsamung, eine hydrostatische Druckerhöhung und eine Permeabilitätssteigerung. Der Kontakt zwischen den Endothelzellen der Gefäße lockert sich und läßt flüssige Blutbestandteile in das Gewebe übertreten. Es kommt zu einer Strömungsverlangsamung mit möglicher Blutstase (Stillstand).

**Exsudation:** Störungen der Gefäßpermeabilität mit Austritt von Flüssigkeit und phagozytierenden Blutzellen (Freßzellen) in das Gewebe.

- *Exsudation von Blutplasma:* Die Exsudation beginnt ca. 1 Std. nach der Schädigung und ist durch eine starke Erweiterung der Gefäße und ein starkes Blutangebot gekennzeichnet. Durch die Lücken zwischen den Endothelzellen kann viel Flüssigkeit austreten. Es bilden sich Ödeme und es kommt zur Viskositätserhöhung (Blutdicke) des Blutes. Durch die stärkere Durchblutung und den Flüssigkeitsaustritt in das Gewebe kann der betroffene Bereich schneller und in größerer Menge mit Abwehrstoffen versorgt werden.
- *Emigration von Entzündungszellen:* Vor allem neutrophile Granulozyten aber auch Monozyten werden durch Stoffe, die im Entzündungsherd entstehen, angelockt und wandern zur Entzündungsstelle.

Nach 6–12 Stunden ist das entzündliche Exsudat (Ödem und Granulozyten) voll ausgebildet. Die ausgetretene Flüssigkeit und die Produkte, die aus dem Entzündungsherd anfallen, werden vermehrt über die Lymphe abtransportiert. Nachdem es zu einer Emigration gekommen ist, wird Fibrin im Entzündungsfeld aktiviert. Es vermindert die Gefäßdurchlässigkeit und schränkt die Ausbreitung der Entzündung im Gewebe ein. Unter normalen Bedingungen wird es später wieder aufgelöst. Eine akute Entzündung kann in diesem Stadium ohne wesentliche Proliferation und ohne Narbenbildung abheilen.

**Proliferation:** Nützen die bisher geschilderten Maßnahmen nichts, wird der Entzündungsherd von Makrophagen, Lymphozyten und Plasmazellen umstellt und die Erreger spezifisch bekämpft. Diese Reaktion ist meist mit einer Vermehrung des ortsbeständigen Bindegewebes (Granulationsgewebe) verbunden. Dabei kann es zu einer knötchenförmigen Anordnung kommen, das dann als Granulom bezeichnet wird.

**Reparation:** Die Folgeveränderungen einer Entzündung richten sich nach der Art und dem Ausmaß der Gewebezerstörung. Von vollständiger Heilung bis zu Narben oder Schwartenbildung hat der Organismus alle Möglichkeiten.

### 3.3.3 Entzündungszellen

An einer Entzündungsreaktion sind eine Vielzahl von Zellen beteiligt. Vor allem sind das die Abwehrzellen des Blutes, wie Granulozyten, Monozyten, Lymphozyten und Plasmazellen, aber auch die Thrombozyten, die Gewebemakrophagen und die Endothelzellen.

**Neutrophile Granulozyten:** Diese auch als Mikrophagen bezeichneten Zellen können phagozytieren (Fressen von Fremdkörpern) und sind besonders rasch am Entzündungsherd. Sie werden durch sogenannte chemotaktische Stoffe angelockt. Fast alle Bakterien und deren Toxine haben chemotaktische Wirkung. Neutrophile Granulozyten wandern aktiv durch die Gefäßwand in das Gewebe *(Diapedese)* und setzen selbst chemotaktische Stoffe frei.

**Eosinophile Granulozyten:** werden ebenfalls durch chemotaktische Stoffe angelockt und wandern durch die Gefäßwand in das Gewebe. Sie ordnen sich am Rand der Entzündung an.

**Basophile Granulozyten** (Blutmastzellen): kommen nur im Blut vor und enthalten Histamin und andere Entzündungsmediatoren. Der in ihnen auch enthaltene Stoff Heparin spielt bei der Blutgerinnung eine wichtige Rolle.

**Gewebemastzellen:** kommen im gesamten Organismus vor, gehäuft im Respirationstrakt und Verdauungstrakt. Sie enthalten Histamin und Heparin und spielen eine bedeutende Rolle bei serösen Entzündungen.

**Makrophagen und Monozyten:** Monozyten wandern in der Spätphase der Entzündung in das Gewebe, werden dann Histiozyten genannt und reifen zu Gewebemakrophagen heran. Makrophagen können besonders gut phagozytieren. Sie sind in der Lage, Mikroorganismen, Zellbestandteile aus Nekrosen, festes Fremdmaterial und ganze Zellen (z. B. Tumorzellen) aufzunehmen und durch lytische Enzyme aufzulösen.

**Epitheloidzellen:** entstehen durch Transformation von Monozyten und verlieren dabei weitgehend ihre Phagozytosefähigkeit. Dafür können sie katabole (abbauende) Enzyme produzieren und ausschütten. Um deren Wirkung zu optimieren, besitzen sie die Fähigkeit, einen epithelähnlichen Zellwall um den Entzündungsherd zu bilden (Granulom).

**Riesenzellen:** Es handelt sich um mehrkernige Zellen, die durch Verschmelzung von Makrophagen und Epitheloidzellen entstehen. Der Prototyp ist die Langerhanssche Riesenzelle im Tuberkelgranulom bei Tuberkulose.

**Lymphozyten:** kommen in der späten Phase der Entzündung vor und bilden eine wesentliche Komponente der spezifischen Immunabwehr.

**Plasmazellen:** Vertreter der spezifischen Abwehr. Im strömenden Blut kommen sie nicht vor, sondern sitzen in der Umgebung kleiner Blutgefäße im Gewebe. Sie entwickeln sich aus den B-Lymphozyten und bilden die Immunglobuline (Antikörper).

**Thrombozyten:** wichtige Entstehungsstätte für die Mediatoren, Prostaglandine und Kinine und stellen einen wesentlichen Faktor für die Blutgerinnung dar.

**Fibroblasten:** besonders aktiv im fortgeschrittenen Stadium einer Entzündung. Sie bilden ein Kollagenfasernetz, das die Grundlage der Vernarbung bildet.

**Endothelzellen:** besonders in der Früh- und Spätphase anzutreffen. Durch die Entzündungsmediatoren ausgelöst, ermöglichen sie in der Frühphase einer Entzündung eine Permeabilitätssteigerung der Kapillaren. In der Spätphase zeigen die Endothelzellen eine hohe Aktivität (Zellteilung), aus der eine Neubildung von Gefäßen (Kapillarsprossung) hervorgeht.

### 3.3.4 Entzündungsmediatoren

Eine ganze Reihe von chemischen Stoffen wirken vermittelnd und steuernd auf den Ablauf einer Entzündungsreaktion ein. Sie werden in zytogene (von Zellen stammende) und in serogene (aus dem Serum stammende) Mediatoren unterteilt.

**Histamin:** Es ist in den Gewebemastzellen und in den basophilen Granulozyten (Blutmastzellen) gespeichert und wird vor allem durch Kontakt mit Antigen-Antikörper-Komplexen, durch direkte Zellschädigung und durch chemotaktische Enzyme aus den neutrophilen Granulozyten freigesetzt. Histamin spielt vor allem bei allergischen Entzündungen (z. B. bei Heuschnupfen und anaphylaktischem Schock) eine wichtige Rolle. Die Wirkungen des Histamins sind:

- Kontraktion der glatten Muskulatur wie der Gefäße, des Darms und der Bronchiolen
- Dilatation (Erweiterung) von Arteriolen
- Permeabilitätssteigerung der Gefäßes
- Stimulation der exokrinen Drüsen dadurch vermehrte Produktion von Schleim und Verdauungssäften
- Erzeugung von Juckreiz (Pruritus)
- Chemotaxis für eosinophile Granulozyten

**Serotonin:** stammt aus den Mastzellen, den Thrombozyten und aus spezifischen Darmzellen. Serotonin hat eine histaminähnliche Wirkung und kann wahrscheinlich Migräne auslösen.

**Prostaglandine:** Sammelbezeichnung für verschiedene hormonähnliche Substanzen, die in zahlreichen Organen vorkommen. Sie werden bei Bedarf gebildet und wirken kurz und lokal am Entstehungsort. Bei einer Entzündung sind sie vor allem für eine Vasodilatation, für eine Permeabilitätssteigerung und für einen Anstieg der Körpertemperatur verantwortlich. Sie haben die Fähigkeit, die glatte Muskulatur des Darmes und des Uterus zu kontrahieren.

**Granulozytenprodukte:** Dies sind verschiedene Substanzen, die entweder lytische (auflösende) Wirkung haben, chemotaktisch Granulozyten und Makrophagen anlocken oder die unspezifische Immunabwehr anregen.

**Interferone:** Eiweiße, die von vielen Zellen bei viralen und bei einigen bakteriellen Infektionen produziert werden. Vor allem Granulozyten, Fibroblasten und Lymphozyten bilden Interferone mit folgenden Wirkungen:

- *Antiviraler Effekt:* Die Körperzellen erlangen gegen Viren einen gewissen Schutz.
- *Antiproliferativer Effekt:* Hemmung der Zellteilung von normalen und kranken Zellen (z. B. Tumorzellen).
- *Immunstimulierender Effekt:* Aktivierung von Makrophagen und Killerzellen.

**Makrophagenprodukte:** Auch die Makrophagen setzen eine Vielzahl von Mediatoren frei. Die wichtigsten sind das Interleukin-1, der Tumornekrosefaktor (TNF), der Granulozytenaktivierungsmediator und Interferon.

**Interleukin-1** (IL-1) stimuliert die Bildung von T-Helferzellen und die Vermehrung von B-Lymphozyten. Es erzeugt Fieber (pyrogen) und wirkt chemotaktisch.

**Lymphokine:** Produkte der Lymphozyten. Sie spielen bei der zellulär vermittelten Abwehr eine wichtige Rolle. Ihre Wirkungen:

- Zerstörung von Zielzellen
- Stimulation der Zellvermehrung
- chemotaktische und aktivierende Wirkung auf Granulozyten und Makrophagen
- Permeabilitätssteigerung der Gefäße

**Kinine:** Gruppe von Gewebehormonen, die große Bedeutung bei Schockzuständen und Entzündungen haben. Sie haben folgende Effekte:

- Vasodilatation (Gefäßerweiterung)
- Bronchokonstriktion (Verengung der Bronchien)
- Permeabilitätssteigerung der Gefäße
- Blutdruckabfall
- Reizung der Schmerzrezeptoren
- fördern die Granulombildung

**Komplementsystem:** verschiedene Proteine der unspezifischen humoralen Abwehr, die Fremdkörper, Fremdzellen, Bakterien und Viren zerstören und eliminieren können. Das Komplementsystem wird durch Fremdstoffe und Antigen-Antikörper-Komplexe aktiviert.

**C-reaktives Protein (CRP):** zählt zu den Proteinen der akuten Phase bei einer Zellschädigung und wird in den Hepatozyten gebildet. Es ist Teil der unspezifischen humoralen Abwehr. Wirkung:

- aktiviert das Komplementsystem
- hilft Fremdkörper aus dem Körper zu eliminieren
- aktiviert die Killerzellen

### 3.3.5 Exsudative und proliferative Entzündungen

#### 3.3.5.1 Exsudative Entzündung

Vor allem bei akuten Entzündungen kommt es zu einer Exsudation (Ausschwitzung) von Gefäßinhalt in das umgebende Gewebe. Abhängig von der Art und Schwere der Entzündung gibt es verschiedene Formen der Exsudation. Ein Exsudat kann zur Untersuchung und zum Nachweis von Erregern durch Punktion entnommen werden. Es werden folgende Formen unterschieden:

**Seröse Entzündung:** Bei einer serösen Entzündung handelt es sich um eine fibrinfreie und eiweißreiche Flüssigkeit aus dem Blutserum. Es handelt sich dabei oftmals um ein Durchgangsstadium zu anderen Entzündungsformen. Vorkommen: Selbständig kommt sie vor allem an den serösen Häuten (Perikarditis, Pleuritis,

Peritonitis), im Gelenk (Reizerguß), an den Schleimhäuten des Respirations- und Magen-Darm-Traktes (z. B. Cholera) und an der Haut (Urtikaria) vor.

Eine **Sonderform** ist die *serös-schleimige Entzündung*, die ausschließlich an Schleimhäuten vorkommt *(katarrhalische Entzündung)*. Dabei kommt es zu Beimengungen von Schleim zum normalen serösen Exsudat, da die schleimbildenden Drüsen ebenfalls gereizt werden. Zusätzlich enthält das Exsudat größere Mengen von abgeschilferten Schleimhautzellen. Beispiele sind Schnupfen, Bronchitis und Darmentzündungen (Enteritiden).

**Fibrinöse Entzündung:** tritt vor allem im Bereich der serösen Höhlen (Pleura, Perikard, Peritoneum, Gelenk). Durch eine erhöhte Gefäßpermeabilität treten auch größere Mengen von Fibrin und Gerinnungsfaktoren aus. Beispiele sind Pneumokokkenpneumonie und fibrinöse Pleuritis.

**Pseudomembranen:** An der Oberfläche von Schleimhäuten kann durch die entzündliche Reaktion eine membranartige Fibrinschicht entstehen, die beim abstreifen blutet. Beispiele sind Diphtherie, Ruhr und Verätzungen von Speiseröhre und Magen.

**Eitrige Entzündung:** Wenn das entzündliche Exsudat massenhaft neutrophile Granulozyten enthält, spricht man von eitriger Entzündung. Ausgelöst werden eitrige Entzündungen vor allem von Bakterien (z. B. Staphylokokken oder Streptokokken). Nach der Ausbreitungsart wird von Phlegmone, Abszeß oder Empyem gesprochen.

**Eiter** besteht aus einer großen Menge neutrophiler Granulozyten, Zelltrümmer, Makrophagen, Exsudat und Bakterien.

- *Phlegmone:* unscharf begrenzte, eitrige Entzündung im lockeren Bindegewebe von Geweben und Organen. Für die häufig rasche Ausbreitung der Entzündung wird die fibrinolytische (fibrinauflösende) Wirkung der Erregerenzyme verantwortlich gemacht, da durch sie die Interzellularsubstanz aufgelöst und dadurch die Ausbreitung erleichtert wird. Beispiele: Erysipel in der Haut, Phlegmone im Mediastinum und in Muskeln, akute Appendizitis und akute Endometritis in der Schleimhaut.
- *Abszeß:* Eiteransammlung in einem durch Gewebezerfall entstandenen Hohlraum. Meist wird ein Abszeß durch Staphylokokken verursacht. Beispiele sind Lungen-, Nieren-, Leber- und Hirnabszeß, Furunkel und Spritzenabszeß.
- *Empyem:* eitrige Entzündung in einem vorgebildeten Hohlorgan wie Pleura, Perikard, Peritoneum, Gelenk oder Gallenblase. Beispiele: Am häufigsten kommen Pleuraempyem und Peritonealempyem vor.

**Hämorrhagische Entzündungen:** Bei dieser relativ seltenen Form einer Entzündung treten infolge schwerer Gefäßwandschäden größere Mengen Erythrozyten aus den Gefäßen in das Gewebe. Beispiele sind die Virusgrippe, bei der es zu einer hämorrhagischen Lungenentzündung kommen kann, Scharlach (Exanthem), Pocken, Pest und Milzbrand.

**Nekrotisierende Entzündungen:** Hier kommt es durch mikrobielle oder physikalisch-chemische Giftwirkung zu Nekrosen. Vorausgegangen ist entweder eine Durchblutungsstörung oder ein Mangel an Entzündungszellen. Eine Nekrose kommt vor allem an Schleimhäuten und an der Haut vor, kann aber auch Organgewebe betreffen. Beispiele sind Haut- und Schleimhautnekrosen bei Immunschwächen wie AIDS, Leukämie und Agranulozytose.

**Gangräneszierende Entzündungen:** Es kommt zum fauligen Zerfall des Gewebes, der primär (direkt) durch Fäulniserreger oder sekundär durch Besiedlung einer schon bestehenden Entzündung mit Fäulniserregern entstehen kann. Fäulniserreger sind Anaerobier (Bakterien, die nur unter Luftabschluß leben können). Beispiele sind Plaut-Vincent-Angina, diabetische Gangrän und Arterienverschluß.

#### 3.3.5.2 **Proliferative Entzündung**

Entzündung, bei der es zu einer Vermehrung von Zellen und Gewebestrukturen kommt. Bleibt eine Entzündung längere Zeit erhalten, kommt es zu einem chronischen Verlauf der Entzündung, bei der eine Vermehrung der ortsständigen Zellen und der emigrierten Zellen vorherrschend ist. Die Entzündung kann dabei von ganz bestimmten Abwehrzellen eingekapselt werden, was als *Granulom* (Körnchen) bezeichnet wird. Sie leiten die Endphase einer bestehenden exsudativen Entzündung ein, die vor allem mit Gewebedefekten einhergeht. Proliferative Prozesse bilden die Grundlage für die Wundheilung mit Narbengewebe. Dabei gibt es einen Unterschied zwischen einer granulierenden und granulomatösen Entzündung.

**Granulierende Entzündung:** hierbei kommt es zur Bildung von sog. Granulationsgewebe. Es ist durch einen dreischichtigen Aufbau charakterisiert:

- *Zone der Resorption:* Sie grenzt an den Gewebedefekt.
- *Zone der Bindegewebeneubildung:* Sie besteht aus vielen Kapillaren und Fibroblasten.
- *Zone des ausgereiften Bindegewebes.*

Durch dieses Granulationsgewebe versucht der Organismus den Entzündungsherd enzymatisch aufzulösen und das nekrotische Gewebe zu resorbieren. Erst dann kann eine narbige Umwandlung des Granulationsgewebes als Ersatz für den Gewebedefekt erfolgen. Bei einer Störung des Heilungsprozesses kann es zu einer Fistelbildung kommen.

**Fistel:** pathologische Verbindung eines nekrotisierenden Entzündungsherdes mit einer inneren oder äußeren Körperoberfläche. Dabei handelt es sich um eine gangartige Verbindung, durch die das entzündliche Exsudat transportiert wird. Nur durch eine Beseitigung des Entzündungsherdes kann eine Fistel positiv beeinflußt werden.

**Granulomatöse Entzündung:** Bei bestimmten Entzündungsverläufen kommt es zu einer Granulombildung. Diese Granulome sind dabei so typisch, daß auf den auslösenden Reiz geschlossen werden kann. Es gibt sechs verschiedene Grundtypen eines Granuloms: Granulome vom Typ der Sarkoidose, der Tuberkulose, der Pseudotuberkulose, des akuten rheumatischen Fiebers, der rheumatoiden Arthritis und des Fremdkörpergranuloms. Die Granulome werden vor allem durch Makrophagen, Epitheloidzellen und mehrkernigen Riesenzellen gebildet.

## 3.4 Zellersatz

Ein wichtiges Merkmal eines vielzelligen Organismus ist die Fähigkeit, verlorengegangenes, abgestorbenes oder funktionsuntüchtig gewordenes Gewebe zu ersetzen. Dies ist jedoch nicht für alle Zellen im Organismus möglich. So unterscheidet man drei Gewebearten:

- *Labiles Gewebe* (Wechselgewebe oder Erneuerungsgewebe): Diese Zellen haben ihre Fähigkeit zur Teilung erhalten und teilen sich unter physiologischen Bedingungen ständig (z. B. Epidermis, Schleimhäute, blutbildendes Gewebe, lymphatisches Gewebe und Drüsen).
- *Stabiles Gewebe* (Expansionsgewebe): Unter physiologischen Bedingungen teilen sich diese Zellen nicht mehr, aber unter pathologischen Bedingungen ist eine Teilung möglich (z. B. Leberzellen, Zellen der Nierenkanälchen, des Binde- und Stützgewebes und glatte Muskelzellen).
- *Permanentes Gewebe* (Ruhegewebe): Diese Zellen haben die Fähigkeit zur Teilung weitgehend verloren (z. B. Nervenzellen, Herz- und Skelettmuskelzellen).

### 3.4.1 Regeneration

Regeneration ist der Ersatz für verlorengegangenes Gewebe. Dabei werden zwei Arten von Regeneration unterschieden.

- *Physiologische Regeneration:* Ersatz von Zellen oder Geweben im Rahmen des normalen, physiologischen Verbrauchs. Diese Regeneration kann einmalig (beim Ersatz des Milchgebisses) zyklisch (Erneuerung der Gebärmutterschleimhaut nach der Menstruation) oder permanent verlaufen (kontinuierliche Regeneration der Haut).
- *Pathologische Regeneration:* Heilung eines Defektes, der durch Zellschädigung entstanden ist. Dabei kann die reparative Regeneration

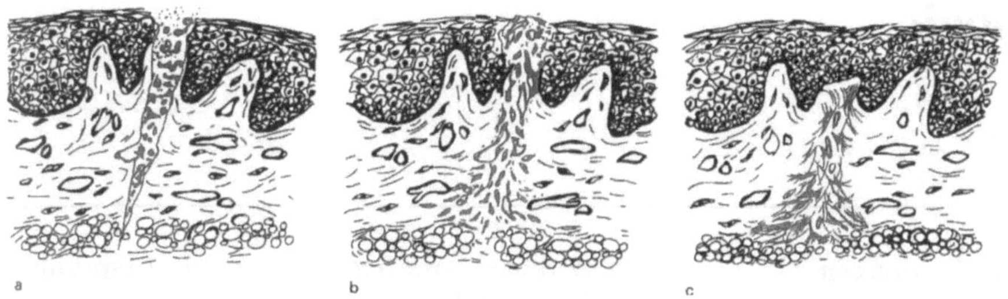


**Abb. 3-2** Defektheilung mit Narbe. **a.** frischer Hautdefekt (Schnittwunde), **b.** Überbrückung mit kapillarreichem Granulationsgewebe, **c.** Epithelneubildung und Narbe.

zur vollständigen Heilung mit gleichartigem Gewebe (Restitutio ad integrum) oder zur Defektheilung mit minderwertigem Gewebe führen.

**Regeneration am Beispiel der Wundheilung:** Eine Wunde ist eine Trennung von zusammenhängendem Gewebe, mit oder ohne Substanzverlust. Der Heilungsverlauf ist abhängig von Größe und Tiefe der Wunde. Es gibt die *primäre Wundheilung* (bei glatten Wundrändern komplikationslos) und die *sekundäre Wundheilung*, die oft mit Komplikationen (z. B. Infektionen, Gerinnungsstörungen) verläuft. Verschiedene Phasen der Wundheilung werden unterschieden (Abb. 3-2):

1. *Phase:* Der entstandene Gewebedefekt wird zunächst von Fibrin ausgefüllt, damit die Wundränder miteinander verkleben. Bei größeren Gewebedefekten wird die Wunde mit Fibrin und Blut ausgefüllt (Schorf).
2. *Phase:* An den Rändern des Gewebedefektes entwickelt ein kapillar- und zellreiches Granulationsgewebe.
3. *Phase:* Die Monozyten, die Bindegewebeneubildung und die Verringerung der Kapillaren prägen die Wundheilung. Es folgt ein kollagenfaserreiches Bindegewebe, das zur Narbe wird. Die oberflächliche Haut wird durch eine Neubildung der Epithelzellen repariert.

**Metaplasie:** Umwandlung eines bestimmten Gewebes in ein anderes Gewebe. Beispiel ist die Metaplasie der Bronchialschleimhaut. Hier können eingeatmete Gifte (Zigarettenrauch) oder chronische Entzündungen zu einer Vermehrung der Becherzellen aus den Basalzellen und zu einer Umwandlung der Flimmerepithelien in Plattenepithelien führen. Bei fortbestehen des Reizes kann es zu einer Verhornung und zu einer Dysplasie kommen.

**Dysplasie:** Fehlbildung von Gewebe oder Zellen. In der Regel geht dieser Form eine Metaplasie voraus. Bei der Dysplasie sind atypische Zellformen vorhanden. Es wird auch von Fehldifferenzierung gesprochen.

# 4 Onkologie

## 4.1 Begriffsbestimmungen

**Onkologie:** Lehre von den Geschwulstkrankheiten.

**Tumor:** allgemeine Bezeichnung für eine Geschwulst. Im weiteren Sinne versteht man unter einem Tumor jede umschriebene Anschwellung, auch solche, die durch eine Flüssigkeitseinlagerung (z. B. bei einer akuten oder chronischen Entzündung) hervorgerufen werden. Im Rahmen der Onkologie steht der Begriff Tumor für eine bösartige Krebsgeschwulst, die durch unkontrolliertes und überschießendes Wachstum körpereigener Zellen entsteht.

**Krebs:** im medizinischen Sprachgebrauch allgemeine Bezeichnung für einen bösartigen Tumor. Der Begriff Krebs leitet sich von der Form der Hautveränderung bei manchen Ausprägungen von Brustkrebs ab, die den Gliedmaßen einer großen Krabbe ähnlich sieht.

**Cancer:** englische Bezeichnung für einen bösartigen Tumor. Der Begriff ist lateinischen Ursprungs. Kanzerogen bedeutet z. B. krebserzeugend.

**Dysplasie:** allgemeine Fehlbildung bzw. Fehlentwicklung eines Gewebes oder Organs. Im Bereich der Onkologie versteht man unter Dysplasie Veränderungen der Zelldifferenzierung bzw. Zellgestalt, die häufig bei einer *Präkanzerose* zu beobachten sind.

**Neoplasie:** jede gutartige oder bösartige Neubildung von Gewebe, die im Gegensatz zur Hyperplasie bzw. Hypertrophie auf einer Störung oder dem Verlust der Wachstumskontrolle beruht.

**Karzinom:** bösartiger Tumor, der seinen Ursprung im Epithelgewebe hat. Karzinome machen ca. 90 % aller bösartigen Neoplasien aus.

**Sarkom:** bösartiger Tumor mit Ursprung im Stütz- und Bindegewebe.

**Carcinoma in situ:** oberflächliches Karzinom, das die Basalmembran der Epithelschicht noch nicht durchbrochen hat (sog. *intraepitheliale Neoplasie*) und aus diesem Grund noch kein infiltrierendes Wachstum zeigt bzw. keine Tochtergeschwülste gebildet hat. Ein Carcinoma in situ gilt als *Präkanzerose*, es dauert jedoch oft lange (*Latenzzeit*), bis das Karzinom tatsächlich ausbricht. Häufiger Sitz eines Carcinoma in situ ist z. B. der Muttermund der Gebärmutter.

**Präkanzerose:** hierbei handelt es sich um Zellveränderungen bzw. Erkrankungen, die ein potentielles Vorstadium von Krebs darstellen oder mit einem hohen Krebsrisiko belastet sind. Die statistische Wahrscheinlichkeit, durch die aus einer solchen Präkanzerose tatsächlich ein Karzinom entsteht, begründet die Unterscheidung in eine *fakultative Präkanzerose* mit niedrigem Entartungsrisiko (z. B. bei Colitis ulcerosa oder perniziöser Anämie) bzw. *obligate Präkanzerose*, bei der ein hohes Entartungsrisiko besteht (z. B. bei Polyposis intestinalis, einer Erkrankung im Darm mit zahlreichen Schleimhauttumoren).

**Kanzerogenese** (auch Karzinogenese): Vorgang der Entstehung von bösartigen Tumoren. Viele *exogene* (von außen kommende) und *endogene* (von innen kommende) Faktoren sind bei der Krebsentstehung beteiligt. Für die Entstehung eines bösartigen Tumors ist meist das Zusammenwirken mehrerer Faktoren erforderlich.

**Polypen:** Tumore der Schleimhaut, die unterschiedliche Formen zeigen (Abb. 4-1), aber immer deutlich über die Schleimhautoberfläche hinausragen. Sie können einzeln (*solitäre Polypen*) oder massenhaft (*Polyposis*) vorkommen.

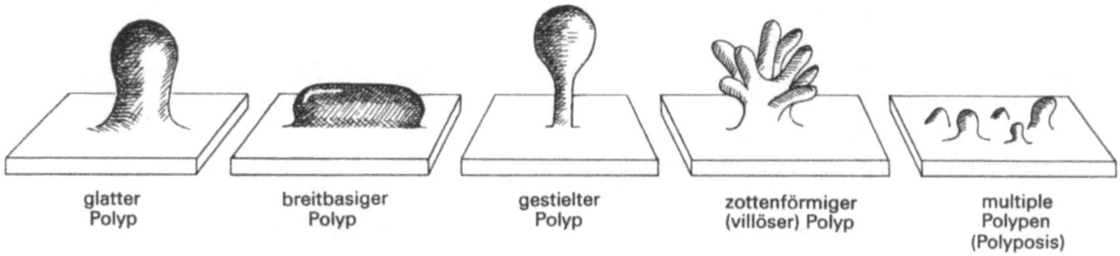


**Abb. 4-1** Makroskopische Einteilung von Polypen.

Polypen kommen vor allem im Magen, Darm, Uterus, Zervix oder in der Nasenschleimhaut (als sog. adenoide Vegetationen) vor. Jeder Polyp im Magen-Darm-Trakt muß untersucht werden, da er potentiell entarten kann.

**Dignität:** beschreibt die biologische Wertigkeit bzw. das Verhalten eines Tumors und wird grundsätzlich durch zwei Qualitäten beschrieben:

1. *prognostisches Verhalten:* bezieht sich auf das Schicksal des Patienten, z. B. kann ein gutartiger Hirntumor durch seine Lokalisation für den Patienten eine schlechte Prognose bedeuten.
2. *Wachstumsverhalten:* hier wird zwischen gutartigem (*benignem*) und bösartigem (*malignen*) Tumor unterschieden (Tab. 4-1).

• *Benigne Tumoren* wachsen als umschriebene, scharf begrenzte Knoten, die meist durch eine bindegewebige Hülle vom Nachbargewebe abgegrenzt sind. Die Tumorzellen sind *hochdifferenziert*, d. h. sie haben in ihrer Gestalt eine große Ähnlichkeit mit den Zellen des Ursprungsgewebes. Gutartige Tumoren wachsen langsam. Sie verdrängen das umgebende Gewebe, ohne es zu *infiltrieren*. Dies kann dennoch zur Zerstörung des Nachbargewebes führen, da dieses durch abgedrückte Blutgefäße

Tab. 4-1: Merkmale gutartiger und bösartiger Tumore.

| Eigenschaft | Benigne Tumore | Maligne Tumore |
|---|---|---|
| Begrenzung | oft scharf begrenzt | unscharf begrenzt |
| Wachstum | verdrängendes Wachstum | infiltrierendes Wachstum |
| Tumorkapsel | besitzt oft Geschwulstkapsel aus gesundem Gewebe | destruierendes Wachstum |
| Konsistenz | meist knotig | weich-markig |
| Mitoserate (Zellteilung) | wächst relativ langsam | wächst meist schnell |
| Gewebetyp | Zellen ähneln stark dem Muttergewebe (homolog) | uneinheitlich, wenig differenziert (heterolog) |
| Zellatypien | selten, meist reife Zellen | häufig (viele Kerne), Anaplasie |
| Metastasen | keine Metastasierung | Metastasierung |
| Rezidiv | eher selten | häufige Rezidive |
| Tumorgröße | eher groß | eher klein |
| Kernplasmarelation | normal | zugunsten des Kerns verschoben |
| Patientenalter | jüngere Patienten (bis 30–35 Jahre) | ältere (ab 50 Jahre) |
| Verlauf | lang, meist nicht tödlich | kurz, oft tödlich |
| Symptome | symptomarm | erst spät symptomreich |

unterversorgt werden kann. Auch ein Funktionsausfall bestimmter Organe ist denkbar, z. B. wenn der Tumor auf Drüsen oder Nerven (z. B. Ausfall des Sehnerven) drückt.

• *Maligne Tumoren* besitzen in der Regel keine bindegewebige Hülle. Sie wachsen *infiltrierend* (d. h. in das umliegende Gewebe hineinzuwachsend) und *destruierend* (d. h. sie zerstören das Nachbargewebe). Dadurch gelangen die Tumorzellen in Blut- oder Lymphbahnen, wodurch sie verschleppt und im ganzen Körper verteilt werden können: es bilden sich Tochtergeschwülste (sog. *Metastasen*). Die Zellen der malignen Tumoren sind meist wenig ausdifferenziert, so daß die Bestimmung des Herkunftsgewebes schwierig sein kann. Die Zellen maligner Tumoren weisen meist eine hohe *Mitoserate* auf (zahlreiche Zellteilungen), meist können zudem *Zellkernatypien* beobachtet werden. So können z. B. mehrere Zellkerne vorhanden oder das normale Größenverhältnis von Zellkern zu Zellplasma (*Kern-Plasma-Relation*) zugunsten des Zellkerns verändert sein.

**Nomenklatur:** Tumore entstehen durch die Entartung von Zellen. Jeder Tumor geht deshalb von einem *Muttergewebe* aus. Hierunter versteht man die Gewebeart, der die Tumorzelle ursprünglich angehört hat. Im medizinischen Sprachgebrauch wird ein Tumor durch die griechische Nachsilbe *„-om"* gekennzeichnet, die der Bezeichnung des Muttergewebes angehängt wird. Ein Lipom ist z. B. ein Tumor des Fettgewebes, das Myom ein Tumor des Muskelgewebes oder ein Adenom ein Tumor des Drüsengewebes (Tab. 4-2). Mit Ausnahme der sog. *Dauergewebe* (z. B. Nervenzellgewebe) kann nahezu jede Zellart des Körpers in ihrem Wachstum entarten und wuchern.

## 4.2 Karzinogenese

Krebs befällt nicht nur Menschen, sondern auch Tiere und Pflanzen. Es ist eine Krankheit, die schon in früheren Zeiten nachweisbar ist, z. B. bei 500 Jahre alten Inkamumien.

Die Erkrankungshäufigkeit an bösartigen Tumoren zeigt in den letzten Jahrzehnten einen allgemeinen Anstieg. Dies hat folgende wichtige Gründe:

• durch die allgemein höhere Lebenserwartung erreichen mehr Menschen das Alter (ab ca. 50–60 Jahre), in dem Krebserkrankungen gehäuft auftreten
• aufgrund veränderter Lebens- und Umweltbedingungen sind vermehrt kanzerogene Stoffe entstanden
• bessere diagnostische Maßnahmen und sorgfältige Krebsstatistiken erhöhen die Anzahl der dokumentierten Erkrankungsfälle (Abb. 4-1).

### 4.2.1 Phasen der Krebsentstehung

Der Prozeß der Tumorentstehung vollzieht sich nach heutiger Theorie in zwei Phasen:

Tab. 4-2: Bezeichnung der Tumore nach dem Muttergewebe.

| Gewebeart | Benigne | Maligne |
|---|---|---|
| Muskelgewebe | Myom | Myosarkom |
| Bindegewebe | Fibrom | Fibrosarkom |
| Fettgewebe | Lipom | Liposarkom |
| Knorpelgewebe | Chondrom | Chondrosarkom |
| Knochengewebe | Osteom | Osteosarkom |
| Epithelgewebe | Epitheliom | Karzinom |
| Verhornendes Plattenepithel | Papillom | Plattenepithelkarzinom |
| Drüsen | Adenom | Adenokarzinom |
| Basalzellen | Basalzellenpapillom | Basalzellkarzinom, Basaliom |

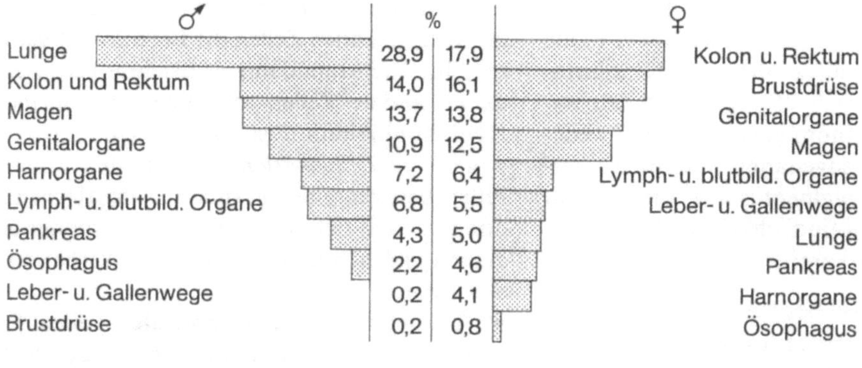


**Abb. 4-2** Verteilung bösartiger Tumore bei Männern und Frauen.

1. *Initiation* (Einführung): Durch eine kurzfristige Wechselwirkung mit dem Genmaterial der Zelle verleihen kanzerogene Stoffe (sog. *Initiatoren*) einer Zelle die Fähigkeit zur Entartung. Ein Initiator alleine vermag normalerweise keine Krebserkrankung zu erzeugen, meist bedarf es des Zusammenwirkens mehrerer Karzinogene. Zwischen der Transformation einer Zelle und der Manifestation als Tumorzelle kann ein längerer Zeitraum verstreichen. Dieser Zeitraum wird *Latenzphase* bezeichnet und ist von Stärke und Einwirkungsdauer der Initiatoren und Promotoren abhängig.
2. *Promotion* (Förderung): Durch den *Promotor* wird die Entartung des Zellwachstums erst ausgelöst. Promotoren müssen ständig einwirken, damit eine nicht mehr umkehrbare Wirkung hervorgerufen wird. Sie setzen ein entfesseltes Wachstum der in der ersten Phase mutierten (transformierten) Zellen in Gang.

## 4.2.2 Krebsauslösende Faktoren

**Chemische Stoffe:** Es gibt heute über 1000 chemischer Verbindungen, die als karzinogen anzusehen sind. Die wichtigsten sind:

- *Aromatische Kohlenwasserstoffe:* sind Bestandteil von Teer (Rauch aus Schornstein, Tabakrauch, geräuchertes Fleisch) und entstehen bei unvollständigen Verbrennungsvorgängen. Bevorzugte Körperregionen der durch aromatische Kohlenwasserstoffe verursachten Karzinome sind vor allem Haut, Lunge, Harnblase und Hoden.
- *Aromatische Amine:* kommen bei der Herstellung von Anilin (Farbstoff) vor und erzeugen vor allem Blasenkrebs.
- *Nitrosamine:* kommen sehr häufig in der Umwelt vor und werden mit der Nahrung aufgenommen. Nitrosamine entstehen z. B. aus Nitrit, das im Pökelsalz enthalten ist, oder aus Nitrat. Häufigster Sitz sind Karzinome im Gastrointestinalbereich und in der Leber.
- *anorganische Verbindungen:* Verbindungen mit Arsen, Blei, Nickel und Chrom können Karzinome an Haut, Leber und Atemtrakt verursachen.

**Strahleneinwirkung:** ionisierende Strahlung (z. B. Röntgenstrahlung) kann nach jahrelanger Latenzzeit zu Krebs führen. Betroffen sind vor allem Haut, Leber, Knochen, das blutbildende System und die Lungen.

**Onkogene Viren:** bestimmte Viren, die sich in das Genmaterial der Zelle schleusen und es dadurch verändern. Es können z. B. Leukämien und Karzinome im Rachen entstehen.

**Mykotoxine:** Pilzgifte, die toxisch und kanzerogen auf die Leber wirken (vor allem *Aflatoxine*, die von bestimmten Aspergillus-Arten gebildet werden). Das Pilzwachstum wird begünstigt durch die feuchtwarme Lagerung von Nüssen, Mandeln, Getreide, Kokosraspeln, Kastanien und geräuchertem Schinken.

**Familiäre Disposition:** bestimmte Tumorarten treten gehäuft familiär auf, dazu zählt z. B. die *Adenomatosis coli* mit zahlreichen Dickdarmpolypen, die sich nach 25–30 Jahren fast immer zu einem Karzinom entwickelt. Ein weiteres Beispiel ist die sogenannte Lichtschrumpfhaut (Xeroderma pigmentosum), die mit mit abnormer Lichtempfindlichkeit und der Entwicklung von Hautkarzinomen einher geht.

**Hormone:** Hormone besitzen Einfluß auf bestimmte geschlechtsspezifische Karzinomformen. So wird das Mammakarzinom (Brustkrebs) durch das weibliche Geschlechtshormon *Östrogen* und das Prostatakarzinom vom Androgen *Testosteron* beeinflußt.

**Abwehrschwäche:** Krebszellen können, obwohl sie nur einen schwachen Antigencharakter besitzen, von einem intakten Immunsystem erkannt und vernichtet werden. Vor allem das Immunmangelsyndrom AIDS, aber auch immunsuppressive Therapie oder eine schon bestehende Krebserkrankung können das Immunsystem schwächen.

## 4.3 Metastasierung

*Metastasierung* (Veränderung, Wanderung) bedeutet im weitesten Sinne die Verschleppung eines Krankheitsprozesses von einer Körperstelle an eine andere (sog. *Filialisierung*). Der neue Krankheitsherd wird als Metastase bezeichnet. Im Rahmen der Onkologie werden unter Metastasen *Tochtergeschwülste* verstanden, die vom Ursprungstumor (*Primärtumor*) verschleppt werden und an anderer Stelle zu wachsen beginnen. Sie werden auch als *Sekundärtumore* bezeichnet. Ein gutartiger Tumor metastasiert nie. Das Merkmal der Metastasierung ist also einer der wichtigsten Hinweise für die Malignität eines Tumors.

### 4.3.1 Vorgang der Tumorausbreitung

Die invasive und zerstörerische Ausbreitung eines malignen Tumors hat folgende Ursachen:

- *Kontaktinhibitation:* Tumorzellen haben gegenüber gesunden Zellen die Eigenschaft verloren, ihr Wachstum dann einzuschränken, wenn sie an andere Zellen anstoßen. Die normale Kontaktinhibitation ist aufgehoben.
- *gestörte Zelladhäsion:* Die meisten Tumorzellen besitzen eine veränderte Oberflächenladung, so daß sich die Zellen untereinander abstoßen und sich leicht aus dem Zellverband lösen können.
- *Toxizität:* Manche Tumorzellen bilden Enzyme und zytotoxische Substanzen, durch die das umliegende Gewebe zerstört werden kann.
- *Gefäßneubildung:* Tumore beanspruchen einerseits das vorhandene Gefäßnetz zu ihrer Versorgung. Sie produzieren aber auch Stoffe, die neue Blutgefäße wachsen lassen. Dabei ist der Tumorrand meist besser versorgt als die Tumormitte, denn das Tumorwachstum ist oft schneller als die Gefäßneubildung. Dadurch kann es im Inneren zu einer Tumornekrose kommen.

### 4.3.2 Ausbreitungswege der Metastasen

Eine Ausbreitung der Tumorzellen kann dann erfolgen, wenn sich durch das infiltrierende Wachstum vom Primärtumor einzelne Zellen oder Zellverbände loslösen können. Dabei unterscheidet man vier Ausbreitungswege:

**Lymphogene Metastasierung:** Tumorzellen, die in das Lymphsystem gelangen, werden bei intaktem Immunsystem häufig abgetötet. Bei einem großen bösartigen Tumor ist das Immunsystem bereits geschwächt. Tumorzellen können sich dann in Lymphgefäßen und Lymphknoten ansiedeln, diese verstopfen und eine Umkehrung der Lymphrichtung herbeiführen. Vor allem in den Lymphknoten, die dem Lymphabflußgebiet des Primärtumors nachgeschaltet sind, bilden sich die Metastasen. Über das Lymphsystem können die Tumorzellen schließlich auch in die Blutbahn gelangen.

**Hämatogene Metastasierung:** Die meisten Tumorzellen, die direkt oder über die Lymphbahn in die Blutbahn gelangen werden abgetötet. Nur vereinzelt ist es möglich, daß sich Tu-

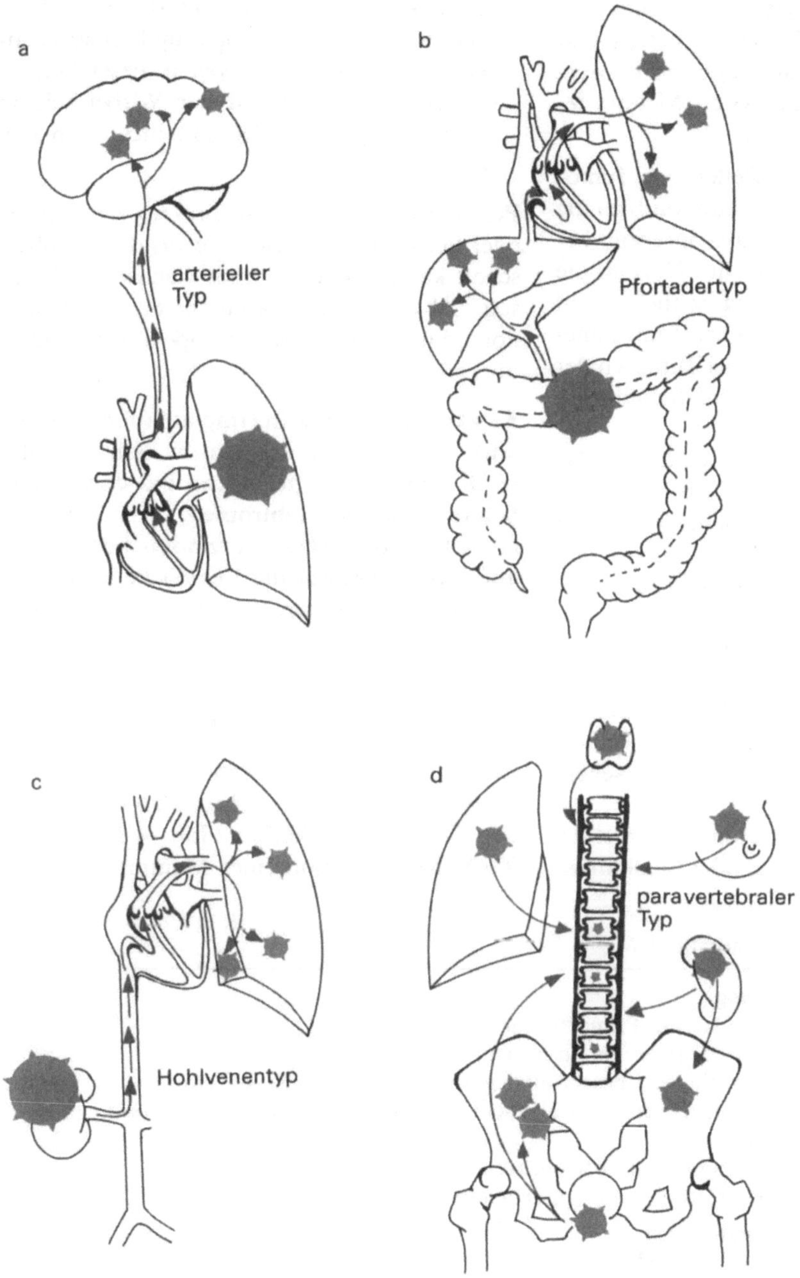


**Abb. 4-3** Hämatogene Metastasierungswege. **a. Arterieller Typ**: Wenn ein Lungentumor in die Blutbahn einbricht, gibt es z. B. Metastasen im Gehirn. **b. Pfortadertyp**: Wenn z. B. ein Darmtumor in das Pfortadersystem einbricht, gibt es Lebermetastasen. **c. Hohlvenentyp**: Wenn ein Tumor in das venöse System einbricht und über die Hohlvene zur Lunge befördert wird, entstehen Metastasen in der Lunge. **d. Vertebraler Typ**: Wenn ein Tumor in das Venengeflecht im Bereich der Wirbelsäule einbricht, gibt es Skelettmetastasen.

morzellen mit Thrombozyten und Fibrin verbinden, sich an die Gefäßwände heften und von dort in das Gewebe auswandern. Es werden vier Typen der hämatogenen Metastasierung unterschieden (Abb. 4-3):

1. *Hohlvenentyp* (Cavatyp): Zellen von Tumoren, deren Blutgefäßsystem Anschluß an die untere Hohlvene (Vena Cava inferior) besitzt, gelangen über das rechte Herz in die Lungenarterien und bleiben schließlich in der Lunge hängen. Es entstehen Lungenmetastasen. Dies ist vor allem bei Tumoren der Nieren, Hoden, Knochen und Schilddrüse der Fall.
2. *Pfortadertyp:* Die Pfortader befördert das Blut aus den unpaarigen Bauchorganen (Magen, Darm, Bauchspeicheldrüse und Milz) zur Leber. Bei Tumoren im Darm und Magen kommt es daher vor allem zu Lebermetastasen.
3. *Arterieller Typ:* Wenn ein Tumor der Lunge in die Blutbahn einbricht, werden die Tumorzellen über die arterielle Blutbahn in den Körper befördert. Es kommt vor allem zu Tumoren im Gehirn, Knochen, Nebennieren und Leber.
4. *Vertebraler Typ:* Bei Tumoren von Prostata, Niere, Lungen, Brustdrüse oder Schilddrüse kommt es zu Knochenmetastasen an Wirbelsäule, Beckenknochen und Oberschenkel. Die abfließenden Venen dieser Organe stehen mit den Venen der Wirbelsäule in Verbindung, sie bilden mit diesen ein Geflecht.

**Per continuitatem:** durch direktes Einwachsen oder Berührung von Gewebe aus der Nachbarschaft kann dort ein Tumor wachsen, z. B. die sog. Abklatschmetastasen beim Vulvakarzinom, das von einer Schamlippe auf die andere übergehen kann.

**Kanikuläre Metastasen** (Implantationsmetastasen): Tumorzellen können in Körperhöhlen (z. B. Bauchraum) gelangen, und dort weiterbefördert werden (abtropfen). Abgelöste Tumorzellen eines Magenkarzinoms können sich auf diese Weise auf die Eierstöcke setzen und ein Ovarialkarzinom verursachen (sog. *Krukenbergtumor*).

### 4.3.3 Tumorklassifikationen

**Staging:** Methode zur Bestimmung der Tumorausbreitung durch Zuordnung zu den Stadien der TNM-Klassifikation (Tab. 4-3). Beispiel: TNM-Klassifikation eines Mammakarzinoms:

Tab. 4-3: Nomenklatur der Tumorstadien

| **T-Stadien** | **Tumorausbreitung** |
|---|---|
| T0 | keine Anzeichen für ein Primärtumor |
| Tis | präinvasiver Tumor (Carcinoma in situ) |
| T1 | Tumor auf Ursprungsort beschränkt, gut beweglich, Größe < 3 cm |
| T2 | Tumor hat Organgrenzen nicht überschritten, Beweglichkeit eingeschränkt, Größe > 3 cm |
| T3 | Tumor hat Organgrenzen überschritten, ist fixiert |
| T4 | Tumor wächst infiltrierend in umgebendes Gewebe |
| **N-Stadien** | **Regionäre Lymphknoten** |
| N0 | keine Lymphknotenvergrößerung |
| N1 | Infiltration beweglicher regionärer Lymphknoten |
| N2 | Infiltration beweglicher entfernter Lymphknoten |
| N3 | fixierte Lymphknotenmetastasen |
| NX | Lymphknotenmetastasen nicht einzuordnen |
| **M-Stadien** | **Fernmetastasen** |
| M0 | keine Fernmetastasen |
| M1 | Fernmetastasen vorhanden |

T2 N3 M1 bedeutet: das Mammakarzinom ist leicht mir der Haut bzw. mit dem Brustmuskel verwachsen (T2), es gibt ausgedehnte und verwachsenen Lymphknotenmetastasen (N3) und Fernmetastasen (M1).

**Grading:** bezeichnet die Einteilung der Tumoren nach ihrer Zelldifferenzierung (Tab. 4-4). Diese histologische Untersuchung ist in bestimmten Fällen zusätzlich zur Stadieneinteilung nützlich und hat prognostische und therapeutische Bedeutung: je weniger die Zellen ausdifferenziert sind, desto größer ist die Wachstums- bzw. Ausbreitungstendenz und desto schlechter ist die Prognose für den betreffenden Patienten.

Tab. 4-4: Grading von Tumoren

| | |
|---|---|
| G1 | gut differenziert |
| G2 | mäßig differenziert |
| G3 | schlecht differenziert |
| G4 | undifferenziert |
| GX | Differenzierungsgrad kann nicht bestimmt werden |

## 4.4 Auswirkungen auf den Organismus

Bei den Folgen eines Tumors wird in lokale Folgen (durch Veränderungen am Ort des Tumors) und systemische Folgen unterschieden (der gesamte Organismus wird in Mitleidenschaft gezogen).

**Lokale Komplikationen:**

- *Stenosen:* Durch das Wachstum des Tumors kommt es oft zu Verdrängung und Einengung eines Hohlorgans (z. B. Gallengangsstenose mit Rückstau von Galle), oder der Tumor wächst in einen Hohlraum hinein und verlegt ihn. Auch Störungen des venösen Abflusses kann es geben, wodurch sich Thrombosen bilden können.
- *Nekrosen:* Das expansive Wachstum von Tumoren führt in der Regel auch zu lokalen Ernährungsstörungen und zum Untergang von angrenzendem Gewebe. Die *Tumornekrose* entsteht durch zu schnelles Wachstum des Tumors, so daß die Versorgung mit Blut im Inneren des Tumors nicht mehr vollständig gewährleistet ist.
- *Organstörungen:* Vor allem Nerven und Gefäße sind hiervon betroffen. Es kommt zu Schmerzen und Blutungen (z. B. in die Bronchien) oder in den Verdauungstrakt (Teerstuhl).

**Systemische Komplikationen:** Vor allem die Stoffwechsel- und Zerfallsprodukte des Tumors sind für diese Auswirkungen verantwortlich.

- *Kachexie* (Auszehrung): allgemeiner Kräfteverfall und Gewichtsverlust des Patienten. Krebs ist ein konsumierender Prozeß, der oft mit Appetitlosigkeit und Verdauungsstörungen einhergeht. Meist kommen noch therapeutische Maßnahmen (z. B Bestrahlung oder Zytostatika) hinzu, die den Patienten ebenfalls schwächen. Kachexie ist die häufigste und wichtigste Todesursache bei Krebs.
- *Fieber:* wird durch den Nekroseabbau ständig produziert. Fieber regt die Immunabwehr an, um das abgestorbene Gewebe besser und schneller beseitigen zu können (Resorptionsfieber).
- *Anämie:* Durch chronische Blutverluste (z. B. bei Magen- und Darmblutungen) oder durch gestörte Blutneubildung entsteht Blutarmut. Auch Tumore, die primär oder sekundär das Knochenmark schädigen, führen zu einer Anämie.
- *Abwehrschwäche:* Das Abwehrsystem kann durch den Tumor überlastet werden, da es ständig übermäßig beansprucht wird. Auch eine Chemotherapie oder Proteinmangel durch Verdauungs- und Eßstörungen schwächen die Abwehr, so daß es zu Sekundärinfektionen kommen kann.
- *Paraneoplastische Syndrome:* Es handelt sich um Krankheitserscheinungen, die nicht durch das zerstörerische Wachstum des Tumors ausgelöst werden, sondern um Begleiterscheinungen der Tumorerkrankung.
  - Hautveränderungen: z. B. schwarz gefärbte Verhornung bei Tumoren des Verdauungstraktes

- Muskelschwäche: bei Bronchialkarzinom und Tumoren des Thymus
- Cushing-Syndrom: bei ACTH produzierendem Bronchialkarzinom
- Durchfälle und Flush-Syndrom bei Serotonin produzierenden Karzinomen (Karzinoid) des Blinddarmes (Appendix), bei Dünndarm-, Dickdarm- oder Bronchialkarzinom. Das Flush-Syndrom zeigt sich durch rot-blaue Hautverfärbungen und evtl. Hitzewallungen
- Magengeschwür bei gastrinproduzierenden Tumoren der Bauchspeicheldrüse

## 4.5 Diagnose

Je früher ein Tumor festgestellt wird, um so günstiger sind seine Heilungschancen. In einigen Fällen ist damit auch eine vollständige organische Heilung möglich. Allerdings gibt es in der Regel nur selten adäquate Frühsymptome, die auf einen Tumor schließen lassen. Manifeste Symptome erscheinen erst dann, wenn der Tumor eine bestimmte Größe erreicht hat oder Metastasen vorhanden sind.

**Allgemeine Krebssymptome:** sind sehr unspezifisch (z. B. Leistungsknick, Schwäche, Gewichtsabnahme, Appetitlosigkeit oder plötzliche Geschmacksveränderungen, Blässe und evtl. subfebrile Temperaturen).

**Verdachtszeichen von Krebs** (an einzelnen Organen):

- *Haut:* beginnt meist als kleiner derber Knoten, der langsam wächst und später geschwürig zerfallen kann. Größer werdende oder gar juckende Pigmentflecken auf der Haut (Muttermale) sind zu beachten, auch langsam wachsende, geschwürig zerfallende schlecht heilende Knoten, meist an sonnen- und witterungsausgesetzten Hautflächen von Handrücken und Gesicht.
- *Lippen:* oft gehen weißliche Verfärbungen und Verdickungen der Schleimhaut voraus
- *Zunge:* weißliche Verfärbungen und kleine schmerzlose Geschwüre auf der Zunge
- *Kehlkopf:* länger andauernde Heiserkeit und Reizhusten ohne Erkältung
- *Speiseröhre:* Schluckbeschwerden bei festen Speisen, Fremdkörpergefühl hinter dem Brustbein, später auch Schmerzen
- *Lunge:* Trockener Reizhusten, vor allem nachts, später blutiger Auswurf
- *weibliche Brust:* Knoten und Verhärtungen an der Brust, die unverschieblich sind, Einziehungen der Haut
- *Magen:* Druck- und Völlegefühl nach Essensbeginn, Appetitlosigkeit, Aufstoßen, Widerwillen gegen Fleisch und Brot, Abmagerung, Blutarmut
- *Darm:* Durchfall und Verstopfung im Wechsel und Blutabgang (Laboruntersuchung), Bleistiftkot und blutiger Schleim
- *Niere/Blase:* länger anhaltende Störungen des Wasserlassens (Blasenkatarrh), blutiger Urin
- *Unterleibskrebs:* Menstruationsstörungen, unregelmäßige Blutungen, Ausfluß.

**Früherkennung:** Vorsorgeuntersuchungen, die einfach, komplikationsarm, billig und aussagekräftig sind, werden für die Erkennung folgender Krebsarten empfohlen: Gebärmutterhalskrebs, Brustkrebs, Prostatakrebs, Dickdarmkrebs und Bronchialkrebs.

**Tumormarker:** Ein sicheres Nachweisverfahren (Krebstest) gibt es nicht. Zwar gibt es bei Tumoren bestimmte pathologische Befunde, sie sind aber nicht tumorspezifisch (z. B. erhöhte BSG, Hb-Abfall, Eiweißkörper, saure Phosphatase und Tumormarker). Tumormarker sind spezielle Verbindungen, die durch bestimmte Tumoren entstehen und bei gesunden Menschen normalerweise nicht im Blut vorkommen. Zur Früherkennung und Diagnose eignen sie sich nicht, da bei vielen Erkrankungen und bei Schwangerschaft diese Verbindungen auch nachzuweisen sind. Die wichtigsten Tumormarker sind:

- CEA (carcino-embryonales Antigen): kommt bei sehr vielen Tumoren und speziell beim Dickdarmkrebs vor
- CA 15-3: speziell bei Mammakarzinom
- CA 19-9: bei gastrointestinalen Tumoren, speziell beim Pankreaskarzinom
- Thyreoglobulin: bei Schilddrüsenkarzinom;

- AFP (Alpha-Fetoprotein): speziell bei Leber- und Keimzellentumoren
- HCG (Human Choriogonadotropin): speziell bei Uterus-, Ovarial- und Hodenkarzinom.
- Kalzitonin: bei Schilddrüsen- und Bronchialkarzinom.

## 4.6 Krebstherapie

Die meisten malignen Tumoren führen unbehandelt in kürzerer oder längerer Zeit zum Tod. Je frühzeitiger die Therapie beginnt, desto größer sind deren Erfolgschancen. Die verschiedenen schulmedizinischen Behandlungsverfahren werden dabei meist kombiniert eingesetzt. Folgende Möglichkeiten stehen hier zur Verfügung.

**Operative Behandlung:** Je nach Art und Ausmaß des Tumors gibt es folgende Methoden:

- *Radikaloperation:* möglichst vollständige Entfernung des Tumors und der ableitenden Lymphknoten (Radikaloperation). Es findet eine Resektion (Entfernung) auch im gesunden Gewebe statt. Das Ziel dieser Methode ist kurativ (auf Heilung ausgerichtet). Beispiele sind bei Kehlkopfkrebs die Halsausräumung („Neck dissection") oder bei Magenkarzinom die Magenresektion, bei der bis zu ⅘ des Magens entfernt werden.
- *Palliativoperation:* Ziel dieser Operation ist die Symptombeseitigung und Verbesserung der Lebensqualität. Eine Heilung wird hier nicht angestrebt, das Tumorgewebe wird hier nicht oder nur teilweise entfernt.
  - *reserzierende Palliativoperation:* Durch die Entfernung von tumortragendem Gewebe werden Komplikation, wie Stenosen, Blutungen und Schmerzen beseitigt.
  - *nichtreserzierende Palliativoperation:* Hier wird kein Tumorgewebe entfernt, sondern nur die Symptome werden beseitigt (z. B. Unterbrechen schmerzleitender Stränge im Rückenmark oder Legen eines künstlichen Darmausgangs).

**Strahlentherapie:** Die Strahlentherapie kann kurativ, palliativ und adjuvant (zusätzlich) eingesetzt werden. Die Indikation ist allerdings auf bestimmte Tumoren beschränkt (z. B. Karzinome der Haut, Portiokarzinom, das Zervixkarzinom, Brustkrebs, Ösophaguskarzinom, Rektumkarzinom und Morbus Hodgkin). Die Nebenwirkungen einer Strahlentherapie sind erheblich: Stomatitis (Entzündung der Mundschleimhaut), Brechreiz, Dermatitis mit Haarausfall, Immunschwäche (Agranulozytose), Anämie, Fisteln, Stenosen (durch Entzündung). Als Spätreaktion kann wieder Krebs entstehen.

**Chemotherapie:** Die Chemotherapie mit Zytostatika wird nur palliativ oder adjuvant, vor allem bei inoperablen und metastasierenden Tumoren angewendet. Sie wird bei Hoden-, Mamma-, Rektum-, Kolon-, Ovarial- und Ösophaguskarzinom und bei Leukämie eingesetzt. Zytostatika verhindern die Zellteilung aktiver Zellen. Besonders aktive Zellen sind neben den Tumorzellen auch die Schleimhäute des Verdauungstraktes und die Zellen blutbildender Organe. Komplikationen sind immunsuppressive Wirkung (Abwehrschwäche), Schleimhautstörungen mit Geschwüren (Ulzera), Stomatitis und Durchfall, Haarausfall (Alopezia), Pankreatitis, Anämie, karzinogene Wirkung, Blutungen, Übelkeit und Erbrechen.

**Immuntherapie:** Krebszellen können vom Immunsystem erkannt und vernichtet werden, jedoch gibt es Tumore, die sehr schlecht vom Immunsystem erkannt werden (geringer Antigencharakter). In der Immuntherapie werden bestimmte Stoffe gespritzt, die in das Immunsystem eingreifen (z. B. Interferon und Interleukin). Da diese Therapierichtung ziemlich neu ist, gibt es noch wenig Erfahrungen über die Wirksamkeit.

**Schmerztherapie:** Die Mehrzahl der Krebspatienten leiden im Verlauf ihrer Erkrankung unter Schmerzen. Aus diesem Grunde ist die Schmerzbekämpfung eine wichtige Aufgabe. Hier kommen vor allem Medikamente oder operative Maßnahmen zum Einsatz.

# 5 Der aktive und passive Bewegungsapparat

## 5.1 Das Skelettsystem (passiver Bewegungsapparat)

Der passive Bewegungsapparat des Menschen besteht aus insgesamt 212 Knochen, die mit einem Minimum an Materialaufwand ein Maximum an Leistungsfähigkeit erreichen. Die Knochen wiegen zusammen ca. 10 kg. Sie sind stabil, elastisch, leicht und reparieren sich selbst (Abb. 5-1).

**Funktion der Knochen**

1. *Stützfunktion:* Die Belastung einzelner Knochen kann extrem hoch sein. Der Oberschenkelknochen kann z. B. bis zu 1500 kg tragen.
2. *Schutzfunktion:* Die Schädelknochen schützen das Gehirn, der Brustkorb Lunge und Herz, die Wirbelsäule das Rückenmark und das kleine Becken die Harn- und Geschlechtsorgane.
3. *Haltefunktion:* Die Knochen bieten den Ansatz für die Muskeln.
4. *Bewegungsfunktion*: Die Knochen ermöglichen in Verbindung mit den Muskeln die Beweglichkeit.
5. *Blutbildung:* Das rote Knochenmark ist der wichtigste Bildungsort der Blutzellen. Es wiegt insgesamt ca. 1500 g.
6. *Speicherfunktion:* Vor allem Kalzium und Phosphat sind in den Knochen eingelagert.

**Knochenarten**

1. *Röhrenknochen* (ossa longa), z. B. Oberschenkelknochen und Oberarmknochen.
2. *Platte Knochen* (ossa plana), z. B. Schädel, Brustbein, Schulterblatt und Becken.
3. *Kurze Knochen* (ossa brevia), z. B. Hand- und Fußwurzelknochen.
4. *Unregelmäßige Knochen* (ossa irregularia), z. B. Wirbel und Gesichtsschädel.
   besondere unregelmäßige Knochen sind:
   a) *lufthaltige Knochen* (ossa pneumatica), z. B. Stirnbein Siebbein und Oberkiefer.
   b) *Sesambeine* (ossa sesamoides) sind einzelne, oft vollständig in Sehnengewebe eingebettete Knöchelchen, z. B. die Kniescheibe.

**Knochenzellen:** Die Knochen als Teil des Binde- und Stützgewebes bestehen aus anorganischer Grundsubstanz (*Ossein*, das zu 85% aus Kalziumphosphat besteht), den organischen Kollagenfasern und den Knochenzellen. Knochengewebe besteht zu ca. 65% aus anorganischen Bestandteilen, 25% organischen Bestandteilen und zu 10% aus Wasser. Im Knochen sind vor allem drei Zellarten für den Stoffwechsel zuständig.

- *Osteoblasten:* Knochenbildungszellen, sie produzieren die als *Osteoid* bezeichnete Interzellularsubstanz, in die sie sich einmauern und damit zu Osteozyten werden.
- *Osteozyten:* eigentliche Knochenzellen, stehen über Fortsätze mit anderen Knochenzellen in Verbindung. Sie übernehmen die Versorgung der Knochensubstanz.
- *Osteoklasten:* Knochenabbauzellen, sie wirken als mehrkernige Riesenzellen dem Prozeß der Knochenbildung entgegen, indem sie die Knochensubstanz enzymatisch abbauen.

Der **Auf- und Abbau** der Knochen findet ständig parallel statt. Dabei ist es dem Körper in gewissen Grenzen möglich, die Knochenstruktur veränderten Belastungen anzupassen. Das Gleichgewicht zwischen Auf- und Abbau der Knochen ist dabei von entscheidender Bedeutung.

**Knochenaufbau:** Ausgereifte Knochen besitzen meistens eine *Lamellenstruktur* (Abb. 5-2). Die beiden verdickten Enden eines Röhrenknochen sind die *Epiphysen.* Sie sind an den Gelenkflächen mit *hyalinem Knorpel* überzogen. Das zwischen den Epiphysen liegende Stück ist die

*Diaphyse*. Zwischen Epiphyse und Diaphyse befindet sich bis zum 20. Lebensjahr die Wachstumszone oder *Epiphysenfuge*. Diese aus Knorpelgewebe bestehende Zone ermöglicht dem Knochen das Längenwachstum. Im inneren Hohlraum des Knochens befindet sich das *Knochenmark*, in den Epiphysen das rote und im Schaft das gelbe Knochenmark. Es ist von lamellenförmigem, kompaktem Knochenmaterial umgeben. In den Epiphysen findet man ein Netzwerk aus feinen Knochenbälkchen, die *Substantia spongiosa* (schwammartige Substanz). Kompaktes Knochenmaterial, die *Substantia compacta*, findet sich als feste Schale an der Außenseite und am Schaft des Knochens. Außen wird der Knochen von der Knochenhaut (*Periost*) überzogen, von der aus auch die Ernährung erfolgt, indem Blutgefäße vom Periost zu den Haversschen Kanälen in das Innere des Knochens ziehen. Von dort aus diffundieren Nährstoffe und Sauerstoff zu den Knochenzellen.

**Knochenbildung** ***(Ossifikation)*:**

1. *Desmale Ossifikation:* auch bindegewebige oder direkte Ossifikation genannt (Abb. 5-3). Das Knochengewebe entsteht direkt aus dem *Mesenchym* (embryonales Bindegewebe). Dabei differenzieren sich Mesenchymzellen zu Osteoblasten, die sich in die selbstproduzierte Knochensubstanz einmauern und dann zu Osteozyten werden. Knochen, die infolge desmaler Ossifikation

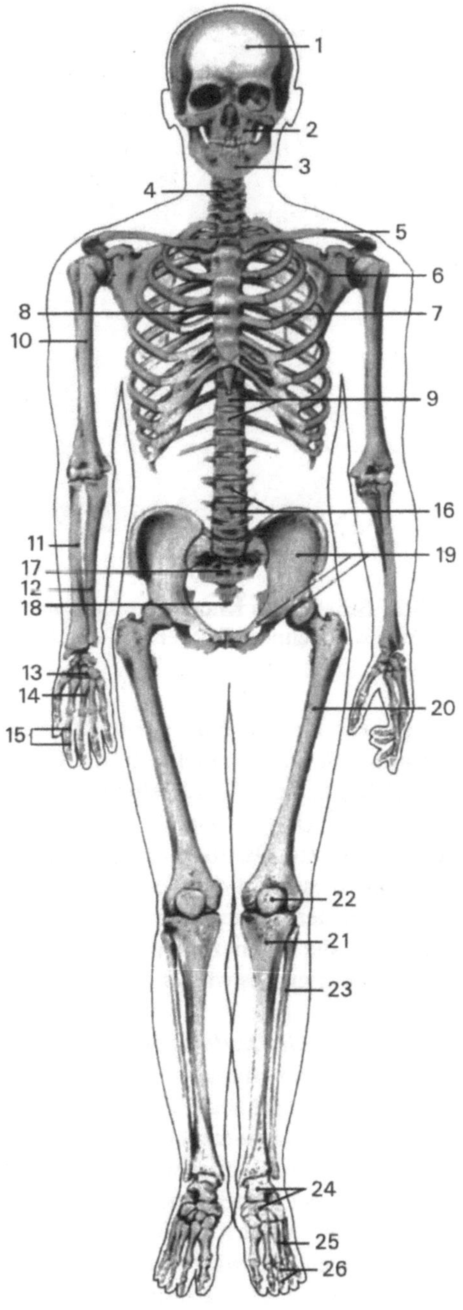


**Abb. 5-1** Übersicht über das Skelett. **1** knöchernes Schädeldach (Calviaria); **2** Oberkiefer (Maxilla); **3** Unterkiefer (Mandibula); **4** Halswirbel (Vertebrae cervicalis); **5** Schlüsselbein (Clavicula); **6** Schulterblatt (Scapula); **7** Rippen (Costae); **8** Brustbein (Sterum); **9** Brustwirbel (Vertebrae thoracicae); **10** Oberarm (Humerus); **11** Speiche (Radius); **12** Elle (Ulna); **13** Handwurzelknochen (Ossa carpi); **14** Mittelhandknochen (Ossa metacarpalia); **15** Fingerknochen (Ossa digitorum manus); **16** Lendenwirbel (Vertebrae lumbales); **17** Kreuzbein (Os sacrum); **18** Steißbein (Os coccygis); **19** Hüftbein (Os coxae); **20** Oberschenkelknochen (Femur); **21** Schienbein (Tibia); **22** Kniescheibe (Patella); **23** Wadenbein (Fibula); **24** Fußwurzelknochen (Ossa tarsi); **25** Mittelfußknochen (Ossa metatarsalia); **26** Zehenknochen (Ossa digitorum pedis).

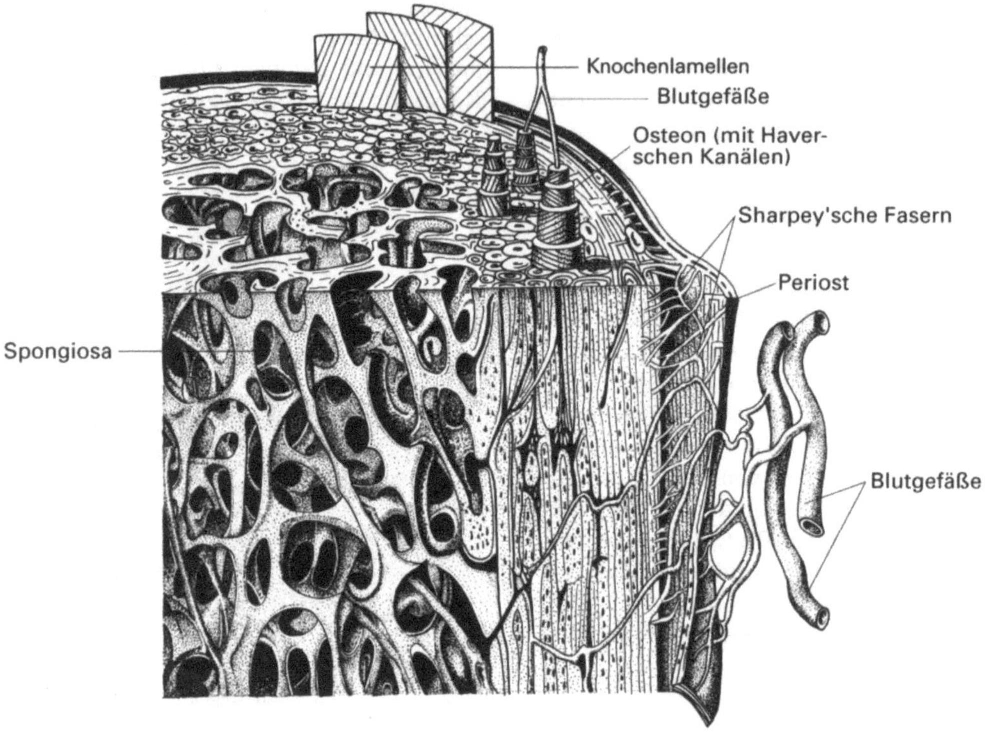


**Abb. 5-2** Schema des Knochenaufbaus nach Benninghoff. Sharpeysche Fasern sind kollagene Fasern, mit denen sich Sehnen, Bänder und das Periost am Knochen verankern.

entstehen, werden *Bindegewebsknochen* genannt, z. B. das Schädeldach, die Gesichtsknochen oder das Schlüsselbein.

2. *Chondrale Ossifikation:* auch knorpelige oder indirekte Ossifikation genannt (Abb. 5-3). Bei dieser Art der Verknöcherung entsteht aus den Mesenchymzellen zuerst ein Knorpel, der dann zu Knochen umgebaut wird. Dabei gibt es wiederum zwei Möglichkeiten:

   a) *Enchondrale Ossifikation:* d. h. im Knorpel liegende Ossifikation. Hier wird der bestehende Knorpel abgebaut und durch Knochengewebe *(Ersatzknochen)* ersetzt, das sich dann zu Lamellenknochen strukturiert, z. B. bei kurzen und platten Knochen und an den Wachstumsfugen. In der Epiphyse bilden sich während der Wachstumsperiode (bis 18–22 Jahre) immer neue Knorpelzellen, die dann durch die Umwandlung zu Knochenzellen das *Längenwachstum* herbeiführen.

   b) *Perichondrale Ossifikation:* Hierbei werden Osteoblasten von der Knorpelhaut *(Perichondrium)* gebildet. Diese Zellen bilden eine Knochenmanschette, die den späteren Schaft der Röhrenknochen darstellen. Die Knorpelhaut wird zur Knochenhaut. Dieses *Dickenwachstum* bleibt das ganze Leben bestehen.

Die **Regeneration** des Knochengewebes (z. B. nach einer Fraktur) erfolgt vor allem durch Zellen der Knochenhaut und des Knochenmarks. An der Bruchstelle entsteht zunächst ein bindegewebiger *Kallus*, der – bei entsprechender Ruhigstellung des betroffenen Knochens – nach und nach zu Knochengewebe umgebaut wird.

**Knochenstoffwechsel:** Der Knochenstoffwechsel ist von vielen Faktoren abhängig. Die beiden wichtigsten Mineralien für den Knochen

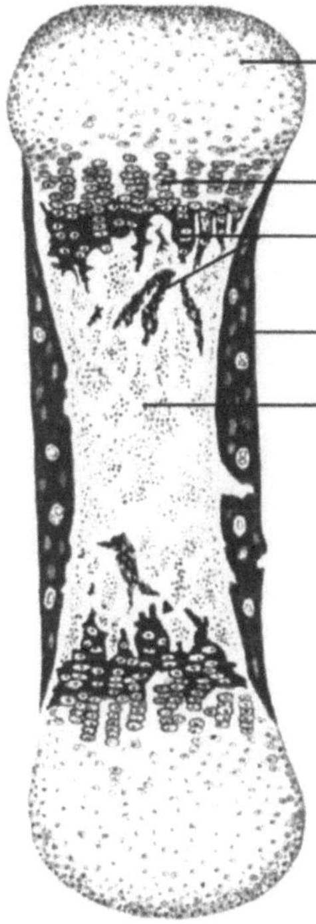


**Abb. 5-3** Perichondrale und enchondrale Ossifikation eines Röhrenknochens.

sind *Kalzium* und *Phosphat* (99 % des Kalziums und 85 % des Phosphats befindet sich in den Knochen). Reguliert wird der Kalzium- und Phosphathaushalt über das Parathormon, Calcitonin und Vitamin D (→ Kap. 15.3).

- *Parathormon* (PTH): Es erhöht die Kalziumkonzentration im Serum, indem es die Kalziumaufnahme aus dem Darm erhöht, die Kalziumausscheidung über die Niere vermindert und den Kalziumabbau aus den Knochen steigert.
- *Calcitonin:* Es fördert den Einbau von Kalzium in die Knochen und die Ausscheidung in den Nieren. Insgesamt sinkt durch die Calcitonineinwirkung der Serumkalziumspiegel. Calcitonin ist ein Antagonist zum Parathormon.
- *Vitamin D:* Es fördert die Aufnahme von Kalzium aus dem Darm, den Einbau von Kalzium in den Knochen und die Rückresorption aus der Niere. Es hat zu Parathormon und Kalzitonin eine synergistische Wirkung (→ Kap. 12.4.2).

Entscheidend ist, daß genügend Kalzium mit der Nahrung aufgenommen wird und die Verdauungsorgane und Ausscheidungsorgane gesund sind. Über die UV-Strahlen (Sonnenlicht) wird genügend Vitamin D gebildet und über ausreichende Bewegung wird der Kalziumeinbau in die Knochen stimuliert.

### 5.1.1 Knochenverbindungen

Die Knochen des Skeletts stehen miteinander über kontinuierliche und diskontinuierliche Knochenverbindungen in Kontakt. Kontinuierliche Verbindungen sind feste Verbindungen, man nennt sie auch Haften *(Synarthrosen)* oder unechte Gelenke. Diskontinuierliche Verbindungen sind beweglich, es sind die echten Gelenke *(Diarthrosen)*.

**Synarthrosen:**

1. *Bandhaft* (Syndesmose), z. B. zwischen Elle und Speiche
2. *Knorpelhaft* (Synchondrose) z. B. die Schambeinfuge
3. *Knochenhaft* (Synostose) z. B. die Hüftknochen

**Gelenke:** Ein Gelenk (articulatio) ist eine bewegliche Verbindung zwischen zwei oder mehreren Knochen. Es besitzt mindestens zwei Gelenkkörper, den *Gelenkkopf* und die *Gelenkpfanne*, die sich gegeneinander bewegen. Im Gelenkbereich sind die Gelenkkörper mit *Gelenkknorpel* (hyaliner Knorpel) überzogen. Zwischen ihnen befindet sich der *Gelenkspalt*. Das Gelenk wird von einer *Gelenkkapsel* umhüllt. Im Innern des Gelenkes befindet sich die *Gelenkhöhle*. Die innere Kapselschicht ist die *Synovialhaut* (Membrana synovialis), die die *Gelenkschmiere* (Synovia) absondert. Die äußere Kapselschicht ist eine Faserschicht (Membrana fibrosa), die das Gelenk führt und an beanspruchten Stellen durch *Gelenkbänder* verstärkt wird. Die Synovia macht die Knochen gegeneinander gleitfähig und ernährt den Gelenkknorpel (Abb. 5-4).

**Zusatzeinrichtungen der Gelenke:**

- *Gelenklippen* (Labra) bestehen aus Bindegewebe und vergrößern die Gelenkpfanne, z. B. am Hüftgelenk.

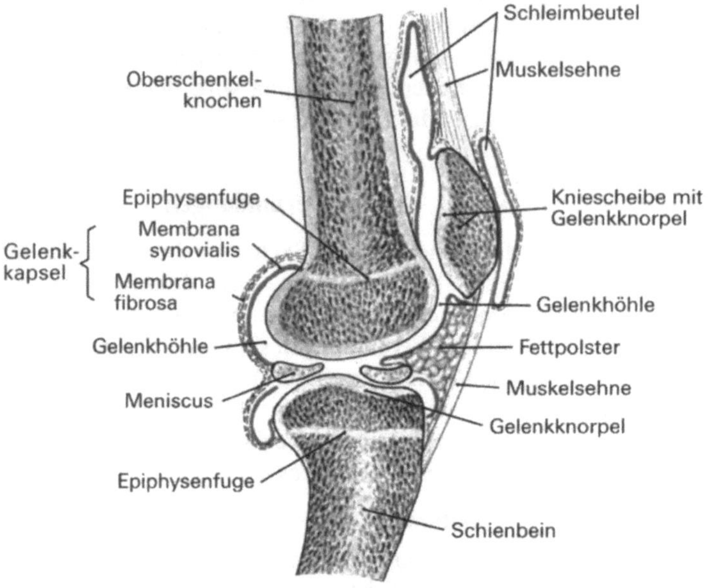


**Abb. 5-4** Schema eines Gelenkes. Sagittalschnitt durch das Kniegelenk.

- *Knorpelscheiben* (Disci articulares) unterteilen das Gelenk in zwei Abschnitte, z. B. im inneren Schlüsselbeingelenk und im Kiefer.
- *Faserknorpel* gleichen Ungleichmäßigkeiten des Gelenkes aus, z. B. im Kniegelenk (keilförmige Menisci).
- *Schleimbeutel* (Bursae synoviales) bilden einen Hohlraum mit Gelenkschmiere an besonders druckbelasteten Stellen zur Polsterung zwischen Sehnen oder Muskeln und Knochen.
- *Gelenkbänder* (Ligamenta) stabilisieren das Gelenk und lenken oder hemmen Bewegungen in bestimmte Richtungen.
- *Kreuzbänder* spannen sich zwischen Gelenkkopf und Gelenkpfanne aus und halten das Gelenk zusammen, z. B. im Kniegelenk.

**Gelenkformen:** Gelenke können nach der Zahl ihrer Bewegungsachsen (Freiheitsgrade) und ihrer Form nach unterschieden werden (Abb. 5-5).

1. Das *Kugelgelenk* ist raumläufig und hat drei Bewegungsrichtungen (Achsen): Anteversion-Retroversion, Abduktion-Adduktion, Innenrotation-Außenrotation, außerdem die Kreiselung als zusammengesetzte Bewegung. Beispiele: Schulter- und Hüftgelenk.
2. Das *Eigelenk* hat zwei Bewegungsachsen: Abduktion-Adduktion, Flexion-Extension, eine Rotation oder Drehung ist nicht möglich. Beispiel: proximales Handgelenk.
3. Das *Scharniergelenk* besitzt nur eine Bewegungsachse: Flexion-Extension. Beispiele: Ellbogen- und mit Einschränkung das Kniegelenk (läßt noch eine gewisse Innen- und Außenrotation zu.
4. Das *Zapfen-* oder *Drehgelenk* besitzt nur eine Achse. Es kann sich drehen bzw. ermöglicht eine Innen- und Außenrotation oder eine Pronation und Supination. Beispiele: Atlantoaxialgelenk (Gelenk zwischen 1. und 2. Halswirbel) und Ellen-Speichen-Gelenk.
5. Das *Sattelgelenk* hat zwei Bewegungsachsen und ermöglicht die Adduktion-Abduktion und Flexion-Extension. Beispiel: Karpometakarpalgelenk (Daumensattelgelenk).
6. Beim *flachen Gelenk* verschieben sich platte Gelenkflächen gegeneinander. Beispiele: Interkarpalgelenk und Stellknorpel im Kehlkopf.
7. Das *straffe Gelenk* (Amphiarthrose) stellt eine Sonderform dar und ermöglicht keine

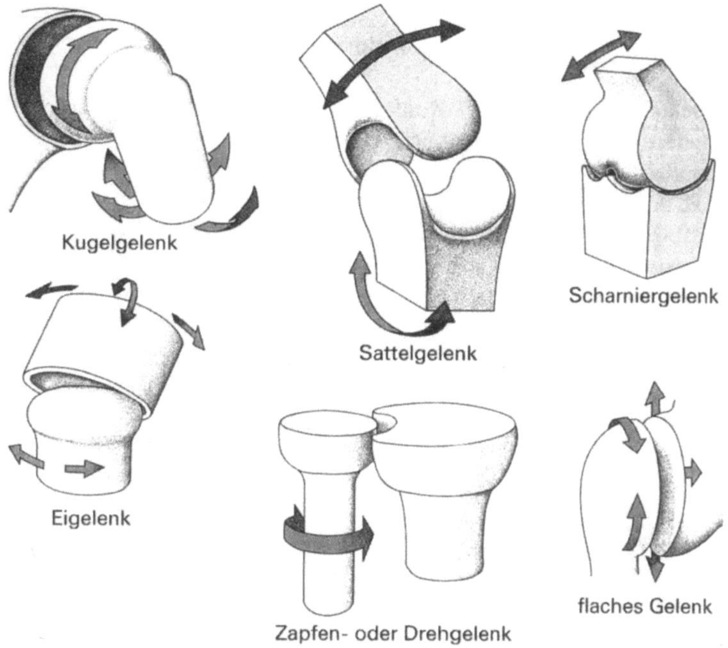


**Abb. 5-5** Die verschiedenen Gelenkformen

oder nur eine geringe Bewegung. Es dient der Abfederung. Beispiele: Knochenverbindungen zwischen Schien- und Wadenbein bzw. Kreuz- und Darmbein (Iliosakralgelenk).

**Gelenkhemmung**

Eine Gelenkhemmung ist notwendig, um die Gelenke im Bewegungsradius einzuschränken und sie dadurch zu stabilisieren. Es gibt verschiedene Möglichkeiten der Gelenkhemmung:

*Knochenhemmung*, z. B. Hemmung der Ellbogenstreckung durch das Olekranon.

*Bänderhemmung*, z. B. die Hemmung der Überstreckung im Hüftgelenk.

*Muskelhemmung*, z. B. Hemmung der Beugung im Ellbogengelenk durch den Bizeps.

*Weichteilhemmung*, z. B. die Bewegungseinschränkung in manchen Gelenken bei Bodybuildern und dicken Menschen.

### 5.1.2 Spezielle Knochenlehre

Das menschliche Skelett wird folgendermaßen eingeteilt:

1. *Stammskelett* (Achsenskelett): dazu gehören der Kopf, der Brustkorb und die Wirbelsäule.
2. *Extremitätenskelett* (Anhangsskelett): dazu gehören der Schultergürtel, die freie obere Extremität, der Beckengürtel und die freie untere Extremität.

#### 5.1.2.1 Die freie obere Extremität

Die freie obere Extremität besteht aus folgenden Knochen (Abb. 5-6):

1. *Finger* (Digiti) mit den fünf Fingerknochen (Phalanges), die wiederum aus jeweils einem Grund-, Mittel- und Endglied bestehen. Eine Ausnahme macht der Daumen, er besitzt nur zwei Glieder. Die Fingerglieder sind über Scharniergelenke verbunden.
2. *Mittelhand* (Metacarpus) mit 5 Mittelhandknochen.
3. *Handwurzel* (Carpus) mit 8 Handwurzelknochen (Kahnbein, Mondbein, Dreiecksbein, Erbsenbein, großes Vielecksbein, kleines Vielecksbein, Kopfbein und Haken-

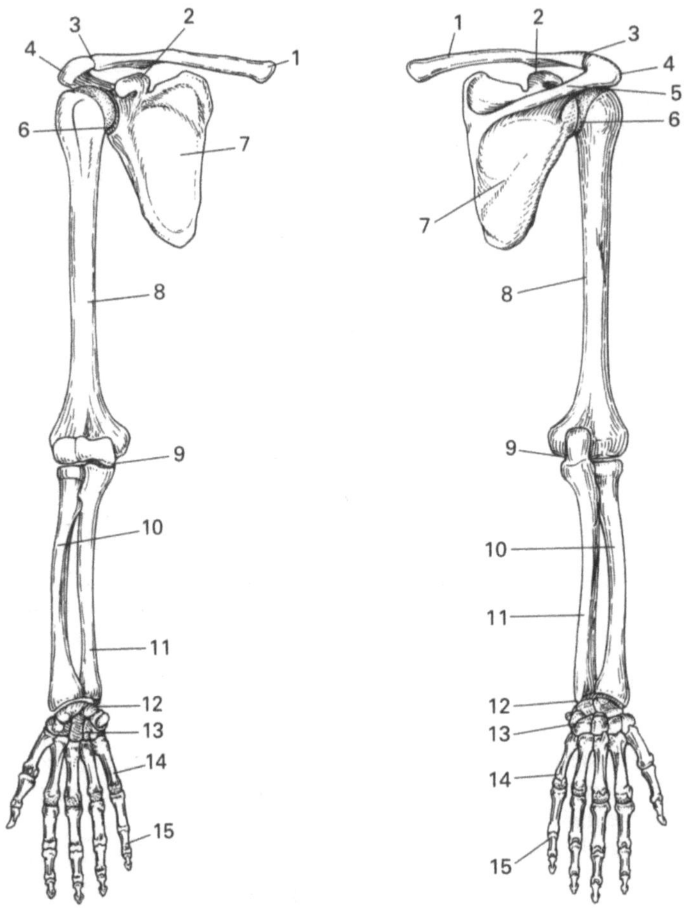


**Abb. 5-6** Die obere Extremität, links von vorn und rechts von hinten. **1** Schlüsselbein (Clavicula); **2** Rabenschnabelfortsatz (Processus coracoideus); **3** Akromioclaviculargelenk; **4** Schulterblatthöhe (Acromion); **5** Schulterblattgräte; **6** Schultergelenk; **7** Schulterblatt (Scapula); **8** Oberarmknochen (Humerus); **9** Ellbogengelenk (Articulatio cubiti); **10** Speiche (Radius); **11** Elle (Ulna); **12** Handgelenk (Articulatio radiocarpea); **13** Handwurzel (Carpus); **14** Mittelhand (Metacarpus); **15** Finger (Digiti).

bein). Eine Eselsbrücke hilft, sich die Namen der Knochen besser einzuprägen:

> Es fährt ein Kahn in Mondenschein
> dreieckig um das Erbsenbein.
> Vieleckig groß, vieleckig klein,
> das Köpfchen muß beim Haken sein.

4. *Handgelenk* (Articulatio radiocarpea), ein Eigelenk.
5. *Elle* und *Speiche* (Ulna und Radius), die Unterarmknochen.
6. *Ellbogengelenk* (Articulatio cubiti) besteht aus 3 Einzelgelenken: Die Articulatio humeroradialis ist ein Kugelgelenk, die Articulatio humeroulnaris ein Scharniergelenk und die Articulatio radioulnaris ist ein Zapfengelenk.
7. *Oberarmknochen* (Humerus) und
8. *Schultergelenk* (Articulatio humeri), ein Kugelgelenk.

#### 5.1.2.2 **Der Schultergürtel**

Er besteht aus:

1. *Schlüsselbein* (Clavicula), das die einzige knöcherne Verbindung der oberen Extremität zum Achsenskelett darstellt. Über das *Akromioklavikulargelenk* hält es das Schulterblatt in Position und über das *Sternoklavikulargelenk* ist es mit dem Brustbein verbunden.
2. *Schulterblatt* (Scapula) mit der Schulterblattgräte (Spina scapulae) und der dadurch vorhandenen oberen Schulterblattfurche (Fossa supraspinata). Nach vorne erhebt sich der Rabenschnabelfortsatz (Processus coracoideus). Der höchste äußere Punkt der Schulterblattgräte ist die Schulterhöhe (Akromion), die mit dem Schlüsselbein das Akromioklavikulargelenk bildet (Abb. 5-6).

#### 5.1.2.3 **Der Brustkorb**

Der Brustkorb (Thorax) besteht aus (Abb. 5-7):

1. *Brustbein* (Sternum): zählt zu den platten Knochen und enthält reichlich rotes Knochenmark. Es setzt sich aus 3 Teilen zusammen, dem *Handgriff* (Manubrium) dem *Körper* (Corpus) und dem *Schwertfortsatz* (Processus xiphoideus oder Xiphoid). Der nach kranial gerichtete Handgriff besitzt seitlich gelegene Gelenkflächen, die dem Ansatz der beiden Schlüsselbeine dienen. Das Gelenk zwischen Brustbein und Schlüsselbein *(Sternoclavikulargelenk)* ist kompliziert aufgebaut. Eine Knorpelscheibe (Discus) teilt den Gelenkraum in zwei Teile. Die knorpeligen Anteile der Rippen setzen seitlich am Corpus an, es handelt sich nur zum Teil um echte Gelenkverbindungen. Die übrigen Rippen sind mit dem Brustbein im Sinne einer Knorpelhaft verbunden. Nach kaudal schließt sich der kleine bewegliche und in seiner Form variable Schwertfortsatz an das Corpus an. Rechter und linker Rippenbogen bilden im Bereich des Processus xiphoideus den *epigastrischen Winkel*. Durch seine oberflächliche Lage ist das Brustbein bevorzugter Punktionsort für die Gewinnung von Knochenmark zur Beurteilung der blutbildenden Zellen *(Sternalpunktion)*.
2. *Rippen* (Costae): 12 aus einem knöchernen und einem knorpeligen Anteil bestehende Rippenpaare. Der Kopf der knöchernen Rippe setzt am Wirbelkörper an. Ein Höker am *Rippenhals* trägt eine Gelenkfläche zur Verbindung mit dem Querfortsatz des zugehörigen Brustwirbels. Der sich an den Rippenhals anschließende *Rippenkörper* geht schließlich in den *Rippenknorpel* über. Die ersten 7 Rippen stehen direkt über die Rippenknorpel mit dem Brustbein in Verbindung. Man nennt sie deshalb *echte Rippen*. Die nächsten 3 Rippen setzen nur indirekt über den knorpeligen Anteil der darüberliegenden Rippen am Brustbein an. Diese Knorpelansätze bilden den *Rippenbogen*. Die 11. und 12. Rippe sind freie Rippen, sie haben keinen Kontakt mehr zum Brustbein. Die Rippen 8–12 sind *unechte Rippen*. Der Raum zwischen den Rippen wird *Interkostalraum* genannt.
3. *Brustwirbel:* insgesamt 12, an ihnen hängen die 12 Rippenpaare.

Der Brustkorb umschließt schützend Lunge und Herz. Die Beweglichkeit der Rippen ist eine wichtige Voraussetzung für die Atmung. Bei der Einatmung heben sich die Rippen und erweitern dadurch den Brustraum, bei der Ausatmung kommt es durch die Senkung der Rippen zu einer Verkleinerung des Brustkorbes.

#### 5.1.2.4 **Die Wirbelsäule**

Die Wirbelsäule (Columna vertebralis) setzt sich aus folgenden Teilen zusammen (Abb. 5-8):

1. *Halswirbelsäule* (HWS): besteht aus 7 Wirbeln. Der 1. Halswirbel wird *Atlas* genannt. Er trägt den knöchernen Schädel und bildet mit dem Schädel ein Scharniergelenk, das uns das Kopfnicken ermöglicht. Der 2. Halswirbel heißt *Axis* oder Drehwirbel und bildet mit dem Atlas ein Drehgelenk, das uns das Drehen des Kopfes ermöglicht. Der 7. und letzte Halswirbel steht meist hervor und heißt deshalb *Vertebra prominens*.

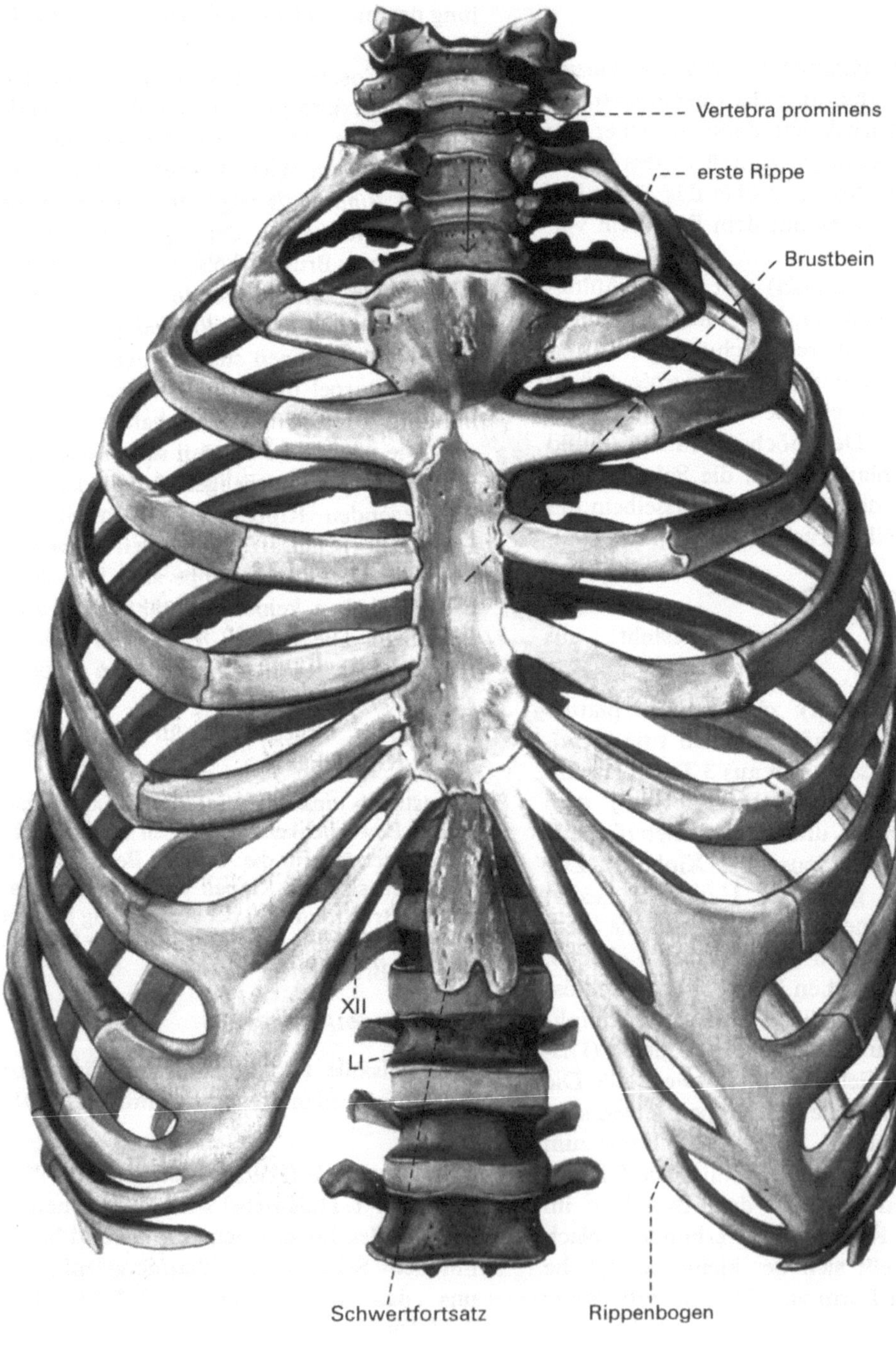


**Abb. 5-7** Der Brustkorb von vorn gesehen. LI = 1. Lendenwirbel. XII = 12. Rippe.

2. *Brustwirbelsäule* (BWS): besteht aus 12 Wirbeln, die gelenkig mit den Rippen verbunden sind.
3. *Lendenwirbelsäule* (LWS): besteht aus 5 Wirbeln. Bandscheibenschäden treten bevorzugt im Bereich der Lendenwirbelsäule (dritte bis fünfte Lendenwirbelzwischenscheibe) auf.
4. *Kreuzbein* (Os sacrum): besteht aus 5 miteinander verwachsenen Wirbeln. An der Verbindungsstelle von Kreuzbein und unterstem Lendenwirbel ist die Wirbelsäule abgeknickt (Promontorium). Hier kommt es bevorzugt zu Abnutzungserscheinungen.
5. *Steißbein* (Os coccygis): besteht aus 3–5 Wirbeln.
6. *Wirbel* (Vertebrae): Die Wirbelsäule besteht aus 32–34 Wirbeln, von denen die ersten 24 gegeneinander beweglich sind. Zwischen diesen liegen die 23 *Zwischenwirbelscheiben* (Disci intervertebralis oder Bandscheiben). Sie bestehen aus einem *Gallertkern* der von einem *Faserring* umhüllt ist. Die Bandscheiben verbinden die Wirbel im Sinne einer Knorpelhaft. Sie dienen zudem der Federung und der Beweglichkeit der Wirbelsäule. Im Hals- und Lendenbereich ist die Wirbelsäule sehr beweglich, dadurch aber auch anfällig für Verletzungen. Die Bänder, die um die Wirbel liegen, verschließen den Wirbelkanal vollständig und haben daher eine zusätzliche Schutzfunktion für das Rückenmark. Wirbel und Bandscheiben nehmen von kranial nach kaudal an Größe und Masse zu.

**Aufbau eines Wirbels** (Abb. 5-9): Mit Ausnahme der ersten beiden Halswirbel sowie des Kreuz- und Steißbeins sind alle Wirbel im Prinzip gleich aufgebaut. Sie bestehen aus einem *Wirbelkörper*, den beiden vom Wirbelkörper ausgehenden *Wirbelbögen*, die sich zum *Dornfortsatz* vereinigen, den 4 *Gelenkfortsätzen*, und den beiden seitlichen *Querfortsätzen*. Die Hinterfläche des Wirbelkörpers und die beiden davon ausgehenden Wirbelbögen umschließen das *Wirbelloch* (Foramen vertebrale). Diese ergeben den *Wirbelkanal*, in dem das Rückenmark verläuft. Seitlich zwischen zwei Wirbeln liegen die *Zwischenwirbellöcher* (Foramina intervertebrales), durch die die Rückenmarksnerven ein- und austreten können.

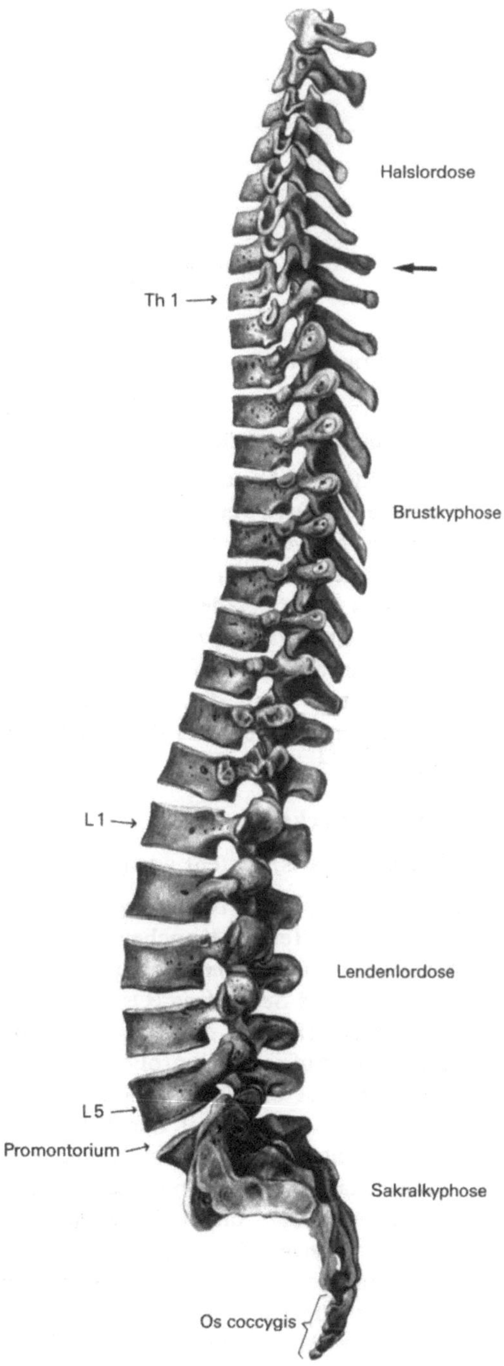


**Abb. 5-8** Die Wirbelsäule von links. Der Pfeil zeigt den Dornfortsatz des 7. Halswirbels.

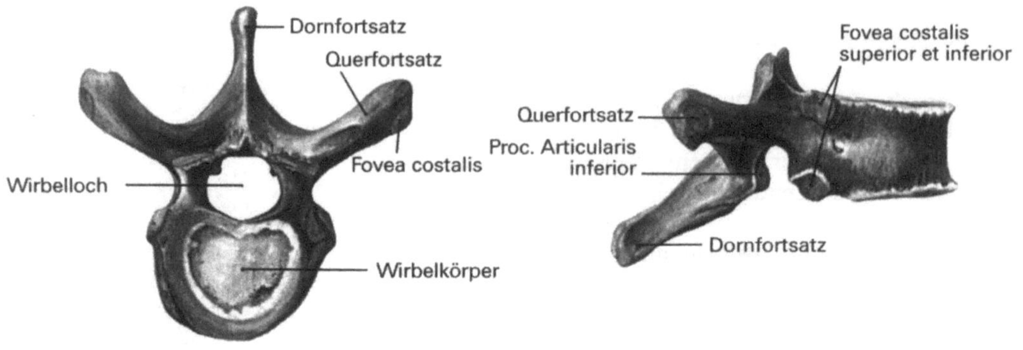


**Abb. 5-9** Brustwirbel von kranial und von rechts.

**Die Krümmungen der Wirbelsäule**

Die charakteristische doppelte S-Form der Wirbelsäule ist durch verschiedene Krümmungen bedingt. Es werden *Lordosen* (Krümmungen nach vorne) und *Kyphosen* (Krümmungen nach hinten) unterschieden. Man findet eine *Halslordose*, eine *Brustkyphose*, eine *Lendenlordose* und eine *Sakral- und Coccygealkyphose*. Auf diese Weise kann die Wirbelsäule Belastungen besser verteilen und den Körper stützen.

### 5.1.2.5 Das Becken

Das Becken (Pelvis) besteht aus (Abb. 5-10):

1. *Hüftbein* (Os coxae): ist aus drei zusammengewachsenen Teilen (Knochenhaft) zusammengesetzt: *Darmbein* (Os ilium), *Sitzbein* (Os ischii) und *Schambein* (Os pubis).
   - Das *Darmbein* ist ein schaufelförmiger Knochen. Auf seinen großen *Darmbeinschaufeln* (Ala ossis ilii) ruhen die Eingeweide. Den oberen Teil der Schaufel bezeichnet man als *Darmbeinkamm* (Crista iliaca). Stark hervorspringende Anteile des Darmbeinkammes bilden den *vorderen* und *hinteren oberne Darmbeinstachel* (Spina iliaca anterior superior und Spina iliaca posterior superior). Der untere Teil des Darmbeins bildet einen Teil der Hüftgelenkpfanne. Am Darmbein setzt der große Gesäßmuskel an.
   - Das *Sitzbein* bildet den hinteren unteren Teil des Hüftbeines. Der tiefster Punkt ist der *Sitzbeinhöcker* (Tuber ischiadicum), den man beim Sitzen deutlich durch die Haut spüren kann.
   - Das *Schambein* ist ein starker Knochenast. der vom Sitzbeinkörper nach vorne zieht. Das Schambein ist der unten liegende Teil des Hüftbeins. Linker und rechter Schambeinknochen sind durch eine Knorpelhaft, die *Symphyse* miteinander verbunden.
2. *Kreuzbein* (Os sacrum): ist ein Teil der Wirbelsäule und bildet die dorsale Begrenzung des Beckens.

Die beiden Hüftbeine schließen den Ring nach vorne und zu den beiden Seiten hin ab. Zwischen Kreuzbein und Hüftbein besteht eine gelenkige Verbindung, das *Iliosakralgelenk* (Articulatio sacroiliaca). Es verfügt nur über eine geringe Beweglichkeit. Zahlreiche feste Bänder verhindern, daß sich beide Knochen gegeneinander verschieben. Der Beckengürtel ist ein fest geschlossener Ring, der das Gewicht des Rumpfes auf die Beine überträgt.

### 5.1.2.6 Die freie untere Extremität

Die freie untere Extremität besteht aus (Abb. 5-11):

1. *Hüftgelenk* (Articulatio coxae), ein Kugelgelenk.
2. *Oberschenkelknochen* (Femur) mit dem Oberschenkelhals (Collum femoris).
3. *Kniegelenk* (Articulatio genus), das größte Gelenk. Es ist ein Scharniergelenk, an dem das Wadenbein nicht beteiligt ist. Eigentlich

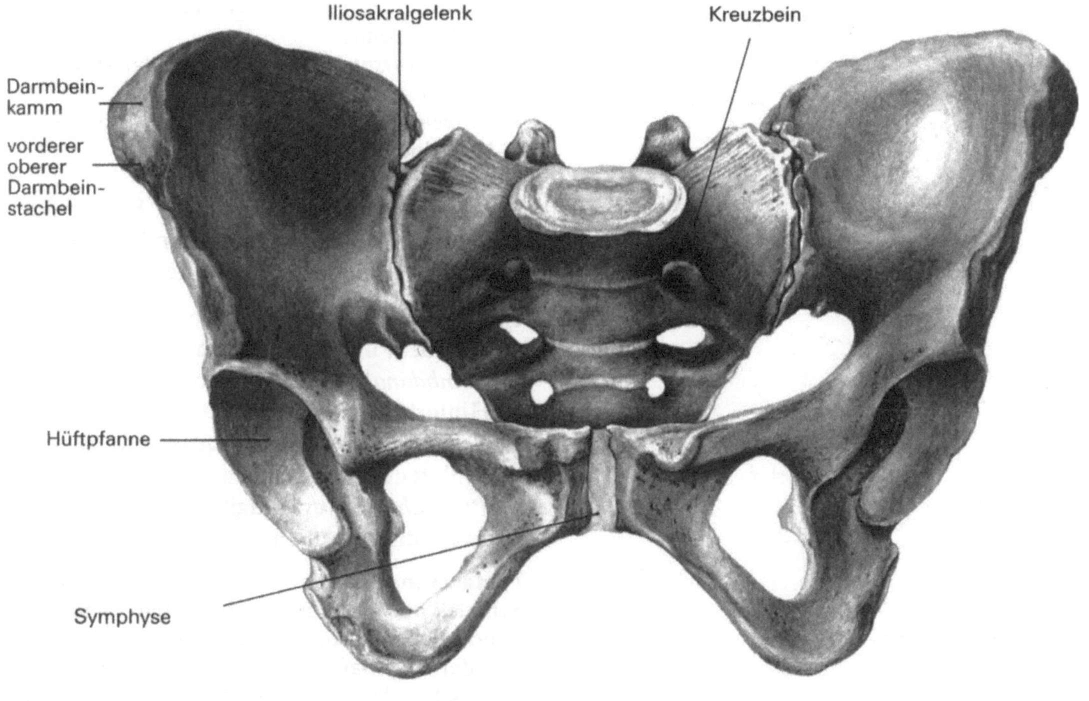


**Abb. 5-10** Weibliches Becken von vorne.

besteht das Kniegelenk aus 3 Einzelgelenken, da auch die Kniescheibe mit beteiligt ist.

4. *Kniescheibe* (Patella).
5. *Schienbein* (Tibia) und *Wadenbein* (Fibula), die Unterschenkelknochen. Das Wadenbeinköpfchen ist außen unterhalb des Knies tastbar. Die beiden Knochen bilden distal die Knöchelgabel, wobei der innere Knöchel ein Teil des Schienbeins und der äußere ein Teil des Wadenbeins ist.
6. *Sprunggelenke* (Articulationes pedis), von denen es ein oberes und ein unteres Sprunggelenk gibt.
7. *7 Fußwurzelknochen* (Tarsale): dem Fersenbein (Calcaneus), dem Sprungbein (Talus), dem Kahnbein (Os naviculare), dem Würfelbein (Os cuboideum), den Keilbeinen 1–3 (Ossa cuneiforme).
8. *5 Mittelfußknochen* (Metatarsale).
9. 5 *Endglieder* (Phalanges) mit je einem End-, Mittel- und Grundglied (Ausnahme: großer Zeh mit nur 2 Gliedern).

### 5.1.2.7 **Der Schädel**

Der Schädel (Cranium) besteht aus dem Hirnschädel und dem Gesichtsschädel. Der *Hirnschädel* (Neurocranium) setzt sich aus 7 Knochen zusammen. Sie bilden das Schädeldach (*Schädelkalotte*) und die *Schädelbasis*, die die Grundfläche des Hirnschädels darstellt, auf der das Gehirn ruht. Im einzelnen besteht der Hirnschädel (Abb. 5-12) aus:

1. dem *Stirnbein* (Os frontale)
2. den *2 Scheitelbeinen* (Os parietale)
3. den *2 Schläfenbeinen* (Ossa temporale),
4. dem *Hinterhauptsbein* (Os occipitale): in ihm ist das Hinterhauptsloch (Foramen magnum), durch das das Rückenmark in den Schädel eintritt. Außen liegen die Gelenkflächen für den 1. Halswirbel (Atlas) an.
5. *Keilbein* (Os sphenoidale) mit dem großen und kleinen Keilbeinflügel (Alae major et minor)

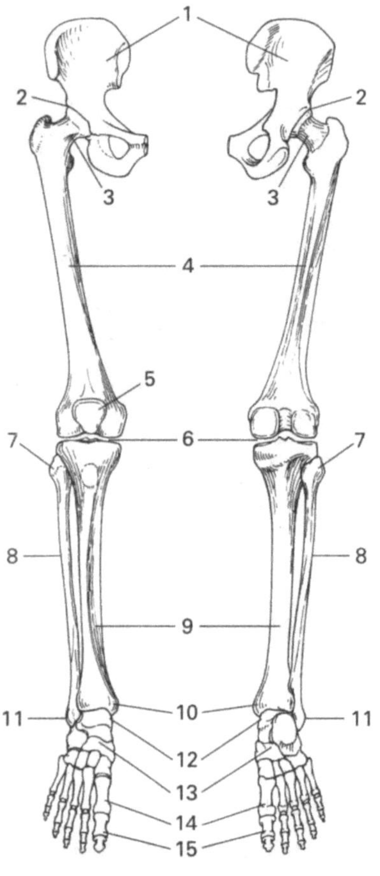


**Abb. 5-11** Die untere freie Extremität, links von vorn und rechts von hinten. **1** Darmbein; **2** Hüftgelenk (Articulatio coxae); **3** Oberschenkelhals (Collum femoris); **4** Oberschenkelknochen (Femur); **5** Kniescheibe (Patella); **6** Kniegelenk (Articulatio genus); **7** Wadenbeinköpfchen; **8** Wadenbein (Fibula); **9** Schienbein (Tibia); **10** medialer Knöchel; **11** lateraler Knöchel; **12** Sprunggelenk (Articulatio pedis); **13** Fußwurzel (Tarsale); **14** Mittelfuß (Metatarsale); **15** Zehen (Phalanges).

6. *Türkensattel* (Sella turcica): in ihr liegt die Hypophyse.

**Knochenfortsätze**

Einige Knochen des Schädels besitzen Auswüchse, die als Fortsätze bezeichnet werden:

1. *Warzenfortsatz* (Processus mastoideus) am Schläfenbein, ein Auswuchs hinter dem Ohr.
2. *Griffelfortsatz* (Processus styloideus) des Schläfenbeins.
3. *Jochbeinfortsatz* (Arcus zygomaticus) des Schläfenbeins.
4. *Gelenkfortsatz* (Processus condylaris) des Unterkiefers.
5. *Kronenfortsatz* (Processus coronoideus) des Unterkiefers.

**Knochennähte:** Die Knochen des Hirnschädels sind durch Knochennähte (Bandhaften) miteinander verbunden. Die größten Nähte sind

1. *Kranznaht* (Sutura coronalis) zwischen Stirnbein und Scheitelbein
2. *Lambdanaht* (Sutura lambdoidea) zwischen Hinterhauptsbein und Scheitelbein
3. *Schuppennaht* (Sutura squamosa) zwischen Schläfenbein und Scheitelbein
4. *Pfeilnaht* (Sutura sagittale) zwischen den zwei Scheitelbeinen.

**Fontanellen:** An den Stellen, an denen mehrere Schädelknochen aufeinandertreffen, sind beim Kind Lücken vorhanden. Dort ist das Gehirn nur von der Kopfhaut bedeckt und noch nicht durch den Schädelknochen geschützt. Diese Lücken werden als Fontanellen bezeichnet. Sie erlauben eine gewisse Verschieblichkeit der Knochen gegeneinander, so daß sich bei der Geburt der Schädel auf diese Weise dem Geburtskanal anpassen kann. Folgende Fontanellen werden unterschieden:

1. *Große, vordere Fontanelle* (Fonticulus anterior): liegt zwischen Stirn- und Scheitelbeinen und schließt sich spätestens im 3. Lebensjahr.
2. *Kleine, hintere Fontanelle* (Fonticulus posterior): liegt zwischen Hinterhaupts- und Scheitelbeinen und schließt sich bis zum 3. Lebensmonat.
3. *Paarige Keilbeinfontanelle:* schließt sich im 1. Lebensjahr
4. *Paarige Warzenfortsatzfontanelle:* schließt sich im 2. Lebensjahr

Der **Gesichtsschädel** (Splanchocranium) setzt sich aus 29 Knochen zusammen. Sie bilden die knöcherne Grundlage des Gesichts. Die wichtigsten Knochen sind:

1. *Tränenbein* (Os lacrimale)
2. *Siebbein* mit Siebplatte (Os ethmoidale)
3. *Nasenbein* (Os nasale)
4. *Gaumenbein* (Os palatium)

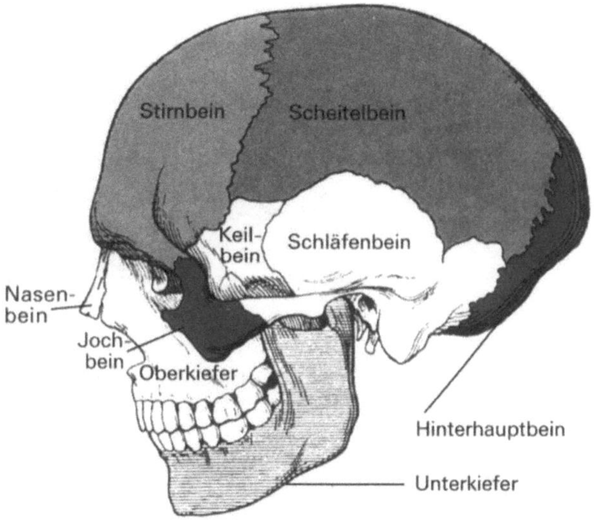


**Abb. 5-12** Seitenansicht des Schädels.

5. *Pflugscharbein* (Vomer)
6. *Jochbein* (Os zygomaticum)
7. *Oberkiefer* (Maxilla)
8. *Unterkiefer* (Mandibulla): größter und kräftigster Gesichtsknochen
9. *Gehörknöchelchen* mit *Hammer* (Malleus), *Amboß* (Incus) und *Steigbügel* (Stapes)
10. *Zungenbein* (Os hyoideum oder Hyoid): liegt ohne knöcherne Verbindung zwischen Unterkiefer und Kehlkopf und wird nur über Muskeln und Bänder gehalten.

Die **Augenhöhle** (Orbita) wird von Keilbein, Stirnbein, Tränenbein, Siebbein, Oberkieferknochen, Jochbein und Gaumenbein gebildet.

## 5.2 Das Muskelsystem (aktiver Bewegungsapparat)

Die Knochen und Gelenke des passiven Bewegungsapparates werden durch die Skelettmuskulatur, die auch als aktiver Bewegungsapparat bezeichnet wird, bewegt. Es gibt ca. 300–400 Muskeln. Sie machen 40–50% des Gesamtkörpergewichts aus. Das Muskelgewebe zeichnet sich durch die Fähigkeit zur *Kontraktion* (lat. zusammenziehen) aus. Durch die damit einhergehende Verkürzung stellen die Muskeln das aktive Element des Bewegungsapparates dar. Als glatte Muskulatur ermöglichen sie auch die Verkleinerung der Hohlorgane.

Die **Muskelkontraktion** ist ein physiko-chemischer Vorgang, wobei durch die Verkürzung der Muskelfibrillen (Myofibrillen) mechanische Arbeit geleistet wird. Voraussetzung für die Kontraktion des Muskelgewebes ist die *Reizbarkeit* der Muskelzellen oder -fasern. Als Reiz wirkt normalerweise der Nervenimpuls. Aber auch mechanische, chemische, elektrische oder auch thermische Reize können eine Kontraktion auslösen. Auch die *Leitfähigkeit* des Muskelgewebes für den Reiz ist wichtig. Sie ist allerdings geringer als beim Nervengewebe.

**Aufbau eines Muskels** (Abb. 5-13): Für einige Bestandteile der Muskelzellen wurden besondere Bezeichnungen gewählt. Das Zytoplasma wird als *Sarkoplasma* (gr. sarkos = Fleisch), das endoplasmatische Reticulum als *sarkoplasmatisches Retikulum*, die Mitochondrien als *Sarkosomen* und die Zellmembran als *Sarkolemm* bezeichnet. Der Skelettmuskel ist von einer bindegewebigen Hülle umschlossen und wird von mehreren *Muskelfaserbündeln* gebildet, die durch eine bindegewebige Hülle (Perimysium) voneinander abgegrenzt sind. Diese

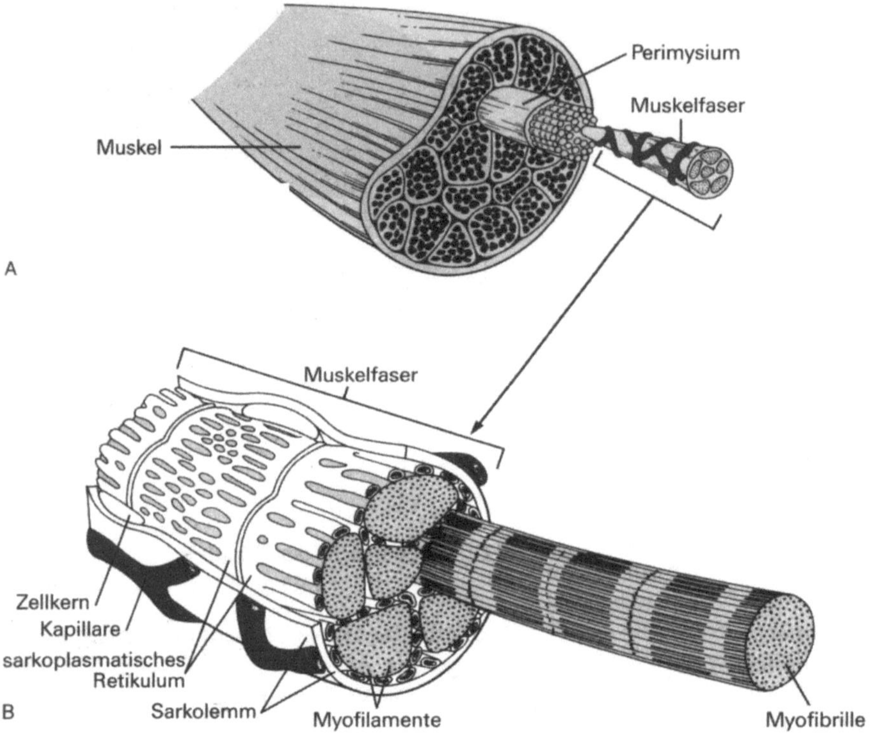


**Abb. 5-13** **A.** Aufbau eines Skelettmuskels, **B.** Aufbau einer quergestreiften Muskelfaser.

bindegewebigen Scheiden ermöglichen es den einzelnen Muskelgruppen, sich gegeneinander zu verschieben. Ein Muskelbündel setzt sich aus vielen Muskelfasern zusammen. Eine *Muskelfaser* ist eine vielkernige Muskelzelle, deren Kerne direkt unter dem Sarkolemm liegen. Eine Muskelfaser kann bis zu 12 cm lang sein. Sie besteht aus vielen *Myofibrillen* (Eiweißfäden). Die Myofibrillen bestehen aus vielen parallel angeordneten *Filamenten* (Eiweißfäden), den *Aktin-* und *Myosinfilamenten*. Diese verschiedenen Filamente greifen ineinander und lassen sich gegenseitig verschieben. Sie führen so zu einer Veränderung der Myofibrillenlänge. Dabei bewegen sich nur die Aktinfilamente. Die Myofibrillen zeigen unter dem Mikroskop helle und dunkle Bänder, die bei der quergestreiften Muskulatur meist in gleicher Höhe liegen und so zu einer sichtbaren Querstreifung führen.

**Die verschiedenen Muskelarten:** Beim Menschen können drei verschiedene Muskelarten unterschieden werden:

1. *Glatte Muskulatur:* bildet die Muskelschicht der Hohlorgane und der Gefäße. Sie arbeitet langsam, rhythmisch, unwillkürlich und autonom (eigengesetzlich). Die Muskelkontraktion hängt vom autonomen (vegetativen) Nervensystem und den Nervengeflechten in der Muskelschicht ab. Die Kontraktion wird durch bestimmte chemische Stoffe wie Acetylcholin und Adrenalin ausgelöst.
2. *Quergestreifte Muskulatur:* bildet die Skelettmuskulatur. Die Kontraktion ist rasch, an keinen Rhythmus gebunden, willkürlich beeinflußbar und wird durch periphere Nerven ausgelöst. Sie macht ca. 40% des Körpergewebes aus. Die Muskelspannung wird durch besondere Muskel- und Sehnenspindeln überwacht.

3. *Herzmuskulatur:* Die Herzmuskulatur *(Myokard)* ist der quergestreiften Muskulatur ähnlich, weist aber folgende Besonderheiten auf: die Myofibrillen der Herzmuskelzellen sind durch sogenannte *Glanzstreifen* verbunden, die eine gute Reizübertragung ermöglichen. Das Myokard ist besonders reich an Mitochondrien und arbeitet rasch, rhythmisch, unwillkürlich und eigengesetzlich (autonom). Die Autonomie ist aber durch das vegetative Nervensystem beeinflußbar.

**Muskelspindeln** sind spindelförmige Bindegewebskapseln, die spezialisierte Muskelfasern enthalten. Um diese Fasern sind Enden von Nervenfasern gewickelt, die bei einer Muskeldehnung einen Nervenimpuls aussenden. Sie messen also die Muskellänge. Zusätzlich zu den Muskelspindeln gibt es in den Sehnen sogenannte *Sehnenorgane*, die die Muskelspannung registrieren. Sehnenorgane bestehen aus Nervenenden, die bei stärkerer Muskelspannung durch die Sehnen komprimiert werden und dann Nervenimpulse bilden.

Unter **Muskeltonus** versteht man den Spannungszustand eines ruhenden, nicht willkürlich innervierten Muskels. Beim Skelettmuskel gibt es immer einen schwachen Erregungsstrom *(Reflextonus)*. Diese Grundspannung läßt sich palpieren. Während des Schlafs besteht ein herabgesetzter Tonus, die Muskulatur ist etwas schlaffer. Im Gegensatz dazu können wir einen erhöhten Tonus in Form von Verspannungen feststellen.

**Klinischer Hinweis:** Ein schlaffer Tonus im Wachzustand ist Hinweis auf Erkrankungen des Nervensystems, wie z. B. beim Schlaganfall. Ein erhöhter oder spastischer Tonus kann ebenfalls durch Erkrankungen des Nervensystem, aber auch durch Hyperventilation (infolge Alkalose durch $CO_2$-Mangel) oder durch Kalziummangel (z. B. beim Hyperparathyreoidismus) bedingt sein. Länger anhaltender erhöhter Tonus wird als *Kontraktur* bezeichnet. Diese kann bei längerer Dauer irreversibel werden.

**Kontraktionsarten:** Bei den Muskeln gibt es grundsätzlich zwei Arten von Arbeit, die *Verkürzung* und die *Kraftentwicklung*. Es existieren deshalb auch verschiedene Arten der Kontraktion, die aber beim selben Muskel abwechseln können:

1. *Isotonische Kontraktion:* Verkürzung des Muskels bei gleichbleibender Kraft (Bewegungsmuskeln), z. B. bei normaler Bewegung der Gliedmaßen.
2. *Isometrische Kontraktion:* keine Verkürzung, sondern der fixierte Muskel entwickelt Kraft (Haltemuskeln), z. B. beim Halten oder auch die Haltearbeit der Rückenmuskeln.
3. *auxotone Kontraktion:* Verkürzung des Muskels verbunden mit Kraftentwicklung, z. B. wenn wir mit gestrecktem Arm ein Gewicht heben.

**Energiequellen für den Muskel:** Zur Kontraktion des Muskels werden neben den Myofilamenten Aktin und Myosin noch $Ca^{2+}$, $Mg^{2+}$, ATP und ATPase (Enzym, das ATP unter Energiefreisetzung spaltet) benötigt. Zur Produktion von energiereichem ATP stehen dem Körper 3 Prozesse zur Verfügung:

1. *Spaltung von Kreatinphosphat:* Für kurzfristige Anforderungen (10 bis 20 Sek.) enthält der Muskel eine schnell verfügbare Energiereserve in Form von Kreatinphosphat. Der Phosphatrest wird dabei auf ADP übertragen:

   | |
   |---|
   | Kreatinphosphat + ADP → Kreatin + ATP |

   In der Ruhephase verläuft dieser Prozeß rückläufig, wobei wieder Kreatinphosphat produziert und im Muskel gespeichert wird.
2. *Anaerobe Glycolyse:* Nach Beginn der Muskelarbeit setzt etwas verzögert gegenüber der Spaltung von Kreatinphosphat die anaerobe Glykolyse ein. Das im Muskel gespeicherte Glykogen wird dabei ohne Sauerstoffverbruch zu Milchsäure *(Laktat)* abgebaut. Dabei werden pro Mol Glukose 2 mol ATP gewonnen:

   | |
   |---|
   | Glykogen → Glukose → Milchsäure + 2 ATP |

3. *Aerobe Glycolyse:* Nach ca. 1 Min. leichter Muskelarbeit ersetzt die aerobe Glykolyse die anaerobe Energiegewinnung. Hierbei werden in den Mitochondrien unter Sauerstoffverbrauch über den *Zitronensäurezyklus* und die *Atmungskette* aus einem Mol Glukose 34 mol ATP produziert:

| |
|---|
| Glykogen → Glukose + $O_2$ → $CO_2$ + $H_2O$ + 38 ATP |

Wenn bei **schwerer Arbeit** die aerobe Energiegewinnung nicht ausreicht, läuft parallel die anaerobe Glykolyse weiter. Das entstehende Laktat begrenzt jedoch die Leistungsfähigkeit der Muskeln. Es kommt zur *Laktatazidose* (Übersäuerung) und damit verbunden zur Ermüdung, da die ATP-Produktion gehemmt wird.

**Muskelarbeit und Wärme:** Bei der Umwandlung von ATP in mechanische Energie entsteht wie bei jeder Energietransformation Wärme. Der Wirkungsgrad der Skelettmuskulatur liegt bei 25–30%, d. h. daß von der benötigten Energie nur 25–30% in Muskelarbeit umgesetzt werden. Der Rest geht der Muskelarbeit verloren und es entsteht z. B. Wärme. Der menschliche Organismus benutzt diese Wärme zur Regulation seiner Körpertemperatur.

**Physiologische Muskelveränderungen:** Die Muskulatur kann sich in bestimmten Grenzen den unterschiedlichen Leistungsanforderungen anpassen. Dabei entstehen folgende Veränderungen:

1. *Atrophie:* Die Zahl der Muskelzellen bleibt konstant, jedoch hat sich der Proteingehalt vermindert. Dadurch kommt es zu einem reduzierten Muskelquerschnitt, der mit einer Leistungsminderung einhergeht. Bei Immobilisation (z. B. Gips, Bettlägerigkeit, Lähmung) kann nach einigen Wochen eine ausgeprägte Atrophie entstehen.
2. *Hypertrophie:* Auch hier bleibt die Zahl der Muskelzellen konstant, aber der Proteingehalt und damit die Myofibrillen nehmen zu. Es kommt zu einer *Querschnittvergrößerung*. Zu einer Hypertrophie kommt es, wenn der Muskel einer erhöhten Anstrengung ausgesetzt ist oder hormonell beeinflußt wird (z. B. durch Anabolika). Die Zunahme des Muskelquerschnittes benötigt Wochen bis Monate und es muß eine ausreichende Ernährung gewährleistet sein. Eine Muskelhypertrophie kann sich bei ausbleibender Belastung wieder zurückbilden.
3. *Hyperplasie:* Bei einer Hyperplasie kommt es zu einer Vermehrung der Muskelzellen. Dies kommt jedoch beim Menschen relativ selten vor (z. B. beim Myom).

**Steuerungsfaktoren der Muskulatur**

- *Insulin* steuert die Aufnahme von Glucose und Aminosäuren. Durch Insulin wird der Aufbau von Glykogen, die Proteinsynthese und die Kaliumaufnahme gefördert.
- *Glukokorticoide* führen zu einer Abnahme der Muskelmasse (katabole Wirkung), da sie zu einer Verminderung der Proteinsynthese führen.
- *Testosteron* führt zu einer Steigerung der Eiweißsynthese und zu einer Hypertrophie der Muskeln (anabole Wirkung).
- *Thyroxin* wird benötigt, um den Energiehaushalt in den Muskeln aufrecht zu erhalten. Bei Mangel an Thyroxin (Hypothyreose) kommt es zu Muskelschwäche und schneller Ermüdbarkeit.

**Funktion der Skelettmuskulatur**

1. *Bewegungsfunktion:* Durch Kontraktion und Erschlaffung und über das Zusammenspiel der Muskeln ist Bewegung möglich.
2. *Stützfunktion:* Die Muskeln sichern den Zusammenhalt der Gelenke, vor allem an Hals und Rücken.
3. *Wärmeregulation:* Durch Bewegung wird Glukose abgebaut und zu ATP verbrannt und dadurch Wärme (Verbrennungshitze) freigesetzt.
4. *Muskelpumpe:* Muskeltätigkeit fördert den venösen Rückstrom zum Herzen (→ Kap. 7.2)
5. *Sinnesorgan:* Im Muskelgewebe sitzen Spindeln oder Rezeptoren, die Auskunft über Muskelspannung, Gelenkposition und Orientierung im Raum (Schwerkraft) geben.

**Grobaufbau eines Muskels**

- *Ursprung* (Origo) wird der Teil des Muskels genannt, der der Körpermitte am nächsten liegt (proximal).
- *Bauch* (Venter) wird der Mittelteil des Muskels genannt. Er kann sehr unterschiedlich geformt sein.
- *Ansatz* (Insertio) wird der Teil des Muskels genannt, der von der Körpermitte am entferntesten liegt (distal).
- *Faszie* ist die bindegewebige Hülle um Einzelmuskeln oder Muskelgruppen.

Ansatz und Ursprung eines Muskels wird vor allem von *Sehnen* gebildet, während der Bauch den Hauptanteil des Muskels ausmacht.

**Verschiedene Muskelformen** (Abb. 5-14):

- *Spindelförmiger Muskel* (M. fusiformis): Die Muskelfasern verlaufen zwischen Ursprung und Ansatz nahezu parallel.
- *Einfach gefiederter Muskel* (M. unipennatus): Die Muskelfasern gehen von der Sehne nur auf einer Seite ab.
- *Doppelt gefiederter Muskel* (M. bipennatus): Die Muskelfasern setzen von der Ansatzsehne ausgehend auf beiden Seite an, wie bei einer Feder.
- *Platter Muskel* (M. planus): Flächenhaft ausgebreiteter Muskel, der an Bauch und Rücken vorkommt. Die Fasern verlaufen parallel oder zusammen.
- *Muskelbauch:* Viele Extremitätenmuskeln besitzen einen oder mehrere Muskelbäuche. Ist mehr als ein Bauch vorhanden, wird unterschieden zwischen:
  - *mehrbäuchiger Muskel* (M. biventer): Zwei Bäuche, die durch eine Sehne verbunden sind, liegen hintereinander.
  - *mehrköpfiger Muskel:* Besitzt mehrere selbständige Ursprünge, die einer gemeinsamen Ansatzsehne zustreben, z. B. der zweiköpfige Oberarmmuskel (M. biceps brachii), der dreiköpfige Unterschenkelmuskel (M. triceps surae) oder der vierköpfige Oberschenkelmuskel (M. quadriceps femoris).
- *Ringmuskel:* Umkreist eine Öffnung und dient zum Verschluß, z. B. um Augen (M. orbicularis), Mund und am Beckenboden.
- *Hohlmuskel:* besteht aus glatter Muskulatur in Gallenblase, Harnblase, Uterus oder das Herz (besteht aus quergestreifter Muskulatur).
- *Aponeurose:* Es handelt sich um eine Sehnenplatte, die am Rand über platte Muskeln mit der Umgebung verbunden ist (vor allem an Bauch, Rücken und Skalp aber auch an Hand und Fuß).

**Muskelfunktion:** Muskeln werden hinsichtlich ihres Zusammenwirkens bei einer bestimmten Bewegung in funktionelle Gruppen eingeteilt.

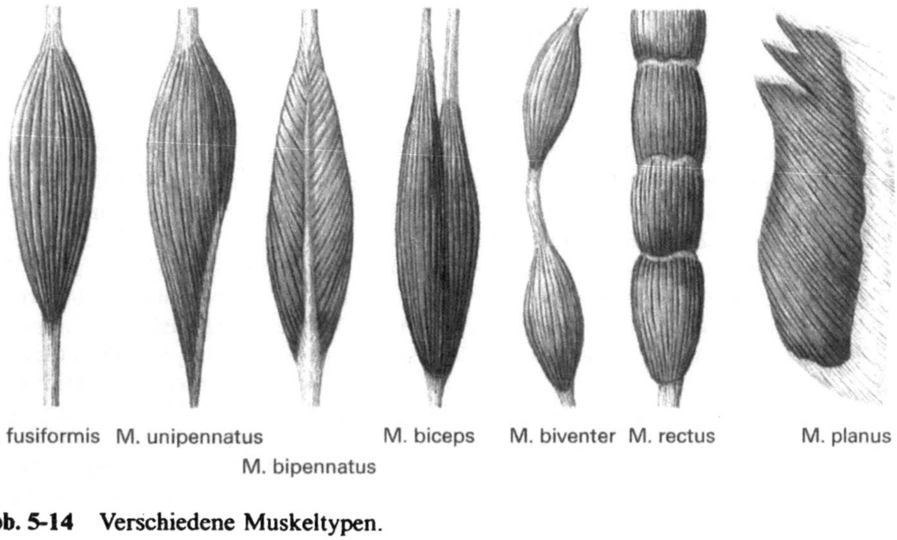


**Abb. 5-14** Verschiedene Muskeltypen.

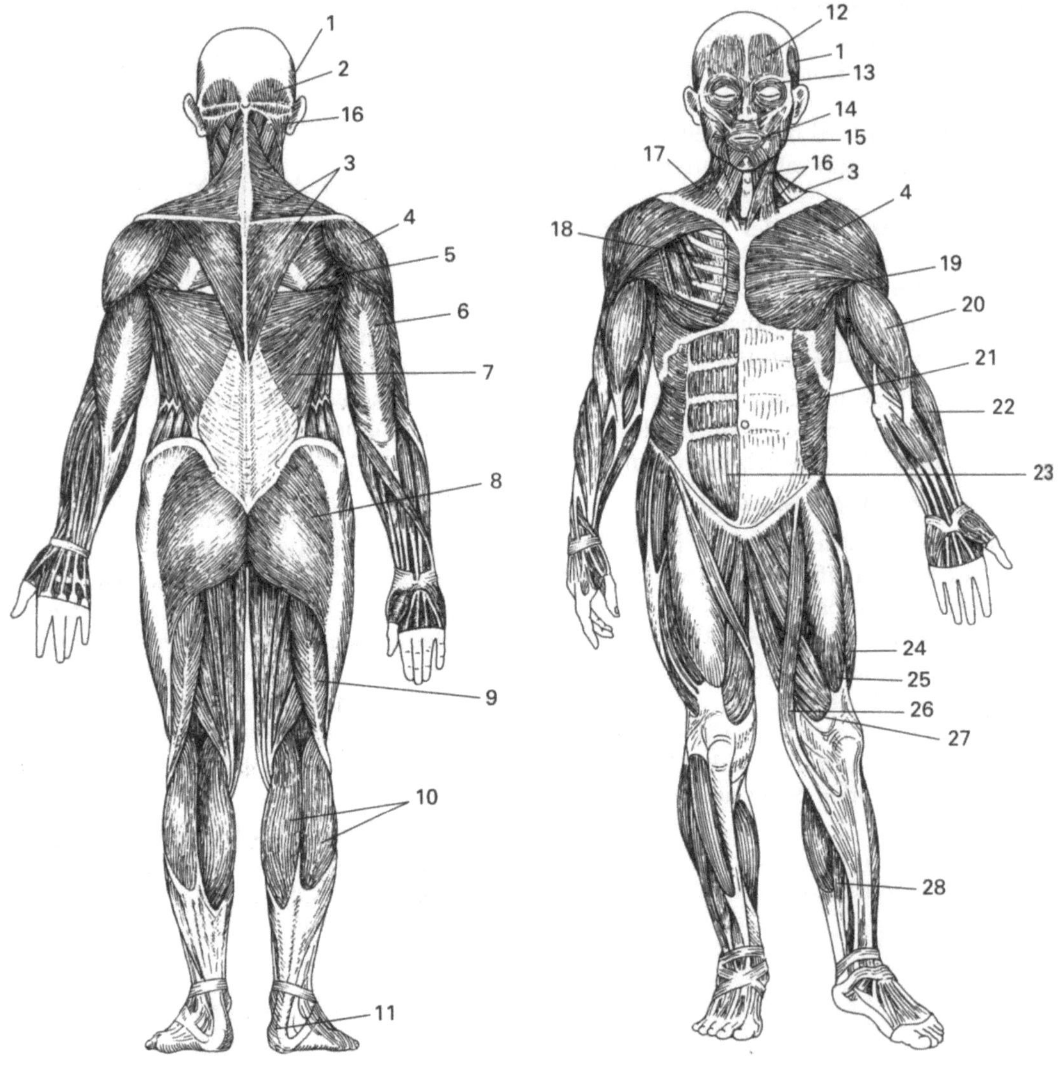


**Abb. 5-15** Ansicht der oberflächlichen Muskeln von vorn und hinten. **1** M. temporalis (Schläfenmuskel); **2** M. occipitofrontalis (Venter occipitalis = Hinterhauptsmuskel); **3** M. trapezius (Trapezmuskel); **4** M. deltoideus (Dreieckiger Schultermuskel); **5** M. teres major (Großer runder Muskel); **6** M. trizeps brachii (Dreiköpfiger Oberarmmuskel); **7** M. latissimus dorsi (Breiter Rückenmuskel); **8** M. bizeps femoris (Zweiköpfiger Oberschenklmuskel); **10** M. gastrocnemius (Zweiköpfiger Wadenmuskel); **11** Tendo calcaneus (Achillessehne); **12** M. occipitofrontalis (Venter frontalis = Stirnmuskel); **13** M. orbicularis occuli (Rinmuskel des Auges); **14** M. orbicularis oris (Ringmuskel des Mundes); **15** M. masseter (Kaumuskel); **16** M. sternocleidomastoideus (Kopfdreher); **17** Platysma (Hautmuskel des Halses); **18** Mm. intercostales ext. (Äußere Zwischenrippenmuskeln); **19** M. pectoralis major (Großer Bauchmuskel); **20** M. bizeps brachii (Zweiköpfiger Oberarmmuskel); **21** M. obliquus externus (Äußerer schräger Bauchmuskel); **22** M. brachioradialis (Oberarm-Speichen-Muskel); **23** M. rectus abdominalis (Gerader Bauchmuskel); **24** M. vastus lateralis (Breiter äußerer Oberschenkelmuskel); **25** M. rectus femoris (Gerader Oberschenkelmuskel); **26** M. sartorius (Schneidermuskel); **27** vastus medialis (Breiter innerer Oberschenkelmuskel); **28** M. soleus (Schollenmuskel).

Tab. 5-1: Die Hauptbewegungsrichtungen und ihre Muskeln.

| **Bewegungsrichtung** | **Muskelbezeichnung** |
|---|---|
| Flexion (Beugung) | Flexor (Beuger) |
| Extension (Streckung) | Extensor (Strecker) |
| Adduktion (Anziehung) | Adduktor (Anzieher) |
| Abduktion (Abspreizung) | Abduktor (Abspreizer) |
| Endorotation (Innenrollung) | Endorotator (Innenroller) |
| Exorotation (Außenrollung) | Exorotator (Außenroller) |
| Rotation (Drehen) oder Zirkumdiktion (Kreiselung) als Kombination der vorherigen Bewegungen | Rotator (Dreher) |

1. *Agonisten* führen eine Bewegung aus,
2. *Antagonisten* führen eine Gegenbewegung aus,
3. *Synergisten* unterstützen einen Agonisten oder Antagonisten in dessen Bewegung.

**Überlegungen zum Hebelgesetz:** Es gibt keine Bewegung allein durch den Muskel, der Skelettmuskel braucht immer ein Gelenk. Die korrekte Beschreibung einer Muskelbewegung muß daher eindeutig auf ein Gelenk bezogen sein (z. B. Flexion im Ellbogengelenk). Ein Gelenk verbindet zwei Knochen miteinander. Im Rahmen der Hebelmechanik stellt jedes Gelenk einen *Drehpunkt für zwei Hebelarme* dar (Knochen als Hebelarme). Der Ursprung ist an dem einen Hebelarm und der Ansatz am anderen befestigt. Die Entfernung des jeweiligen Fixationspunkts des Muskels vom Gelenk als Drehpunkt, legt die Kraftentfaltung über dem Gelenk fest. Bei einer Flexion über einem Gelenk bewegt sich immer nur der Hebelarm im Gelenk, an welchem der Muskelansatz befestigt ist. Der Hebelarm mit dem Muskelursprung bleibt während der gesamten Bewegung fixiert. Ein Einzelmuskel kann eine Bewegung immer nur in eine Richtung ausführen, er ist ein Agonist und braucht immer einen Antagonisten (Gegenspieler).

**Einteilung der Muskeln nach der Bewegungsfunktion und der Bewegungsrichtung**

Ein Spezialfall der Innen- und Außendrehung ist die

- *Pronation*, das Einwärtsdrehen (nach innen knicken) am Fuß und an der Hand, wenn wir etwas greifen (z. B. Brot).
- *Supination*, das Auswärtsdrehen am Fuß (z. B. wenn der laterale Teil der Schuhsohle schneller abläuft) oder an der Hand, wenn wir sie austrecken, um etwas zu erhalten (z. B. die Suppenschale halten).

Ferner gibt es noch Muskeln, die Öffnungen erweitern *(Dilatoren)* oder schließen *(Sphinkteren)*, Weichteile heben *(Levatoren)*, herabziehen *(Depressoren)* oder spannen *(Tensoren)*.

## 5.2.1 Spezielle Muskellehre

Im folgenden ist eine Auswahl der wichtigsten Muskeln zusammengestellt. Sie ist nach Körperregionen unterteilt mit Name, Lage und wichtigsten Funktionen der Muskeln. Die Abkürzung „M." bedeutet „Musculus", „Mm." ist der Plural und bedeutet „Musculi" (Abb. 5-15).

Tab. 5-2: Die wichtigsten Muskeln mit Name, Lage und wichtigsten Funktionen.

| Muskeln | Lage | Funktion |
|---|---|---|
| **Kopf- und Gesichtsmuskulatur** | | |
| • M. occipitofrontalis<br>– Stirnmuskel (M. frontalis)<br>– Hinterhauptsmuskel (M. occipitalis) | Stirn- und Nackenmuskeln, die durch eine verschiebbare Sehnenplatte verbunden sind. | Stirnrunzeln, Augenbrauen und Lider heben |
| • Augenringmuskeln (M. orbicularis oculi) | um die Augen | Lidschlag und fester Lidschluß, Bewegung der Tränenflüssigkeit, Mimik |
| • Mundringmuskeln (M. orbicularis oris) | um den Mund in der Lippe | Stellung der Lippen, Schließen des Mundes, Sprechhilfe, Mimik |
| • Schläfenmuskeln (M. temporalis) | an den Schläfen über dem Ohr bis zum Unterkiefer | sehr kräftiger Kaumuskel, Zurückziehen des Unterkiefers, Mimik |
| • Trompetermuskel (M. buccinator) | Vom hinteren Ober- und Unterkiefer zu den Mundwinkeln | muskuläre Grundlage der Wangen, drückt die Speisen zwischen die Zähne, Mimik, Lachen, Weinen |
| • Kaumuskel (M. masseter) | Vor dem Ohr von Jochbein bis zum Unterkiefer | Kaumuskel, Vorziehen des Unterkiefers, Mimik |
| **Halsmuskulatur** | | |
| • Halshautmuskel (Platysma) | Vom Unterkiefer zum Schlüsselbeinbereich | Mimik, Mundwinkel herabziehen, Anspannen der Halshaut |
| • Kopfwender (M. sternocleidomastoideus) | vom Schläfenbein zu Brust- und Schlüsselbein | Kopfdrehung, Kopfneigung seitlich und Beugung nach hinten, Atemhilfe durch Heben des Brustkorbes am Sternum |
| • Rippenhalter (Mm. scaleni) | von den Querfortsätzen der Halswirbel zur ersten und zweiten Rippe ziehend | Beugen der Halswirbelsäule nach vorn und seitlich und Drehung, Hilfe beim Einatmen |
| **Muskeln der Schulter** | | |
| • Großer Brustmuskel (M. pectoralis major) | Von Brustbein und Schlüsselbein bis zum Oberarm | Schulter nach vorne, heben und senken, Arminnenrotation, Armhebung und -anziehung, Atemhilfe |
| • Kleiner Brustmuskel (M. pectoralis minor) | Unter dem großen Brustmuskel | Unterstützt den großen Brustmuskel, Schulter senken und nach vorne bewegen |

Tab. 5.2 (Fortsetzung)

| Muskeln | Lage | Funktion |
|---|---|---|
| • Vorderer Sägemuskel (M. serratus anterior) | Vorne von den Rippen bis zum Schulterblatt | hilft Arm nach oben zu strecken, Atemhilfe |
| • Zwischenrippenmuskeln (Mm. intercostales internus et externus) | Zwischen den Rippen. innere und äußere Muskeln | Einatmung, Ausatmung |
| • Trapezmuskel (M. trapezius) | Vom Hinterhauptsbein und von den Hals- und Brustwirbeln bis zum Schulterblatt und Schlüsselbein | Heben und senken der Schulter, kippt Kopf nach hinten und zieht beide Schultern nach hinten |
| • Großer und kleiner Rautenmuskel (Mm. rhomboidei major et minor) | Unter dem Trapezmuskel von der Wirbelsäule abwärts zum inneren Schulterblattrand | Hilfe für den Trapezmuskel |
| • Schulterblattheber (M. levator scapulae) | Unter dem Trapezmuskel von den Halswirbel zum inneren Schulterblattwinkel ziehend | Schulterblatt heben |
| • Breiter Rückenmuskel (M. latissimus dorsi) | Von Brust- und Lendenwirbel zum Oberarmknochen | Arminnenrotation, Armsenkung und -anziehung |
| • Deltamuskel (M. deltoides) | Von Schlüsselbein und Schulterblatt bis Oberarm | Abduktion, Außen- und Innenrotation |
| • Großer Rundmuskel (M. teres major) | Unteres Schulterblatt bis zum axillären Oberarm | Arminnenrotation, Armanziehung, Rüchwärtsziehen des Armes |
| **Bauchmuskulatur** | | |
| • Zwerchfell (Diaphragma) | Zwischen Brustraum und Bauchhöhle, vom Rippenbogen bis zum Rücken verlaufend | Atmung, Bauchpresse |
| • Weiße Linie (Linea alba) | Vom Schwertfortsatz des Brustbeins bis zum Schambein | Verflechtung der Bauchmuskelansätze |
| • Äußerer schräger Bauchmuskel (M. obliquus externus) | Verlängerung des Sägemuskels bauchwärts zur Linea alba | Ausatmungshilfe (Bauchpresse), bewegt den Oberkörper schräg nach vorne |
| • Innerer schräger Bauchmuskel (M. obliquus internus) | verläuft unter dem äußeren schrägen Bauchmuskel | hilft dem äußeren schrägen Bauchmuskel |
| • Gerader Bauchmuskel (M. rectus abdominis) | Vom mittleren Rippenknorpel bis zum Schambein, mit drei sehnigen Unterbrechungen | Bauchpresse, Oberkörper nach vorne beugen |
| • Querverlaufende Bauchmuskel (M. transversus abdominis) | Unterster Muskel, vom unteren Rippenknorpel quer über den Bauch | Elastischer Gürtel um den Bauch, Bauchpresse |

Tab. 5.2 (Fortsetzung)

| Muskeln | Lage | Funktion |
|---|---|---|
| • Rectusscheide (Vagina m. recti abdominis) | Sehnenplatte in der Mitte des Bauches von oben nach unten | Verbindungs- und Ansatzstelle diverser Bauchmuskeln |
| **Rückenmuskulatur** | | |
| • Rückensehnenplatte (Fascia thoracolumbalis) | Bindegewebsplatte, die vom Beckenkamm bis zum Hals zieht | Ansatz der schrägen Bauchmuskeln und des breiten Rückenmuskels, Führung und Hülle der langen Rückenmuskeln |
| • Lange Rückenmuskeln (M. erector trunci) | Zieht auf beiden Seiten die Wirbelsäule entlang | Beugung der Wirbelsäule nach hinten und zur Seite |
| • Kurze und kleine Rückenmuskeln | entlang den Wirbeln | Rummpfdrehung, Haltemuskeln |
| • Kurze, tiefe Kopfgelenkmuskeln (Mm. Suboccipitalis) | Vom Hinterhauptsbein zu den Halswirbeln | präzise Bewegung des Kopfes, Drehung, Beugung nach hinten, Seitenneigung |
| **Armmuskulatur** | | |
| • Zweiköpfiger Oberarmmuskel (M. biceps brachii) | Vom Schulterblatt zur Speiche an der Armvorderseite | Armadduktion und -abduktion, Beugung und Supination des Unterarmes |
| • Innerer Armbeuger (M. brachialis) | Oberarm bis Elle an der Armvorderseite | Unterarm beugen |
| • Dreiköpfiger Oberarmmuskel (M. triceps) | Schulter bis Ellenhaken (Olekranon) an der Armhinterseite | Unterarm strecken |
| • Speichenmuskel (M. brachioradialis) | Oberarm zu Speiche | Unterarm beugen |
| **Handmuskulatur** | | |
| • Flexoren und Extensoren im Handgelenk | Vom unteren Oberarmknochen zu den Handwurzelknochen | Bewegung der Hand im Handgelenk |
| • Lange Fingermuskeln | Unterarm zu den Fingern | Beugen und Strecken der Finger |
| • Kurze Fingermuskeln | Außen und innen an den Mittelhandknochen zu den Fingern | Finger spreizen, Greifstellung |
| **Lendenmuskulatur** | | |
| • Hüftlendenmuskel (M. iliopsoas)<br>– Großer Lendenmuskel (M. psoas major)<br>– Darmbeinmuskel (M. iliacus) | Von den Lendenwirbeln bzw. Darmbeinschaufel zur Oberschenkelinnenseite ziehend. Der große Lendenmuskel und der Darmbeinmuskel bilden gemeinsam den Hüftlendenmuskel. | Aufrichten des Rumpfes, Beugung im Hüftgelenk, Laufschritt, Anheben des Beines, Beugung im Hüftgelenk |

Tab. 5.2 (Fortsetzung)

| Muskeln | Lage | Funktion |
|---|---|---|
| • Vierseitiger Lendenmuskel (M. quadratus lumborum) | Vom Darmbeinkamm bis zur 12. Rippe und Lendenwirbel | Wirbelsäule zur Seite beugen, Rippen nach unten ziehen |
| **Gesäßmuskulatur** | | |
| • Großer Gesäßmuskel (M. glutaeus maximus) | Von der Darmbeinschaufel zum hinteren Oberschenkel | Größter Muskel, Streckung des gebeugten Hüftgelenks, verhindert das Kippen des Rumpfes nach vorne |
| • Mittlerer Gesäßmuskel (M. glutaeus medius) | liegt unter dem großen Gesäßmuskel | Oberschenkel abduzieren, i. m. Injektionen |
| • Kleiner Gesäßmuskel (M. glutaeus minimus) | liegt unter dem mittleren Gesäßmuskel | unterstützt den mittleren Gesäßmuskel |
| **Oberschenkelmuskulatur** | | |
| • Vierköpfiger Oberschenkelmuskel (M. quadriceps femoris); besteht aus: | | Oberschenkel beugen, Unterschenkel strecken |
| – gerader Oberschenkel-muskel (M. rectus femoris) | – vom vorderen unteren Darmbeinstachel zur Kniescheibensehne | |
| – äußerer Schenkelmuskel (M. vastus lateralis) | – an Oberschenkelsaußen-seite zur Kniescheiben-sehne | |
| – innerer Schenkelmuskel (M. vastus medialis) | – an Oberschenkelinnenseite zur Kniescheibensehne | |
| – in der Mitte liegender Schenkelmuskel (M. intermedius) | – liegt unter dem rectus femoris | |
| • Zweiköpfiger Oberschenkelmuskel (M. biceps femoris) | Ein Kopf vom Sitzbein, der andere vom oberen Oberschenkelknochen am hinteren Oberschenkel bis zum Schienbein | Im Hüftgelenk Oberschenkel strecken, im Kniegelenk Unterschenkel beugen |
| • Halbsehniger Muskel (M. semitendinosus) | Vom Sitzbein auf der Oberschenkelrückseite bis zum Schienbein | Hüftgelenk strecken, Kniegelenk beugen |
| • Halbhäutiger Muskel (M. semimembranosus) | Von den Sitzbeinhöcker des Oberschenkels hinten zum Schienbein | Hüftgelenk strecken, Kniegelenk beugen |
| • Hüftabduktor (M. tensor fasciae latae) | Vom Darmbeinkamm zum Schienbein | Hüftabduktion bei gebeugtem Hüftgelenk |
| • Schneidermuskel (M. sartorius) | Vom vorderen oberen Darmbeinstachel zur Schienbeininnenseite | Beugt Hüft- und Kniegelenk gemeinsam |

Tab. 5.2 (Fortsetzung)

| Muskeln | Lage | Funktion |
|---|---|---|
| • Großer, langer und kurzer Schenkelanzieher (Mm. adductores magnus, longus et brevis) | Vom Hüftbein zur Oberschenkelinnenseite | Anziehung zur Körpermitte |
| • Schlankmuskel (M. gracilis) | Vom Hüftbein zur Schienbeininneseite | Anziehung des Oberschenkels im Hüftgelenk, Beugung im Kniegelenk |
| • Kammuskel (M. pectineus) | Vom Schambein zum kleinen Rollhügel | Anziehung des Oberschenkels |
| **Unterschenkelmuskulatur** | | |
| • Vorder Schienbeinmuskel (M. tibialis anterior) | Vorne und seitlich am Schienbein zum Kahnbein | Einwärtsdrehen der Fußspitze, Fuß senken |
| • Hinterer Schienbeinmuskel (M. tibialis posterior) | Hinterseite von Schien- und Wadenbein | Fuß senken, Einwärtsdrehen (Supination) |
| • Dreiköpfiger Wadenmuskel (M. triceps surae): – 2 Köpfe Wadenmuskel (M. gastrocnemius) – 1 Kopf Schollenmuskel (M. soleus) | Oberschenkel am Kniegelenk, und über Archillessehne am Fersenbein befestigt | wadenbildend, Plantarflexion, Zehenspitzengang |
| **Fußmuskulatur** | | |
| • Zehenbeuger | Von der Wade zu den Zehen | Beugung, Fußgewölbe |
| • Zehenstrecker | Unterschenkelvorderseite bis Zehen | Streckung |
| • Muskeln an der Fußsohle | Fußsohle | Zehenbeugung, Fußgewölbe |
| • Muskeln am Fußrücken | Fußrücken | Zehenstreckung |

## 5.3 Erkrankungen des Bewegungsapparates

### 5.3.1 Leitsymptome

#### 5.3.1.1 Rheuma

**Definition:** Sammelbegriff für verschiedene Erkrankungen des Bewegungsapparates mit wandernden und ziehenden Schmerzen in Gelenken, Sehnen oder Muskeln. *Leitsymptom:* Schmerz im Bewegungsapparat, oft mit Bewegungseinschränkung.

**Patho:** Alle Anteile des Bewegungsapparates können betroffen sein: Knochen, Knorpel und das Bindegewebe allgemein. Rheuma kommt aus dem griechischen und bedeutet „fließen". Der Begriff geht auf die antike Humoralpathologie zurück, die nach der hippokratischen Auffassung das Herausfließen von Schleim aus dem Gehirn in andere Körperteile als ein allgemeines pathogenetisches Prinzip ansah, das man unter anderem auch für die Auslösung von Gelenkerkrankungen verantwortlich machte. Später wurde der Rheumabegriff auf verschiedenste Krankheiten mit wandernden und ziehenden Schmerzen im Bewegungsapparat übertragen.

Die rheumatischen Erkrankungen werden wie folgt eingeteilt:

1. *Entzündlicher Rheumatismus* (7%)
a) Rheumatoide Arthritis (PCP = primär-chronische Polyarthritis)
b) Morbus Bechterew
c) Akutes rheumatisches Fieber
d) Kollagenkrankheiten
   - Lupus erythematodus
   - Sklerodermie
   - Panarteriitis nodosa
   - Dermatomyositis

2. *Degenerativer Rheumatismus* (55%)
a) Arthrosis deformans
b) Degenerative Wirbelsäulenprozesse
   - Chondrose
   - Osteochondrose
   - Spondylarthrose
   - Diskusprolaps

3. *Weichteilrheumatismus* (38%)
a) Myositis, Muskelrheumatismus
b) Tendinitis, Tendovaginitis
c) Bursitis, Fascitis

**Rheumafaktor** (RF): *Autoantikörper* gegen einen Teil des menschlichen Immunglobulin der Klasse G (IgG). Beim Rheumafaktor handelt es sich meist um Antikörper der Ig-Klasse M (IgM), gelegentlich auch IgG oder IgA. Der Nachweis mit *Latex-Rheumafaktortest* und *Waaler-Rose-Test* (→ Kap. 24.1) ist bei ca. der Hälfte der Patienten mit rheumatoider Arthritis möglich. Er ist aber auch nachzuweisen bei vielen anderen Erkrankungen, z. B. bei systemischem Lupus erythematodes, Sklerodermie, und nichtrheumatischen chronisch-entzündlichen Erkrankungen (v. a. bei subakuter bakterieller Endokarditis, akuten Virusinfektionen, Neoplasien sowie nach Bestrahlung oder Chemotherapie). Der Rheumafaktor ist bei ca. 5% der gesunden Personen in der Bevölkerung unter 50 Jahren positiv, ein Anstieg ist mit zunehmendem Lebensalter zu verzeichnen (bis 15% der 70jährigen Frauen und 10% der Männern besitzen einen positiven Rheumafaktor).

## 5.3.2 Weichteilrheumatismus

### 5.3.2.1 Myalgien

**Definition:** Schmerzhafte Verspannungen der Muskulatur oft mit umschriebener Knotenbildung (Myogelose).

**Ursachen:** Über-, Fehl- oder einförmige Beanspruchungen, z. B. durch statische und degenerative Veränderungen der Wirbelsäule oder der Extremitätengelenke. Akute Auslösung durch Schonhaltung (bei Verrenkungen oder Frakturen) oder durch Witterungseinflüsse (Kälte, Nässe, Zug). Oft psychosomatisch (Muskel als Erlebnisspeicher für Angst, Wut, Aggressionsstau) bedingt oder im Rahmen eines Konversionssyndroms.

**Symptome:** Ziehende Schmerzen bei Bewegung, Hartspann des Muskels, druckdolente Knötchen und ausstrahlender Schmerz. Bei Chronifizierung wenig oder keine Schmerzen.

**Therapie:** Physikalische Maßnahmen zur Schmerzlinderung, z. B. Wärmebehandlung, Massagen, Einreibungen mit durchblutungsfördernder Wirkung (Hyperämisierung), Krankengymnastik (zum Abbau der Fehlhaltung), Psychotherapie.

### 5.3.2.2 Tendinitis, Tendovaginitis

**Definition:** Abakterielle Entzündung der Sehnen und Sehnenscheiden, meist durch mechanische Überlastung.

**Ursachen:** Überbelastung durch einförmige ungewohnte Tätigkeit, z. B. Klavier spielen, Schreibmaschine schreiben, stricken oder durch Lauf-, Sprung- und Tanzsport.

**Patho:** *Sonderform:* Tennisellbogen (Epicondylitis humeri). Entzündliche Reizung und Verdickung der Sehne am Gelenkfortsatz des Oberarmknochen durch Überanstrengung.

**Symptome:** Schmerz bei Bewegung, knötchenförmige Verdickungen des Sehnengewebes.

**Komplikationen:** Bei analgetischer Therapie (Schmerztherapie) und weiterer Belastung kann ein Sehnenriß entstehen (Sport).

**Therapie:** Kältebehandlung (z. B. Eispackungen) bei akuten Beschwerden. Einreibungen, Ruhigstellung (evtl. Gips), antientzündliche Behandlung (z. B. Roßkastanie, Beinwell), Wärmebehandlung bei chronischem Verlauf.

### 5.3.2.3 **Bursitis**

> **Definition:** Akute oder chronische Entzündung eines Schleimbeutels.

**Ursachen:** Verletzungen (z. B. Sturz), Druckbelastung (z. B. durch dauerndes Hinknieen bei Fliesenlegern), Infektionen.

**Symptome:** Rötung, druckschmerzhafte Schwellung.

**Therapie:** Ruhigstellung, evtl. operative Entfernung des Schleimbeutels.

### 5.3.2.4 **Dupuytrensche Kontrakturen**

> **Definition:** Beugekontraktur vor allem des 4. und 5. Fingers infolge bindegewebig-derber Verhärtung und Schrumpfung der Palmaraponeurose.

**Ursachen:** Unklar; evtl. Kombination von erblicher Disposition und äußeren Faktoren (Mikrotraumen). z. T. auch zusammen mit rheumatischen Erkrankungen oder Autoimmunerkrankungen auftretend. Patienten mit Lebererkrankungen, Diabetes mellitus, Epilepsie und Alkoholkranke haben häufiger (ca. 30%) eine Depuytrensche-Kontraktur als die Gesamtbevölkerung (ca. 2%). Es sind vorwiegend Männer (5:1) jenseits des 5. Lebensjahrzehnts betroffen.

**Patho:** Die Palmaraponeurose ist eine fächerförmige Sehnenplatte in der Hohlhand.

**Symptome:** Ausbildung derber Stränge und Knoten meist an beiden Hohlhänden, gebeugter 4. und 5. Finger (Abb. 5-16).

**Therapie:** Operative Durchtrennung des Kontrakturstrangs.

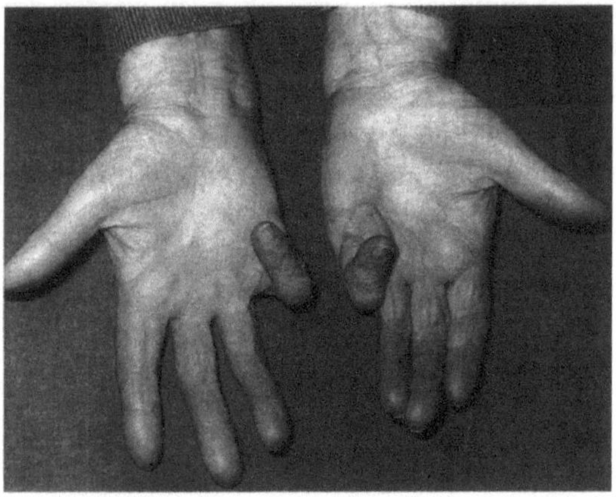

**Abb. 5-16** Dupuytrensche Kontrakturen an beiden Händen.

### 5.3.2.5 **Karpaltunnelsyndrom**

> **Definition:** Engpaß für den N. medianus im Handwurzelkanal (Karpaltunnel).

**Ursachen:** Anatomische Fehlformen oder einseitige Belastungen verursachen eine mechanische Kompression des N. medianus im Karpal-

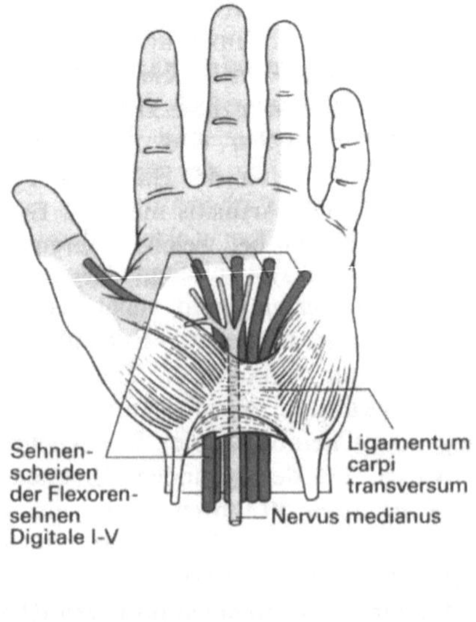


**Abb. 5-17** Karpaltunnelsyndrom. Der schattierte Bereich kennzeichnet Sensibilitätsstörungen.

tunnel *(Medianuskompressionssyndrom)*. Oft bei Frauen zwischen 40 und 50 Jahren, häufig als Komplikation bei rheumatoider Arthritis.

**Patho:** Der Karpaltunnel ist ein Handwurzelkanal, durch den die Sehnen der langen Fingerbeuger und der N. medianus führen. Durch Verengung dieses Kanals kommt es zur Beeinträchtigung des N. medianus (Abb. 5-17).

**Symptome:** Atrophie der Daumenballenmuskulatur sowie Sensibilitätsstörung im Bereich der Hohlhand und der Finger 1–3 einschließlich der radialen Seite des 4. Fingers. Nächtliche Schmerzen und Durchblutungsstörungen.

**Therapie:** Ruhigstellung, Analgetika, operative Erweiterung.

## 5.3.3 Gelenkerkrankungen

### 5.3.3.1 Arthrose (Arthrosis deformans)

**Definition:** Degenerative Gelenkerkrankung (insbesondere der Knorpelanteile), die mit Bewegungseinschränkung durch Gelenkknorpelabbau einhergeht.

**Ursachen:** anlagebedingte Minderwertigkeit der Gelenke; verminderte Leistungsfähigkeit der Gelenke im Alter; Überanstrengung (z. B. schwere Arbeit, zuviel Sport, einseitige Belastung und Übergewicht); angeborene oder erworbene Gelenkfehlbildungen (z. B. X-Beine, O-Beine, Plattfüße, Beckenschrägstellung), Verletzungen oder vorangegangene Entzündungen des Gelenks, Stoffwechselveränderungen (z. B. Gicht, aber auch ernährungsbedingte Übersäuerung).

**Patho:** Durch Fehlbelastung (zu hoher Gelenkdruck) bzw. schlechte Regenerationsbedingungen des Knorpels kommt es zum Knorpelschwund (Erosionen). Dadurch entsteht eine Verkleinerung des Gelenkspaltes mit entzündlich-degenerativer Knochenreizung, die zu Synovitis, Gelenkerguß und Beweglichkeitseinschränkung führt. Häufig sind Tonuserhöhungen der Muskulatur vorhanden, die den Kompressionsdruck zusätzlich erhöhen. Die Arthrose betrifft häufig folgende Gelenke: Hüftgelenk *(Coxarthrose)*, Kniegelenk *(Gonarthrose)*, Schultergelenk *(Omarthrose)*.

**Symptome:** Uncharakteristische Gelenkschmerzen, Steifheitsgefühl, morgendlicher Anlaufschmerz, der kontinuierlich abnimmt. Gelenkschmerzen (vor allem bei Belastung), oft auch witterungsabhängig (z. B. bei Kälte und Nässe). Muskelverspannungen, zunehmende Bewegungseinschränkung, bei schweren Fällen Versteifung. Knirschen und Knarren bei Bewegungen. Bei fortschreitender Arthrose kommt es durch eine reaktive Entzündung zu Ruhe-, Dauer- und Nachtschmerz und zu Schwellungen.

**Diagnose:** Verkleinerter Gelenkspalt im Röntgenbild, durch Arthroskopie, BSG meist normal. Röntgenbefund und klinische Beschwerden differieren oft.

**Therapie:** Überlastung vermeiden, Übergewicht abbauen, Haltungsschäden behandeln, Krankengymnastik, Massagen, Bäder, intraartikuläre Injektionen (in den Gelenkspalt), Rheumamedikamente, bei schweren Fällen Operation (Hüftgelenksprothese).

### 5.3.3.2 Infektarthritis

**Definition:** Akute entzündliche Erkrankung der Gelenke, meist durch bakterielle Keimbesiedlung.

**Ursachen:** vor allem durch Traumata, durch unsachgemäße Gelenkinjektionen, -punktion oder -operation, durch gelenknahe entzündliche Prozesse; im Rahmen von bakteriellen und viralen Infektionen.

**Patho:** Jeder Arthritis liegt eine Synovitis (Entzündung der synovialen Gelenkkapsel) zugrunde. Andere Gelenkstrukturen, wie z. B. Knorpel und Knochen, sind zunächst nicht am Entzündungsprozeß beteiligt, können aber später miteinbezogen werden. Es kommt dann zu sekundären Knochen- und Knorpelzerstörungen.

**Symptome:** schmerzhaftes Anschwellen eines Gelenkes mit Gelenkerguß, Rötung und Überwärmung, am häufigsten am Kniegelenk (50%), Hüftgelenk (25%) und Schultergelenk (15%).

**Diagnose:** BSG ↑, Akute-Phase-Proteine (z. B. C-reaktives Protein) ↑, Gelenkpunktion und bakteriologische Untersuchung.

**Therapie:** Antibiotika, Kortison, Antiphlogistika (wirken entzündungshemmend), Ruhigstellung des Gelenks und täglich behutsame Krankengymnastik.

### 5.3.3.3 Akute Polyarthritis

> **Definition:** Abakterielle Entzündung der Gelenke, oft im Rahmen des akuten rheumatischen Fiebers (ARF).

**Ursachen:** Streptokokkentoxine im Rahmen eines akuten rheumatischen Fiebers, z. B. ausgelöst durch Entzündungen im HNO-Bereich (Scharlach, Streptokokkenangina oder Lungenentzündung). Als reaktive Arthritis in Verbindung mit Shigellenruhr, Salmonellosen und anderen bakteriellen Enteritiden; ebenfalls vorkommend bei M. Crohn und Colitis ulcerosa.

**Patho:** Das *akute rheumatische Fieber* ist ein Krankheitsbild, das etwa 2 Wochen nach einer Infektion mit ß-hämolysierenden Streptokokken der Serumgruppe A zu rheumatischen Folgekrankheiten mit entzündlichen Veränderungen führen kann. Nach Streptokokkenbefall bildet der Körper Antikörper gegen die Streptokokkentoxine (Antigen-Antikörper-Reaktion auf Streptolysin). Dieser Komplex streut hämatogen (über das Blut) und verursacht an bestimmten Körperstellen eine abakterielle Entzündung, z. B. an den Gelenken, am Endocard, Myokard, Perikard oder an den Nieren (→ Kap. 7.4.3.1).

**Symptome:** im Rahmen des ARF kommt es 1–4 Wochen nach der Infektion plötzlich zu schmerzhafter Schwellung und Rötung vor allem der mittleren und großen Gelenke mit sprunghaftem Wechsel der betroffenen Gelenke (Polyarthritis), Fieber bis 39 °C, evtl. Herzklopfen, Tachykardie und Druckgefühl am Herz.

**Diagnose:** BSG ↑, Antistreptolysin (ASL) und Antistreptolysintiter (AST).

**Therapie:** Kortison, Antibiotika.

### 5.3.3.4 Chronische Polyarthritis

> **Definition:** Ätiologisch ungeklärte abakterielle, in Schüben verlaufende, systemische und entzündliche chronische Erkrankung der Gelenke und des periartikulären (gelenknahen) Gewebes, die zu Deformierung und Funktionsausfällen der Gelenke führt.

**Ursachen:** Autoimmunmechanismus (HLA-DR 4), evtl. auch virale oder erregerbedingte Genese. Auslöser sind körperliche und psychische Traumata und Belastungen, Wettereinflüsse, hormonelle Belastungen wie Geburt und Klimakterium. Frauen ab dem 4. Lebensjahrzehnt sind 4mal häufiger betroffen als Männer.

**Patho:** Die chronische Polyarthritis (cP) wird auch als *rheumatoide Arthritis* (RA) bezeichnet. Die alte Bezeichnung primär oder progredient chronische Polyarthritis (PCP) ist nicht mehr gebräuchlich. Als Auslöser wird ein unbekanntes Agens (Antigen) vermutet. Zunächst kommt es zu entzündlichen Veränderungen der Synovialzellen und der periartikulären Weichteile (Muskeln, Sehnen, Bänder, Fettgewebe). Als Immunantwort bildet der Körper Antikörper der Klasse IgG gegen das vorgeschädigte Gewebe, wodurch sich die Entzündung des Gewebes verstärkt. Daraufhin werden Antikörper der Klasse IgM gegen den Antikörper IgG gebildet. Diese sogenannten Autoantikörper (IgM) stellen den Rheumafaktor (RF) dar. Der dadurch entstandene Immunkomplex von IgG und IgM wird von den Makrophagen gefressen. Die dabei freiwerdenden lysosomalen Enzyme schädigen wiederum das Gewebe, woraufhin der Körper wieder mit IgG antwortet. Der gesamte Abwehrprozeß beginnt von vorne. Es kommt zu einer chronischen, abakteriellen Synovitis mit Fibrineinlagerung und Destruktion der Synovia und des Knorpels. Dies führt zur Gelenkversteifung und Subluxation der Gelenke. Ein Granulationswall wächst durch die Kapsel in die Schleimbeutel und Sehnen. Prinzipiell können auch fast alle extraartikulären Organe befallen sein, meist im Rahmen eine Vaskulitis (Gefäßentzündung) oder Entzündung der serösen Häute an Herz, Lunge, Haut oder im Auge.

**Symptome:**

- *Anfangsphase* (Prodromalphase): Dauert Monate bis Jahre mit Appetitlosigkeit, Gewichtsverlust; Müdigkeit, Abgeschlagenheit,

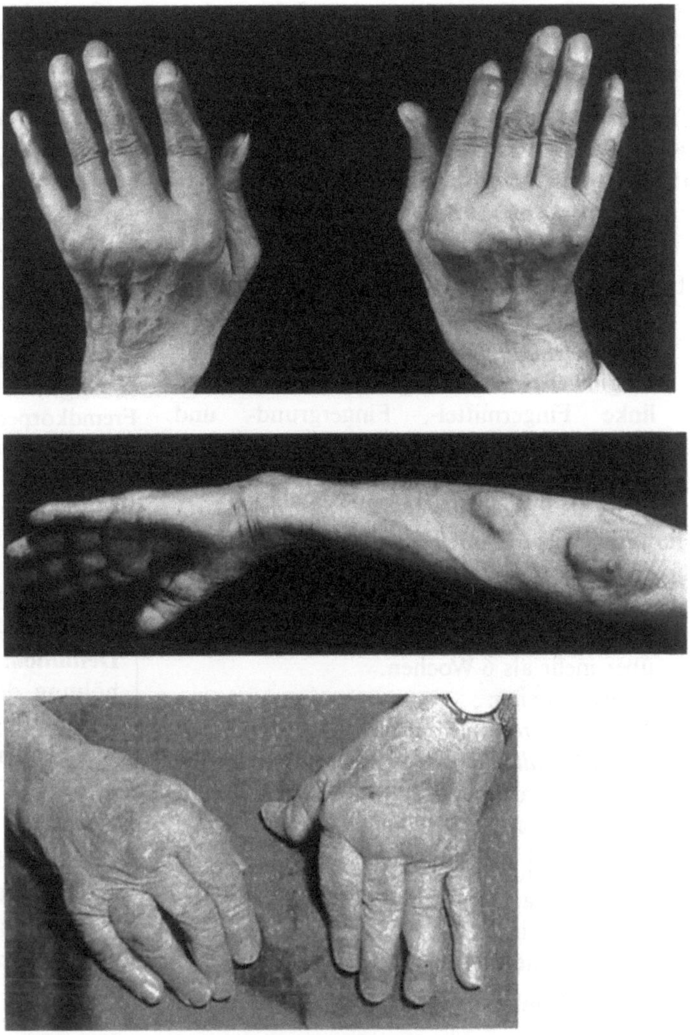

**Abb. 5-18** **A.** Typische Deformitäten der Hand bei der rheumatoiden Arthritis mit Ulnardevitation, **B.** Rheumaknoten, **C.** Schwanenhals- und Knopflochdeformitäten.

subfebriler Temperatur, Kribbeln in den Fingern, nervöser Übererregbarkeit und depressiver Verstimmung. Starkes Schwitzen, (auch nachts), Morgensteifigkeit der kleinen Gelenke (v. a. Fingergrund- und Fingermittelgelenke, Kraftlosigkeit der Hände beim Zugreifen, Schmerzen und spindelförmige Schwellungen in den kleinen Hand- und Zehengelenken, Gelenkergüsse, Schwellung eines zweiten Gelenkes innerhalb von 3 Monate nach dem ersten, druckdolente Gelenke, Beschwerden meistens symmetrisch, häufig auch Muskelschmerzen und „Rheumaknoten".

- *Fortgeschrittenes Stadium:* Atrophie der Gelenkmuskeln, Gelenkspalt wird immer schmaler, Ausbreitung der Beschwerden von den kleinen zu den großen Gelenken, gelenknahe Osteoporose, Gelenkzysten, verkrüppelte Finger-, Hand-, und Zehengelenke, Ulnardeviation (Finger biegen nach außen ab), Schwanenhals- und Knopflochdeformation, Subluxation (unvollständige Verrenkung), Ankylose (Versteifung) der Gelenke (Abb. 5-18).

**Diagnose:** Die amerikanische Rheumagesellschaft hat Kriterien aufgestellt, nach denen die rheumatoide Arthritis relativ sicher diagnostiziert werden kann (4 der 7 Kriterien müssen erfüllt sein):

1. *Morgensteifigkeit* von wenigstens einer Stunde über mehr als 6 Wochen.
2. *Gelenkschwellungen* an mehr als 3 (von 14 möglichen) Gelenkregionen (rechte und linke Fingermittel-, Fingergrund- und Handgelenke, Ellenbogen, Knie, obere Sprunggelenke, Zehengrundgelenke) über mehr als 6 Wochen.
3. wenigstens *eine Schwellung* im Bereich der genannten Handregionen über mehr als 6 Wochen.
4. *symmetrischer Befall* von Gelenkregionen über mehr als 6 Wochen.
5. *Rheumaknoten.*
6. *Rheumafaktor im Serum.*
7. typische *radiologische Veränderungen* im Bereich der Hände (zumindest eine gelenknahe Osteoporose).

**Labor:** BSG ↑, Leukozyten ↑, Anämie, Eisen ↓, Rheumafaktor positiv bei 80%, IgM ↑, Gammaglobuline ↑, Muzingehalt der Synovialflüssigkeit erniedrigt.

**Röntgen:** Verschmälerter Gelenkspalt.

**Therapie:** Eine kausale Therapie ist nicht möglich, folgende Maßnahmen kommen zur Anwendung:

- *Physikalische Maßnahmen:* Im Schub Ruhigstellung wegen der Entzündung und Kältebehandlung. So früh wie möglich Bewegung (z. B. durch Krankengymnastik und Schwimmen), Massage.
- *Medikamentöse Behandlung:* Bei akuter Symptomatik Antirheumatika (wirken analgetisch und antiphlogistisch), Kortikoide.
- *Basistherapie:* Medikamente, deren Wirkung erst nach längerer Anwendung einsetzt und dann länger anhält (z. B. antiphlogistisch wirkende Goldsalze und Antimalariamittel).
- *Operative Therapie:* Bei starker Verunstaltung oder Bewegungseinschränkung, z. B. Korrektur oder künstliche Gelenke.

**Prognose:** Abheilung ganz selten; chronisch-rezidivierender Verlauf in Schüben mit Ruhephasen; kann stagnieren oder sich über einen Zeitraum von Jahren weiterentwickeln; führt häufig zu früher Invalidität.

**Sjögren-Syndrom** (Sicca-Syndrom): Eine Kollagenose, die oft in Begleitung der rheumatoiden Arthritis auftaucht, und mit folgenden *Symptomen* einhergeht: Horn- und Bindehautentzündung mit Fremdkörpergefühl im Auge (Keratoconjunktivitis), Atrophie der Tränen- und Speicheldrüsen („dry eye, dry mouth“), Parotishypertrophie (Hamstergesicht, dicke Backen), Mittelohrentzündung (Otitis media).

### 5.3.3.5 Gicht

**Definition:** Stoffwechselerkrankung mit Erhöhung der Harnsäurewerte im Blut und Ablagerung von Uratsalzen vor allem in den kleinen Gelenken.

**Ursachen**

- *Primär:* durch eine Störung des Purinstoffwechsels, bedingt durch erbliche Disposition mit erhöhter Harnsäureproduktion oder verminderter Harnsäureausscheidung (Enzymdefekt).
- *Sekundär:* durch falsche Ernährung (meist in Verbindung mit Adipositas, Alkoholkonsum, Diabetes mellitus oder Fasten), aber auch durch vermehrten Zelluntergang bei Anämien, Leukämien und Zytostatikatherapie und durch zu geringer Ausscheidung wie bei Niereninsuffizienz und Diuretika.

**Patho:** Beim Abbau von Zellkernen fallen Purinstoffe an, die in der Leber zu Harnsäure umgebaut werden, damit sie durch die Niere ausgeschieden werden können. Wenn die Niere zu wenig Harnsäure ausscheiden kann oder wenn zuviel Harnsäure produziert wird, lagert sie sich vor allem in den Gelenken und in der Niere ab. Alkohol hemmt die renale Harnsäureausscheidung. Zu 95% sind Männer von der Gicht betroffen.

**Symptome**

- *Akuter Gichtanfall:* Meist am Großzehengrundgelenk *(Podagra)*. Es ist heiß, rot, dick und sehr schmerzhaft, schon bei der kleinsten Erschütterung. Der akute Gichtanfall kommt oft nach opulenten Festmahlzeiten vor (Essen, Alkohol).
- *Chronische Gicht:* äußert sich durch *Gichttophi* (harte Knötchen am Ohr, aber auch an anderen Stellen). Im weiteren Verlauf können ähnlich wie bei der rheumatoiden Arthritis die Gelenke zerstört werden (Abb. 5-19).

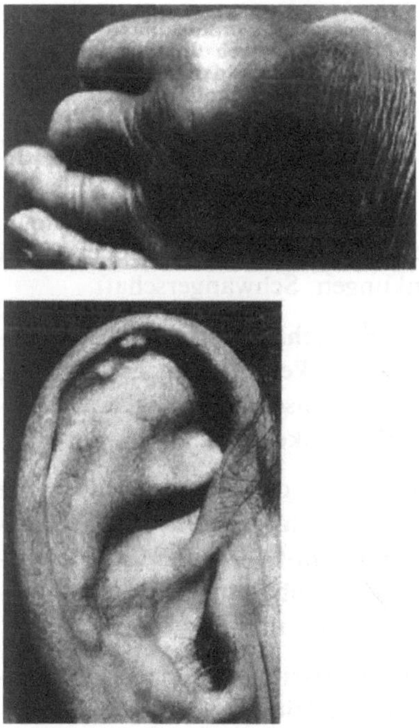

**Abb. 5-19** Gicht. **A.** Manifestation am Fingergrundgelenk, **B.** Gichttophie in der Ohrmuschel.

**Komplikationen:** Gelenkzerstörung bei chronischer Gicht, Gichtniere und Nierensteine, Risikofaktor für Arteriosklerose.

**Diagnose:** Serumharnsäure ↑, Ansprechen auf Colchicin-Präparate, evtl. durch Röntgen.

**Therapie:** Colchicin (Herbstzeitlosenalkaloid), Antiphlogistika. Ganz wichtig ist die Diät (keine Innereien, keine Hülsenfrüchte, kein Kaffee, kein Alkohol, keine Ölsardinen). Abnehmen, aber nicht Fasten, da der vermehrte Zellabbau einen akuten Gichtanfall auslösen kann, Nierenausscheidung anregen (z. B. Goldrute), über 2 l/Tag trinken.

## 5.3.4 Systemerkrankungen

### 5.3.4.1 Osteoporose

**Definition:** Mengenmäßige Verminderung des Knochengewebes bei erhaltener Knochenstruktur durch vermehrten diffusen Knochenabau (Schwund des Knochengewebes).

**Ursachen**

- *Primäre Osteoporose:* bisher weitgehend ungeklärt. Als Teilfaktoren bei der postmenopausalen und senilen Osteoporose sind Östrogenmangel und Immobilisation bekannt; generelle Alterserscheinung.
- *Sekundäre Osteoporose:*
  - Endokrin oder metabolisch bei Cushing-Syndrom, Hyperthyreose, Hypogonadismus, Hyperparathyreoidismus, Akromegalie, Diabetes mellitus.
  - Iatrogen, d. h. medikamentös durch Einnahme von Glukokortikoiden (nach längerer Einnahme tritt eine Osteoporose fast immer auf), Heparin, Schilddrüsenhormonen oder Laxanzien.
  - Bei Plasmozytom, lymphoproliferativen Erkrankungen, diffuser Knochenmarkkarzinose.
  - Parainfektiös oder immunogen bei rheumatoider Arthritis bzw. Morbus Crohn.
  - Nach Inaktivität bzw. Immobilisation bei längerer Bettruhe und Lähmungen.
  - Bei komplexen Osteopathien, renaler und intestinaler Osteopathie (Aufnahme und Ausscheidung von Knochenstoffwechselsubstanzen ist gestört).

**Patho:** Betroffen sind besonders Knochen mit hohem Spongiosaanteil wie Wirbel, Rippen, Radius, Oberschenkel.

**Symptome:** schleichender Beginn mit ziehenden Schmerzen in der Wirbelsäule und an den

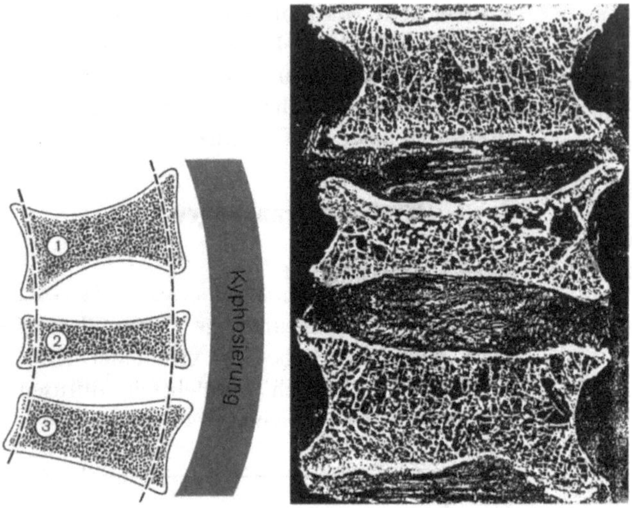


**Abb. 5-20** Osteoporose. **a.** Formen der Wirbelkörperdeformierung (1. Fisch-, 2. Flach-, 3. Keilwirbel), **b.** Verminderung der Spongiosa bei Wirbelkörperdeformierung.

Extremitäten, Spontanfrakturen (z. B. Wirbelzusammenbruch), Abnahme der Körpergröße, Rundrücken, chronisches Schmerzsyndrom (besonders im Rumpfbereich).

**Diagnose:** Röntgen (Grund- u. Deckplatteneinbrüche der Wirbelkörper, Keilwirbel), Knochendichtemessung, Bestimmung von Kalzium, Phosphor und alkalischer Phosphatase (Abb. 5-20).

**Therapie:** Analgetika, optimale Kalziumzufuhr, Stimulation der Osteoblasten mit Fluoriden, Hemmung der Osteoklasten mit Calcitonin, Krankengymnastik, evtl. Stützkorsett.

**Prophylaxe:** körperliche Aktivität, kalziumreiche Ernährung, evtl. Östrogen-Gestagen-Substitution in der Postmenopause.

### 5.3.4.2 **Osteomalazie**

**Definition:** Erhöhte Weichheit und Verbiegungstendenz der Knochen durch mangelhaften Einbau von Mineralstoffen in die normal oder überschießend gebildeten Knochen.

**Ursachen:** Kalziummangel durch Unterernährung, Vitamin-D-Mangel als Folge von UV-Mangel, Resorptionsstörungen, Leber- und Nierenerkrankungen, Schwangerschaft.

**Symptome:** bei Erwachsenen rheumatische Beschwerden mit starken Knochenschmerzen, Glieder- und Rückenschmerzen, Knochendeformationen (Kyphoskoliose).

**Diagnose:** Röntgen, die Osteodensitometrie (Knochendichtemessung) zeigt deutlich erniedrigte Werte. Vitamin-$D_3$-Mangel, Hypokalzämie, evtl. Hypophosphatämie, Anstieg von alkalischer Phosphatase und Parathormon.

**Therapie:** Mangel beseitigen, je nach Grunderkrankung orale Kalzium- oder Phosphatzufuhr, Vitamin-D-Zufuhr, auch als Prophylaxe.

**Rachitis:** Bei Kindern wird die Osteomalazie *Rachitis* (sog. englische Krankheit) genannt. Es handelt sich um eine gestörte Mineralisation der Grundsubstanz (Matrix) des wachsenden Knochens infolge unzureichenden Kalzium- bzw. Phosphatangebots durch Vitamin-D-Mangel im Kleinkindesalter. Rachitis tritt selten bei älteren Kindern auf. Sie zeigt typische Skelettveränderungen infolge ungenügender Verkalkung des Knochens. *Ursachen* sind eine unzureichende photochemische Umwandlung von Vitamin D in Vitamin $D_3$ durch mangelnde UV-Bestrahlung oder unzureichende Vitamin-$D_3$-Zufuhr bzw. -Resorption. Vor allem in den Wintermonaten kann es zu einem Vitamin-D-Mangel kommen. *Symptome:* Manifestation meist im 2.–3. Lebensmonat mit Unruhe, Schreckhaftigkeit, Schwitzen (besonders am Kopf), Hinterkopfglatze. Im 3.–4. Monat Muskelhypotonie, schlaffe Bauchdecken (sog. Froschbauch), Obstipation, evtl. Zeichen einer Tetanie und Krämpfe. Im Vordergrund der (schmerzhaften) Skelettveränderungen steht als Erstmanifestation meist eine abnorme Weichheit des Schädelknochens. Später kommt es zu Auftreibungen der Wachstumszonen und becherförmige Erweiterungen der distalen Enden der Röhrenknochen durch Störungen des Knorpelabbaus und Anlagerung von nicht verkalktem Osteoid. An den Rippen ist die Veränderung als sogenannter rachitischer Rosenkranz tast- und später sichtbar. Am übrigen Skelett kommt es zu Knochenverformungen (u. a. Beckendeformierung, Kyphose, sogenannte Glockenthorax, Trichterbrust, Beinverkrümmungen) und verzögertem (Milch-) Zahndurchbruch mit Schmelzdefekten (Abb. 5-21).

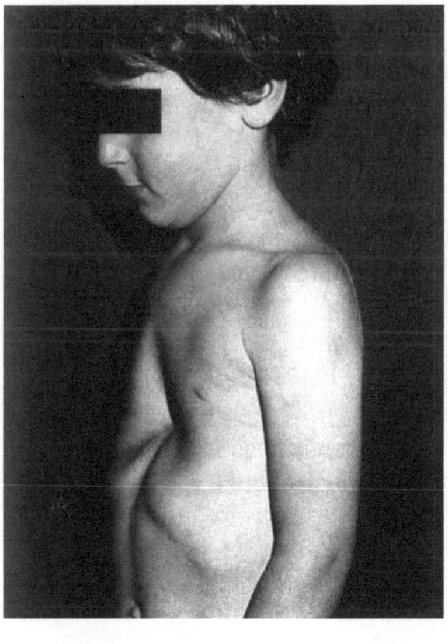

**Abb. 5-21** Trichterbrust bei Rachitis.

### 5.3.5 Tumoren

Im Knorpel- und Knochengewebe gibt es vielfältige gut- und bösartige Tumore. Die folgende Auflistung zeigt der Häufigkeit nach die wichtigsten primären Tumore:

- *Plasmozytom:* maligner Tumor mit Entartung der Plasmazellen (bilden Gammaglobuline) und Ausscheidung von Eiweißen über die Niere (Bence-Jones Proteinurie).
- *Osteosarkom:* maligne, häufig im Kindes- und Jugendalter auftretend mit heftigen Schmerzen und früher Metastasierung in Lunge.
- *Chondrosarkom:* malignes Knorpelsarkom.
- *Ewing-Sarkom:* malignes, vom Knochenmark ausgehendes Sarkom bei 10–30jährigen Patienten.
- *Fibrosarkom:* malignes kollagenreiches Bindegewebssarkom.
- *Osteoblastom:* benigner Knochentumor.
- *Chondrom:* benigner vom Knorpelgewebe ausgehender Tumor.
- *Hämangiom:* Gefäßtumor.

Häufiger als die primären Tumore metastasieren Tumore aus anderen Bereichen (v. a. aus Prostata, Mamma, Lunge, Schilddrüse und Nieren) in die Knochen *(sekundäre Tumore)*.

### 5.3.6 Erkrankungen der Wirbelsäule

#### 5.3.6.1 Skoliose

**Definition:** Angeborene oder erworbene Seitwärtsverbiegung der Wirbelsäule mit Drehung der einzelnen Wirbel, deren Ursache meist unbekannt ist.

**Ursachen:** idiopathisch bei ca. 80 %, Manifestation vor der Pubertät, v. a. bei Mädchen. Angeboren infolge Fehlbildung der Wirbelkörperanlagen, Rippen oder anderer statischer Elemente. Statisch bedingt durch Längendifferenz der unteren Extremitäten oder Veränderungen im Bereich des Beckens (Hüftluxation). Auch nach durchgemachter Rachitis.

**Diagnose:** Inspektion, besonders im Vornüberneigen erkennbarer Rippenbuckel bzw. Lendenwulst (Abb. 5-22), Röntgen (Achsenabweichung, Rotationsgrad).

**Therapie:** Krankengymnastik, Atemtherapie (nach Schroth), Korsett (Abb. 5-22) Operation (Wirbelsäulenversteifung).

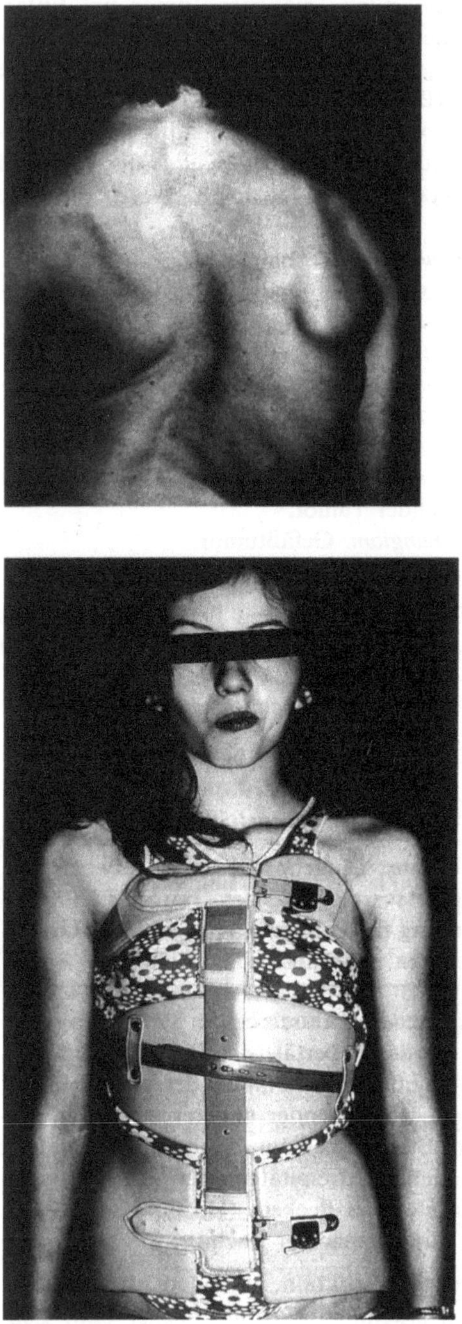

Abb. 5-22 A. Skoliose, B. Stagnara-Korsett bei Skoliose.

### 5.3.6.2 Bandscheibenprolaps

**Definition:** Heraustreten der degenerierten Bandscheibe über die Wirbelkörperränder, mit Komprimierung der Nervenwurzeln.

**Ursachen:** Folge einer Osteochondrose oder Abnutzung; Überlastung der Wirbelsäule, oft akut nach mechanischer Belastung auftretend; auch psychosomatisch.

**Patho:** Zur Verlagerung bzw. Austritt des Gallertkerns (Nucleus pulposus) der Bandscheibe kommt es durch Risse im Faserring (Annulus fibrosus). Dabei kann es zu einer Auswölbung, aber auch zum vollständigen Austritt des Kerns kommen (Abb. 5-23). Betroffen ist am häufigsten die Bandscheibe zwischen L4–L5 bzw. L5–S1

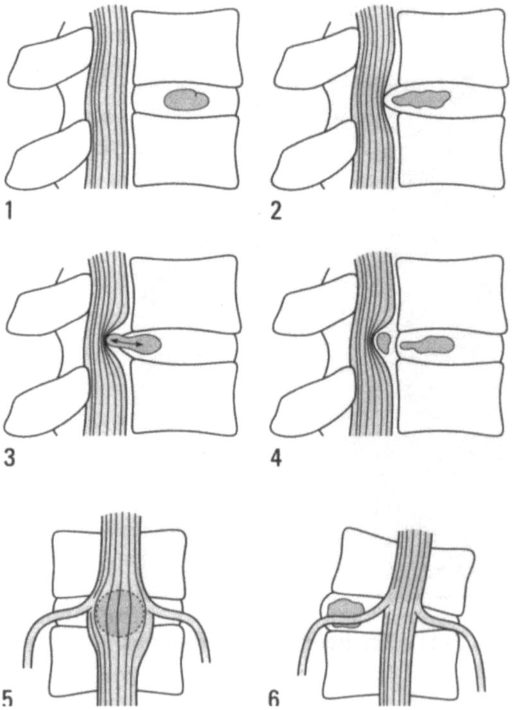


**Abb. 5-23** Schematische Darstellung der Bandscheibendegeneration. **1** normale Bandscheibe; **2** Diskusprotrusion (Vorwölbung); **3** pendelnder Diskusprolaps; **4** freier Diskusprolaps; **5** medialer Diskusprolaps; **6** seitlicher Diskusprolaps.

*(Ischiassyndrom)* oder zwischen C6–C7 *(Zervikobrachialsyndrom)*.

**Symptome:** Allgemein gibt es Schmerzen und Sensibilitätsstörungen im betroffenen Dermatom, einen *Hexenschuß* mit heftigen, plötzlich eintretenden lumbalen Schmerzen, die in das betroffene Bein bis zum Fußaußenrand ausstrahlen können. Evtl. Lähmung der Zehenmuskulatur. Typische Schonhaltung mit leicht angewinkeltem und außenrotiertem Bein oder gebeugter Haltung. Lokale Druck- u. Klopfempfindlichkeit der Wirbelsäule mit Verspannung der Muskulatur. Migräneartige Anfälle bis Schwindel vor allem bei Zervikalsyndrom.

**Komplikationen:** irreversible Druckschädigung von Nervenwurzeln (sog. Wurzeltod), Querschnittslähmung.

**Diagnose:** Bei lumbalem Prolaps meist *Lasègue-Zeichen* und *Schober-Zeichen* positiv, *Valleix-Punkte* (Abb. 5-24) druckschmerzhaft; röntgenologischer Nachweis eines Prolaps v. a. mittels Kernspintomographie, Computertomographie und durch Myelographie, abgeschwächte Reflexe.

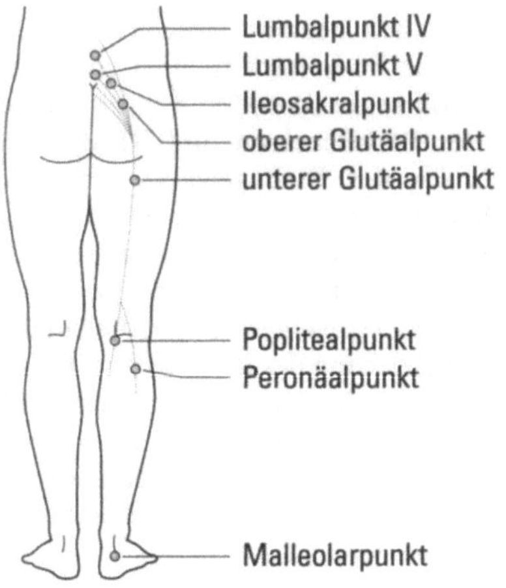


**Abb. 5-24** Valleix-Punkte zur Prüfung der Druckschmerzhaftigkeit des N. ischiadicus.

**Therapie:** Bettruhe zur Entlastung der Wirbelsäule, Liegen auf harter Unterlage, Plastikkragen bei Halswirbelsyndrom, Krankengymnastik, Massage, evtl. Analgetika, muskelentspannende Mittel, bei neurologischen Ausfällen oder drohendem Nervenwurzeltod Operation (offene Nukleotomie mit Entfernung des Gallertkerns).

**Wichtig:** Jeder Verdacht auf Prolaps mit Ischiassyndrom und neurologischen Ausfällen (Lähmungserscheinungen) muß sofort ins Krankenhaus.

Beim **Ischiassyndrom** (Ischialgie) handelt es sich um eine Nervenreizung bzw. Nervenkompression im Bereich L4/L5/S1. *Ursachen* sind Bandscheibenvorfall, Rückenmarktumoren, Tumore im Bereich des kleinen Beckens, Schwangerschaft, Erkrankungen der Wirbelsäule (z. B. Osteochondrose, Spondylose), Neuritis bei Infektionskrankheiten (z. B. Lepra, Zoster), Traumen, Frakturen, Hüftgelenkluxation, unsachgemäße intramuskuläre Injektion, sowie eine Polyneuropathie (z. B. bei Diabetes mellitus).

#### 5.3.6.3 Osteochondrose

**Definition:** Degenerative Veränderung der Bandscheiben und Beeinträchtigung der Wirbelkörper.

**Ursachen:** Anlagebedingte Knorpelschwäche, Überlastung, Alter.

**Patho:** Fortschreitender, degenerativer Bandscheibenschaden. Durch Quellung der Bandscheibe zunächst Verbreiterung des Zwischenwirbelraums, dann Verschmälerung infolge Faserzerstörung. Mitbeteiligung der Wirbelkörper in Form einer Osteosklerose. Lokalisation v. a. im Bereich von HWK 5/6/7 und LWK 4/5. Symptomatik, Diagnose und Therapie wie bei Bandscheibenprolaps. Eine Osteochondrose ist oft Ursache für einen Bandscheibenprolaps.

#### 5.3.6.4 Morbus Scheuermann

**Definition:** Entwicklungsstörung der Wirbelsäule mit nicht infektiösen Knochennekrosen.

**Ursachen:** genetisch, erblich und endokrin bedingte Wachstumsstörung.

**Patho:** Auftrittsalter 12–20 Jahre, aber nicht darauf beschränkt. Häufigste Wirbelsäulenerkrankung im Jugendalter. Es kommt zu Strukturveränderungen an der Grenze zwischen Wirbelkörper und Bandscheibe, v. a. an den Grund- und Deckenplatten der Wirbelkörper. Dabei entstehen Einbrüche der Deckenplatte und es kommt zu Keilwirbelbildung.

**Symptome:** Leitsymptom ist ein fixierter Rundrücken (Abb. 5-25) mit Haltungsproblemen, normalerweise aber wenig Beschwerden im Verhältnis zum Röntgenbefund.

**Diagnose:** Klopfschmerz an den Dornfortsätzen, Stauchungsschmerz (im Zehenspitzenstand auf Fersen fallen lassen), Röntgen.

**Therapie:** Krankengymnastik, Rückenschwimmen, Korsett.

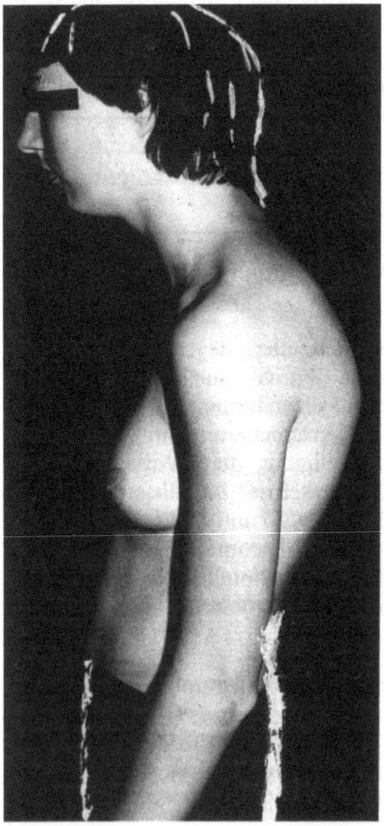

**Abb. 5-25** Morbus Scheuermann (Adoleszenzkyphose).

#### 5.3.6.5 Spondylose

**Definition:** Degenerativ arthrotische Veränderung der Wirbelgelenke mit Randzacken bzw. Randwulstbildung.

**Ursachen:** Abnutzung der Knorpelanteile mit entzündlich-reaktiver Knochenwucherung.

**Symptome:** Muskelverspannungen, Schmerzen der Wirbelsäule, Wurzelneuralgien (schmerzhafte Erscheinungen in den Nervenenden), migräneartige Anfälle bis Schwindel, im Übergang von HWS zu BWS kann dies zu Brachialgien führen, im LWS-Bereich zu Lumbalgien.

#### 5.3.6.6 Morbus Bechterew (Spondylarthritis ankylopoetica)

**Definition:** Chronisch entzündliche Bindegewebserkrankung unklarer Ätiologie mit Tendenz zur Schrumpfung und Ossifikation der Sehnen.

**Ursachen:** unbekannt, genetische Disposition (familiäre Häufung), häufige Assoziation mit HLA-B27. Zu 90% sind Männer betroffen.

**Patho:** Die Krankheit beginnt zwischen dem 15. und 30. Lebensjahr. Es kommt zu einer chronisch wuchernden (proliferierenden) Synovitis mit einer Entzündung der Bandscheiben und Bänder und einer Vermehrung des Bindegewebes (Fibrosierung) der Gelenkkapsel. Beginnt meist im Iliosakralgelenk und weitet sich auf die gesamte Wirbelsäule aus. Die daraus entstehende *ankylosierende Spondylitis* (versteifende Wirbelentzündung) führt zur Fixierung des knöchernen Thorax (Bambusstabwirbelsäule). Im Bereich der BWS bildet sich eine Kyphose. Da es sich um eine systemische Bindegewebekrankheit handelt, kommt es zu Symptomen, die nicht auf den Bewegungsapparat beschränkt sind.

**Symptome**

- *Frühzeichen:* Gewichtsverlust und Müdigkeit, tiefsitzende nächtliche Rückenschmerzen im Iliosakralgelenk (es kann oft nicht mehr auf dem Rücken geschlafen werden). Morgendliches Steifheitsgefühl im Bereich des Stammskeletts, Schmerzen in Hüfte und Kniekehlen, Fersenschmerz durch entzündliche Verkalkung der Sehnenansätze. Begleitbefunde sind Augenentzündungen (Iridozyklitis, Konjunktivitis), Urethritis, Prostatitis.

- *Spätzeichen:* ausgeprägte Kyphose der BWS mit völliger Versteifung der Wirbelsäule und des Thorax, Ventilationsstörung mit eingeschränkter Atmung von nur noch 3–4 cm statt 6–8 cm Lungenausdehnung (Abb. 5-26).

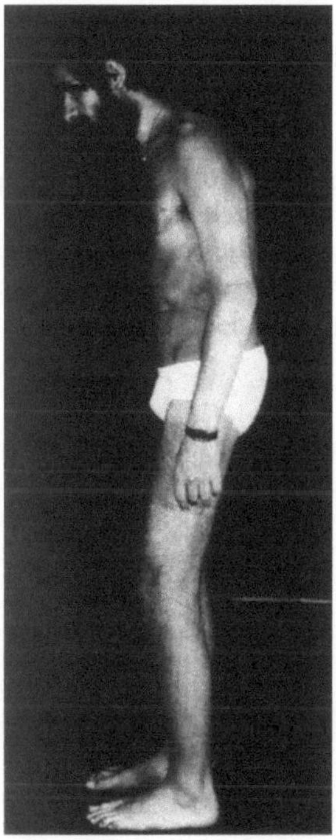

**Abb. 5-26** Typische Körperhaltung bei Morbus Bechterew.

**Komplikationen:** Vermehrt Lungenentzündung, atemabhängige Schmerzen, Cor pulmonale.

**Diagnose** (Abb. 5-27):

- *Schober-Zeichen:* Eine Markierung im Bereich des LWK 4 von 10 cm Länge muß sich beim Bücken auf 14 cm verlängern.
- *Fingerkuppenbodenabstand* (FKBA): Er sollte nicht zu groß sein.
- *Ott-Zeichen:* Die Strecke von HWK 7 bis 30 cm nach kaudal muß sich beim Bücken um 2 cm verlängern.

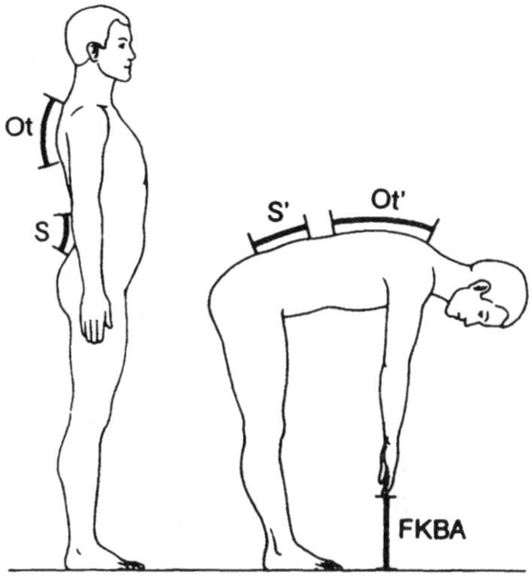


**Abb. 5-27** Diagnostische Zeichen für die Beweglichkeit der Wirbelsäule:
Schober-Zeichen (S), Ott-Zeichen (Ot) und Fingerkuppenbodenabstand (FKBA).

**Labor:** Bei 90 % der Erkrankten findet sich das Zellantigen HLA-B27 (normalerweise bei 6 %); BSG ↑, Rheumafaktor negativ, im Röntgenbild sind Sklerosierungen sichtbar.

**Therapie:** Antiphlogistika, Glukokortikoide im Schub, Krankengymnastik, Atemtherapie, Atemgymnastik, Rückenschwimmen.

**Prognose:** Die Krankheit verläuft in Schüben, 75 % der Erkrankten bleiben in der ersten Stufe stehen, 25 % entwickeln sich zum Vollbild.

### 5.3.7 Traumatische Erkrankungen

#### 5.3.7.1 Luxation

**Definition:** Der distale Knochen ist aus dem Gelenk gesprungen (ist ausgekugelt), meist mit Kapselbandriß kombiniert (Verrenkung).

**Ursachen:** Meist traumatisch oder im Rahmen chronischer Gelenksschäden (z. B. Entzündung).

**Symptome:** Deformierung im Gelenkbereich, Fehlstellung, heftige Schmerzen, Schwellung.

**Therapie:** Möglichst sofort wieder einrenken (allerdings nur, wenn die Technik beherrscht wird, da sonst Nerven oder Gefäße beschädigt werden können). Bei Bänderrissen meist Operation.

#### 5.3.7.2 **Distorsion**

> **Definition:** Zerreißen oder überdehnen eines Kapselbandes (Zerrung).

**Ursachen:** Umknicken am Gelenk durch falsche Bewegungen. Am häufigsten betroffen ist das obere Sprunggelenk.

**Symptome:** Schmerzen, Hämatom.

**Therapie:** Risse müssen operiert werden.

#### 5.3.7.3 **Kontusion**

> **Definition:** Schädigung eines Körperteils durch Schlag, Stoß oder Fall (Prellung).

**Patho:** Es kommt meist zu einer schmerzhaften Schwellung (Hämatom) und zu einer Blauverfärbung. Im Bereich des Knochens entwickelt sich ein Hämatom unter dem Periost, am Schädel eine Schwellung im Gehirn (s. Schädel-Hirn-Trauma, → Kap. 18.5.2.1).

#### 5.3.7.4 **Frakturen**

> **Definition:** Knochenbruch.

**Ursachen:** traumatische Einwirkungen (Unfall) oder pathologische Ursachen (Spontanfraktur durch Entzündung, Tumor, Osteoporose).

**Symptome:** Schmerzen, Formveränderung, abnorme Beweglichkeit, Schwellung.

**Komplikationen:** Fettembolie, Infektion.

**Therapie:** Ruhigstellung (Gips), evtl. OP. Heilungsdauer: 3 Wochen (Fingerskelett) bis 12 Wochen (Oberschenkel).

**Knochenheilung:** Voraussetzung für eine ungestörte Knochenheilung sind eine ausreichende Blutversorgung im Bruchgebiet, mechanische Ruhe ohne Scher-, Zug- oder Wechselbelastung und keine Infektion. Die Heilung kann grundsätzlich nach zwei Arten verlaufen.

- ▷ *Primärheilung:* Bei einem Bruch, bei dem die Bruchstellen engen Kontakt haben verläuft die die Heilung wie bei einem normalen Knochenumbau. Bei dieser *Kontaktheilung* erfolgt keine zusätzliche Knochenneubildung. Gibt es einen geringfügigen Spalt, sprossen Gefäße mit Osteoblasten in den Spalt ein und bilden nach einigen Tagen einen Geflechtknochen. Dieser wird dann nach einigen Monaten zum ursprünglichen Knochen umgebaut (Spaltheilung).
- ▷ *Sekundärheilung:* Bei verbleibender Instabilität ist der Bruchspalt größer und es kommt zur Bildung von *Kallus*. Es handelt sich um Bindegewebe, das im Sinne einer desmalen Ossifikation nach Monaten zum ursprünglichen Knochen umgebaut wird (Abb. 5-28).

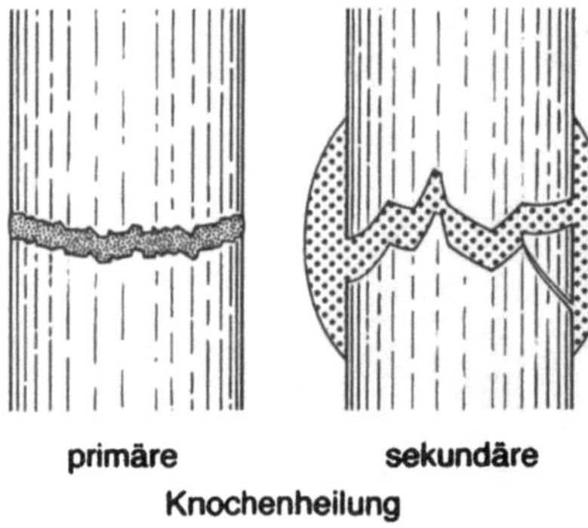


**Abb. 5-28** Heilungsmodi des Knochen. Links. Der schmale Frakturspalt wird primär mit Geflechtknochen aufgefüllt; Rechts. Heilung über Kallus (sekundäre Heilung, Umwegsdifferenzierung über Bindegewebe).

#### 5.3.7.5 **Meniskusverletzung**

> **Definition:** Einriß des halbmond- bzw. ringförmigen Zwischenknorpels im Kniegelenk.

**Ursachen:** meist degenerativer Vorschaden mit akutem Trauma, vor allem durch eine gewaltsame Drehung des belasteten und fixierten Unterschenkels im gebeugten Knie (z. B. beim Fußballspielen oder beim Drehsturz).

**Patho:** Die jeweils zwei Gelenkscheiben (Menisken) der Kniegelenke, eine im äußeren und eine im inneren Teil des Gelenks, dienen der besseren Gelenkführung, der Vergrößerung der Belastungsfläche und als elastischer Stoßdämpfer. Die Meniskusverletzung ist eine häufige Sportverletzung, bei der der mediale stärker fixierte Meniskus 20mal häufiger verletzt wird als der laterale.

**Symptome:** Schmerzen, Erguß, Streckhemmung bei Einklemmung.

**Diagnose:** Je mehr von den folgenden Meniskuszeichen vorliegen, desto sicherer ist die Diagnose. Häufig wird auch die *Arthroskopie* (Gelenkspiegelung) eingesetzt, um unklare Fälle abzuklären und gleichzeitig zu behandeln.

**Meniskuszeichen**

- *Druck- und Spontanschmerz* am inneren oder äußeren Gelenkspalt.
- *Streckhemmung* mit schmerzhafter Einklemmung.
- *Abduktions- oder Adduktionsschmerz* des gestreckten Kniegelenks (Böhler-Zeichen).
- *Überstreck- oder Wippschmerz:* sehr schmerzhaft empfundenes ruckartiges Überstrecken.
- *Steinmann I:* Schmerzen am inneren Gelenkspalt bei Außendrehung des gebeugten Unterschenkels bei Innenmeniskusschaden. Die Drehung nach innen erzeugt bei Außenmeniskusschaden einen Schmerz am äußeren Gelenkspalt.
- *Steinmann II:* Bei zunehmender Beugung aus einer Streckstellung heraus wandert der Schmerz von vorne seitlich nach hinten.
- *Payr-Zeichen:* Beim Schneidersitz treten durch Innenmeniskusschäden Schmerzen am inneren Gelenkspalt auf.

**Therapie:** Bei Gelenkerguß erfolgt meist eine Punktion, bei Meniskuseinriß wird meist arthroskopisch eine Meniskusnaht oder eine Teilentfernung des Meniskus durchgeführt.

### 5.3.8 Fehlstellungen

- *Plattfuß:* Abgeflachtes Fußgewölbe.
- *Knickfuß:* Die Fußwurzelknochen Talus und Kalkaneus sind gegeneinander verschoben, oft mit Plattfuß verbunden (Knicksenk-, Knickplattfuß).
- *Spitzfuß:* Sohle kann weder aktiv noch passiv zum Fußrücken hin gestreckt werden. Bei Gips oder Bettlägerigkeit verkürzt sich die Muskulatur ab dem 2. Tag.
- *Hackenfuß:* Vermehrte Dorsalflexion und behinderte Plantarflexion.
- *Spreizfuß:* Häufigste Belastungsdeformität des Fußes. Auseinanderweichen der Mittelfußknochen, es kann zum Hallux valgus kommen (Abweichen der Großzehe zur Kleinzehe hin).

### 5.3.9 Kollagenosen

**Definition:** Kollagenosen sind Krankheiten, bei denen entzündliche Veränderungen im kollagenen Gewebe entstehen und die zu den Autoimmunerkrankungen zählen.

**Ursachen:** Autoimmunität gegen Kollagen, Frauen sind häufiger als Männer betroffen. Genetische Disposition (HLA-B27), Antikörper gegen zelluläre Makromoleküle.

1. systemische Sklerodermie
2. Lupus erythematodus
3. Dermatomyositis
4. Pan- und Periarteriitis (→ Kap. 7.5.8.1)
5. Sjögren-Syndrom

#### 5.3.9.1 Sklerodermie

**Definition:** Sklerodermie ist eine Systemerkrankung des Bindegewebes der Haut mit Fibrosklerose von Haut und Organen. Die systemische Sklerodermie befällt Haut und Organe, die umschriebene Sklerodermie befällt nur Haut (Stützgewebe von Haut und Organen).

**Symptome:** Ödeme zuerst weich, dann Verhärtung, Reynaudsche Anfälle als Prodominalsymptome, fleckig-livide Hautverfärbung, die sich nach weiß verändert, extrem trockene Haut, Verdickung des Zungenbändchens (kloßige Sprache), Ulzeration der Fingerkuppen (Rattenbißfinger), glänzende atrophische Haut (wachsartig), Tabaksbeutelmund, Mitbeteiligung des Ösophagus (Schluckstörungen), Pneumonien, Lungenfibrose, Niereninsuffizienz.

#### 5.3.9.2 **Lupus erythematodus (LE)**

**Definition:** Systemerkrankung der Haut und des Gefäßbindegewebes zahlreicher Organe, verbunden mit Vaskulitis der kleinen Gefäße. Zu 90% sind Frauen zwischen 20 und 30 Jahren betroffen.

- *Systemischer LE:* vornehmlich Organbefall.
- *Chronisch lokaler LE:* reine Hautkrankheit.

**Ursachen:** unbekannt, fördernde Faktoren sind Sonnenexposition, Streß, Medikamente.

**Symptome:** Allgemeinsymtome des systemischen LE sind zeitweiliges Fieber, wandernde Arthralgien, tastbare Lymphknoten, Pleuritis, Splenomegalie, Schmetterlingserythem ohne Schmerzen (bei chronischer L. E. schmerzhaft mit Schuppenbildung). Je schmerzhafter und ausgeprägter der LE ist, desto gutartiger ist er. Häufig kommt es zum Nierenbefall mit glomerulärer Herdnephritis (Immunkomplexnephritis), nephrotischen Syndrom und Niereninsuffizienz.

**Diagnose:** Antikörpernachweis.

**Therapie:** Medikamente absetzen, Antiphlogistika bei Schub, Glukokortikoide.

# 6 Blut

## 6.1 Anatomie und Physiologie des Blutes

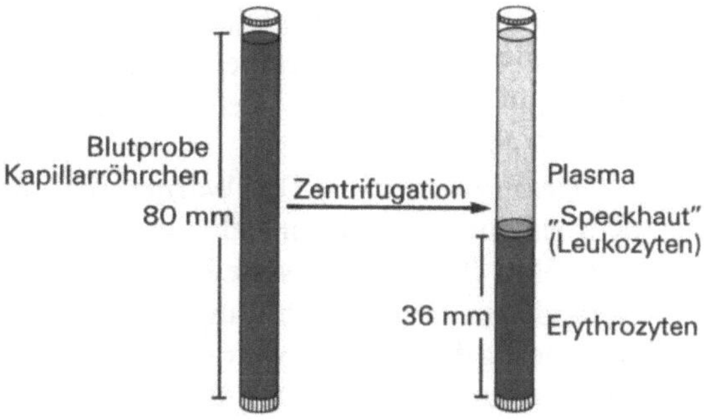


$$\text{HK (dieser Probe)} = \frac{36\ \text{mm}}{80\ \text{mm}} \times 100 = 45\ \%$$

**Abb. 6-1** Bestimmung des Hämatokrit.

Das Blut, die Gefäße und das Herz entwickeln sich aus dem Mesenchym. Aufgrund seiner Entwicklungsgeschichte ist das Blut auch als spezialisiertes *flüssiges Bindegewebe* aufzufassen, bei dem die flüssigen Anteile den sehr umfangreichen Interzellularraum darstellen. Der erwachsene Mensch besitzt ein Blutvolumen von ca. 7% seines Körpergewichts. Bei einem 70 kg schweren Menschen beträgt die Blutmenge dann ca. 5 l *(Normovolämie)*. Davon zirkulieren 3–4 Liter in den Gefäßen, der Rest ist in Leber und Milz gespeichert. Bei Kleinkindern beträgt der Anteil des Blutes am Körpergewicht ca. 10%. Auch Schwangere und Hochleistungssportler besitzen ein erhöhtes Blutvolumen *(Hypervolämie)*. Ein Blutverlust *(Hypovolämie)* von 10% wird ohne Beschwerden toleriert. Ein Verlust von 30% ist bedenklich und 50% Blutverlust ist bereits tödlich.

**Zusammensetzung des Blutes:** Das Blut besteht aus einem flüssigen Anteil, dem *Blutplasma*, und den sich darin befindenden *Blutkörperchen*, dem korpuskulären Anteil. Das Verhältnis des Volumens der roten Blutkörperchen zum Gesamtblutvolumen wird als *Hämatokrit* bezeichnet. Den Hämatokrit erhält man, indem ungerinnbar gemachtes Blut zentrifugiert und dann das Volumen der abgesetzten *Erythrozyten* (rote Blutkörperchen) bestimmt wird (Abb. 6-1). Bei einer *Anämie* (Blutarmut) und Blutverlusten sinkt der Hämatokrit, bei einer *Polyglobulie* (vermehrte Erythrozyten im Blut) ist der Hämatokrit erhöht. Eine Erhöhung des Hämatokrits bedeutet eine Erhöhung der Blutviskosität (d. h. das Blut wird dickflüssiger) und damit eine Mehrbelastung des Herzens. Ein verringerter Hämatokrit bedeutet eine Verminderung der Erythrozyten. Da die Erythrozyten Sauerstoff transportieren, entsteht dann ein $O_2$-Mangel, den das Herz mit einer Frequenzsteigerung zu kompensieren versucht.

**Normalwerte des Hämatokrits (Hk):**
- Frauen: 36–45 Vol.-%
- Männer: 42–50 Vol.-%

**Die Funktionen des Blutes**

1. *Transportfunktion:* Im Blut werden viele Stoffe im „Huckepackverfahren" transportiert, wie z. B. Sauerstoff, Nährstoffe, Hormone und Schlackenstoffe.
2. *Atmungsfunktion:* Das Blut hat eine wichtige Funktion bei der inneren und äußeren Atmung.
3. *Exkretorische Funktion:* Es befördert Stoffwechselendprodukte der Zellen vor allem zur Niere.
4. *Ernährungsfunktion:* Im Plasma sind Spaltprodukte der Nahrung gelöst. In 3 l Plasma befinden sich ca. 200 g Protein, das somit ein schnell verfügbares Eiweißreservoir ist.

5. *Regelung des osmotischen Drucks:* Durch die im Plasma gelösten Stoffe (Eiweiße und Elektrolyte) wird die Wasserverteilung zwischen Blutplasma und extravasalem Raum reguliert (Flüssigkeitsgleichgewicht).
6. *Pufferfunktion:* Plasmaeiweiße können mit Säuren und Basen Salze bilden, so daß sie einen Beitrag zur Aufrechterhaltung eines konstanten pH-Wertes liefern (normal: 7,36–7,44).
7. *Temperaturregulation:* Die Wärme, die im Körper durch Arbeit entsteht, wird durch das Blut gleichmäßig verteilt. Über eine veränderte Hautdurchblutung kann die Wärmeabgabe reguliert werden.
8. *Informationsfunktion:* Das Blut transportiert Hormone und andere Stoffe an alle Körperzellen, die dann je nach Informationsgehalt der Stoffe entsprechend reagieren können (z. B. wirkt Kohlensäure anregend auf das Atemzentrum)
9. *Abwehrfunktion:* Im Blut befinden sich Leukozyten (weiße Blutkörperchen), Antikörper (Gammaglobuline) und andere Stoffe, die die Abwehr unterstützen.
10. *Schutzfunktion:* Im Blut befinden sich auch Gerinnungsfaktoren (z. B. Fibrinogen) und Blutplättchen, ohne die eine Blutgerinnung und damit ein Wundverschluß nicht möglich wäre.

### 6.1.1 Das Blutplasma

Das Blutplasma besteht zu ca. 90% aus Wasser und enthält die folgenden Stoffe in gelöster Form:

1. *Bluteiweiße* (Plasmaproteine): Davon sind ca. 60% Albumine, ca. 40% Globuline und ca. 1% Fibrinogen. Die gesamte Eiweißmenge im Plasma beträgt ca. 7%.
2. *Elektrolyte:* Die Menge der Elektrolyte im Plasma beträgt ca. 0,9%. Die wichtigsten sind Natrium ($Na^+$), Kalium ($K^+$), Magnesium ($Mg^{2+}$), Kalzium ($Ca^{2+}$), Chlor ($Cl^-$), Bicarbonat ($HCO_3^-$) und Hydrogenphosphat ($HPO_4^-$).
3. *Nährstoffe:* Im Blutplasma befindet sich Glukose mit einer relativ konstanten Konzentration von 80–120 mg/dl. Aminosäuren und Fettsäuren sind je nach Stoffwechsellage in unterschiedlicher Konzentration vorhanden.
4. *Sauerstoff* ist im Blut vor allem an die roten Blutkörperchen gebunden. Nur ein geringer Teil ist im Plasma gelöst.
5. *Abfallstoffe* sind vor allem die sogenannten harnpflichtigen Stoffe (Harnstoff, Harnsäure und Kreatinin). Aber es gibt auch Milchsäure, Kohlendioxid, Bilirubin und andere Abfallstoffe im Serum.
6. *Spurenelemente* sind wichtige Baustoffe, die in geringer Konzentration im Plasma vorliegen. Einige wichtige sind Eisen (Fe), Kupfer (Cu), Selen (Se) und Mangan (Mn).
7. *Vitamine* sind in unterschiedlicher Konzentration vorhanden. Die fettlöslichen Vitamine A, D, E und K sind an Eiweiß gebunden, die wasserlöslichen (z. B. Vitamin C) sind im Plasma gelöst.
8. *Hormone:* Sie kommen je nach Bedarf im Blut vor;
9. *Enzyme:* Von ihnen gibt es unzählige, die im Plasma vorhanden sind.

> Das *Blutplasma* ist durch das enthaltene Fibrinogen gerinnbar. Das *Blutserum* ist Blutplasma ohne Fibrinogen.

**Bluteiweiße:** Die Bluteiweiße (Plasmaproteine) erfüllen vielfältige Funktionen im Körper. Die wichtigsten sind:

1. *Nährfunktion:* In 3 l Blutplasma sind ca. 200 g Proteine gelöst (ca. 7%). Diese Menge dient als Nahrungsreserve
2. *Transportfunktion:* Viele Stoffe werden im Blut zum Transport an spezifische Plasmaproteine gebunden.
3. *Pufferfunktion:* Bestimmte Plasmaproteine tragen zur Aufrechterhaltung des pH-Wertes bei, indem sie sich mit Säuren verbinden (→ Kap. 2.1.4).
4. *Bildung des kolloidosmotischen Druckes:* Die Erzeugung des kolloidosmotischen Druckes durch die Eiweiße trägt in starkem Maße zur Wasserverteilung zwischen intra- und

extravasalem Raum bei. Bei zu geringer Eiweißkonzentration im Blut kommt es zu Ödemen (z. B. Hungerödem oder Ödem bei Niereninsuffizienz).

5. *Blutgerinnung:* Die meisten sogenannten Gerinnungsfaktoren gehören zu den Plasmaproteinen, z. B. Fibrinogen.
6. *Abwehrfunktion:* Ganz bestimmte Plasmaproteine, die Gammaglobuline (γ-Globuline), sind Bestandteil der spezifischen Abwehr.

**Bluteiweißbestimmung:** Die Bestimmung der verschiedenen Plasmaeiweiße wird vor allem durch die Elektrophorese vorgenommen. Bei diesem Verfahren wird ein Papierstreifen, der mit Serum getränkt wurde, in ein elektrisches Spannungsfeld gebracht. Die verschiedenen Plasmaproteine wandern in diesem Feld mit unterschiedlicher Geschwindigkeit von der Kathode (Minuspol) zur Anode (Pluspol). Dies führt zu einer Trennung der verschiedenen Plasmafraktionen, die nun qualitativ und quantitativ bestimmt werden können. Dabei lassen sich fünf Hauptfraktionen erkennen: Albumine (61 %) und α1-Globuline (6 %), α2-Globuline (8 %), β-Globuline (10,3 %) und γ-Globuline (14,7 %).

- *Albumine:* Sie binden bestimmte Stoffe und Medikamente an sich, um sie dort hinzubringen, wo sie benötigt werden. Außerdem erhöhen die Albumine den osmotischen Druck des Blutes, indem sie Wasser an sich binden. Albumin dient auch als Reserveeiweiß, das bei Nahrungsmangel verwertet wird.
- *Globuline* sind großmolekulare Eiweiße. Die $\alpha_1$-, $\alpha_2$- und β-Globuline haben eine wichtige Aufgabe beim Transport von Fetten, Hormonen, Eisen, Kupfer, Enzymen usw.
- *Immunglobuline* (Ig), auch Gammaglobuline, sind die Antikörper des Abwehrsystems. Sie können durch die Elektrophorese (Immunophorese) nochmals unterteilt werden in IgA, IgD, IgE, IgG, IgM.

> Man kann sich aus den einzelnen Buchstaben den Begriff GAMED als Eselsbrücke bilden.

Eine Elektrophorese wird oft routinemäßig als ein wichtiges diagnostisches Hilfsmittel durchgeführt, da viele Erkrankungen charakteristische Veränderungen der Plasmaeiweißverteilung hervorrufen. So vermindert sich z. B. bei bestimmten Erkrankungen das Albumin zugunsten der Globuline, ohne daß es eine Veränderung des Gesamteiweißes gibt.

### 6.1.2 Die Blutbildung

Die Blutbildung wird allgemein auch als *Hämatopoese* bezeichnet. Wenn die Entstehung einer bestimmten Blutzelle gemeint ist, spricht man entweder von *Erythropoese* (rote Blutbildung), *Thrombopoese* (Bildung der Blutplättchen) oder den drei Arten der weißen Blutbildung: *Granulopoese*, *Lymphopoese* und *Monozytopoese*. Bei Erwachsenen findet sie vor allem im roten Knochenmark statt, das insgesamt ein Gewicht von ca. 1500 g hat. Die Hauptmasse des roten Knochenmarks befindet sich in der Spongiosa platter (Schädel, Brustbein, Becken) und kurzer Knochen (Rumpf) sowie in den verdickten Enden der Röhrenknochen. Bei Kindern findet die Blutbildung außer im roten Knochenmark auch noch in Leber und Milz statt. Rotes und gelbes Knochenmark sind unterschiedliche Funktionszustände desselben Organs. Es entsteht aus dem Mesenchym und ist ein nur wenig differenziertes retikuläres Bindegewebe mit immer teilungsfähigen *Retikulumzellen*. Diese können sich je nach Bedarf zu *Blutbildungszellen* (rotes Knochenmark) oder *Fettzellen* (gelbes Knochenmark) differenzieren. Auch ist es möglich, daß Fettzellen sich zu Retikulumzellen zurückbilden und diese sich dann zu Blutbildungszellen weiterentwickeln (metaplastische Umwandlung). Eine Ausnahme bilden die Lymphozyten, die nicht nur im roten Knochenmark, sondern auch in den lymphatischen Organen (z. B. Thymus, Tonsillen, Milz und Lymphknoten) gebildet werden.

**Die Blutbildungsreihen:** Durch die Teilung der *pluripotenten Stammzellen* (Retikulumzelle oder Hämozytoblasten) im Knochenmark entsteht entweder eine Verdoppelung der Retikulumzelle (Stammzellenduplikat) oder es entstehen zwei Zellen aus denen sich jeweils eine ganz bestimmte Blutzelle entwickelt (determinierte, unipotente Stammzellen). Es handelt sich dann um Vorläuferzellen der roten Blut-

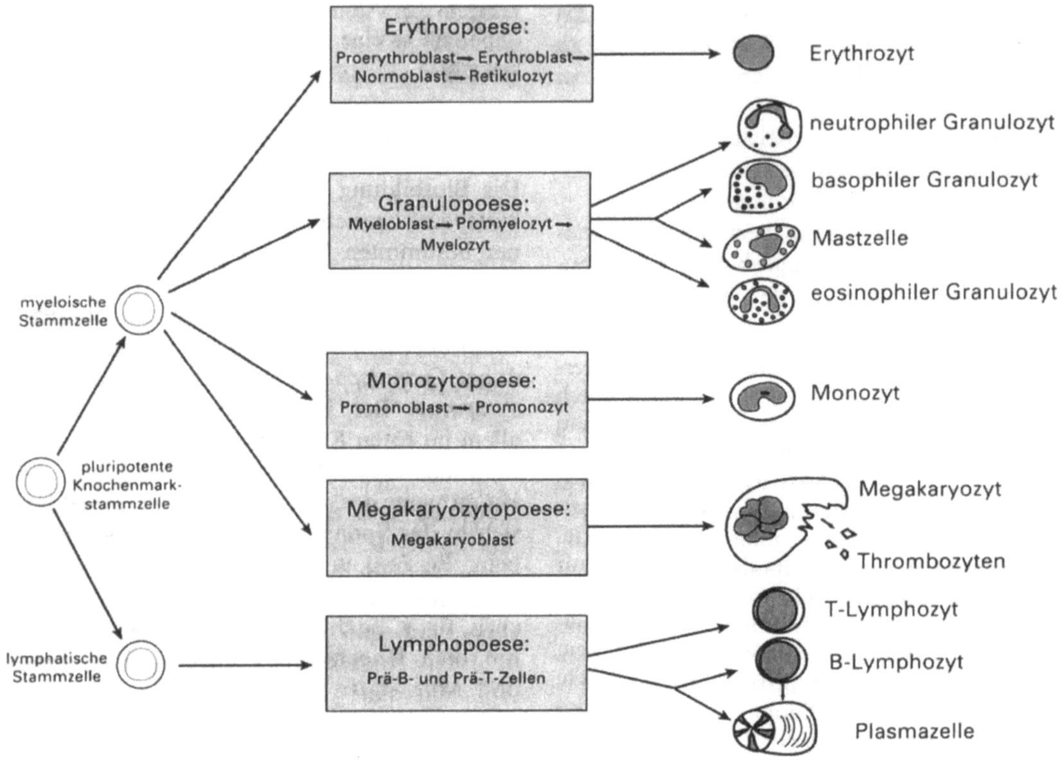


**Abb. 6-2** Die Blutbildungsreihen aus einer pluripotenten Knochenmarksstammzelle mit der Bezeichnung der Zwischenstufen.

körperchen (Erythroblasten), bestimmter weißer Blutkörperchen wie der Granulozyten (Myeloblasten), eines Teils der Lymphozyten (Lymphoblasten) oder der Thrombozyten (Megakaryoblast). Die sich daraus entwickelnden Blutzellen werden, wenn sie ein bestimmtes Entwicklungsstadium erreicht haben und reif sind, aus dem Knochenmark ins Blut abgegeben. Im Knochenmark können die reifen Blutzellen aber auch noch gespeichert werden (Abb. 6-2).

**Steuerung der Blutbildung:** Die Steuerung der Blutbildung erfolgt durch sogenannte hämopoetische Wachstumsfaktoren, die je nach Art aus multipotenten Stammzellen ganz bestimmte unipotente Stammzellen entstehen lassen. Wenige dieser Wachstumsfaktoren beeinflussen die Entwicklung nur bestimmter Blutzellen, z. B. das *Erythropoetin* die Erythrozyten oder das *Thrombopoetin* die Thrombozyten.

### 6.1.3 Erythrozyten

**Aufgabe:** Sauerstofftransport und $CO_2$-Abtransport.

**Bildung:** Die roten Blutkörperchen werden vom Foetus ab dem 3. Monat in Knochenmark, Milz und Leber gebildet. Aus den Knochenmarkstammzellen entsteht zuerst ein sogenannter *Proerythroblast*, eine Zelle, die nach der Aufnahme von Eisen und Bildung von Hämoglobin zum *Erythroblasten* wird. Dieser entwickelt sich zum *Normoblasten*. Hier schrumpft der Zellkern und es entsteht der sogenannte *Retikulozyt*, bei dem sich nur noch eine netzartige Struktur des Zellkerns zeigt. Der sich daraus bildende *Erythrozyt* ist kernlos und wandert ins strömende Blut. Auch die Retikulozyten kommen zu einem geringen Teil im Blut vor. Im Normalfall machen die Erythrozyten 96 % des zellulären Volumenanteils aus.

Einen starken **Reiz für die Neubildung** von Erythrozyten stellt der Sauerstoffmangel dar, der zu einer Erhöhung der Erythropoetinproduktion in der Niere führt. Ein Beispiel dafür ist der Aufenthalt in sauerstoffärmeren höheren Berglagen, durch den sich nach einiger Zeit eine Vermehrung der Erythrozyten einstellt.

Zur Bildung der Erythrozyten braucht der Körper folgende wichtige Bestandteile:

1. *Vitamin $B_{12}$:* der sogenannte *„extrinsic factor"*, der sich im Magen mit dem von der Magenschleimhaut gebildeten *„intrinsic factor"* verbindet.
2. *Folsäure:* ein Vitamin, das ebenfalls wie Vitamin $B_{12}$ für die Zellbildung wichtig ist.
3. *Eisen:* wichtig für die Hämoglobinsynthese.

| Serumeisen: | |
|---|---|
| Männer: | 90–150 µ/dl |
| Frauen: | 70–130 µ/dl |

4. *Eiweiß:* ein wichtiger Bestandteil des Hämoglobin.
5. *Erythropoetin:* wird in der Niere gebildet und stimuliert die Stammzellen zur Erythrozytenbildung.

**Aufbau und Gestalt:** Ein Erythrozyt besteht zu 75% aus Wasser. Der Rest setzt sich v. a. aus Kaliumsalzen und Hämoglobin zusammen. Auf seiner Zellmembran sind bestimmte Eigenschaften festgelegt, die die Blutgruppe (A, B und 0) und den Rhesusfaktor darstellen. Erythrozyten sind kleine, runde und kernlose Scheiben, die eine zentrale Eindellung (bikonkav) besitzen. Sie sind leicht verformbar, damit sie die engen Kapillaren passieren können. Die Form der Erythrozyten kann unter pathologischen Gesichtspunkten eine Rolle spielen.

Der normale Erythrozyt ist eine bikonkave Scheibe mit einem Durchmesser von 7 µg.

- Der *Mikrozyt* ist von normaler Form mit einem Durchmesser von 6 µg.
- Der *Makrozyt* ist von normaler Form mit einem Durchmesser von 9 µg.
- Der *Sphärozyt* (Kugelzelle) ist ohne zentrale Eindellung. Der Durchmesser ist verkleinert und die Dicke ist vergrößert.
- Die *Sichelzelle* hat eine Mondsichelform.
- Bei einer *Anisozytose* gibt es Erythrozyten von unterschiedlicher Größe, z. B. Makro- und Mikrozyten. Dies kommt z. B. bei manchen Formen der Anämie vor.
- Bei einer *Poikilozytose* findet man verschiedene Formen der Erythrozyten im Blut, z. B. Birnen- und Keulenformen. Dies ist Ausdruck einer schweren Störung der Erythropoese.

**Lebensdauer:** Die Erythrozyten leben ca. 120 Tage. Sie werden dann von den Zellen des retikuloendothelialen Systems (RES) in Milz, Leber und im Knochenmark abgebaut (gemausert). Die Bestandteile werden teilweise wiederverwertet oder über die Leber ausgeschieden (Bilirubinkreislauf). Es gibt ca. 25 Billionen Erythrozyten im Körper. Pro Tag werden 208 Milliarden, pro Stunde 8 Mrd., pro Minute 144 Millionen und pro Sekunden 2,4 Millionen gebildet und auch abgebaut. Alle Erythrozyten eines Menschen bilden ausgebreitet eine Fläche von ca. 3500 $m^2$.

**Osmotische Formveränderung:** Die Erythrozyten benötigen für ihre normale Form innerhalb der Zelle einen geringfügig erhöhten osmotischen Druck, der von den Erythrozyten aktiv hergestellt wird. Kommt es zu einer Störung der Erythrozyten, oder befinden sie sich in einer hypotonen Lösung (z. B. Wasser), dann strömt Flüssigkeit in den Erythrozyt, er schwillt an und platzt. Eine solche Zerstörung wird als *Hämolyse* bezeichnet. Das Maß der Konzentration einer hypotonen Lösung, bei der die Erythrozyten platzen, wird *osmotische Resistenz* genannt. Als Lösung wird eine NaCl-Lösung benutzt.

- Eine Kochsalzlösung mit 0,9% NaCl wird als *physiologische* (isotone) Kochsalzlösung bezeichnet. Das entspricht 9 g Kochsalz auf 1000 ml Wasser. Diese Lösung wird bei Flüssigkeitsverlust akut als Infusion gegeben.
- Eine *hypertone* Kochsalzlösung von > 0,9% NaCl läßt die Erythrozyten schrumpfen, sie nehmen eine *Stechapfelform* an.
- Bei einer *hypotonen* Kochsalzlösung von < 0,5% NaCl beginnt normalerweise die Hämolyse und bei 0,3% NaCl ist die Hämolyse komplett. Beginnt die Hämolyse früher, ist die osmotische Resistenz vermindert. Dies ist bei einigen Anämieformen der Fall (Abb. 6-3).

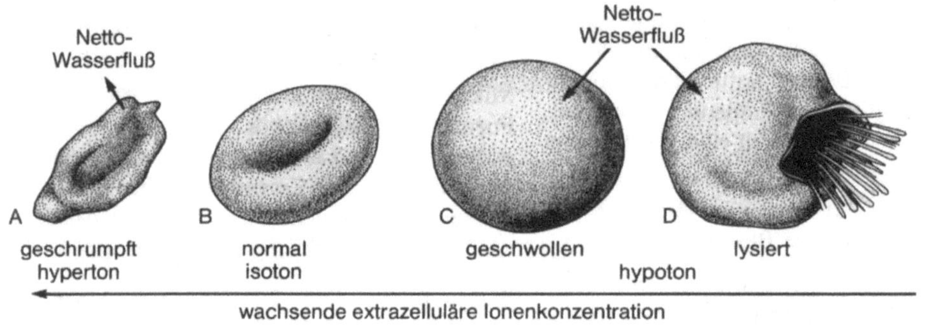


**Abb. 6-3** Effekte einer hypertonen, isotonen und hypotonen Lösung auf rote Blutzellen. **A.** hypertone Lösungen erzeugen Schrumpfung der Zelle; **B.** isotone Lösungen verändern das Zellvolumen nicht; C. hypotone Lösungen bewirken eine Zellschwellung und ggf. eine Lyse (**D**).

**Hämoglobin (Hb):** Der bedeutsamste Bestandteil der Erythrozyten ist der rote Blutfarbstoff, das Hämoglobin. Er ist maßgeblich am Sauerstoff- und Kohlendioxidtransport beteiligt und dient der Pufferung, um den pH-Wert des Blutes konstant zu halten. In einem Erythrozyt beträgt die Hämoglobinkonzentration ca. 35%. Ein Hämoglobinmolekül besteht aus vier Eiweißketten mit einer eisenhaltigen Farbstoffverbindung, dem sogenannten *Häm*. Hämoglobin hat eine besondere Affinität zu $O_2$-Molekülen und kann sie reversibel anlagern.

Hämoglobin hat allerdings zu **Kohlenmonoxid** (CO) eine über 200mal stärkere Affinität als zu Sauerstoff. Bei einer Konzentration von nur 0,1% CO in der Atemluft bedeutet dies, daß dann 50% des Hämoglobins mit CO beladen ist! Gefährlich ist dies auch, weil Kohlenmonoxid ein geruchloses Gas ist.

**Blutgruppen:** Jede menschliche Zelle besitzt auf ihrer Oberfläche Strukturen, die sie von Zellen anderer Menschen unterscheidet. Bei den Erythrozyten sind es sogenannte Glykolipide, die Antigencharakter besitzen. Gegen diese Strukturen (Antigene) können von einem fremden Organismus Antikörper gebildet werden. Von diesen erblich festgelegten Strukturen sind *das A-, B-, Null-System* (AB0) und das *Rhesus-System* (Rh) die wichtigsten.

- *AB0-System:* Es gibt nach der Einteilung in das AB0-System vier verschiedenen *Blutgruppen: A, B, AB* und *0.* Sie unterscheiden sich aufgrund des Vorhandenseins eines bestimmten Antigens auf der Oberfläche der Erythrozyten. Es gibt auch Untergruppen (z. B. $A_1$, $A_2$, $A_3$, usw.), die jedoch in der Praxis eine untergeordnete Rolle spielen. Insgesamt gibt es ungefähr 400 verschiedene Erythrozytenmerkmale.

1. *Blutgruppe A:* besitzt das Antigen A auf den Erythrozyten und den Antikörper (Agglutinin) gegen die Blutgruppe B im Serum. (bei ca. 44%).
2. *Blutgruppe B:* besitzt das Antigen B und den Antikörper gegen die Blutgruppe A. (bei ca. 11%).
3. *Blutgruppe AB:* besitzt die Antigene A und B aber keine Antikörper gegen A oder B. Diese Blutgruppe wird auch als *Universalempfänger* bezeichnet, da es keine Antikörper gegen ein fremde Blutgruppen enthält (bei ca. 5%).
4. *Blutgruppe 0:* besitzt keine Antigene, aber Antikörper gegen Blutgruppen A und B. Diese Blutgruppe wird auch als *Universalspender* bezeichnet, da mangels Antigenen gegen diese Erythrozyten keine Antikörper produziert werden. Die im Spenderserum enthaltenen Antikörper wirken sich nicht so dramatisch aus, da sie nicht neu produziert werden können und nach ihrer Bindung an die Antigene verbraucht sind (bei ca. 40%).

• *Rhesussystem:* Außer diesen Blutgruppen gibt es noch andere Blutfaktoren, die einen Antigencharakter haben. Der wichtigste ist der Rhesusfaktor mit dem Antigencharakter D *(Antigen D)*. Ungefähr 85% der europäischen Bevölkerung haben diesen Rhesusfaktor und sind damit Rh-positiv (Rh), die restlichen 15% sind Rh-negativ (rh).

**Transfusionszwischenfall:** Gibt man Erythrozyten einer Person in ein Serum, das Antikörper gegen diese enthält, so beobachtet man eine Zusammenballung der Erythrozyten *(Agglutination)*, gelegentlich auch eine Hämolyse. Ursache dafür ist eine Antigen-Antikörper-Reaktion. Bei einer Bluttransfusion kann dies zu schwerem Schock führen (Transfusionszwischenfall). Die Reaktion ist besonders stark, wenn der Empfänger Antikörper gegen die Spendererythrozyten hat. Eine nicht ganz so starke Reaktion erfolgt, wenn das Spenderserum Antikörper gegen die Empfängererythrozyten besitzt. Um Transfusionszwischenfälle zu vermeiden, ist vor jeder Transfusion eine sogenannte *Kreuzprobe* (Abb. 6-4) zwingend vorgeschrieben. Dabei wird vor allem die Verträglichkeit von *Empfängerserum* und *Spendererythrozyten* getestet (Majortest).

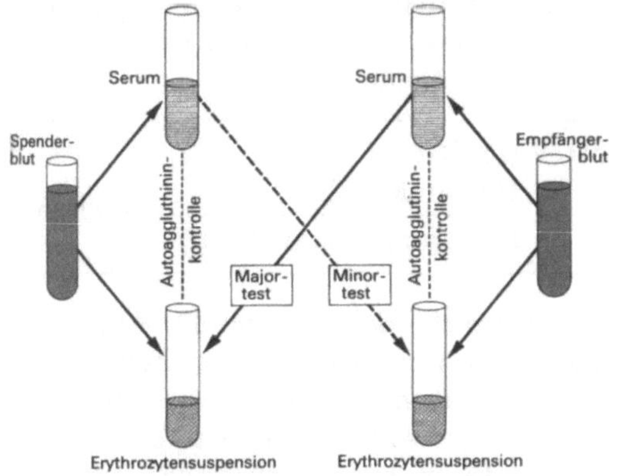


**Abb. 6-4** Schematische Darstellung der Kreuzprobe.

Die Blutgruppen von Spender- und Empfängerblut werden, um Verwechslungen zu vermeiden, unmittelbar vor einer Bluttransfusion am Krankenbett getestet. Das Patientenblut ist direkt aus dem venösen Zugang, das Spenderblut aus dem Transfusionsbesteck der vorbereiteten Blutkonserve zu entnehmen. Die Bestimmung der Blutgruppen erfolgt meist mit kommerziellen Testkits. Bringt man unverträgliches Empfängerserum und Spendererythrozyten auf einem Glasträger zusammen, so entsteht eine Agglutination.

**Anti-D-Prophylaxe:** Serum von Kaninchen, das gegen Erythrozyten von Rhesusaffen sensibilisiert wurde, bringt bei 85% der Europäer die Erythrozyten zur Agglutination (Zusammenklumpen) und Hämolyse (Rh-positiv). Durch die Sensibilisierung der Kaninchen sind Antikörper gegen das Antigen D entstanden. Die Erythrozyten der Menschen mit Rh-positivem Blut besitzen das Antigen D, aber kein Antikörper D. Blut von Menschen, das Rh-negativ ist, besitzt weder das Antigen D, noch Antikörper gegen das Antigen D. Wird nun einem Menschen, der Rh-negativ ist, Rh-positives Blut übertragen, so bildet das Rh-negative Blut Antikörper gegen das Rh-positive Blut *(Sensibilisierung)*. Folge kann ein akuter Transfusionszwischenfall sein, der zu einer Hämolyse führt. Es kann vorkommen, das unter der Geburt das Blut eines Rh-positiven Kindes, das den Rhesusfaktor vom Vater geerbt hat, mit dem Rh-negativen Blut seiner Mutter in Kontakt kommt. Die Rh-negative Mutter bildet daraufhin Antikörper gegen den Rhesusfaktor *(Sensibilisierung)*. Folgt eine zweite Schwangerschaft, bei der das Kind erneut Rh-positiv ist, so kann es zur Hämolyse des kindlichen Blutes kommen, da die mütterlichen Antikörper durch die Plazenta wandern und das kindliche Blut zerstören. Bei der Anti-D-Prophylaxe werden Antikörper gegen das Antigen-D gespritzt. Diese Prophylaxe erfolgt bei einer Rh-negativen Frau, innerhalb 72 Stunden nach einer Geburt, auch nach einer Fehlgeburt oder einer extrauterinen Gravidität, damit die ins mütterliche Blut eingeschwemmten Antigene keine Sensibilisierung der Mutter verursachen können.

### Laborwerte

• *Erythrozytenzahl:* Die geschlechtsspezifischen Unterschiede von Erythrozytenmasse und Hämoglobinkonzentration im Blut beruhen auf einer Steigerung der Erythropoese durch Androgene und einer Hemmung durch Östrogene.

| |
|---|
| *Erythrozytenzahl im Blut* |
| Frauen: 4,2–5,4 Mill./mm$^3$ |
| Männer: 4,6–6,0 Mill./mm$^3$ |

• *Blutsenkungsgeschwindigkeit (BSG):* auch Blutkörperchensenkungsgeschwindigkeit (BKS) genannt. Zur Blutsenkung wird eine 2 ml-Spritze mit 0,4 ml Natrium citricum aufgezogen. Durch dieses wird das Blut ungerinnbar gemacht. Zu den 0,4 ml Natrium citricum wird dann aus der Vene noch 1,6 ml Blut bis insgesamt 2 ml, aufgezogen und durch langsames hin- und herkippen gründlich mit dem Natrium citricum vermischt. Das Gemisch wird in ein Senkungsröhrchen gefüllt und senkrecht in ein Gestell gestellt. Die Erythrozyten setzen sich mit der Zeit vom Serum ab. Nach einer und nach zwei Stunden wird die Menge des oben abgesetzten Serums in Millimeter bestimmt. Folgende Werte sind normal:

| |
|---|
| Ablesezeit nach 1 Stunde: |
| 3–8 mm (Männer); 6–11 mm (Frauen) |
| Ablesezeit nach 2 Stunden: |
| 5–18 mm (Männer); 6–20 mm (Frauen) |

Bei erhöhten Werten spricht man von beschleunigter BSG, sind sie erniedrigt, von verlangsamter BSG. Oft wird bei einer beschleunigten BSG von einer Entzündung ausgegangen. Da dieser Test jedoch unspezifisch ist, muß bei pathologischem Ergebnis eine genauere Abklärung erfolgen (Tab. 6-1).

• *Hämoglobin:* tranportiert den größten Teil des Sauerstoffs und hat deshalb eine wichtige Bedeutung. Ein zu geringer Hb-Wert spricht für eine Anämie.

| |
|---|
| *Hämoglobin (Hb)-Wert* |
| Männer: 14–18 g/dl |
| Frauen: 12–16 g/dl |

• *MCHC* (mittlere korpuskuläre Hämoglobinkonzentration): Hier wird die mittlere Hämoglobinkonzentration eines einzelnen Erythrozyten bestimmt.

Tab. 6-1: Mögliche Ursachen einer pathologischen BSG

| BSG beschleunigt | BSG verlangsamt |
|---|---|
| akute u. chronische Entzündungen | bei Rauchern |
| Anämien | Polyglobulie |
| Tumoren | Antiphlogistika (Cortison) |
| Gravidität | ASS |
| | Lebererkrankungen |
| | Allergien |
| | Herzinsuffizienz |
| | Phenylbutazon (Antirheumatika) |
| | Exsikkose |

$$\text{MCHC (g/l)} = \frac{\text{Hämoglobin (g/l)}}{\text{Hämatokrit (l/l)}} = 300-360$$

Der *Referenzbereich* liegt bei 300–360 g/l. Er ist relativ konstant. Bei Kugelzellenanämie und Exsikkose finden sich erhöhte Werte und bei ausgeprägten hypochromen Anämien und Überwässerungszustände finden sich erniedrigte Werte.

• *MCV* (mittleres korpuskuläres Volumen): Hier wird das Volumen eines einzelnen Erythrozyten bestimmt.

$$\text{MCV } (\mu m^3) = \frac{\text{Hämatokrit (l/l)}}{\text{Erythrozytenzahl } (10^{12}/l)} = 82-92$$

Der *Referenzbereich* liegt bei 82–92 µm$^3$. Bei zu geringen Werten findet man Zellverkleinerungen, die als mikrozytär bezeichnet werden. Bei zu hohen Werten findet man Zellvergrößerungen, die man als makrozytär bezeichnet und einen Verdacht auf Alkoholbelastung begründen. Da es sich um einen arithmetischen Mittelwert handelt, können beginnende Anämien nur bedingt erfaßt werden. Erst eine Verteilungskurve von den verschieden großen Erythrozyten ist hier genauer.

Tab. 6-2: Bedeutung der Erythrozytenindizes.

| Krankheit | MCV | MCH | MCHC |
|---|---|---|---|
| Eisenmangelanämie, Infekt- u. Tumoranämie | erniedrigt | erniedrigt | erniedrigt bis normal |
| Thalassämie, Kugelzellenanämie | normal | normal | erhöht |
| Perniziosa | erhöht | erhöht | normal |

• *MCH* (mittleres korpuskuläres Hämoglobin) ersetzt synonym den Begriff des *Färbekoeffizienten* ($Hb_E$). Dieser Wert bezeichnet den Hämoglobingehalt des einzelnen Erythrozyten.

$$\text{MCH (pg)} = \frac{\text{Hämoglobin (g/l)}}{\text{Erythrozytenzahl } (10^{12}/\text{l})}$$

Der *Normwert* liegt bei 28–32 pg pro Erythrozyt. Werte unter 28 pg werden als hypochrom bezeichnet wie z. B. bei Eisen- und Vitamin-$B_6$-Mangel). Werte über 32 pg werden als hyperchrom bezeichnet (z. B. bei perniziöser Anämie und Folsäuremangelanämie).

MCH, MCV und MCHC sind Parameter, mit deren Hilfe eine Anämie in hypo-, normo- oder hyperchrom (nach dem Farbverhalten) bzw. in mikro-, normo- oder makrozytär (nach der Zellgröße) klassifiziert werden kann.

### 6.1.4 Leukozyten

Die weißen Blutkörperchen *(Leukozyten)* stellen im Gegensatz zu den Erythrozyten keine einheitliche Gruppe dar. Sie werden in drei Hauptgruppen eingeteilt:

- *Granulozyten*
- *Monozyten*
- *Lymphozyten*

**Aufgabe:** Die Leukozyten erfüllen vor allem Abwehraufgaben. Sie phagozytieren (fressen) Fremdkörper wie Zelltrümmer, Bakterien, Viren, Staub usw. Außerdem haben sie eine wichtige Funktion bei der Antikörperbildung.

**Vorkommen:** Nur ca. 5% der Leukozyten befinden sich im Blut, der Rest ist ins Gewebe oder in Organe gewandert.

*Anzahl der Leukozyten im Blut:*

| | |
|---|---|
| Normal: | 4000–9000 Zellen/$mm^3$ |
| Leukozytose | über 9000 Zellen/$mm^3$ |
| Leukopenie | unter 4000 Zellen/$mm^3$ |

#### 6.1.4.1 Granulozyten

Rund 60–70% der Leukozyten sind Granulozyten. Ihr Zytoplasma enthält charakteristische Granula (Körnchen), nach denen sie ihren Namen haben. Die Granulozyten entwickeln sich aus den Stammzellen des roten Knochenmarks. Durch ihr unterschiedliches Färbeverhalten werden sie nochmals unterteilt:

• neutrophile Granulozyten, die ein neutrales Färbeverhalten zeigen,
• eosinophile Granulozyten, die sich mit Eosin rot anfärben lassen und
• basophile Granulozyten, die sich blau anfärben lassen. (Abb. 6-2)

**Eigenschaften**

• Granulozyten können sich amöboid fortbewegen.
• Sie verfügen über die Möglichkeit der *Diapedese* (d. h. sie können, indem sie sich verformen, durch die Gefäße wandern).
• Sie besitzen die Fähigkeit zur *Phagozytose.* Hierbei umschließen sie die Fremdkörper und lösen sie mit Enzymen auf (Lyse).
• Sie können sich durch *Chemotaxis* leiten lassen. Chemotaxis ist die Möglichkeit einer zielgerichteten Fortbewegung an die Stelle, von der bestimmte Reize (Lockstoffe) ausgesendet werden. Ein Reiz kann z. B. von Enzymen hervorgerufen werden, die von Zelltrümmern stammen.

Tab. 6-3: Merkmale der verschiedenen Granulozyten

| | **Neutrophile Granulozyten** | **Eosinophile Granulozyten** | **Basophile Granulozyten** |
|---|---|---|---|
| Unterscheidung | Nicht färbbar | Rot färbbar | Blau färbbar |
| Zellinhalt | Granula mit lysosomalen Enzymen | lysosomale Enzyme | Heparin, Histamin |
| Funktion | • Phagozytose kleiner Fremdkörper.<br>• an Eiterprozessen beteiligt (Mikrophagen).<br>• Wirkungsort ist das Körpergewebe, nicht das Blut | • Entfernen von Antigen-Antikörper-Komplexen (z. B. bei allergischen Erkrankungen)<br>• dienen der Sofortabwehr im Verdauungs- und Atemtrakt (Fremdeiweiß und Parasiten).<br>• nehmen Histamin auf und sind Antagonisten von Mastzellen und basophilen Granulozyten. | • gerinnungsverhindernd durch Ausschütten von Heparin<br>• Antagonist der Thrombozyten<br>• Durch Ausschütten von Histamin erhöhen sie die Gefäßpermeabilität an den Entzündungsherden. |
| Häufigkeit | 55–73% | 2–4% | 0,5–1% |
| Lebensdauer | ca. 1 Woche | 1–2 Wochen | ca. 1 Tag |
| Besonderheit | unterschiedliche Reifestufen:<br>• *jugendliche* (stabkernige) bis 2%<br>• *reife* (segmentkernige)<br>• *alte* (mehrfach segmentkernige) | bei Allergien erhöht, aber auch bei der beginnenden Heilung von Infektionen (Morgenröte der Heilung). | werden auch als Blutmastzellen bezeichnet, da sie große Ähnlichkeit mit den Mastzellen des Gewebes haben. |

**Differentialblutbild:** Es handelt sich um die Zählung der kernhaltigen Blutzellen wie Granulozyten, Lymphozyten und Monozyten. Die Einteilung der neutrophilen Granulozyten in die verschiedenen Altersstufen hat differentialdiagnostische Bedeutung. Verschiebungen im Differentialblutbild sind wichtige Parameter zur Bestimmung einer Erkrankung. Abweichungen von einer normalen Verteilung der Granulozyten im Blut werden als Rechts- oder Linksverschiebung bezeichnet. Bei vermehrtem Vorkommen von jugendlichen Granulozyten im Blut, oder Formen, die eigentlich noch im Knochenmark reifen sollten, spricht man von *Linksverschiebung*. Bei vermehrtem Vorkommen von alten mehrfach segmentierten Granulozyten im Blut spricht man von *Rechtsverschiebung* (Abb. 6-5). Es gibt verschiedene Formen einer Abweichung:

- *Reaktive Linksverschiebung:* bei akuten Infektionen mit Fieber, bei komatösen und azidotischen Zustände und bei körperlichen Belastungen.

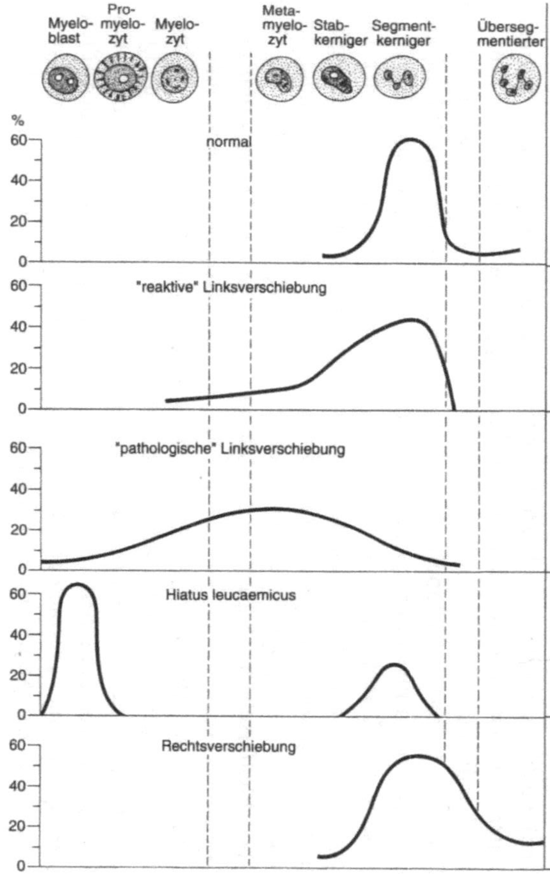


| Vorkommen | Differentialdiagnostische Hinweise |
|---|---|
| akute Infekte bzw. Infektionskrankheiten | Fieber; erhöhte BSG; lokale Entzündungszeichen; humorale Entzündungszeichen; Serum-Fe und -Cu. Elektrophorese usw. |
| azidotische und komatöse Zustände | Harnbefunde (einschl. Aceton); Blutzucker; Kussmaul-Atmung; Reflexanomalien; Rest-N; Alkalireserve; Verhalten der Serumelektrolyse |
| körperliche Belastungen | Anamnese |
| chron. myeloische Leukämie | extreme Leukozytose; Milztumor; Leberschwellung; Anämie; evtl. „leukämisches Fieber"; Knochenmarkbefund; ALP erniedrigt; Vitamin $B^{12}$ im Serum erhöht |
| Erythroleukämie | wie Leukämie; dazu kernhaltige rote Vorstufen i. periph. Blut; typischer Knochenmarkbefund |
| Osteomyelosklerose | kernhaltige rote Vorstufen i. periph. Blut; großer Milztumor; zellarmes Knochenmark; ALP oft erhöht |
| Marmorknochenkrankheit | wie Osteomyelosklerose; typisches Röntgenbild; Spontanfrakturen |
| Knochenmetastasen bei malignen Tumoren | Kachexie; Knochenschmerzen; hohe BSG; Anämie; Serum-Cu > 200 µg%; ALP erhöht; Blutbild wie Osteomyelosklerose; typischer Knochenmarkbefund; Röntgenbild |
| akute Leukämie | Fieber; Blutungsbereitschaft; Anämie u. Thrombozytopenie; Leukozytopenie oder Leukozytose; typischer Knochenmarkbefund; hohe BSG; geringe Milz- und Leververgrößerung; Infektionsbereitschaft |
| akute Erythroleukämie | wie akute Leukämie; dazu kernhaltige rote Vorstufen i. periph. Blut; typischer Knochenmarkbefund mit PAS-positiven Erythroblasten |
| perniziöse Anämie | Hautkolorit; Glossitis; Achylie; evtl. „funikuläre Myelose"; Anämie; Leukozytopenie; Thrombozytopenie; hohe BSG; evtl. Fieber; Megaloblasten-Mark |
| Hungerzustände: nach Reizung des ZNS, nach Transfusionen | Anamnese |
| konstitutionelle Hochsegmentierung d. Leukotrophilen | hereditär |

**Abb. 6-5 Differentialdiagnose und Verschiebung der neutrophilen Granulozyten im peripheren Blut.**

• *Pathologische Linksverschiebung:* vor allem bei chronischer myeloische Leukämie.

• *Hiatus leucaemicus:* vor allem bei akuter Leukämie.

• *Rechtsverschiebung:* vor allem bei perniziöser Anämie.

Alle Arten von Leukozyten können je nach Krankheit in veränderter Anzahl im Blut vorkommen. Dabei gibt es folgende Veränderungen:

• *Neutrophilie* (vermehrt neutrophile Granulozyten): häufig in der Akutphase der meisten bakteriellen Infektionen, aber auch bei Rheumatismus, Tumoren, Herzinfarkt, Gicht.

• *Neutropenie* (vermindert neutrophile Granulozyten): meist in Verbindung mit einer Erniedrigung der Gesamtleukozyten z. B. bei Typhus, Paratyphus, Miliartuberkulose, Masern, Mumps, Röteln, knochenmarkschädigenden Medikamenten.

• *Agranulozytose* (keine neutrophilen Granulozyten): nach Einnahme von Medikamenten, die das Knochenmark schädigen.

• *Eosinophilie* (vermehrt eosinophile Granulozyten): vor allem bei allergischen Erkrankungen wie Asthma bronchiale, bei Parasitenerkrankungen (Würmer), Autoimmunerkrankungen und bei beginnender Erholungsphase einer akuten Infektion.

• *Eosinopenie* (vermindert eosinophile Granulozyten): im Akutstadium vieler bakterieller Infektionen, Morbus Cushing, Masern und Kortikoidbehandlung.

• *Basophilie* (vermehrt basophile Granulozyten): bei chronisch myeloischer Leukämie, Polyzythämie und Diabetes mellitus.

• *Monozytose* (vermehrt Monozyten): in der Überwindungsphase vieler bakterieller Infektionen, bei Protozoen und Viruserkrankungen wie bei Pfeifferschem Drüsenfieber, Malaria und Hepatitis.

• *Lymphozytose* (vermehrt Lymphozyten): häufig bei akuten Infektionskrankheiten, bei Röteln, Keuchhusten, Hepatitis, Mumps, Tuberkulose und lymphatischen Leukämien.

• *Lymphozytopenie* (vermindert Lymphozyten): häufig in der Akutphase von Infektionskrankheiten, bei Miliartuberkulose, Lymphogranulomatose, nach Strahlentherapie, Zytostatika und Kortikoiden.

### 6.1.4.2 Monozyten

Die Monozyten machen nur ca. 2–8% der Leukozyten im Blut aus. Auch sie stammen aus dem Knochenmark. Die Monozyten sind die größten Leukozyten, sie werden auch als Makrophagen bezeichnet. Sie halten sich im Blut nur wenige Tage auf und begeben sich dann in das Interstitium des Bindegewebes, wo sie als Gewebemakrophagen *(Histiozyten)* seßhaft werden. Sie können ein Alter von Monaten bis Jahren erreichen. Monozyten sind keine einheitlichen Zellen, denn sie differenzieren sich je nach Gewebe zu ortsständigen gewebetypischen Makrophagen (z. B. die Kupfferschen Sternzellen der Leber, die Histiozyten des Bindegewebes oder der Osteoklasten der Knochen). Sie besitzen eine effektive Phagozytosefähigkeit und werden deshalb auch Phagozyten genannt. Innerhalb des Abwehrsystems haben sie auch die Fähigkeit, Informationen der phagozytierten Antigene den Lymphozyten zu vermitteln.

### 6.1.4.3 Lymphozyten

Die Lymphozyten stellen ca. 25–33% der Leukozyten. Im Blut befinden sich allerdings nur 2% der Lymphozyten. Der Rest ist im lymphatischen Gewebe. Ihre Stammzellen kommen aus dem Knochenmark. Ein Teil dieser Zellen erfährt eine Reifung im Knochenmark und entwickelt sich zum *B-Lymphozyten*. Das B bedeutet bursaabhängig. Bursa ist das Organ bei Vögeln, das diese Art der Lymphozyten hervorbringt. Beim Menschen gibt es dieses Organ nicht, die Reifung findet im Knochenmark statt. Der andere Teil der Lymphozyten gelangt in den Thymus und in andere lymphatische Organe, in denen eine Spezialisierung zu *T-Lymphozyten* erfolgt. T bedeutet thymusabhängig, da im Thymus und über die Steuerung und Kontrolle des Thymus auch in anderen lymphatischen Organen diese Lymphozyten gebildet werden. Lymphozyten sind diapedesefähig und haben eine Lebensdauer von Tagen bis Jahren. Sie spielen eine zentrale Rolle innerhalb der spezifischen Abwehr. Die Aufgabe der B-Lymphozyten besteht in der *Bildung von Antikörpern*. Die T-Lymphozyten bilden die *spezifische zelluläre Abwehr*. Sie können die gesamte Immunabwehr regulieren, fremde Zellen angreifen und zerstören und die Antikörperbildung beeinflussen.

Die zwei **Formen der Lymphozyten** nach funktionellen Gesichtspunkten:

1. *B-Lymphozyten:* erhalten ihre Prägung im Knochenmark. Sie sind die Vorläufer der *Plasmazellen*, die Antikörper bilden.
2. *T-Lymphozyten:* erhalten ihre Ausreifung und Differenzierung vor allem durch den Thymus und werden nochmals unterteilt in:

- *Killerzellen* (Effektorzellen): greifen körperfremde Zellen direkt an oder informieren die B-Lymphozyten über Fremdkörper.
- *Helferzellen:* unterstützen die B-Lymphozyten bei der Antikörperbildung. Sie wurden früher auch als $T_4$-Zellen bezeichnet (heute $CD_4$).
- *Unterdrückerzellen* (Suppressorzellen): unterdrücken zu heftige Reaktionen der T-Helferzellen. Sie wurden früher als $T_8$-Zellen bezeichnet (heute $CD_8$).
- *Gedächtniszellen* („memory cells"): speichern die Information über Schadstoffe viele Jahre lang und sorgen dadurch bei einem erneuten Befall für eine schnelle Immunantwort.

### 6.1.5 Thrombozyten

Die Thrombozyten *(Blutplättchen)* entstehen aus den Knochenmarksriesenzellen *(Megakaryozyten)* und haben die Form von winzigen, unregelmäßig geformten, kernlosen Zellen. Die Lebensdauer beträgt 7–12 Tage, sie können in der Milz gespeichert werden. Die Thrombozyten spielen eine wichtige Rolle bei der Blutgerinnung und Blutstillung.

> *Normalwert der Thrombozyten im Blut:*
> ca. 150000–380000 Thrombozyten/mm³.

## 6.2 Die Blutgerinnung (Hämostase)

Die Blutgerinnung ist ein lebenswichtiger Vorgang, der in mehreren Phasen abläuft und bei dem bestimmte Plasma- und Gewebefaktoren, sogenannte *Gerinnungsfaktoren*, mit den Thrombozyten zusammenwirken. Dadurch können Verletzungen im Gefäßsystem innerhalb weniger Minuten abgedichtet werden. Die Thrombozyten führen durch eine Zusammenballung einen ersten Wundverschluß herbei. Die durch die Verletzung ausgelöste *Gerinnungskaskade* ermöglicht dann eine zuverlässige *Wundheilung*.

Tab. 6-4: Blutgerinnungsfaktoren.

| | |
|---|---|
| I | Fibrinogen |
| II | Prothrombin |
| III | Gewebethromboplastin |
| IV | Kalziumionen ($Ca^{2+}$) |
| V | Proakzelerin, labiler Faktor |
| VI | Akzelerin, syn. Faktor Va |
| VII | Prokonvertin, stabiler Faktor |
| VIII | antihämophiles Globulin |
| IX | Christmas-Faktor |
| X | Stuart-Prower-Faktor |
| XI | Rosenthal-Faktor |
| XII | Hageman-Faktor |
| XIII | fibrinstabilisierender Faktor |
| PF3 | Plättchenfaktor 3 |

**Einfaches Modell der Blutgerinnung:**

1. *Vorstufe:* Nach einer Gefäßverletzung zieht sich dieses reflektorisch zusammen und ein Pfropf aus Thrombozyten verschließt das Gefäß (weißer Thrombus). Gleichzeitig werden durch die Verletzung des Gefäßes Gewebe- und Plasmafaktoren aktiviert, die in einer Gerinnungskaskade weitere im Blut vorhandene inaktive Gerinnungsfaktoren aktivieren.
2. *Aktivierungsphase:* Ein Komplex, der aus dem aktivierten Gerinnungsfaktor X, aus $Ca^{2+}$ und aus dem Plättchenfaktor 3 besteht, wird als Thrombokinase (Prothrombinaktivator) bezeichnet und wandelt Prothrombin in Thrombin um.
3. *Koagulation* (Gerinnung): Das aktivierte Thrombin seinerseits aktiviert das Fibrino-

gen zu Fibrin, das ein engmaschiges Netz aus Fibrinfäden bildet, in dem sich die Blutzellen festsetzen (roter Thrombus).

4. *Retraktion* (Zusammenziehen): Das Fibrin wird nun durch den Faktor XIII verfestigt und es kommt zu einem zuverlässigen Wundverschluß.

**Ausführlicheres Schema der Blutgerinnung:**

Die im folgenden beschriebene primäre und sekundäre Hämostase verlaufen gleichzeitig.

1. *Primäre Hämostase* (Blutstillung):

– *reversibel:* Durch Berührung des Blutes mit den Kollagenfasern, die unter dem Gefäßendothel liegen, bleiben die Thrombozyten dort haften (Adhäsion). Vermittelt wird dies durch den van-Willebrand-Faktor (Gefäßfaktor), der erst durch die Verletzung des Endothels in das Blut kommt. Die Thrombozyten verformen sich durch die Adhäsion, werden kugelig, bilden stachelige Fortsätze und setzen Stoffe frei (z. B. Serotonin), durch die sich noch mehr Thrombozyten zusammenballen (aggregieren). Die Stoffe wirken zusätzlich vasokonstriktorisch und verengen das verletzte Gefäß. Durch all diese Veränderungen wird die Verletzung reversibel verschlossen.

– *irreversibel:* Gewebethromboplastin (Thrombokinase, Faktor III) wird durch die Verletzung freigesetzt und aktiviert in Verbindung mit $Ca^{2+}$ Thrombin aus Prothrombin. Dadurch wird die Thrombozytenaggregation irreversibel, der Plättchenfaktor 3 wird freigesetzt und die Gefäßkonstriktion wird verstärkt. Plättchenfaktor 3 zusammen mit anderen Faktoren (XII, XI, IX) aktivieren den Gerinnungsfaktor X.

2. *Sekundäre Hämostase* (Blutgerinnung):

– *endogenes (intrinsisches) System:* Bei kleinen Endothelverletzungen lösen plasmatische Gerinnungsfaktoren, vor allem der kontaktlabile Faktor XII, (Hageman-Faktor) den Gerinnungsprozeß aus. Verschiedene Faktoren (XII, XI, IX) aktivieren zusammen mit Plättchenfaktor 3 und $Ca^{2+}$ den Plasmafaktor X. Dieser Prozeß dauert wenige Minuten.

– *exogenes (extrinsisches) System:* Bei größeren Verletzungen wird aus den zerstörten Zellen die Gewebethrombokinase freigesetzt. Über den dadurch aktivierten Faktor VII und $Ca^{2+}$ wird Faktor X aktiviert. Der Prozeß verläuft in Sekunden. Der über beide Systeme aktivierte Faktor X aktiviert seinerseits, unter Beteiligung von Faktor XIII, $Ca^{2+}$ und Plättchenfaktor 3, Prothrombin zu Thrombin. Zur Bildung von Prothrombin wird Vitamin K benötigt. Thrombin wiederum aktiviert Fibrinogen zu Fibrin, das durch den aktivierten Faktor XIII (Fibrinstabilisator) verfestigt wird.

3. *Fibrinolyse:* Dem Prozeß der Blutgerinnung steht ein ähnlich komplexer Vorgang gegenüber, der zur Fibrinolyse (Auflösung der Fibringerinnsel) führt. Auch im intakten Organismus wird ständig eine gewisse Menge von Fibrinogen in Fibrin umgewandelt. Im funktionellen Gleichgewicht hält jedoch der ebenfalls ständig ablaufende fibrinolytische Prozeß dieser Fibrinbildung die Waage. Bei der Fibrinolyse wird durch Blutgerinnungsfaktoren, durch Urokinase und Streptokinase das im Blut befindliche Plasminogen zu Plasmin aktiviert. *Plasmin* spaltet Fibrin, Fibrinogen, Prothrombin und den Gerinnungsfaktor XII (Abb. 6-6).

## 6.3 Das lymphatische System

**Definition:** Das lymphatische System ist die Gesamtheit aller Gewebe und Organe, die lymphatisches Gewebe enthalten.

Die lymphatischen Organe werden unterschieden in:

1. *Primäre lymphatische Organe:* Knochenmark und Thymus
2. *Sekundäre lymphatische Organe:* Milz, Tonsillen, Appendix, alle Lymphknoten, die Peyerschen Plaques (Follikel in der Dünndarmschleimhaut), die Lymphfollikel im Atemtrakt und das RES.

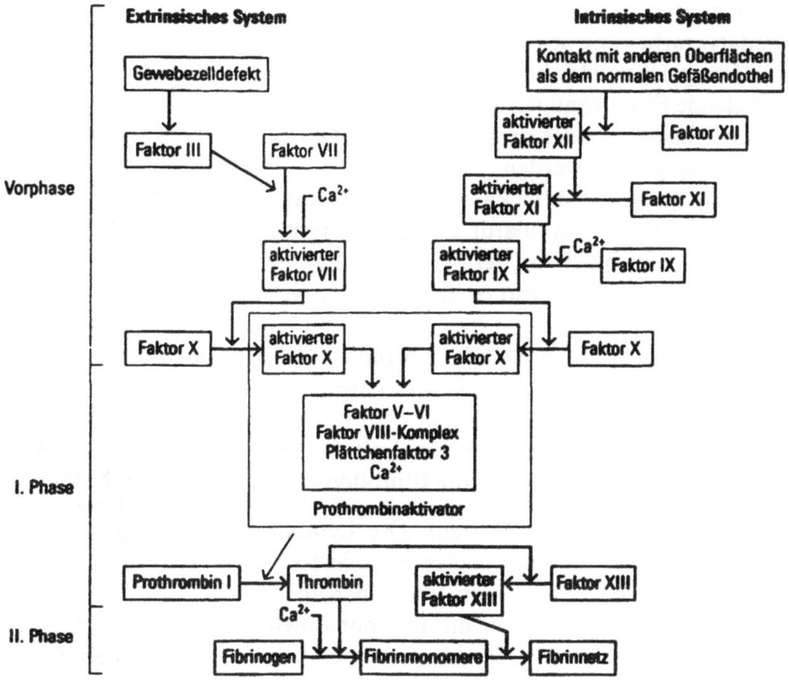


**Abb. 6-6** Die Blutgerinnung.

**Thymus** (Bries): liegt im Mediastinum hinter dem Brustbein und ist dem Herzbeutel aufgelagert. Der Thymus nimmt bis zur Pubertät an Größe zu, bildet sich dann wieder zurück und verfettet. Die Funktion des Thymus besteht vor allem in der Aktivierung der Abwehr. Im Thymus wurde ein Hormon (Thymosin) gefunden, das vermutlich ein Aktivator der Immunabwehr ist. Eine weitere wichtige Aufgabe ist die Differenzierung der T-Lymphozyten, die vom Knochenmark stammen.

**Milz** (Lien, Splenum): bohnenförmiges, ca. 150–200 g schweres Organ, liegt intraperitoneal im linken hinteren Oberbauch. Die Milz liegt an der linken Zwerchfellkuppel und berührt Magen, Pankreas, Dickdarm und Niere. Sie ist von einer derben bindegewebigen Kapsel umgeben, von der Trabekel (Balken) ins Innere ziehen. In der Milz kann man eine rote und eine weiße Pulpa unterscheiden. Die weiße Pulpa ist das eigentliche lymphatische Organ und besteht aus über die ganze Milz verstreuten *Lymphfollikeln* (Malpighi-Körperchen), in denen sich T-Lymphozyten befinden. Ihr Bau entspricht dem der Lymphknoten. Der Raum zwischen den Follikeln wird als rote Pulpa bezeichnet. Er ist gut durchblutet und das Blut fließt in venösen Hohlräumen (Sinus). In diesem weichen Gewebe liegen viele Retikulumzellen die zur Phagozytose fähig sind (RES). Die Milz ist sehr blutreich. Die Arterien und Venen fächern sich pinselförmig auf. Das Blut tritt aus den Gefäßen aus und bildet Blutseen (Milzsinus). Die Milz gibt ihr Blut über die Pfortader an die Leber ab.

**Funktion der Milz**

- *Infektabwehr:* Lymphozytenbildung in der weißen Pulpa und Beteiligung an der Antikörperbildung über die B-Lymphozyten.
- *Phagozytose:* Überalterte Erythrozyten, Thrombozyten, Mikroorganismen und körpereigene Zellfragmente werden in der Milz durch die Zellen des RES phagozytiert. Die anfallenden Stoffe wie z. B. Blutfarbstoff und Eiweiß

werden über die Pfortader an die Leber zur Weiterverarbeitung abgegeben.

- *Eisenspeicher:* Das beim Erythrozytenabbau anfallende Eisen kann von der Milz gespeichert und bei Bedarf wieder dem Knochenmark zur Verfügung gestellt werden.
- *Blutspeicher:* Die Milz kann durch Kontraktion der glatten Muskulatur ihr gespeichertes Blut teilweise entleeren. Bei einer Abgabe des gespeicherten Blutes kann es Seitenstechen geben.
- *Thrombozytenspeicher:* Die Thrombozyten können in der Milz nicht nur abgebaut, sondern auch gespeichert werden.
- *Blutbildung:* Während der Fetalzeit besitzt die Milz auch die Fähigkeit zur Blutbildung.

**Lymphknoten** (Nodi lymphatici): Die Lymphknoten sind etwa linsen- bis erbsengroße Körperchen, die von einer feinen fibrösen Kapsel überzogen sind. Sie sind in die Lymphbahnen eingeschaltet und liegen meist in Gruppen beieinander. An Beinen und Armen sowie am Kopf liegen die Lymphknoten oberflächlich und können meist auch im gesunden Zustand getastet werden (vor allem in der Leiste). Die Lymphknoten in Brust und Bauch liegen meist tief. Fast die Hälfte aller Lymphknoten befinden sich in der Rachen-Hals-Region. Tiefe und oberflächliche Lymphknoten sind dabei gleichmäßig verteilt. Lymphknoten, in die die Drainage einzelner Organe oder anatomischer Regionen erfolgt, nennt man regionäre Lymphknoten. Diagnostisch von Bedeutung ist die Schwellung der regionären Lymphknoten in der Achsel bei Brustkrebs und die Schwellung der Virchowschen Drüse in der linken Schlüsselbeingrube beim Magenkarzinom.

**Aufbau der Lymphknoten** (Abb. 6-7): Die Lymphknoten sind meist kugel- oder bohnenförmig. Sie sind von einer bindegewebigen Kapsel umgeben, von der aus Zwischenwände (sog. Trabekel oder Septen) in das Innere des Lymphknotens ziehen. Diese Septen unterteilen den Lymphknoten in einzelne Lappen, in denen sich ein feines Netzwerk von retikulärem Bindegewebe (RES) befindet. Vor allem im Rindengebiet des Lymphknotens sitzen die Lymphfollikel, in denen die Lymphozyten gebildet werden. Die Lymphe fließt durch ein feines Kanalsytem, die Lymphsinusoide, in denen die Reinigung durch rege Phagozytose stattfindet. In einen Lymphknoten münden mehrere Lymphgefäße (Vasa afferentes), aber es gibt nur ein abführendes (Vas efferens). Es verläßt den Lymphknoten an der konkaven Seite am sogenannten Hilus. Parallel dazu verlaufen die versorgenden Blutgefäße (Arterie und Vene), die ebenfalls am Hilus ein- und austreten.

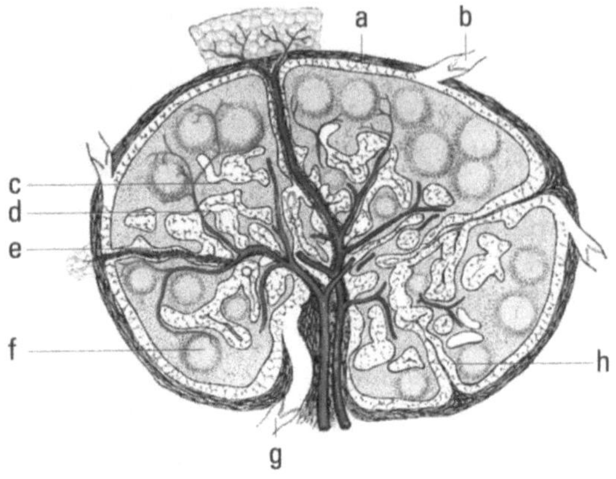


**Abb. 6-7** Lymphknoten: **a.** Randsinus; **b.** Vas afferens mit Klappe; **c.** Markstrang; **d.** Marksinus; **e.** Trabekel mit Vene; **f.** Rindenknötchen; **g.** Intermediärsinus.

**Funktion der Lymphknoten:**

1. *Filter* für die durchströmende Lymphe: Hier werden u. a. Bakterien, Gifte und Zelltrümmer durch Phagozytose unschädlich gemacht;
2. *Lymphozytenbildung* vor allem in den Lymphfollikeln. Im Lymphknoten werden alte Lymphozyten aber auch abgebaut.

**Lymphgefäße**

Sie beginnen als frei endende kleinste Röhrchen im Interstitium (Zwischenzellraum) fast aller Körperbereiche und ähneln im Aufbau den Blutkapillaren. Sie vereinigen sich zu größeren Lymphgefäßen, die Klappen besitzen, um den Rückstrom der Lymphe zu verhindern. Die gesamte Lymphe aus den Beinen, vom

Bauchraum, von der linken Hälfte des Brustraum, vom Hals und vom Kopf wird über den *Ductus thoracicus* (Milchbrustgang) am linken Venenwinkel in die Vena subclavia, also in das venöse Blut übergeleitet. Die Lymphe aus dem Bereich des rechten oberen Körperquadranten (rechte Brustseite, Arm, Hals und Kopf) sammelt sich im *Truncus lymphaticus dexter* und mündet in die rechte Vena subclavia. Frei von Lymphgefäßen sind Knorpel, Augapfel und Gehirn.

Der **Milchbrustgang** entspringt vor dem zweiten LWK aus der *Cisterna Chyli*. Dies ist eine Erweiterung, die durch die Vereinigung der beiden Beckenlymphgänge sowie des Eingeweidelymphganges gebildet wird. Der Milchbrustgang ist das größte Lymphgefäß und erreicht bei guter Füllung den Durchmesser eines Trinkhalmes. Er hat seinen Namen durch die milchig-trübe Lymphe *(Chylus)* aus den unpaarigen Bauchorganen, die das Nahrungsfett aus dem Darm enthält.

**Die Lymphflüssigkeit:** Täglich fallen 2–4 l Lymphe an. Die Lymphflüssigkeit besteht aus Wasser, Eiweißen (Albumine, Globuline, Fibrinogen), wenigen Erythrozyten, vielen Lymphozyten und Schlackenstoffen wie z. B. Zelltrümmer, Staubpartikel, Ruß und Asbest. Die chylöse Lymphe enthält noch Glyzerin und Fettsäuren aus der Verdauung im Darm. Der Unterschied zum Blut besteht in der Menge der Erythrozyten, der Lymphozyten und den Eiweißen, die in der Lymphe Schwankungen ausgesetzt sind. Die Lymphflüssigkeit kommt aus dem Interzellularraum. Aus den Kapillaren des Blutes tritt ständig Flüssigkeit in den Interzellularraum über. Diese Flüssigkeit wird nur teilweise wieder in das Blut aufgenommen. Der restliche Flüssigkeitsanteil, kleine Proteinmengen aus den Zellen, Zelltrümmer und andere Schlackenstoffe sowie das aus der Verdauung stammende Fett werden über die Lymphbahnen ins Blut zurückbefördert.

**Der Transport der Lymphflüssigkeit**

Das Lymphsystem hat im Gegensatz zum Blutkreislaufsystem kein Pumporgan, das durch Kontraktionen die Flüssigkeit in den Gefäßen zirkulieren läßt. Auch ist das Lymphsystem kein Kreislaufsystem, sondern ein zum venösen System parallel geschaltetes Drainagesystem. Damit die Lymphflüssigkeit in Bewegung bleibt und zum venösen Blut hin befördert wird gibt es verschiedene Faktoren:

- die Fähigkeit der Lymphgefäße, sich zusammenzuziehen.
- der Flüssigkeitsdruck im Interstitium, der die Lymphe weiterbefördert.
- arterielle Pulsationen: Die parallel zu den Lymphgefäßen liegenden Arterien drücken bei jeder Pulsation auf diese und befördern so die Flüssigkeit weiter.
- Muskelkontraktionen: Auch die Muskelkontraktionen befördern durch den Druck, den sie auf die Lymphgefäße ausüben, die Lymphe weiter. Dazu zählt auch die Peristaltik der inneren Hohlorgane.
- Veränderungen der Druckverhältnisse durch Ein- und Ausatmung. Die wechselnden Druckverhältnisse, die durch die Atmung im Bauch- und Brustraum entstehen, befördern die Lymphe weiter.
- peripherer Druck über die Haut: Jeder Druck, der die Lymphgefäße nicht verlegt, beschleunigt den Abfluß der Lymphe zum Herzen hin (z. B. Massage).
- Klappen in den Lymphgefäßen. Alle Faktoren funktionieren nur dann, wenn funktionsfähige Klappen vorhanden sind, die den Rückfluß verhindern.

## 6.4 Das Abwehrsystem

Abwehrreaktionen werden ausgelöst, wenn körperfremde Stoffe (Bakterien, Viren, artfremdes Eiweiß) die natürlichen Barrieren des Körpers überwunden haben und in den Organismus gelangen. Das Abwehrsystem, auch *Immunsystem* genannt, besteht aus zwei ineinandergreifenden Anteilen. Das *unspezifische Abwehrsystem* dient dabei der sofortigen Vernichtung aller körperfremden Substanzen, während das *spezifische Abwehrsystem* erst nach einer zeitlichen Verzögerung wirksam wird und nur auf ganz bestimmte Stoffe reagiert.

**Unspezifische Abwehr:** Ein Großteil der Schutzmaßnahmen, die der Körper ergreift, sind unspezifisch. Sie wirken nicht gegen einen bestimmten Erreger oder ein bestimmtes Gift, sondern ganz allgemein schützend. Diese unspezifischen Abwehrmechanismen des Menschen sind bereits bei der Geburt voll ausgeprägt. Dazu zählen auch die natürlichen Barrieren, die ein Eindringen fremder Stoffe in den Körper erschweren oder verhindern (z. B. die Unversehrtheit der Haut, ein guter Allgemeinzustand oder der Säureschutz der Haut und des Magens gegenüber eindringenden Mikroben und Giften). Es gibt verschiedene Teile der unspezifischen Abwehr: die *humoralen* und die *zellulären Faktoren.*

1. *Humorale Faktoren:* Sie befinden sich in den Körperflüssigkeiten (humoral) und werden bei Bedarf aktiv.

- *Interferon:* Es wird vor allem bei einer viralen Infektion gebildet und ist ein Schutzstoff, der die Vermehrung von Viren in den Körperzellen blockieren kann, indem die Proteinsynthese und Teilungsfähigkeit von körpereigenen Zellen vermindert wird.
- *Lysozym:* es handelt sich um ein Enzym, das in vielen Geweben und Körperflüssigkeiten (Tränen, Schleim des Darmes und Nasen-Rachens) vorkommt und das das Wachstum und die Vermehrung von Bakterien und Viren hemmt.
- *Komplementsystem:* Unter diesem Begriff sind verschiedene Proteine zusammengefaßt, die durch bakterielle Stoffe oder Antigen-Antikörper-Komplexe aktiviert werden. Sie wirken chemotaktisch auf die Granulozyten, indem sie diese anlocken und aktivieren. Sie steigern die Gefäßpermeabilität, damit die Phagozyten leichter aus dem Blut ins Gewebe gelangen können und bewirken ein Zusammenballen von körperfremden Zellen *(Immunadhärenz).* Sie lösen bei fremden Zellen eine Veränderung der Zelloberfläche aus, wodurch diese leichter phagozytiert werden können *(Opsonierung)* und zerstören Zellen, an die sich Antikörper geheftet haben (Zytolyse).
- *C-reaktives Protein:* Ein Akute-Phase-Protein, das bei akuten Erkrankungen bis auf das 1000fache ansteigen kann. Es fördert das Ausfällen *(Präzipitation)*, das Zusammenballen *(Agglutination)*, die Opsonierung und die Phagozytose von Immunkomplexen.

2. *Zelluläre Faktoren:* Sie gehören zum RES und befinden sich hauptsächlich im Gewebe.

- *Granulozyten:* Vor allem die neutrophilen Granulozyten werden durch chemotaktische Stoffe an den Entzündungsherd gelockt und bilden *Pseudopodien* (Ausläufer), mit denen die Fremdkörper eingeschlossen und im Inneren durch lysosomale Enzyme zerstört werden. Sie können schon nach 30 Minuten am Entzündungsherd erscheinen.
- *Monozyten* (Makrophagen): Diese Zellen haben zusätzlich zu den Fähigkeiten der Granulozyten die Möglichkeit, die Antigene der Fremdkörper zu erkennen und deren Struktur den Lymphozyten zu übermitteln. Makrophagen sind erst nach Stunden am Entzündungsherd. Sie produzieren allerdings eine Vielzahl von Wirkstoffen (Interleukine, Interferone), die systemisch die Abwehrvorgänge beeinflussen. Interleukin 1 z. B. wirkt stimulierend auf die T-Helferzellen und Plasmazellen und ist ein fiebererzeugender Stoff (Pyrogen).
- *natürliche Killerzellen:* Sie sind eine Art von T-Lymphozyten, die unspezifisch alle körperfremden Zellen angreifen.

**Spezifische Abwehr:** Neben der unspezifischen Abwehr besitzt der Körper aber auch die Möglichkeit einer gezielten Abwehr von Stoffen und Erregern. Allerdings muß er schon einmal mit diesen Stoffen und Erregern in Kontakt gekommen sein. Gegen diese bildet der Körper nach dem Erstkontakt spezialisierte Abwehrstoffe (Antikörper oder Immunglobuline) und spezifische Abwehrzellen. Diese hochspezialisierte Abwehrform des Körpers, die erst bei wiederholtem Eindringen eines „Schädlings" wirksam wird, ist das eigentliche Immunsystem. Das unspezifische und spezifische Abwehrsystem arbeiten im Körper jedoch nicht unabhängig voneinander, sondern wirken ergänzend zusammen (z. B. über Makrophagen und T-Helferzellen). Wie beim unspezifischen Abwehrsystem gibt es auch beim spezifischen humorale und zelluläre Faktoren.

1. *Humorale Faktoren:* vor allem die Immunglobuline, die durch die B-Lymphozyten produziert werden. Bei einem Erregerbefall differenzieren sich die B-Lymphozyten zu sogenannten *Plasmazellen*, die die benötigten spezifischen Immunglobuline produzieren. Ein Teil der B-Lymphozyten differenziert sich zu Gedächtniszellen, die die Information dieser speziellen Antikörper bewahren und so bei einem späteren erneuten Kontakt mit den gleichen Fremdkörpern eine schnellere Abwehrreaktion zu ermöglichen.
2. *Zelluläre Faktoren:* T-Lymphozyten, die aus folgenden Zellenarten bestehen:

- *T-Helferzellen:* werden durch Interleukin 1 und durch die Vermittlung eines körperfremden Antigens die Makrophagen aktiviert. Die T-Helferzellen stimulieren wiederum die Makrophagen, die T-Killerzellen und die B-Lymphozyten.
- *T-Suppressorzellen:* hemmen die Aktivität der T-Helferzellen, um autoaggressive Reaktionen des Immunsystems zu verhindern.
- *T-Killerzellen:* können spezifische Zellen angreifen und zerstören (zytotoxische Wirkung), die vorher als körperfremd erkannt und deren Spezifität den Killerzellen vermittelt wurde.

**Immunglobulinklassen:** Etwa 2–3 Wochen nach dem Erstkontakt mit einem Antigen werden von den Plasmazellen Antikörper gebildet. So lange benötigt das spezifische Immunsystem, um spezielle gegen den jeweiligen Erreger wirkungsvolle Antikörper zu bilden. Es gibt fünf verschiedene Klassen von Antikörpern, die durch die Immunelektrophorese getrennt werden können (IgM, IgG, IgA, IgD, IgE). Jede dieser Klassen besteht jedoch wiederum aus vielen unterschiedlichen Antikörpern, die jeweils für unterschiedliche Antigene (Fremdkörper) produziert wurden. Für jedes Antigen gibt es ein entsprechendes Immunglobulin.

**Antigene** sind Substanzen, die von einem lebenden Organismus als fremd erkannt werden und dadurch eine spezifische Immunabwehr mit Bildung spezifischer Antikörper und immunkompetenter Lymphozyten auslösen.

1. *IgM:* größter Antikörper. Es ist das bei der Primärantwort immer zuerst erscheinende Immunglobulin.
2. *IgG:* ist das am häufigsten vorkommende Immunglobulin und löst erst verzögert die IgM Antikörper ab. Bei der Sekundärantwort entstehen aber fast ausschließlich IgG. Es ist als einziges plazentagängig und gibt dem Neugeborenen einen etwa 6 Monate dauernden Schutz.
3. *IgA:* ist auf Abwehrvorgänge an den Schleimhautoberflächen spezialisiert. Es schützt vor allem die Schleimhäute und wird von exogenen Drüsen sezerniert.

Tab. 6-5: Anteile des Immunsystems.

| | **Humorale Abwehr** | **Zelluläre Abwehr** |
|---|---|---|
| **unspezifische Abwehr** | • Komplementsystem<br>• Interferon<br>• C-reaktives-Protein<br>• Lysozym | • Monozyten (Makrophagen)<br>• Granulozyten<br>• natürliche Killer-Zellen |
| **spezifische Abwehr** | • über B-Lymphozyten (Plasmazellen) produzierte Immunglobuline (Ig A, IgD, IgE, IgG, IgM) | T-Lymphozyten:<br>• T-Helferzellen<br>• T-Killerzellen<br>• T-Suppressorzellen |

4. *IgD:* sitzt auf den B-Lymphozyten und spielt vermutlich bei deren Differenzierung eine Rolle.
5. *IgE* (Reagin): spielt vor allem bei Parasitenbefall und Allergien eine Rolle.

**Immunantwort:** Nach dem Kontakt mit einem Antigen erfolgt meist eine spezifische Reaktion des Abwehrsystems. Diese als Immunantwort bezeichnete Reaktion setzt sich aus zwei nacheinander ablaufenden Teilen zusammen.

1. *Primärantwort:* Bei einem Erstkontakt des Organismus mit einem Antigen werden spezifische Antikörper, zuerst meist IgM, dann mit einer zeitlichen Verzögerung IgG gebildet. Die Antigeninformation von diesem Fremdkörper wird von den Gedächtniszellen der B- und T-Lymphozyten über viele Jahre gespeichert.
2. *Sekundärantwort:* Wenn mit dem gleichen Antigen ein zweiter Kontakt stattfindet, werden dadurch, daß die Antigeninformation schon bekannt ist, beschleunigt Antikörper (vor allem IgG) gebildet, damit diese und die Killerzellen sofort gezielt die Fremdkörper bekämpfen können. Diese Sekundärantwort verhindert das erneute Ausbrechen der Erkrankung.

**Allergietypen:** Das Abwehrsystem des Menschen kann unter bestimmten Voraussetzungen zu Überempfindlichkeitsreaktionen neigen. Je nach Art gibt es vier verschiedene Reaktionstypen oder Allergietypen.

> Mit dem Begriff **Allergie** wird eine veränderte Reaktionslage gegen bestimmte Antigene bezeichnet. Es handelt sich um eine überschießende Immunreaktion (Sekundärantwort) auf einen harmlosen Antigenreiz (Allergen).

Im folgenden die vier *Allergietypen nach Coombs,* wobei diese Typen meist parallel verlaufen oder ineinander übergehen:

- *Typ I:* Soforttyp oder anaphylaktische Reaktion: tritt am häufigsten auf. Hier besteht eine genetische Disposition zur überschießenden Bildung von IgE. Beim Erstkontakt mit dem Allergen werden vermehrt IgE Antikörper gebildet, die sich bei einem erneuten Kontakt mit dem Allergen mit den Mastzellen und den basophilen Granulozyten verbinden. Dadurch werden Stoffe wie Histamin und Serotonin freigesetzt. Innerhalb von Minuten kann dies zu schweren Funktionseinschränkungen führen. Es entstehen Gefäßerweiterungen und Permeabilitätssteigerungen der Kapillarwände mit Ödemen und Nesselsucht. Diese anaphylaktische Reaktion kann örtlich begrenzt sein, wie bei Heuschnupfen oder Bronchialasthma. Wenn das Antigen aber direkt ins Blut gespritzt wird wie bei Injektion von Medikamenten oder durch Insektenstiche, kann es zum anaphylaktischen Schock kommen, bei dem sich dann im besonderen die Krämpfe der Bronchialmuskulatur fatal auswirken.
- *Typ II:* Es handelt sich um eine zytotoxische Reaktion, bei der der Körper IgG und IgM gegen gewebespezifische, auch körpereigene Antigene bildet, die sich an die Zellen binden. Das Immunsystem zerstört durch Phagozytose (Killerzellen) innerhalb von 6–12 Stunden diese Immunkomplexe. Die betroffenen Körperzellen werden dadurch auch zerstört (Zytolyse). Vor allem Fehltransfusionen, die Hashimoto-Thyreoiditis und Diabetes Typ I entstehen durch diese Art der allergischen Reaktion.
- *Typ III:* Immunkomplexreaktion, bei der sich Antigen-Antikörper-Immunkomplexe mit IgG anhäufen und eine Entzündung provozieren wie z. B. beim akuten rheumatischen Fieber, bei der Glomerulonephritis, bei Urtikaria, bei der rheumatoiden Arthritis und beim Lupus erythematodus.
- *Typ IV:* Die zellvermittelte Immunreaktion (Spättyp) ist eine besondere Form der Sensibilisierung von T-Lymphozyten, vor allem mit charakteristischer Hautreaktion (z. B. Ekzeme, Kontaktdermatitis, Hautreaktion bei Allergietests). Eine wichtige Erscheinungsform ist die Abstoßung eines Transplantates.

Verschiedene **Transplantationsarten**

1. *Autotransplantation:* Übertragung von körpereigenem Gewebe an eine andere Stelle (z. B. Haut)

2. *Homotransplantation:* Übertragung von Gewebe innerhalb einer Spezies (z. B. Mensch zu Mensch)
3. *Isotransplantation:* Übertragung von Gewebe auf genetisch identische Individuen (eineiige Zwillinge)
4. *Heterotransplantation:* Übertragung von Gewebe auf eine andere Gattung (z. B. Tier zu Mensch)
5. *Implantation:* Einpflanzen nichtorganischer Teile (z. B. Kunststoff oder Metall).

Das wichtigste Kriterium bei einer Transplantation ist die Gewebeverträglichkeit *(Histokompatibilität).* Diese hängt vor allem von den Gewebeantigenen ab, die sich auf den meisten kernhaltigen Körperzellen und Thrombozyten befinden. Es handelt sich um Glykoproteine auf der Zellmembran, die vom Immunsystem als eigen oder fremd erkannt werden können. Sie werden als humane Leukozytenantigene (HLA) bezeichnet. Die wichtigsten Hauptklassen sind HLA-A, HLA-B, HLA-C und HLA-D, die jedoch noch weiter unterschieden werden können. Die humanen Leukozytenantigene sind in ihrem kombinierten Vorhandensein ähnlich individuell wie der Fingerabdruck, so daß bei einer Organtransplantation eine bestmögliche Übereinstimmung angestrebt wird. Verschiedene HLA-Typen kommen oft bei bestimmten Erkrankungen vor, was vor allem diagnostische Bedeutung hat. So ist z. B. das HLA-B27 mit dem M. Bechterew assoziiert.

## 6.5 Erkrankungen des Blutes und des Lymphsystems

### 6.5.1 Leitsymptome

#### 6.5.1.1 Anämie (Blutarmut)

**Definition:** Von Anämie spricht man bei einer Verminderung von Erythrozyten oder Hämoglobin im Blut.

**Ursachen:** Eisenmangel; Vitamin $B_{12}$-Mangel; Folsäuremangel; meist als Folge von Infektionen, Tumoren, Schwangerschaft, Alkoholkonsum, Medikamenten, Störungen der Verdauungsorgane oder nach akuten bzw. chronischen Blutungen.

**Einteilung:** Anämien werden nach unterschiedlichen Gesichtspunkten eingeteilt. Die erste Einteilung orientiert sich an der Größe der Erythrozyten (MCV), die zweite Einteilung orientiert sich an den Ursachen:

1. *Größe der Erythrozyten:*
   - ▷ *Hyperchrome, makrozytäre Anämie:* zuviel Hämoglobin pro Erythrozyt und insgesamt zuwenig Erythrozyten (z. B. bei der perniziösen Anämie).
   - ▷ *Hypochrome, mikrozytäre Anämie:* kleine, schwach gefärbten Erythrozyten. Die Menge der Erythrozyten kann normal sein, aber es besteht ein Mangel an Hämoglobin (z. B. Eisenmangelanämie).
   - ▷ *Normochrome, normozytäre Anämie:* es fehlen die Erythrozyten und das Hämoglobin zu gleichen Anteilen (z. B. akuter Blutverlust).
2. *Ursachen:*
   - ▷ *Verminderte Erythrozytenbildung,* z. B. bei
     - Eisenmangelanämie
     - Folsäureanämie
     - perniziöser Anämie (Vitamin-$B_{12}$-Mangel)
     - Aplastischer Anämie (Knochenmarkschädigung)
     - Begleitanämie bei chronischen Erkrankungen
   - ▷ *Gesteigerter Erythrozytenabbau* bei den sogenannten hämolytische Anämien
     - Kugelzellenanämie
     - Sichelzellenanämie
     - durch mechanische oder toxische Einflüsse ausgelöst
   - ▷ *Blutverlust* bei
     - akuter Blutungsanämie
     - chronischer Blutungsanämie

**Symptome:** Blässe der Haut, der Schleimhaut, der Skleren, der Lippen und unter den Nägeln, Tachykardie, Dyspnoe. Außerdem Müdigkeit, Konzentrationsmangel, Kopfschmerz, Schwindel, Ohrensausen, vermehrtes Wärmebedürfnis, kalte Extremitäten, depressive Verstimmungen (allgemeine Anämiesymptome).

#### 6.5.1.2 Lymphknotenvergrößerung

**Definition:** Tastbare Vergrößerungen der Lymphknoten mit oder ohne Schmerzen.

**Ursachen**

- *Infektionen:* M. Pfeiffer, Zytomegalie, HIV-Infektion, Tularämie, Tuberkulose, Lepra, Lues, Röteln, Masern, Mumps, Diphtherie, Listeriose, Brucellose, Malaria, Lymphogranuloma inguinale, Toxoplasmose, akute und chronische Fokalinfekte mit regionärer Lymphknotenschwellung.
- *Maligne Erkrankungen:* M. Hodgkin, Lymphome, Leukämien, Plasmozytom oder Metastasen in den Lymphknoten.
- *Sonstige Erkrankungen:* M. Boeck, allergische Reaktionen, Medikamente (Antiepileptika).

**Patho:** Durch Inspektion und Palpation können Lymphknoten in folgenden Bereichen gesucht werden: Nacken (nuchal), Hals (zervikal), vor oder hinter dem Ohr (prä- oder retroaurikulär), vor oder hinter dem M. sternocleidomastoideus, im Kieferwinkel, im Winkel zwischen dem M. sternocleidomastoideus und dem Schlüsselbein (supraklaviculär), in der Achsel (axillär), im Ellenbogen (kubital), in den seitlichen Thoraxbereichen, in der Leistengegend (inguinal) und in der Kniekehle. Die Abgrenzung von normalen zu vergrößerten Lymphknoten ist nicht immer einfach, da axilläre und inguinale Lymphknoten von Erbsgröße noch normal sein können, supraklavikulär jedoch jede kleinste Veränderung pathologisch ist.

**Diagnose:** bei oberflächlichen Lymphknoten Inspektion und Palpation; bei tieferliegenden Röntgen, Sonographie, Computertomographie, Lymphographie und Szintigraphie. Histologische Untersuchungen durch Gewebepunktion oder Entnahme eines ganzen Lymphknoten.

#### 6.5.1.3 Splenomegalie

**Definition:** Abnorm vergrößerte Milz, weich bei akuten Entzündungen, mittelhart bei Pfortaderhochdruck und Hämolyse, und hart bei malignen Erkrankungen.

**Ursachen**

- *Infektionskrankheiten:* z. B. Sepsis, Typhus, Paratyphus, Malaria, Mumps, Leptospirose, Tularämie, Endokarditis, Tuberkulose, Hepatitis.
- *Pfortaderhochdruck* (portale Hypertension): bei Leberzirrhose oder Rechtsherzinsuffizienz.
- *Erkrankungen des gesamten lymphatischen Systems:* z. B. M. Pfeiffer, M. Boeck, Leukämie, Aids, M. Hodgkin.
- *hämolytische Anämien:* z. B. perniziöse Anämie, Sichelzellenanämie, Polyzythämie.

**Patho:** Eine isolierte Erkrankung der Milz ist selten. Meist ist die Splenomegalie ein Symptom einer anderen Erkrankung. Da die Milz eine bedeutende Aufgabe bei der Lymphozytenbildung und bei der Zerstörung der korpuskulären Bestandteile im Blut erfüllt, ist sie vor allem dann vergrößert, wenn sie vermehrt Lymphozyten bildet oder wenn sie verstärkt Blutbestandteile abbaut. Bei übermäßiger Belastung der Milz wie z. B. durch Leukämie oder durch Verletzung (Unfall) kann es zu einer *Milzruptur* (Milzriß) mit inneren Blutungen kommen. Eine weitere Schädigung der Milz ist der *Milzinfarkt*, bei dem es zu einer Einschwemmung eines meist im Herzen abgelösten Thrombus kommt.

**Diagnose:** Die Palpation der Milz erfolgt von links bei Rückenlage des Patienten. Mit beiden Händen wird der Rippenbogen umfaßt, die locker gebeugten Finger werden durch eine vergrößerte Milz beim Einatmen weggeschoben. Die Milz bewegt sich bei der Einatmung von lateral nach medial.

### 6.5.2 Erkrankungen des hämopoetischen Systems

#### 6.5.2.1 Akute Blutungsanämie

**Definition:** Akut auftretende normochrome normozytäre Anämie bei raschem Verlust großer Blutmengen.

**Ursachen:** Durch Verletzungen kommt es oft zu äußeren Blutungen. Wichtig sind aber auch die *inneren Blutungen* (z. B. bei Milzruptur,

Ösophagusvarizenblutung oder Aneurysmablutung).

**Patho:** Da es bei einer akuten Blutung zu einer Hypovolämie kommen kann, stehen die hämodynamischen Auswirkungen auf das Herz-Kreislaufsystem im Vordergrund. Die Blutparameter bleiben in den ersten Stunden unverändert, da Erythrozyten und Plasma gleichzeitig weniger werden. Erst nach ca. 4 Stunden strömt die interstitielle Flüssigkeit in die Gefäße, und es kommt zum Abfall des Hämatokrits, der Erythrozyten und des Hämoglobins.

**Symptome:** Bei schnellem, starkem Blutverlust treten Schocksymptome auf.

**Diagnose:** Erst nach einiger Zeit veränderte Blutparameter.

**Therapie:** Blutung stillen, Bluttransfusion, Schockbehandlung (→ Kap. 23.2), Hämostyptika (blutstillende Mittel).

#### 6.5.2.2 Chronische Blutungsanämie

**Definition:** Schleichende hypochrome mikrozytäre Anämieentwicklung bei chronischem Verlust kleinerer Blutmengen.

**Ursachen:** Sickerblutung (z. B. bei Magenulkus oder Magenkarzinom), Hämorrhoidalblutung, Nasenblutung, Zahnfleischblutung, starke Menstruation.

**Patho:** Der Blutverlust ist hier so gering, daß er keine akute Symptomatik zeigt. Einige Tage nach Beginn des Blutverlustes kommt es zu einem Anstieg der Retikulozyten im Blut, um den Erythrozytenverlust durch erhöhte Produktion auszugleichen. Es entsteht dann als Folge die klassische Eisenmangelanämie, da der Verlust von Eisen nicht mehr kompensiert werden kann.

**Symptome:** allgemeine Anämiesymptome.

**Diagnose:** Blutparameter.

**Therapie:** Ursache beheben und Blutung stillen, evtl. Bluttransfusion bei starker Anämie, Eisensubstitution.

#### 6.5.2.3 Eisenmangelanämie

**Definition:** Häufigste mikrozytäre hypochrome Anämie durch Eisenmangel, chronisch verlaufend.

**Ursachen**

- *Eisenverlust:* durch starke Menstruation oder andere chronische Blutungen.
- *Eisenresorptionsstörung:* z. B. bei Anazidität (atrophische Gastritis), Malabsorptionssyndrom, Magenresektion.
- *ungenügende Eisenzufuhr:* kommt selten vor.
- *erhöhter Eisenbedarf:* z. B. in der Schwangerschaft, beim Stillen und in der Wachstumsphase.
- *veränderte Eisenverteilung:* z. B. bei Tumoren, chronischen Infekten und anderen chronischen Erkrankungen.

**Eisenstoffwechsel:** Der Gesamtbestand an Eisen beträgt beim gesunden erwachsenen Menschen ca. 3–5 g. Davon sind etwa 67% in den Erythrozyten an Hämoglobin gebunden. Der Rest ist als 3-wertiges Eisen ($Fe^{3+}$) an Eiweiß gebunden und wird *Ferritin* und *Hämosiderin* bezeichnet. Es wird in Leber, Milz und Knochenmark gespeichert und stellt eine Eisenreserve dar, die rasch verwertet werden kann. Geringe Mengen finden sich auch im Myoglobin der Muskeln und in einigen Enzymen. Das Blutserum enthält etwa 3 mg Eisen. Nur 5–10% der ca. 10–20 mg des in der Nahrung vorkommenden Eisen wird täglich resorbiert. Bei erhöhtem Bedarf kann die Resorption verdoppelt werden. Gut resorbiert wird Eisen aus tierischem Hämoglobin, aber es kommt auch in Spinat, Erbsen, grüne Bohnen und Salat vor. Eisen wird vor allem 2-wertig ($Fe^{2+}$), in geringerem Maße auch 3-wertig ($Fe^{3+}$) vom Darm aufgenommen. Dazu bedarf es vor allem der Salzsäure im Magen, die Eisen aus Verbindungen (Komplexen) löst und die Resorption im frühen Duodenum fördert. Im Blut wird das aus den Darmepithelien kommende 3-wertige Eisen an ein β-Globulin *(Transferrin)* gebunden, um transportiert werden zu können. Der tägliche Eisenbedarf beträgt normalerweise 0,5–1 mg. Menstruierende Frauen benötigen ca. 1,5 mg, während der Schwangerschaft bis zu 2,5 mg. Eine Ausscheidung von Eisen findet normalerweise nicht statt. Das beim Abbau der Erythrozyten anfallende Eisen wird wiederverwertet. Nur über Blutverlust (Menstruation) oder durch Epithelabschilferung gehen dem Organismus 1–2 mg Eisen pro Tag verloren.

**Symptome:** allgemeine Anämiesymptome, außerdem Epithelsymptome wie Glossitis (Zungenbrennen), Mundwinkelrhagaden, struppiges Haar, trockene Haut, gespaltene Nägel.

**Diagnose:** Blutbild mit hypochromen und mikrozytären Erythrozyten (MCH ↓, MCV ↓), Serumeisen ↓.

**Therapie:** orale Eisensubstitution, wobei es zu Verstopfung, schwarzem Stuhl und schlechter Resorption kommen kann. Bei oraler Unverträglichkeit parenterale Gabe (i. v.) mit erheblichen Nebenwirkungen.

### 6.5.2.4 **Perniziosa**

**Definition:** Die perniziöse Anämie ist eine chronische, unbehandelt zum Tode führende Erkrankung, bei der ein Vitamin $B_{12}$-Mangel besteht. Es handelt sich um eine hyperchrome makrozytäre Anämie.

**Ursachen**

- *Magenerkrankungen:* z. B. chronisch atrophische Gastritis, Autoimmunreaktion gegen die Belegzellen, totale Magenentfernung.
- *Ernährungsfehler:* selten, evtl. bei Vegetariern.
- *Resorptionsstörungen:* z. B. durch Fischbandwurm, Autoimmunreaktion gegen den „intrinsic factor", Malabsorptionssyndrom.
- *erhöhter Vitamin-$B_{12}$-Bedarf:* z. B. in der Schwangerschaft (selten).

**Patho:** Das Vitamin $B_{12}$ („extrinsic factor") wird nach der Aufnahme durch die Nahrung im Magen an ein Glykoprotein („intrinsic factor") gebunden, das von den Belegzellen des Magens gebildet wird. Dieser Vitamin-$B_{12}$-Komplex wird im unteren Ileum resorbiert. Vitamin $B_{12}$ wird nur von bestimmten Mikroorganismen gebildet und kommt vor allem in tierischen Produkten und Milchsäuregärungen vor. Im menschlichen Darm wird ebenfalls Vitamin-$B_{12}$ gebildet, kann aber nur unzureichend aufgenommen werden. Bei einer Magenerkrankung wird kein „intrinsic factor" mehr gebildet und die Vitamin $B_{12}$-Aufnahme ist dadurch behindert. Das Vitamin $B_{12}$-Depot des Körper befindet sich in der Leber. Es beträgt ca. 5 mg, und reicht bis zu 7 Jahre (2–3 µl/Tag). Vitamin $B_{12}$ ist ein *lebenswichtiger Stoff*, da er an der DNS-Synthese beteiligt ist. Bei Mangel gibt es eine Störung des Zellwachstums. Betroffen ist das blutbildende System mit großen nicht ausgereiften Zellen. Es betrifft die Erythropoese, Granulopoese und Thrombopoese *(hämatologisches Syndrom)*. Auch die Zellen der Schleimhäute sind gestört *(gastrointestinales Syndrom)*. Dies macht sich durch eine Rötung und Atrophie der Zunge und der Magenschleimhaut bemerkbar. Ebenfalls betroffen sind die Nerven und das Nervengewebe *(neurologisches Syndrom)*. Dabei kommt es zum Untergang der Markscheiden *(funikuläre Myelose)* mit teilweise erheblichen neurologischen Symptomen (Reflexausfälle, Gangunsicherheit, Parästhesien).

**Symptome:** allgemeine Anämiesymptome, Huntersche Glossitis (Entzündung der Zunge) und Lackzunge (dünne, atrophische Zunge), Dysphagie (Schluckbeschwerden), Café-au-lait-Farbe durch hämolytischen Ikterus, Ameisenlaufen (Parästhesien) bis Lähmung, gestörte Tiefen- und Oberflächensensibilität, subfebrile Temperatur.

**Diagnose:** Erythrozytenparameter, Blutbild, Vitamin $B_{12}$ ↓.

**Therapie:** Substitution von Vitamin $B_{12}$ parenteral (i. m.).

### 6.5.2.5 **Folsäuremangel**

**Definition:** Mangel an dem Vitamin Folsäure.

**Ursachen**

- *Mangelernährung:* z. B. bei Alkoholismus.
- *Resorptionsstörung:* bei Malabsorption wie z. B. Sprue oder durch Medikamente.
- *gesteigerter Folsäurebedarf:* bei Schwangerschaft, Dialyse, hämolytischer Anämie und Leukämie.

**Patho:** Der tägliche Bedarf liegt bei 100–200 µg und der Vorrat beträgt 5–20 mg. Nach 3–5 Monaten ist der Folsäuremangel erkennbar. Die Symptomatik ist ähnlich wie bei Vitamin-$B_{12}$-Mangel, jedoch ohne neurologische Ausfälle.

**Symptome:** siehe Perniziosa, aber ohne neurologische Ausfälle.

**Therapie:** parenterale Folsäuresubstitution (i. m.).

### 6.5.2.6 Hämolytische Anämie

**Definition:** Unter Hämolyse versteht man den vermehrten und verfrühten Untergang von Erythrozyten.

**Ursachen**

1. *angeboren:*
   - *Sichelzellenanämie:* hauptsächlich in Westafrika (Malariagebiet).
   - *Kugelzellenanämie:* in Mitteleuropa.
   - *Thalässamien:* Mißbildungen der Erythrozyten durch eine Hämoglobinstörung vor allem im östlichen Mittelmeerraum.
2. *erworben:*
   - *mechanisch:* bei Herzklappenersatz.
   - *Transfusionsreaktion:* bei Fehltransfusionen.
   - *Infektionen:* Malaria, Tuberkulose, Toxoplasmose, Cholera, Sepsis, betahämolysierende Streptokokkeninfektion.
   - *Autoimmunerkrankungen:* Wärmeautoantikörper oder Kälteantikörper gegen Erythrozyten, die dadurch zerstört werden.
   - *Toxisch:* Urämie, Hämodialyse, Gifte (Blei, Benzol, Anillin, Schlangengift).
   - *Medikamente:* Antibiotika, Analgetika, Antiepileptika, Antiphlogistika.

**Patho:** Zur Hämolyse kann es kommen, wenn die Lebensdauer oder die osmotische Resistenz der Erythrozyten vermindert ist. Ursache ist entweder ein Defekt der Erythrozytenmembran, eine Enzymstörung, oder es kommt zu einer Schädigung der Erythrozyten durch äußere Einflüsse.

Bei der *Kugelzellenanämie*, die häufigste angeborene hämolytische Anämie, besteht ein Defekt der Erythrozytenmembran infolgedessen der Erythrozyt Kugelform annimmt. Dadurch kommt es zur Instabilität der Membran und zu einer vermehrten Zerstörung der Erythrozyten in der Milz.

Bei der *Sichelzellenanämie* (HbS-Krankheit) besteht ebenfalls ein Membrandefekt, wodurch der Erythrozyt eine sichelförmige Gestalt annimmt. Diese Erkrankung kommt vor allem in Äquatorialafrika in Gebieten vor, in denen die Malaria endemisch ist. Es besteht ein Selektionsvorteil, da sich die Malariaerreger in Sichelzellen schlecht entwickeln können.

Bei den verschiedenen *Thalässamien* besteht eine Störung in der Hämoglobinsynthese, wodurch die Erythrozyten leichter zerstört werden.

**Symptome:** allgemeine Anämiesymptome, hämolytischer Ikterus und vergrößerte Milz (Splenomegalie). Es kann zur hämolytischen Krise kommen, bei der sich oft in Verbindung mit Infektionen der Allgemeinzustand krisenhaft verschlechtert und die Erythrozytenzahl abfällt. Auch eine aplastische Krise kann es in Verbindung mit Infektionen geben, bei der das Knochenmark keine Blutzellen mehr bildet. Sie ist von plötzlichem Fieber, Leibschmerzen und Übelkeit begleitet.

**Diagnose:** Blutbild mit vermehrten Retikulozyten (unreife Erythrozyten), osmotische Resistenz vermindert.

**Therapie:** Ausschaltung der Ursache. Bei Kugelzellenanämie ist eine Milzentfernung angezeigt, sonst Bluttransfusion.

### 6.5.2.7 Aplastische Anämie

**Definition:** Die aplastische Anämie ist ein Versagen der Erythrozytenbildung oder aller drei Reihen der Blutbildung, der Erythrozyten, Leukozyten und Thrombozyten.

**Ursachen:** bei 50% unbekannt (idiopathisch); sonst Schädigung des Knochenmarks durch Toxine (Arsen, Benzol), Strahlen (Röntgenstrahlen, Radioaktivität) oder Medikamente (Zytostatika, Gold), im Rahmen von Tumoren oder angeboren.

**Patho:** Es handelt sich um eine seltene Erkrankung, die oft durch Umwelteinflüsse hervorgerufen wird und die meist erst Monate oder Jahre später auftritt. Die multipotente Stammzellen im

Knochenmark werden geschädigt und führen zu einem Versagen der drei Blutbildungsreihen *(Panmyelopathie)*.

**Symptome:** allgemeine Anämiesymptome. Durch Leukozytenmangel entstehen schwere Infektionen (Abwehrschwäche) und Fieber, durch Thrombozytenmangel kommt es zu Einblutungen in die Haut (Petechien) und Hämatomen.

**Therapie:** Noxen beseitigen, Transfusionen, Knochenmarksstimulierung mit Kortison, Androgene, Antibiotika, Knochenmarktransplantation.

**Prognose:** ca. 50% sterben im ersten Jahr; durch medikamentöse Behandlung läßt sich oft nur eine vorübergehende Besserung erreichen.

### 6.5.2.8 Begleitanämie

> **Definition:** Durch chronische Erkrankungen hervorgerufene Anämien (sekundäre Anämien).

*1. Anämien bei Infektionen und Tumor*
**Ursachen:** Häufig bei Endokarditis lenta, Osteomyelitis, Lungenabszeß, Tuberkulose, Pyelonephritis, Kollagenosen, M. Crohn, rheumatischer Arthritis, Sarkoidose, Tumoren.

**Patho:** Jede größere Entzündung, die über einen Monat andauert, führt zu einer Anämie (Infektanämie). Es kommt dabei zu einer Minderproduktion von Erythrozyten, zu einem vermehrten und verfrühten Abbau, zu einer verstärkten Aktivität des RES und zu einer Eisenverteilung zugunsten des RES *(Eisenblockade)*. Bei einer Tumoranämie treten die gleichen Mechanismen auf. Bei einer ausgeprägten Anämie muß zusätzlich noch von einer chronischen Blutung ausgegangen werden.

*2. Anämien bei Nierenerkrankungen*
**Ursachen:** Niereninsuffizienz mit urämischem Syndrom.

**Patho:** Durch eine Urämie entsteht ein Mangel an erythropoetischem Faktor. Die erhöhten harnpflichtigen Substanzen im Blut verursachen eine Knochenmarksuppression (toxische Unterdrükkung der Knochenmarkzellen). Auch eventuelle blutende Ulzera (Geschwüre) im Gastrointestinaltrakt verstärken die Anämie.

*3. Anämien bei Lebererkrankung*
**Ursachen:** Leberzirrhose und Alkohol.

**Patho:** Durch eine chronische Lebererkrankung ist die Fähigkeit der Leber, Eiweiß zu bilden und Vitamin $B_{12}$ und Folsäure zu speichern, vermindert. Beim Alkoholismus führt die toxische Wirkung von Alkohol zusätzlich zu einer verminderten Erythrozytenproduktion und zu einer Eisenverwertungsstörung. Die Gerinnungsfähigkeit ist meist herabgesetzt, was darüberhinaus zu einem erhöhten Blutverlust führen kann.

*4. Anämien bei endokrinen Erkrankungen*
**Ursachen:** Hypothyreose, M. Addison, Hypogonadismus.

**Patho:** Die Erythropoese wird auch durch die Hormone der Schilddrüse (Thyroxin), der Nebennierenrinde (Glukokortikoide), der Gonaden (Testosteron) und durch das Wachstumshormon (STH) stimuliert. Bei Abnahme dieser Hormone kommt es aus diesem Grunde zu einer Anämie.

**Symptome:** Die Symptomatik der Begleitanämien richtet sich vor allem nach der Grunderkrankung. Die allgemeinen Anämiesymptome sind meist nur wenig ausgeprägt.

**Therapie:** Sie richtet sich vor allem nach der Grunderkrankung.

### 6.5.2.9 Sekundäre Polyzythämie

> **Definition:** Absolute **Vermehrung der Erythrozyten** (Polyglobulie) ohne Vermehrung der anderen Blutzellen, immer Ausdruck einer anderen Störung.

**Ursachen**

- *Sauerstoffmangelzustände* (hypoxiebedingt): bei Aufenthalt in großer Höhe, chronischen Lungenerkrankungen, angeborenen Herzmißbildungen und bei Rauchern.

- *Nicht hypoxiebedingt:* bei Nierenerkrankungen (Tumore, Zysten), endokrinen Störungen, Tumoren (Hepatome, Uterusmyome).

**Patho:** Sauerstoffmangelzustände lösen eine Stimulation der Erythropoese aus, um den Sauerstoffmangel durch eine Vermehrung der Erythrozyten zu kompensieren. Der Sauerstoffmangel muß dabei mindestens 1–2 Monate bestanden haben. Dies wird auch im Leistungssport eingesetzt. Die Sportler müssen sich dazu in einer Höhe von ca. 2000 m aufhalten und trainieren. Bei einer Rückkehr normalisiert sich die Erythrozytenzahl erst nach 1–2 Wochen wieder, so daß in dieser Zeit verbesserte Leistungen in denjenigen Sportarten erzielt werden, in denen eine Sauerstoffschuld eingegangen werden muß (z. B. Sprints). Bei nicht hypoxiebedingter Polyglobulie entsteht durch Hormone wie Androgene, Glukokortikoide und das Erythropoetin, durch chemische Substanzen (z. B. Kobalt) und selten auch durch Tumore eine gesteigerte Erythropoese. Differentialdiagnostisch muß die ***Pseudopolyglobulie*** abgegrenzt werden, bei der es durch Verringerung des Blutserums zu einer relativen Erhöhung der Erythrozyten kommt wie z. B. bei Exsikkose.

**Komplikationen:** bei schweren Polyglobulien besteht Thrombosegefahr.

#### 6.5.2.10 Polycythaemia vera

> **Definition:** Eine maligne Erkrankung des Knochenmarks, mit einer gesteigerter Bildung vor allem der Erythrozyten, aber auch der Leukozyten und Thrombozyten.

**Ursache:** unbekannt.

**Symptome:** Kopfschmerzen, Ohrensausen, Schwindel, Juckreiz, rote Haut und Schleimhaut, Hypertonie, Hepatosplenomegalie.

**Komplikationen:** Schleimhautblutungen, Apoplex, Thrombosen, Herzinsuffizienz, 10% gehen in Leukämie über.

**Therapie:** Aderlässe, Unterdrückung der Blutbildung (z. B. durch Zytostatika).

**Prognose:** 3–5 Jahre Überlebenszeit nach Feststellung.

### 6.5.3 Erkrankungen des granulopoetischen Systems

#### 6.5.3.1 Agranulozytose

> **Definition:** Unter Agranulozytose versteht man das weitgehende Fehlen von Granulozyten im Blut.

**Ursachen:** Medikamentennebenwirkung bei Analgetika (Schmerzmittel), Antibiotika, Antihistaminika, Sedativa (Beruhigungsmittel), Thyreostatika, Zytostatika, Goldsalzen und Chinin.

**Patho:** meist im Rahmen einer Zytostatikatherapie relativ schnell auftretend, da diese Medikamente die Zellteilung unterdrücken. Selten wird die Agranulozytose durch eine Allergie ausgelöst.

**Symptome:** Schüttelfrost, hohes Fieber, Tachykardie, Schleimhautnekrosen (Geschwüre), Lymphknotenschwellung (Tonsillitis).

**Komplikationen:** Sepsis und Pneumonie durch Abwehrschwäche.

**Therapie:** Absetzen der Medikamente, Antibiotika bei Infektion, evtl. Bluttransfusion (Granulozytentransfusion), Kortison zur Stimulation der Hämatopoese.

#### 6.5.3.2 Leukämien

> **Definition:** Langsam fortschreitende maligne Wucherung einer oder aller Zellen des weißen Blutzellsystems mit Ausschwemmung auch unreifer Zellformen ins periphere Blut (30.000–300.000 Zellen/$mm^3$). Leukämie wird auch als Blutkrebs bezeichnet und ist eine maligne Erkrankung.

**Ursachen:** meist unklar, evtl. Strahlenschäden, Virus, Gifte.

**Einteilung**

Die Einteilung der Leukämien erfolgt in akute Verlaufsformen mit schlechter Prognose und chronische mit günstigerer Prognose. Eine weitere Klassifizierung erfolgt nach dem betroffenen Zelltyp. Die myeloische Form betrifft die

Granulozyten und die lymphatische Form die Lymphozyten.

Somit gibt es folgende Formen:

1. *Akute lymphatische Leukämie* (ALL)
2. *Akute myeloische Leukämie* (AML)
3. *Chronisch lymphatische Leukämie* (CLL)
4. *Chronisch myeloische Leukämie* (CML)

Durch die übermäßige Produktion der Leukozyten entsteht eine Verdrängung der übrigen Blutzellen. So kommt es meist zu einer Verminderung der Erythrozyten (Anämie) und zu einer Verminderung der Thrombozyten (Thrombozytopenie).

#### 6.5.3.3 Akute Leukämien

**Patho:**

- Die *akute lymphatische Leukämie* ist die häufigste Leukämie im Kindesalter, bei der es vor allem zu einer Vermehrung der unreifen Lymphozyten (Lymphoblasten) kommt.
- Die *akute myeloische Leukämie* kommt überwiegend im Erwachsenenalter vor. Bei ihr vermehren sich vor allem die Myeloblasten, Promyelozyten oder die Monozyten.

**Symptome:** Bei beiden akuten Leukämiearten ist die klinische Erscheinungsform ähnlich. Meist kommt es zu hohem Fieber, Schüttelfrost, Infektionen und schwerem Krankheitsgefühl durch den Mangel an reifen Leukozyten, außerdem zu Lymphknotenschwellung, Milzschwellung, allgemeinen Anämiesymptomen und Blutungsneigung.

**Komplikationen:** schwere Blutungen, Sepsis mit Organbeteiligung (Niere), Gichtanfälle durch den verstärkten Zellabbau, Nierensteine.

**Therapie:** Zytostatika, Bluttransfusion (reife Zellen), Antibiotika, Knochenmarkstransplantation.

#### 6.5.3.4 Chronisch myeloische Leukämie

**Patho:** Bei der *chronisch myeloischen Leukämie* besteht in der Regel eine Anomalie des Chromosoms 22, die durch radioaktive Strahlung oder chemische Substanzen entstehen kann. Dieses Chromosom wird auch als *Philadelphia-Chromosom* bezeichnet. Die Schädigung betrifft die hämatopoetischen Zellen ab der pluripotenten Stammzelle.

**Symptome:** Allgemeinsymptome wie Blässe, Müdigkeit, Gewichtsverlust, Nachtschweiß und Fieber; Leitsymptom ist eine Splenomegalie.

**Komplikationen:** Es kann zum Milzinfarkt, zur Milzruptur und zu Blutungen kommen.

**Therapie:** Zytostatika, Knochenmarkstransplantation.

**Prognose:** mittlere Überlebenszeit 2–6 Jahre. Tod meist durch einen Myeloblastenschub mit plötzlich einsetzender Schweißneigung, Fieber und Knochenschmerzen.

#### 6.5.3.5 Chronisch lymphatische Leukämie

**Patho:** Diese Erkrankung betrifft vor allem das höhere Lebensalter und wird zu den *Non-Hodgkin-Lymphomen* gezählt. Anfänglich sind das rote Blutbild und die Granulozytenzahl noch normal. Erst später kommt es zur Anämie und Thrombopenie.

**Symptome:** oft symptomarm, Pruritus (Juckreiz), Bauchschmerzen, Durchfall, häufig symmetrische Lymphknotenvergrößerung und Milz- und Leberschwellung (Hepatosplenomegalie).

**Therapie:** medikamentöse Therapie.

**Prognose:** Überlebenszeit ca. 5 Jahre, meist Tod durch Infektionen.

### 6.5.4 Erkrankungen des lymphoretikulären Systems

#### 6.5.4.1 Lymphangitis

> **Definition:** Entzündung einer Lymphbahn, „Blutvergiftung".

**Ursachen:** In der Regel nimmt die Lymphangitis ihren Ausgang von einer bakteriellen Infektion der Haut und breitet sich in diejenigen Lymphbahnen aus, welche den Infektionsherd drainieren.

**Symptome:** vom Infektionsherd ausgehender roter Streifen, Schwellung und Druckschmerzhaftigkeit der regionären Lymphknoten, evtl. Fieber.

**Therapie:** Ruhigstellung der erkrankten Extremität, feuchte Umschläge, in schweren Fällen evtl. chirurgische Sanierung des Streuherdes oder Antibiotika.

### 6.5.4.2 **Lymphödem**

**Definition:** Nicht schmerzhafte Weichteilschwellung durch Abflußbehinderung der Lymphgefäße.

**Ursachen:** Verlegung der Lymphbahn durch Operation, Metastasen, Vernarbung, Bestrahlung (bindegewebige Schrumpfung), parasitäre Erkrankungen, Lymphangitis.

**Symptome:** Bei frischen Ödemen ist die Schwellung leicht eindrückbar und hinterläßt Dellen. Chronische Ödeme können verhärtet sein. *Elephantiasis* ist ein ungewöhnlich stark ausgebildetes Lymphödem (Abb. 6-8), vor allem an den Beinen (Elephantenbeine).

**Therapie:** Ursachen beseitigen, manuelle Lymphdrainage, evtl Operation.

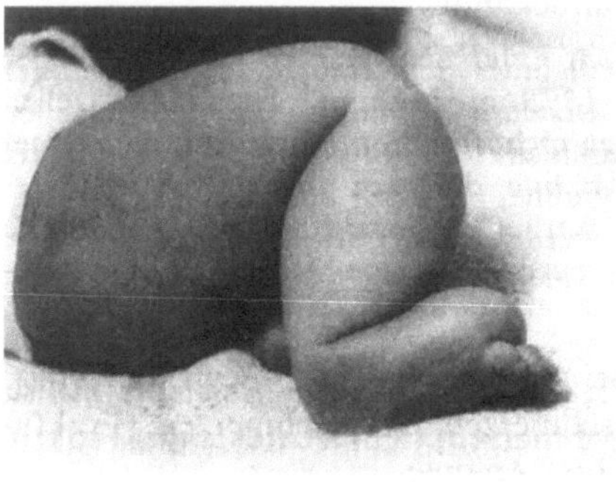

**Abb. 6-8** Elephantiasis: Hier ein angeborenes Lymphödem des Beines.

### 6.5.4.3 **Pfeiffersches Drüsenfieber**

**Definition:** Zyklische Infektionskrankheit, bei der das ganze lymphoretikuläre System beteiligt ist.

**Patho:** Die Erkrankung wird auch als M. Pfeiffer, infektiöse Mononukleose oder „kissing disease" bezeichnet. Letzteres, da sich Jugendliche häufig über das Küssen anstecken. Das Virus kann sich in der Parotis (Ohrspeicheldrüse) längere Zeit halten. Da das gesamte Lymphsystem mitbetroffen ist und somit alle Lymphknoten anschwellen können, werden schmerzhafte Lymphknoten an Stellen entdeckt, an denen man keine vermutet hätte, wie z. B. am Hinterhaupt.

- *Verbreitung:* weltweit endemisch, häufig bei Jugendlichen, 85% der Erwachsenen besitzen Antikörper.
- *Erreger:* Eppstein-Barr-Virus (EB-Virus), ein Herpes Virus.
- *Infektionsquelle:* Tröpfcheninfektion von Mensch zu Mensch.
- *Inkubationszeit:* 8–21 Tage.

**Symptome**

- *Vorstadium:* Abgeschlagenheit, Mattigkeit, Leistungsminderung, Lymphknotenschwellung an Nacken und Ohren, Spannungsschmerzen bei Kopfbewegung, Fieber 38–40 °C, Angina lacunaris.
- *Krankheitshöhepunkt:* leichte Konjunktivitis mit geschwollenen Lidern, Nasenatmung infolge Rhinitis nicht möglich, geschwollene Rachenmandel, petechiales hämorrhagisches Enanthem mit punktförmigen Einblutungen an weichem und hartem Gaumen, Tonsillen stark geschwollen und gerötet mit gelblichen Belägen, fauliger foeter ex ore (Mundgeruch), generalisierte Lymphknotenschwellung, Leber- und Milzschwellung, Exantheme, evtl. Appendizitis.

**DD:** Listeriose, Toxoplasmose, Brucellose, Streptokokkenangina.

**Nachweis:** Erregernachweis im Mundsekret oder Lymphgewebe. Antikörpernachweis durch Paul-Bunell-Reaktion und Komplementbindungsreaktion.

**Immunität:** Dauerimmunität.

**Therapie:** keine kausale Therapie, keine Antibiotikatherapie, Bettruhe bis 3 Tage nach Entfieberung, symptomatische Therapie. Die antibiotische Therapie schlägt nicht an, da es sich um eine Viruserkrankung handelt.

#### 6.5.4.4 Morbus Boeck (Sarkoidose)

**Definition:** Erkrankung des RES, die meist an der Lunge röntgenologisch durch einen gesetzmäßigen Stadienablauf gekennzeichnet ist, aber prinzipiell alle Organe befallen kann.

**Ursache:** unbekannt.

**Patho:** M. Bock ist eine epitheloidzellige Granulomatose, bei der es zu einem Mehrfachbefall von Organen kommt. Zu 90% ist die Lunge, zu 60% die Leber und zu 50% die Milz betroffen. Sie verläuft in 3 Stadien, die nur röntgenologisch zu erkennen sind.

1. *Hiluslymphknotenschwellung:* Die Lymphknoten am Lungenhilus sind vergrößert. Diese Form kann vollständig ausheilen.
2. *Herdförmiger Befall in der Lunge:* Die granulomatöse Entzündung breitet sich aus. Sie ist anfänglich noch ausheilbar.
3. *Lungenfibrose:* Durch die granulomatöse Entzündung wandelt sich das Lungengewebe zu Bindegewebe um. Eine Rückbildung und somit eine Heilung ist dann nicht mehr möglich.

**Symptome:** uncharakteristisch, subfebrile Temperatur, Husten, Dyspnoe, evtl. kommt es zum *Löfgren-Syndrom* mit Arthritis und Erythema nodosum (rötliche Knoten unter der Haut an den Unterschenkelvorderseiten).

**Komplikationen:** Cor pulmonale (Rechtsherzinsuffizienz).

**Therapie:** hochdosiert Kortison.

**Prognose:** gut, bei ca 90% Heilung, davon ca 5% Spontanremissionen.

#### 6.5.4.5 Morbus Hodgkin (Lymphogranulomatose)

**Definition:** Bösartige, mit Granulombildung des lymphatischen Systems einhergehende Erkrankung (Lymphknotenkrebs).

**Ursache:** unbekannt.

**Patho:** Die Erkrankung betrifft vor allem die Lymphknoten, in denen ein ganz bestimmtes Granulationsgewebe vorgefunden wird. Das Granulationsgewebe entsteht durch eine spezifische Abwehrreaktion des Körpers, bei der sich Knötchen bilden. Sie beginnt in einem Lymphknoten und breitet sich von dort langsam aus. M. Hodgkin wird klinisch in vier verschiedene Stadien eingeteilt:

I. Befall einer einzelnen Lymphknotenregion.
II. Zwei oder mehr Lymphknotenregionen auf einer Zwerchfellseite sind betroffen.
III. Lymphknotenregionen auf beiden Seiten des Zwerchfells sind betroffen
IV. diffuser Befahl extralymphatischer Organe.

**Symptome:** schubweiser Fieberverlauf, Schmerzen in den befallenen Lymphknoten nach Alkoholgenuß, Lymphknotenschwellung, Hautjucken, Nachtschweiß, Leistungsminderung.

**Diagnose:** Lymphknotenentfernung mit histologischer Untersuchung.

**Therapie:** Chemotherapie, Operation, Bestrahlung, schlechte Prognose.

#### 6.5.4.6 Plasmozytom

**Definition:** Maligne Entartung der Plasmazellen (B-Lymphozyten).

**Ursache:** unbekannt

**Patho:** Auch unter dem Namen M. Kahler oder multiples Myelom bekannt. Die Plasmazellen produzieren nicht funktionsfähige (inkompetente) Immunglobuline, die auch über die Niere ausgeschieden werden (Bence-Jones-Proteine). Die Krankheit verursacht eine Auflösung der Knochen.

**Symptome:** Abgeschlagenheit, Gewichtsverlust, Knochenschmerzen, Kopfschmerzen, Frakturen (Brüche), Anämie.

**Therapie:** Zytostatika, Strahlen, schlechte Prognose, 2–3 Jahre Überlebenszeit.

### 6.5.5 Blutungsübel

**Definition:** Blutungsübel, auch hämorrhagische Diathese genannt, sind Blutungsbereitschaften, die entweder durch eine Störung der Gerinnungsfaktoren *(Koagulopathien)*, eine Störung der Thrombozyten oder durch Störungen der Gefäße *(Angiopathien)* bedingt sind.

**Patho:** Bei den *Koagulopathien* liegt eine Störung der Gerinnungsfaktoren vor. Sie kann angeboren (z. B. bei der Hämophilie), oder erworben (z. B. bei der Verbrauchskoagulopathie oder beim Gerinnungsfaktorenmangel) sein. Bei den Störungen der Thrombozyten handelt es sich entweder um sogenannte *Thrombopathien*, die meist angeboren sind und bei denen eine verlängerte Blutungszeit trotz normaler Thrombozytenzahl besteht. Es kann sich aber auch um Thrombozytopenien handeln, die fast immer erworben sind und im Verlauf anderer Krankheiten (z. B. Leukämie, aplastische Anämie oder durch Medikamente) auftreten. Bei den *Angiopathien* handelt es sich um angeborene Krankheiten (z. B. M. Osler-Rendu), oder um erworbene Störungen der Gefäßpermeabilität und -stabilität.

**Symptome:** Hämatome (blaue Flecken), Purpura (fleckförmige Hauteinblutungen), Petechien (punktförmige Hauteinblutungen), Epistaxis (Nasenbluten), Hämoptoe bzw. Hämoptysis (Bluthusten), Hämatemesis (Bluterbrechen), Hämaturie (Blut im Urin), Melaena (Teerstuhl bei Darmbluten). Bei Blutern kann es zu Einblutungen in die Gelenke kommen (Hämarthros).

**Diagnose**

- *Untersuchung der Blutungs- und Gerinnungszeit:*

1. *Blutungszeit:* 2–5 Minuten. Es wird die Zeit gemessen, die nach dem Eintreten der Blutung bis zu deren Stillstand vergeht.
2. *Gerinnungszeit:* 7–12 Minuten. Es wird die Zeit gemessen, die von der Blutabnahme bis zum ersten Gerinnsel verstreicht, das an einem Häckchen hängen bleibt, welches in gleichmäßigem Rhythmus durch das Blut gezogen wird.

- *Tests der Gerinnungsfaktoren:*

3. *partielle Thromboplastinzeit:* Überprüfung der Faktoren I, II, V, IX, X, XI und XII. Zur Bestimmung der Hämophilie und Überwachung einer Heparintherapie. Normalwert: 25–38 Sek.
4. *Quick-Wert oder Thromboplastinzeit:* Nach einem bestimmten Verfahren wird die Gerinnungszeit bestimmt, bei der es vor allem auf das Vorhandensein der Faktoren I, II, V, VII und X ankommt (auch zur Überwachung der Cumarintherapie eingesetzt). Der Normwert liegt bei 11–14 Sek. (100%). Für die Berechnung der Ergebnisse wird der Quotien von Gerinnungszeit zu Normalzeit genommen. So erhält man für eine Verlängerung der Gerinnungszeit eine kleinere Prozentzahl. Der Normwert liegt bei 70–125%.
5. *Plasmathrombinzeit* oder *Thrombinzeit:* Normal 18–22 Sek. (zur Kontrolle der Heparin- oder Fibrinolysetherapie).

- *Prüfung der Kapillarbrüchigkeit:*

6. *Rumpel-Leede-Test:* Der Oberarm wird mit einer Blutdruckmanschette etwa 5–10 Min. gestaut. Der Test gilt als positiv, wenn distal der Manschette Petechien auftreten.
7. *Jürgens-Kneif-Test:* Oberhalb der Klavikula im Schultergürtelgrübchen führt bei positivem Test ein Kneifen mit den Fingern zu Hautblutungen.
8. *Saugglockentest:* Mit einer Saugglocke wird ein standartisiertes Vacuum am Rücken erzeugt und führt bei positivem Test zu Hautblutungen.

#### 6.5.5.1 Hämophilie A und B

**Definition:** Bei der Hämophilie A u. B handelt es sich um einen Mangel der Gerinnungsfaktoren VIII (Hämophilie A) bzw. IX (Hämophilie B).

**Patho:** Der Erbgang dieser Erkrankung ist geschlechtsgebunden an das X-Chromosom. Da es ein rezessiver Erbgang ist, müssen im Normalfall beide Chromosomen von der Störung betroffen sein. Die Geschlechtschromosomen des Mannes bilden eine Ausnahme, da hier nur ein X-Chromosom vorhanden ist. Somit erkranken die Männer immer, wenn das X-Chromosom den Defekt trägt. Die Frauen sind meist Überträgerinnen, da sie nur dann erkranken können, wenn beide Eltern das Gen in sich tragen. Die Hämophilie A und B sind nur durch das Fehlen unterschiedlicher Gerinnungsfaktoren zu unterscheiden. Erbgang, Symptome, Verlauf und Prognose sind völlig identisch. Das Verhältnis von Hämophilie A zu Hämophilie B beträgt 5:1. Für das Ausmaß der Erkrankung ist es von Bedeutung, wie stark der jeweilige Gerinnungsfaktor in seiner Aktivität vermindert ist.

**Symptome:** Die Einblutungen bei der Hämophilie betreffen vor allem die Gelenke, was schmerzhaft ist und zur Versteifung führen kann. Weiterhin kann es zu ausgedehnten Einblutungen in die Muskulatur und in die Nieren kommen mit möglichem Nierenversagen. Lebensbedrohlich sind Einblutungen in das ZNS nach kleineren Schädel-Hirn-Traumata.

**Therapie:** ohne Behandlung reaktive Schäden am Bewegungsapparat. Bei 2/3 der Erkrankten ist eine kontrollierte Behandlung mit Gerinnungsfaktorenkonzentrat, das i. m. verabreicht wird, möglich.

**Prognose:** deutlich verkürzte Lebenserwartung durch die möglichen Begleiterkrankungen. Entscheidend ist auch, ob die Gerinnungsfaktoren vertragen werden oder ob eine allergische Reaktion eintritt. Da die Gerinnungsfaktoren aus Blutkonserven gewonnen werden, gibt es ein Risiko, an Hepatitis zu erkranken oder HIV-Viren zu erhalten.

#### 6.5.5.2 Gerinnungsfaktorenmangel

**Definition:** Es handelt sich meist um einen erworbenen Mangel an einem oder mehreren Gerinnungsfaktoren.

**Ursachen:** Verschlußikterus, akute Hepatitis, Leberzirrhose, Malabsorptionssyndrom, Antibiotikatherapie.

**Patho:** Zu *Vitamin-K-Mangel* kann es durch Resorptions- und Verwertungsstörungen kommen. Vitamin-K ist ein fettlösliches Vitamin, das bei Verdauungsstörungen nicht ausreichend resorbiert werden kann (z. B. bei Vernichtung der Darmflora durch Antibiotika). Vitamin K ist wichtig für die Synthese der Gerinnungsfaktoren II, VII, IX, X. Bei einem *Leberparenchymschaden* werden die Gerinnungsfaktoren in zu geringer Menge produziert, vor allem die Faktoren I, II, V, VII, IX, X, XIII. Bei einer *Antikoagulantientherapie* wird durch Medikamente wie Cumarine und Heparin die Gerinnungsfähigkeit des Blutes herabgesetzt. *Cumarine* sind Vitamin-K-Antagonisten, die darüber eine Synthese der Faktoren II, VII, IX und X hemmen und erst nach zwei bis drei Tagen ihre Wirkung zeigen. *Heparin* ist ein Antithrombin und wirkt sofort gerinnungshemmend, da es die Umwandlung von Prothrombin zu Thrombin verhindert.

#### 6.5.5.3 Verbrauchskoagulopathie

**Definition:** Kommt es gleichzeitig in vielen kleinen Gefäßen zur Aktivierung des Gerinnungssystems, werden die Gerinnungsfaktoren und die Thrombozyten so stark verbraucht, daß das weiterfließende Blut einen Gerinnungsdefekt aufweist.

**Ursachen:** Schädigung des Gewebeendothels bei großen Operationen, Verbrennungen, aber auch bei bakteriellen Infektionen, Schock und Hämolyse.

#### 6.5.5.4 Morbus Werlhof

**Definition:** Chronische Verringerung der Blutplättchen unter 80.000/mm$^3$.

**Ursachen:** wahrscheinlich Autoantikörperbildung gegen Thrombozyten.

**Symptome:** typischerweise Nasenbluten und Petechien an den Schienbeinen, aber auch kleinfleckige Hämatome.

**Therapie:** Milzentfernung führt in 60% zur Heilung.

#### 6.5.5.5 Angiopathie

**Definition:** Seltene Störungen der Gefäße, die eine Blutungsneigung zur Folge haben.

**Ursachen:** Infektionskrankheiten wie Masern und Scharlach, Mangelernährung wie bei Vitamin-C-Mangel (Skorbut), Degeneration der Gefäße im Alter (purpura senilis), Allergien (z. B gegen Arzneimittel) oder eine angeborene Gefäßmißbildung (M. Osler).

# 7 Herz-Kreislaufsystem

## 7.1 Anatomie und Physiologie des Herzens

Das Herz bildet zusammen mit den Arterien, Venen und Kapillaren das Herz-Kreislaufsystem. Es ist ein Hohlmuskel, der durch Kontraktion seiner Muskelschicht das Blut in den Körper pumpt. Das Herz ist funktionell gesehen eine Pumpe, der Motor des Kreislaufes, der das Blut immer in eine Richtung befördert.

**Lage:** Das Herz liegt im mittleren Brustraum, dem Mediastinum, zwischen den beiden Lungenflügeln, vor der Speiseröhre und hinter dem Brustbein und ist vom Herzbeutel (Perikard) umhüllt. Die linke Begrenzung des Herzens ist die Medioklavikularlinie (MCL = senkrechte Linie von der Mitte des Schlüsselbeines), die rechte Begrenzung ist der rechte Rand des Brustbeins. Die Herzspitze liegt im fünften Zwischenrippenraum (ICR = Interkostalraum) links. Am Schnittpunkt von 5. ICR und MCL ist der Herzspitzenstoß zu tasten (Abb. 7-1). Das Herz ist so groß wie die geballte Faust seines Trägers und wiegt ca. 300–400 g.

**Aufbau der Herzwand:** Die Herzwand besteht aus verschiedenen Schichten:

1. *Endokard* (Epithelgewebe): Aus ihm bestehen die Innenauskleidung des Herzens und die Herzklappen.
2. *Myokard* (Muskelschicht): Über der linken Herzkammer ist das Myokard ca. 1,0 cm dick, über der rechten Kammer dagegen nur 0,5 cm. Über den Vorhöfen ist es am schwächsten. Die Herzmuskulatur arbeitet unwillkürlich, eigengesetzlich, rhythmisch und schnell.
3. *Epikard* (Bindegewebe): Es überzieht die Oberfläche des Herzens und ist ein Teil des Perikards (viszerales Perikardblatt);
4. *Perikard* (seröse Haut): Die beiden Perikardblätter bilden zusammen den Herzbeutel (Perikard). Dies ist ein straffer, dehnbarer Sack um das Herz, der an der Umgebung anliegt (parietales Perikardblatt). Das Epikard liegt am Herzen an, schlägt dann um und wird zum Perikard. Zwischen den beiden „Häuten" bleibt ein dünner Spalt, der mit seröser Flüssigkeit, die dem Blutserum entspricht, gefüllt ist und die Bewegung des Herzens reibungsfrei ermöglicht. Das Perikard besteht außen aus einer derben Faserschicht, die eine Überdehnung des Herzens verhindert und das Herz schützt.

**Herzinnenräume:** Der Herzinnenraum ist durch eine Scheidewand (Septum) in eine linke und rechte Hälfte getrennt (linkes und rechtes Herz). Jede Hälfte wird wiederum durch Klappen in zwei Teile unterteilt, einen Vorhof *(Atrium)* und eine Kammer *(Ventrikel)*. Die Klappen, die die Vorhöfe und die Kammern trennen, sind die Segelklappen *(Atrioventrikularklappen)*. Zwischen linkem Vorhof und linker Kammer heißt sie *Mitralklappe* oder Bikuspidalklappe (zweizipfelige Klappe), zwischen rechtem Vorhof und rechter Kammer heißt sie *Trikuspidalklappe* (dreizipfelige Klappe). Die Segelklappen sind durch Sehnenfäden, die an Papillarmuskeln (kegelförmige Muskelvorsprünge) sitzen, an der Kammerwand befestigt. Sie verhindern, daß die Klappen durch den Druck, der in den Kammern entsteht, in die Vorhöfe zurück gedrückt werden. Die beiden von den Herzkammern abgehenden Gefäßen (Aorta und Pulmonalarterie) sind durch die Taschenklappen oder *Semilunarklappen* (halbmondförmige Klappen) von den Kammern getrennt. Die *Aortenklappe* sitzt zwischen linker Herzkammer und Aorta und die *Pulmonalklappe* zwischen rechter Herzkammer und Pulmonalarterie. Die Herzklap-

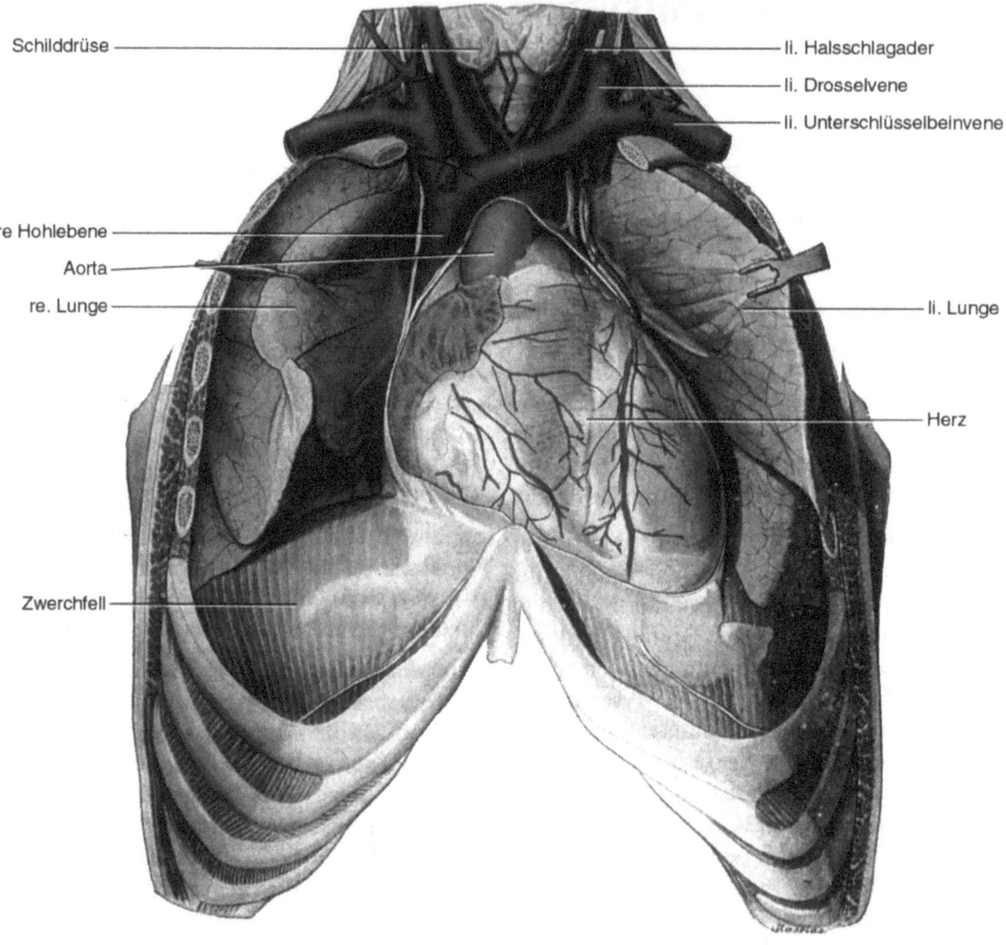


**Abb. 7-1** Lage des Herzens und der großen Gefäße. Thymus und vordere Wand des Herzbeutels sind entfernt, die Lungen zurückgeschlagen.

pen bewirken, daß das Blut nur in eine Richtung weiterfließen kann (Abb. 7-2).

**Koronargefäße:** Die Herzkranzgefäße (Arteriae und Venae coronariae) müssen den Herzmuskel und das Perikard mit $O_2$ und anderen Nährstoffen optimal ernähren und entsorgen. Das Endokard ernährt sich vom vorbeiströmenden Blut. Als erster Gefäßabgang an der Aorta entspringen oberhalb der Aortenklappe zwei Koronararterien, eine linke und eine rechte Koronararterie. Die Koronarvenen münden vor allem in den rechten und linken Vorhof, aber auch in die rechte Kammer (Abb. 7-3).

**Kreisläufe des Blutes:** Der Blutkreislauf ist seit 1628 bekannt, als ihn der Engländer Harvey erstmals beschrieb. Aus funktioneller Sicht kann das Kreislaufsystem als zwei getrennte, über das Herz miteinander verbundene Gefäßschleifen verstanden werden. Die eine Schleife bezeichnet man als großen oder *Körperkreislauf*, die andere Schleife als kleinen oder *Lungenkreislauf* (Abb. 7-4).

1. Der *kleine Kreislauf* beginnt in der rechten Herzkammer, aus der das Blut durch die Pulmonalklappe in die Pulmonalarterie fließt und sich dann in den Kapillaren der

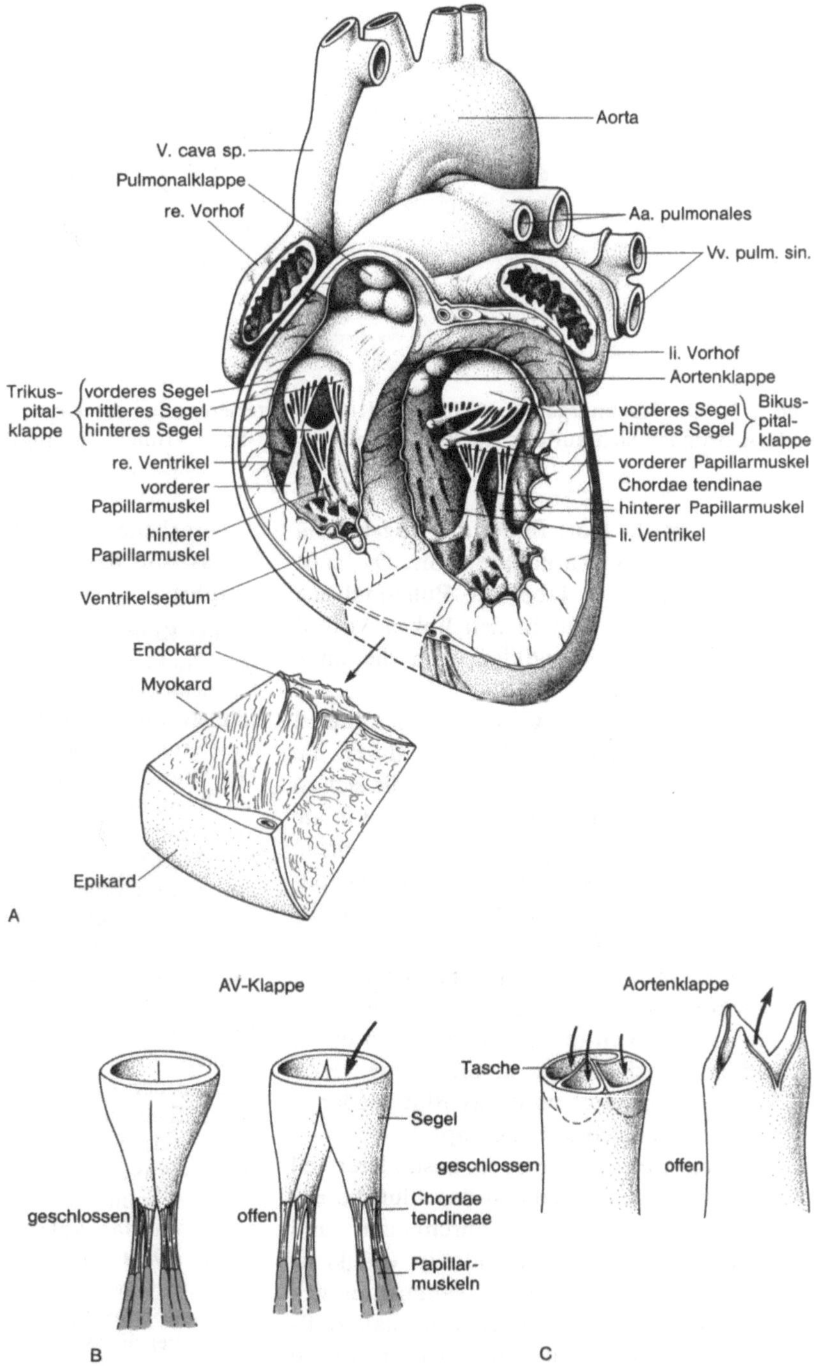


**Abb. 7-2 A.** Innenansicht des Herzens; **B.** AV-Klappen (Mitralis) mit Papillarmuskeln; **C.** Taschen- oder Seminularklappen. Chordae tendinae: Sehnenfäden.

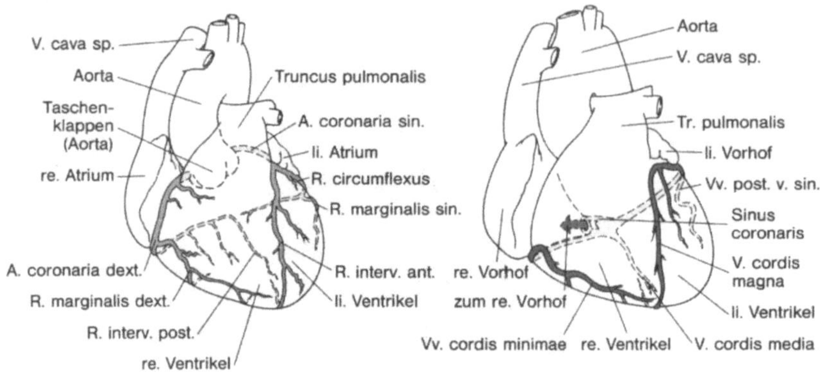


**Abb. 7-3** Die Koronargefäße. Links die Koronararterien rechts die Koronarvenen. Die gestrichelten Gefäße befinden sich auf der Rückseite des Herzens. Tr. = Truncus (Stamm); R. = Ramus (Ast).

Lunge verteilt. Dort findet die Abgabe von $CO_2$ und die Aufnahme von $O_2$ statt (äußere Atmung). Über die Pulmonalvene fließt dann das Blut in den linken Vorhof und durch die Mitralklappe in die linke Kammer.

2. Der *große Kreislauf* beginnt in der linken Herzkammer, aus der das Blut durch die Aortenklappe in die Aorta fließt, die sich in die großen Arterien und anschließend in die kleinen Arterien *(Arteriolen)* verzweigen. Von dort fließt das Blut in die Körperkapillaren, in denen die Abgabe von $O_2$ und die Aufnahme von $CO_2$ stattfindet (innere Atmung). Über die Venolen und Venen fließt das Blut dann über die untere oder obere Hohlvene in den rechten Vorhof und durch die Trikuspidalklappe in die rechte Herzkammer. Von dort wird das Blut wieder in den kleinen Kreislauf gepumpt.
3. *Pfortaderkreislauf:* Er ist ein besonderer Teil des Kreislaufes. Nachdem das Blut die unpaarigen Bauchorgane durchlaufen und dort die Nahrungsbestandteile (Glukose, Eiweiß) aufgenommen hat, sammelt es sich in der Pfortader und führt somit nährstoffreiches, venöses Blut von den Eingeweiden zur Leber, in der sich die Pfortader *(Vena portae)* in ein Kapillarsystem verzweigt. Die Leberzellen holen dann aus dem durchströmenden Blut die Nährstoffe heraus und verarbeiten sie. Über die Lebervenen wird das Blut dann der unteren Hohlvene zugeführt.

**Fetaler Kreislauf:** Er unterscheidet sich in wichtigen Punkten vom Kreislauf des Erwachsenen. Das Blut des Foetus wird nicht über die Lungen sondern durch den Mutterkuchen (Plazenta) mit Sauerstoff versorgt, da der Foetus nicht atmet. Das Blut des Foetus hat allerdings keinen direkten Kontakt mit dem Blut der Mutter, sondern Sauerstoff und andere Stoffe diffundieren durch eine Membran. Das Mischblut des Foetus wird durch sein eigenes Herz fortbewegt. Das mit Sauerstoff angereicherte Blut aus der Plazenta fließt über die Nabelvene in den Foetus und gelangt zum Teil direkt über einen venösen Gang (Ductus venosus arantii) und zum Teil indirekt über die Leber in die untere Hohlvene und zum rechten Herzen. Zwei Kurzschlüsse leiten hier nun das Blut an den Lungen vorbei. Der größte Teil des Blutes fließt direkt vom rechten Vorhof durch ein Loch in der Scheidewand *(Foramen ovalis)* direkt in den linken Vorhof. Das Blut, das über die rechte Kammer in die Pulmonalarterie gelangt, fließt dann fast vollständig über einen arteriellen Gang *(Ductus arteriosus Botalli)* in die Aorta. Nur etwa 4% des Blutes fließt durch den Lungenkreislauf. Das in die Aorta gelangte Blut fließt dann über die zwei Nabelarterien, die von der linken und rechten inneren Beckenarterie abgehen, zum Mutterkuchen zurück. Nach der Geburt und mit der Durchtrennung der Nabelschnur muß das Neugeborenen mit der Atmung beginnen. Dadurch nimmt der Widerstand im Lungenkreislauf

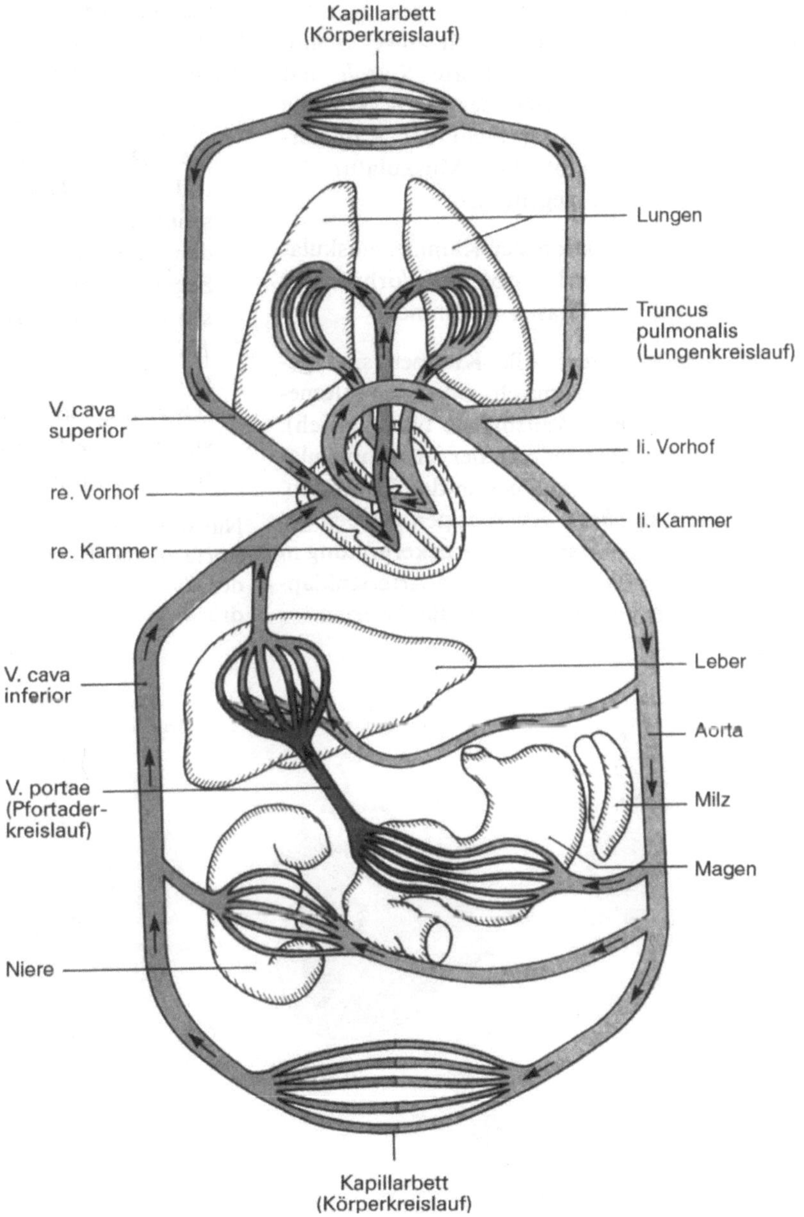


**Abb. 7-4** Übersicht über den Kreislauf eines Erwachsenen. Das Herz steht im Mittelpunkt des Körper- und Lungenkreislaufs. Vom Körperkreislauf ist das Kapillarbett sowohl der oberen als auch der unteren Körperhälfte symbolisch dargestellt.

ab und damit auch der Druck im rechten Vorhof und in der Pulmonalarterie. Der Druck im linken Vorhof ist damit größer als im rechten Vorhof und das Foramen ovale schließt sich. Die Strömungsrichtung im Ductus arteriosus kehrt sich durch den verringerten Druck in der Pulmonalarterie um. Durch das nun sauerstoffreiche arterielle Blut schließt sich der Ductus arteriosus.

**Herztätigkeit:** Die Muskulatur des Herzens kontrahiert und entspannt sich abwechselnd. Dieser Herzzyklus setzt sich aus *Systole* und *Diastole* zusammen, wobei der Herzzyklus die Tätigkeit immer aus der Sicht der Kammermuskulatur beschreibt. Die Muskulatur der Vorhöfe arbeitet entgegengesetzt.

- *Systole:* Kontraktion der Kammermuskulatur bei gleichzeitiger Diastole der Vorhöfe. Sie setzt sich aus zwei Phasen zusammen:

1. *Anspannungsphase:* Alle Klappen sind geschlossen (isovolämisch oder isovolumetrisch: die Flüssigkeitsmenge bleibt gleich). Durch die Anspannung der Herzmuskulatur erhöht sich der Druck in den Kammern.
2. *Austreibungsphase:* AV-Klappen bleiben geschlossen, aber durch die Druckerhöhung in den Kammern öffnen sich die Arterienklappen und das Blut strömt in die Arterien.

- *Diastole:* Entspannung der Kammermuskulatur bei gleichzeitiger Systole der Vorhöfe. Auch sie setzt sich aus zwei Phasen zusammen:

1. *Entspannungsphase:* Nachdem das Blut in die Arterien gepreßt wurde, läßt die Kontraktion des Herzmuskels nach und die Taschenklappen werden vom zurückfließenden Blut aus den Arterien geschlossen, die Segelklappen bleiben jedoch noch geschlossen (isovolämisch).
2. *Füllungsphase:* Die Arterienklappen bleiben geschlossen, aber bei fortschreitender Erschlaffung der Kammermuskulatur öffnen sich jetzt die AV-Klappen und die Kammern füllen sich mit Blut (Abb. 7-5).

Nur während der Diastole kann das Blut von der Aorta in die Herzkranzgefäße fließen. Während der Systole werden die Herzkranzgefäße abgedrückt.

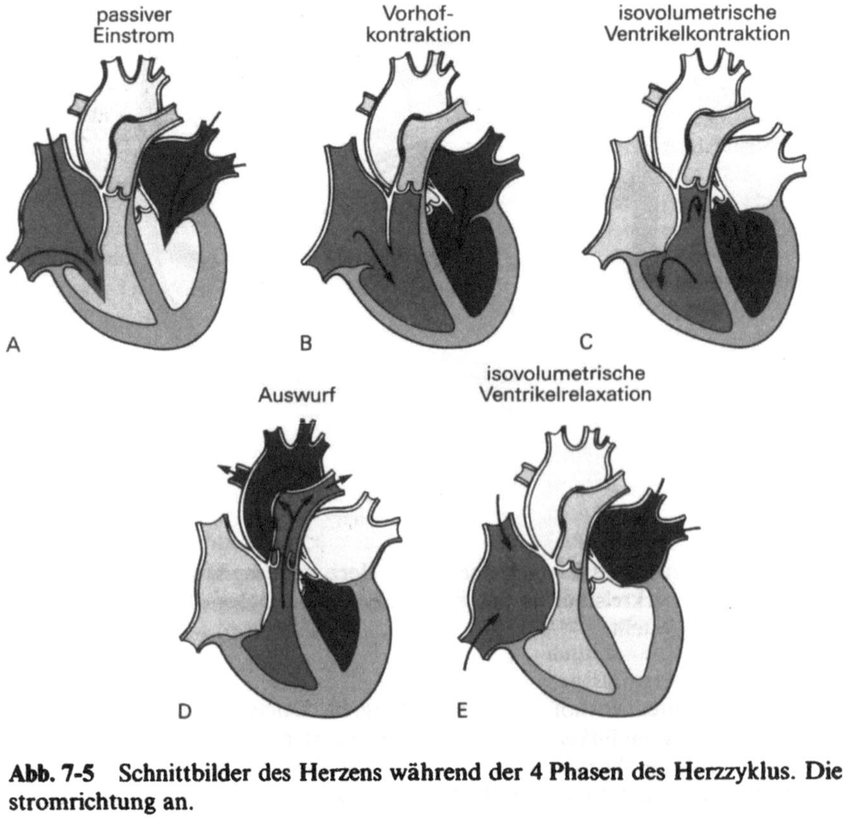


**Abb. 7-5** Schnittbilder des Herzens während der 4 Phasen des Herzzyklus. Die Pfeile geben die Blutstromrichtung an.

**Herztöne:** Die Arbeit des Herzens verursacht normalerweise zwei verschiedenen Töne, die wir wahrnehmen können. Der erste kann von dem zweiten Herzton dadurch unterschieden werden, daß der Abstand zwischen erstem und zweitem Ton größer ist als zwischen zweitem und erstem Ton.

1. *Anspannungston der Kammermuskulatur:* Er ist der erste, dumpfe Herzton bei beginnender Kammersystole. Mitenthalten sind die Klappenschlußtöne der Mitral- und Trikuspidalklappen.
2. *Klappenschlußton der Taschenklappen:* er ist der zweite, hellere und kürzere Ton bei beginnender Kammerdiastole.

Störungen an den Klappen können an den veränderten Herztönen durch Abhören (Auskultation) festgestellt werden.

**Reizleitungssystem:** Die Herzarbeit wird grundsätzlich als autonom betrachtet. Die Grundschlagfrequenz wird durch die eigenen Schrittmacherzellen eingestellt. Daneben wird sie noch über das vegetative Nervensystem beeinflußt. Der Herzschlagrhythmus bleibt aber auch ohne jeden nervalen oder hormonalen Einfluß erhalten und stabil. Es fehlt dann allerdings die Anpassung an den sich ändernden Bedarf des Körpers. Die autonome Steuerung besteht aus folgenden Elementen:

1. *Sinusknoten* (Schrittmacher des Herzens): sitzt am rechten Vorhof zwischen der Einmündungsstelle der oberen und unteren Hohlvene. Sein Eigenrhythmus (Sinusrhythmus) beträgt zwischen 60–80 Erregungen pro Minute, die auf die Vorhofmuskulatur übertragen werden. Dadurch wird die Vorhofmuskulatur erregt und sie kontrahiert sich. Der Sinusknoten wird von einem Ast der rechten Koronararterie versorgt. Über eine nervale Verbindung gelangt der Reiz dann zum AV-Knoten.
2. *AV-Knoten* (Atrioventrikular- oder Aschoff-Tawaraknoten): liegt im rechten Vorhof im Septum. Er kann, wenn der Sinusknoten ausfällt, die Schrittmacherfunktion übernehmen (sekundäres Erregungszentrum). Die Frequenz sinkt dann allerdings auf 30–40 Schläge/min (Kammerrhythmus). Normalerweise wird die Herzfrequenz jedoch durch die Erregung des Sinusknoten bestimmt. Der AV-Knoten bildet die Überleitungsstelle zwischen Vorhof- und Kammermuskulatur. Die Erregung kann nicht

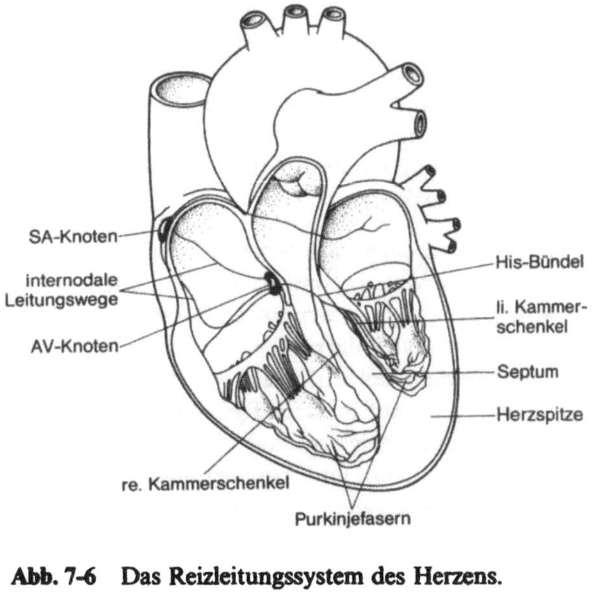


**Abb. 7-6** Das Reizleitungssystem des Herzens.

direkt auf die Kammermuskulatur überspringen, da eine Isolationsschicht dazwischenliegt.
3. *His-Bündel:* leiten die vom AV-Knoten ausgehende Erregung aus dem Vorhof in die beiden *Tawara-Schenkel* (Kammerschenkel) weiter, die am Septum entlang in die Herzkammern ziehen und sich in die Purkinje-Fasern verästeln.
4. *Purkinje-Fasern*, übertragen den ankommenden Reiz zur Herzspitze, zu den Papillarmuskeln der Herzklappen und auf die gesammte Kammermuskulatur. Diese kontrahiert sich dann. Zu diesem Zeitpunkt ist die Erregung der Vorhofmuskulatur abgeklungen, die Vorhöfe sind erschlafft (Abb. 7-6).

Die sogenannte **Überleitungszeit** vom Sinusknoten zum AV-Knoten beträgt 0,1 – 0,2 Sek Nach der Reizung des Herzmuskels entsteht eine Refraktärphase von 0,4 Sek. In dieser Zeit ist der Herzmuskel nicht erregbar. Die Herzmuskulatur arbeitet nach dem Alles-oder-Nichts-Gesetz. Ein Reiz muß danach so stark sein, daß er eine vollständige Kontraktion der Herzmuskulatur auslösen kann. Ist er schwächer, erfolgt überhaupt keine Kontraktion.

**Nervale Steuerung der Herzaktion:** Das vegetative Nervensystem kann die Autorhythmie des Herzens beeinflussen. Dabei wirken die Nervenreize nicht nur frequenzsteigernd, sondern sie verändern auch die Erregbarkeit, die Erregungsleitung und die Kontraktionskraft des Herzens. Die nervöse Steuerung durch den Sympathikus und Parasympathikus betrifft vor allem den Sinusknoten.

1. Der *Parasymphatikus* (N. vagus) wirkt sich vor allem verlangsamend auf den Herzschlag aus (negativ chronotrop, Überträgerstoff ist Azetylcholin).
2. Der *Sympathikus* wirkt sich vor allem beschleunigend auf die Herzfrequenz (positiv chronotrop), steigernd auf die Herzkraft (positiv inotrop) und beschleunigend auf die Reizübertragung (positiv dromotrop) aus. Überträgerstoffe sind Adrenalin, Noradrenalin.

**Förderleistung des Herzens:** Das Schlagvolumen ist die Blutmenge, die das Herz bei der Systole aus dem linken Ventrikel in die Aorta auswirft. Es beträgt 70 – 100 ml, wobei 130 – 150 ml ausgeworfen werden und ca. 50 ml wieder in den Ventrikel zurückfließen (Pendelblut, Restblut). Das rechte Herz befördert genausoviel Blut wie das linke Herz. Das Herzzeitvolumen (HZV) bzw. die Förderleistung beträgt in Ruhe 5 – 7 l/min. Die Pumpleistung kann jedoch bei körperlicher Arbeit oder psychischer Erregung auf 20 – 30 l/min gesteigert werden. Ermöglicht wird dies durch eine Schlagfrequenzerhöhung (bis 180 Schläge/min) und eine Schlagvolumenzunahme (über 100 ml). Die Strömungsgeschwindigkeit beträgt in der Aorta 4,2 m/s (15 km/h), in Kapillaren ist sie am langsamsten. Alle Angaben sind unter Ruhebedingungen und abhängig von körperlicher Arbeit oder emotionaler Erregung.

## 7.2 Anatomie und Physiologie der Arterien und Venen

Die Blutgefäße haben die Aufgabe, über das Blut als Transportmittel jede Körperzelle mit den jeweils benötigten Substanzen zu versorgen (Nährstoffe, $O_2$, Botenstoffe usw.) und die anfallenden Abfallprodukte des Stoffwechsels abzutransportieren ($CO_2$). Um diese Aufgabe bewältigen zu können, teilen sich die Blutgefäße bis zu den kleinen Haargefäßen (Kapillaren) auf. Damit entsteht eine riesige Austauschfläche im Körper. In den Lungen besteht eine kapillare Austauschfläche von ca. 70 $m^2$ mit einer Blutkapazität von ca. 70 ml, während die gleiche Blutmenge in der Aorta eine Austauschfläche von nur 0,1 $m^2$ hat.

### 7.2.1 Aufbau der Gefäße

**Arterien** (Schlagadern): Gefäße, die das Blut vom Herzen wegführen, heißen Arterien. Arterien sind Hochdruckgefäße. Sie führen vom Herzen sauerstoffreiches, helles Blut in den Körper (Ausnahme: Lungenkreislauf). Die Arterien sind aus drei Schichten aufgebaut (Abb. 7-7):

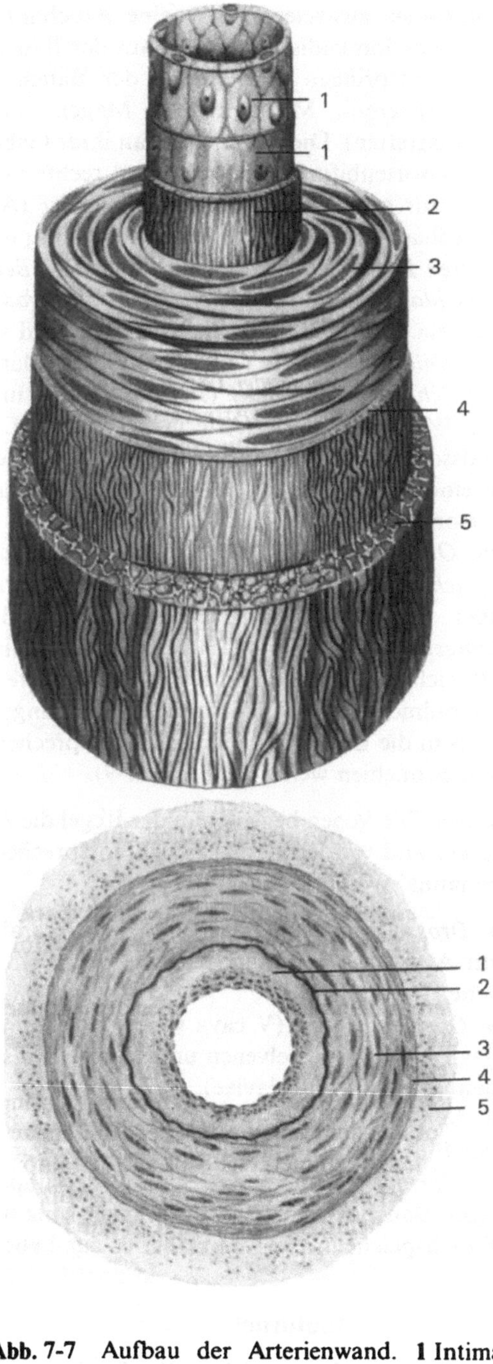


**Abb. 7-7** Aufbau der Arterienwand. **1** Intima; **2** Innere elastische Membran; **3** Media; **4** Äußere elastische Membran; **5** Adventitia.

1. *Intima* (innerste Schicht, Endothel): Sie besteht aus einschichtigem Plattenepithel, das auf Bindegewebe aufliegt und in den herznahen Arterien dicker ist.
2. *Media* (mittlere Schicht): Die großen (herznahen) Arterien enthalten in dieser Schicht reichlich elastische Fasern. Bei den mittleren und kleinen (herzfernen) Arterien besteht die Media vor allem aus Muskelfasern.
3. *Adventitia* (äußere Schicht): Sie besteht aus Bindegewebe, kollagenen und elastischen Fasern.

**Venen** (Blutadern): Gefäße, die Blut zum Herzen hinführen, heißen Venen. Venen sind Kapazitätsgefäße, sie können Blut speichern. In den Venen herrscht ein niedriger Druck (Niederdruckgefäße). Sie führen zum Herzen sauerstoffarmes, dunkles Blut (Ausnahme: Lungenkreislauf). Die Venen enthalten vor allem in den unteren Körperregionen Klappen, die das Zurückströmen des Blutes verhindern (Abb. 7-8). Auch die Venen sind aus drei Schichten aufgebaut:

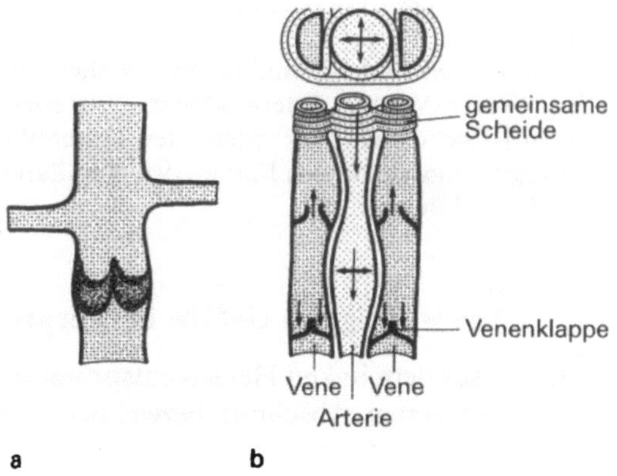


**Abb. 7-8** Venenklappen und Prinzip der arteriovenösen Kopplung. **a.** Längs aufgeschnittene Vene mit Klappen unterhalb von einmündenden kleineren Venen; **b.** Arteriovenöse Koppelung. Sie erfolgt so, daß die beiden Begleitvenen (stark punktiert) rhythmisch komprimiert werden. Dabei bewirkt die venöse Blutsäule, daß die unteren Klappen geschlossen und die oberen für den Fluß zum Herzen geöffnet werden (dünne Pfeile). Die gemeinsame Scheide wurde symbolisch nur an einem Stück der Gefäße dargestellt.

1. *Intima* (innere Schicht, Endothel): Sie besteht aus einschichtigem Plattenepithel.
2. *Media* (mittlere Schicht): Sie ist dünner als bei den Arterien, da der Druck geringer ist. Nur die Media der tiefen Beinvenen ist relativ stark.
3. *Adventitia* (äußere Schicht): Sie besteht aus Bindegewebe.

**Kapillaren** (Haargefäße): Die Kapillaren sind äußerst dünnwandige und enge Röhren, die den Stoffaustausch regeln. Ihre Wand besteht aus einschichtigem Endothel. Sie liegen zwischen Arteriolen und Venolen und erlauben eine rasche Diffusion zwischen Blut und Zellen des Gewebes.

- *Kollateralen* sind netzartige Verbindungen von kleinen Arterien innerhalb eines Verzweigungsgebietes. Dadurch können sogenannte Kollateralkreisläufe (Umgehungskreisläufe) entstehen, wenn eine Arterie verlegt ist. Sie spielen eine wichtige Rolle im Körper.
- *Endarterien* haben keine Verbindungen (Kollateralen) zu anderen Arterien. Wenn diese Arterien verschlossen sind, stirbt das zu versorgende Gewebe ab (z. B. bei Herz, Lunge, Gehirn, Milz, Leber).
- *Anastomosen* sind Verbindungen zwischen Gefäßen (Venen-Venen, Arterien-Venen, Arterien-Arterien). Sie dienen vor allem der Durchblutungsregulation, da sie das Blut an den Kapillaren vorbeileiten können.

### 7.2.2 Die wichtigsten Gefäße im Körper

**Arterien:** Aus dem linken Herzen entspringt die *Aorta*. Den ersten Abschnitt bezeichnet man als aufsteigende Aorta (Aorta ascendens), in der die *Herzkranzgefäße* (Arteriae coronariae) abgehen. Danach folgt der Aortenbogen (Arcus aortae). In diesem Abschnitt zweigt zuerst der gemeinsame Stamm (Truncus brachiocephalicus) der *rechten Halsschlagader* (Arteria carotis) und der *rechten Unterschlüsselbeinarterie* (Arteria subclavia) ab, dann die *linke Halsschlagader* und die *linke Unterschlüsselbeinarterie*. Danach folgt die absteigende Aorta (Aorta descendens). Diese wird in eine Brustaorta (Aorta thoracica), aus der die paarigen *Intercostalarterien* austreten und in eine Bauchaorta (Aorta abdominalis) unterteilt. Aus der Bauchaorta entspringen die Arterien der Bauchorgane (Nieren-, Milz-, Leber-, Magen- und Darmarterien). Die Aorta endet an ihrer Gabelung (Aortenbifurkation) und wird rechts und links zur gemeinsamen *Beckenschlagader* (Arteria iliaca communis). Nach dem Abgang der *inneren Beckenschlagader* geht die *äußere Beckenschlagader* in die *Oberschenkelschlagader* (Arteria femoralis) über. In Kniehöhe wird sie zur *Kniekehlenarterie* (Arteria poplitea) dann zur *Schienbeinschlagader* (Arteria tibialis) und zur *Wadenbeinarterie* (Arteria peronaea). Die Halsschlagader (A. carotis communis) teilt sich in eine äußere und innere auf, die das Gehirn versorgt. Die Unterschlüsselbeinarterie geht in die *Oberarmarterie* (A. brachialis) und in die *Speichen-* u. *Ellenarterie* (A. radialis u. ulnaris) über. Aus dem rechten Herzen entspringt der *Lungenarterienstamm* (Truncus pulmonalis), der sich in die *linke* und *rechte Lungenarterie* (A. pulmonalis) teilt. Diese treten am Lungenhilus in die Lunge und teilen sich entsprechend den Bronchien weiter auf (Abb. 7-9).

**Venen:** Die Venen begleiten in der Regel die Arterien und werden deshalb auch entsprechend benannt. Wichtige Ausnahmen:

- *Drosselvene* (V. jugularis): verläuft parallel zur A. carotis und mündet in die obere Hohlvene.
- *Obere Hohlvene* (V. cava superior): sammelt das Blut der Drosselvenen und Unterschlüsselbeinvenen (Vv. subclaviae).
- *Untere Hohlvene* (V. cava inferior): bringt das Blut aus dem unteren Körper zum Herzen.
- *Pfortader:* sammelt das Blut aus den unpaarigen Bauchorganen (Darm, Magen, Milz und Bauchspeicheldrüse) und bringt es zur Leber.

### 7.2.3 Der Blutdruck

Der Blutdruck (arterieller Blutdruck) ist der Druck, den der Blutstrom, bedingt durch die Herztätigkeit, auf die Gefäße ausübt. Den Druck, der bei der Kontraktion der linken Herzkammer entsteht, nennt man systolischen

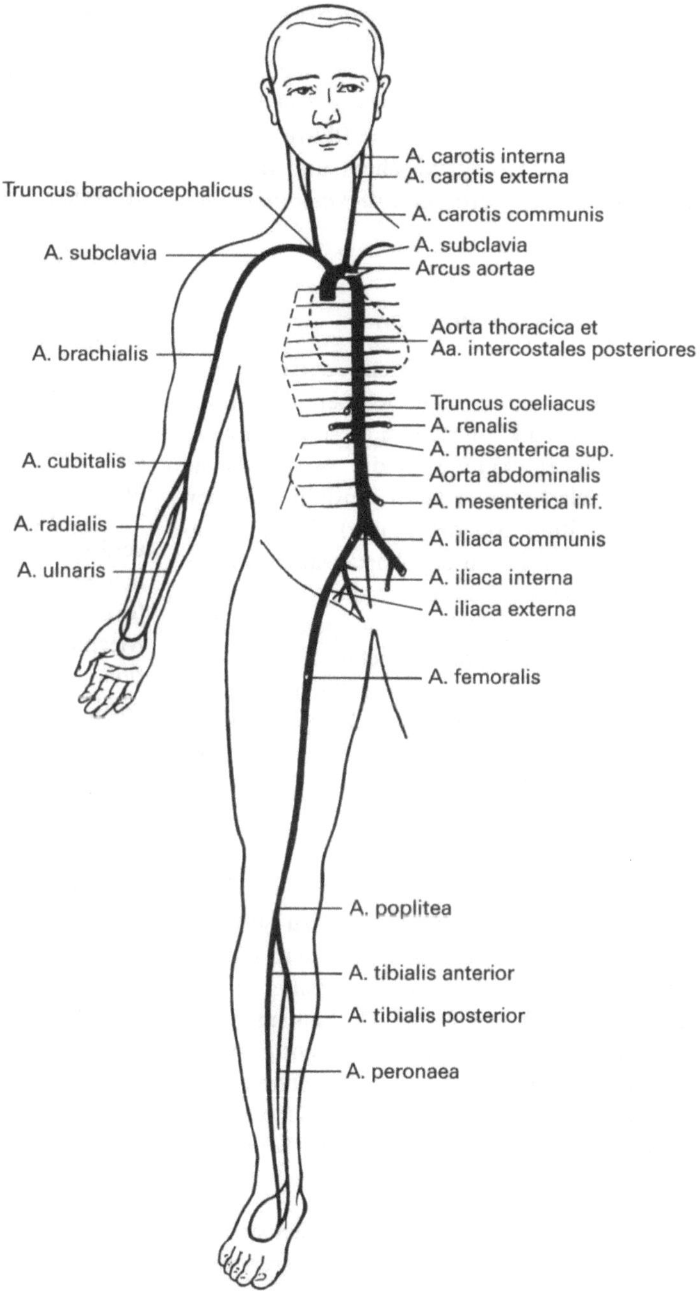


**Abb. 7-9** Schema der großen Arterien des Körperkreislaufes.

Blutdruck. Der Druck, der beim Erschlaffen des linken Ventrikels in den Arterien gemessen wird, ist der diastolische Druck. Der Blutdruck wird in Millimeter an einer Quecksilbersäule gemessen (mmHg). Riva-Rocci (RR) führte als erster die unblutige Druckmessung durch. Der normale Blutdruck eines Erwachsenen beträgt ca. RR 120/80 mmHg. RR bedeutet: „nach Riva-Rocci". Der erste (höhere) Wert ist immer der systolische, der zweite (niedrigere) Wert ist immer der diastolische Blutdruck. Die Differenz zwischen systolischem und diastolischem Blutdruck wird *Blutdruckamplitude* genannt.

### 7.2.4 Windkesselfunktion

Bei der Systole des Herzens entsteht eine Druckwelle in den großen Gefäßen, die wir als Pulswelle tasten können. Um diese Druckwelle abzuschwächen, kann sich die Aorta, da sie reichlich elastische Fasern enthält, dehnen (Windkesselfunktion der Aorta). Beim Nachlassen des Druckes in der Aorta, läßt auch die Dehnung nach und das durch die Volumenvergrößerung bei der Dehnung gespeicherte Blut wird in die Gefäße weitergegeben. Damit werden die Blutdruckspitzen abgeflacht und die stoßweise Blutströmung am Anfang der Aorta verwandelt sich in eine relativ ausgeglichene Strömung.

### 7.2.5 Der venöse Rückstrom

Beim Menschen befinden sich bis zu 80% des Blutvolumens in den Venen. Um dem rechten Herzen genügend Blut zur Verfügung zu stellen, wird durch geeignete Mechanismen das Blut zum Herzen transportiert. Wichtig ist dies vor allem für das Blut aus dem unteren Körperbereich, da es hier gegen die Schwerkraft befördert werden muß. Folgende Mechanismen sichern den Rückfluß:

- Die *Venenklappen*, die das Zurückströmen des Blutes v. a. in die unteren Extremitäten verhindern.
- Der *Restblutdruck*, der nach der Kapillarpassage noch vorhanden ist (15–20 mmHg).
- Die *Sogwirkung* des rechten Herzens (relativ gering).
- Die *arteriovenöse Kopplung*, bei der die arteriellen Pulswellen wie eine Pumpe wirken.
- Die *Muskelpumpe*, ein effektiver Mechanismus, der durch Muskeldruck das Blut in den Venen weitertransportiert.
- Die *Atembewegung des Thorax*, die ebenfalls sehr wirksam ist. Bei der Einatmung entsteht durch das Absenken des Zwerchfells ein Druck im Bauchraum und ein Sog im Brustraum. Bei der Ausatmung verhält es sich umgekehrt (Abb. 7-10).

### 7.2.6 Kreislaufregulation

Bei der Kreislaufregulation des Menschen gibt es vor allem zwei sich ergänzende Mechanismen. Der eine ist die *lokale Kreislaufregulation*, die eine schnelle Anpassung einzelner Organe an die veränderte Stoffwechsellage oder den veränderten Blutdruck ermöglicht. Ihre Möglichkeit ist jedoch begrenzt und kann bei Überforderung das Gegenteil bewirken. Der zweite Mechanismus ist die *zentrale Kreislaufregulation*, bei der der gesamte Körper einbezogen wird.

#### Zentrale Kreislaufregulation

1. *Blutdrucksteuerung* (Baroreflex): Für die richtige Durchblutung einzelner Organe ist vor allem der mittlere Blutdruck entscheidend. Ein zu geringer Blutdruck führt zur Unterversorgung (Schock), ein zu hoher Blutdruck führt langfristig zu Schäden an den Gefäßen. Der arterielle Blutdruck wird am Karotissinus, am Aortenbogen und in der linken Herzkammer über Pressorezeptoren gemessen. Der pH-Wert und der Kohlensäuredruck werden ebenfalls gemessen. Diese Informationen werden zum Hypothalamus und zur Medulla oblongata geleitet, in denen das *Kreislaufzentrum* sitzt. Dieses aktiviert das vegetative Nervensystem und über die Hypophyse das Nebennierenmark. Es werden dann Streßhormone wie z. B. Adrenalin ausgeschüttet. Die wiederum wirken auf Herz, Venen und Arterien, bis der richtige Druck erreicht ist (Abb. 7-11).
2. *Humoral-hormonelle Kreislaufsteuerung:* Die Hormone Adrenalin und Noradrenalin aus dem Nebennierenmark wirken vaso-

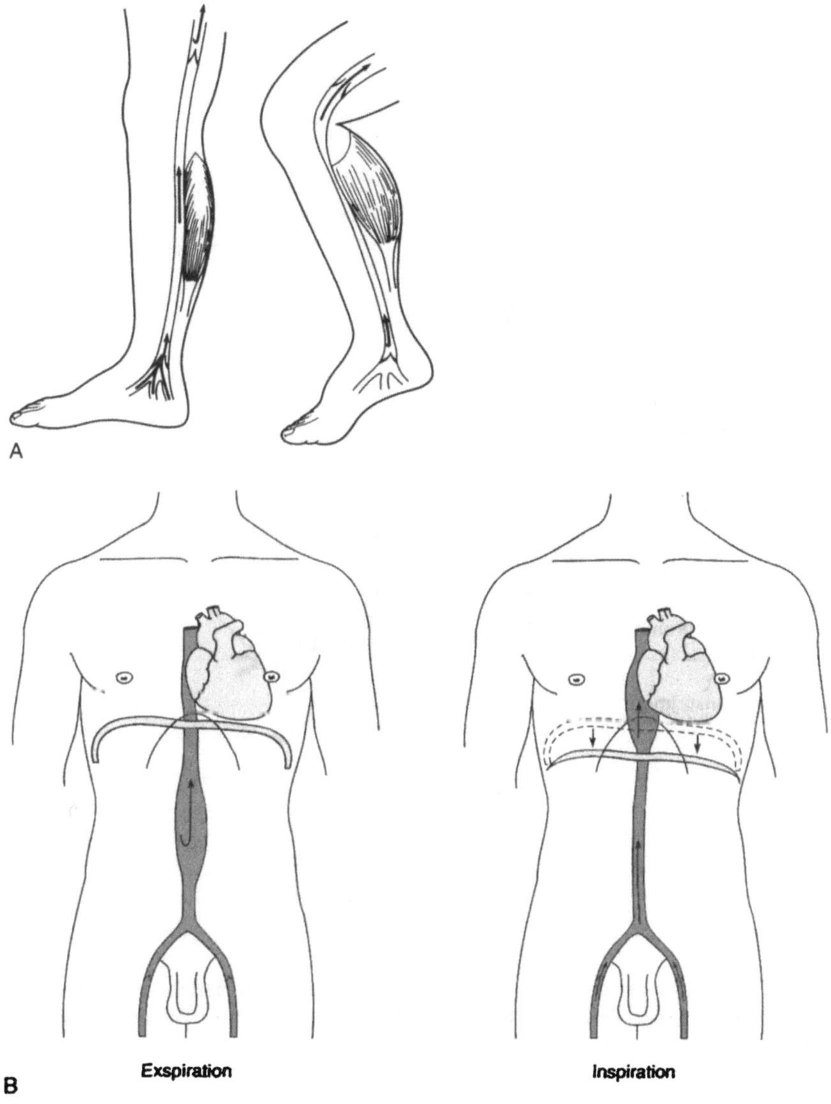


**Abb. 7-10 A.** Die Muskelpumpe. Ihr Funktionieren hängt von der Wirksamkeit der Venenklappen ab und beruht auf der auspressenden Wirkung der den dünnwandigen Venen anliegenden Muskeln; **B.** Die Atempumpe saugt während der Inspiration venöses Blut vorwiegend aus dem Bauchteil der unteren Hohlvene über den intrathorakalen Raum in das Herz.

konstriktorisch. Weitere gefäßverengend (vasokonstriktorisch) wirkende Substanzen sind Histamin, Kallidin, Bradykinin und Angiotensin II. Angiotensin II ist der am stärksten gefäßverengend wirkende Stoff und wird über das Renin-Angiotensin-Aldosteron-System aktiviert (Abb. 7-12). Bei einer verminderten Nierendurchblutung schüttet die Niere das Hormon Renin aus, das über Zwischenschritte Angiotensin II aktiviert und dadurch eine Blutdrucksteigerung bewirkt. Weiterhin wird aus der

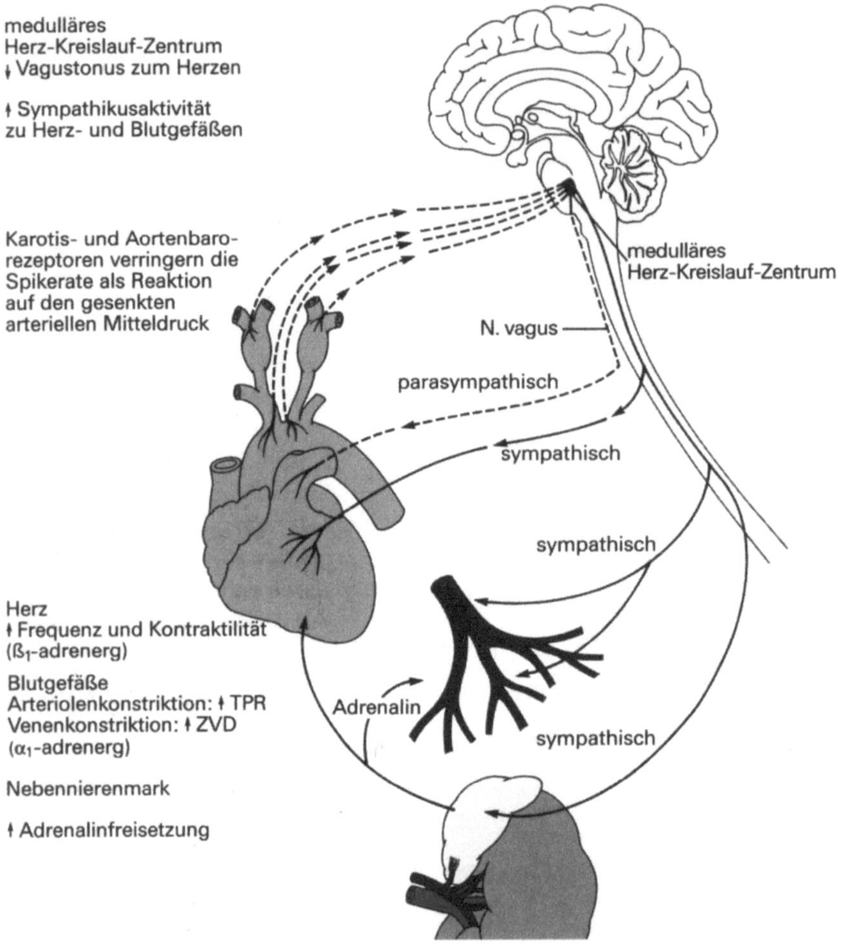


**Abb. 7-11** Antwortreaktion auf eine Senkung des arteriellen Mitteldruckes beim Baroreflex. TPR: totaler peripherer Strömungswiderstand. ZVD: zentraler Venendruck. medullär: in der Medulla oblongata (verlängertes Mark) liegend.

Nebennierenrinde das Hormon Aldosteron freigesetzt. Dieses erhöht, da es die Wasserausscheidung der Niere reduziert, die Blutplasmamenge und damit auch den Blutdruck.

3. *Nervale Durchblutungssteuerung:* Die nervale Steuerung der lokalen Durchblutung verläuft überwiegend über den Sympathikus, der über die Neurotransmitter Adrenalin und Noradrenalin eine Gefäßwandkontraktion der Arteriolen auslöst. Parasympathisch gesteuerte Durchblutung findet sich bei der Erektion (Genitalorgane).

**Lokale Kreislaufsteuerung (Autoregulation):** Sie dient dazu, bei wechselndem Blutdruck, die Organdurchblutung konstant zu halten. Außerdem wird eine Anpassung an die veränderte Stoffwechsellage ermöglicht (Ruhephase-Arbeitsphase). Die Durchblutung kann dabei auf ein vielfaches ansteigen (Herz, Skelettmuskulatur). Dafür existieren verschiedene Mechanismen:

1. *Myogene Effekte:* Bei einer Gefäßerweiterung durch Blutdruckanstieg, entsteht reflektorisch eine Kontraktion der Gefäß-

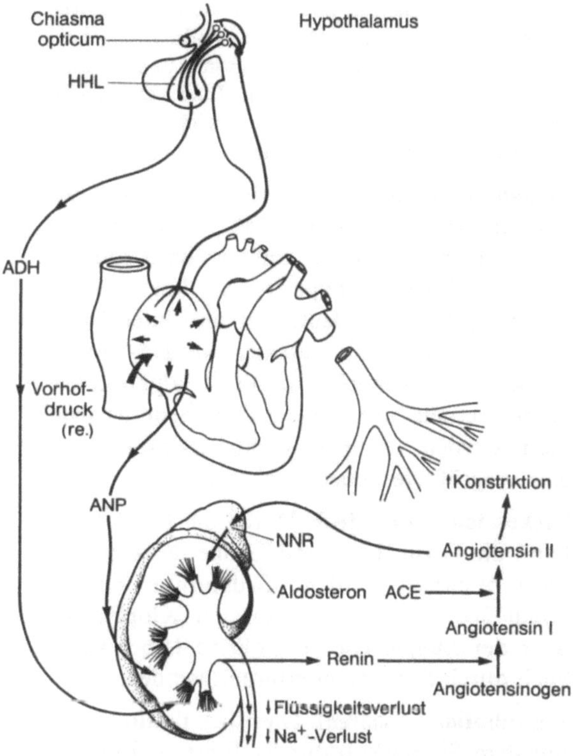


**Abb. 7-12** Zusammenstellung von 3 hormonalen Systemen der Blutvolumenregulation, die entweder auf Änderungen im rechten Herzvorhofdruck (ADH, ANP) oder auf Änderung der Nierendurchblutung (RAAS) ansprechen. Ein bestimmter Verlust an Extrazellulärflüssigkeit ruft eine Vergrößerung der ADH (antidiuretisches Hormon)- und Aldosteronsekretion hervor, was vornehmlich zu Einschränkung der Wasser- und $Na^+$-Ausscheidung über die Nieren und zu Durst führt. Die Abgabe des atrialen natriuretischen Peptids (ANP), ein Stoff der vom Herzen ausgeschüttet wird sinkt. ACE: Angiotensin-converting enzym. HHL: Hypophysenhinterlappen. NNR: Nebennierenrinde. (→ Kap. 14.2, 15.1.1 und 17.3)

wand (nicht bei Haut und Lunge). Bei einem Blutdruckabfall dagegen entsteht eine Gefäßerweiterung.

2. *Metabolische Effekte:* $O_2$-Mangel und eine Erhöhung der lokalen Stoffwechselprodukte ($CO_2$, Pyruvat, ADP, ATP u. a.) haben vasodilatatorische (gefäßerweiternde) Effekte.

## 7.3 Untersuchungsmethoden des Herz-Kreislaufsystems

**Inspektion (Betrachten):** Bei der Inspektion soll darauf geachtet werden, ob eine Zyanose, eine blau-livide Verfärbung der Lippen, Finger oder Zehen durch Sauerstoffmangel vorhanden ist. Blässe dagegen ist Ausdruck einer Durchblutungsstörung (z. B. niedriger Blutdruck) oder Anämie. Rötung kann mit einem Bluthochdruck, aber auch mit Anstrengung und einer Bluterkrankung einhergehen.

Atemnot (Dyspnoe) gibt es vor allem bei Herzinsuffizienz und Lungenstörungen. Wichtig ist es, auf Ödeme zu achten. Sie können lokal oder generalisiert auftreten, vor allem beidseitig an den Knöcheln und Unterschenkeln. Häufig sind Ödeme bei Herzinsuffizienz begleitet von Atemnot, Nykturie und Leberschwellung. Nykturie ist ein nächtliches Wasserlassen, das auch noch bei

Diabetes mellitus und Diabetes insipidus auftritt. Ödeme können aber auch bei Eiweißmangel, Lebererkrankungen und Nierenerkrankungen auftreten, dann aber ohne Atemnot. Eine Venenstauung im Bereich des Halses spricht für eine schwere Rechtsherzinsuffizienz.

**Palpation (Abtasten):** Der Herzspitzenstoß ist normalerweise im 5. ICR/MCL tastbar. Bei Rechtsherzhypertrophie kann er links außen, bei einer Linksherzhypertrophie links außen unten, großflächig, deutlicher und lateral der Medioklavikularlinie getastet werden. Auch große Pulsationen können durch Palpation erkannt werden. Die Leber sollte ebenfalls palpiert werden, da bei Rechtsherzinsuffizienz eine vergrößerte Leber möglich ist.

**Perkussion (Abklopfen):** Durch die Perkussion kann die Form, Lage und Größe des Herzens grob bestimmt werden. Gedämpfter Klopfschall über dem Herzen, sonorer Klopfschall über der Lunge. Die vergrößerte Leber kann auch durch Perkussion ermittelt werden.

**Auskultation (Abhören):** Die Auskultation wird mit dem Stethoskop durchgeführt. Durch die Auskultation können pathologische Geräusche des Herzens gehört werden. Vor allem kann man sich ein Bild über die Herzklappen machen. Die Klappen werden an ihren Projektionsstellen abgehört. Es gibt dafür charakteristische Auskultationsstellen, die routinemäßig untersucht werden.

- *Veränderte Herztöne* und andere Herzgeräusche werden folgendermaßen unterschieden: Verstärkungen, Verminderungen oder eine Spaltung des I. Herztones, sowie des II. Herztones. Zusätzlich kann ein Mitralöffnungston sowie ein III. Herzton gehört werden. Weiterhin werden systolische Geräusche von diastolischen unterschieden. Auch gibt es Crescendo- und Decrescendo-Geräusche, holosystolische und spindelförmige (Abb. 7-13). Bei einer trockenen Perikarditis (Entzündung des Herzbeutels) kann man das sogenannte Perikardreiben, ein rauhes pulssynchrones Geräusch, hören.
- *Gefäßgeräusche:* Auch die Arterien können auskultiert werden. Strömungsgeräusche in den Arterien deuten auf Gefäßveränderungen hin. Meist bei Verengungen durch Ablagerungen (z. B. an den Karotiden und der Femoralarterie), aber auch bei Gefäßaneurysmen und ateriovenösen Fisteln gibt es Geräusche.

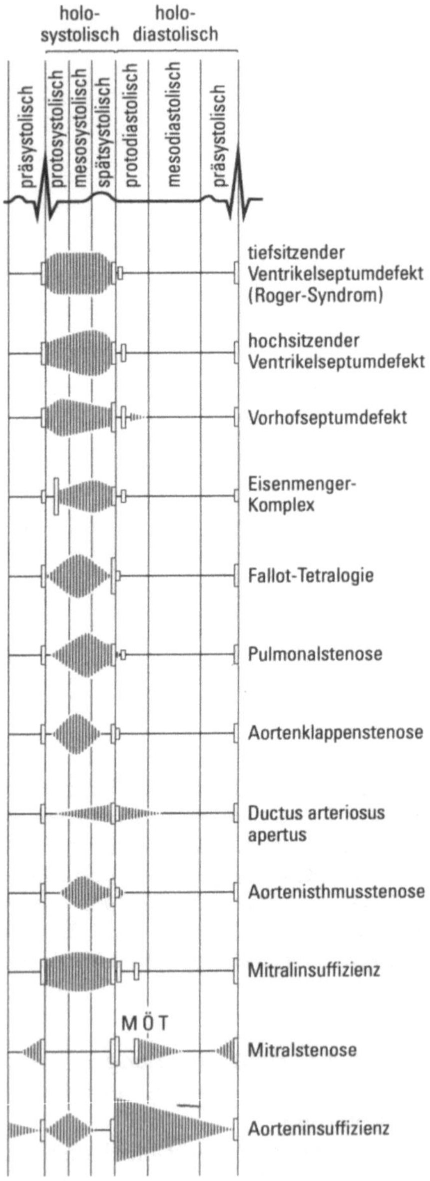


**Abb. 7-13** Die Herzgeräusche. Schallbilder der wichtigsten Herz- und Gefäßanomalien. MÖT: Mitralöffnungston.

**Blutdruckmessung:** Die Höhe des Blutdruckes ist altersabhängig. Bis zum 50. Lebensjahr gilt nach WHO folgendes:

Tab. 7-1: Blutdruckwerte (nach der WHO):

| Blutdruck | systolisch | diastolisch |
|---|---|---|
| Tief | < 100 | < 60 |
| Normal | bis 140 mmHg | bis 90 mmHg |
| Grenzwert | 140–160 mmHg | 90–95 mmHg |
| Hochdruck | über 160 mmHg | über 95 mmHg |
| Neugeborene | 60–80 mmHg | |
| bis 10 Jahre | 90 mmHg | 60 mmHg |
| bis 30 Jahre | 110 mmHg | 75 mmHg |
| über 60 Jahre | 150 mmHg | 90 mmHg |

Da ein erhöhter Blutdruck oft symptomlos ist, sollte die Blutdruckmessung grundsätzlich bei allen Patienten durchgeführt werden. Das erste mal an beiden Armen, um eventuelle Seitendifferenzen festzustellen. Beachtet werden muß auch, ob sich der Patient in einem relativ entspannten Zustand befindet, ob er aufgeregt ist, oder ob eine Anstrengung vorausging.

**Vorgehen:** Den Ruheblutdruck mißt man am leicht angewinkelten Arm, nachdem der Patient 5 Minuten gelegen hat. Die Blutdruckmanschette sollte 13–14 cm breit sein (bei Kindern schmaler) und 3 cm über der Ellenbeuge abschließen. Nachdem die Manschette über den vermuteten systolischen Wert zügig aufgepumpt wurde (der Puls darf nicht mehr spürbar sein), wird der Druck über das Druckventil langsam abgesenkt. Über das Stethoskop an der Ellenbeuge wird dann beim ersten Geräusch der systolische Blutdruck am Manometer abgelesen. Beim weiteren Ablassen des Druckes wird das Pulsgeräusch plötzlich leiser und verschwindet vollständig. Das deutliche Leiserwerden soll als Meßpunkt für den diastolischen Blutdruck benutzt werden.

**Messen ohne Stethoskop:** Es gibt auch die umstrittene Möglichkeit dén systolischen und den diastolischen Blutdruck ohne Stethoskop grob zu messen. Dabei entspricht dem systolischen Blutdruck das Verschwinden des Radialpulses beim Aufpumpen der Blutdruckmanschette. Wird der Druck langsam gesenkt, entstehen beim Durchschlagen der arteriellen Pulswelle Schwankungen im Manometer. Wenn diese Schwankungen verschwinden, entspricht der in dem Moment vorhandene Druck dem diastolischen Blutdruck.

**Fehler beim Blutdruckmessen:** Die Manschette ist nicht fest genug angelegt, dadurch wird ein überhöhter Blutdruck gemessen. Durch die feste Breite der Manschette werden bei adipösen Personen zu hohe Werte, bei Kindern oder ganz dünnen Armen zu niedrige Werte gemessen. Auch zu schnell aufeinander folgende Messungen sind fehlerhaft. Die Apparatur muß immer wieder kontrolliert und geeicht werden. Häufig ist der Blutdruck hoch, weil beim Arzt gemessen wird und die Patienten aufgeregt sind.

**Pulstastung:** Um den Puls zu spüren werden in der Regel Zeigefinger- und Mittelfingerkuppe an die entsprechende Arterie gelegt. Die Daumenkuppe ist ungeeignet, da sie den eigenen Puls überträgt. Der Puls wird in der Regel an der A. radialis palpiert. Nur bei Adipösen und im Schock wird er an der A. carotis oder A. femoralis getastet, da er dann am Arm nicht mehr zu palpieren ist. Weitere Palpationsstellen werden vor allem bei Verdacht auf Durchblutungsstörungen überprüft (Abb. 7-14). Die Palpation des Pulses gibt Aufschluß über die Kraft, mit der das Herz den Kreislauf unterhält, die Herzfrequenz und die Durchgängigkeit der Arterien.

Man unterscheidet *verschiedene Pulsqualitäten*, die sich nach der Blutdruckamplitude richten:

- *Pulsus altus:* hohe Blutdruckamplitude.
- *Pulsus parvus:* kleine Blutdruckamplitude.
- *Pulsus filiformis:* fadenförmiger Puls bei Schock oder Kollaps.
- *Pulsus alternans:* regelmäßig wechselnde Schlagstärke.
- *Pulsus ceder:* schnellende, schnell ansteigende Blutdruckamplitude.
- *Pulsus tardus:* langsam ansteigende Blutdruckamplitude.
- *Pulsus durus:* harter Puls.
- *Pulsus paradoxus:* Abnahme der Blutdruckamplitude bei Inspiration.
- *Pulsus irregularis respiratorius:* physiologische Frequenzschwankungen des Pulses bei der Ein- und Ausatmung. Bei der Einatmung wird der Puls schneller und kleiner, bei der Ausatmung langsamer.

**Wichtig** ist es, auf die Frequenz (Tachykardie, Bradykardie), die Regelmäßigkeit (Arrhythmien,

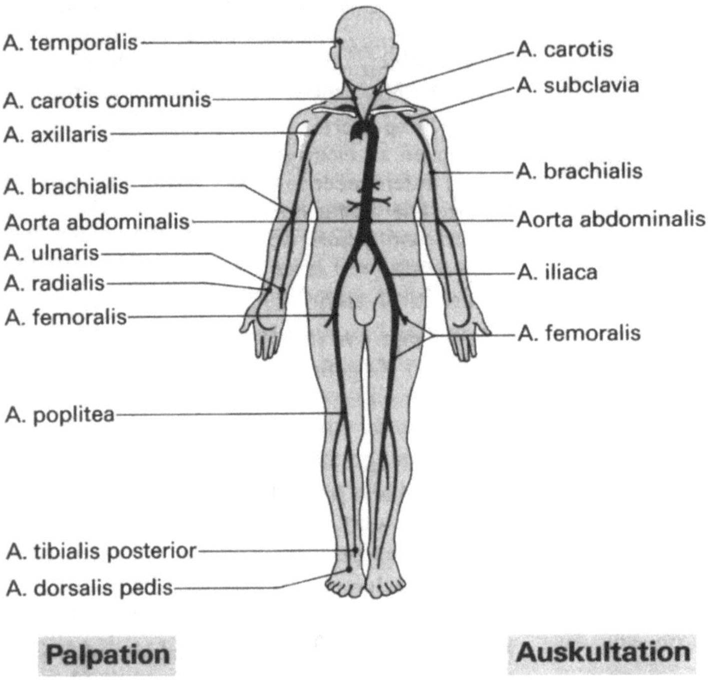


**Abb. 7-14** Typische Orte der Arterienpalpation und -auskultation.

Extrasystolen), den Pulsdruck (Unterdrückbarkeit und Härte), die Größe der Blutdruckamplitude, den klopfenden Puls an den Karotiden (Aorteninsuffizienz, Aortenisthmusstenose und Hyperthyreose), die Seitendifferenz der Karotiden (Karotisstenose mit zerebraler Ischämie) und die Seitendifferenz der Radialispulse (Arteriosklerose) zu achten.

**Kreislauffunktionsprüfungen**

1. *Schellong-Test:* Er hat klinisch an Bedeutung verloren, ist aber ein einfacher Test, den auch Heilpraktiker anwenden können. Zunächst werden beim Patienten Puls und Blutdruck mehrfach im Liegen gemessen. Dann läßt man den Patienten aufstehen und mißt sofort im Minutenabstand ein paarmal Puls und Blutdruck. Daran schließt eine standardisierte Belastung mit Treppensteigen oder dem Fahrradergometer an. Puls und Blutdruck werden auch hier im Minutenabstand gemessen. Danach legt sich der Patient für fünf Minuten hin. Bei normaler Kreislauffunktion ändert sich die Blutdruckamplitude im Stehen nur geringfügig, nach fünfminütigem Liegen sollten sich die Werte wieder normalisiert haben.
2. *Lagerungsprobe nach Ratschow:* Der liegende Patient läßt mit senkrecht gehobenen Beinen die Füße für zwei Minuten im Sprunggelenk kreisen. Bei einem unkompensierten arteriellen Verschluß kommt es zur Blässe an der betroffenen Extremität, besonders zum Abblassen der Fußsohlen und Zehen, und zu Schmerzen. Dann setzt sich der Patient hin und läßt die Beine herabhängen. Normalerweise röten sich die Beine innerhalb von 5 Sekunden und nach 7 Sekunden füllen sich die Venen wieder. Treten Schmerzen im Fuß- und Wadenbereich auf und setzen die Rötung und Venenfüllung später als nach 15 Sekunden ein, besteht der Verdacht auf eine arterielle Verschlußkrankheit.
3. *Faustschlußprobe:* Der Patient soll bei erhobenen Armen 60mal im Sekundenrhythmus die Fäuste ballen. Bei Verengungen (Steno-

sen) der Armarterien tritt ein Abblassen der Handinnenfläche und der Finger ein.

**Elektrokardiogramm (EKG):** Durch die Erregungsausbreitung im Herzen treten elektrische Schwankungen von einigen Millivolt an den Herzzellen auf. Diese können mit Hilfe von Elektroden und Verstärker gemessen (abgeleitet) werden. Es gibt verschiedene Möglichkeiten, die Elektroden zu positionieren. Die Standard-Extremitätenableitung ist die bipolare Extremitätenableitung nach Eindhoven. Bei ihr werden drei Ableitungen gemessen:

| | |
|---|---|
| Ableitung I: | linker Arm, rechter Arm |
| Ableitung II: | rechter Arm, linkes Bein |
| Ableitung III: | linkes Bein, linker Arm. |

Tab. 7-2: Abschnitte im EKG-Bild.

| | |
|---|---|
| P-Welle | Erregung im Vorhof |
| PQ-Strecke | vollständige Erregung der Vorhöfe |
| PQ-Zeit | AV-Knotenpause |
| Q-Zacke | Erregung des Kammerseptums |
| QRS-Komplex | Erregungsausbreitung in der Kammer |
| ST-Strecke | vollständige Kammererregung |
| T-Welle | Erregungsrückbildung der Kammer |
| QT-Zeit | gesamte elektrische Kammeraktion |

Das EKG gestattet Aussagen über den Herzrhythmus, die Herzfrequenz, über die Lage des Herzens im Thorax (Lagetyp), über Störungen im Herzreizleitungssystem und über Störungen des Myokards. Das normale EKG wird in Ruhe gemessen. Es gibt jedoch auch die Möglichkeit, ein Belastungs-EKG am Fahrradergometer zu messen. Das Langzeit-EKG ermöglicht eine Aufzeichnung der Herzaktivitäten über einen Zeitraum von 24 Stunden. Dabei ist der Patient nicht stationär gebunden, sondern kann seinen Alltag normal gestalten (Abb. 7-15).

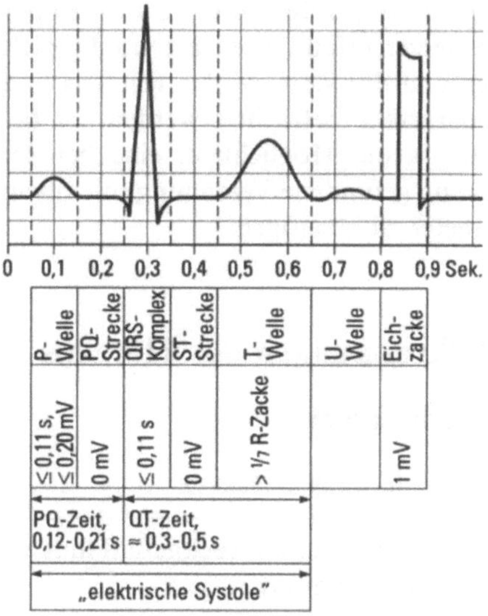


**Abb. 7-15** Das Elektrokardiogramm.

**Röntgen:** Bei einer Röntgenaufnahme wird der Thorax mit dem Herzen dargestellt. Es können z. B. Herzverbreiterungen, Vorhoferweiterungen und Erweiterungen der Lungenarterie gesehen werden.

**Sonographie** (Ultraschall): Die Echokardiographie (Sonographie des Herzens) ist eine nichtinvasive Möglichkeit, die anatomische Struktur und die Funktion des Herzens darzustellen. Bei der *Dopplersonographie* kann man die Fließrichtung, Geschwindigkeit und Fließqualität des Blutes bestimmen.

**Kardiographie:** Bei der Kardiographie wird über einen Katheter Kontrastmittel in eine der Herzhöhlen oder in die Koronargefäße gespritzt und das Abströmen des Kontrastmittels gefilmt. Hierbei können Strömungsanomalien im Herzen und Verengungen der Koronargefäße erkannt werden. Allerdings sind Kontrastmittel, da sie allergisch wirken können, nicht problemlos zu verwenden. Auch ist die Strahlungsbelastung bei diesem Verfahren zu berücksichtigen.

**Herzkatheteruntersuchung:** Dies ist eine invasive Untersuchung, bei der ein Katheter, evtl. auch mit Endoskop, in die Herzhöhlen oder

Koronargefäße eingeführt wird. Es können der Druck im Herzen erfaßt, Kontrastmittel gezielt eingegeben und der Zustand des Herzens und der Koronargefäße betrachtet werden. Es besteht weiterhin die Möglichkeit, eine bei der Untersuchung gefundene Verengung mit einem Ballonkatheter zu beseitigen.

## 7.4 Erkrankungen des Herzens

### 7.4.1 Leitsymptome

#### 7.4.1.1 Retrosternaler Schmerz

**Definition:** Schmerz und Druckgefühl hinter dem Brustbein (Sternum).

**Ursachen:** Angina pektoris, Herzinfarkt, Lungenembolie, Spontanpneumothorax, Durchbruch eines Ulkus ventrikuli, akute Pankreatitis, funktionelle Herzbeschwerden, tachykarde Rhythmusstörungen, Perikarditis, Pleuraerkrankungen, Zwerchfellhernie, Ösophaguserkrankungen, Aneurysma.

**Diagnose:** Röntgen-Thorax, EKG, RR, herzspezifische Enzyme, Sonographie, Endoskopie (Speiseröhre und Magen).

#### 7.4.1.2 Dyspnoe

**Definition:** Subjektiv unangenehmes Empfinden, zuwenig Luft zu bekommen.

**Ursachen:** Links- oder Rechtsherzinsuffizienz, Globalinsuffizienz, Herzinfarkt, Herzklappenerkrankungen, Perikarderkrankungen, bradykarde Herzrhythmusstörungen und Lungenerkrankungen.

**Diagnose:** Auskultation, Blutbild, Enzyme, EKG, Blutgasanalyse, Röntgen-Thorax, Sonographie.

#### 7.4.1.3 Zyanose

**Definition:** Blaurote Verfärbung der Lippen, Finger und Zehen als Folge von Sauerstoffmangel ($O_2$).

**Ursachen:** Lungenerkrankungen, Herzerkrankungen, Bluterkrankungen.

**Patho:** Es gibt zwei pathophysiologische Möglichkeiten des $O_2$-Mangels. Bei der *zentralen Zyanose* ist die $O_2$ Sättigung des arteriellen Blutes vermindert (blaue Zunge). Vor allem infolge einer Behinderung des alveolären Gasaustausches bei Lungenerkrankungen und bei angeborenen Herzfehlern mit Rechts-Links-Shunt. Bei der *peripheren Zyanose* ist die Sauerstoffsättigung normal, aber die Sauerstoffausschöpfung durch das Gewebe ist vor allem bei Herzinsuffizienz und Schock erhöht.

**Diagnose:** Auskultation, Labor, EKG, Röntgen.

#### 7.4.1.4 Synkope

**Definition:** Spontan reversibler, kurzzeitiger Bewußtseinsverlust.

**Ursachen:** orthostatische Hypotonie, nervöse Synkope, Hypoglykämie, Adam-Stokes-Anfall, Herzinfarkt, epileptischer Anfall, transistorische ischämische Attacke.

**Diagnose:** EKG, Schellong-Test, Dopplersonographie, Röntgen-Thorax, EEG, CT.

#### 7.4.1.5 Herzklopfen (Herzrasen)

**Definition:** Empfindungen eines beschleunigten Herzschlages.

**Ursachen:** Extrasystolen, paroxsysmale Tachykardie, Hyperthyreose, Anämie, Fieber, Angst, Schock (Hypovolämie), Medikamente, Menopause, Genußmittel.

**Diagnose:** EKG (auch Belastungs-, und Langzeit-EKG), Röntgen-Thorax, Sonographie, Schilddrüsendiagnostik.

#### 7.4.1.6 Thrombose

**Definition:** Unter Thrombose versteht man einen vollständigen oder teilweisen Verschluß von Gefäßen (Arterien, Venen, Kapillaren, Lymphgefäßen) oder Herzhöhlen durch einen Thrombus, der aus Blutgerinnseln mit Einschluß fester Blutbestandteile (Erythrozyten) besteht.

#### 7.4.1.7 Embolie

**Definition:** Unter einer Embolie versteht man eine Verschleppung von verschiedenartigem Material (meist losgelöste Thrombusteile oder auch Fett, Luft und Tumorzellen) im Kreislauf, wobei dieses Material als Embolus in der immer enger werdenden arteriellen Strombahn steckenbleibt.

### 7.4.2 Herzinsuffizienz

**Definition:** Unfähigkeit des Herzens, das angebotene venöse Blut in den arteriellen Teil des Blutkreislaufes zu bringen und den Blutbedarf der Peripherie zu decken.

**Ursachen:** koronare Durchblutungsstörungen (z. B. bei Anämie oder Myokardinfarkt), Herzrhythmusstörungen, Klappenfehler, Herzmißbildungen, Hypertonie, Hypoxie (Sauerstoffmangel), Drucksteigerung im Lungenkreislauf (z. B. bei Lungenerkrankungen).

**Patho:** Alle Ursachen haben eine Gemeinsamkeit, sie erfordern vom Herzmuskel eine erhöhte Arbeitsleistung, wodurch folgende Mechanismen in Gang gesetzt werden:

- *Hypertrophie des Herzmuskels:* Auf die gesteigerte Arbeitsanforderung reagiert das Herz mit einer Zunahme von Muskelmasse. Dies geschieht auch durch Sport und Schwerarbeit. Da die Mehrbelastung bei einer Erkrankung im Gegensatz zum Sport nie nachläßt und die Versorgung des Myokards ab einem Gewicht von ca. 500 g nicht mehr ausreicht (kritisches Herzgewicht), kommt es zur
- *Hypotrophie des Herzmuskels:* Bei mangelhafter Ernährungslage des Muskels gehen Muskelfasern zugrunde, das Herz kann die Mehrbelastung nicht mehr ausgleichen (Dekompensation) und es kommt dann zur
- *Dilatation des Herzens:* Der Herzmuskel erschlafft und erweitert sich. Dieser Zustand ist nicht mehr rückbildungsfähig (irreversibel).

**Stadien der Herzinsuffizienz (internationale Einteilung)**

1. Stadium: Der Patient ist in Ruhe und Belastung ohne Beschwerden.
2. Stadium: Die Leistungsfähigkeit ist bei mittelschwerer körperlicher Arbeit eingeschränkt.
3. Stadium: Die Leistungsfähigkeit ist schon bei geringer Belastung deutlich eingeschränkt.
4. Stadium: Der Patient hat schon unter Ruhebedingungen Beschwerden.

Je nachdem, welche Seite des Herzens überlastet wird, spricht man von *Links-* oder *Rechtsherzinsuffizienz*.

#### 7.4.2.1 Linksherzinsuffizienz

**Definition:** Versagen der linken Herzkammer mit einem Rückstau in den Lungenkreislauf und Symptomen im Lungenbereich.

**Patho:** Ein Rückstau in die Lungen verursacht grundsätzlich eine Behinderung des Gasaustausches und je nach Ausmaß unterschiedliche Schweregrade von Atemnot. Ebenfalls durch den Rückstau in die Lunge kommt es ab einem bestimmten Druck zum Flüssigkeitsübertritt aus den Gefäßen in das Lungengewebe. Da aber auch im Vorwärtsstrom das Flüssigkeitsangebot im arteriellen Gefäßsystem durch die mangelnde Kraft des Herzens eingeschränkt ist, erfolgt vor allem über die Niere eine verstärkte Wasserretention, um das Blutvolumen zu erhöhen. Bei Nacht, wenn durch die Horizontallage und Ruhe das Flüssigkeitsangebot aus dem linken Herzen wieder größer ist, wird die bei Tage angesammelte Flüssigkeit wieder ausgeschieden *(Nykturie)*.

**Symptome**

- *Zyanose:* Blaufärbung der Lippen und Hände.
- *Dyspnoe:* Atemnot beim Treppensteigen.
- *Tachypnoe:* beschleunigte Atmung.
- *Orthopnoe:* Atmen nur bei aufgerichtetem Oberkörper (die Anzahl der Kopfkissen gibt einen Hinweis).

- *Rhythmusstörungen.*
- *echte Nykturie:* nächtliches Wasserlassen.
- *Stauungsbronchitis* mit Reizhusten.
- *Asthma cardiale:* Herzasthma mit Anfällen von Luftnot vor allem nachts.
- *Lungenödem:* ein lebensbedrohlicher Zustand, bei dem sich der Patient im Bett aufrichtet, mit hochgradiger Atemnot, zyanotischer Verfärbung, brodelnden Atemgeräuschen, Schweißausbruch und Angst.

**Komplikation:** Rechtsherzinsuffizienz.

#### 7.4.2.2 Rechtsherzinsuffizienz (Cor pulmonale)

**Definition:** Versagen der rechten Herzkammer mit einem Rückstau in den großen Kreislauf und Stauungssymptomen im Körperkreislauf.

**Ursachen:** Das rechte Herz muß aufgrund einer akuten oder chronischen Lungenerkrankung gegen einen pulmonalen Hochdruck anpumpen.

**Patho:** Durch den Rückstau in den venösen Körperkreislauf erhöht sich der hydrostatische Druck vor allem in den Venen der unteren Extremitäten. Es tritt meist an beiden Füßen und Knöchel Serumflüssigkeit in das Gewebe. Die im Tagesverlauf entstandenen *Ödeme* werden in der Nacht durch die horizontale Lage im Bett und den sich dadurch verbesserten venösen Rückstrom wieder abgebaut. Die ins Gefäßsystem aufgenommene Flüssigkeit aus den Ödemen, verursacht eine Erhöhung des Blutvolumens und wird über die Niere ausgeschieden *(Nykturie).* Bei längerem Rückstau kommt es zu Störungen der Organe, da durch die mangelnde Entsorgung Stoffwechselprodukte nicht mehr adäquat abtransportiert werden können. Der Rückstau bei einer Rechtsherzinsuffizienz kann sich nicht über die Kapillaren in das arterielle System fortsetzen, da hier die Gefäßwiderstände physiologischerweise viel größer sind als der Druck, der durch einen venösen Rückstau erzeugt wird.

**Symptome**

- *Ödeme* an den Knöcheln, später auch an den Beinen (prätibiale Ödeme), vor allem abends mit daraus folgender Gewichtszunahme.
- *Nykturie:* nächtliches Wasserlassen.
- *Verdauugsbeschwerden* und *Meteorismus.*
- *Halsvenenstau* durch obere Einflußstauung, bis zur Handvenenstauung.
- *Leberstau:* Es kommt zum Pfortaderstau mit Aszites, Stauungsgastritis, Splenomegalie und Druckschmerz im Oberbauch (Organkapseln schmerzen); Leberenzyme sind erhöht.
- *Herzrhythmusstörungen.*
- *Uhrglasnägel* und *Trommelschlegelfinger:* Wölbung der Fingernägel wie bei einem Uhrglas und Verdickung der Endglieder durch chronischen Sauerstoffmangel.

#### 7.4.2.3 Globalinsuffizienz

**Definition:** Kombination von Rechtsherzinsuffizienz und Linksherzinsuffizienz.

**Ursachen:** Infolge einer Linksherzinsuffizienz kann es nachfolgend zur Rechtsherzinsuffizienz kommen.

**Patho:** Bei der Linksherzinsuffizienz enstehen durch den Rückstau in der Lunge Schädigungen, die nach längerer Zeit wiederum einen Druckanstieg in den Lungenarterien bewirken. Dadurch kommt es zu einer größeren Druckbelastung des rechten Herzens und einer Rechtsherzinsuffizienz (durchgestaut). Beim Übergang zur Globalinsuffizienz verbessern sich vorübergehend die pulmonalen Beschwerden (Atemnot), weil durch die mangelnde Arbeitsleistung des rechten Herzens der pulmonale Druck abnimmt und ein Rückstau in den großen Kreislauf eintritt.

**Symptome:** Orthopnoe, Zyanose, Tachykardie, beidseitige Unterschenkelödeme, gestaute Halsvenen, Lebervergrößerung.

#### 7.4.2.4 Therapie bei Herzinsuffizienz

- *Diätetische Maßnahmen:* Um eine Belastung des Herzens durch Essen, Übergewicht und durch ein größeres Blutvolumen einzuschränken, wird eine leichte, fettarme, salzarme und kaliumreiche Kost und eine Flüssigkeitsreduzierung empfohlen.
- *Herzglykoside* (z. B. Digitoxin): Substanzen, die die Kontraktionskraft des Herzens stärken und seine Belastung verringern.

**Wirkungen** der Herzglykoside:
- positiv inotrop (Steigerung der Kontraktionskraft);
- negativ chronotrop (Verringerung der Schlagfrequenz);
- negativ dromotrop (Verzögerung der Erregungsleitung);
- positiv bathmotrop (Verbesserung der Reizausbreitung).

*Nebenwirkungen:* Da die Wirkungsbreite von Digitalis gering ist, und die Wirkungstärke noch von anderen Faktoren abhängt, kann es schnell zu einer Überdosierung kommen.

*Symptome der Digitalisintoxikation:* Appetitlosigkeit, Übelkeit, Erbrechen, Augenflimmern (gelb sehen), Durchfall, Benommenheit bis Bewußtlosigkeit, Bradykardy (unter 60), Extrasystolen.

- *Diuretika:* Mit Diuretika wird die vermehrte Flüssigkeit ausgeschieden, damit sich keine Ödeme bilden bzw. vorhandene Ödeme ausgeschwemmt werden.

### 7.4.3 Entzündliche Herzkrankheiten

#### 7.4.3.1 Rheumatische Endokarditis (abakterielle Endokarditis)

**Definition:** Abakterielle Entzündung der Herzinnenhaut im Rahmen eines akuten rheumatischen Fiebers (ARF).

**Ursachen:** In der Regel ausgelöst durch Streptokokkentoxine (Antigen-Antikörper-Reaktion) nach vorangegangenen Entzündungen im HNO-Bereich, wie Scharlach, Streptokokkenangina, Lungenentzündung.

**Patho:** Krankheitsbild, das nach einer Infektion mit ß-hämolysierenden Streptokokken der Serumgruppe A etwa 2 Wochen später durch entzündliche Veränderungen zu rheumatischen Folgekrankheiten führen kann. Nach Streptokokkenbefall bildet der Körper Antikörper gegen die Streptokokkentoxine (Antigen-Antikörper-Reaktion). Dieser Komplex streut hämatogen (über das Blut) und verursacht an bestimmten Körperstellen eine Entzündung, z. B. am Endokard, Myokard oder Perikard, an Gelenken oder Nieren. Er setzt sich am Herzen vor allem an den Aorten- und Mitralklappen fest und schädigt sie. Es entstehen warzenförmige, entzündliche Verdikkungen und es kann zu Schrumpfungen an den Herzklappen kommen. Rheumatisches Fieber tritt am häufigsten bei Schulkindern auf, es erkranken 2–3% der mit Streptokokken infizierten.

**Symptome:** 2–4 Wochen nach dem Erstinfekt: Fieber > 39 °C, Tachycardie, Herzklopfen, Müdigkeit, Schwäche, Druckgefühl, entzündliche Gelenkbeschwerden, subkutane Rheumaknötchen.

**Diagnose:** BSG ↑, Antistreptolysin (ASL: Antikörper gegen Streptokokkentoxine), Antistreptolysintiter ↑ (AST).

**Komplikationen:** Klappenstenose oder -insuffizienz.

**Therapie:** Bettruhe, Antibiotika (oft jahrelang zur Prophylaxe!), Kortison.

#### 7.4.3.2 Bakterielle Endokarditis

**Definition:** Entzündung von meist vorgeschädigten Herzklappen durch direkten Bakterienbefall.

**Ursachen:** Bakterien aus einer Entzündung anderer Organe.

**Patho:** Im Rahmen einer Sepsis (zu 70% Streptococcus viridans) werden meist durch rheumatisches Fieber bereits vorgeschädigte Herzklappen durch die Erreger direkt geschädigt und es kommt zu geschwürigen Veränderungen des Endokards und der Klappen. Es bilden sich größere warzenähnliche Auflagerungen aus Fibrin, Thrombozyten und Erythrozyten, die sich leicht ablösen und zu Embolien führen können.

**Symptome:** sehr hohes Fieber mit Schüttelfrost, Tachykardie, schlechter Allgemeinzustand.

**Komplikationen:** Embolien im großen Kreislauf, Herzinsuffizienz durch Klappenfehler.

**Therapie:** stationäre Behandlung mit Antibiotika.

#### 7.4.3.3 Endocarditis lenta

**Definition:** Bakterielle Infektion des Endokards, die subakut, mit geringen Symptomen abläuft.

**Ursachen:** Bakterien.

**Patho:** Die Erreger sind dieselben wie bei der bakteriellen Endokarditis. Allerdings verläuft die Erkrankung schleichend und weniger dramatisch. Betroffen ist überwiegend die Aortenklappe. Charakteristisch sind Mikroembolien mit punktförmigen Einblutungen an Finger und Zehen. Die Erkrankung kommt überwiegend bei Männern vor.

**Symptome:** beginnt mit subfebrilen Temperaturen, Tachykardie, schlechtes Allgemeinbefinden, vergrößerte Milz, punktförmige Einblutungen an Fingern und Zehen.

**Therapie:** hochdosiert Antibiotika.

**Prognose:** häufig irreversible Schäden an den Herzklappen. Verlief vor der Antibiotikaära immer tödlich.

#### 7.4.3.4 Myokarditis

**Definition:** Entzündliche Erkrankung des Herzmuskels, die akut oder chronisch-rezidivierend und mit Störungen des Reizleitungssystems auftreten kann.

**Ursachen:** rheumatisch oder bakteriell, oft in Verbindung mit Scharlach, Typhus, Fleckfieber, Diphterie oder Influenza.

**Patho:** Es kommt bei der Myokarditis zur Quellung der Muskelfasern des Herzens mit Knötchen, und einer Behinderung des Reizleitungssystems.

**Symptome:** schweres Krankheitsgefühl, Dyspnoe, Angst, Unruhe, Blässe, Tachykardie mit Arrhythmie und kleinem Puls, niedriger Blutdruck (Hypotonie), pektanginöse Beschwerden.

**Diagnose:** EKG, Röntgen (Herzvergrößerung), Sonographie.

**Therapie:** Bettruhe, Antiarrhythmika, Antibiotika, Kortison.

#### 7.4.3.5 Perikarditis

**Definition:** Entzündung des Herzbeutels, die in der Regel als Begleiterkrankung auftritt.

**Ursachen:** rheumatisch oder bakteriell über Endo- oder Myokarditis, nach Herzinfarkt, durch Mediastinaltumore und Tuberkulose.

**Patho:** Je nach Schadstoff (Noxe) kommt es entweder zu einer fibrinösen Ausschwitzung in der Perikardhöhle, zur trockenen *Pericarditis sicca*, oder es kann sich ein seröser Guß entwickeln (feuchte *Pericarditis exsudativa*) mit bis zu 2 l Flüssigkeit im Herzbeutel und daraus folgendem Stau in den großen Kreislauf. Diese beiden Verlaufsformen können alleine bestehen oder ineinander übergehen. Nach drei Monaten ist die Perikarditis chronisch.

**Symptome:** Fieber, Dyspnoe, heftig stechende, nicht atemabhängig Brustschmerzen, Perikardreiben bei trockener Perikarditis. Beim Übergang zur feuchten Perikarditis verringern sich die Schmerzen und die Geräusche lassen nach.

**Komplikationen:** Herzbeuteltamponade, Schwartenbildung, Panzerherz, (Pericarditis constrictiva).

**Therapie:** je nach Ursache, evtl Diuretika oder Entlastungspunktion.

**Hinweis:** Bei einer *Pankarditis* sind alle 3 Herzschichten (Endokard, Myokard und Perikard) entzündet.

### 7.4.4 Herzklappenfehler (Vitien)

Bei den erworbenen Herzklappenfehler sind meistens die Klappen des linken Herzens betroffen. Klappenfehler des rechten Herzens sind selten. Die Schäden an den Herzklappen können als Stenose, als Insuffizienz oder als kombinierte Herzklappenfehler auftreten.

#### 7.4.4.1 Mitralstenose

**Definition:** Die Öffnung für den Blutdurchtritt vom linken Vorhof in die linke Herzkammer ist verkleinert, dadurch kommt es zu einem Druckanstieg im linken Vorhof.

**Ursachen:** Die Mitralklappenstenose ist der häufigste erworbene Herzklappenfehler, dessen Ursache meist ein früheres rheumatisches Fieber ist.

**Patho:** Eine Mitralstenose kann vom Herz durch eine Erweiterung des rechten Vorhofes lange kompensiert werden. Erst spät gibt es Beschwerden durch einen Rückstau in die Lunge. Die Symptome sind dieselben wie bei einer Linksherzinsuffizienz mit dem Unterschied, daß es hier keine Erweiterung des linken Ventrikels gibt.

**Symptome:** lange keine Symptome, Mitralgesicht, bläulichrote Wangenzyanose (Facies mitralis), später Zeichen einer Linksherzinsuffizienz, erster Herzton auffallend betont.

**Diagnose:** Auskultation, EKG, Röntgen-Thorax, Sonographie.

**Therapie:** Operation (Klappenersatz), Sprengung der Verengung, Antikoagulanzien (Gerinnungshemmende Mittel zur Thromboseprophylaxe).

### 7.4.4.2 Mitralinsuffizienz

**Definition:** Schlußunfähigkeit der Mitralklappe, so daß während der Systole Blut in den linken Vorhof zurückflließt (Pendelblut).

**Ursache:** meist ein früheres rheumatisches Fieber.

**Patho:** Durch die Schlußunfähigkeit der Mitralklappe wird der linke Ventrikel mehr belastet und es entwickelt sich eine Linksherzinsuffizienz.

**Symptome:** anfangs symptomarm, da das Herz lange ausgleichen kann (Linkshypertrophie), später Linksherzinsuffizienz mit Rückstau in den Lungenkreislauf.

**Diagnose:** s. Mitralstenose

**Therapie:** s. Mitralstenose

### 7.4.4.3 Aorteninsuffizienz

**Definition:** Schlußunfähigkeit der Aortenklappe mit Pendelblut.

**Ursachen:** rheumatisches Fieber, Syphillis.

**Patho:** Durch die Schlußunfähigkeit der Aortenklappe kommt es bei der Diastole zum Zurückströmen des Blutes in den linken Ventrikel. Dadurch sinkt der diastolische Blutdruck, während der systolische Druck erhalten bleibt (große Blutdruckamplitude). Der linke Ventrikel muß aufgrund des zurückströmenden Blutes Mehrarbeit leisten.

**Symptome:** längere Kompensationsfähigkeit des Herzens (bis zu 30 Jahre), dann Linksherzinsuffizienz, auffallend große Blutdruckamplitude bei niedriger Diastole, harter, hämmernder Puls (subjektiv), leichte Ermüdbarkeit.

**Diagnose:** s. Mitralstenose

**Therapie:** s. Mitralstenose

### 7.4.4.4 Aortenstenose

**Definition:** Blut kann nicht genügend in den großen Kreislauf gepumpt werden, da die Aortenklappe verengt ist.

**Ursache:** rheumatisches Fieber.

**Patho:** Bei der Aortenstenose kann der linke Ventrikel nicht genügend Blut in den großen Kreislauf pumpen. Dadurch ist der systolische Blutdruck zu gering bei normalem diastolischem Druck (kleine Blutdruckamplitude). Der linke Ventrikel wird durch die Stenose stärker belastet.

**Symptome:** wenig Symptome am Anfang: Zyanose, Schwindel, Synkopen (Ohnmacht), später Linksherzinsuffizienz, auffallend kleine Blutdruckamplitude, schwache Pulswelle.

**Komplikationen:** mangelnde Koronardurchblutung (Angina pectoris).

**Diagnose:** s. Mitralstenose

**Therapie:** s. Mitralstenose

## 7.4.5 Angeborene Herzfehler

**Ursachen:** Röteln, Toxoplasmose, Strahlenschäden, Medikamente, Alkohol, andere Gifte, Sauerstoffmangel, genetische Faktoren.

**Patho:** kongenitale Herzvitien kommen bei 0,8% aller Neugeborenen vor. Die Schädigung entsteht in den ersten drei Schwangerschaftsmonaten, da in dieser Zeit das Herz gebildet wird. Es entstehen vor allem Septumdefekte, Gefäßmißbildungen und Herzklappenfehler. Bei den angeborenen Herzfehlern wird unterschieden, ob es sich um einen Links-Rechts-Shunt oder um einen Rechts-Links-Shunt handelt. Beim Links-Rechts-Shunt fließt das Blut aus dem großen Kreislauf in den kleinen Keislauf oder aus dem linken Herzen in das rechte Herz. Beim Rechts-Links-Shunt verhält es sich umgekehrt. Es gibt aber auch Herzfehler ohne Shunt z. B. Pulmonalstenose (Shunt = Kurzschluß zwischen arteriellen und venösen Gefäßen).

### 7.4.5.1 **Offener Ductus Botalli**

**Definition:** Der offene Ductus arteriosus (Botalli) ist eine fetale Verbindung zwischen Pulmonalarterie und Aorta, die sich bis zum 3. Monat nach der Geburt normalerweise schließt.

**Patho:** Bei 15% der angeborenen Herzvitien schließt sich der fetale Ductus arteriosus Botalli in den ersten 3 Monaten nach der Geburt nicht. Da nach der Geburt das linke Herz einen höheren Druck erzeugt als das rechte Herz, entsteht ein Links-Rechts-Shunt und eine Mehrbelastung des linken Ventrikels. Bei einer Druckangleichung durch einen erhöhten Widerstand im Lungenkreislauf kann es zu einer *Shuntumkehr* kommen, eine operative Therapie ist dann nicht mehr möglich.

**Symptome:** Herzinsuffizienzsymptomatik, selten vor dem 3. Monat nach der Geburt, große Blutdruckamplitude.

**Therapie:** operatives Abbinden des Ductus Botalli.

### 7.4.5.2 **Fallotsche Tetralogie**

**Definition:** Pulmonalstenose, Ventrikelseptumdefekt, Hypertrophie der rechten Kammer und Transposition der Aorta nach rechts (reitende Aorta).

**Patho:** Bei ca. 12% gibt es eine Kombination verschiedener Herzfehler mit Rechts-Links-Shunt. Dabei kommt es zu einer erniedrigten arteriellen Sauerstoffsättigung infolge des Mischblutes. Durch die Pulmonalstenose und den Ventrikelseptumdefekt entsteht eine Hypertrophie der rechten Kammer. Die Aorta entspringt aus dem rechten Ventrikel und die Pulmonalarterie aus dem linken (Transposition).

**Symptome:** Zyanose, Trommelschlegelfinger und Uhrglasnägel.

**Therapie:** Operation.

### 7.4.5.3 **Ventrikelseptumdefekt**

**Definition:** Die Trennwand zwischen rechtem und linkem Ventrikel ist nicht vollständig geschlossen, es besteht ein Links-Rechts-Shunt.

**Patho:** Er ist mit 25% der häufigste angeborene Herzfehler. Die Auswirkungen dieser Störung hängen von der Größe des Defektes ab. Bis zu einem Durchmesser von 0,5 cm gibt es kaum Beschwerden. Die Störung neigt zu einem Spontanverschluß oder Verkleinerung der Öffnung. Bei größeren Öffnungen kommt es zu einer Druckbelastung des Lungenkreislaufes *(Eisenmenger-Komplex)*.

**Symptome:** nur klinische Symptome bei Auskultation, EKG und Röntgen.

**Therapie:** Operation.

### 7.4.5.4 **Pulmonalstenose**

**Definition:** Der Blutstrom zwischen rechtem Ventrikel und Pulmonalarterie ist behindert.

**Patho:** Bei 15% tritt diese Anomalie auf. Die Verengung kann an der Pulmonalklappe oder in der Pulmonalarterie auftreten. Sie führt zu einer Hypertrophie des rechten Herzens.

**Symptome:** Rechtsherzinsuffizienz und sogenannte blue babies (blaue Kinder) wegen ausgeprägter Zyanose.

**Therapie:** Operation.

#### 7.4.5.5 **Vorhofseptumdefekt**

> **Definition:** Die Trennwand zwischen dem linken und dem rechten Vorhof ist nicht vollständig geschlossen.

**Patho:** Durch die Öffnung zwischen dem rechten und linken Vorhof kommt es zu einem Blutdurchtritt in den rechten Vorhof, da im linken Vorhof ein höherer Druck herrscht.

**Symptome:** Je nach der Größe des Defektes entstehen Beschwerden durch ein Überlastung des rechten Kreislaufes.

**Therapie:** operatives Verschließen der Öffnung.

### 7.4.6 Herzrhythmusstörungen

#### 7.4.6.1 **Sinustachykardie**

> **Definition:** Eine abnorm beschleunigte Herztätigkeit mit einer Pulsfrequenz von über 80–100 Schlägen/min.

**Ursachen:** Kreislaufschock, Hyperthyreose, Medikamente und Genußmittel, Anämie, Lungenfunktionseinschränkung, Myokarditis, Herzinsuffizienz. *Beim Gesunden:* körperliche Anstrengung, reichliche Mahlzeiten, Schwangerschaft, psychische Erregung, Fieber (bei 1 °C Temperaturerhöhung steigert der Puls um 10 Schläge).

#### 7.4.6.2 **Paroxysmale Tachykardie**

> **Definition:** Plötzlich (anfallsweise) auftretende, für Stunden bis Tage anhaltende Tachykardie bis zu 250 Schlägen/min.

**Ursachen:** unbekannt, bei vegetativ labilen Personen, evtl. psychosomatisch.

**Symptome:** plötzlich einsetzendes Herzrasen, evtl. mit Schwindel und Beklemmungen.

**Komplikationen:** bei vorgeschädigtem Herz kann sich ein kardiogener Schock entwickeln.

**Therapie:** Bulbusdruck (auf Augäpfel drükken), einseitiger Carotisdruck (Halsschlagader) oder Brechreiz auslösen, bei diesen Maßnahmen wird der N. vagus) gereizt, der einen bradykarden Einfluß auf das Herz hat. In schweren Fällen ist eine medikamentöse Therapie angezeigt.

#### 7.4.6.3 **Herzflattern**

> **Definition:** Sinusfrequenz zwischen 200–300 Schlägen/min.

**Ursachen:** organische Schäden des Herzens (z. B. Herzinfarkt), Hyperthyreose.

**Patho:** Durch die hohe Schlagfrequenz können sich die Ventrikel in der Diastole nur noch schlecht füllen. Dadurch sinkt das Herzminutenvolumen deutlich ab.

**Therapie:** Notfallmaßnahmen, präkordialer Faustschlag (Schlag mit der Faust auf die Herzgegend), externe Herzmassage, Defibrillation.

#### 7.4.6.4 **Herzflimmern**

> **Definition:** Sinusfrequenz von über 300 Schlägen/min.

**Ursachen:** organische Schäden am Herzen.

**Patho:** Bei dieser hohen Schlagfrequenz kann sich das Herz in der Diastole nicht mehr füllen. Das Kammerflattern entspricht einem Herzstillstand (frustrane Kontraktionen).

**Therapie:** Notfallmaßnahmen, präkordialer Faustschlag (Schlag mit der Faust auf die Herzgegend), externe Herzmassage, Defibrillation (Elektroschock).

#### 7.4.6.5 **Extrasystolen**

> **Definition:** Spontan auftretende Herzerregungen, die in den normalen Grundrhythmus eingestreut sind.

**Ursachen:** vegetative Labilität, Klimakterium, Schwangerschaft, Koronarsklerose, Herzinfarkt, Myokarditis, Genußgifte, Digitalisvergiftung, psychosomatisch.

**Symptome:** Herzstolpern bis Aussetzen, unangenehm bis beängstigend, oft Zufallsdiagnose, da häufig symptomlos.

**Therapie:** je nach Grundleiden.

### 7.4.6.6 Sinusbradykardie

> **Definition:** Eine abnorm verlangsamte Herztätigkeit, mit einer Schlagfrequenz unter 60 Schlägen/min.

**Ursachen:** Vagotonie, Hepatitis, Typhus, Paratyphus, Hirndrucksteigerung (Tumor, Blutung). *Beim Gesunden:* Sportler und Schwerarbeiter (40–60 Schläge/min).

**Symptome:** Schwindel, Belastungsdyspnoe, Beklemmungsgefühle.

**Therapie:** Ursache beheben.

### 7.4.6.7 Herzblock

> **Definition:** Die Erregungen des Sinusknotens werden im Reizleitungssystem nicht weitergeleitet.

**Ursachen:** Medikamente (Digitalis, Betablokker), toxisch oder arteriosklerotisch bedingte Störungen des Herzreizleitungssystems, auch Myokardinfarkt oder Myokarditis.

**Patho:** Toxisch oder ateriosklerotisch bedingte Störungen am Herzen können zu Verzögerungen oder Aussetzung der Reizweiterleitung führen. Es werden verschiedene Arten des Herzblocks, je nach Lokalisation der Reizunterbrechung, unterschieden. Der *SA-Block* zwischen Sinusknoten und Atrium (sinuatrialer Block) und der *AV-Block* zwischen Atrium und Ventrikel (atrioventrikulärer Block). Durch das Aussetzen des Herzschlages kommt es zu einem meist vorübergehenden Sauerstoffmangel im Körper.

**Symptome:** Leitsymptom ist der Adam-Stokes-Anfall (plötzliche Bewußtlosigkeit als Ausdruck zerebraler Hypoxie). Es kommt zum Sauerstoffmangel im Gehirn, der Sekunden bis Minuten andauern kann. Nach 3 Minuten gibt es Hirnschädigungen. Gefährlich können auch die Sturzverletzungen durch die Bewußtlosigkeit sein.

**Therapie:** Digitalisverbot, Herzschrittmacher indiziert bei unter 40 Schlägen/min.

## 7.4.7 Koronare Herzkrankheiten (KHK)

> **Definition:** Mißverhältnis zwischen Bedarf und Angebot sauerstoffreichen Blutes im Herzmuskel durch eine Verengung der Herzkranzgefäße.

**Ursachen:** häufigste Ursache ist die Koronarsklerose.

**Risikofaktoren**

I. *Ordnung:* Rauchen, arterielle Hypertonie, Hypercholesterinämie, Diabetes mellitus.
II. *Ordnung:* Übergewicht, Hyperurikämie, Bewegungsmangel, Streß, Familienanamnese (Infarktfamilie).

**Patho:** Durch die obengenannten Faktoren erhöht sich das Risiko Ablagerungen in den Herzkranzgefäßen zu entwickeln um ein vielfaches. Bei 2 Faktoren I. Ordnung erhöht sich das Risiko um

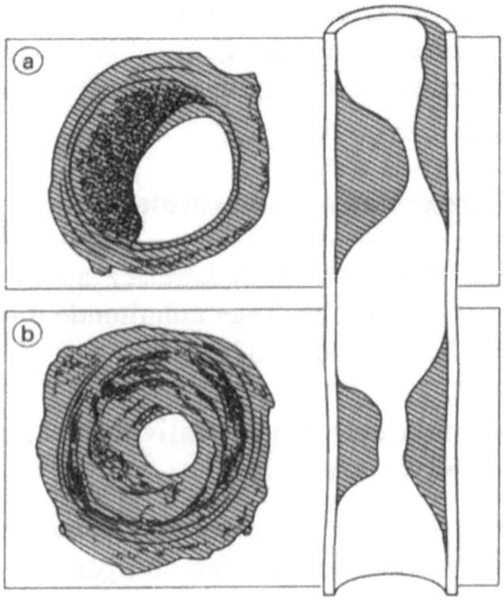


**Abb. 7-16** Schematische Darstellung der Koronarsklerose im Quer- und Längsschnitt eines Gefäßes. **a.** exzentrische Sklerose; **b.** konzentrische Sklerose

das 4fache, bei 3 Faktoren I. Ordnung erhöht sich das Risiko um das 10fache. Erst wenn eine Koronararterie zu 90% verschlossen ist, treten unter Ruhebedingungen Versorgungsprobleme auf. (Abb. 7-16)

**Komplikationen:** Herzinfarkt, Angina pectoris, plötzlicher Herztod (Kardiogener Schock), Linksherzinsuffizienz, Rhythmusstörungen.

**Diagnose:** EKG-Veränderungen; Belastungs-EKG, dies kann jedoch einen neuen Angina pectoris-Anfall provozieren; Sonographie, Koronarangiographie.

### 7.4.7.1 Angina pectoris

> **Definition:** Anfallsartig auftretende Herzschmerzen, die durch eine ungenügende Durchblutung des Myokards ausgelöst werden (Enge in der Brust).

**Ursachen**

1. *Koronarsklerose:* durch vermehrten Sauerstoffbedarf, körperliche Belastung, Kälte, psychische Belastung oder reichliche Nahrungsaufnahme reicht die Kapazität der Koronararterien nicht mehr aus, das Myokard mit genügend Sauerstoff zu versorgen.
2. *Koronarspasmen* (Prinzmetal-Angina): krampfartige Verengungen der Koronararterien mit keinen oder nur geringen sklerotischen Veränderungen. Sie treten aber auch ohne organischen Befund auf.
3. *Roemheld-Syndrom:* der Druck des geblähten Magens oder Darmes auf das Herz kann Angina-pectoris-artige Schmerzen auslösen.

**Patho:** Bei der Angina pectoris werden klinisch zwei Arten unterschieden. Die *stabile Angina pectoris*, bei der die Schmerzen nur durch körperliche oder psychische Belastungen auftreten und die über Monate konstant bleibt. Die *instabile Angina pectoris*, bei der neu auftretende, sich ändernde und zunehmende, auch bei leichter körperlicher Belastung oder sogar in Ruhe auftretende Schmerzen entstehen. Diese Form ist als direkte Vorstufe eines Herzinfarktes anzusehen.

**Symptome:** stechende, zusammenschnürende, dumpfe und krampfartige Schmerzen im Herzbereich, Ringgefühl um die Brust (Brustenge), Ausstrahlung in die linke Seite, in den linken Arm (Ulnarseite), in den Rücken und in den Bauch, Angst bis Vernichtungsgefühl. Die Symptome bei Angina pectoris sind nicht von den Symptomen eines Herzinfarkts zu unterscheiden (Abb. 7-17).

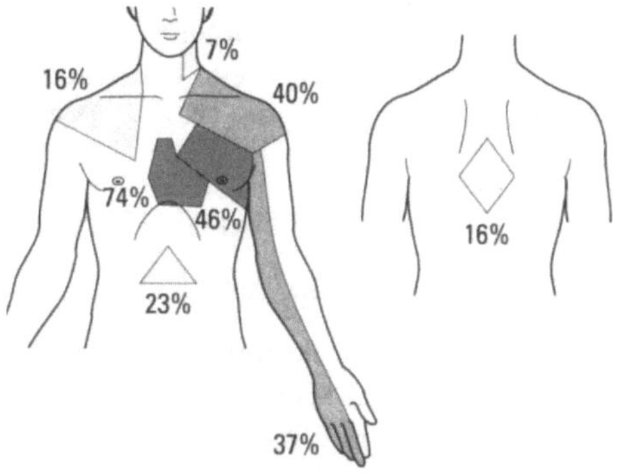


**Abb. 7-17** Schmerzlokalisation bei Angina pectoris und Herzinfarkt.

**Therapie:** Nitroglyzeringabe im akuten Anfall, es senkt den peripheren Widerstand und dadurch auch den RR; Beta-Blocker, ASS, perkutane transluminale Koronarangioplastie (Ballonkatheter), um den Engpass zu beseitigen, Bypassoperation

> **Hinweis:** Eine Angina pectoris ist prinzipiell als Vorbote eines Herzinfarktes anzusehen.

### 7.4.7.2 Herzinfarkt (Myokardinfarkt)

> **Definition:** Verschluß einer Koronararterie mit nachfolgender umschriebener Herzmuskelnekrose infolge unzureichender Sauerstoffversorgung.

**Ursachen:** Arteriosklerose der Herzkranzgefäße mit nachfolgender Thrombose, selten eine Embolie aus dem Herzen.

**Patho:** Durch die Koronarsklerose entsteht eine Lumeneinschränkung der Koronararterien. Erst ab 75% Verengung gibt es Beschwerden. Bei vollständigem Verschluß einer Koronararterie stirbt das von der Arterie versorgte Gewebe ab. Jeder 7. Infarkt ist ein stummer Infarkt (ohne Symptome). Der eigentliche Infarkt, die Nekrose oder das Absterben der Muskelzellen, kommt erst 3–6 Stunden nach dem Auftreten der Symptome.

**Symptome:** Vernichtungsschmerz in Schulter-Arm-Region oder Hals-Unterkiefer-Region austrahlend und Brustschmerz (Infarktschmerz), Todesangst, Übelkeit, Luftnot, kalter Schweiß, Schocksymptome (RR ↓, Pulsfrequenz ↑)

**Diagnose:** EKG, BSG ↑, Fieber 38–39 °C

**Labor:** herzspezifische Enzyme:

1. *Kreatinkinase (CK):* kommt in allen Muskelgeweben und im Gehirn vor. Es enthält drei Untereinheiten: CK-BB kommt im Gehirn vor, CK-MM kommt vor allem im Skelettmuskel vor, CK-MB kommt im Herzmuskel vor, es ist das spezifischste Enzym des Herzens.
2. *HBDH:* kommt in Erythrozyten und Herz vor und ist eine Untereinheit von LDH.
3. *GOT:* ist in Herz, Leber, Muskel zu 40 % im Zellplasma, zu 60 % in den Mitochondrien.

**Komplikationen:** plötzlicher Tod durch Nekrose im Reizleitungssystem, Kammerflimmern mit hohem $O_2$-Verbrauch, Herzwandruptur (Riß in der Herzwand mit sofortigem Tod), venöse Embolien (Lungenembolie), arterielle Embolien (Apoplex, Nierenembolie), akute Linksherzinsuffizienz (durch Muskelnekrose) mit Lungenödem, kardiogener Schock (Unterversorgung des Organismus mit $CO_2$, v. a. Niere und Gehirn), Herzinsuffizienz, Septumperforation, Herzwandaneurysma mit Gefahr einer Ruptur.

**Therapie:** Wiederbelebungsmaßnahmen, ABC des Notfalls (→ Kap. 23), Ruhigstellung des Patienten und Schmerzbekämpfung, Oberkörper schräg aufrichten, Notarztwagen anfordern. Der Notarzt veranlaßt die $O_2$-Zufuhr über die Nase, Beruhigungs- und Schmerzmittel, rhythmussteuernde Medikamente, Fibrinolyse (medikamentöse Auflösung eines Thrombus, sie ist aber nur die ersten Stunden nach dem Infarkt möglich), sonst Heparin oder Macumar zur Auflösung der Thromben. Acetylsalicylsäure verhindert bei Langzeittherapie die Thrombosebildung.

## 7.5 Kreislauf- und Gefäßerkrankungen

### 7.5.1 Leitsymptome

#### 7.5.1.1 Beinschmerzen

**Ursachen:** Meistens orthopädische oder gefäßbedingte Ursachen. Thrombose, Thrombophlebitis, Gichtanfall mit Schmerzen vor allem im Großzehengrundgelenk, akuter arterieller Verschluß, periphere arterielle Verschlußkrankheit, Ischialgie, rheumatische Erkrankungen, Tumore (z. B. Knochen).

**Symptome:** Anlaufschmerz (z. B. bei Arthrose), Schwellung einseitig (z. B. bei Knochenbruch und Venenthrombose), blasse und kalte Extremität bei arteriellem Verschluß, warme und livide Extremität bei Venenthrombose.

#### 7.5.1.2 Beinschwellung

**Ursachen:** Phlebothrombose, Lymphödem, postthrombotisches Syndrom, Rechtsherzinsuffizienz, Hypoproteinämie bei Niereninsuffizienz.

**Symptome:** einseitige Schwellung evtl. mit Überwärmung bei Phlebothrombose, ein- oder beidseitiges derbes Ödem beim Lymphödem, beidseitiges Ödem bei Herzinsuffizienz und Hypoproteinämie.

#### 7.5.1.3 Beinulkus

**Definition:** Entzündung der Haut oder Schleimhaut mit Substanzverlust bis in tiefe Schichten.

**Ursachen:** chronisch-venöse Insuffizienz bis zu 85 %, am zweithäufigsten durch periphere arterielle Durchblutungsstörungen, auch bei Diabetes mellitus.

**Patho:** Bei einer chronisch-venösen Insuffizienz (CVI) entsteht das Ulkus vor allem am medialen Knöchel oder am Unterschenkel. Bei einer peripheren arteriellen Verschlußkrankheit (AVK) entsteht das Ulkus an den Druckstellen des Fußes, meist Ferse und Zehen mit der Gefahr eines Gangrän (fressendes Geschwür).

**Symptome:** Schmerzen beim peripheren arteriellen Verschluß, aber nicht bei Diabetes mellitus, da hier die Nerven mit zerstört werden. Bei Infektionen gibt es einen stinkenden, schmierigen Belag. Bei chronisch-venöser Insuffizienz ist die Haut warm und bräunlich verfärbt, der Fußpuls normal. Beim arteriellen Verschluß ist die Haut kühl und rötlich-livide und der Fußpuls kann fehlen.

**Therapie:** nässende Ulzera täglich mit Wasser spülen. Keine Salben auf die Wunde, nur an die Wundränder. Wichtig ist das Behandeln der Grunderkrankung.

### 7.5.2 Vegetative Dystonie

**Definition:** Fehlregulation einzelner Organe oder Organsysteme ohne Nachweis einer Schädigung mit individuell ausgeprägtem Reaktionstypus.

**Synonyme:** Vegetative Dysfunktion, Psychovegetatives Syndrom, Da-Costa Syndrom, Effort Syndrom, Neurozirkulatorische Asthenie (Schwäche), Psychosomatische Erkrankung.

**Symptome:** Schlafstörungen, Kopfschmerzen, Herzbeschwerden, allgemeine Schwäche, Konzentrationsstörungen, Magen-Darm-Beschwerden, Angstzustände, Schwindel und Ohnmacht, Depressionen, Sexualstörungen, Atembeschwerden, Rückenschmerzen.

### 7.5.3 Hypertonie

**Definition:** Steigerung des systolischen Blutdrucks über 160 mmHg bzw. des diastolischen Blutdrucks über 95 mmHg.

**Ursachen**

1. *Primäre Hypertonie:* Es gibt keine erkennbaren Ursachen, aber es werden genetische Faktoren vermutet. Risikofaktoren sind Streß, Rauchen, Übergewicht (Adipositas), reichlicher Salzkonsum und Alkohol.
2. *Sekundäre Hypertonie:* Fehlregulation und Erkrankung anderer Organsysteme.
3. *Renale Hypertonie:* z. B. Glomerulonephritis, diabetische Nierensklerose (Kimmelstiel-Wilson-Syndrom), Nierenarterienstenose.
4. *Endokrine Hypertonie:* Hyperthyreose, Cushing-Syndrom, Akromegalie, Hyperparathyreoidismus, Phäochromozytom, primärer Hyperaldosteronismus (Conn-Syndrom).
5. *Medikamentöse Hypertonie:* Ovulationshemmer, Kortisonpräparate, Schilddrüsenhormone, Psychopharmaka, Sympathikomimetika (den Sympathikus anregende Mittel, wie Adrenalin und Noradrenalin), Antirheumatika.
6. *Neurogene Hypertonie:* Hirndrucksteigerung, Hirnblutung, Vergiftungen.
7. *Kardiovaskuläre Hypertonie:* Arteriosklerose, Aortenklappeninsuffizienz, Aortenisthmusstenose.
8. *Sonstige Ursachen:* Schwangerschaft (EPH-Gestose), Hypervolämie, Fieber.

**Einteilung:** Die Einteilung Hypertonie erfolgt nach den Ursachen in eine *primäre* (essentielle) *Hypertonie* (ca. 90 %) ohne klar nachweisbare Ursachen und eine *sekundäre Hypertonie* (ca. 10 %), bei der als Ursache eine Erkrankung eines anderen Organs oder Organsystems zugrunde liegt. Eine andere Einteilung der Hypertonie erfolgt nach hämodynamischen Gesichtspunkten:

1. *Herzzeitvolumenhochdruck:* Es besteht ein hoher systolischer Blutdruck und ein niedriger diastolischer Blutdruck. Vor allem bei Arbeit, psychischer Erregung und bei Hyperthyreose.
2. *Elastizitätshochdruck:* Er ist gekennzeichnet durch einen hohen systolischen Blutdruck und einen normalen diastolischen Blut-

druck. Bedingt durch eine Elastizitätsabnahme der großen Gefäße, vor allem bei Arteriosklerose.

3. *Widerstandshochdruck:* Es besteht ein hoher systolischer Druck und ein hoher diastolischer Druck, der durch eine Engstellung der Arteriolen bedingt ist (vor allem bei chronischer Nephritis).

Nach der WHO gibt es verschiedene **Schweregrade** der Hypertonie:

I. *Grad:* keine nachweisbaren sekundären Organschäden, besonders an Herz, Augenhintergrund, Hirn und Niere.
II. *Grad:* deutlich feststellbare sekundäre Organschäden, aber keinerlei Organinsuffizienzen wie myokardiale Linkshypertrophie und keine Beteiligung der Retinaarterien (Arterien im Augenhintergrund).
III. *Grad:* Auftreten von Organinsuffizienzen wie Herz-, Koronar- oder Niereninsuffizienz.
IV. *Grad:* maligne Hypertonie mit einer schnellen Zunahme der diastolischen Werte über 120 mmHg.

**Symptome:** keine spezifischen Beschwerden (Zufallsdiagnose), evtl. Kopfschmerzen, Schwindelanfälle, Ohrensausen, Nasenbluten, Schweißneigung, Schlafstörungen.

**Komplikationen**

- *Gefäßbett* (Intima): Es wird durch den hohen Druck zerstört (Augenhintergrunddiagnose) und es kommt zur Arteriosklerose, die sich vor allem in Gehirn und Niere problematisch auswirkt.
- *Herz:* Linksherzinsuffizienz durch erhöhte Belastung, koronare Herzkrankheiten durch Arteriosklerose (z. B. Angina pectoris, Herzinfarkt oder plötzlicher Herztod).
- *Gehirn:* Es besteht eine 10fach höhere Apoplexiegefahr (zerebrale Massenblutung) wenn der diastolische Druck über 95 mmHg beträgt;
- *Niere:* Sklerose der Arteria renalis oder der Nierenarteriolen (Schrumpfniere) mit chronischer Niereninsuffizienz.

**Diagnose:** Blutdruck messen, aber Tagesschwankungen beachten, denn morgens ist der Blutdruck meist höher als abends.

**Therapie**

- *Sekundäre Hypertonie:* Grunderkrankung behandeln.
- *Primäre Hypertonie:* Bei einer milden Hypertonie ist zuerst eine nichtmedikamentöse Therapie angezeigt. Kein Nikotin, Kaffee oder Alkohol, da sie den Blutdruck steigern. Kochsalzarme Nahrung, da ca. 40% der Hypertoniker eine Kochsalzsensitivität besitzen und bei einem Überangebot eine Hypertonie entwikkeln. Gewichtsreduktion (Reduktion von 1 kg Körpergewicht kann den systolischen Blutdruck um 3 mmHg und den diastolischen um 2 mmHg senken). Streßabbau (viel Schlaf und körperliche Bewegung vermindern Streß und Gewicht). Erst wenn diese Therapie nicht anspricht, wird eine medikamentöse Therapie eingeleitet. Bei einer schwereren Hypertonie ab 110 mmHg diastolischem Blutdruck, werden blutdrucksenkende Mittel eingesetzt. Es stehen viele Mittel zur Wahl, die entweder einzeln (Monotherapie) oder bei Nichtansprechen in Kombinationen verabreicht werden (Zweier-, Dreierkombination).

### 7.5.4 Hypertensive Krise

**Definition:** Plötzlicher und starker Blutdruckanstieg mit akuter Gefärdung des Patienten.

**Ursachen:** Phäochromozytom, Katecholamingaben (Adrenalin in Nasentropfen), Nierenerkrankungen, Vergiftungen, Thyreotoxikose, Lungenödem, Apoplex und Myokardinfarkt, plötzliches Absetzen von blutdrucksenkenden Medikamenten.

**Patho:** Eine hypertensive Krise kann sich aus jeder Hypertonieform entwickeln. Dabei ist die Autoregulation der Gehirndurchblutung aufgehoben und es kann zum Hirnödem und zur Einblutung ins Gehirn kommen. Durch die Mehrbelastung des Herzens können auch Angina pectoris,

Myokardinfarkt und Herzinsuffizienz mit nachfolgendem Lungenödem auftreten.

**Symptome:** Übelkeit, Kopfschmerzen, Angina pectoris.

**Therapie:** blutdrucksenkende Medikamente.

> **Hinweis:** Eine hypertensive Krise ist als kardiovaskulärer Notfall zu betrachten und stationär zu behandeln.

### 7.5.5 Hypotonie

> **Definition:** chronisch erniedrigter Blutdruck unter 110/60 mmHg beim Mann und 100/60 mmHg bei der Frau.

**Ursachen:** unbekannt, konstitutionell bedingt, vor allem bei Vagotonikern.

**Einteilung:** Es gibt verschiedene Formen von Hypotonie:

1. *Konstitutionelle Hypotonie:* eine meist asymptomatische Hypotonie als konstitutionell bedingte Normvariante ohne Krankheitswert bei Vagotonikern und Sportlern. Auch große Blutverluste können eine Hypotonie zur Folge haben
2. *Orthostatische Dysregulation:* Hier sinkt der Blutdruck erst bei aufrechter Körperhaltung (Orthostase) ab. Dies kommt meistens bei Hypotoniker vor, kann aber auch bei Menschen mit normalem oder erhöhtem Blutdruck auftreten;
3. *Vagovasale Reaktion:* Sie wird auch psychogene Ohnmacht genannt. Es entsteht eine reflektorische Vasodilatation beim Blut sehen, nach Schienbein- oder Hodentritt, bei Koliken, aber auch bei Angst, Schreck oder Ekel.
4. *Sekundäre Hypotonie:* Sehr selten als Hormonstörung oder iatrogen (durch den Arzt) verursacht.

**Symptome:** Müdigkeit, Schwindel bis Ohnmacht, Augenflimmern, Herzklopfen, Schweißausbruch, Kopfschmerzen.

**Therapie:** aktiv mobilisierende Bewegungstherapie, physikalische Therapie (z. B. Kneippgüsse, Wechselduschen und Bürstenmassagen).

### 7.5.6 Arterielle Gefäßerkrankungen

#### 7.5.6.1 Arteriosklerose

> **Definition:** Veränderung der Arteriengefäßwand, die durch Einlagerungen von Fett und Mineralien zu einer Verdickung, Verhärtung und zu einem Elastizitätsverlust der Gefäße führt.

**Ursachen:** unbekannt.

**Risikofaktoren:** Nikotinmißbrauch, Diabetes mellitus, Bewegungsmangel, Fettstoffwechselstörung (Hypercholesterinämie), Hypertonie, Übergewicht, Schilddrüsenunterfunktion (Hypothyreose), Gicht, Hyperparathyreoidismus, Streß.

**Patho** (Abb. 7-18): Durch degenerative Veränderungen der Intimawand kommt es im *Stadium I* zu umschriebenen Schwellungen, in denen sich Fettstoffe ablagern (atheromatöse Plaques). An diesen Ablagerungsstellen bilden sich im *Stadium II* Blutgerinnsel (Thromben). Weitere Abla-

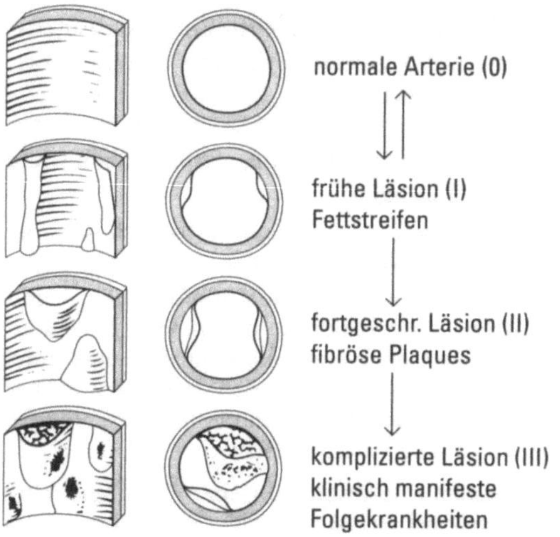


**Abb. 7-18** Arteriosklerose. Stadieneinteilung nach der WHO.

gerungen im *Stadium III* bestehen in der Regel aus Kalk und Fett. Der Thrombus wird größer und das Gefäßlumen kann sich bis zu 90% verkleinern bis auch unter Ruhebedingungen Probleme auftauchen. Durch die Kalkeinlagerungen wird das Gefäß starr (sklerotisiert). Diese Veränderung der Gefäßinnenwand begünstigt wiederum Thrombosebildung und Gefäßverschlüsse. Bevorzugte Stellen sind zu 90% die Koronararterien, aber auch A. carotis, Aortenbifurkation, Nierenarterie, A. iliaca interna und Fußarterien.

**Symptome:** oft Hypertonie (sie begünstigt wiederum die Arteriosklerose), Angina pectoris, Schmerzen in den Beinen bei Belastung (Claudicatio intermittens), Schwindel und Synkopen.

**Komplikationen:** Verschlüsse der Koronararterien (Herzinfarkt), der Nierengefäße (akutes oder chronisches Nierenversagen), der Beinarterien (sogenannter weißer Verschluß mit Nekrosen und Gangrän) und der Gehirnarterien (Apoplex).

**Therapie:** Ausschaltung der Risikofaktoren, Nikotin- und Alkoholabstinenz, Bewegung, Gewichtsreduktion, Blutdruckregulierung, durchblutungsfördernde Medikamente.

#### 7.5.6.2 Periphere arterielle Verschlußkrankheiten (AVK)

> **Definition:** chronisch fortschreitende Einengung des Lumens peripherer Arterien bis zum Verschluß.

**Ursachen:** Arteriosklerose, entzündliche Gefäßerkrankungen.

**Patho:** Die bevorzugten Stellen (Prädilektionsstellen) liegen zu 80% in den Beinarterien mit Kollateralkreisläufen, an der Aortenbifurkation, Femoralarterie, Arteria publica und Arteria tibialis anterior. Die Gefäßverengung kann oft lange durch Kollateralkreisläufe kompensiert werden. Es werden entsprechend der Symptomatik vier *Stadien nach Fontaine* unterschieden:

- *Stadium I:* asymptomatischer Gefäßverschluß, der auch bei Belastung keine Beschwerden auslöst.
- *Stadium II:* Claudicatio intermittens, bei der belastungsabhängig nach einem zunächst schmerzfreien Intervall beim Gehen ein Muskelschmerz auftritt, der zum Stehenbleiben zwingt. Der Schmerz verschwindet innerhalb weniger Minuten.
- *Stadium III:* Ruheschmerz. Die arterielle Durchblutung ist bereits ohne Belastung so stark eingeschränkt, daß schon unter Ruhebedingungen (Liegen, Sitzen) Schmerzen durch Sauerstoffmangel auftreten.
- *Stadium IV:* Gangrän und Nekrose. Die Durchblutungsreduktion führt zum Gewebeuntergang (Nekrose) mit oder ohne Infektion (Faulbrand oder Mumifizierung).

**Symptome:** Periphere Pulse sind nicht mehr tastbar, Schmerzen bei Belastung (Claudicatio intermittens), Schmerzen in Horizontallage (da der hydrostatische Druck sinkt, wird das Nervengewebe unterversorgt und es entsteht ein Schmerz).

**Therapie:** Bypassoperation (Umgehung der verschlossenen Arterien), Entfernung der Ablagerungen durch operative Gefäßausschälung, Ballonkatheter und Laserbehandlung. Medikamente.

#### 7.5.6.3 Akuter arterieller Verschluß (arterielle Embolie)

> **Definition:** Unter einer arteriellen Embolie versteht man einen pötzlichen Verschluß der arteriellen Strombahn.

**Ursachen:** zu 85% ein losgelöster Thrombus (Embolus) aus der Herzkammer, entstanden durch Herzinfarkt, Klappenfehler, Endokarditis.

**Patho:** Eine Thrombose ist eine lokalisierte Blutgerinnselbildung in Arterien oder Venen. Es gibt drei wesentliche Faktoren, die das Entstehen eines Thrombus begünstigen, sie werden *Virchowsche Trias* genannt

- *Blutstromverlangsamung:* Eine verminderte Strömungsgeschwindigkeit verursacht automatisch eine erhöhte Gerinnungstendenz. Die Ursache dafür ist eine „Blutverdickung", die bei Exsikkose (Austrocknung), Durchfall und Diuretika, bei Leukämie, bei einem Abflußhindernis (Stenosen), bei Mitralstenose und Herzinsuffizienz vorkommen kann. Eine Immobilität (Bettlägrigkeit) verursacht ebenfalls eine Verlangsamung der Fließgeschwindigkeit.

- *Veränderte Blutzusammensetzung:* durch eine Vermehrung der Blutgerinnungsfaktoren bei Traumen (Verletzungen, Unfälle, Operationen, Frakturen, Verbrennungen) und bei malignen Tumoren, durch Abnahme der blutgerinnungshemmenden Faktoren bei Lebererkrankungen, durch Vermehrung der Blutzellen bei Leukämie oder durch Stoffwechselerkrankungen wie Diabetes mellitus und Fettstoffwechselstörungen.
- *Gefäßwandschaden:* durch Entzündungen, Arteriosklerose, Herzinfarkt, Herzklappenfehler und -prothesen.

**Symptome**

*Sechs mal „P":*

Pain (Schmerz), Paleness (Blässe), Paresthesia (Mißempfindungen), Pulslessness (Pulslosigkeit), Paralysis (Bewegungsunfähigkeit); Prostration (Schock, Erschöpfung).

**Verteilung:** 60% der arteriellen Embolien sind im Gehirn lokalisiert und führen zu einem Apoplex (Schlaganfall), 30% sind in Becken und Beinen (z. B. Verschluß der A. renalis und Mesenterialarterie) und 10% in den oberen Extremitäten.

**Therapie:** Es handelt sich um einen Notfall. In der Akutphase Heparin, dann Fibrinolyse, ASS zur Langzeitprophylaxe (hemmt Thrombozytenaggregation).

### 7.5.6.4 Aneurysma

**Definition:** Begrenzte Erweiterung (Ausbuchtung) eines Gefäßabschnittes.

**Ursachen:** Arteriosklerose (85%) mit Hypertonie, selten Lues oder angeboren.

**Patho:** Es werden verschiedene Arten unterschieden:

- *Aneurysma verum* (echtes A.): sack- oder spindelförmige Ausstülpung der gesamten Arterienwand, vor allem der größeren Arterien.
- *Aneurysma dissecans* (spaltendes A.): nach einem Einriß in die Intima spalten sich die Intima und Media. Dadurch dehnt sich die äußere Wandschicht und es besteht eine hohe Rupturgefahr.

**Symptome:** Viele Aneurysmen verursachen keine Symptome und werden durch einen Zufallsbefund entdeckt (evtl. pulsierendes Gefühl oder Rückenschmerzen durch Druck auf Nervenstränge).

**Komplikationen:** Platzen des Gefäßes mit hoher Sterblichkeit.

**Therapie:** Operation des betroffenen Gefäßes und Einsetzen einer Gefäßprothese.

### 7.5.6.5 Apoplex (Schlaganfall)

**Definition:** Plötzliche Durchblutungsstörung im Gehirn, die durch eine arterielle Embolie, eine Thrombose oder auch durch eine Hirnblutung hervorgerufen werden kann.

**Ursachen:** Hypertonie, intrakranielles Aneurysma, Arteriosklerose, Herzerkrankung (Herzinfarkt, Klappenfehler).

**Patho:** Beim Apoplex gibt es zwei Ursachenkomplexe:

*Hirnblutung:* bei ca 15% der Apoplektiker kommt es zu einem Platzen eines Gefäßes im Gehirn mit meist schlechter Prognose.

*Hirninfarkt:* bei 85% kommt es zu einer verminderten Blutversorgung des Gehirns. Dabei tritt meist ein thromboembolischer Verschluß auf dem Boden einer Arteriosklerose auf. Die Stenosen sind am häufigsten an der Halsschlagader anzutreffen. Bei einer schon bestehenden Herzerkrankung (Herzinfarkt, Klappenfehler) können sich aus dem linken Herzen Thromben ablösen und einen Verschluß im Gehirn verursachen (Hirnembolie).

**Symptome:** Frühsymptome sind kleine Anfälle mit Rückbildung innerhalb von 24 Std. (TIA = transistorische ischämische Attacke). Beschwerden sind dabei Parästhesien, Sprachstörungen, Augenstörungen und kurze Bewußtseinsstörungen; Spätsymptome sind Krampfanfälle und Lähmungen (Halbseitenlähmungen).

**Diagnose:** EEG, Röntgen, CT, Angiographie.

**Therapie:** Auflösung des Embolus, Beseitigung der Stenose durch Antikoagulantien oder durch Operation.

> **Hinweis:** Vorübergehende neurologische Ausfallserscheinungen sind Vorboten eines Hirninfarktes.

### 7.5.7 Funktionelle Durchblutungsstörungen

#### 7.5.7.1 Morbus Raynaud

> **Definition:** Vorübergehende Engstellung (Gefäßspasmen) der Endarterien, vor allem der Fingerarterien.

**Ursachen:** unbekannt, Risikofaktoren sind Rauchen, Kälteexposition, psychische Erregung.

**Patho:** Beim primären M. Raynaud besteht eine abnorme Kälteempfindlichkeit der Gefäßwand ohne Grunderkrankung. Bei einem sekundären Raynaud-Syndrom sind meist Kollagenosen (Autoimmunerkrankung) als Grunderkrankung vorhanden.

**Symptome:** Blässe an den Fingern, sogenannte Leichenfinger (Digiti morti), stechende Schmerzen und Kribbeln.

**Therapie:** Vermeidung der Risikofaktoren, evtl. Medikamente, bei Therapieresistenz und häufigen Anfällen kommt eine Durchtrennung der gefäßversorgenden Nerven in Frage.

#### 7.5.7.2 Migräne

> **Definition:** Anfallsweises Auftreten von meist halbseitigen Kopfschmerzen über Stunden bis Tage.

**Ursachen:** psychische Einflüsse, Veränderungen im HWS-Bereich, Regulationsstörungen wie Wetter, Aufregung, aber auch Reaktion auf bestimmte Nahrungsmittel (z. B. Zucker).

**Patho:** Die Migrane verläuft oft in Phasen.

*Vorphase:* zerebrale Ischämie durch Gefäßspasmen, oft mit Sehstörungen (Funken, Flimmern), Hörstörungen, Schwindel, Erbrechen.

*Schmerzphase:* reflektorische Erweiterung der Gefäße, pulssynchrone Erweiterung mit pochendem Kopfschmerz.

*Ödemphase:* Permeabilitätsveränderung der Gefäßwände mit Steigerung der Liquorproduktion, pochender Schmerz weicht konstantem dumpfem Schmerz.

**Symptome:** periodische Anfälle, subjektive Sehstörungen, halbseitiger Kopfschmerzen, Erbrechen, Tachykardie, licht- und lärmscheu, Harnflut nach dem Anfall.

**Therapie:** Medikamente.

### 7.5.8 Arteriitiden (Arterienentzündungen)

#### 7.5.8.1 Panarteriitis nodosa

> **Definition:** Perlschnurartige Entzündung der Arterien (nodosa = Knötchen).

**Ursachen:** Autoimmunreaktion.

**Patho:** Bei der Panarteriitis bzw. Periarteriitis nodosa handelt es sich um eine nekrotisierende Entzündung der kleinen und mittleren Arterien. Sie zählt zu den Kollagenosen. Da es sich um eine systemische Erkrankung handelt, kommt es zum Befall verschiedener Organe.

**Symptome:** Allgemeinsymptome sind Fieber und Gewichtsverlust. Am häufigsten kommt es zum Nierenbefall mit renalem Hochdruck und Nierenversagen. Die Koronargefäße werden vor allem bei Kindern befallen (Angina pectoris und Herzinfarkt). Bei Befall des Magen-Darm-Trakt treten Schmerzen nach der Mahlzeit auf (Angina abdominalis), bei Befall der Hautgefäße kommt es zu lokalen Durchblutungsstörungen mit Nekrosen an Unterarmen und Beinen.

**Therapie:** immunsuppressive Medikamente (Kortison). Die Erkrankung führt meist nach kurzem Verlauf zum Tode.

#### 7.5.8.2 Endangiitis obliterans (M. Winiwarter-Bürger)

**Definition:** Entzündung in den Arterien der unteren Extremitäten, die vor allem bei Männern auftritt.

**Ursachen:** unbekannt, Risikofaktor ist das Rauchen. Nichtraucher sind so gut wie nie betroffen.

**Patho:** Es handelt sich um Wucherungen der Intima, die zu einer Einengung der Gefäße führen. Die Abgrenzung zur Arteriosklerose ist schwierig.

**Symptome:** Schmerzen in den Extremitäten, Claudicatio intermittens.

**Komplikationen:** Gangrän.

**Therapie:** absolutes Rauchverbot sonst wie bei Arteriosklerose. Gefäßchirurgische Maßnahmen in schweren Fällen.

### 7.5.9 Venöse Gefäßerkrankungen

#### 7.5.9.1 Varizen (Krampfadern)

**Definition:** Knotige Aufweitung und Schlängelung oberflächlicher Venen.

**Ursachen:** angeborenes Fehlen oder erworbene Insuffizienz der Venenklappen, angeborene Bindegewebeschwäche.

**Risikofaktoren:** Schwangerschaft, stehende Arbeitsweise, Übergewicht.

**Patho:** Varizen kommen vor allem an den unteren Extremitäten vor. Hier ensteht z. B. durch Stehen ein größerer hydrostatischer Druck, dem die Venen nicht mehr gewachsen sind. Sie erweitern sich (kollabieren) und es entstehen Varizen. Varizen kann es auch an Hand-, Fußrücken, im Analbereich (Hämorrhoiden), in der Speiseröhre (Ösophagusvarizen) oder auf dem Bauch (Caput medusae) geben.

**Symptome:** Schwere in den Beinen, Spannungsgefühl, nächtliche Wadenkrämpfe, Parästhesien.

**Komplikationen:** Varizen können leicht platzen (Blutung), ekzematöse Hautveränderungen, Thrombophlebitis.

**Therapie:** Verbesserung der venösen Strömungsverhältnisse, Kühlung, Bewegung, Stützstrümpfe, Verödung (künstlich hervorgerufene Entzündung, die die Venen verklebt), Venenstripping (Entfernen der Venen).

#### 7.5.9.2 Thrombophlebitis (oberflächliche Venenthrombose)

**Definition:** Entzündung und Verschluß der oberflächlichen Venen mit Thrombenbildung.

**Ursachen:** Varizen, Injektionen oder Traumata.

**Patho:** Die Thromben der oberflächlichen Beinvenen verursachen keine besonderen Probleme, da sie nicht zu den tiefen Beinvenen geschwemmt werden können. Der Durchmesser der Verbindungsvenen zwischen den oberflächlichen und tiefen Venen ist zu klein.

**Symptome:** lokalisierter Schmerz, Rötung, Hyperthermie (Überwärmung).

**Therapie:** korngrätenartiger Kompressionsverband, Bewegung, Beine möglichst viel hochlagern, Alkoholumschläge (Arnika), kühlende Gele, Antiphlogistika.

#### 7.5.9.3 Phlebothrombose (tiefe Venenthrombose)

**Definition:** Verlegung einer tiefen Beinvene durch ein Blutgerinnsel.

**Risikofaktoren:** höheres Alter, Immobilisation (Stehberufe, nach Operation), Rauchen, Pille, Fettstoffwechselstörung.

**Patho:** Im Gegensatz zu einer oberflächlichen Beinvenenthrombose besteht bei den tiefen Beinvenen die Gefahr, daß sich der Thrombus loslöst, über das rechte Herz in die Lunge wandert und dort steckenbleibt. Desweiteren können die Venenklappen durch die Entzündung und den Thrombus zerstört werden.

**Symptome:** entwickeln sich in 12–24 Stunden mit vermehrtem Schweregefühl und müden

Tab. 7-3: Gegenüberstellung des akuten arteriellen Verschlusses und der tiefen Beinvenenthrombose.

| **akuter arterieller Verschluß** | **tiefe Beinvenenthrombose** |
|---|---|
| plötzlicher Schmerz | allmählicher Schmerz |
| blasse Farbe | zyanotische Farbe |
| kalte Extremität | sehr warme Extremität |
| Schmerzverstärkung bei Belastung und Beinhochlagerung | Schmerzverstärkung bei Ruhe und im Stehen |
| distal keine Pulse tastbar | distale Schwellung sichtbar |

Beinen, ziehenden Schmerzen in der Wade und Spannungsgefühl mit Schmerzverstärkung bei erhöhtem intraabdominellem Druck (Husten, Schwangerschaft, Obstipation), geschwollene, zyanotisch verfärbte Extremitäten und subfebrile Temperaturen.

**Diagnose:** Wadenschmerz bei Dorsalflexion (Homann-Zeichen), Fußsohlendruckschmerz (Payrsches Zeichen).

**Komplikationen:** postthrombotisches Syndrom, Lungenembolie.

**Therapie:** Ziel ist es, eine Lungenembolie zu verhindern: Kompressionsverband, Bettruhe 7–10 Tage, Antikoagulantientherapie, Fibrinolyse.

### 7.5.9.4 **Postthrombotisches Syndrom**

> **Definition:** Unter dem Begriff des postthrombotischen Syndroms faßt man die Folgen einer tiefen Beinvenenthrombose zusammen.

**Ursachen:** tiefe Beinvenenthrombose und Klappeninsuffizienz.

**Patho:** Die Erkrankung wird auch als chronisch-venöse Insuffizienz (CVI) bezeichnet. Durch die beschädigten Klappen erfolgt ein Rückstau in die Kapillaren mit Flüßigkeitsaustritt ins Gewebe. Das lymphatische System dekompensiert und es kommt zu einem Lymphödem mit Eiweißablagerungen und Hautpigmentierungen. In der Folge entstehen daraus Entzündungen der Haut (Stauungsdermatose). Nach Jahren kann sich dann ein Ulcus cruris (offene Beine) entwickeln. Durch den Rückstau entstehen Kollateralkreisläufe, die die Varizenbildung noch verstärken.

**Symptome:** Schweregefühl, Müdigkeit und Ödembildung an den Beinen, dunkel pigmentierte Haut und Ekzeme an den Unterschenkeln, Geschwürsbildung.

**Therapie:** kurativ nicht möglich. Beine besonders nachts hochlagern (Liegen und Laufen statt Sitzen und Stehen), Kompressionsverband (wird morgens im Bett angelegt), Zinkleinverband (nur auf intakte Haut).

# 8 Das Verdauungssystem

## 8.1 Anatomie und Physiologie des Verdauungssystems

Der Körper kann die Nahrung aufgrund ihrer physikalischen und chemischen Beschaffenheit nicht unmittelbar verwerten. Durch den Verdauungsprozeß wird die Nahrung so verändert, daß sie über das Blut an die Körperzellen herangebracht werden kann. Dies wird durch die mechanische Zerkleinerung und den chemischen Abbau in aufnahmefähige (resorbierbare) Bestandteile erreicht. Beide Vorgänge zusammen nennt man Verdauung *(Digestion)*. Verdauen bedeutet Zerkleinern von aufgenommener Nahrung, deren Lösung in Wasser und deren Abbau durch Enzymtätigkeit in einfache Bestandteile, die dann von den Schleimhäuten aufgenommen werden können. Die Verdauungsorgane bilden einen langen, von Schleimhaut ausgekleideten muskulösen Schlauch (Kanalsystem), der sich von den Lippen bis zum Anus erstreckt. Verschiedene Anhangsdrüsen (z. B. Speicheldrüsen, Leber, Gallenblase und Pankreas) gehören auch zum Verdauungssystem und geben ihr Sekret in den Verdauungskanal ab (Abb. 8-1).

**Aufgaben des Verdauungssystems**

1. *Prüfung* der Nahrungsmittel über Temperaturempfindung, Geschmack und Geruch.
2. *mechanische Zerkleinerung* durch Kauen und durch die Peristaltik von Magen und Darm.
3. *Vermischung der Nahrungsmittel* mit Flüssigkeit und Enzymen.
4. *Aufspaltung der Nahrungsmittel* in einfachere Bestandteile mit Hilfe der Verdauungsenzyme (Katabolismus).
5. *Weitertransport der Nahrungsmittel* durch peristaltische Bewegungen und durch die Gleitfähigkeit des Schleims.
6. *Resorption* (Aufnahme) der verdauten Stoffe in die Blutbahn.
7. *Ausscheidung* der unverdaulichen Nahrungsbestandteile.
8. *Produktion von Verdauungssäften* (Enzyme oder Fermente) durch die Verdauungsdrüsen, um den Abbau bestimmter Nahrungsbestandteile zu ermöglichen oder zu beschleunigen.

### 8.1.1 Die Mundhöhle (Cavum Oris)

#### 8.1.1.1 Die Zunge (Lingua)

Die Zunge besteht aus quergestreifter Muskulatur, deren Fasern quer, senkrecht und längs verlaufen und am Zungenbein befestigt sind. Sie ist von einer Schleimhaut überzogen. Unterhalb der Zunge befindet sich in der Mitte das Zungenbändchen (Frenulum linguae), mit dem die Zunge am Mundgrund befestigt ist. Kleine Erhebungen, die der Zunge ihr rauhes Aussehen verleihen, sind die *Papillen*. Sie enthalten die Geschmacksknospen oder dienen der Tastempfindung. Es gibt vier Arten:

1. *Fadenpapillen* (Papillae filiformes): Sie sind über den ganzen Zungenrücken verstreut und dienen überwiegend der Tastempfindung.
2. *Pilzpapillen* (Papillae fungiformes): Sie befinden sich vor allem an Zungenrand und -spitze und dienen hauptsächlich der Geschmacksempfindung.
3. *Wallpapillen* (Papillae vallatae): Sie liegen im hinteren Teil der Zunge, in einer V-förmigen Anordnung und dienen der Geschmacksempfindung.
4. *Blätterpapillen* (Papillae foliatae): Eine geringe Anzahl dieser Geschmacksknospen findet sich am hinteren Seitenrand der Zunge (Abb. 8-2)

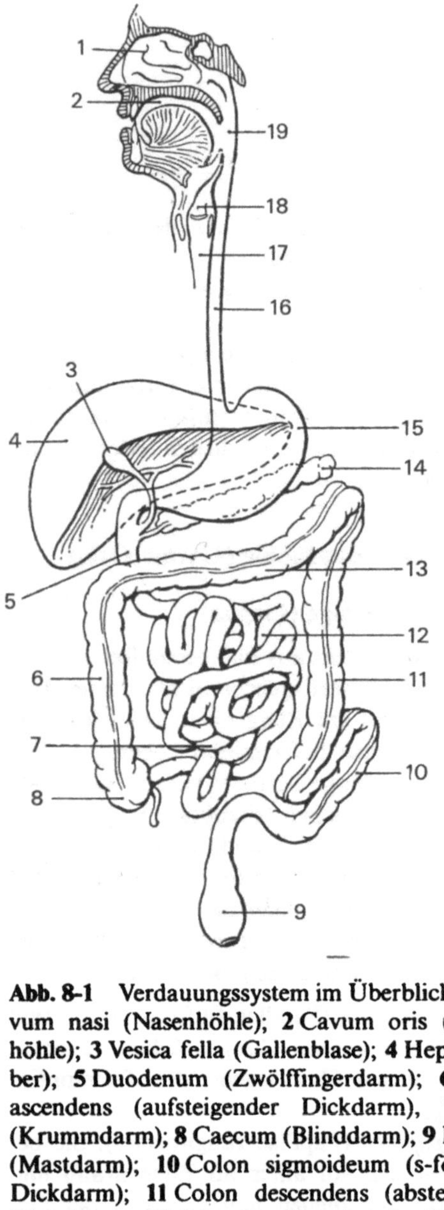


**Abb. 8-1** Verdauungssystem im Überblick. **1** Cavum nasi (Nasenhöhle); **2** Cavum oris (Mundhöhle); **3** Vesica fella (Gallenblase); **4** Hepar (Leber); **5** Duodenum (Zwölffingerdarm); **6** Colon ascendens (aufsteigender Dickdarm), **7** Ileum (Krummdarm); **8** Caecum (Blinddarm); **9** Rectum (Mastdarm); **10** Colon sigmoideum (s-förmiger Dickdarm); **11** Colon descendens (absteigender Dickdarm); **12** Jejenum (Leerdarm); **13** Colon transversum (quer verlaufender Dickdarm); **14** Pankreas (Bauchspeicheldrüse); **15** Ventriculus (Magen); **16** Oesophagus (Speiseröhre), **17** Trachea (Luftröhre); **18** Larynx (Kehlkopf), **19** Pharynx (Rachen).

Mit der Zunge können wir vier verschiedene **Geschmacksqualitäten** feststellen:

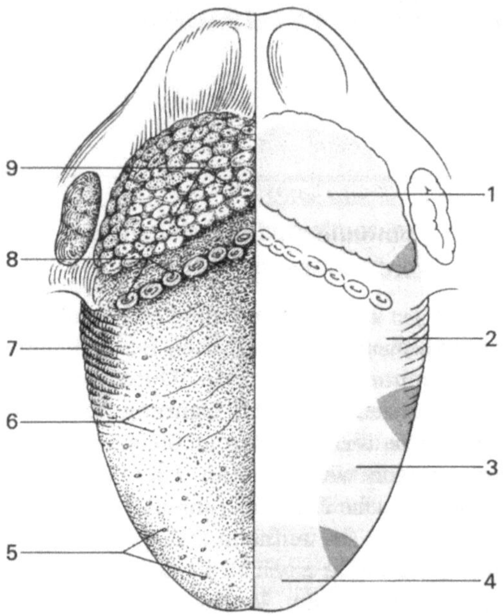


**Abb. 8-2** Orte der Geschmacksempfindung und Verteilung der Papillen. **1** bitter; **2** salzig; **3** sauer; **4** süß; **5** Pilzpapillen; **6** Fadenpapillen; **7** Blätterpapillen; **8** Wallpapillen; **9** linsenförmige Papillen.

1. *süß:* wird vor allem an der Zungenspitze wahrgenommen.
2. *salzig:* vor allem an der Zungenspitze und dem Zungenrand.
3. *sauer:* wird vor allem an den seitlichen Zungenrändern bemerkt.
4. *bitter:* im Bereich der Wallpapillen.

Andere Geschmacksrichtungen kann der Mensch nicht über die Zunge wahrnehmen, sondern dies wird durch den Geruch vermittelt. Die Zunge kann zudem noch tastbare Unterschiede erkennen (z. B. cremig, rauh, glatt).

**Funktion der Zunge**

- Nahrungszerkleinerung durch Zerdrücken von Nahrung
- Transport der Nahrung
- Verschluß der Mundhöhle beim Schlucken
- Hilfe beim Sprechen
- Schutzfunktion durch Temperatur und Schmerzwahrnehmung

- Sinneswahrnehmung (Geschmack)
- Reinigung der Mundhöhle

#### 8.1.1.2 Die Speicheldrüsen (Glandulae salivalis)

Die Speicheldrüsen (Abb. 8-3) werden wegen der Art ihres Aufbaus *tubuloazidäre Drüsen* genannt. Sie produzieren zwei verschiedene Arten von Sekret. Der zähflüssige *(muköse)* Speichel enthält vor allem Schleim und macht die Nahrung gleitfähig. Der dünnflüssige *(seröse)* Speichel enthält Ptyalin, ein Enzym, das Kohlenhydrate spaltet. Die drei Speicheldrüsen in der Mundhöhle kommen beim Menschen paarig vor:

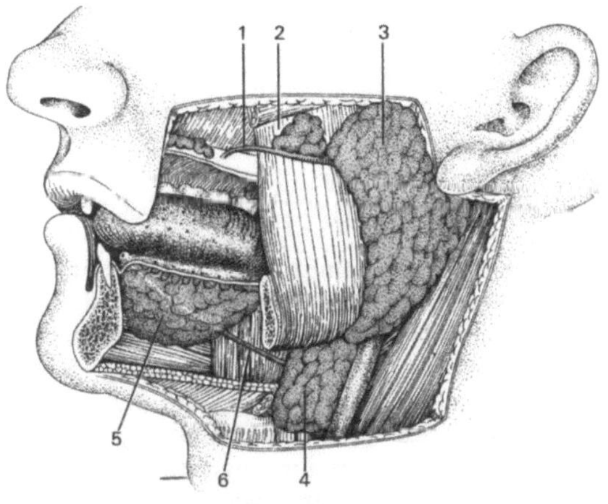


**Abb. 8-3** Die Speicheldrüsen. **1** Ausführungsgang der Ohrspeicheldrüse (Ductus parotideus); **2** Kaumuskel (Muskulus masseter); **3** Ohrspeicheldrüse; **4** Unterkieferspeicheldrüse; **5** Unterzungenspeicheldrüse; **6** Ausführungsgang der Unterkieferspeicheldrüse (Ductus Whartoni).

1. *Ohrspeicheldrüse* (Glandula parotis): Sie liegt vor dem Ohr und ihr Ausführungsgang mündet in Höhe des zweiten oberen Mahlzahns in den Vorhof des Mundes. Sie produziert vor allem serösen Speichel.
2. *Unterkieferspeicheldrüse* (Glandula submandibularis): Sie liegt unterhalb des Unterkiefers und ihr Ausführungsgang mündet auf der kleinen Warze (Caruncula sublingualis) unter der Zunge in den Mundraum. Die Unterkieferspeicheldrüse produziert mukösen und serösen Speichel.
3. *Unterzungenspeicheldrüse* (Glandula sublingualis): Sie liegt unter der Schleimhaut des Mundbodens und mündet seitlich der kleinen Warze in den Mundraum. Die Unterzungenspeicheldrüse produziert vor allem mukösen Speichel.

Täglich werden bis zu 1,5 l Speichel produziert. Er besteht aus Wasser, Schleim, Kalksalzen (Zahnstein), Rhodankalium (bakterienabtötend) und Enzymen. Die Speichelabsonderung wird vom Parasympathikus gefördert und vom Sympathikus gehemmt. Geruch, Anblick oder die bloße Vorstellung, besonders aber der Kontakt mit Nahrung, regen die Speicheldrüsen an.

**Aufgabe des Speichels**

1. *Verdauung* durch Ptyalin (α-Amylase). Es spaltet Stärke (Kohlehydrate) zu Malzzucker. Im sauren Milieu des Magens verliert Ptyalin allerdings seine Wirkung. Deshalb ist es wichtig, lange zu kauen, damit das Ptyalin seine Wirkung entfalten kann.
2. *Abtöten von Bakterien* durch antibakterielle Wirkung.
3. *Mundreinigung.*
4. *Befeuchten der Nahrung,* damit sie gleitfähig wird (durch Mucin).
5. *Lösen von Geschmacksstoffen,* die nur im gelösten Zustand an die Geschmackspapillen kommen.

#### 8.1.1.3 Die Zähne

Die Zähne sind in die Alveolarknochen eingekeilt. Das sind Knochenfortsätze des Unter- und Oberkiefers mit Aussparungen. Am Zahn unterscheidet man die *Zahnkrone*, die sichtbar aus dem Zahnfleisch in die Mundhöhle ragt und die die Schneide- oder Kaufläche trägt, und den *Zahnhals*, der vom Zahnfleisch umschlossen ist, aber noch außerhalb des Knochens liegt. Als *Zahnwurzel* bezeichnet man den Teil, der in den Aussparungen des Kiefers sitzt und dort fest verankert ist. Die Anzahl der Wurzeln ist bei einzelnen Zähnen verschieden. Das untere Ende des Zahnes ist die *Wurzel-*

*spitze*, von der aus eine feine Öffnung in den Zahn führt, durch die die Gefäße und Nerven in den Hohlraum des Zahnes *(Pulpahöhle)* gelangen.

Jeder Zahn besteht aus:

- *Zahnbein* oder Dentin, das die Hauptmasse bildet und die Pulpahöhle umgibt.
- *Zahnschmelz* oder Enamelum, das im Kronenbereich das Zahnbein überzieht und die härteste Substanz des Körpers ist.
- *Zahnzement*, der im Wurzelbereich das Zahnbein umgibt und dem Knochengewebe ähnlich ist (Abb. 8-4).

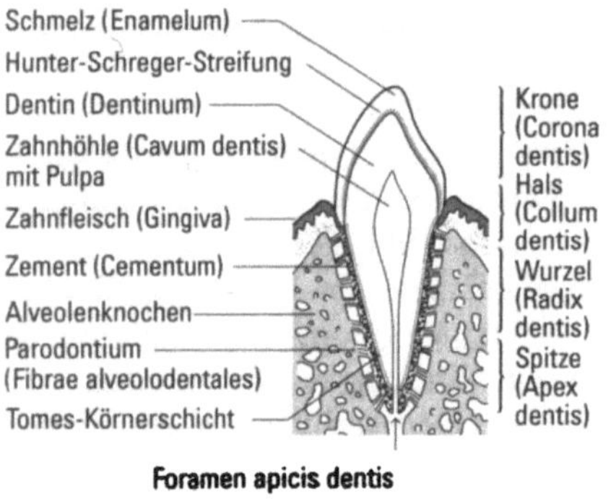


**Abb. 8-4** Schematischer Längsschnitt durch einen Schneidezahn.

### 8.1.1.4 Der Rachenraum (Pharynx)

Im Rachenraum kreuzen sich der Verdauungs- und der Atemtrakt. Sowohl die Mund- als auch die Nasenhöhle stehen mit dem Pharynx in Verbindung. Die Pharynx wird von einer Schleimhaut ausgekleidet. Er wird in drei Abschnitte eingeteilt:

1. *Nasenrachen* (Pars nasalis): oberster Teil mit der Rachenmandel und der Mündung der Ohrtrompete. Er liegt hinter Nasenhöhle und Gaumensegel.
2. *Mundrachen* (Pars oralis): mittlerer und sichtbarer Teil des Rachens. Zu ihm gehören die Gaumenmandeln und die Zungenmandel. Hier kreuzen sich Atem- und Speiseweg.
3. *Kehlkopfrachen* (Pars laryngea): unterster Teil, reicht vom Kehldeckel *(Epiglottis)* bis zum Beginn der Speiseröhre (Abb. 8-5).

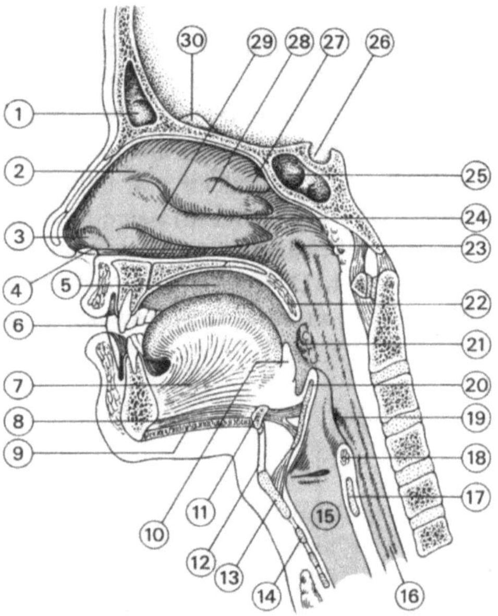


**Abb. 8-5** Längsschnitt durch Mundhöhle, Nasenhöhle, Rachen und Kehlkopf. **1** Stirnhöhle (Sinus frontalis); **2** Nasenhöhle; **3** Nasenvorhof (Vestibulum nasi); **4** Unterer Nasengang; **5** Mundhöhle (Cavum oris); **6** Mundvorhof (Vestibulum oris); **7-9** Muskeln am Zungengrund; **10** Zungengrube (Foramen caecum linguae); **11** Zungenbein (Os hyoideum); **12** Band zwichen Zungenbein und Schildknorpel (Ligamentum thyrohyoideum); **13** Schildknorpel (Cartilago thyreoidea); **14** Ringknorpel (Cartilago cricoidea); **15** Luftröhre (Trachea); **16** Speiseröhre (Ösophagus); **17** Ringknorpel; **18** Muskel des Kehlkopfs; **19** Schleimhautfalte am Kehlkopf; **20** Kehldeckel (Epiglottis); **21** Gaumenmandel; **22** Gaumensegel (Velum palatinum); **23** Mündung der Ohrtrompete; **24** Mittlerer Nasengang; **25** Keilbeinhöhle; **26** Türkensattel (Sella turcica); **27** Obere Nasenmuschel; **28** Mittlere Nasenmuschel; **29** Untere Nasenmuschel; **30** Hahnenkamm (Crista galli).

## 8.1.2 Die Speiseröhre (Ösophagus)

Die Speiseröhre ist ein 25 cm langer muskulöser Schlauch, der Pharynx und Magen mitein-

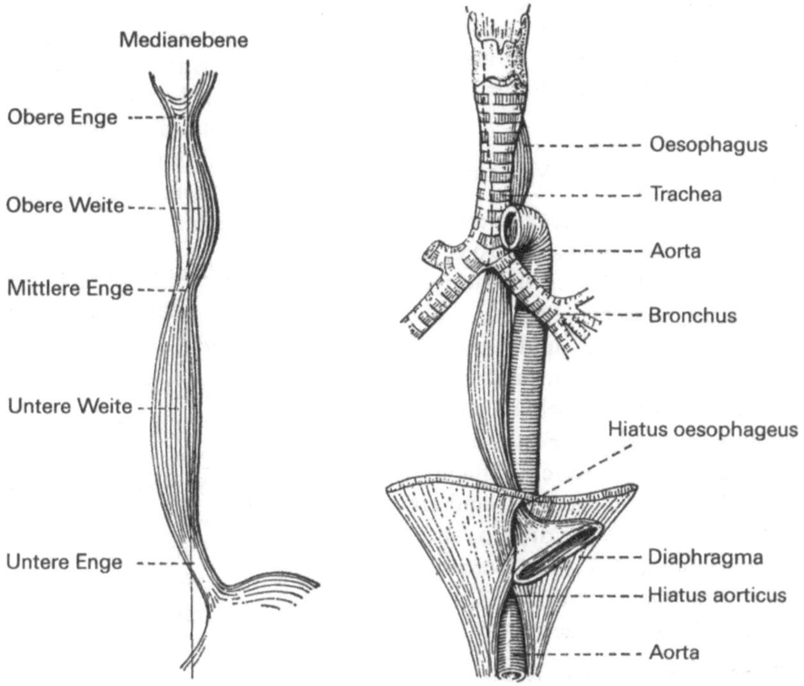


**Abb. 8-6** Die Speiseröhre. Links medialer Schnitt mit Engen. Rechts frontal mit Zwerchfelldurchtritt und Lage von Aorta und Bronchus.

ander verbindet. Sie ist die engste Stelle im Verdauungsrohr. Sie liegt hinter der Luftröhre und tritt durch eine Zwerchfellücke *(Hiatus ösophagus)* in den Bauchraum und mündet in den Magenmund *(Kardia)*. Am Mageneingang befinden sich Ringmuskeln (Ösophagussphinkter). Sie sind in Ruhe geschlossen und verhindern damit, daß die aggressive Magensäure die Schleimhäute des Ösophagus angreifen kann. Die Ringmuskeln erschlaffen automatisch beim Schlucken.

**Wandaufbau der Speiseröhre**

- Innen befindet sich die Schleimhautschicht *(Mukosa)* mit Plattenepithel und Schleimdrüsen.
- Unter der Schleimhaut befindet sich die lokkere Verschiebeschicht aus Bindegewebe *(Submukosa)* mit Nerven, Lymph- und Blutgefäßen.
- Die nächste Schicht besteht aus zirkulären inneren und längsgerichteten äußeren Muskeln *(Muskularis)*.
- Außen wird die Speiseröhre von einer bindegewebigen Hülle *(Adventitia)* umschlossen.

Die Speiseröhre hat drei natürliche *Engen:* Die obere Enge befindet sich am Anfang des Ösophagus hinter dem Ringknorpel des Kehlkopfes. Die mittlere Enge liegt hinter der Luftröhrengabelung (durch den Aortenbogen bedingt). Die untere Ösophagusenge befindet sich an der Durchtrittstelle durch das Zwerchfell (Abb. 8-6).

**Der Schluckakt:** Der Schluckakt wird durch die Berührung von Nahrung mit dem weichen Gaumen ausgelöst. Reflektorisch verschließt der weiche Gaumen mit der *Uvula* (Zäpfchen) den oberen Rachenraum (Pars nasalis), damit keine Speisen in die Nasenhöhle gelangen. Gleichzeitig verschließt der *Kehldeckel* (Epiglottis) den Kehlkopf, damit keine Speisen in den Luftweg gelangen. Diese Vorgänge verlaufen unwillkürlich. Nach Eintritt der Speise in den Ösophagus schiebt eine vegetativ gesteuerte, wellenförmige Kontraktion der Speiseröhrenmuskulatur die Speise in Richtung Magen *(peristaltische Bewegungen)*. Der

Schließmuskel am Mageneingang erschlafft und läßt die Nahrung in den Magen. Der Transport der Nahrung zum Magen ist auch bei Kopfstand möglich, er unterliegt nicht der Schwerkraft.

### 8.1.3 Der Magen (Ventriculus, Gaster)

Unterhalb des Zwerchfells erweitert sich das Verdauungsrohr sackartig zum Magen. Seine Lage ist im Oberbauch überwiegend links der Mittellinie, zwischen Milz und Leber, vor der Bauchspeicheldrüse und unter der linken Zwerchfellkuppe. Form und Lage des Magens sind aber sehr wechselhaft und hängen vom Füllungszustand, der Festigkeit seiner Aufhängung und vom Zwerchfellstand bei der Atmung ab. Er kann sich auf- und abwärts bewegen und sich teilweise drehen, aber auch durch starke Füllung bis zum Herzen drücken wie beim Roemheld-Syndrom. Das Fassungsvermögen des Magens beträgt ca. 1,2–1,6 l.

**Abschnitte des Magens** (Abb. 8-7):

- *Kardia* (Mageneingang)
- *Fundus* (Magengrund)
- *Corpus* (Magenkörper);
- *Antrum* pyloricum (Magenausgangsteil)

Die zwei bogenförmigen seitlichen Begrenzungen des Magens heißen *Innenkrümmung* (kleine Kurvatur) und *Außenkrümmung* (große Kurvatur). Der Mageneingang ist die Einmündungsstelle des Ösophagus mit dem Ösophagussphinkter. Der Magenausgang heißt Pförtner *(Pylorus)*, ein Ringmuskel (Sphincter pylori), an den sich der Zwölffingerdarm anschließt.

**Aufbau der Magenwand**

Die Magenwand ist aus vier Schichten aufgebaut:

1. *Mukosa* (Schleimhautschicht): Sie bildet, wenn der Magen leer ist, viele Falten (Rugae).
2. *Submukosa* (Verschiebeschicht): Bindegewebsschicht mit Nerven sowie Blut- und Lymphgefäßen.
3. *Muskularis*, eine Muskelschicht mit drei Anteilen:
   - innere schrägverlaufende Muskelschicht, die Festigkeit verleiht
   - mittlere zirkuläre Muskelschicht, die den Magen vollständig umgibt
   - äußere Längsmuskelschicht, vor allem an den beiden Krümmungen.

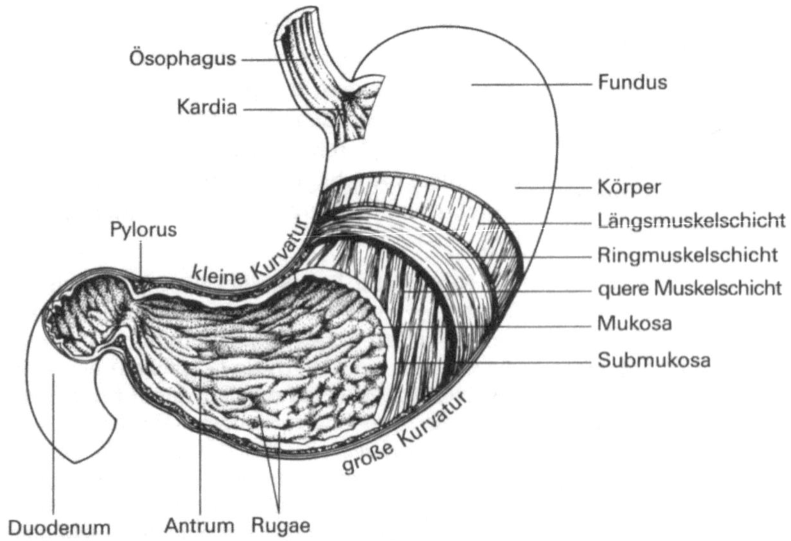


**Abb. 8-7** Der Aufbau des Magens. Gezeigt sind die Wandschichten sowie die Strukturen der äußeren und inneren Oberfläche.

4. *Serosa* (Peritoneum viscerale), die die Magenwand mit glattem, glänzendem Bauchfell überzieht.

**Die Magendrüsen** (exokrine Zellen): Im Magen unterscheiden wir drei Zellarten, die wichtige Sekrete für die Verdauung absondern (sezernieren). Diese Zellen befinden sich in grübchenartigen Vertiefungen mit tubulärer Form (Foveolae gastricae). Folgende Zellen werden unterschieden:

1. *Nebenzellen:* produzieren Schleim (Muzin), der die Magenwand vor dem aggressiven Magensaft schützt.
2. *Hauptzellen:* produzieren zwei Vorstufen von Enzymen für die Eiweißverdauung, das *Pepsinogen* und das *Kathepepsinogen.*
3. *Belegzellen:* Sie produzieren *Salzsäure* (HCl). Die Salzsäure fällt die Eiweiße aus und wandelt die Vorstufen Kathepepsinogen und Pepsinogen in die wirksamen Formen Pepsin und Kathepepsin um. Sie zerstört eingedrungene Bakterien und fördert die Eisenresorption. Weiterhin produzieren die Belegzellen noch den *„intrinsic factor".* Nur mit Hilfe des intrinsic factors kann der Körper im Dünndarm Vitamin $B_{12}$ aufnehmen, das wichtig für die Blutbildung ist.

Täglich werden bis zu 3 Liter Magensaft produziert. Er besteht vor allem aus Wasser, Schleim, Salzen, Salzsäure und Enzymen. Der ph-Wert des Magensaftes schwankt zwischen 2 und 7. Die Enzyme des Magens arbeiten am effektivsten bei pH 2. Auch der Pylorus braucht diesen Wert, um sich öffnen zu können. Beim Kind wird noch Labferment zur Milchverdauung gebildet.

**Funktion des Magens**

- *Speicher* für aufgenommene Nahrung
- *Erwärmung* der Nahrung
- *Durchmischung* der Nahrung
- *Weiterbeförderung* der Nahrung
- Einleitung der *Eiweißverdauung*
- *Schutzfunktion* durch HCl
- Bildung des *intrinsic factors* für die Vitamin-$B_{12}$-Aufnahme.

**Die 3 Phasen der Magenverdauung:** Bei der Verdauung der Nahrung im Magen werden drei Phasen unterschieden, die jeweils Einfluß auf die Bewegung des Magens und die Magensaftproduktion nehmen:

1. *Kephal-vagale Phase* (nervös-reflektorisch): Sie wird über Geruch, Geschmack oder Erinnerung an bestimmte Speisen durch einen bedingten Reflex eingeleitet (z. B. wenn uns beim Anblick einer Speise das Wasser im Mund zusammenläuft). Hierbei kommt es durch die Stimulierung der Magenzellen über den Vagus reflektorisch zur Magensaftproduktion und zu stärkerer Magenbewegung. Der Parasympathikus fördert und der Sympathikus hemmt die Bewegung und die Magensaftproduktion.
2. *Gastrische Phase:* Durch die Dehnung des Antrums, den alkalischen Speisebrei und durch Nahrungsbestandteile wird über Chemo- und Dehnungsrezeptoren *Gastrin* freigesetzt. Gastrin ist ein Gewebshormon und regt über den Blutweg die Magensaftproduktion an. Die Dehnung des Magens bewirkt eine reflektorische Steigerung der Magenbewegung.
3. *Intestinale Phase:* Gelangt der angesäuerte Nahrungsbrei (Chymus) ins obere Duodenum, dann wird *Enterogastron* ausgeschüttet, das die Magenperistaltik und Magensaftsekretion hemmt. Enterogastron wirkt antagonistisch zu Gastrin. Die Nahrung wird so im Duodenum portionsweise verarbeitet und alkalisiert.

Der Magen führt peristaltische und segmentale Bewegungen aus. Dadurch wird die Nahrung durchmischt, stärker zerkleinert und weitertransportiert. Der Speisebrei bleibt 1–5 Std. im Magen, Fette ca. 5 Std., Eiweiß ca. 3 Std., Kohlenhydrate ca. 1 Std., Flüssigkeiten nur wenige Minuten.

### 8.1.4 Der Dünndarm (Intestinum tenue)

Der Dünndarm ist ein langer muskulöser Schlauch, der an der Magenpforte (Pylorus) beginnt und am Dickdarm endet. Er ist ca. 4 m lang und hat einen Durchmesser von 2,5–4,0 cm. Der Dünndarm besteht aus drei Abschnitten:

**Duodenum** (Zwölffingerdarm): Es ist 25–30 cm lang, umschließt den Pankreaskopf und ist an der Hinterwand der Bauchhöhle befestigt. Es ist wiederum in drei Teile unterteilt: den Bulbus duodeni, den absteigenden und den aufsteigenden Schenkel. In das Duodenum mündet an der *Vaterschen Papille* der Gallengang zusammen mit dem Ausführungsgang des Pankreas. Durch den Kontakt mit dem Chymus werden durch Chemorezeptoren folgende Hormone ausgeschüttet:

1. *Enterogastron:* Antagonist zum Gastrin
2. *Cholezystokinin:* bewirkt die Kontraktion und Entleerung der Gallenblase
3. *Pankreozymin:* bewirkt die Ausschüttung der Pankreassäfte;
4. *Sekretin:* bewirkt eine Erhöhung des Bikarbonatanteils in Galle- und Pankreassaft.

**Jejenum** (Leerdarm): 2/5 des Dünndarms liegt links oben im Bauchraum.

**Ileum** (Krummdarm): Entspricht 3/5 des Dünndarms, liegt rechts unten im Bauchraum.

**Aufbau der Dünndarmwand:** Prinzipiell ist der gesamte Verdauungstrakt mit Mukosa, Submukosa, Muskularis und Adventitia ähnlich aufgebaut. Beim Dünndarm unterscheidet sich die Mukosa allerdings von dem übrigen Verdauungstrakt. Die Oberfläche beträgt insgesamt 300 $m^2$ und vergrößert damit die Resorptionfläche. Es handelt sich dabei um folgende Strukturen:

- *Kerckringsche Falten:* springen in das Darmlumen vor.
- *Zotten* (Villi): ragen in das Lumen hinein und besitzen ein Netzwerk von Kapillaren und ein zentrales Lymphgefäß. Sie dienen der Resorption der Nahrungsbestandteile. Das Blut nimmt die Kohlenhydrate und Eiweiße auf, das Lymphgefäß die Fette (Abb. 8-8).
- *Mikrovilli:* sitzen auf der freien Oberfläche der einzelnen Darmepithelzellen.
- *Lieberkühnsche Krypten:* Vertiefungen zwischen den Zotten, in denen sich die Dünndarmdrüsen befinden (Abb. 8-8).

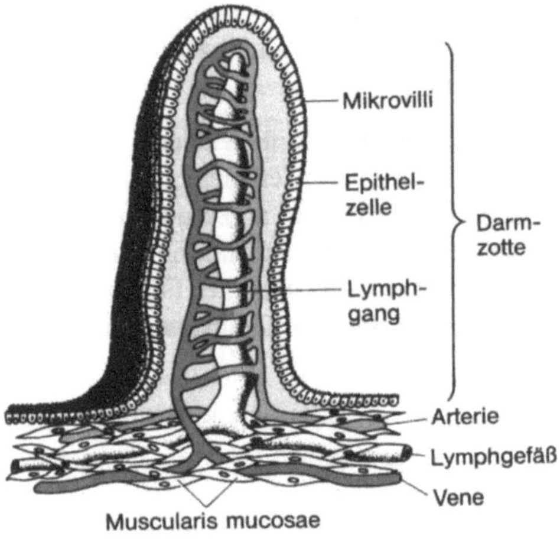


**Abb. 8-8** Schema einer Dünndarmzotte.

**Zellarten des Dünndarms**

1. *Epithelzellen,* deren Stammzelle in den Krypten sitzt und sich teilt. Die neu entstandenen Zellen schieben sich gegenseitig bis zur Zottenspitze und erneuern dadurch alle Darmzellen. Sie brauchen ca. 36 Stunden bis zur Zottenspitze. In 2–4 Tagen werden alle Epithelien einmal erneuert.
2. *Enterokinase produzierende Zellen,* die Trypsinogen und Chymotrypsinogen (Pankreasenzyme) aktivieren. Auch diese Zellen befinden sich in den Krypten.
3. *Panethsche Körnerzellen,* die Verdauungsenzyme abgeben und in den Krypten sitzen.
4. *Becherzellen,* die alkalischen Schleim abgeben, der im Darmlumen eine Schutz- und Gleitschicht bildet. Diese Zellen befinden sich in den Lieberkühnschen Krypten, aber auch außerhalb.
5. *Brunnersche Drüsen,* die nur im Duodenum vorkommen und alkalischen Schleim abgeben.
6. *Peyersche Plaques* sind Lymphfollikelansammlungen im Ileum, die der Abwehr dienen. Im Jejenum gibt es nur einzelne Lymphfollikel (Solitärfollikel).

**Verdauungsenzyme des Dünndarms**

1. *Darmlipase* spaltet einen weiteren Teil der Neutralfette in Glycerin und Fettsäuren.

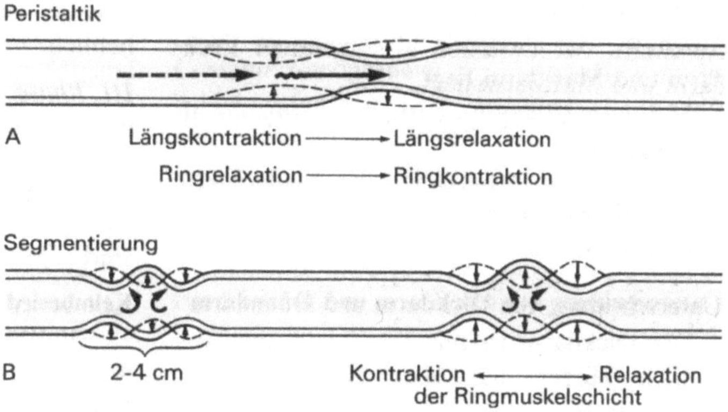


**Abb. 8-9** Bewegungen des Dünndarms.

2. *Glukosidasen* spalten Disaccharide in einfache Zucker.
3. *Erepsin* baut Eiweiße (Polypeptide) zu Aminosäuren ab.

**Funktion des Dünndarms**

- *Aufspaltung* der Nahrung in resorbierfähige Teile
- *Resorption* der Nahrung
- *Weiterbeförderung* des Chymus in Richtung Dickdarm

Die **Bewegungen des Dünndarms** werden nerval durch den Sympathikus und Parasympathikus und mechanisch durch den Berührungsreiz der Nahrung gesteuert. Als Bewegungsmuster gibt es vor allem (Abb. 8-9):

1. *Segmentation*: Zusammenziehen und Erschlaffen von einzelnen Darmabschnitten (zur Durchmischung)
2. *Peristaltik:* wellenförmige Bewegung (zur Weiterbeförderung)

## 8.1.5 Der Dickdarm (Colon)

**Abschnitte des Dickdarms** (Abb. 8-10):

- *Blinddarm* (Caecum): mit dem *Wurmfortsatz* (Appendix) und der *Bauhinschen Klappe* (Ileozökalklappe) als Übergang vom Ileum zum Colon. Die Klappe verhindert den Rückfluß vom Dickdarm in den Dünndarm.
- *Aufsteigender Dickdarm* (Colon ascendens): reicht von der Bauhinschen Klappe bis zur rechten Dickdarmkrümmung.
- *Rechte Dickdarmkrümmung* (Flexura coli dextra, Flexura hepatica): liegt unterhalb der Leber.
- *Querliegender Dickdarm* (Colon transversum): reicht von der rechten bis zur linken Krümmung.
- *Linke Dickdarmkrümmung* (Flexura coli sinistra, Flexura lienalis): liegt etwas höher als die Flexura dextra, direkt an der Milz.
- *Absteigender Dickdarm* (Colon descendens): reicht von der linken Krümmung bis zur Lendengrube.

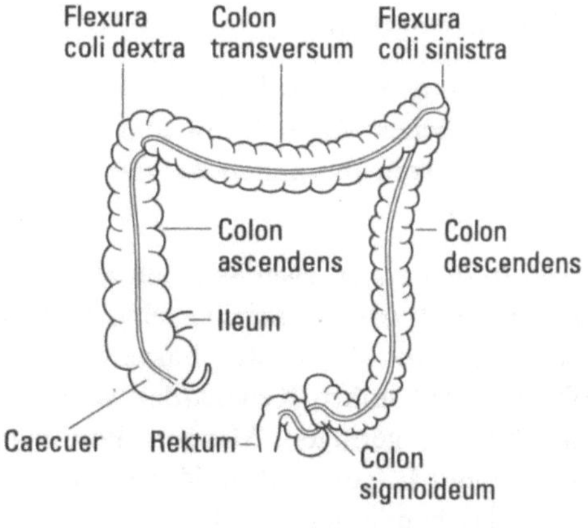


**Abb. 8-10** Die Abschnitte des Kolons.

• *Sigmoid* (Colon sigmoideum): S-förmiger Abschnitt, der zwischen absteigendem Dickdarm und Mastdarm liegt.
• *Mastdarm* (Rectum): enthält die *Ampulle* als Kotbehälter.
• *After* (Anus): ermöglicht die kontrollierte Darmentleerung durch die in der Wand liegenden Schließmuskeln.

**Unterscheidung von Dickdarm und Dünndarm**

• Der Dickdarm ist mit 1,2–2 m Länge wesentlich kürzer, hat aber einen größeren Durchmesser.
• Die längsgerichtete Muskulatur umgibt den Dickdarm nicht vollständig, sondern in drei bandförmigen Streifen, den *Tänien*.
• Die Wand des Dickdarms weist zahlreiche Ausbuchtungen *(Haustren)* und Fettanhängsel auf.
• Die Schleimhaut des Dickdarms besitzt keine Zotten, dagegen besonders tiefe Krypten, die aus vorwiegend schleimbildenden Becherzellen bestehen. Im Bereich des Anus geht das Zylinderepithel in Plattenepithel über.

**Funktion des Dickdarms**

• Wasserresorption
• Elektrolytresorption
• Vitamin K-Bildung durch Kolibakterien;
• Transport und Defäkation.

**Darmflora** (Intestinalflora): Die Besiedlung (Kolonisation) des Darmes mit Bakterien beginnt erst mit der Geburt. Die Besiedlung wird in drei Phasen eingeteilt:

*I. Phase:* Durch den oralen Kontakt des Fötus mit der mütterlichen Vaginalflora und der Perianalflora gelangen die ersten Keime in den Verdauungstrakt.

*II. Phase:* In den ersten zwei Wochen etabliert sich durch die *Brustmilchnahrung* eine Bakterienflora, in der vor allem Bifidobakterien und Laktobazillen mit hohen Keimzahlen vorherrschend sind. In geringen Mengen kommen Bacteroides und E. coli und andere Bakterien vor. Bei Flaschenkindern und Kindern, die durch Kaiserschnitt auf die Welt kamen, unterscheidet sich die Bakterienflora im Darm erheblich.

*III. Phase:* Mit dem *Zufüttern* der ersten Nichtmilchnahrung beginnt ein kritischer Punkt der Floraentwicklung. Es findet eine starke Vermehrung von Bacteroides und Eubakterien statt (auch Clostridien und anaerobe Bakterien sind regelmäßig nachzuweisen).

**Keimbesiedlung** in den verschiedenen Verdauungsabschnitten:

• *Magen, Duodenum und Jejenum:* keimfrei bis keimarm.
• *Ileum:* Zunahme der Laktobazillen und Enterokokken bis zum Übergang zum Dickdarm.
• *Terminales Ileum:* zusätzlich Bifidobakterien, Bacteroides, Eubakterien und in geringen Mengen auch Clostridien und andere Bakterien, die aus dem Kolon aufsteigen.
• *Kolon:* v. a. Bifidobakterien, Bacteroides und Eubakterien. In geringer Konzentration sind Clostridien, anaerobe Kokken, Enterokokken, Streptokokken, E. coli und andere nachzuweisen.

Insgesamt beträgt der Anteil von Bifidobakterien und Bacteroides zusammen > 60% der Keimflora, von Eubakterien 20–25% und von E. coli 1%. Im Kolon erfolgt ein Anstieg der Bakterien um den Faktor 100.000. Dies kommt vor allem durch einen alkalischeren pH-Wert zustande, der das Wachstum der Bakterien begünstigt, während im Ileum durch einen etwas saureren pH-Wert das Bakterienwachstum eingedämmt wird. Die Stoffwechselleistung der Darmbakterien ist erheblich, so daß teilweise von der „zweiten Leber" gesprochen wird. Viele Stoffwechselprodukte der Darmbakterien sind für den Organismus jedoch nicht nützlich, sondern sie können ihm sogar schaden. Alkohol oder Ammoniak z. B. belasten die Leber. Bei eiweiß- und fettreicher Ernährung und einem pH-Wert > 6,0 sind Clostridien in der Lage, aus Gallensäure Stoffe zu bilden, die kanzerogene Wirkung haben und die für die Entstehung eines Dickdarmkarzinoms von großer Bedeutung sind. Unter ähnlichen Bedingungen entstehen auch Östrogene aus den Gallensäuren, die wiederum das Entstehen eines Mammakarzinoms begünstigen können.

### 8.1.6 Das Bauchfell (Peritoneum)

Das Peritoneum ist eine der drei serösen Häute, die der Mensch besitzt. Es kleidet die

Bauchhöhle aus (Peritoneum parietale). Das Eingeweideblatt (Peritoneum viscerale) überzieht die in der Bauchhöhle liegenden Organe und bildet Falten *(Mesenterien)*, an denen diese Organe aufgehängt sind. Die Bauchhöhle enthält normalerweise etwas Flüssigkeit. Die Bauchorgane können sich im Bauchraum nicht voneinander abheben, sondern sich nur gleitend aneinander vorbeischieben. Der tiefste Punkt (Schüttstein der Bauchhöhle) ist der *Douglas-Raum* (Excavatio rectovesicalis). Als *Bauchraum* wird der gesamte Raum zwischen Zwerchfell und Beckenboden bezeichnet, als *Bauchhöhle* der vom Peritoneum ausgekleidete Teil.

**Beziehung der Bauchorgane zum Peritoneum:**

- Innerhalb des Bauchfells *(intraperitoneal)* liegend: Magen, Jejenum, Ileum, Colon transversum, Sigmoideum, Leber, Milz, Uterus, Ovarien.
- Hinter dem Bauchfell *(retroperitoneal)* liegend: Duodenum, Colon ascendens, Colon descendens, oberer Teil des Rectums, Pankreas, Nieren, Harnleiter, Aorta, Vena cava.
- Außerhalb des Bauchfells *(extraperitoneal)* liegend: unterer Teil des Rectums, Genitalorgane ab Uterus und Harnblase.

## 8.2 Untersuchungsmethoden des Verdauungstraktes

**Rektale Untersuchung:** Digitale Untersuchung des Rektums mit dem Finger in Knie-Ellenbogen-, Seiten- oder Steinschnittlage (z. B. um Prostatavergrößerungen und Veränderungen des Rektums zu ertasten).

> **Hinweis:** Die Prostata darf vom Heilpraktiker nicht untersucht werden!

**Röntgenkontrastuntersuchung:** Durch Einnahme von Kontrastbrei (Barium) können Speiseröhre, Magen und Darm röntgenologisch dargestellt werden. Eine Angiographie der Eingeweidearterien wird durch Kontrastmittelinjektion erreicht.

**Computertomographie:** röntgenologische Schichtaufnahmen zur Bestimmung von Organform, -größe, und raumfordernden Prozessen.

**Sonographie:** Ultraschalluntersuchung, auch in Verbindung mit Endoskopie.

**Manometrie:** Druckmessung in der Speiseröhre zur Bestimmung von Peristaltikstörungen.

**Endoskopie:** z. B. Ösophagoskopie, Gastroskopie, Enteroskopie oder Kolonskopie. Mit Hilfe optischer Geräte, die in das Verdauungsrohr gebracht werden, können direkt die Schleimhäute betrachtet und Gewebeproben zur Biopsie entnommen werden.

**Histologische Untersuchung:** Entnahme von Gewebsproben, die mikroskopisch untersucht werden, um Zellveränderungen zu bestimmen.

**Stuhluntersuchungen:** Stuhl kann auf verschiedene Qualitäten hin untersucht werden wie

- *Beschaffenheit:* Konsistenz, Farbe, Geruch
- *Beimengungen:* Schleim, Eiter, Blut, Parasiten
- *Mikroskopisch:* Salmonellen und andere Erreger
- *Chemisch:* okkultes Blut z. B. durch Hämoccult Test

**Sekretionsanalysen:** Der Magensaft wird auf Menge und Zusammensetzung untersucht.

**Labor**

- *BSG:* bei akuten und chronischen Entzündungen erhöht wie z. B. bei M. Crohn, Colitis ulcerosa oder Tumor.
- *Hämoglobin:* erniedrigt bei Anämien durch Blutungen, Eisenmangel, Entzündungen, Tumor. Bei M. Crohn und Colitis ulcerosa ist die makrozytäre Anämie ein Leitsymptom; bei Vitamin $B_{12}$ und Folsäuremangel besteht eine mikrozytäre Anämie.
- *Gesamteiweiß:* z. B. Verminderung bei exsudativer Enteropathie (Sprue) oder bei Entzündungen (z. B. M. Crohn und Colitis ulcerosa).

## 8.3 Erkrankungen des Verdauungssystems

### 8.3.1 Leitsymptome

#### 8.3.1.1 Akutes Abdomen

**Definition:** Akutes Abdomen ist ein Begriff für eine meist akut einsetzende lebensbedrohliche Erkrankung mit spezifischen Beschwerden im Bauchraum (Syndrom).

**Patho:** Bei Vorliegen eines akuten Abdomens ist unbedingt eine Klinikeinweisung erforderlich, damit möglichst schnell geklärt werden kann, ob eine Operation nötig ist. Die Ursachen eines akuten Abdomens können auch außerhalb des Abdomens liegen. Es werden verschiedene Schmerztypen unterschieden:

- Der *viszerale Schmerz* ist dumpf und schwer lokalisierbar. Die durch einen schädigenden Reiz betroffenen unpaarigen Bauchorgane projizieren den Schmerz beidseitig der Abdominalmittellinie. Bei den paarigen Bauchorganen läßt sich die Seite bestimmen und der Schmerz ist zusätzlich krampfartig, brennend und bohrend. Schwitzen, Ruhelosigkeit, Übelkeit, Erbrechen und Blässe sind Begleitsymptome.
- Der *parietale* (somatische) *Schmerz* ist ein intensiver und gut lokalisierbarer Schmerz. Er entsteht durch eine Reizung des Peritoneums. Bewegungen und Erschütterungen verstärken den Schmerz, so daß der Patient eine Schonhaltung einnimmt (z. B. angewinkelte Beine).
- *Fortgeleiteter Schmerz* ist ein gewöhnlich gut lokalisierbarer Schmerz an entfernten Arealen, z. B. Gallenkolikschmerzen im Bereich des auf der gleichen Seite befindlichen Schulterblattes. Ursache dafür ist der gemeinsame Verlauf von Nervenbahnen.

**Symptome:** akut auftretende Schmerzen im Bauchraum mit Abwehrspannung (Bauchwand ist hart gespannt), Peristaltikstörungen mit Störung der Darmentleerung (häufig ohne Geräusche, Hyperperistaltik aber auch möglich) und Schocksyptomen, Verschlechterung des Allgemeinzustandes, evtl. Fieber.

**Therapie:** Das akute Abdomen erfordert eine sofortige Klinikeinweisung und meist eine Operation. Wichtig: keine orale Nahrungszufuhr, sondern nur Infusionen geben.

**Differentialdiagnose des akuten Abdomens** (Tab. 8-1):

Im folgenden die wichtigsten **extraabdominellen Ursachen:**

- *Kardiovasculäre Erkrankungen:* Herzinfarkt, Perikarditis, Aneurysma;
- *Pulmonale Erkrankungen:* Pneumonie, Pleuritis, Lungenembolie;
- *Stoffwechselentgleisung:* Urämie, Elektrolytentgleisungen, Diabetes;
- *Exogene Intoxikation:* Vergiftungen durch Blei, Thallium, Arsen;
- *Bluterkrankumgen:* Leukämie, Hämophilie, Hämolyse;
- *Erkrankungen des Nervensystems:* Tabes dorsalis, Lähmungen, Bandscheibenvorfall.

#### 8.3.1.2 Sodbrennen

**Definition:** Ein Symptom verschiedenartiger Erkrankungen im Speiseröhren-Magen-Abschnitt, mit brennendem Schmerz in der Magengegend, der in die Speiseröhre aufsteigt.

**Ursachen:** funktionelle oder organische Störungen, Über- oder Untersäuerung des Magens, Entzündung der Speiseröhre (Ösophagitis), Zwerchfellbruch (Hiatushernie), Reflux, Magengeschwür oder Magenkrebs, Pylorusstenose, Verlagerung des Magens bei Adipositas und Schwangerschaft, Gallenblasenerkrankung.

**Therapie:** Beseitigung der Grunderkrankung, Antazida und Spasmolytika.

#### 8.3.1.3 Singultus (Schluckauf)

**Definition:** Plötzlich auftretende, oft rhythmische Kontraktionen des Zwerchfells.

**Ursachen:** Gallenblasenentzündung (Cholezystitis), Tumoren, Entzündungen im Brustraum mit Reizung des N. phrenicus (Perikarditis, Mediastinitis).

Tab. 8-1: Ursachen der Schmerzen im Abdomen nach Lokalisation.

| **Schmerz im rechten Oberbauch** | | **Schmerz im mittleren und linken Oberbauch** | |
|---|---|---|---|
| **Galle** | Cholelithiasis, Cholezystitis, Gallenblasenempyem, -perforation | **Herz** | Myokardinfarkt, Perikarditis, Aneurysma |
| **Leber** | Leberabszeß, Hepatitis, Pfortaderstau, Pfortaderthrombose, Leberruptur | **Ösophagus** | Karzinom, Ruptur, Ösophagitis |
| **Magen-Darm** | Ulkus, Ulkusperforation, Tumor, Appendizitis, akute Gastritis | **Magen-Darm** | Frühstadium der akuten Appendizitis, Tumor, Ulkus, Ulkusperforation, Nabelhernie |
| **Niere** | Kolik, Infarkt, Pyelitis, Nephrolithiasis, Blutung | **Niere** | Kolik, Infarkt, Blutung, Pyelitis |
| **Lunge** | Pneumonie, Infarkt, Pneumothorax, Pleuritis | **Lunge** | Pneumonie, Infarkt, Pneumothorax, Pleuritis |
| **Pankreas** | Pankreatitis, Kopftumor | **Pankreas** | Pankreatitis, Nekrose, Tumor |
| | | **Milz** | Tumor, Infarkt, Abszeß, Ruptur |
| **Schmerz im rechten Unterbauch** | | **Schmerz im mittleren und linken Unterbauch** | |
| **Darm** | Appendizitis, Meckelsches Divertikel, Perforation eines Ulkus oder Divertikels, Leistenhernie, Ileitis terminalis, Netztorsion, akute Enteritis | **Darm** | Karzinom, Divertikulitis, Colitis, Netztorsion, Leistenhernie |
| **Niere und Harnwege** | Kolik, Wanderniere, Infarkt, Blutung, Pyelitis, Urinverhalten, Zystitis, Ureterstein | **Niere und Harnweg** | Kolik, Wanderniere, Infarkt, Blutung, Pyelitis, Harnverhalten, Zystitis, Uretersteine |
| **Gefäße** | Beckenvenenthrombose, mesenteriale Lymphadenitis | **Gefäße** | Beckenvenenthrombose |
| **Genitalorgane** | Prostatitis, Tubargravidität, Adnexitis, Ovarialtumor, Douglasabszeß, stielgedrehtes Ovar | **Genitalorgane** | Prostatits, Ovarialtumor, Adnexitis |

**Patho:** Meist tritt der Singultus vorübergehend auf und ist ohne pathologische Bedeutung.

**Therapie:** bei einfachem Schluckauf Entspannungsübungen oder Luftanhalten, sonst Behandlung der Grunderkrankung, Sedativa.

#### 8.3.1.4 **Erbrechen (Emesis)**

**Definition:** Wichtiger physiologischer Reflex, der den oberen Verdauungstrakt rasch von schädlichen Nahrungsbestandteilen be freit und der meist in Verbindung mit Übelkeit *(Nausea)* auftritt.

**Ursachen:**

- *Akutes Erbrechen:* Lebensmittelvergiftung, Gastritis (z. B. durch Alkohol oder Medikamente), Infektionskrankheiten (z. B. Meningitis, Enzephalitis oder Reisekrankheit).
- *Chronisches (anhaltendes) Erbrechen:*

– *Gastrointestinale Erkrankungen:* Ulkus ventriculi et duodeni, Leber-, Galle-, Pankreas-, und Peritonealerkrankungen, nach Magenoperation, Pylorusstenose, Herzinsuffizienz.
– *Metabolische Störungen:* Schwangerschaft, Urämie.
– *Endokrine Störungen:* thyreotoxische Krise, M. Addison.
– *Neurologische und psychische Störungen:* erhöhter Hirndruck (Tumor), Epilepsie, M. Menière (Schwindel und Ohrgeräusche), Anorexia nervosa, Bulimie; vegetativ bedingt bei Schmerzen, Schreck, Angst und Aufregung.
– *Extraintestinale Erkrankungen* (reflexvermittelt): Herzinfarkt, Migräne, Glaukomanfall, Nierenkolik.

**Patho:** Erbrechen wird durch das Brechzentrum in der Medulla oblongata gesteuert. Zunächst wird zunehmende Übelkeit empfunden, die mit einer Hypotonie und Hypomotilität des Magens, Schweißausbruch, Tachykardie und Blässe verbunden ist. Dieser Zustand kann Minuten bis Tage z. B. bei Seekrankheit und Schwangerschaft andauern. Im weiteren Verlauf setzt dann das Würgen ein, mit erhöhtem Druck in Abdomen und Thorax. Der Brechakt erfolgt dann durch kräftige und anhaltende Kontraktion des Zwerchfells und der Bauchwand, während Fundus, Kardia und Ösophagus sich entspannen und Schlund und Mund sich öffnen, kontrahieren Antrum und Pylorus und der Mageninhalt wird ohne Hindernis ausgeworfen.

**Komplikationen:** Aspirationspneumonie (Erbrochenes gelangt in die Lunge), vor allem bei langandauerndem Erbrechen Dehydration (Wasserverlust), metabolische Alkalose (Verschiebung des Säuren-Basen-Haushaltes) und Zahnschmelzschäden.

**Therapie:** Grundleiden behandeln, Flüssigkeits- und Elektrolytzufuhr bei starkem Erbrechen.

#### 8.3.1.5 Diarrhoe (Durchfall)

**Definition:** Als Diarrhoe wird die gehäufte Entleerung von Stühlen über 3 mal/Tag mit einem Wassergehalt von über 80% bezeichnet.

**Ursachen:**

- *akute Diarrhoe:* Viren, Bakterien, Pilze, Parasiten, Strahlen.
- *chronische Diarrhoe:* funktionelle Erkrankungen (Reizkolon), organische Darmerkrankungen (maligne Tumore, Colitis und Divertikulitis), Dünndarmstörungen, Laxanzienabusus (Abführmittel), Pankreaserkrankungen, Leber- und Gallenwegserkrankungen, Nahrungsmittelallergie und parasitäre Infektionen, Hyperthyreose.

**Patho:** Die normale Stuhlausscheidung des gesunden Erwachsenen beträgt 100–250 g/Tag. Bei Diarrhoe kommt es durch den Verlust von Wasser zu Elektrolytverteilungsstörungen. Die wichtigsten Elektrolyte sind Natrium, Kalium, Chlorid und $HCO_3^-$. Besondere Beachtung verdienen die Eiweißverluste im Zusammenhang mit entzündlichen und tumorösen Darmerkrankungen. *Dünndarmdurchfälle* sind meist wässrig durch verminderte Absorption oder eine verstärkte Sekretion im Dünndarm. Sie können durch den Dickdarm kompensiert werden (innerer Durchfall). *Dickdarmdurchfälle* enthalten oft Schleimbeimengungen. Nächtliche Durchfälle sprechen für organischen Ursachen (Karzinom, Colitis ulcerosa, M. Crohn).

**Symptome:** flüssig-breiig, weißlich-gelblich oder grüner Stuhl mit Blut, Eiter oder Schleimbeimengungen, Erbrechen, krampfartige abdominelle Schmerzen.

**Therapie:** Grunderkrankung behandeln, symptomatisch Flüssigkeitssubstitution und Elektrolyte.

**Hinweis:** Durchfall kann immer eine Infektionskrankheit sein, die vom Heilpraktiker nicht behandelt werden darf. Deshalb ist eine Abklärung wichtig.

### 8.3.1.6 Obstipation (Verstopfung)

**Definition:** Als Obstipation bezeichnet man einen verlängerten Aufenthalt des Darminhalts im Intestinaltrakt oder die verzögerte Entleerung von eingedicktem Stuhl mit weniger als 3 Stühle/Woche.

**Ursachen**

- *Medikamentös:* Eisen, Calzium, Sedativa und Laxanzien;
- *Metabolisch-endokrinologisch:* Hypothyreose, Elektrolytstörungen und Hypokaliämie.
- *Gastrointestinal:* Hämorrhoiden und Fissuren.
- *Neurogen:* z. B. Sphincterspasmus im Anus.
- *Mechanisch:* z. B. bei Aszites, Adipositas, schwacher Bauchpresse, Tumor.
- *Traumatisch:* durch Schmerz.
- *Verminderte Wasserretention der Niere:* bei Niereninsuffizienz mit Salzverlust oder Kaliummangel.
- *Ballastsoffarme und flüssigkeitsarme Ernährung.*
- *Bewegungsmangel.*

**Symptome:** Druckgefühl, Blähungen, Schmerzen bei Entleerung.

**Diagnose:** Ausschluß organischer Krankheiten.

**Therapie:** diätetische Maßnahmen wie Frischkost, Ballaststoffe und viel Flüssigkeit, körperliches Training, evtl. Laxanzien, Ursache beheben.

### 8.3.1.7 Blutiger Stuhl

**Definition:** Es handelt sich um Beimengungen von rotem, schwarzem oder okkultem (verborgenem) Blut im Stuhl.

**Ursachen:** starke Blutungen aus dem HNO-Bereich und dem Ösophagus z. B. bei Ösophagusvarizen und Magenkarzinom, Dünn- und Dickdarmerkrankungen.

**Patho:**

- *Rotes Blut:* kommt in der Regel von den unteren Darmabschnitten (Karzinom, Hämorrhoiden).
- *Schwarzes Blut:* kommt in der Regel von oberhalb des Jejenums, da Hämoglobin durch Kontakt mit Salzsäure schwarz wird und als sogenannter *Teerstuhl* erscheint (HNO-Blutungen, Speiseröhre, Magen, Duodenum).
- *Ausnahmen:* Blut, das über 8 Stunden im Darm verweilt, wird schwarz. Massive Blutungen im oberen Bereich können den Magen-Darmtrakt so schnell passieren, daß es nicht mit Salzsäure in Verbindung kommt und deshalb rot erscheint. Auch bei Anazidität im Magen bleibt das Blut rot.

**Diagnose:** Hämoccult-Test oder ähnliche Verfahren.

**Hinweis:** Blut im Stuhl ist immer *Krebsverdacht.*

## 8.3.2 Erkrankungen der Mundhöhle

**Wichtig:** Gemäß § 6 Heilpraktikergesetz (HPG) und dem Gesetz über die Ausübung der Zahnheilkunde darf der Heilpraktiker die Mundhöhle nicht behandeln.

### 8.3.2.1 Stomatitis simplex

**Definition:** Bakteriell bedingte Entzündung der Mundschleimhaut.

**Ursachen:** Infektionskrankheit, Langzeitbehandlung mit Kortison, Parodontose, Zahnfleischentzündung durch ungenügende Mund- und Zahnpflege.

**Symptome:** schmerzhafte Schleimhautschwellung, belegte Zunge, Mundgeruch (Foetor ex ore).

### 8.3.2.2 Stomatitis aphtosa

**Definition:** Mundschleimhautentzündung, bei der sich graugelbe, flach erhabene Herde bilden, die dann in sehr schmerzhafte *Erosionen* (Aphten) mit bis zu 3 wöchiger Dauer übergehen.

**Ursachen:** Viren, Stoffwechselstörungen, Allergien.

**Symptome:** sehr schmerzhafte Erosionen, Mundgeruch, Lymphknotenschwellung.

#### 8.3.2.3 Mundwinkelrhagaden

**Definition:** Rhagaden sind schlecht heilende Einrisse in den Mundwinkeln.

**Ursachen:** Mangelernährung und Resorptionsstörung mit Mangel an Vitamin $B_{12}$ und Eisen.

#### 8.3.2.4 Soor (Candidiasis)

**Definition:** Pilzerkrankung, die sich auf der Mundschleimhaut und bis zum Anus ausbreiten kann.

**Ursachen:** Abwehrschwäche, lokal auch durch Mundtrockenheit, Antibiotika, Diabetes mellitus, Vergiftungen.

**Symptome:** weiße Stippchen bis weißer, gelbbrauner, leicht abwischbarer Belag, starke Schluckbeschwerden und Brennen.

**Therapie:** Nystatin (Antimykotikum).

#### 8.3.2.5 Parotis epidemica (Mumps)

**Definition:** Virusinfektion, deren hervorstechendstes Merkmal die Schwellung der Ohrspeicheldrüsen ist. Sie wird auch Ziegenpeter genannt. *Wichtig:* Für den Heilpraktiker besteht bei Mumps Behandlungsverbot (§ 45 HPG).

**Erreger:** Mumpsvirus.

**Verbreitung:** weltweit, Jungen sind doppelt so häufig betroffen wie Mädchen, vor allem im Alter zwischen 3 und 8 Jahren.

**Infektionsquelle:** Mensch, Tröpfcheninfektion, Ansteckungsgefahr bereits 6 Tage vor Krankheitsausbruch und bis zu 3 Wochen danach.

**Inkubationszeit:** 16–18 (–35) Tage.

**Symptome:** Es kommt zu Krankheitsgefühl mit Fieber, Kopf- und Gliederschmerzen, Anschwellen der Ohrspeicheldrüse. Meistens ist zuerst die linke Seite betroffen, nach ein paar Tagen schwillt die rechte Seite an. Durch die druckempfindliche Schwellung vor dem Ohr ist das Ohrläppchen charakteristisch abgehoben. Durch die Schwellung auch der Umgebung besteht eine Kieferklemme und Schmerzen beim Kauen. Nach 5–8 Tagen kommt es zum Fieberabfall und zum Rückgang der Schwellung.

**Komplikationen:** Hodenentzündung *(Orchitis)* mit Sterilitätsgefahr bei 30 % der nach der Pubertät auftretenden Erkrankungen. Häufig sind nicht nur die Ohrspeicheldrüsen, sondern auch andere drüsige Organe betroffen wie Unterkiefer-, Unterzungenspeicheldrüse und das Pankreas, ebenso das ZNS, und es kann zu Meningitis oder Enzephalitis kommen.

**Diagnose:** Erregernachweis im Speichel, Blut und Liquor; Antikörpernachweis durch Komplementbindungsreaktion und ELISA-Test.

**Therapie:** Bettruhe bis 3 Tage nach Abklingen des Fiebers, das 7–10 Tage dauert.

#### 8.3.2.6 Speichelsteine

**Definition:** Bei den Speichelsteinen kommt es zu einer Kristallisation einzelner Inhaltsstoffe des Speichels durch ein gestörtes Mischungsverhältnis.

**Ursachen:** zuwenig Trinken (bei älteren Menschen), konstitutionell (lithämische Konstitution).

**Symptome:** Schmerzen während des Essens, die Glandula submandibularis oder sublingualis schwillt an. Abklingen nach 1–2 Stunden.

**Diagnose:** fast immer tastbar oder durch Röntgen feststellbar.

**Therapie:** Schlitzung des Ausführungsgangs oder Totalentfernung der Drüse.

### 8.3.3 Erkrankungen der Speiseröhre

#### 8.3.3.1 Ösophagitis

**Definition:** Akute oder chronische Entzündung der Speiseröhre.

**Ursachen:** zurückfließende Nahrungsreste aus dem Magen (Reflux); erregerbedingt durch Soorösophagitis oder durch schweren Immundefekt; heiße Getränke und Speisen; iatrogen (ärztlich bedingt) z. B. durch steckengebliebene Medikamente; ätzende Flüssigkeit.

**Symptome:** Retrosternalschmerzen (beim Schlucken hinter dem Brustbein), Sodbrennen (in der Magengegend), Regurgitation (Aufstossen und Wiederauswürgen unverdauter Speisen), Dysphagie (Gefühl des Steckenbleibens der Nahrung), gestörtes Schlucken.

**Diagnose:** Ösophagoskopie, histologische Untersuchung, Kultur anlegen.

**Therapie:** Grunderkrankung therapieren. Bei Säuren oder Laugen handelt es sich um einen Notfall: bei Säure Bikarbonat, bei Lauge Essig geben; evtl. auch Wasser oder Milch. *Wichtig:* nicht erbrechen lassen!

#### 8.3.3.2 Refluxkrankheit

**Definition:** Durch den Rückfluß von Magen- bzw. Dünndarminhalt entwickelt sich ein Krankheitsbild, welches klinisch durch Sodbrennen oder Schmerzen gekennzeichnet ist. Oft besteht eine Refluxösophagitis.

**Ursachen:** bei *primärem Reflux* unbekannt (multifaktoriell); bei *sekundärem Reflux* Folge einer organischen Erkrankung von Speiseröhre oder Magen (nach Operation oder Magensonden).

**Patho:** Die *primäre Refluxkrankheit* beruht auf einer Funktionsschwäche des unteren Ösophagussphinkters ohne erkennbare Ursachen. Bei der *sekundären Refluxkrankheit* liegen organisch-pathologische Veränderungen am Ösophagussphinkter, am Ösophagus, am Magen oder an Nachbarorganen zugrunde. Nach deren Ausheilung ist die Refluxkrankheit reversibel. Es gibt auch einen *physiologischen Reflux* durch Fett, Nikotin usw. Die Clearancefunktion (Reinigungsfunktion) bewirkt jedoch durch peristaltische Bewegungen des Ösophagus, daß das Refluxmaterial alsbald in den Magen zurückbefördert wird. Bei *pathologischem Reflux* ist dieser Mechanismus schwach bzw. gestört. Die Schleimhaut wird vor allem durch die Magensäure (HCl) geschädigt.

**Symptome:** Sodbrennen, epigastrisches (über dem Magen) Brennen, Regurgitation, saures Aufstoßen.

**Diagnose:** Endoskopie, Röntgen.

**Therapie:** Allgemeine Maßnahmen: fettarme, kohlenhydratarme Kost, Gewichtsreduktion, kein Nikotin, kein Alkohol, Hochstellen des Kopfendes am Bett. Neutralisation mit Bicarbonat oder Sekretionshemmung von HCl mit $H_2$-Blockern.

#### 8.3.3.3 Ösophagusdivertikel

**Definition:** Sackartige Ausstülpungen der Speiseröhrenwand.

**Ursachen:** Häufig besteht eine anlagebedingte Schwäche der Wandmuskulatur, die dem Druck in der Speiseröhre nicht standhalten kann. Es können aber auch entzündliche Prozesse in der Umgebung die Speiseröhrenwand schwächen.

**Patho:** Durch erhöhten Tonus des unteren Ösophagussphinkters kann es zu einem Druckanstieg im Ösophagus kommen.

**Symptome:** oft keine; erst durch Entzündung der Divertikel kommt es zu Dysphagie, retrosternalem Druckschmerz und Regurgitation.

**Komplikationen:** Durch das Einatmen von zurückfließender Nahrung kann es zu einer Lungenentzündung *(Aspirationspneumonie)* kommen. Faulende Speisereste im Divertikel können einen Durchbruch *(Perforation)* ins Mediastinum verursachen.

**Diagnose:** Röntgenkontrastuntersuchung mit Bariumbrei, der in den Divertikeln zurückbleibt.

**Therapie:** Operative Divertikelentfernung bei größeren Divertikeln oder bei Perforation. Prophylaxe mittels Durchtrennung des Ösophagussphinkters (Kardiomyotomie).

#### 8.3.3.4 Ösophaguskarzinom

> **Definition:** Bösartige Wucherung der Speiseröhrenschleimhaut mit zunehmender Verengung des Durchlasses.

**Ursachen:** Chronische Schädigung der Ösophagusschleimhaut durch chemische oder physikalische Gifte wie Nitrosamine, Schimmelpilztoxine, Alkohol, Nikotin, Tabakkauen, Verätzungen.

**Patho:** Das Ösophaguskarzinom ist der weitaus häufigste Tumor der Speiseröhre. Er ist mit einer besonders schlechten Prognose verbunden. Frühkarzinome werden extrem selten entdeckt. Von dem Tumorleiden sind vor allem Personen mit hohem Zigaretten- und Alkoholkonsum betroffen. Metastasen streuen früh lymphatisch, später hämatogen. Das Karzinom ist meist in den unteren zwei Dritteln lokalisiert. 10 % aller Tumore des Gastrointestinaltraktes betreffen den Ösophagus. Männer zwischen 50–70 Jahren sind 7 mal häufiger betroffen als Frauen.

**Symptome:** immer stärker werdende Schluckstörung *(Dysphagie)*, verstärkte Salviation (Speichelfluß), Völlegefühl und Regurgitation, Schmerzen in der Herzgegend (retrosternale Schmerzen), Husten, eventuell Blut im Stuhl oder Bluterbrechen.

**Diagnose:** Röntgenkontrast, Ösophagoskopie, okkultes Blut im Stuhl.

**Therapie:** Da sich meist frühzeitig Metastasen in Leber und Lunge bilden, sind 2/3 inoperabel; schlechte Prognose.

#### 8.3.3.5 Ösophagusvarizenblutung

> **Definition:** Platzen der erweiterten Speiseröhrenvenen bei Pfortaderhochdruck.

**Ursachen:** Lebererkrankungen (Zirrhose) und Rechtsherzinsuffizienz.

**Patho:** Durch Verengung der Blutstrombahn in der Leber entsteht vor der Leber ein Hochdruck, durch den der Blutstrom der Pfortader sich einen Umgehungskreislauf sucht. Dieser Umgehungskreislauf führt unter anderem zu den Ösophagusvenen, die sich durch den erhöhten Druck zu Varizen erweitern.

**Symptome:** Hämatemesis (Bluterbrechen), Übelkeit, Teerstühle.

**Therapie:** *Notfall!* Blutung wird durch Sklerosierung der Gefäße gestillt. Durch Aufpumpen einer eingeführten Ballonsonde wird versucht, die Varizen abzudrücken.

#### 8.3.3.6 Achalasie (Kardiospasmus)

> **Definition:** neuromuskuläre Erkrankung im Bereich der glatten Muskulatur des Ösophagus (Verkrampfung).

**Ursachen:** unbekannt; funktionelle Störung; Angst und Aufregung wirken auslösend und verstärkend, evtl. psychosomatisch bedingt.

**Patho:** Bei der Achalasie fehlt die normale Peristaltik im Ösophagus durch Degeneration des Auerbachschen Plexus (Nervengeflecht in der Wand des Magen-Darm-Trakts) sowie die regelrechte Erschlaffung des unteren Ösophagussphinkters durch einen erhöhten Ruhetonus. Die Entleerung der Speisen in den Magen erfolgt nur durch den hydrostatischen Druck der in der Speiseröhre stehenden Speisesäule.

**Therapie:** pneumatische Sphinkterdehnung, Operation (Kardiomyotomie).

#### 8.3.3.7 Hiatushernie (Zwerchfellbruch)

> **Definition:** Bei den verschiedenen Formen von Hernien am Hiatus ösophageus ist ein Teil des Magens in den Thoraxraum verlagert.

**Ursachen:** Bindegewebsschwäche, erhöhter intraabdomineller Druck z. B. durch Pressen.

**Patho:** Verschiedene Formen kommen vor:

- *axiale Gleithernie:* (häufigste Form), 50 % davon mit Reflux.
- *paraösophageale Hernie.*
- *Mischhernie.*

Voraussetzung ist eine ungenügende Halterung des Magens in seiner abdominellen Position und eine Ausweitung des Hiatus ösophagei, der Durchtrittsstelle des Ösophagus durch das Zwerchfell (Abb. 8-11).

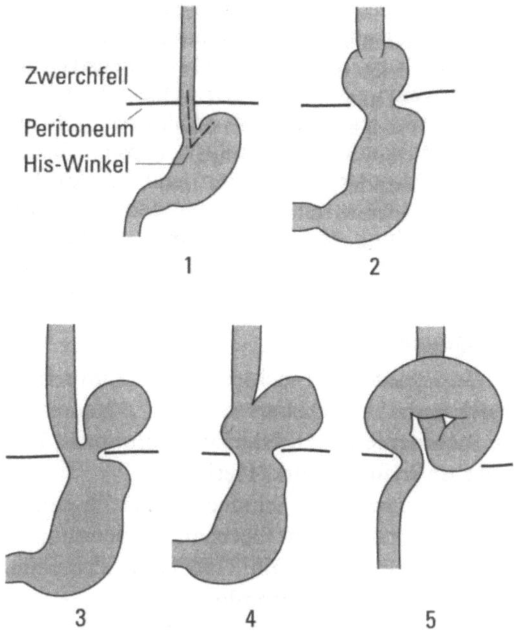


**Abb. 8-11** Hiatushernien. **1.** Normale Situation; **2.** Hiatusgleithernie; **3.** paraösophageale Hernie; **4.** gemischte Hernienform; **5.** der gesamte Magen ist in den Thorax gewandert (sog. Upside-down stomach).

**Symptome:** 50 % symptomlos; sonst Reflux, Sodbrennen, Aufstoßen, pektanginöse Beschwerden.

**Komplikationen:** schwache Blutungen mit Anämie, Einklemmungen mit akutem Abdomen.

**Diagnose:** Röntgenkontrast.

**Therapie:** ohne Beschwerden keine Therapie, sonst wie bei Reflux.

### 8.3.4 Erkrankungen des Magens und Zwölffingerdarms

#### 8.3.4.1 Reizmagen

**Definition:** Funktionelle Störung ohne krankhaften (morphologischen) Befund.

**Ursachen:** Spasmen der Magenmuskulatur, galliger Reflux vom Duodenum in den Magen, psychische Faktoren wie Aufregungen oder Streß.

**Symptome:** Völlegefühl, Druck im Oberbauch, Sodbrennen, Schmerzen in der Magengegend, Zucker-, Alkohol-, Fett- und Kaffeeunverträglichkeit.

**Therapie:** Ernährungsumstellung; keine Säurelocker mehr; Spasmolytika, auch in Form von Tee.

#### 8.3.4.2 Akute Gastritis

**Definition:** Eine in der Regel auf die Schleimhaut beschränkte Entzündung meist klar begrenzter Teile der Magenwand.

**Ursachen:** Alkohol, übermäßige Nahrungszufuhr, Medikamente, Streß, Säuren, Lebensmittelvergiftungen durch Bakterien.

**Patho:** Das Gleichgewicht zwischen Säureproduktion und Schleimhautschutzmechanismen ist gestört. Dadurch kommt es zur lokalen Azidose und zum Gewebeschaden (Schleimhautödem bis Nekrose).

**Symptome:** Druck- und Spannungsschmerz, Völlegefühl, Sodbrennen, Appetitlosigkeit, Übelkeit, Erbrechen, Mundgeruch und belegte Zunge.

**Diagnose:** Gastroskopie, histologische Untersuchung.

**Therapie:** Vorübergehende Nahrungskarenz, Schonkost 1–3 Tage mit Tee und Zwieback.

#### 8.3.4.3 Chronische Gastritis

**Definition:** Es besteht eine entzündliche Veränderung der Magenschleimhaut mit endogenen oder exogenen Ursachen über eine Dauer von mehr als einem 1/2 Jahr.

**Ursachen**

- *Exogen:* Alkohol, Koffein, Nikotin, thermische Reize, Säuren.
- *Endogen:* Reflux gallehaltigen Dünndarminhalts, Diabetes mellitus, Urämie, Stauung bei Herzinsuffizienz und Leberzirrhose, Pankreati-

tis; das Bakterium Helicobacter pylori, das auch beim Ulkus und Magenkarzinom vorhanden ist.

**Patho:**

1. *Oberflächengastritis:* zum Teil Degeneration des Oberflächenepithels, entzündliche Infiltrate vornehmlich zwischen den Folveolae gastricae; die Schleimhautdrüsen sind intakt.
2. *Chronisch-atrophische Gastritis:* Durch die Erschöpfung der Regenerationskraft des Epithels sind Haupt- und Belegzellen vermindert. Die Funduszellen wandeln sich in schleimbildende Drüsen um. Die atrophische Form gilt als *Präkanzerose.* 80% der über 50jährigen leiden an einer chronischen Gastritis.

**Symptome:** 50% symptomlos, Inappetenz, Sodbrennen, Druckschmerzen, Völlegefühl, Blähungen.

**Diagnose:** Gastroskopie, histologische Untersuchung.

**Therapie:** Noxen meiden, bei bereits bestehenden atrophischen Veränderungen keine Rückbildung möglich, $H_2$-Antagonisten, bei Helicobacter pylori Wismutpräparate.

### 8.3.4.4 **Ulcus pepticum (Ulcus ventriculi et duodeni)**

**Definition:** Unter einem Ulkus pepticum versteht man einen Schleimhautdefekt von Magen oder Duodenum, der über die Schleimhaut und Muskelschicht hinaus in das nachfolgende Gewebe penetriert (Gewebeverlust).

**Ursachen:** schleimhautbelastende Faktoren: Nikotin, thermische Reize (Hitze, Kälte), chemische und osmotische Reize (Alkohol, Säure, Medikamente), psychische Konflikte, ASS und Antiphlogistika (entzündungshemmende Mittel), Heliobacter pylori.

**Patho:** Ein *Ulcus ventriculi* findet sich vorwiegend im Bereich des Antrums und im Bereich der kleinen Kurvatur des Magens. Ein *Ulcus duodeni* ist fast ausschließlich auf den Bulbus duodeni beschränkt. Bei mehrfach rezidivierenden Ulzera spricht man von *Ulkuskrankheit* (mind. 80% aller Ulzera). Das Ulkus duodeni neigt nicht zur malignen Entartung. Die Entstehungsursache ist ein gestörtes Gleichgewicht zwischen defensiven und aggressiven Faktoren an der Schleimhaut. Beim Ulkus überwiegen aggressive Faktoren (z. B. vermehrte Bildung von Salzsäure, Pepsin, Gastrin, Glukokortikoide, Gallensäure und Lysolezithin). Zu den defensiven Faktoren zählen Magenschleimbildung, Zellregeneration, Zelldurchblutung, intakte Schleimhaut und Bicarbonatsekretion mit einer Stimulation durch Prostaglandine.

**Symptome**

- *Ulcus duodeni:* Nüchternschmerz im rechten Oberbauch, nächtlicher Schmerz, Nachlassen der Schmerzen nach Nahrungsaufnahme, Häufung im Frühjahr und Herbst.
- *Ulcus ventriculi:* Schmerz nach Essen im mittleren bis linken Oberbauch, Speiseunverträglichkeit, Völlegefühl, Übelkeit, Erbrechen, 50% verlaufen symptomlos.

**Komplikationen**

- *Ulkusperforation* mit akutem Abdomen.
- *Magenausgangsstenose* durch Narbe nach Abheilung.
- *Ulkusblutung* durch Gefäßzerstörung.
- *Maligne Entartung* bei Magenulkus.

**Hinweis:** Bei allen Komplikationen muß sofort operiert werden.

**Diagnose:** Röntgenkontrast, Gastroduodenoskopie.

**Therapie:** Ruhe, Diät, Gifte meiden, Medikamentös ($H_2$-Blocker), Vagusdurchtrennung oder Magenoperation.

### 8.3.4.5 **Magenkarzinom**

**Definition:** Bösartige Wucherung des Magens, meist bei älteren Männern.

**Ursachen:** meist unbekannt; auch als Folge von chronischer Gastritis, Ulkus und Magenpolypen.

**Patho:** Die Metastasierung erfolgt:

1. *Lymphogen:* in die benachbarten Lymphknoten und über den Ductus thoracicus zur

Virchowschen Drüse (subklavikulärer Lymphknoten in der linken Schlüsselbeingrube).
2. *Per continuitatem:* in Kolon, Pankreas, Peritoneum.
3. *Abtropfmetastasen:* ins Ovar als Krukenbergtumor. Hämatogene Metastasen finden sich in Lunge, Leber, ZNS, Niere, Nebenniere und Knochen. Betroffen sind meist Männer im mittleren oder höheren Alter.

**Symptome:** Abdominalbeschwerden, Druckgefühl, Völlegefühl, brennende Schmerzen, Appetitmangel, Gewichtsabnahme, Abneigung gegen Fleisch, Wurst und Fisch, Tumoranämie, Dysphagie, Bluterbrechen (Hämatemesis), Teerstühle, Schwellung der Virchowschen Drüse.

**Diagnose:** Gastroskopie, Röntgenkontrast.

**Therapie:** Magenoperation (totale Gastrektomie), schlechte Prognose mit 10–30% Überlebensrate nach 5 Jahren.

#### 8.3.4.6 Pylorusstenose

**Definition:** Angeborene oder erworbene Verengung des Magenausgangs.

**Ursachen:** angeboren fast nur bei männlichen Säuglingen durch Muskelhypertrophie; erworben durch Ulkusnarben oder Tumor.

**Symptome:** Bei Säuglingen schwallartiges Erbrechen bis 1 Meter, Obstipation und Exsikkose. Sonst extreme Abmagerung, Erbrechen der Reste vom Vortag, Exsikkose.

**Therapie:** Pylorusmyotomie (Durchtrennung), Stenoseoperation.

### 8.3.5 Der operierte Magen

Nach jeder Magenoperation, insbesondere wenn größere Teile entfernt wurden, können verschiedenartige Beschwerden auftreten. Außer zu den im folgenden besprochenen Problemen kann es durch fehlende Kardiafunktion zur *Refluxösophagitis*, durch verstärkten Reflux aus dem Dünndarm zu einer *Stumpfgastritis*, durch Dünndarmreflux zu einem *Karzinom* im Magenstumpf und vor allem durch Eisenmangel und Vitamin-$B_{12}$-Mangel zu *Anämien* als Folge von Resorptionsstörungen kommen.

#### 8.3.5.1 Ulkusrezidiv

**Definition:** Wiederauftreten eines Geschwürs nach Ulkusoperation durch Magenresektion oder Vagotomie.

**Ursachen:** ungenügende Säurereduktion oder inkomplette Vagotomie.

**Patho:** Bei einer *Vagotomie* wird der Teil des N. vagus durchtrennt, der den Magen innerviert. Damit wird eine Stimulation der HCl-Produktion verhindert. Andere Erkrankungen können ebenfalls zu einem Ulkusrezidiv führen. So entstehen beim Hyperparathyreoidismus Kalkablagerungen in der Magenwand. Das Zollinger-Ellison-Syndrom wird durch einen Gastrin bildender Pankreastumor verursacht.

**Symptome:** Schmerz, Blutung und Erbrechen, evtl. Gewichtsverlust, Durchfall, Koterbrechen und Mundgeruch.

#### 8.3.5.2 Dumping-Syndrom

**Definition:** Kombination verschiedener intestinaler Beschwerden mit Störung der Kreislauffunktion nach einer Magenoperation.

**Patho:** Da nach einer Magenoperation meist der Pförtner (Pylorus) nicht mehr funktioniert, kommt es zu einer zu schnellen Entleerung des Magens in den Dünndarm. Der Nahrungsbrei ist hyperosmolar und verursacht im Darmlumen eine zu schnelle Flüssigkeitsansammlung aus dem Blut. Es können bis zu 30% des Blutplasmavolumens in den Darm gelangen, was dann zu einer Hypovolämie führt. Im Gegenzug gelangen vor allem die Kohlenhydrate sehr schnell in das Blut, was zu einer Hyperglykämie führt, die dann durch Gegenregulation in eine Hypoglykämie übergeht.

**Symptome:** Sie treten vor allem nach den Mahlzeiten (postprandial) als *Frühsymptom* auf, meist bei Milch und bei kohlenhydratreicher Ernährung. Innerhalb von 15 Minuten kommt es zu Blässe, Schweiß, Tachykardie und Oberbauchdruck, Schluckauf, Übelkeit, Erbrechen und Kreislaufkollaps durch die Hypovolämie. Nach 1–4 Stunden *(Spätsymptom)* kommt es dann zusätzlich noch zu Heißhunger und Zittern als Folge einer Hypoglykämie.

**Prophylaxe:** Zur Vorbeugung postoperativer Komplikationen häufig kleine Mahlzeiten einnehmen. Eiweißreiche, kohlenhydratarme Diät, Pankreasfermente. Substitutionstherapie zur Vermeidung eines Eisen- und Vitamin-$B_{12}$-Mangels infolge gestörter Resorption.

## 8.3.6 Erkrankungen des Dünndarms

### 8.3.6.1 Malassimilationssyndrom

**Definition:** Überbegriff für Maldigestion und Malabsorption, d. h. die Verdauung und Aufnahme der Nahrung ist gestört.

**Ursachen:** Pankreaserkrankungen, Leber-, und Gallenwegserkrankungen, Dünndarmerkrankungen (M. Crohn, Sprue), Infektionskrankheiten.

**Patho:**

1. *Maldigestion:* angeborene oder erworbene erniedrigte oder fehlende Enzymaktivität des Pankreas oder der Dünndarmmukosa oder herabgesetzte Konzentration der Gallensäure.
2. *Malabsorption:*
- *primäre Aufnahmestörung* von Nahrungsfetten, Kohlenhydraten, Proteinen, Mineralien, Vitaminen, Disacchariden, Aminosäuren ohne morphologische Veränderung des Darms
- *sekundäre Aufnahmestörung* infolge krankhafter Veränderung der Dünndarmmukosa. Da in der Dünndarmmukosa sowohl die Verdauung als auch die Aufnahme stattfindet, lassen sich Digestion und Resorption in der Dünndarmhaut nicht voneinander trennen.

**Symptome:** wäßrige oder breiige, voluminöse, stinkende und häufige Stuhlentleerungen; abdominelle Krämpfe, Gewichtsverlust; Anorexie; Dehydration durch Wasser- und Elektrolytverlust; Anämie durch Eisen-, Folsäure- und Vitamin-$B_{12}$-Mangel, Ödeme und Aszites durch Eiweißverlust und Hypalbuminämie; Knochenschmerz und Tetanie durch Kalzium- und Vitamin-D-Mangel; Nachtblindheit, Hyperpigmentierung und Abschuppung der Haut durch Vitamin-A- und Vitamin-$B_6$-Mangel; Haut- und Schleimhautblutungen durch Vitamin-K-Mangel; Zellstoffwechselstörung durch Vitamin-E-Mangel.

### 8.3.6.2 Morbus Crohn (Ileitis terminalis)

**Definition:** chronisch-rezidivierende Entzündung des terminalen Ileums (Übergang vom Dünn- zum Dickdarm), jedoch können alle Anteile des Darmrohres von Ösophagus bis zum Anus befallen sein.

**Ursachen:** unbekannt, Autoimmunerkrankung wird vermutet.

**Patho:** Das Immunsystem greift die Darmschleimhaut an. Es handelt sich um eine transmurale Entzündung (alle Schichten der Darmwand sind betroffen), mit segmentalem Befall, d. h., auf dem Röntgenbild wird eine kopfsteinpflasterartige Veränderung der Darmwand beobachtet. Durch die bestehenden Durchfälle werden verstärkt Albumine ausgeschwitzt und kaum resorbiert. Dadurch ist die Proteinbilanz gestört.

**Symptome:** diffuse Leibschmerzen, kolikartige Schmerzen im rechten Unterbauch (appendizitisartig), selten Blutabgang, Gewichtsverlust aufgrund vorsichtiger Ernährung, sepsisähnliche Fieberschübe, im linken Unterbauch Tumorbildung tastbar.

**Komplikationen:** Ileus durch chron. Entzündung oder Stenose, intestinale Blutungen mit Anämie, Fistelbildung zu Nachbarorganen.

**Diagnose:** Endoskopie, Röntgen, histologische Untersuchung, Labor, HLA-B27 im Blut ist Hinweis auf Autoimmunerkrankung.

**Therapie:** Diätetische Maßnahmen: Faserarme Mischkost, bei akuter Entzündung faserfreie Astronautennahrung, proteinreiche Nahrung, Medikamente, Operation mit Entfernung der befallenen Darmsegmente.

#### 8.3.6.3 Sprue (Zöliakie)

**Definition:** Chronische Überempfindlichkeit der Dünndarmschleimhaut gegen Gluten, mit Malabsorption.

**Ursachen:** Allergie auf Gluten, ein Kleberstoff in Weizen, Roggen, Gerste und Hafer.

**Patho:** Als Folgezustand der Empfindlichkeit entwickelt sich eine Zottenatrophie. Die verminderte Aufnahmefläche und die Beeinträchtigung der Epithelzellen verursachen eine Malabsorption. Bei Kindern wird sie Zöliakie, bei Erwachsenen Sprue genannt.

**Symptome:** voluminöse Stühle, Fettstühle, Gewichtsverlust, spezifische Mangelzustände wie Anämie, Ödeme und Tetanie.

**Diagnose:** Dünndarmbiopsie, Stuhluntersuchung, Absorptionstests, Röntgen.

**Therapie:** Glutenfreie Kost.

### 8.3.7 Erkrankungen des Dickdarms

#### 8.3.7.1 Ileus (Darmverschluß)

**Definition:** Der Inhalt von Dünn- oder Dickdarm wird durch ein Hindernis (mechanisch) oder durch Lähmung (paralytisch) in einem bestimmten Darmanteil nicht mehr weiterbefördert.

**Ursachen**

*1. Mechanischer Ileus:*
- Einklemmung durch Hernien
- Invagination von Ileum in Dickdarm (d. h. der Darm schiebt sich ineinander)
- Bridenileus durch bindegewebige Verwachsungen (Schlingen)
- Volvolus durch Knoten im Dünndarm.
- Tumorileus vor allem im Sigma undRectum.
- Gallensteinileus durch Stein im Darm.

*2. Paralytischer Ileus:*
- Trauma (Schlag auf Bauch, nach Operation)
- Infektionen
- Elektrolytentgleisung
- Stoffwechselstörung wie Diabetes mellitus, Urämie, Tetanie
- Vergiftungen
- alle peritonealen Reizzustände können zum paralytischen Ileus führen
- Folge des mechanischen Ileus.

**Patho:** Prästenotisch findet zuerst eine Hyperperistaltik statt, um reflektorisch das Hindernis zu überwinden. Wenn das nicht geht, kommt es zum Erbrechen von Magen- und Darminhalt. Koterbrechen (Miserere) vom Dünndarm ist grünlich, vom Dickdarm braun. Der verbleibende Chymus verändert den osmotischen Druck und es sammeln sich bis zu 7 l Wasser mit Elektrolyten im Darmrohr an.

**Symptome**

1. *Mechanischer Ileus:* Facies abdominalis mit großen eingefallenen Augen und spitzer Nase, trockene Zunge, kolikartige Bauchschmerzen, kalkspritzerartige metallische Geräusche im Abdomen, hypovolämischer Schock, Übelkeit, Erbrechen, Aufstoßen, Metcorismus (Blähungen), Stuhl- und Windverhalten, je höher der Ileus angesiedelt ist, desto dramatischer ist der Krankheitsverlauf.
2. *Paralytischer Ileus:* Totenstille im Abdomen, Meteorismus, Erbrechen, Schock.

**Komplikationen:** Perforation, Peritonitis, bei mechanischem Ileus ein sekundärer paralytischer Ileus.

**Therapie**

1. *Mechanischer Ileus:* Entlastung durch Sonde bis ins Duodenum (parenterale Entlastung), Infusion, Beseitigung des mechanischen Hindernisses durch Operation.
2. *Paralytischer Ileus:* Wärme, Bewegung, Elektrolytausgleich, hoher Einlauf, Infusion und Medikamente, um die Peristaltik anzuregen.

#### 8.3.7.2 Appendizitis

**Definition:** „Blinddarmentzündung", der Wurmfortsatz des Darmes (Appendix) hat sich entzündet.

**Ursachen:** Verlegung durch Kotsteine, Abknikkung aufgrund seiner Länge, Infektionskrankheiten, ballaststoffarme Ernährung.

**Patho:** Die Appendix wird auch als Tonsille des Darmes bezeichnet, ist 7–20 cm lang und hat einen Durchmesser von 1–2 cm. Die Appendix ist im Gegensatz zum Caecum nicht dehnbar. Das die Appendix ernährende Gefäß ist eine Endarterie, d. h. die Blutversorgung ist beschränkt. Die Ursache einer Appendizitis kann kanalikulär-enterogen sein. Vom Darmlumen her kann eine Stauung des Wurmfortsatzinhaltes durch Schleimhautschwellung, Kotsteine, narbige Stenosen, Knickungen, Torsionen, Strangulationen und Fremdkörper entstehen. Eine einheitliche Bakteriologie ist nicht feststellbar.

**Symptome:** Die echte akute Appendizitis beginnt plötzlich. Oft geht ein unbestimmtes Übelkeitsgefühl voraus. Mit Brechreiz verbunden setzen die Schmerzen in der Magengegend ein und wandern an Intensität zunehmend um den Nabel bis zum rechten Unterbauch. Zuerst sind sie leicht kolikartig, dann mit andauernd bohrendem Charakter.

**Diagnose**

- *Druck- bzw. Loslaßschmerz* an verschiedenen charakteristischen Punkten der Bauchwand (z. B. Mc Burney-Punkt oder Lanz-Punkt).
- *Douglasschmerz* bei rektaler Palpation des Mastdarms.
- *Rovsing-Zeichen:* Schmerz bei Ausstreichen des Dickdarmes zum Caecum hin.
- *Blumberg-Zeichen:* Loslaßschmerz gegenüber der Ileozökalgegend.
- *Psoas-Schmerz:* Schmerzen bei gestrecktem Bein.
- *Differenz zwischen axilliärer und rektaler Temperatur* von über 1 °C, Temperatur bis 39 °C (darüber Perforation).
- *Leukozytose.*

**Komplikationen:** periappendizitischer Abszeß, Peritonitis.

**Therapie:** Operation.

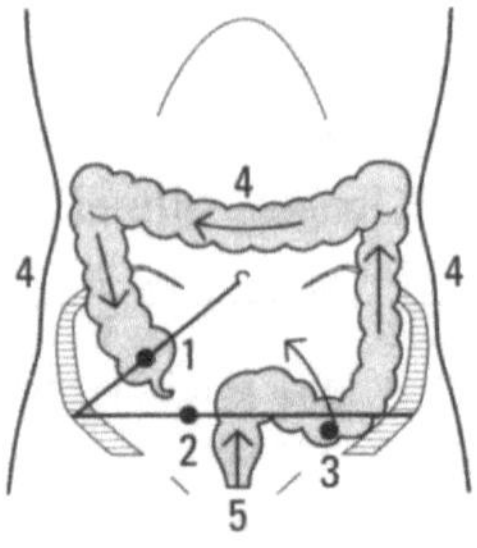


**Abb. 8-12** Typische Palpationsbefunde bei Appendizitis. **1** Schmerzen am McBurney-Punkt; **2** Schmerzen am Lanz-Punkt; **3** Loslaßschmerz (Blumberg-Zeichen); **4** Rovsing-Zeichen; **5** Schmerzen bei rektaler Untersuchung.

#### 8.3.7.3 Reizkolon (spastisches Kolon)

> **Definition:** Intermittierende abdominelle Schmerzen, Blähungen, wechselndes Stuhlverhalten von Verstopfung bis Durchfall, funktionelle Bewegungsstörung des Darmes. Es handelt sich um ein Syndrom.

**Ursachen:** psychische Faktoren.

**Symptome:** abdominelle Schmerzen und Obstipation (schafskotartig), Bleistiftstühle, gehäufte breiig-wäßrige Stuhlentleerungen.

**Diagnose:** Wichtig ist der Ausschluß organischer Ursachen.

**Therapie:** Spasmolytika.

#### 8.3.7.4 Colitis ulcerosa

> **Definition:** Es handelt sich um eine chronisch-rezidivierende Entzündung, vor allem des Rektums und des Sigmas.

**Ursachen:** unbekannt, evtl. Autoimmunerkrankung.

**Patho:** Die Colitis ulcerosa befällt hauptsächlich das Rektum und Sigma, kann aber auch das gesamte Kolon befallen. Die Entzündung ist bei kontinuierlichem Befall auf Mukosa und Submukosa begrenzt.

Tab. 8-2: Differentialdiagnose: Morbus Crohn und Colitis ulcerosa

| **Merkmal** | **Morbus Crohn** | **Colitis ulcerosa** |
|---|---|---|
| Lokalisation | im gesamten Magen-Darm-Kanal möglich, bevorzugt Ileum, Kolon, Rektum | vorzugsweise Rektum, Sigma selten im Ileum |
| Wandbefall | transmural (alle Wandschichten sind betroffen) | oberflächlich (Mukosa und Submukosa) |
| Ausbreitung | diskontinuierlich (segmental) | kontinuierlich |
| Komplikationen | Stenosen, Fisteln | sekundäres Karzinom, Darmperforation |
| Symptomatik | chronischer Durchfall, Fieber | Blutbeimischungen im Stuhl, Tenesmen |
| Röntgenbefund | Pflastersteinrelief | sklerotisiertes Darmrohr |

**Symptome:** häufige Stuhlentleerungen, Tenesmen (krampfartige Bauchschmerzen), häufig Blutabgang.

**Komplikationen:** Perforation in die Bauchhöhle, Ileus, hohes malignes Entartungsrisiko (nach 25 Jahren Colitis ulcerosa kommen bei 40% der Patienten Dickdarmkarzinome vor).

**Diagnose:** Endoskopie, Röntgen, histologische Untersuchung, Labor, HLA-B27, Stuhlbefund (Blut).

**Therapie:** diätetische Maßnahmen mit faserarmer Mischkost. Bei akuter Entzündung faserfreie Astronautennahrung, proteinreiche Nahrung. Medikamente (Sulfasalazin). Operative Entfernung des gesamten Dickdarms und Rektums (Proktokolektomie) mit Ileostoma (künstlicher Darmausgang).

### 8.3.7.5 **Divertikulose und Divertikulitis**

**Definition:** Bei der Divertikulose handelt es sich um Ausstülpungen des Magen-Darm-Rohres (am häufigsten im Rektum- und Sigmabereich), die sich entzünden können (Divertikulitis).

**Ursachen:** ballaststoffarme Kost. Um die Jahrhunderwende wurden noch 40–60g Ballaststoffe pro Tag gegessen, 1990 dagegen nur noch 20–25g.

**Patho:** Aus einer Divertikulose erfolgt eine Divertikulitis durch Verlegung der Ausstülpungen. Je weniger Ballaststoffe in der Nahrung sind, desto höher sind die Kontraktionsdrucke in der Darmwand.

**Symptome:** bei Divertikulitis kolikartige Schmerzen, tastbarer walzenartiger Tumor, Änderung des Stuhlverhaltens, Tenesmen, Blutungen.

**Komplikationen:** Perforation, Blutungen.

**Diagnose:** Röntgen, Enteroskopie.

**Therapie:** spastische Kontraktion des Dickdarms lösen (mit Analgetika oder Wärme), ballaststoffreiche Kost zur Vorbeugung.

### 8.3.7.6 **Kolonkarzinom**

**Definition:** Das Kolonkarzinom kommt am häufigsten an Rektum und Sigma vor.

**Ursachen:** Alter, erhöhter Fettkonsum.

**Symptome:** Blut im Stuhl, Obstipation, Bleistiftstühle, Meteorismus, paradoxe Diarrhoe (Durchfall und Verstopfung), Tenesmen, Ileus, prästenotische kolikartige Schmerzen (Abb. 8-13).

**Diagnose:** Hämoccult-Test, Tastbefund im Rektum, Blutbild, Kolonskopie.

**Therapie:** Operation, Chemotherapie.

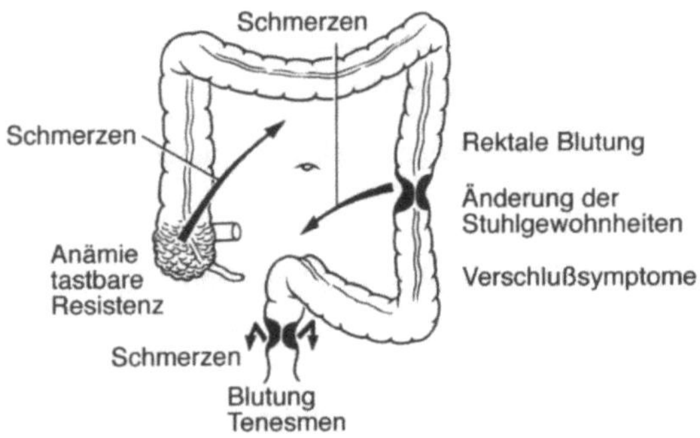


**Abb. 8-13** Symptome bei Dickdarmtumoren.

### 8.3.7.7 Hämorrhoiden

> **Definition:** Knotenartige Vergrößerungen des arteriovenösen Schwellkörpers, der sich vor dem Analkanal befindet.

**Ursachen:** konstitutionsbedingte Bindegewebsschwäche; Obstipation und Pfortaderhochdruck gelten als auslösende Faktoren.

**Patho:** Hämorrhoiden sind Krampfadern des Enddarms. Sie entstehen durch Aussackungen von Gefäßen. Es kommt zu knotenartigen Vergrößerungen des arteriovenösen Schwellkörpers, der sich vor dem Analkanal befindet. Hämorrhoiden werden in Stadien (Grade) eingeteilt.

- *Grad I:* Die Knoten sind äußerlich nicht sichtbar. Sie lassen sich nicht tasten, sondern nur endoskopisch erkennen.
- *Grad II:* Beim Pressen können die Knoten aus dem Anus heraustreten (Prolaps) und spontan wieder hineingleiten. Sie sind von außen dann sichtbar.
- *Grad III:* Der Prolaps bleibt und es entsteht eine Fibrose.
- *Grad IV:* Der Prolaps ist permanent vorhanden und kann auch manuell nicht mehr zurückgebracht werden.

**Symptome:** häufig starke Blutungen und hellrote Blutauflagerungen auf dem Stuhl, Juckreiz, Brennen und Schmerzen im Rektum.

**Komplikationen:** massive oder chronische Blutungen, Einklemmung mit Entzündungsgefahr.

**Therapie:** Gewichtsreduktion und Stuhlregulierung (Beseitigung der Obstipation), entzündungshemmende Salben, Sklerosierung (d. h. medikamentöses Verkleben) der betroffenen Gefäße, operatives Entfernen der Gefäße, Analhygiene, Sitzbäder.

> **Hinweis:** Differentialdiagnostisch muß immer ein Anal- oder Rektumkarzinom in Betracht gezogen werden.

### 8.3.7.8 Analfissuren

> **Definition:** Schmerzhafter längsverlaufender Einriß der Analkanalhaut.

**Ursachen:** harte Kotballen, Infektionen.

**Patho:** Als Folge einer Analfissur kommt es oft zu einem Sphinkterspasmus.

**Symptome:** Schmerzen oft lang anhaltend, Blutung und Sphinkterkrampf.

**Therapie:** Lokalanästhetikum, entzündungshemmende Substanzen, Stuhlregulierung.

### 8.3.7.9 Analfistel

> **Definition:** Röhrenförmige Verbindung, meist zwischen Analkanal und äußerer Haut.

**Ursachen:** meist Entzündungen von im Rektum liegenden Drüsen, selten M. Crohn oder Colitis ulcerosa.

**Symptome:** Juckreiz, Nässen mit Wäscheverschmutzung, evtl. Abszeßbildung.

**Therapie:** Fisteloperation.

## 8.3.8 Erkrankungen des Bauchfells

### 8.3.8.1 Peritonitis

> **Definition:** Es handelt sich um eine meist eitrige Entzündung des Bauchfells.

**Ursachen:** fast immer sekundär bei Appendizitis, Ulkusperforation an Magen oder Duodenum, Darmperforation, Entzündung und Perforation der Gallenblase, Pankreatitis, Entzündung der weibliche Genitalorgane (Salpingitis) oder extrauterine Gravidität. Je tiefer die Peritonitis lokalisiert ist, desto dramatischer das Krankheitsbild.

**Patho:** Das Peritoneum ist ca 1,7 $m^2$ groß (wie Hautoberfläche). Bei einem Ödem von 2 mm Dicke werden ca. 4 l Wasser eingelagert. Bei Entzündung kann daraus ein hypovolämischer Schock folgen.

**Symptome:** abdominelle Schmerzen, bretthartes Abdomen, Darmlähmung, Übelkeit, Erbrechen, Fieber, Schocksymptome.

**Therapie:** absoluter Notfall (Letalität 25–30%).

### 8.3.8.2 Hernien

**Definition:** Sackartige Ausstülpung des parietalen Peritoneums in oder vor die Bauchdecken, in der sich zeitweise oder dauernd Bauchhöhlenorgane befinden.

**Ursachen:** Hernien können *angeboren* oder *erworben* sein. Erworbene Hernien entstehen meist an anatomischen oder operativ bzw. traumatisch entstandenen Schwachstellen des Gewebes oder durch Bindegewebsschwäche in Verbindung mit intraabdomineller Drucksteigerung (z. B. Husten, Obstipation, schweres Heben oder Tumor).

**Patho:** Hernien zählen zu den häufigsten chirurgischen Krankheitsbildern, ¾ sind in der Leistengegend, der Rest an der vorderen Bauchwand lokalisiert. Das Peritoneum als Bruchsack tritt durch eine Lücke in der Bauchdecke aus und ist dann nur noch von Haut und Subkutangewebe umgeben. Jedes Bauchorgan kann zum Bruchinhalt werden (meistens ist es der Dünndarm). Klinische Bedeutung hat vor allem die *Inkarzeration*. Das ist die Einklemmung des Bruchinhaltes mit Abschnürung der Blutversorgung. Dadurch kann es

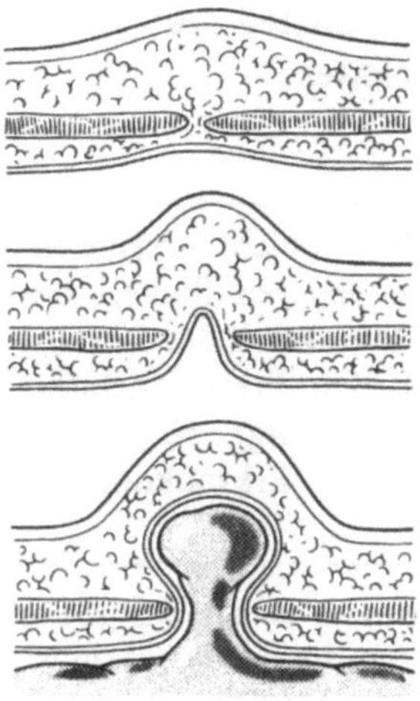

**Abb. 8-14** Entwicklung einer Hernie mit Durchtritt durch die Bauchwand.

zum Ileus, Gangrän und zur Peritonitis kommen (Abb. 8-14).

*Spezielle Hernienformen:*

- *Leistenhernie:* kommt zu 90% bei Männern vor. Die Bruchpforte liegt oberhalb des Leistenbandes und führt beim Mann in den Hodensack, bei der Frau in die große Schamlippe.
- *Femoralhernie* (Schenkelhernie): Neigung zur Inkarzeration.
- *Bauchhernie:* oberhalb, unterhalb oder um den Bauchnabel herum lokalisiert.
- *Nabelhernie:* bis kopfgroße Hernie an der Nabelgegend, die bei Kindern durch Heilungsstörung der Nabelwunde, bei Erwachsenen vor allem durch Adipositas oder Schwangerschaft entsteht.
- *Innere Hernien:* (→ Kap. 8.3.3.7))

**Symptome:** vor allem Bruchgeschwulst, Schmerzen erst bei Einklemmung.

**Therapie:** Operation der Bruchstelle, ein sogenanntes Bruchband kann bei Bauchhernien den Austritt verhindern, bei Inkarzeration des Bruches muß so schnell wie möglich eine manuelle Reposition, das Zurückdrücken in die Bauchhöhle, erfolgen.

### 8.3.9 Infektionskrankheiten des Verdauungstraktes

#### 8.3.9.1 Botulismus

**Definition:** Es handelt sich nicht um eine Infektionskrankheit im engeren Sinne, sondern um eine Vergiftung durch das Botulismustoxin, das durch den Erreger gebildet wird (Lebensmittelvergiftung). Es besteht Meldepflicht bei Verdacht, Erkrankung und Tod.

**Patho:** Das Botulismustoxin ist als das giftigste biologische Toxin bekannt. Durch das Toxin wird die Reizübertragung über Azetylcholin zwischen Nerv und Muskel blockiert und es kommt zu Lähmungserscheinungen. Auch die parasympathisch bewirkten Funktionen der glatten Muskulatur sind gehemmt.

**Verbreitung:** weltweit, in der BRD ca. 100 Fälle/Jahr.

**Erreger:** *Clostridium botulinum*, ein Bakterium. Clostridium ist ein Gattungsbegriff für grampositive, anaerob wachsende Sporenbildner.

**Infektionsquelle:** Der Erreger kommt normalerweise im Erdboden vor. Er kann aber auch gelegentlich in verdorbenen, unvollständig sterilisierten und anaerob konservierten Speisen vorkommen (z. B. in Fleisch- und ungekochten Gemüsedosen; Vorsicht bei gewölbtem Deckel oder beschädigter Konservendosen!). Geruch und Geschmack der Lebensmittel bleiben normal. Selten als Infektion durch Wundverunreinigung mit sporenhaltiger Erde. Nicht von Mensch zu Mensch übertragbar.

**Inkubationszeit:** 2 bis 36 Stunden, auch bis zu 6 Tagen.

**Symptome:** In Einzelfällen Beginn mit Erbrechen und Durchfall; sonst von Anfang an Auftreten von Augenmuskellähmungen mit Doppelsehen, herabhängendem Oberlid (Ptosis), Akkomodationsstörungen, Lesestörungen und weiten starren Pupillen (Mydriasis). Lähmung der Schlundmuskulatur (Schlucklähmung), Heiserkeit und Schleimhauttrockenheit. Lähmung von Ösophagus und Darm mit Obstipation (intestinale Lähmung). Es gibt kein Fieber und der Puls ist normal. Unbehandelt tritt bereits nach 4 bis 8 Tagen der Tod meist durch Atemlähmung ein. Der Patient ist stets bei vollem Bewußtsein, er empfindet keine Schmerzen und hat keine Sensibilitätsstörungen.

**Verdacht:** starke Kopfschmerzen und Sehstörungen bei erhaltenem Bewußtsein bei mehreren Menschen kurz nach Verzehr ungekochter Konserven.

**Nachweis:** Erregernachweis in den Nahrungsmittel und im Erbrochenen, Toxinnachweis in den Nahrungsmittel, im Erbrochenen und im Serum.

**Therapie:** Magenspülung, Laxanzien, antitoxisches Botulismusserum. Das Toxin wird durch die Antikörper unschädlich gemacht.

#### 8.3.9.2 Enteritis infectiosa

**Definition:** Eine oft als Gruppenkrankheit auftretende Lokalinfektion des Dünndarms, die meist nur wenige Tage dauert. Die Erkrankung ist meldepflichtig bei Verdacht, Erkrankung und Tod. Auch Ausscheider müssen gemeldet werden.

**Patho:** Die Erkrankung geht mit Vergiftungserscheinungen einher, die durch das Endotoxin der Bakterien verursacht werden.

**Verbreitung:** weltweit, mit saisonalem Erkrankungsanstieg im Sommer; häufigste meldepflichtige Infektionskrankheit.

**Erreger**

1. *Salmonella enteritidis:* gramnegative, bewegliche Stäbchenbakterien.
2. *Andere Formen:* Staphylokokken, Yersinien und Campylobacter.

**Infektionsquelle:** infizierte Nahrungsmittel (rohe Produkte, Eier, Milch, Speiseeis, Hackfleisch, Wasser), Tiefkühlkost (besonders wenn die Tiefkühlkette unterbrochen wurde).

**Inkubationszeit:** wenige Stunden bis 3 Tage.

**Symptome:** „Fleisch- oder Lebensmittelvergiftung". Beginnt plötzlich mit akutem Brechdurchfall, Bauchkrämpfen, Fieber bis 40 °C über 1–2 Tage, Übelkeit, Kopfschmerzen. Exsikkose durch Wasser- und Elektrolytverlust, dadurch bedingte Kreislaufschwäche bis zum Kollaps, Anurie durch akutes Nierenversagen, selten letaler Ausgang.

**Verdacht:** Übelkeit, Bauchkrämpfe und schwere Brechdurchfälle bei mehreren Personen nach gemeinsamer Mahlzeit.

**Komplikationen:** bei alten Menschen und Kindern Kreislaufkollaps und Nierenversagen.

**DD:** Typhus, Paratyphus, Shigellenruhr, nichtinfektiöse Durchfälle, akute Vergiftungen (Arsen, Quecksilber).

**Nachweis:** Erregernachweis im Stuhl, im Erbrochenen und in Nahrungsresten.

**Therapie:** bei Bedarf Elektrolyt- und Flüssigkeitssubstitution über Infusion.

#### 8.3.9.3 **Shigellenruhr**

> **Definition:** Akute fieberhafte Lokalinfektionskrankheit des Dickdarms, mit krampfartigen Leibschmerzen und blutig schleimigen Darmentleerungen. Es besteht Meldepflicht bei Verdacht, Erkrankung und Tod. Auch Ausscheider müssen gemeldet werden.

**Patho:** Der Krankheitsprozeß spielt sich am Dickdarm ab (akute Kolitis). Es handelt sich um eine eitrig-nekrotisierende Dickdarmentzündung durch Toxine, mit toxischen Auswirkungen auf den gesamten Organismus. Eine kleine Keimdosis genügt zur Auslösung der Erkrankung.

**Verbreitung:** weltweit, endemisch in Gegenden mit mangelnder Hygiene.

**Erreger:** *Shigella dysenteriae*, gehört zu den Enterobakterien.

**Infektionsquelle:** Schmierinfektion, fäkal-oral über verseuchte Nahrungsmittel, Wasser, Milch und Fliegen.

**Inkubationszeit:** wenige Stunden bis 5 Tage, abhängig von der Menge und Virulenz der Erreger.

**Symptome:** Anfangs Kopf- und Muskelschmerzen, Fieber um 39 °C, Mattigkeit und Erbrechen, kolikartige Leibschmerzen mit stinkenden, breiigen Durchfällen und Tenesmen. Blut- und Schleimauflagerungen durch Schleimhautgeschwüre. Es besteht fast ständig schmerzhafter Stuhldrang (Tenesmen) und der Leib ist im Kolonverlauf sehr druckschmerzhaft. Es kommt zur Exsikkose durch Flüssigkeits- und Elektrolytverlust mit Wadenkrämpfen, graublasser Haut und trockener, dick belegter Zunge. Die Lebensgefahr ist vom 3.–5. Tag durch einen Kreislaufkollaps am größten. Es kommt zu einer langsamen Abheilung nach 3–4 Wochen.

**Verdacht:** Jeder Durchfallkranke ist ruhrverdächtig!

**Komplikationen:** Geschwüre im Ösophagus und Darm; Reitersche Trias mit Konjunktivitis, Urethritis und Arthritis an Fuß und Knie.

**DD:** Malaria, Colitis ulcerosa, Dickdarmkarzinom, Cholera und andere bakterielle Entzündungen des Dickdarms.

**Amöbenruhr:** durch Protozoen hervorgerufen. Anfangs besteht kein Fieber. Symptome sind Bauchkrämpfe und himbeergeleeartige Diarrhoe. Bei 15% der Erkrankungen treten Leberabszesse auf.

**Nachweis:** Erregernachweis im frischen Stuhl, später im Blut.

**Therapie:** Bettruhe, Diät, Flüssigkeits- und Elektrolytzufuhr, Sulfonamide.

#### 8.3.9.4 **Cholera**

> **Definition:** Schwere Lokalinfektion des Dünndarms. Cholera ist meldepflichtig bei Verdacht, Erkrankung und Tod. Auch Ausscheider müssen gemeldet werden. Cholera ist eine der 4 Erkrankungen, bei der die Patienten in Quarantäne kommen.

**Patho:** Das Cholera-Enterotoxin bewirkt ein Anschwellen der Darmschleimhaut, die in großen Mengen Flüssigkeit absondert (bis zu 10 l/Tag). Es wird ein intrazelluläres Enzym aktiviert, durch das es zur Hypersekretion von Wasser und Elektrolyten kommt. Das Choleratoxin bremst außerdem die Immunreaktion im Dünndarm und vermindert die Magensaftproduktion.

**Verbreitung:** endemisch in Asien, Afrika und Südamerika. Einschleppung aus Südostasien durch Tourismus ist möglich, die Ausbreitung aber unwahrscheinlich.

**Erreger**

1. *Vibrio cholerae:* ein 1883 von Koch entdecktes Bakterium.
2. *Vibrio El Tor:* 1905 entdeckt, mit geringerer Pathogenität.

**Infektionsquelle:** Schmierinfektion, fäkal-oral vor allem durch verseuchtes Wasser und rohen Fisch. Die Trinkwasserverseuchung ist die gefährlichste Infektionsquelle. Bei uns gibt es keine Ausbreitung, da das Trinkwasser desinfiziert ist.

**Inkubationszeit:** Sie liegt zwischen wenigen Stunden und 5 Tagen und ist abhängig vom Zustand des Patienten und der Menge und Virulenz der aufgenommenen Erreger.

**Symptome:** anfangs breiige, später dünnflüssige Durchfälle: Es kommt zu reiswasserähnlichen Brechdurchfällen ohne Schleimflocken, die plötzlich einsetzen können mit bis zu 10 l Stuhl/Tag. Die Entleerungen sind nicht schmerzhaft. Es gibt starken Wassserverlust (Exsikkose) und Elektrolytverluste mit Wadenschmerzen (Kaliumverlust), „Waschfrauenhände", heisere Stimme, „Choleragesicht" (spitz eingefallen), Zyanose und Schocksymptome. Es kommt zu einem akuten Nierenversagen, die Urinmenge nimmt ab bis zur Anurie. Es besteht eine Untertemperatur von 33–30 °C. Die Krankheit kann im Extremfall innerhalb eines Tages zum Tode führen. Letalität unbehandelt 50–70%.

**Verdacht:** reiswasserähnliche Durchfälle bei Tropenheimkehrern.

**Komplikationen:** Kreislauf- und Nierenversagen.

**DD:** Paratyphus A und B, Enteritis infectiosa, Shigellenruhr.

**Nachweis:** Erregernachweis im Stuhl und im Erbrochenem; Antikörpernachweis mit Agglutinationstest.

**Prophylaxe:** Die aktive Immunisierung durch Impfung macht den Krankheitsverlauf nur leichter, ist aber schlecht verträglich und hat Nebenwirkungen. Allgemeine Maßnahmen sind Trinkwassersanierung und Ausscheidererfassung.

**Therapie:** Flüssigkeits- und Elektrolytzufuhr, Antibiotika. Überprüfung mit Stuhlprobe (muß 3mal hintereinander negativ sein).

#### 8.3.9.5 **Paratyphus A, B und C**

**Definition:** Paratyphus ist eine typhusähnliche zyklische Infektionskrankheit, die durch Salmonellen hervorgerufen wird. Sie ist bei Verdacht, Erkrankung und Tod meldepflichtig. Die Ausscheider sind ebenfalls zu melden.

**Patho:** Salmonellen bei Typhus, Paratyphus und Enteritis infektiosa können beim Menschen vier verschiedene Infektionsformen hervorrufen:

1. typhöse Allgemeininfektion
2. septische Allgemeininfektion (selten
3. Gastroenteritis salmonella (Lokalinfektion)
4. symptomloses Ausscheidertum. Salmonellen können in Gallenblase und Appendix eine Nische finden und lange Zeit dort verbleiben.

Die Erreger kommen mit der Nahrung in den Darm und werden von der Darmwand in die Lymphe resorbiert. Dann kommt es zur Ausbreitung in der Blutbahn (Generalisation). Über das Blut gelangen die Erreger wieder in den Darm (Organmanifestation) und führen dort zur Entzündung.

**Verbreitung:** endemisch in wärmeren Ländern; tritt häufiger auf als Typhus. Auch Tiere können erkranken.

**Erreger:** *Salmonella paratyphi A, B und C.*

**Infektionsquelle:** infiziertes Wasser, Lebensmittel, von Mensch zu Mensch über Schmierinfektion, Einschleppung durch Ausscheider.

**Inkubationszeit:** Paratyphus A: 3 Tage, B: 8 Tage und C: 12 Tage.

**Symptome**

- *Typhusähnlicher Verlauf:* gegenüber Typhus kürzere Fieberperiode. Der Fieberanstieg ist rascher und wird durch Schüttelfrost eingeleitet. Herpes labialis kommt vor. Roseolen am ganzen Körper (auch an den Extremitäten). Kaum Trübung des Bewußtseins. Durchfall und Milzschwellung.
- *Gastroenteritischer Verlauf:* Lokalinfektion mit Brechdurchfall und starken, schmerzhaften Durchfällen, die wasserreich, schleimig und ohne Blut sind. Exsikkose, Kollapsgefahr, Erbrechen und Fieber.

**Komplikationen:** Darmblutungen, Perforation.

**DD:** Typhus, Enteritis infectiosa, Fleckfieber.

**Nachweis:** Erregernachweis im Blut, Sputum, Stuhl und im Urin ab der 3. Woche. Antikörpernachweis mit Gruber-Widal-Reaktion.

**Immunität:** nach Krankheit meist Dauerimmunität.

**Therapie:** Sulfonamide.

#### 8.3.9.6 Typhus abdominalis

**Definition:** Eine septisch-zyklische Infektionskrankheit, vor allem mit Befall des lymphatischen Apparates im Dünndarm. Typhus ist bei Verdacht, Erkrankung und Tod meldepflichtig. Auch Ausscheider sind meldepflichtig.

**Patho:** Die Erreger erzeugen charakteristische Veränderungen in den Lymphfollikeln des Dünndarms (Peyersche Plaques). In diesen entsteht eine markige Schwellung, die Geschwürsbildung zur Folge hat und in eine Nekrose übergeht. Die Geschwüre können zu Darmperforationen führen. Typhus bedeutet „Nebel" oder Benommensein. Die Erreger werden durch den Mund über den Darm in die Lymphe aufgenommen. Von dort gelangen sie ins Blut und kehren auf hämatogenem Weg wieder zum Darm zurück. Dort entstehen in zeitlicher Abfolge folgende Veränderungen:

1. *Woche:* Schwellung der Peyerschen Plaques und der Lymphfollikel.
2. *Woche:* Nekrose und Verschorfung der Plaques und der Lymphfollikel.
3. *Woche:* Aufbrechen und Geschwürsbildung der Plaques und der Lymphfollikel.
4. *Woche:* Reinigung und Vernarbung

Dauerausscheider können vorkommen, da sich die Erreger in der Gallenblase oder im Appendix aufhalten können.

**Verbreitung:** weltweit, abhängig von den allgemeinen hygienischen Verhältnissen.

**Erreger:** *Salmonella typhi*, gramnegative Bakterien, die nur für den Menschen pathogen sind.

**Infektionsquelle:** Schmierinfektion, fäkal-oral, entweder direkt oder über verseuchte Gegenstände, Fliegen, Fäkalienkontamination, verseuchtes Wasser und Lebensmittel. Der erkrankte Mensch oder Dauerausscheider ist die Verbreitungsquelle, wenig Bakterien genügen.

**Inkubationszeit:** 1 – 3 Wochen.

**Symptome:** Die Krankheit läuft entsprechend den Veränderungen im Dünndarm in vier Stadien ab. Während der Inkubationszeit dringen die Bakterien in die Blutbahn ein (Generalisation) und setzen sich im Dünndarm fest (Organmanifestation).

1. *Stadium incrementi* (Anwachsen, Schwellen): Schwellung des lymphatischen Gewebes im Dünndarm. Es kommt zu Mattigkeit, Kopf- und Gliederschmerzen und zu einem treppenförmigen Fieberanstieg ohne Schüttelfrost, außerdem zu Schwindel, Bronchitis und Obstipation. Charakteristisch ist eine Leukopenie während der ganzen Zeit.
2. *Stadium acmes* (Höhepunkt, höchstes Fieber): Nekrotisierung und Verschorfung der geschwollenen Darmlymphknoten. Hier entwickelt sich ein Fieberkontinuum bis 41 °C mit relativer Bradykardie (relativ zum Fieber besteht ein langsamer Puls). Es kommt zu Meteorismus, Benommenheit bis Delirium durch eine toxische Hirnschädigung. Schwäche, Apathie und Kreislaufschwäche. Schon Ende der 1. Woche treten schubweise vereinzelt Roseolen (kleinflekkige Hautrötungen an Bauch und Rücken)

auf. Die Zunge weist einen grau-gelben Belag auf. Die Zungenspitze bleibt frei und ist hochrot. Ende der 2. Woche wird die Verstopfung von erbsbreiartigen Durchfällen abgelöst. Milzschwellung, Leberschwellung und leichter Ikterus kommen hinzu (Organstadium).

3. *amphibolisches Stadium* (schwankend): aus den Nekrosen bilden sich Geschwüre. Es kommt zu Fieberremissionen, morgens fallend, abends steigend. In diesem Stadium kann es Komplikationen geben (Darmblutung, Darmperforation, Peritonitis, Teerstühle, blutige Stühle, Myokarditis, Meningoenzephalitis und Bronchopneumonie). Die klinischen Symptome können allerdings durch die Benommenheit des Patienten überdeckt werden. Das Stadium kann 2–5 Wochen dauern.
4. *Stadium decrementi* (Abnahme): beginnt normalerweise in der 4. Woche mit einer „Reinigung" der Geschwüre und deren Vernarbung. Rückgang der Milzschwellung und der Durchfälle. Lytische Entfieberung, Eosinophilie, und langandauernde Rekonvaleszenz.

**Komplikationen:** Während der ersten Krankheitswoche kann es zu einem gefährlichen Hirnödem kommen. Vor allem im dritten Krankheitsstadium sind gefährliche Komplikationen möglich.

**DD:** Paratyphus, Sepsis, Brucellose, Appendizitis, Miliartuberkulose.

**Nachweis:** Erregernachweis im Blut, Stuhl und im Urin nach 2 Wochen. Antikörpernachweis mit Gruber-Widal-Reaktion.

**Immunität:** nach Krankheit meist lebenslang, Zweiterankung möglich; aktive Immunisierung ist nicht sicher.

**Therapie:** strenge Bettruhe, Antibiotika (Chloramphenicol). Bei Dauerausscheidern muß die Gallenblase oder der Appendix entfernt werden. Die Letalität ohne Antibiotika liegt bei 10–15%, mit Antibiotika bei 2–3%.

#### 8.3.9.7 Trichinose

**Definition:** Parasitäre Erkrankung, bei der Fadenwürmer das Krankheitsbild der Trichinose erzeugen. Sie ist meldepflichtig bei Erkrankung und Tod.

**Patho:** Die Infektion erfolgt durch Genuß von rohem Fleisch, das eingekapselte, infektiöse Trichinellalarven enthält. Im Dünndarm werden die Larven geschlechtsreif. Die Weibchen setzen neue Larven ab. Diese gelangen über Lymphe und Blut in die quergestreifte Muskulatur und werden dort eingekapselt. Es gibt zwei Entwicklungsstadien im gleichen Wirt:

Im *ersten Stadium* wachsen die Larven im Darm zur Geschlechtsreife heran und befruchten sich.

Im *zweiten Stadium* entwickeln sich wieder Larven, die sich in der Muskulatur einkapseln. Der Entwicklungskreislauf schließt sich bei Aufnahme infektiöser Muskeltrichinen durch einen anderen Wirt. Schon 50–70 Trichinellalarven können Krankheitserscheinungen beim Menschen auslösen.

Die Krankheitserscheinungen werden auf direkte Einwirkung der Parasiten und auf allergische Prozesse zurückgeführt, die durch Stoffwechselprodukte ausgelöst werden. Die Zerstörung der Muskulatur kommt durch degenerativ-entzündliche Prozesse zustande. Die Trichinen können in der quergestreiften Muskulatur verkalken und so als infektiöse Form bis zu 30 Jahre überleben.

**Verbreitung:** weltweit, Vorkommen bei Fleisch- und Allesfressern (z. B. Ratte, Schwein und Mensch). Trichinose ist in Deutschland durch die gesetzliche Fleischbeschau selten geworden.

**Erreger:** *Trichinella spiralis.*

**Infektionsquelle:** vor allem rohes, ungenügend gekocht oder geräuchertes Schweinefleisch.

**Inkubationszeit:** 1 Woche bis zur Darmtrichinose.

**Symptome:** meist Beginn mit Brechdurchfall, Abgeschlagenheit und Leibschmerzen. Dies ist die Zeit, in der die Larven die Dünndarmschleimhaut befallen. Zum eigentlichen Ausbruch kommt es nach ca. 1 Woche mit der

Wanderung der Larven in die Körpergewebe. Es kommt zu Fieber mit 40 °C über Tage bis Wochen, zu Muskelschmerzen, Trismus (Kiefersperre), starrem Blick, Schluckbeschwerden, Heiserkeit, Atembeschwerden, Lidödemen und Exanthemen. Es besteht eine ausgeprägte Eosinophilie.

**Komplikationen:** Thrombosen, selten Myokarditis und Enzephalitis. Gefürchtet ist der Befall der Atemmuskulatur.

**Nachweis:** Erregernachweis (Larven) in den unverzehrten Fleischresten, im Stuhl bis zum 10. Tag, im Blut vom 9.–28. Tag und erst spät im Muskel. Antikörpernachweis ab der vierten Krankheitswoche, u. a. Intrakutan-Test mit Trichinellenantigen.

**Therapie:** Thiabendazol.

#### 8.3.9.8 Parasitenbefall

##### 8.3.9.8.1 Toxoplasmose

**Definition:** Beim Erwachsenen meist asymptomatisch verlaufende Zoonose mit weiter Verbreitung.

**Ursachen:** Infektion mit Toxoplasma gondii (Protozoen) über rohes ungekochtes Fleisch und mit Katzenkot kontaminierter Staub und Schmutz.

**Patho:** Die Erkrankung ist bei Säugetieren und Vögeln weltweit verbreitet. Die Erreger gelangen über die Rachen- und Darmschleimhaut in den menschlichen Organismus. Sie werden auf dem Blutweg in den ganzen Körper verschleppt und können sich in den verschiedensten Organen ansiedeln. Am häufigsten siedeln sie sich in Lymphknoten, ZNS und Auge an.

**Symptome:** meistens verläuft sie symptomlos oder in Form einer leichten Erkältung.

- *Lymphknotentoxoplasmose:* subfebrile Temperaturen, schmerzhafte Lymphknotenschwellung am Hals.
- *Toxoplasmose des ZNS:* Kopfschmerzen, Meningismus, Krämpfe, Apathien und Lähmungen, kommt v. a. bei AIDS-Patienten vor.
- *Toxoplasmose der Augen*: Chorioretinitis (Aderhaut- und Netzhautentzündung).

**Komplikationen:** konnatale Toxoplasmose, mit einer Infektion der Mutter vor allem zwischen dem 4.–9. Schwangerschaftsmonat und einer Übertragung auf den Fötus mit schwerwiegenden Folgen.

**Diagnose:** Erregernachweis im Gewebe; Antikörpernachweis mit Komplementbindungsreaktion; histologische Veränderungen.

**Therapie:** Protozoenmittel.

##### 8.3.9.8.2 Spulwürmer (Askariasis)

**Definition:** Beim Menschen halten sich Spulwürmer im Darm auf, können aber auch über das Blut in die Lungen gelangen.

**Ursachen:** Aufnahme von Lebensmittel, die mit Askarideneiern kontaminiert sind.

**Patho:** Die aufgenommenen Eier entwickeln sich im Darm zu Larven und wandern in die Darmvenen. Von dort aus gelangen sie mit dem Blut zur Lunge. Sie durchwandern dort die Alveolenwand und gelangen mit dem Sekretstrom und durch Hustenstöße zum Rachen und werden dann verschluckt. Wieder im Dünndarm angekommen, entwickeln sich die Larven zu geschlechtsreifen Würmern. Die Würmer können 20–30 cm lang werden. Ein Askaridenweibchen kann bis zu 200.000 Eier pro Tag legen, die mit dem Stuhl ausgeschieden werden.

**Symptome:** Während ihrer Wanderung über die Lunge entsteht oft eine begrenzte Entzündungsreaktion mit Fieber, Reizhusten und Kopfschmerzen. Die Würmer im Darm können Appetitlosigkeit, Leibschmerzen und Stuhlunregelmäßigkeiten auslösen. Allergisch-toxische Beschwerden wie Hauterscheinungen (z. B. Gesichtsödem) und Asthma bronchiale werden durch die Stoffwechselprodukte der Würmer verursacht.

**Diagnose:** Wurmeier lassen sich im Stuhl nachweisen.

**Therapie:** Mebendazol

8.3.9.8.3 **Bandwurm (Taeniasis)**

**Definition:** Infektion mit dem Rinder- oder Schweinebandwurm im oberen Dünndarm.

**Ursachen:** Aufnahme der Bandwurmeier durch rohes Fleisch.

**Patho:** Bei den Rindern und Schweinen wandern die aus den aufgenommenen Eiern entschlüpften Larven in die Muskulatur. Durch ungenügend gekochtes Fleisch werden sie vom Menschen aufgenommen und haften sich mit Saugnäpfen und Haken an die Darmwand. Die Bandwürmer können 3–6 Meter lang werden. Einzelne Glieder werden mit dem Stuhl ausgeschieden und enthalten oft Eier.

**Symptome:** Vielfach sind die Betroffenen beschwerdefrei. An Symptomen treten manchmal Bauchbeschwerden und Appetitlosigkeit auf oder die Betroffenen nehmen trotz reichlichem Appetit ab.

**Komplikationen:** Wenn ausgeschiedene Eier wieder aufgenommen werden, wandern sie beim Menschen auch ins Gewebe, vor allem in Haut, Muskeln, Gehirn und Augen und verursachen je nach Befall entsprechende Symptome.

**Diagnose:** Wurmglieder, die sich bewegen, können im Stuhl mit dem bloßen Auge beobachtet werden.

**Therapie:** Wurmkur mit Niclosamid.

8.3.9.8.4 **Echinokokkose**

**Definition:** Infektion mit den Eiern eines Bandwurms, der vor allem bei Hunden, Katzen und Füchsen vorkommt.

**Ursachen:** orale Aufnahme der Eier.

**Patho:** Die Eier gelangen nach der oralen Aufnahme in die Leber, können sich dort ansiedeln oder weiter mit dem Blut in andere Organe gelangen. Dort kapseln sie sich ein (Zysten) und können wachsen und sich vermehren. Zu 75% sind sie in der Leber, zu 10–20% in der Lunge, zu 2% in Milz, Nieren oder Gehirn und zu 1% in den Knochen zu finden.

**Symptome:** lange Zeit beschwerdefrei. Es kann zu Leberbeschwerden kommen mit Druckgefühl und Ikterus. In der Lunge kann es zu Reizhusten, Bronchitis oder Pleuritis kommen.

**Diagnose:** Röntgen und Antikörpernachweis mittels Komplementbindungreaktion und Hauttest.

**Therapie:** operatives Entfernen der Zysten und Gabe von Mebendazol.

# 9 Die Leber

## 9.1 Anatomie und Physiologie der Leber

Die Leber ist die größte Anhangsdrüse der Verdauung und das zentrale Stoffwechselorgan des Menschen. In ihr werden Stoffe abgebaut *(Katabolismus)*, umgebaut *(Metabolismus)* und aufgebaut *(Anabolismus)*. Die Leber hat eine enge Beziehung zum Blut (z. B. zur Blutgerinnung und Abbau der Blutzellen) und zum Kreislauf (z. B. durch die Speicherung von Blut). Sie wiegt ca. 1,5 kg und ist die größte Drüse des Menschen.

**Lage:** Die Leber liegt intraperitoneal im rechten Oberbauch und erstreckt sich mit einem kleinen Teil bis in den linken Oberbauch. Sie ist oben durch das Zwerchfell begrenzt, mit dem sie teilweise verwachsen ist. Der untere Rand verläuft mit dem rechten Rippenbogen und läßt sich bei tiefem Einatmen tasten. Die Leber ist mit Bauchfell überzogen und liegt auf den Baucheingeweiden. Unter dem Bauchfell ist die Leber von einer derben Bindegewebskapsel überzogen. Das kleine Netz *(Omentum minor)* verbindet die Leber mit Magen und Duodenum.

**Aufbau der Leber:** Das sichelförmige Leberband (Ligamentum faliciforme hepatis) teilt die Leber in zwei Teile. Der *rechte Leberlappen* (Lobus dexter) ist der größere von beiden. An ihm befinden sich kaudal noch zwei weitere Lappen, der *quadratische Lappen* (Lobus quadratus) und der *geschwänzte Lappen* (Lobus caudatus). Der *linke Leberlappen* (Lobus sinister) erstreckt sich bis in den linken Oberbauch (Abb. 9-1). Über die *Leberpforte* (Porta hepatis) treten sämtliche Gefäße und Nerven in die Leber ein und aus. Sie ist die Eintrittsstelle für:

1. *Pfortader* (Vena portae), die nährstoffreiches, venöses Blut aus den unpaarigen Bauchorganen transportiert.
2. *Leberarterie* (Arteria hepatica propria), die sauerstoffreiches Blut von der Aorta führt.
3. *vegetative Nerven*, die die Organfunktionen steuern.

An der Leberpforte treten aus:

1. *Lebervene (Vena hepatica), die in die untere Hohlvene mündet.*
2. *Lebergang* (Ductus hepaticus), der die Galle von der Leber zur Gallenblase transportiert.
3. *Lymphgefäße*
4. *vegetative Nerven.*

In einer dorsal liegenden Furche der Leber befinden sich die *untere Hohlvene* und die *Gallenblase*.

**Feinbau der Leber:** Das Leberinnere besteht aus ca. 1 Million *Leberläppchen* (Lobuli hepatis), die gegeneinander durch Bindegewebe abgegrenzt sind. Sie erscheinen im Querschnitt sechseckig und haben einen Durchmesser von 1–2 mm. Die Leberläppchen bilden an den Stellen, an denen mehrere zusammenstoßen dreieckige Felder *(Glissonsche Trias)*. In diesem Trias verlaufen die Ästchen der Leberarterie, der Pfortader und der kleinen Gallengänge. Jedes Leberläppchen besitzt in seinem Zentrum eine *Zentralvene*, die das Blut aus dem sternförmig angeordneten Kapillarsystem im Läppchen, den Sinusoiden, sammelt (Abb. 9-2). Die *Leberzellen* (Hepatozyten) bauen die sternförmig angeordneten *Leberzellbalken* der Leberläppchen auf, in denen die *Gallenkapillaren* entspringen. Zwischen diesen Balken liegen die *Sinusoide*, in denen das Blut der Leberarterie und der Pfortader fließt. Ein durchlässiger Endothelzellenverband trennt von den Sinusoiden den *Disse-Raum* (Lymphraum) ab.

In diesem Endothelverband der Sinusoide liegen die *Kupfferschen Sternzellen*. Sie gehören

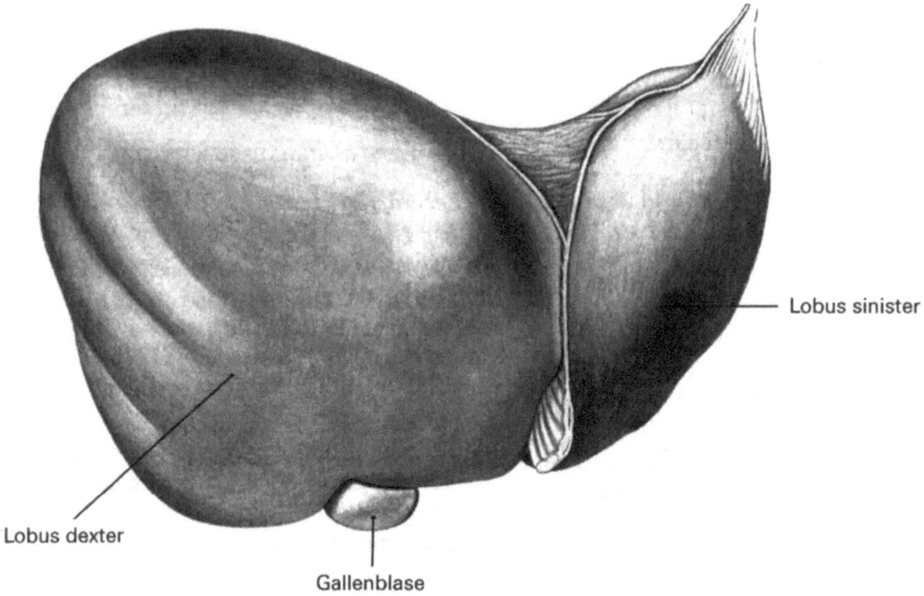


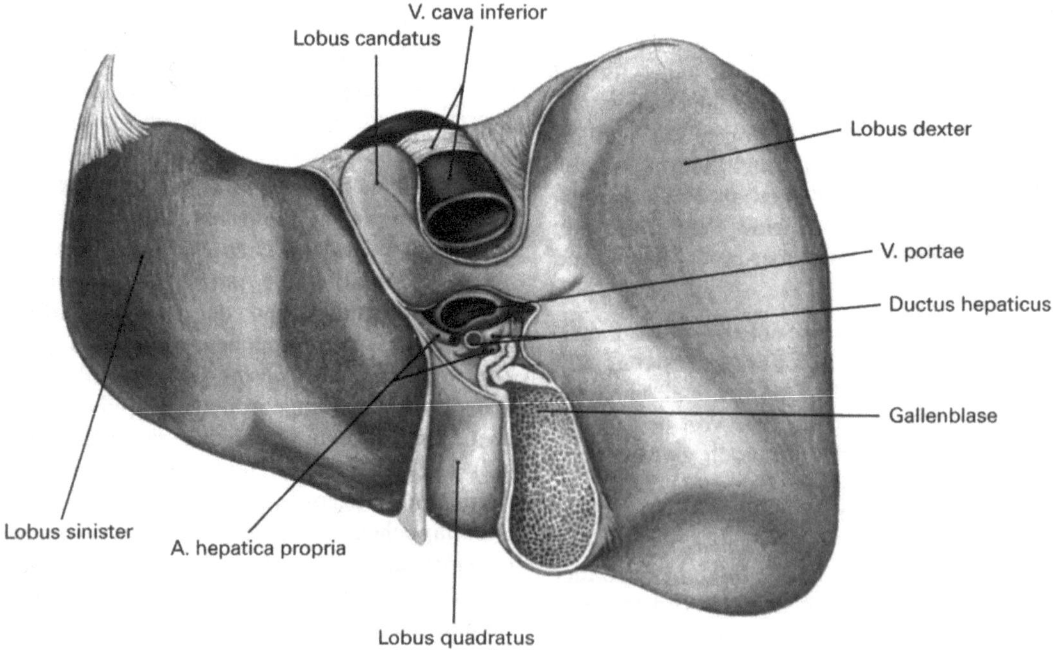


**Abb. 9-1** Oben. Die Leber des Erwachsenen von vorne. Unten. Die Leber des Erwachsenen von hinten.

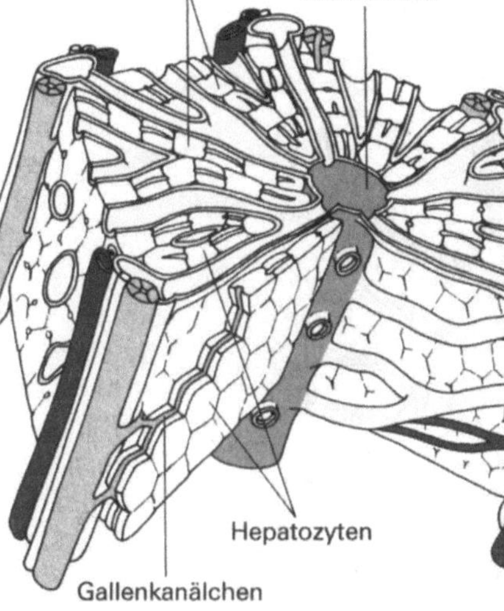


**Abb. 9-2** Schema eines Leberläppchens.

zum RES und phagozytieren Bakterien, Fremdstoffe und überalterte Erythrozyten.

**Die Blutversorgung der Leber:** Die Leber erhält ihr Blut aus zwei Quellen. Die *Leberarterie* bringt sauerstoffreiches arterielles Blut und die *Pfortader* nährstoffreiches venöses Blut in die Lebersinusoide, wo es sich vermischt und durch die Kupfferschen Sternzellen „gereinigt" wird. Dieses Blut fließt dann über die *Zentralvene* (V. centralis) in der Mitte des Leberläppchens ab. Es wird über die Sammelvenen und Lebervene zur unteren Hohlvene geleitet. Die Lymphflüssigkeit, die zwischen den Sinusoiden und den Hepatozyten im Disse-Raum gebildet wird und die sehr eiweißreich ist, läuft zu den Glissonschen Trias und wird über Lymphgefäße abgeleitet. Zwischen den Leberzellen sammelt sich die Gallenflüssigkeit, die ebenfalls wie die Lymphflüssigkeit gegen die Blutstromrichtung zu den Dreiecken fließt, und durch die Gallengänge zum *Ductus hepaticus* abgeleitet wird.

**Der Pfortaderkreislauf:** Als Pfortaderkreislauf bezeichnet man die Ausbildung eines zweiten Kapillarsystems. Nachdem das venöse aber nährstoffreiche Blut von den unpaarigen Bauchorganen über die Pfortader zur Leber gebracht wird, durchläuft es in den Lebersinusoiden ein zweites Kapillarsystem. Hier werden die Nährstoffe herausgefiltert, bevor das Blut dann der unteren Hohlvene, und damit dem normalen venösen Blutkreislauf, zugeführt wird.

Die Gefäße der Bauchorgane, die in die Pfortader münden, sind

1. *Vena gastrica* von Magen und Ösophagus,
2. *Vena lienalis* von der Milz,
3. *Vena mesenterica superior* vom oberen Darm und Darmgekröse und
4. *Vena mesenterica inferior* vom unteren Darm (Abb. 9-3)

**Umgehungskreisläufe:** Bei krankhaftem Rückstau der Pfortader, vor allem durch Leber und Herzerkrankungen, kann es zu Stauungsgastritis, Ösophagusvarizen, Caput medusae (Krampfadern auf dem Bauch), Hämorrhoiden, Aszites (Bauchwassersucht) und Milztumor (Splenomegalie) kommen. Es gibt v. a. drei Umgehungskreisläufe, um das gestaute Blut in die Hohlvene des großen Kreislaufs zurückzuführen:

1. über die *Ösophagusvenen* (Venae azygos) mit Ösophagusvarizen als Folgeerscheinung.
2. über die *Bauchvenen* (Venae mesenterica) mit daraus entstehendem Caput medusae

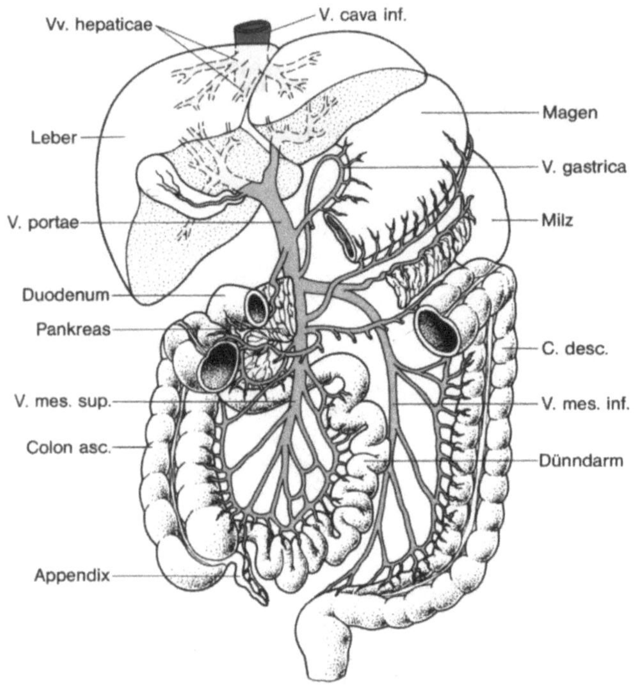


**Abb. 9-3** Das Pfortadersystem.

3. über die *Rektalvenen* (Venae rectalis) mit Hämorrhoiden als Folge.

**Der Bilirubinkreislauf**

1. *Prähepatische Phase:* Der Bilirubinkreislauf beginnt mit der Zerstörung von überalterten oder krankhaft veränderten Erythrozyten durch das RES. Beim Abbau von Hämoglobin wird unter Abspaltung von Eisen und Globin *Biliverdin* gebildet, das in *Bilirubin* umgebaut wird. Dieses ist wasserunlöslich *(indirektes Bilirubin)*. An Transporteiweiß gebunden wird es dann z. B. von der Milz zur Leber befördert.
2. *Intrahepatische Phase:* In der Leber wird das Bilirubin vom Eiweiß abgespalten und von den Hepatozyten aufgenommen. Hier wird es dann an Glukuronsäure gebunden (Konjugation, Veresterung) und dadurch wasserlöslich *(direktes Bilirubin)*. In dieser Form wird es dann mit der Galle in den Darm ausgeschieden.
3. *Posthepatische Phase:* Das von der Leber in die Galle ausgeschiedene direkte Bilirubin gelangt mit der Galle in den Darm und wird dort bakteriell von der Glukuronsäure abgespalten (dekonjugiert). Daraus entsteht zum einen *Sterkobilin*, das mit dem Stuhl ausgeschieden wird und ihn dunkel färbt. Zum anderen entsteht *Urobilinogen*, das im Dickdarm resorbiert und teilweise von der Leber direkt wiederverwertet wird. Ein kleiner Teil des Urobilinogens wird über die Niere im Harn ausgeschieden.

**Ikterus:** Bei einer Störung des Bilirubinkreislaufes kommt es zu einer erhöhten Konzentration des Bilirubins im Serum, was meist eine Gelbfärbung der Haut nach sich zieht (Ikterus).

**Funktionen der Leber:** Mit dem Wissen und Verstehen dieser Funktionen können die Symptome und Folgen von den meisten Lebererkrankungen abgeleitet werden, da diese Erkrankungen meist mit einer Störung der Leberfunktion einhergehen.

**1. Stoffwechselfunktion**

- *Eiweißstoffwechsel:* Die Leber produziert außer den Gammaglobulinen alle Bluteiweiße (Albumin, Globulin, Prothrombin und Fibrinogen). Außerdem baut sie Aminosäuren zu anderen Aminosäuren um. Eiweiße sind wichtig für Transport, Immunabwehr, Homöostase (Regelung des osmotischen Drucks) und für die Blutgerinnung.
- *Kohlenhydratstoffwechsel:* Die über die Verdauung aufgenommene Glukose wird von der Leber in Glykogen umgewandelt und gespeichert und bei Bedarf wieder zu Glukose abgebaut. Dieser Prozeß findet auch in den Muskeln statt. Eine Vielzahl von Hormonen steuert diesen Prozeß (Adrenalin, Glukagon, Kortison, Insulin). Bei Mangel an Glukose kann die Leber auch aus Fetten und Eiweißen Glukose herstellen *(Glukoneogenese)*.
- *Fettstoffwechsel:* Fette werden hauptsächlich in der Leber umgebaut. Dabei wird Cholesterin gebildet, das zum großen Teil für die Gallensaft- und Hormonproduktion (z. B. Östrogen) genutzt wird. Beim Abbau von Fetten entstehen Fettsäuren, aber auch Ketonkörper, durch die dann ein Azetongeruch entsteht (z. B. beim Fasten). Die Leber kann zudem Lipoproteine aufbauen (Verbindungen zwischen Fett und Eiweißen).

**2. Erhaltung der Körpertemperatur**

Durch die enorme Leistung als Stoffwechselorgan entsteht Wärme, die zur Erhaltung der Körpertemperatur beiträgt. Die Leberkerntemperatur beträgt bis zu 41 °C.

**3. Entgiftungsfunktion**

Die Leber entgiftet für den Körper schädliche Stoffe in unterschiedlicher Weise. Sie stellt einen Filter für alle vom Darm aufgenommenen Substanzen dar. Sie wandelt das bei der Darmfäulnis und beim Eiweißabbau entstehende giftige Ammoniak in Harnstoff um, damit es von den Nieren ausgeschieden werden kann. Sie wandelt außerdem die im Zellstoffwechsel ent stehenden giftigen Purine zu Harnsäure um. Purine entstehen beim normalen Zellkernabbau. Sie baut Hormone ab (vor allem Östrogene) und sie macht Medikamente, Farbstoffe und andere schädliche Stoffe für die Galle ausscheidungsfähig.

**4. Ausscheidungsfunktion**

Neben der Niere ist die Leber das wichtigste Ausscheidungsorgan. Sie produziert etwa 1 Liter Gallensaft pro Tag. Gallensäure mit dem Gallenfarbstoff Bilirubin emulgiert die Fette im Darm. Galle dient zudem zur Ausscheidung von Schlacken (z. B. von Medikamenten und Hormonen).

**5. Speicherfunktion**

- *Glykogenspeicher* bis 200 g, aber auch Fett und Eiweiß.
- *Blutspeicher*, bis zu 20% des Blutes können gespeichert und bei Bedarf schnell wieder in den Kreislauf abgeben werden.
- *Eisenspeicher*, wichtig für die Blutbildung.
- *Vitamin-K-Speicher*, wichtig für die Blutgerinnung.
- *Andere Stoffe*, z. B. Vitamin A, $B_{12}$ und Carotin und Mineralstoffe wie Kobalt und Kupfer.

**6. Blutgerinnung**

Die meisten Gerinnungsfaktoren werden in der Leber gebildet (Faktoren I, II, III, V, VII, IX, X, XI, XII, XIII).

**7. Blutbildung**

Während der Fetalzeit und in den ersten Lebensmonaten ist die Leber ein Ort der Blutbildung.

**8. Blutmauserung**

Die Kupfferschen Sternzellen haben unter anderem die Aufgabe überalterte Erythrozyten abzubauen.

**9. Regulation des Säure-Basen-Haushaltes**

Die Leber kann den Verbrauch von Bicarbonat regeln und hat damit Einfluß auf den Säure-Basen-Haushalt.

## 9.2 Untersuchungsmethoden der Leber

**Inspektion**

- *Hautkolorit:* kann gelblich bis grau-gelblich sein. Auch die Skleren können gelb sein, wenn der Bilirubinkreislauf gestört ist.

- *Lebersternchen* (Spider naevi): Bildungsstörung der Blutgefäße in Gesicht und Oberkörper.
- *Palmarerythem:* vermehrte Rötung der Handinnenfläche.
- *Lackzunge:* gerötete Zunge durch Vitamin $B_{12}$-Mangel mit Atrophie der Schleimhaut.
- *Bauchglatze:* durch mangelnden Östrogenabbau fehlt bei Männern mit chronischer Lebererkrankung die Stammbehaarung.
- *Gynäkomastie:* ebenfalls durch mangelnden Östrogenabbau kann es bei Männern zur Brustbildung kommen.
- *Caput medusae:* durch den Umgehungskreislauf der Pfortader über die Bauchvenen kommt es auf dem Bauch zu Krampfadern.

**Palpation und Perkussion:** Die normal liegende, nicht vergrößerte Leber kann bei Inspiration palpiert werden. Bei tiefer Inspiration gleitet der untere Leberrand über die am rechten Rippenbogen eingedrückten Finger. Die normale Leber fühlt sich weich und glatt an. Vergrößerungen und Verhärtungen, derbe oder höckerige Veränderungen lassen auf eine Lebererkrankung schließen. Mit der Perkussion läßt sich die Leber von der Lunge abgrenzen. Es kommt zur relativen Dämpfung am unteren Lungenrand. Damit kann die Größe der Leber ermittelt werden (Abb. 9-4) *Aszites* kann über das Undulationsphänomen (Wellenbewegungen des mit Flüssigkeit gefüllten Bauches) palpiert werden.

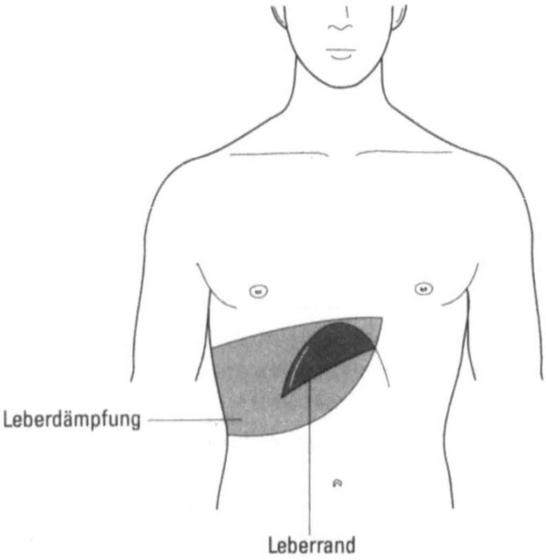


**Abb. 9-4** Die Leberdämpfung.

**Laboruntersuchungen**

*1. Bestimmung der Serumenzyme:* Enzyme sind Eiweiße, die den Stoffwechsel beschleunigen. Es werden drei Enzymgruppen unterschieden: Indikator-, Sekretions- und Exkretionsenzyme.

- *Indikatorenzyme* (Zellenzyme): befinden sich in der Zelle und sind ein Maß für die Schädigung, wenn sie vermehrt im Serum auftreten.
  - *SGOT* (Serum-Glutamat-Oxalazetat-Transaminase): kommt vor allem in den Mitochondrien vor. Die neue Bezeichnung ist AST (Aspartat-Aminotransferase) oder auch ASAT. Bei einer schweren Zellstörung werden auch die Mitochondrien zerstört und das Enzym gelangt in das Blut.
  - *SGPT* (Serum-Glutamat-Pyruvat-Transaminase): kommt vor allem im Zellplasma vor. Die neue Bezeichnung ist ALAT (Alanin-Aminotransferase). Bei einer leichten Zellstörung gelangt SGPT mit dem Zellplasma schnell in das Blut.
    SGOT und SGPT werden auch als *Transaminasen* bezeichnet.
  - *GLDH* (Glutamat-Dehydrogenase), sie kommt vor allem in den Mitochondrien vor.
  - *LDH* (Laktat-Dehydrogenase), sie kommt vor allem im Zellplasma vor.
- *Sekretionsenzyme:* werden von den Leberzellen gebildet und ins Blut abgegeben. Bei Leberschäden sind diese Enzyme erniedrigt.
  - *CHE* (Cholinesterase)
  - *verschiedene Gerinnungsfaktoren*
- *Exkretionsenzyme:* werden von der Leber in die Galle ausgeschieden.
  - *LAP* (Leucinaminopeptidase): Enzym des Eiweißstoffwechsels.
  - *AP* (alkalische Phosphatase): Enzym des Phosphatstoffwechsels, das vor allem in den Osteoblasten, aber auch in den Kupfferschen Sternzellen gebildet wird.

Diese beiden Enzyme werden als *Verschlußenzyme* bezeichnet, da sie vorwiegend beim gestörtem Gallenabfluß vorkommen *(Cholestase)*.

– *γ-GT* (Gamma-Glutamyl-Transpeptidase): sensibler Indikator für toxische Leberschäden (vor allem durch Alkohol) und wichtig bei chronischer Hepatitis und beim Leberkarzinom.

2. *Bilirubinbestimmung:* Bilirubin entsteht beim Abbau von Erythrozyten und kann bei Störungen dieses Kreislaufes im Serum und/oder im Urin nachgewiesen werden:

- *indirektes Bilirubin* ist nicht wasserlöslich und kann somit nicht im Harn ausgeschieden werden.
- *direktes Bilirubin* ist konjugiert und wasserlöslich, und kann bei Störungen über den Harn ausgeschieden werden.
- *Urobilinogen* wird vom Darm resorbiert und zu einem geringen Teil im Harn ausgeschieden.

3. *Serumeiweißbestimmung:* Mit Hilfe der Elektrophorese und Immunelektrophorese werden die Serumeiweiße quantitativ und in ihrem Verhältnis untereinander erfaßt. Bei chronischen Lebererkrankungen erhöhen sich die Gammaglobuline auf Kosten der Albumine.
4. *Serumeisen:* Bei Schädigung der Leberzellen erhöht sich der Eisenwert im Blut, da die Leber es nicht mehr speichern kann.
5. *Ammoniak im Serum:* Bei zunehmender Leberinsuffizienz kann die Leber das aus dem Eiweißstoffwechsel anfallende Ammoniak nicht mehr vollständig zu Harnstoff umbauen.
6. *Antikörper bzw. Erregernachweis:* Bestimmung der Hepatitis-Marker zur Verlaufskontrolle oder Ausschluß von Hepatitis.

**Leberfunktionstests**

- *Galaktosetest:* Galaktose (Milchzucker) wird in der Leber zu Glukose umgewandelt. Bei intravenöser Galaktosegabe wird die Eliminationsrate (Umwandlungsfähigkeit) der Leber ermittelt.
- *Bromsulfthaleinprobe (BSP):* Bromsulfthalein (Farbstoff) wird von der Leber in die Galle ausgeschieden. Nach intravenöser Gabe wird die Kapazität der biliären Exkretion (Ausscheidungsfähigkeit) ermittelt.

**Lebersonographie:** zur Bestimmung der Organgröße, der Konturen, der Strukturveränderungen wie Metastasen oder Zysten.

**Laparaskopie** (Bauchspiegelung): Ein optisches Gerät wird in die mit $CO_2$ aufgepumpte Bauchhöhle eingebracht. Damit können gezielt Gewebeteile entnommen werden und photographische Aufnahmen gemacht werden.

**Computertomographie:** röntgenologische Schichtaufnahmen zur Bestimmung von Organform und -größe bzw. raumfordernden Prozessen.

**Leberpunktion:** Gewebepunktion für die histologische Untersuchung.

## 9.3 Erkrankungen der Leber

### 9.3.1 Leitsymptome

#### 9.3.1.1 Ikterus (Gelbsucht)

**Definition:** Symptom, das durch Gelbfärbung der Haut, der Schleimhäute, der Skleren und durch einen Anstieg des Bilirubin im Serum charakterisiert ist. Normal ist 1 mg% Serumbilirubin, ab 1,5 mg% verfärben sich die Skleren, ab 2,5 mg% die Haut, bei Hepatitis können bis 10 mg% gemessen werden.

**Ursachen:** Störung des Bilirubinkreislaufs, meist bei Virushepatitis, aber auch bei mechanischem Verschluß der Gallengänge durch Steine oder Tumore. Bei chronischer Hepatitis und Leberzirrhose mit ikterischem Schub, bei Fettleber, bei cholestatischer Hepatose. Bei Drogenikterus oder Schwangerschaftsikterus, bei Hämolyse und funktioneller Hyperbilirubinämie.

**Einteilung:** Die übliche Einteilung der Störung des Bilirubinkreislaufs ist nach dem Ort der Störung benannt:

1. *Prähepatischer Ikterus* mit einer Ursache vor der Leber, z. B. bei Hämolyse.
2. *Hepatischer Ikterus* mit einer Ursache in der Leber, z. B. bei Virushepatitis, Zirrhose oder Fettleber.
3. *Posthepatischer Ikterus* mit einer Ursache im Gallengangsbereich, z. B. bei Gallengangsverschluß.

Es gibt auch Mischformen von hepatischem und posthepatischem Ikterus (z. B. cholestatischer Ikterus bei Cholangitis, Cholangiohepatitis, oder biliärer Zirrhose). Dabei handelt es sich um eine Störung der Ausscheidung und des Abflusses der Gallenflüssigkeit.

**Patho:** Der Ikterus läßt sich auch *pathogenetisch* bzw. *pathophysiologisch* einteilen:

- *Produktionsikterus:* entspricht dem prähepatischen Ikterus. Das erhöhte Bilirubinangebot an die Leberzellen durch den verfrühten oder vermehrten Untergang von Erythrozyten überfordert die Leber (v. a. bei Erythrozytopathien, Infektionen, Intoxikation, Verbrennungen oder bei Hämolyse).
- *Transportikterus:* entspricht dem hepatischen Ikterus. Seltene Störung des Bilirubintransportes von den Lebersinusoiden in die Hepatozyten z. B. bei M. Meulengracht (Enzymstörung, durch die das Albumin nicht vom Bilirubin abgespalten werden kann).
- *Konjugationsikterus:* entspricht dem hepatischen Ikterus. Störung der Bilirubinkonjugation (z. B. durch Medikamente oder durch den Neugeborenenikterus), bei der das Bilirubin wieder in das Blut zurückgeht.
- *Exkretionsikterus:* entspricht dem hepatischen Ikterus. Störung der Ausscheidung des konjugierten Bilirubins von den Leberzellen in die Gallengänge (z. B. bei Hepatitis, Zirrhose, Alkohol, Karzinom, Medikamente und Schwangerschaft).
- *Kanalisationsikterus:* entspricht dem posthepatischen Ikterus. Gallengangsverschluß (mechanischer Ikterus), der einen Rückstau der Gallenflüssigkeit in die Leber und dadurch auch in das Blut verursacht (z. B. durch Gallensteine, Karzinom der Gallengänge oder durch Stenose der Vaterschen Papille). Dabei werden die Funktionen der Leber gestört.

Bei einem hepatischen oder posthepatischen Ikterus kann es zu völligem Fehlen oder zu einer Verminderung von Bilirubin in der Galle kommen. Dies kann auch zu einer Entfärbung des Stuhls führen. Bei einem Rückstau von Gallensäure in das Blut wird diese unter der Haut eingelagert und verursacht einen *Juckreiz*. Bilirubin, das nicht in der Leber konjugiert wurde, ist nicht wasserlöslich und kann nicht über die Niere ausgeschieden werden. Nur das direkte Bilirubin, das in der Leber konjugiert wurde und das meist unter pathologischen Umständen in das Blut zurückgelangt, wird von der Niere ausgeschieden und ist im Urin nachzuweisen. Eine Erhöhung von direktem oder indirektem Bilirubin im Serum über 1 mg% wird als Hyperbilirubinämie bezeichnet. Bei einer weiteren Erhöhung wird das Bilirubin in die Haut und Schleimhaut eingelagert, die dann eine gelbliche Färbung annehmen. Urobilinogen ist ein Abbauprodukt von Bilirubin und wird normalerweise über den Darm in die Pfortader aufgenommen und zu einem Teil von den Nieren in den Urin ausgeschieden. Wird nun bei einem intra- oder posthepatischen Ikterus kein Bilirubin in die Galle ausgeschieden, fällt auch kein Urobilinogen an. Somit findet sich dann im Urin auch kein Urobilinogen bzw. Urobilin.

**Symptome:** gelbe Haut, Schleimhaut oder Skleren (Tab. 9-1).

Es gibt verschiedene Farbnuancen, die beim Ikterus auf der Haut oder in den Skleren zu unterscheiden sind:

- *Flavinikterus:* strohgelb, spricht für eine prähepatische Ursache.
- *Rubinikterus:* rötlich gelb, spricht für primäre hepatozelluläre Ursache.
- *Verdinikterus:* grünlich-gelb, spricht für Verschlußikterus.
- *Melaseikterus:* dunkelgrün-gelb bis schwärzlich, spricht für eine langdauernde Cholestase.

**Diagnose:** Farbe des Stuhls und Urins, Bestimmung von Bilirubin und Urobilinogen im Urin (z. B. durch Urosticks), Serumbilirubin (direktes und indirektes), Oberbauchsonographie, Transaminasen.

**Therapie:** Die Therapie richtet sich nach den verschiedenen Grunderkrankungen.

Tab. 9-1: Merkmale der Ikterusformen

| | Prähepatischer Ikterus | Intrahepatischer Ikterus | Posthepatischer Ikterus |
|---|---|---|---|
| **Farbe** | Flavinikterus | Rubinikterus | Verdinikterus |
| **Stuhl** | braun | entfärbt bis braun | acholisch (entfärbt) |
| **Juckreiz** | nein | eventuell | ja |
| **Urobilin im Urin** | stark erhöht | normal bis negativ | negativ |
| **Bilirubin im Urin** | negativ | positiv | erhöht |
| **direktes Serumbilirubin** | normal | evtl. erhöht | evtl. erhöht |
| **indirektes Serumbilirubin** | erhöht | evtl. erhöht | normal |
| **Transaminasen** | normal | erhöht | erhöht |
| **alkalische Phosphatase** | normal | evtl. erhöht | erhöht |
| **γ-GT** | normal | erhöht | erhöht |

#### 9.3.1.2 Aszites

**Definition:** Ansammlung von Flüssigkeit in der freien Bauchhöhle (Bauchwassersucht), als Symptom bei meist fortgeschrittener Grunderkrankung.

**Ursachen:** Pfortaderstau durch Leberzirrhose, Alkoholhepatitis, Pfortaderthrombose, Rechtsherzinsuffizienz, Karzinome in der Leber und im Peritoneum, weiterhin bei Peritonitis oder durch Hypalbuminämie (Hungerödem).

**Patho:** Am häufigsten tritt Aszites bei Leberzirrhose auf. Der Rückstau im Pfortadersystem erhöht den Venendruck und es tritt Flüssigkeit in den Bauchraum, außerdem entsteht durch die herabgesetzte Leberleistung ein Albuminmangel und dadurch ein verminderter kolloidosmotischer Druck. Bei einem Hungerödem entsteht durch die mangelnde Nahrungsaufnahme ebenfalls ein Eiweißmangel.

Häufig besteht auch ein sekundärer Hyperaldosteronismus mit einer verstärkten Salz- und Wasserrückresorption und einem erhöhten osmotischen Druck.

**Symptome:** Einer langsamen Aszitesentwicklung geht oft ein starker Meteorismus (Blähbauch) voraus. Merke: „Erst der Wind, dann der Regen". Später kommt es zur Vergrößerung des Bauchumfanges, oft auch zu Atemnot.

**Diagnose:** Durch Punktion, ab 1–2 l Flüssigkeit ist Aszites durch Flankendämpfung palpatorisch nachzuweisen, später kommt es zum Undulationsphänomen.

**Therapie:** Bettruhe, natriumarme Kost, Diuresesteigerung, evtl. Aszitespunktion bei Atembeschwerden (Gefahr des Eiweißverlust mit schnellerer Aszitesneubildung und Aldosteronerhöhung), peritoneovenöser Shunt (Verbindung zwischen Peritoneum und Venen), damit die Flüssigkeit abfließen kann.

### 9.3.2 Virushepatitis

**Definition:** Die Virushepatitis ist eine akute und ansteckende Leberentzündung. Sie ist bei Erkrankung und Tod meldepflichtig.

**Verbreitung:** weltweit.

**Erreger:** Hepatitis-Viren A (HAV), B (HBV), C (HCV), D (HDV) und E (HEV).

**Patho:** Es werden fünf verschiedenen Hepatitisformen unterschieden: Hepatitis A (Hepatitis infectiosa), Hepatitis B (Serumhepatitis), Hepatitis C (Non-A-non-B oder Posttransfusionshepatitis), Hepatitis D (inkomplettes Virus, das nur in Verbindung mit HBV vermehrungsfähig ist) und Hepatitis E (fäkal-oral übertragbare Form der

Hepatitis C). Bei einer Hepatitis B Erkrankung kann aufgrund der verschiedenen Antigene und Antikörper (Hepatitismarker) über die Infektiösität, den Verlauf und die Prognose eine Aussage gemacht werden (Tab. 9-2).

**Infektionsquelle:** Hepatitis A und E: fäkal-oral, Hepatitis B, C und D: oral-parenteral.

**Inkubationszeiten:** Hepatitis A und E: 1 Woche bis 1 Monat, Hepatitis B und D: 6 Wochen bis 6 Monate, Hepatitis C: 2–20 Wochen.

**Symptome**

1. *Prodromalstadium:* Beginn mit uncharakteristischen Erscheinungen (mehrere Tage bei Hepatitis A, mehrere Wochen bei Hepatitis B) wie Abgeschlagenheit Appetitlosigkeit, Übelkeit, Widerwillen gegen gebratene und fette Speisen, gegen Alkohol und Nikotin. An der Haut tritt manchmal ein Exanthem oder ein Enanthem, aber auch Juckreiz auf. Es kommt zu grippeähnlichen Symptomen wie Kopfschmerzen, Muskel- und Gelenkschmerzen und evtl. Fieber, Durchfall oder Verstopfung und zur Bradykardie.
2. *Ikterisches Stadium:* (2–6 Wochen) Die eigentliche Gelbsucht wird durch die Gelbfärbung der Skleren, Dunkelfärbung des Urins (bierbraun mit Schüttelschaum) und Entfärbung des Stuhls (acholischer Stuhl) eingeleitet. Die Schwere der Erkrankung ist an der Intensität des Ikterus zu erkennen. Die Leber ist vergrößert und druckempfindlich, die Milz ist in 1/3 aller Fälle geschwollen. Im akuten Stadium häufig Oligurie, der Übergang zur Polyurie kündigt die Besserung an. Die Heildauer der Virushepatitis beträgt normalerweise zwischen 1–6 Monate und ist an der Normalisierung der Serumwerte zu erkennen.

**Verlaufsformen:** Im allgemeinen verläuft die Hepatitis B schwerer und langwieriger als die Hepatitis A und die Letalität ist größer (A: 1%, B 1–40%).

- *Anikterische Hepatitis:* ohne Gelbfärbung, häufig bei Kindern mit Gefahr der Chronifizierung.
- *Fulminante* oder *nekrotisierende Hepatitis:* überschießender Verlauf, geht oft in ein Koma über (Leberzerfallskoma) oder nach Jahren in eine Zirrhose (grobnarbige Ausheilung ist möglich).

**Komplikationen:** Bei Hepatitis A selten Leberzellinsuffizienz (0,2%), bei Hepatis B und C häufiger chronische Verläufe.

**Diagnose**

- *Urin:* Bilirubinnachweiß (normalerweise nicht vorhanden), bei Ikterusbeginn ist das Urobilinogen erhöht, verschwindet aber ab Krankheitsgipfel, Urin bierbraun.
- *Stuhl:* hell, acholisch.
- *Blut:* direktes und indirektes Bilirubin erhöht, Transaminasen erhöht (SGPT, SGOT, LDH), Serumeisen erhöht, Gerinnungsfaktoren erniedrigt, BSG normal, Hepatitismarker (Antigene und Antikörper) positiv.

**Nachweis:** Erregernachweis von Hepatitis A im Stuhl, von B und C im Serum. Antikörpernachweis, Hepatitis D ist nur durch den Ausschluß der anderen Hepatitiden zu diagnostizieren.

- Bei *Hepatitis A* werden im Serum Antikörper gegen den Hepatitis-A-Virus gefunden.
- Bei *Hepatitis B* werden verschiedene Antikörper und Antigene gefunden:

– *$HB_s$-Antigen:* Es handelt sich um die Hülle (surface) des HBV. Befund ist positiv bei akuter Hepatitis aber auch bei chronischer Hepatitis und Zirrhose.
– *Anti-$HB_s$.* Der Antikörper von $HB_s$ ist positiv nach durchgemachter Hepatitis.
– *$HB_c$-Antigen:* Es handelt sich um die Innenkörper (core) des Virus, der nur flüchtig in der akuten Phase auftritt. Er kann nicht im Serum, sondern nur im Lebergewebe nachgewiesen werden.
– *Anti-$HB_c$:* Der Antikörper von $HB_c$ ist immer bei frischen Infektionen nachweisbar. Wenn die Konzentration des Antikörpers lange hoch erhalten bleibt, spricht das für eine Chronifizierung.
– *$HB_e$-Antigen:* Es handelt sich um den kompletten Virus B (envelope). Bei Befund ist

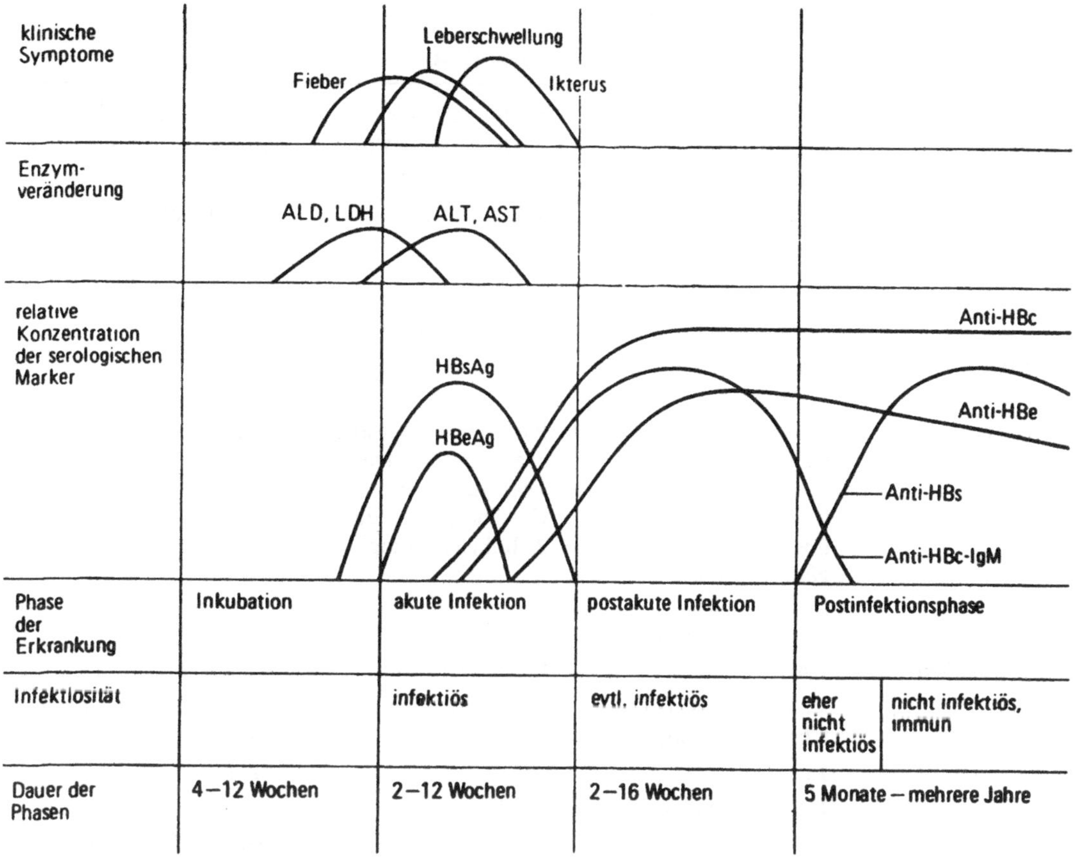


**Abb. 9-5** Typischer Verlauf einer akuten Virus-B-Hepatitis.

das ein Hinweis auf Virusvermehrung und Infektiösität.
- *Anti-HB$_e$:* Der Antikörper von HB$_e$ erscheint in der Erhohlungsphase einer Hepatitis.

Ist gleichzeitig das HB$_e$-Antigen und das HB$_s$-Antigen nachzuweisen, spricht dies für eine hohe Infektiösität (Abb. 9-5).

**Immunität:** Gegen HAV und HBV ist die Immunität nach einer Erkrankung dauerhaft.

**Prophylaxe:** aktive und passive Immunisierung bei Hepatitis A und B.

**Therapie:** symptomatisch, Bettruhe, Diät (kein Fett, kein Alkohol), kausale Therapie gibt es nicht.

### 9.3.3 Chronische Hepatitis

**Definition:** Entzündung der Leber, die über ein halbes Jahr dauert, mit unterschiedlichem Verlauf.

**Ursachen:** Autoimmunerkrankung, nicht ausgeheilte akute Hepatitis, toxische Ursachen (Alkohol, Medikamente, Drogen).

**Patho:** Es werden zwei Formen unterschieden. Die *chronisch persistierende Hepatitis* und die *chronisch aggressive* oder *aktive Hepatitis* (kann zur Leberzirrhose fortschreiten (60 %), ausheilen oder in ein primäres Leberkarzinom übergehen).

**Symptome:** herabgesetzte Alkoholtoleranz, uncharakteristische Oberbauchbeschwerden, Lei-

Tab. 9-2: Die verschiedenen Hepatitisformen

| | Hepatitis A | Hepatitis B | Hepatitis C |
|---|---|---|---|
| **Andere Bezeichnung** | Hepatitis infectiosa | Serumhepatitis | Postransfusionshepatitis |
| **Erreger** | • Hepatitis-A-Virus (RNS-Virus) | • Hepatitis-B-Virus (DNS-Virus) | Hepatitis-C-Virus |
| **Risikogruppe** | • Kinder<br>• Jugendliche<br>• Reisende | • medizinisches Personal<br>• Fixer<br>• Prostituierte (alle Altersstufen) | wie Hepatitis-B |
| **Häufung** | vorwiegend Herbst/ Winter | keine | keine |
| **Übertragung** | Fäkal-oral auch parenteral, Schmierinfektion, Kontakt mit Fäkalien über Gegenstände, Nahrungsmittel (Schalentiere, Muscheln), Wasser | Parenteral, aber auch oral, über Spritzen, Transfusionen, Geschlechtsverkehr, Zahnbehandlung | wie Hepatitis B |
| **Inkubationszeit** | 1-4 Wochen | 6 Wochen bis 6 Monate | 2–20 Wochen |
| **Verlauf** | leichter Verlauf, keine Chronifizierung | unterschiedlicher Verlauf | leichter Verlauf, neigt zu Chronifizierung |
| **Immunität** | Ja | Ja | nein |
| **Serologie** | Hepatitis-A-Antikörper | • Hepatitis-B-Antikörper<br>• Hepatitis-Bc-Antikörper<br>• Hepatitis-Bs - Antikörper | Hepatitis-A und Hepatitis-B-Antikörper negativ |
| **Prophylaxe** | aktive und passive Impfung | aktive und passive Impfung, | passive Impfung (macht lediglich den Verlauf leichter) |
| **Komplikationen** | Leberzellinsuffizienz (selten) | 10% chronisch | 30–70% chronisch |

stungsschwäche, Gewichtsverlust, Fettunverträglichkeit.

**Diagnose:** Lebervergrößerung und Leberverhärtung, Leberpunktion, SGOT und SGPT sind erhöht.

**Therapie:** je nach Ursache, evtl. immunsuppressive Therapie.

### 9.3.4 Fettleber

**Definition:** Einlagerung von Fett in den Leberzellen.

**Ursachen:** Alkokolismus (alkoholische Fettleber), Überernährung (Adipositas), Diabetes mellitus, Gifte (z. B Lösungsmittel, Pflanzenschutzmittel, Pilzgifte und Medikamente), selten bei Schwangerschaft (hormonell bedingt).

**Patho:** Durch Überangebot an Fett oder durch Überbelastung kann die Leber das Fett nicht verwerten und lagert es in die Hepatozyten (bis zu 6 kg). Dies führt zu Blockierung der Zellen und zur Vergrößerung der Leber. Bei Alkoholabusus und Giften können die Zellen untergehen und es kommt zur Zirrhose.

**Symptome:** im rechten Oberbauch uncharakteristisches Druckgefühl.

**Diagnose:** tastbare vergrößerte Leber, Sonographie, Biopsie (Fetttropfen in den Leberzellen), Gamma-GT erhöht

**Therapie:** Absetzen der Gifte; Solange keine Umwandlung in Bindegewebe stattgefunden hat, ist eine volle Rückbildung möglich.

### 9.3.5 Leberzirrhose

**Definition:** Fortschreitende chronische Lebererkrankung, die das ganze Organ befällt und zu einem diffusen Umbau der normalen Leberstruktur führt (bindegewebiger Umbau).

**Ursachen:** Alkohol, Hepatitis, Medikamente, biliäre Zirrhose durch Cholangitis oder Cholestase, kardiale Zirrhose (Rechtsherzinsuffizienz), selten durch Eisenspeicher-, Kupferspeicher- oder Glykogenspeicherkrankheit.

**Patho:** Durch chronische Schädigung und damit Zerstörung des Leberparenchyms kommt es zur bindegewebigen Umwandlung mit einer Verengung der Blutstrombahn. Durch den Rückstau entsteht ein Pfortaderhochdruck (portaler Hochdruck). Das gestaute Blut sucht sich eine Umgehung um abfließen zu können. Dieser sogenannte Umgehungskreislauf wird durch die Ösophagusvarizen entlang der unteren Speiseröhre, der Venen des Mastdarmes (Hämorrhoiden) und der oberflächlichen Bauchvenen (Caput medusa) gefunden. Der Rückstau verursacht auch ein Austreten der Flüssigkeit in den Bauchraum (Aszites).

**Symptome:** Leber-Hautzeichen, uncharakteristische Symptome wie Übelkeit, Appetitlosigkeit, Müdigkeit, Leistungsverlust und Meteorismus, Aszites.

**Komplikationen:** Ösophagusvarizenblutung, Coma hepaticum, Niereninsuffizienz (oft nach Varizenblutung, forcierter Diurese oder zu großer Aszitespunktion), Leberkarzinom.

**Diagnose:** Serumdiagnostik (alkalische Phosphatase und Gammaglobuline erhöht), Sonographie, Laparaskopie, Punktion.

**Therapie:** Diät, kein Fett, kein Alkohol.

### 9.3.6 Leberkarzinom

**Definition:** Bösartiger Tumor der Leberzellen.

**Ursachen:** Leberzirrhose durch Hepatitis B und C. Bei 4–10% der Zirrhosen durch Alkohol, Aflatoxin (Pilzgift, das vor allem in Afrika durch verunreinigte Lebensmittel aufgenommen wird).

**Symptome:** schleichender Verlauf mit Schwäche, Abmagerung, Lebersymptome, Krebssymptome.

**Diagnose:** Sonographie, Computertomographie.

**Therapie:** Operation, Zytostatika. Schlechte Prognose, da bei der Diagnosestellung meist schon Metastasen bestehen.

### 9.3.7 Leberkoma (Coma Hepaticum)

**Definition:** Syndrom mit neurologischen und psychischen Veränderungen als Folge schwerer Lebererkrankung.

**Ursachen:** Leberzerfall bei schwerer Hepatitis, Vergiftungen (Knollenblätterpilz, Blei, Arsen) oder Metastasenleber; Leberausfall bei Leberzirrhose.

**Patho:** Bei einem *Leberzerfall* werden die Leberzellen zerstört (Nekrose), während bei einem *Leberausfall* die Funktion der Zellen immer mehr abnimmt. In beiden Fällen erhöhen sich die aus dem Eiweißstoffwechsel anfallenden stickstoffhaltigen Substanzen und schädigen das Gehirn. Es kommt dadurch zu einem Absinken des Blutdrucks mit oft zusätzlichem Nierenversagen.

*Symptome*

- *Stadium I* (Prodromalstadium): Verlangsamung, leichte Ermüdbarkeit, Schlafrhythmusstörungen.
- *Stadium II* (drohendes Koma): zunehmende Schläfrigkeit, Apathie, Tremor.
- *Stadium III* (Stupor): Patient schläft dauernd, gesteigerte Reflexe, Foetor hepaticus (Lebergeruch).
- *Stadium IV* (Koma): tiefer Schlaf (nicht erweckbar), keine Reflexe, tiefe Atmung, Foetor hepaticus.

**Diagnose:** Transaminasen, Sonographie, Leberpunktion.

**Therapie:** Notfall, Eiweiß- und Fettkarenz.

# 10 Das Gallengangsystem

## 10.1 Anatomie und Physiologie des Gallengangsystems

**Lage und Aufbau der Gallenblase:** Die Gallenblase liegt seitlich der Leberpforte an der Unterseite des rechten Leberlappens, mit dem sie teilweise verwachsen ist. Sie ist ein birnenförmiges, mit Schleimhaut ausgekleidetes Hohlorgan und hat ein Fassungsvermögen von ca. 50 ml. Die Gallenblase hat von innen nach außen folgende drei Wandschichten:

- *Mukosa:* Schleimhaut aus Zylinderepithel.
- *Muskularis:* Muskelschicht zur Entleerung.
- *Serosa:* äußerste Schicht aus Bauchfell.

**Gallenwege:** Die in der Leber entspringenden Gallenkapillaren sind Aussparungen der Leberzellen. Sie fließen in die Sammelkanälchen, die sich zum *rechten* und *linken Lebergang* (Ductus hepaticus dexter und sinister) vereinigen und dann den *gemeinsamen Lebergang* (Ductus hepaticus communis) bilden. Von diesem führt der *Gallenblasengang* (Ductus cysticus) zur *Gallenblase* (Vesica fellea). Nach dieser Abzweigung wird der Lebergang zum *Gallengang* (Ductus choledochus), der zusammen mit dem Ausführungsgang der Bauchspeicheldrüse über *die Vatersche Papille* (Papilla duodeni major) in den Zwölffingerdarm mündet. An dieser Mündungsstelle gibt es verschiedene Ringmuskeln (Sphincter oddi), die durch Kontraktion den Gallensaft zurückhalten können. Er fließt dann in die Gallenblase zurück und wird dort gespeichert und eingedickt (Abb. 10-1).

**Funktion der Gallenblase**

- *Speicherung* der Gallenflüssigkeit ca. 50 ml.
- *Eindickung* der Gallenflüssigkeit durch Resorption von Wasser und Salzen durch die Schleimhaut auf die 10fache Konzentration. Die Leber produziert ca 1 l Gallenflüssigkeit pro Tag.

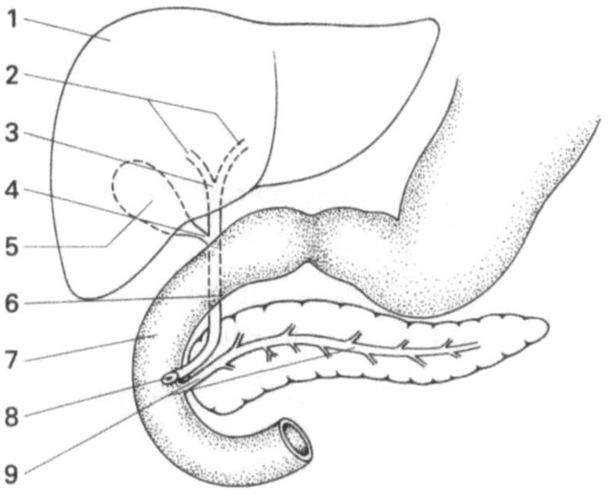


**Abb. 10-1** Das Gallengangsystem. **1** Leber. **2** Rechter/linker Lebergang (Ductus hepaticus dexter/sinister). **3** Gemeinsamer Lebergang (Ductus hepaticus communis). **4** Gallenblasengang (Ductus cysticus). **5** Gallenblase (Vesica fellea). **6** Gallengang (Ductus choledochus). **7** Duodenum. **8** Vatersche Papille. **9** Ausführungsgang des Pankreas (Ductus pancreaticus). **10** Bauchspeicheldrüse (Pankreas).

- *Entleerung* der Gallenflüssigkeit durch Muskelkontraktion, ausgelöst durch Cholezystokinin (Hormon, das im Duodenum gebildet wird).

**Bestandteile und Aufgabe der Gallenflüssigkeit:** Ca. 80% Wasser, der Rest besteht aus Salzen, Gallensäure (Emulgator), Bilirubin, Cholesterin, Lezithin und Schleim. Die Gallensäure zerteilt die Fette im Duodenum zu kleinen Kügelchen (Emulgation), den *Mizellen*. Ohne Galle ist weder Fettverdauung noch die Aufnahme von fettlöslichen Vitaminen (Vitamin A, D, E, K) möglich. Der Gallensaft wirkt auch antibakteriell.

**Enterohepatischer Kreislauf:** Gallensäure wird in der Leber aus Cholesterin synthetisiert und mit Aminosäuren konjugiert (verbunden). Sie wird mit der Gallenflüssigkeit in den Darm ausgeschieden und dort durch Bakterien dekonjugiert, wieder resorbiert und über die Pfortader in die Leber gebracht. 50% werden passiv im Dünndarm und Dickdarm aufgenommen, die aktive Aufnahme erfolgt nur im terminalen Ileum. Insgesamt werden ca. 80% der Gallensäure in der Leber rekonjugiert, der Rest wird neu synthetisiert (hergestellt).

## 10.2 Untersuchungsmethoden des Gallengangsystems

**Palpation:** nur die krankhaft vergrößerte Gallenblase kann palpiert werden.

**Sonographie:** Bestimmung der Organgröße, der Konturen und der Strukturveränderungen (Metastasen, Zysten, Gallensteine).

**Röntgenkontrast:** röntgenologische Darstellung der Gallengänge und der Gallenblase mit Hilfe eines injizierten Kontrastmittels (Cholezystographie).

**ERC** (endoskopisch retrograde Cholangiographie): das Kontrastmittel wird über ein Endoskop direkt in den Gallengang gebracht, der so röntgenologisch dargestellt werden kann.

**ERCP** (endoskopisch retrograde Cholangiopankreatikographie): wie bei der ERC, allerdings werden noch zusätzlich die Pankreasgänge dargestellt.

**Computertomographie:** röntgenologische Schichtaufnahmen zur Feststellung von Organform und -größe und raumfordernden Prozessen.

## 10.3 Erkrankungen des Gallengangsystems

### 10.3.1 Cholelithiasis (Gallensteine)

**Definition:** Gallensteine sind Konkremente, die in Gallenblase oder Gallengängen entstehen und aus Bestandteilen der Galle zusammengesetzt sind. Befinden sich Steine in der Gallenblase spricht man von *Cholezystolithiasis*, bei Steinen in den Gallengängen von *Choledocholithiasis*.

**Ursachen:** Fettsucht, Stoffwechselstörungen (Diabetes mellitus), Hämolyse (Bilirubin wird vermehrt ausgeschieden), Schwangerschaft (hormonell), Dauerstreß, Infektionen der Gallenblase. Frauen sind doppelt so häufig betroffen wie Männer.

**Patho:** Steine entstehen, wenn sich die normale Zusammensetzung der Gallenflüssigkeit so ändert, daß wasserunlösliche Substanzen wie Cholesterin, Bilirubin oder Lezithin als Kristalle ausfallen. Am häufigsten findet man Cholesterinpigmentsteine (Cholesterin und Bilirubin), sie geben im Gegensatz zu den kalkhaltigen Steinen keinen Röntgenkontrast. Unterschieden werden: Solitärsteine, Gallengrieß (kann ausgeschwemmt werden), maulbeerartige oder facettierte Steine (machen am meisten Probleme). Bei Rückstau der Gallenflüssigkeit aufgrund einer Verlegung der Gallengänge spricht man von Cholestase. Fast immer ist auch eine Entzündung durch die Steine vorhanden (Abb. 10-2).

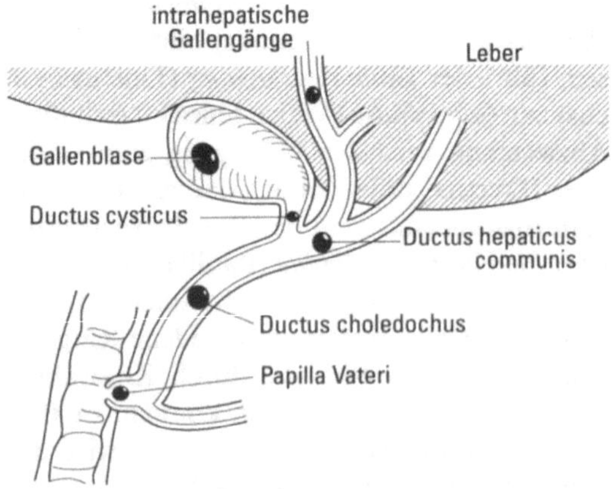


**Abb. 10-2** Vorkommen der Gallensteine.

**Symptome:** Etwa 50% der Gallensteinträger sind symptomfrei; sonst Übelkeit am Morgen, Druckgefühl im rechten Oberbauch, Meteorismus. Eine *Gallenkolik* entsteht, wenn der Stein eingeklemmt wurde. Es handelt sich dabei um

Krämpfe der glatten Muskulatur in Gallenblase bzw. Gallengang. Sie kann Minuten bis Stunden dauern und mit heftigsten krampfartigen Oberbauchschmerzen einhergehen. Schmerzausstrahlung erfolgt bis in den rechten Rücken und die Schulter, zusätzlich Übelkeit, Erbrechen, Abwehrspannung, evtl. Ikterus. Eine Gallenkolik wird meist durch üppige und fette Mahlzeiten augelöst.

**Komplikationen:** Gallenblasenhydrops (Wasseransammlung in der Gallenblase), Gallenblasenempyem (Eiteransammlung in der Gallenblase), Gallensteinileus (bei langjähriger Cholezystitis und einem Durchwandern eines großen Gallensteins direkt von der Gallenblase in den Dünndarm), Pankreatitis (bei Verlegung der Vaterschen Papille), Peritonitis, Gallenblasenkarzinom (bei 5%).

**Diagnose:** Sonographie, Röntgen, Harn und Blutuntersuchungen auf Bilirubin.

**Therapie:** bei akuter Kolik 24stündige Nahrungskarenz, sonst Diät (Fett, Hülsenfrüchte, Bohnenkaffee, Alkohol meiden), Analgetika, Spasmolytika, medikamentöse Steinauflösung, Steinzertrümmerung (Abb. 10-3) mittels ESWL (extrakorporale Stoßwellenlithotripsie), bei Entzündungen erfolgt eine Cholezystektomie (Entfernung der Gallenblase).

**Prophylaxe:** Gewichtsreduktion und ballaststoffreiche vegetarische Kost.

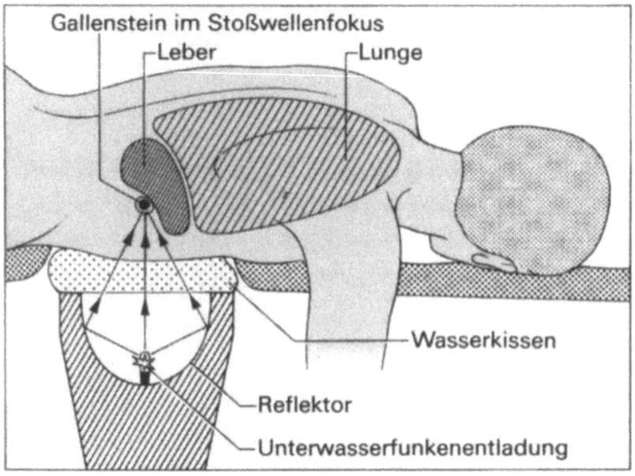


**Abb. 10-3** Stoßwellenlithotrypsie von Gallenblasensteinen.

### 10.3.2 Cholecystitis

**Definition:** Akute Gallenblasenentzündung, die häufig mit Cholelithiasis kombiniert ist.

**Ursachen:** Gallensteine, Besiedlung durch Erreger vom Duodenum oder hämatogen (z. B. Typhuserreger).

**Symptome:** Schmerzen im rechten Oberbauch, Fieber, Übelkeit, Erbrechen, Ikterus, Obstipation.

**Komplikationen:** Gallenblasenempyem, Hydrops (hohes Fieber mit Schüttelfrost), Peritonitis durch Perforation.

**Diagnose:** Sonographie, Röntgen, BSG erhöht, Transaminasen und alkalische Phosphatase erhöht, Leukozytose.

**Therapie:** siehe Cholelithiasis, evtl. Antibiotika.

### 10.3.3 Cholangitis

**Definition:** Bakterielle Entzündung der Gallenwege.

**Ursachen:** bakterielle Infektion (aufsteigend vom Darm oder hämatogen), Parasiten, Steine, Tumore.

**Symptome:** Charcotsche Trias mit Fieber (Schüttelfrost!), Schmerzen im rechten Oberbauch, Ikterus.

**Diagnose:** Leukozytose, alkalische Phosphatase und Gamma-GT erhöht.

**Therapie:** s. Cholezystitis, Antibiotika, Operation mit hoher Letalität (bis zu 50%!).

### 10.3.4 Dyskinesie der Gallenwege

**Definition:** Funktionelle Störung der Gallenblase oder der Gallenwege

**Ursachen:** unbekannt, psychosomatisch bedingt, häufiges Krankheitsbild.

**Patho:** eventuell Bewegungsstörungen der Gallenblase, der Gallenwege (Hyper- oder Hypotonus) oder der Vaterschen Papille (Spasmus) ohne organischen Befund.

**Symptome:** oft kolikartige Oberbauchbeschwerden, Druckgefühl, Verdauungsbeschwerden.

**Diagnose:** organische Erkrankung muß ausgeschlossen werden.

**Therapie:** Spasmolytika, Diät (fettarm).

### 10.3.5 Gallengangkarzinom und Gallenblasenkarzinom

> **Definition:** Bösartiger Tumor des Gallengangs bzw. der Gallenblase.

**Ursachen:** chronische Cholezystitis, Cholangitis, Steine.

**Patho:** Tumoren des Gallensystems werden wegen der uncharakteristischen Beschwerden oft zu spät erkannt. Später treten typische Krebszeichen auf (z. B. Anämie, Gewichtsverlust, Ikterus). Das Karzinom metastasiert schnell in die Leber.

**Symptome:** undeutliche Beschwerden, später Ikterus und zunehmender Kräfteverfall.

**Therapie:** Entfernung der Gallengänge mit künstlichem Gallengang in das Duodenum.

# 11 Die Bauchspeicheldrüse (Pankreas)

## 11.1 Anatomie und Physiologie des Pankreas

**Lage und Aufbau:** Das Pankreas liegt retroperitoneal hinter dem Magen, in Höhe des ersten bis dritten Lendenwirbels. Das Pankreas wird in Kopf (Caput) Körper (Corpus) und Schwanz (Cauda) eingeteilt. Der Kopf wird vom Duodenum umfaßt und der Schwanz reicht bis an die Milz heran. Der Ausführungsgang des Pankreas (Ductus pancreaticus) durchzieht das Pankreas in der ganzen Länge und mündet gemeinsam mit dem Gallengang (Ductus choledochus) über die Vatersche Papille (Papilla duodeni major) in das Duodenum (Abb. 11-1).

**Anteile des Pankreas:** Das Pankreas besteht aus zwei voneinander unabhängig arbeitenden Teilen, dem exokrinen und dem endokrinen Teil.

1. *Exokriner Teil:* Der größte Teil des Pankreas besteht aus exokrinem Drüsengewebe (80%). Diese in Läppchen angeordneten Drüsenzellen geben wichtige Verdauungsenzyme in inaktiver Form in den Ductus pancreaticus ab. Die Ausschüttung wird durch Sekretin und Pankreozymin gesteuert, die im Duodenum gebildet werden. Im Pankreas werden ca. 0,5–1,5 l Verdauungssaft pro Tag produziert. Die wichtigsten Enzyme des exokrinen Pankreas sind:
   - *Amylase* zur Kohlenhydratverdauung
   - *Trypsinogen* und *Chymotrypsinogen* (Peptidasen) zur Eiweißverdauung (werden durch die Enterokinase des Dünndarms aktiviert)
   - *Pankreaslipase* zur Fettverdauung (wird durch Gallensäure aktiviert)
2. *Endokriner Teil:* Zwischen den exokrinen Zellen liegen verstreut endokrine Zellnester, die *Langerhansschen Inseln*. Sie kommen vor allem in Körper und Schwanz des Pankreas vor und produzieren verschiedene Hormone:
   - *Glukagon:* wird in den A-Zellen produziert und wirkt blutzuckersteigernd. Durch Glukagon wird Glykogen zu Glukose abgebaut (Glykogenolyse). Freisetzungsreiz ist vor allem ein verminderter Blutzuckerspiegel.
   - *Insulin:* wird in den B-Zellen produziert und wirkt blutzuckersenkend. Einerseits ermöglicht Insulin die Glukoseaufnahme der Zellen, andererseits regt es die Leber an, Glukose in Glykogen umzuwandeln. Freisetzungsreiz ist ein Glukoseanstieg im Blut. Glukagon und Insulin sind somit Gegenspieler (Antagonisten).

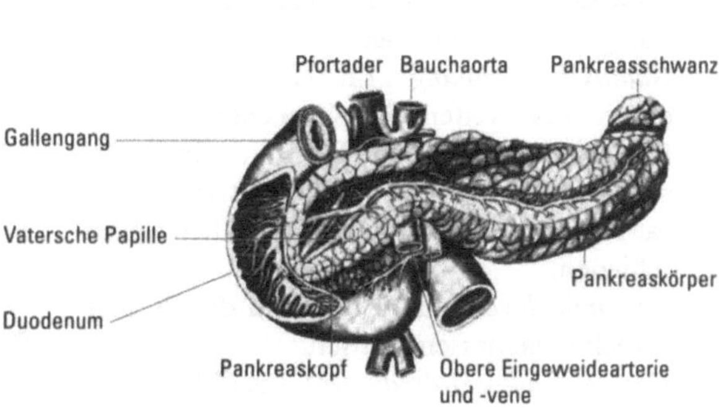


**Abb. 11-1** Das Pankreas.

– *Somatostatin:* wird in den D-Zellen produziert und kontrolliert die Produktion von Insulin und Glukagon.

## 11.2 Untersuchungsmethoden des Pankreas

**Labor**

1. Untersuchung der *exkretorischen Funktion* (Enzyme):
– *Stuhlbefund:* Konsistenz kann pastenartig bis breiig sein, fettig-glänzend und von stechendem Geruch; mikroskopisch können vermehrt unverdaute Fette und Eiweiße beobachtet werden (chemischer Nachweis).
– *Enzymbestimmung:* Bestimmung von *Amylase* im Blut und Urin, *Lipase* nur im Blut. Bei Entzündungen des Pankreas sind die Werte erhöht, da Lipase und Amylase durch einen Rückstau ins Blut übertreten und Amylase von der Niere ausgeschieden wird.
– *Chymotrypsin* im Stuhl. Ein Mangel besteht durch ungenügende Produktion oder Verlegung der Ausführungsgänge.
– *Sekretin-Pankreozymin-Test:* Die i. v. gegebenen Hormone Sekretin und Pankreozymin stimulieren das Pankreas, dessen Saft dann abgesaugt und analysiert wird.
2. Untersuchungen der *inkretorischen Funktion* (Hormone):
– *Blutzuckerbestimmung* (BZ): gibt Hinweis auf die Insulinwirkung. Im Serum sollte der nüchtern BZ 70 – 100 mg/dl betragen.
– *Insulinkonzentration:* Im Plasma kann die Menge des Insulins bestimmt werden.
– *Glukosebestimmung:* Im Urin kann z. B. durch Teststreifen die Glukosekonzentration bestimmt werden. Bei mangelnder Insulinwirkung wird ab einem Blutzucker von ca. 180 mg/dl Glukose über den Urin ausgeschieden.
– *Acetonnachweis:* kann im Urin durch Teststäbchen gemessen werden.
– *Oraler Glukosetoleranztest* (oGTT): Nach mindestens 12stündiger kohlenhydratreicher Ernährung wird der Nüchternblutzucker bestimmt. Danach werden 100 g Glukose in 300 ml Tee oder Wasser innerhalb von 5 min. getrunken. Nach 60 und 120 min wird eine Blutzuckerbestimmung durchgeführt. Die Werte sollen 220 mg/dl nach 60 min bzw. 150 mg/dl nach 120 min nicht überschreiten.
– *$HbA_I$-Bestimmung* (Glykohämoglobin): Etwa 7 % des Hämoglobins eines Gesunden sind mit Glukose verbunden. Dieses Hämoglobin wird als $HbA_I$ oder Glykohämoglobin bezeichnet. Bei Erhöhung des Blutzuckers erhöht sich auch das $HbA_I$ und vermindert sich erst 4 – 10 Wochen, nachdem sich der Blutzucker gesenkt hat. Damit kann z. B. auch überprüft werden, ob sich Patienten an die Verordnungen halten (Patientenkooperation). Werte von über 10 % $HbA_I$ sind pathologisch.

**Sonographie:** Bestimmung der Organgröße, der Konturen, der Strukturveränderungen (Metastasen, Zysten).

**ERCP:** (endoskopisch retrograde Cholangiopankreatikographie): wie bei der ERC, allerdings werden noch zusätzlich die Pankreasgänge dargestellt.

**Computertomographie:** röntgenologische Schichtaufnahmen, die Hinweise auf Organform, -größe und evtl. raumfordernde Prozesse geben.

## 11.3 Erkrankungen des Pankreas

### 11.3.1 Akute Pankreatitis

**Definition:** Es handelt sich um eine Entzündung der Bauchspeicheldrüse, meist durch Autodigestion (Selbstverdauung) bedingt.

**Ursachen:** Gallenwegserkrankungen, Alkoholabusus, Infektionen wie Hepatitis und Mumps, Pankreassteine, Stoffwechselstörungen, Traumata, Medikamente (z. B. Glukokortikoide, Saluretika).

**Patho:** Das Pankreas schwillt durch aktivierte Pankreasenzyme ödematös an und ist entzündet.

Bei Gallenwegserkrankungen z. B. kann es zu einem Rückstau an der Vaterschen Papille kommen. Die gestaute Gallenflüssigkeit aktiviert dabei die Pankreasenzyme im Ductus pancreaticus und setzt eine Andauung des Pankreasgewebe in Gang. Durch die Entzündung des Pankreas kann die exokretorische und inkretorische Funktion stark beeinträchtigt sein.

**Symptome:** In leichten Fällen Fermententgleisung (Malabsorption, voluminöse Fettstühle). Heftigste, plötzlich einsetzende ringförmige Oberbauchschmerzen mit Übelkeit und Erbrechen, Meteorismus und hypovolämischem Schock.

**Komplikationen:** Pankreasnekrose, Peritonitis, Ileus.

**Diagnose:** Lipase und α-Amylase im Serum erhöht, Sonographie, Computertomographie, Leukozytose.

**Therapie:** Ruhigstellung des Organs durch vollständige Nahrungskarenz, parenterale Ernährung, Schockprophylaxe und -therapie. Schmerzbekämpfung, kein Alkohol. 15% der Fälle mit akuter Pankreatitis enden tödlich.

### 11.3.2 Chronische Pankreatitis

**Definition:** Chronische Entzündung des Pankreas, die schubweise aufflackert, mehr und mehr Pankreasgewebe zerstört und die Funktion der Bauchspeicheldrüse verringert.

**Ursachen:** bis zu 80% durch Alkoholmißbrauch, der das Pankreas toxisch schädigt.

**Symptome:** rezidivierende Oberbauchschmerzen, Gewichtsverlust, evtl. Ikterus durch Pankreasschwellung. Im weiteren Verlauf Pankreasinsuffizienz mit Diabetes mellitus und Fermentverlust.

**Diagnose:** Sonographie, endokriner und exokriner Funktionstest (Sekretin-Test, oGGT), ERCP.

**Komplikationen:** Abszesse, Zysten.

**Therapie:** Wie bei akuter Pankreatitis.

### 11.3.3 Pankreaskarzinom

**Definition:** bösartiger Tumor des Pankreasgewebes, zu 70–80% im Pankreaskopf lokalisiert.

**Symptome:** In den Rücken austrahlende Schmerzen, große tastbare Gallenblase (Courvoisier-Zeichen) durch Verlegung des Gallengangs, Gewichtsabnahme und Anämie, Inappetenz, Leistungsverlust, Ikterus.

### 11.3.4 Pankreassteine

**Definition:** Durch ein gestörtes Mischungsverhältnis des Pankreassaftes bedingte Kristallisation (meist von Kalzium).

**Ursachen:** gestörtes Mischungsverhältnis des Pankreassaftes, oft vegetativ bedingt oder durch Stauung.

**Symptome:** Koliken, äußerst starke Schmerzen, reflektorischer Schock.

**Komplikationen:** akute Pankreatitis.

**Therapie:** Kalziumsteine zerstören, Schmerzbekämpfung, Nahrungskarenz.

### 11.3.5 Diabetes mellitus

**Definition:** Chronisch verlaufende Stoffwechselkrankheit, bei der ein absoluter oder relativer Insulinmangel besteht. Es treten Störungen vor allem im Kohlehydratstoffwechsel, aber auch im Fett- und Eiweißstoffwechsel auf.

*Einteilung* (Klassifikation der WHO):

1. *Diabetes mellitus Typ I:* insulinabhängiger Diabetes mellitus
2. *Diabetes mellitus Typ II:* nicht-insulinabhängiger Diabetes mellitus
   Typ IIa: ohne Adipositas
   Typ IIb: mit Adipositas
3. *Sekundärer Diabetes mellitus* (aufgrund anderer Syndrome):

- Pankreaserkrankungen
- endokrine (hormonale) Ursachen
- durch Arzneimittel
- Störungen der Insulinrezeptoren
- Pathologische Glukosetoleranz (ohne Grunderkrankung)
- Schwangerschaftsdiabetes.

**Ursachen**

• *Typ-I-Diabetes mellitus:* genetische Faktoren; Autoimmunerkrankung; virale Infektionen wie Mumps, Masern und Röteln, wodurch es zu einer Zerstörung der B-Zellen in den Langerhansschen Inseln kommt.

• *Typ-II-Diabetes mellitus:* genetische Disposition mit autosomal-dominanter (d. h. nicht an Geschlechtschromosomen gebunden) Vererbung). Fördernde Faktoren sind Adipositas mit erhöhter Insulinresistenz (d. h. die Anzahl der Insulinrezeptoren an den Zellen ist herabgesetzt oder sie sind vermindert ansprechbar) oder Schwangerschaft.

• *Sekundärer Diabetes mellitus:* Pankreaskarzinom, Pakreatektomie, Pankreatitis, endokrine Erkrankungen wie Akromegalie, M. Cushing, Conn-Syndrom und Phäochromozytom, Medikamente, Diuretika (z. B. Thiazide).

**Normalwerte:** Der Blutzuckerwert schwankt in Abhängigkeit von der Nahrungsaufnahme. Der normale Nüchternblutzucker liegt bei 80–120 mg/dl (Tab. 11-1).

**Patho:** Das Hormon *Insulin* senkt den Blutzuckerspiegel. Es ist der Schlüssel an den Zellmembranen für die Glukoseaufnahme, aber auch für die Aufnahme von Aminosäuren und Fettsäuren. In der Leber fördert es den Aufbau von Glykogen aus Glukose. Größere Mengen Glukose, die weder von den Muskelzellen verbraucht, noch von der Leber gespeichert werden können, werden zu Fett umgewandelt und im Fettgewebe gespeichert. Zellen, die insulinunabhängig arbeiten, sind Leberzellen, Gehirnzellen, Erythrozyten und die Zellen der Nebennierenrinde. *Glukagon* ist der Gegenspieler des Insulins. Es stellt den Organen vor allem in der Hungerphase genügend Glukose zur Verfügung und fördert die *Glykogenolyse* (Abbau von Glykogen zu Glukose in der Leber) sowie die *Glukoneogenese* (Umbau von Fettsäuren und Aminosäuren in Glukose vor allem im Muskel). Glukagon erhöht den Blutspiegel von Glukose und Fettsäuren. Es fördert die Verwendung von Fettsäuren als alternative Energiequelle, vor allem bei Hunger und Diabetes mellitus. Dabei werden in der Leber Ketonkörper (Azeton, Azetessigsäure, Betahydroxybuttersäure) produziert, die sich durch einen Obstessiggeruch äußern (z. B. beim Fasten und beim diabetischen Koma). Der Stoffwechsel von Fruktose und Galaktose funktioniert insulinunabhängig.

• Beim *Typ-I-Diabetiker* wird vom Pankreas kein Insulin mehr produziert (absoluter Insulinmangel). Dadurch können die meisten Zellen keine Glukose mehr aufnehmen und verwerten, und es kommt zu einem erhöhten Glukosespiegel im Blut *(Hyperglykämie).* Da die Nieren nur bis zu 180 mg/dl Glukose in den Nierentubuli rückresorbieren können (Nierenschwelle), wird die darüberliegende Glukosemenge mit viel Flüssigkeit im Urin ausgeschieden. Um aber genügend Energie zur Verfügung zu haben, produzieren die Körperzellen aus Fetten und Aminosäuren ihre Energie. Der erhöhte Blutzuckerspiegel und die beim Fettabbau und Aminosäurenabbau anfallenden Ketone und Harnstoff führen zu verschiedenen Funktionsstörungen wie Erblindung, Arteriosklerose und Mikrozirkulationsstörungen.

• Beim *Typ-II-Diabetiker* wird zu Beginn der Erkrankung normal oder sogar zuviel Insulin produziert. Allerdings ist beim Typ-II-Diabetiker die Anzahl der Insulinrezeptoren an den Zellen vermindert oder es liegt ein vermindertes Ansprechen

Tab. 11-1: WHO-Definition des Diabetes mellitus auf Basis des Nüchternblutzuckers und der oralen Glukosebelastung. Angaben in mg/dl

| | Nüchternblutzucker | nach oraler Glukosebelastung |
|---|---|---|
| **Normalwert** | < 120 | < 140 |
| **latenter Diabetes mellitus** | < 140 | 140–200 |
| **manifester Diabetes mellitus** | ≥ 140 | ≥ 200 |

der Rezeptoren auf Insulin zugrunde (Insulinresistenz im peripheren Gewebe). Das Insulin kann deshalb nicht wirken und der Glukosespiegel ist erhöht (relativer Insulinmangel). Bei Einhaltung einer Diät normalisiert sich die Rezeptorenanzahl meist wieder oder die Resistenz verbessert sich. Beim Typ-II-Diabetiker ist zu bedenken, daß sich durch die verstärkte Insulinproduktion die B-Zellen des Pankreas erschöpfen können und im weiteren Verlauf ein absoluter Insulinmangel eintritt.

- Der *sekundäre Diabetes mellitus* entsteht meist durch vermehrtes Auftreten von Insulinantagonisten (diabetogene Hormone), die entweder medikamentös eingenommen oder durch Krankheiten produziert werden. Folgende Hormone verhalten sich antagonistisch zum Insulin:

  – *Thyroxin*
  – *Wachstumshormon* (STH)
  – *Katecholamine* (Streßhormone): z. B. nach Operationen
  – *Östrogen*

Durch bestimmte Diuretika (Thiazide) wird Insulin verstärkt über die Nieren ausgeschieden.

**Symptome:** starker Durst mit Polydipsie, Polyurie (vermehrtes Wasserlassen), Nykturie (nächtliches Wasserlassen), Müdigkeit, Leistungsminderung, Hunger bis Heißhunger, Übelkeit, Erbrechen, Gewichtsabnahme, Infektanfälligkeit (rezidivierende Harnwegsinfektionen), Hautprobleme (Furunkel, Karbunkel, Akne), Sehstörungen.

**Akute Komplikationen** (Tab. 11-3):

- *Hypoglykämischer Schock:* gefährliche Unterzuckerung (v. a. beim insulinspritzenden Diabetiker) mit Werten von unter 40 mg/dl Glukose im Blut.
- *Coma diabeticum* (Hyperglykämischer Schock): Überzuckerung von über 400 mg/dl Glukose im Blut.

Beide Komplikationen erfordern eine ärztliche Behandlung. Solange der Patient bei Bewußtsein ist, muß (auch bei zweifelhafter Ursache) so schnell wie möglich Glukose (Traubenzucker, Schokolade) gegeben werden. Der hypoglykämische Schock ist gefährlicher, so daß dieser durch

Tab. 11-2: Wichtige Unterschiede von Diabetes mellitus Typ I und Typ II

| | **Diabetes mellitus Typ I, sog. juveniler Diabetes** | **Diabetes mellitus Typ II, sog. adulter Diabetes** |
|---|---|---|
| **Insulinmangel** | absolut | relativ |
| **Häufigkeit** | 10% aller Diabetiker | 90% aller Diabetiker |
| **Manifestationsalter** | 15.–30. Lebensjahr | über 40. Lebensjahr |
| **Körperbau** | asthenisch (schlank) | sthenisch (korpulent) |
| **Ursache** | • Ausschaltung der Langerhansschen Inseln (Viren, Mumps)<br>• genetische Disposition<br>• Autoimmunerkrankung (Antikörper gegen Insulin) | • genetische Disposition<br>• familiäre Häufigkeit<br>• Übergewicht (Kohlenhydrate) |
| **B-Zellen** | stark erniedrigt | meist normal |
| **Stimulierbarkeit der B-Zellen** | stark erniedrigt bis fehlend | Sekretionsstarre (zuviel Insulin vorhanden) |
| **Blutinsulingehalt** | stark erniedrigt (Pankreas produziert nicht) | normal bis erhöht (relativ zur Glukosemenge) |
| **Blutzucker** | oft stark erhöht > 350 mg/dl | erhöht (120–350 mg/dl) |
| **Ketonkörper** | stark erhöht (Fettkatabolismus) | normal, da Insulin vorhanden |
| **Insulinrezeptoren** | normal | eher erniedrigt |
| **Stoffwechselverhalten** | labil | stabil |

Tab. 11-3: Unterscheidung von hypoglykämischem Schock und diabetischem Koma

| | **Diabetisches Koma** | **Hypoglykämischer Schock** |
|---|---|---|
| **Ursachen** | • zu viel Kohlenhydrate zugeführt<br>• zu geringe Insulinmenge | • Insulinüberdosierung<br>• zu geringe Nahrungsaufnahme<br>• Erbrechen |
| **Beginn** | allmählich | rasch |
| **Atmung** | regelmäßig, tief | unauffällig |
| **Blutdruck** | niedrig | normal |
| **Puls** | schlecht, schwach | gut gefüllt |
| **Haut** | trocken (Exsikkose) | feucht |
| **Urin** | Zucker, Azeton | kein Azeton oder Zucker |
| **Geruch** | Obstgeruch | unauffällig |
| **Hunger** | unauffällig | Heißhunger |
| **Reflexe** | Areflexie | Hyperreflexie (Babinski positiv) |
| **Augäpfel** | weich, eingesunken | normal |

die Glukosegabe aufgefangen werden kann. Wenn sich nachträglich ein diabetisches Koma herausstellt, so verursacht die zusätzliche Glukosegabe nur eine geringere Verschlechterung des Zustandes. Bei Bewußtlosigkeit muß grundsätzlich der Notarzt gerufen werden. Beim hypoglykämischen Schock darf niemals eine Insulingabe erfolgen!

**Spätfolgen:** Beim Diabetes mellitus sind außer den akuten Komplikationen vor allem die langfristigen Schäden im Organismus von Bedeutung. Um so wichtiger ist deshalb auch eine konsequent durchgeführte und sorgfältig eingestellte Therapie:

1. *Mikroangiopathie:* Schäden am Kapillarsystem durch den gestörten Kohlenhydrat- und Fettstoffwechsel. Es ergeben sich vor allem periphere Durchblutungsstörungen ohne oder mit nur geringen Schmerzen und eine verminderte Abwehrkraft (je besser ein Gefäß durchblutet ist, desto besser ist die Immunabwehr). Dadurch entsteht folgende Symptomatik:

- Wundheilungsstörungen
- Furunkel und Karbunkel
- Phlegmone
- Mykose (z. B. Fußpilz, Soor)
- nässende bakterielle Infektionen
- Pruritus albicans (schuppende Haut und Jucken im Genitalbereich),
- Balanitis (Eichelentzündung),
- Karies, Paradontose, Glossitis, Gingivitis
- Xanthome (subkutane und interstitielle Einlagerungen von Triglyzerin mit Entzündungsreaktion und Juckreiz)
- Xanthelasmen (intrazelluläre Einlagerung von Cholesterin, v. a. in den Augenlidern),
- Glanzhaut (aufgrund schlechter Durchblutung)
- Retinopathien (Erblindung durch Unterversorgung der Netzhaut), grauer Star (Katarakt) durch Einlagerung von Zuckermolekülen in die Linse, grüner Star (Glaukom)
- Diabetische Nephropathie (Kimmelstiel-Wilson-Syndrom)
- Pyelonephritis
- Neuropathie: Schmerzschwellenanhebung (durch Zerstörung der kleinen Nerven), Empfindungsstörungen (Parästhesien) und brennende Schmerzen (burning feet)

2. *Makroangiopathie:*

- Arteriosklerose
- Claudicatio intermittens,
- Herzinfarkt (infolge der Neuropathie oft stumm)
- Apoplex
- Diabetische Gangrän (Abb. 11-2)

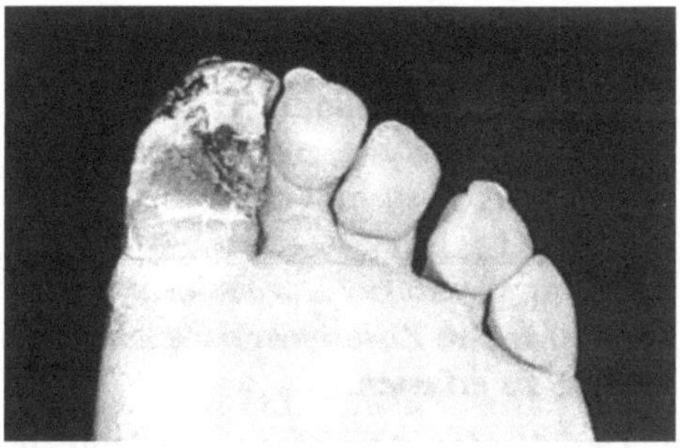

**Abb. 11-2** Diabetisches Gangrän. Schmerzloser Befund an der Großzehe.

3. *Sonstige Folgen:*
- Gewebeschwund (Atrophie)
- selten Gewebewucherungen (Hypertrophie)

**Diagnose:** Urin (Zucker, Azeton), Nüchternblutzucker, oGTT, $HbA_1$.

**Therapie:**
- *Diät:* als therapeutische Basis, ohne die eine gute Stoffwechseleinstellung unmöglich ist. Grundregeln:
  - Die Diät muß dem Energiebedarf des jeweiligen Patienten angepaßt werden, so daß ein Normalgewicht erhalten bleibt.
  - Beim Typ-II-Diabetiker mit Adipositas ist eine Reduktionskost angezeigt, da nur so die periphere Insulinresistenz vermindert wird, und das vorhandene Insulin wieder wirken kann.
  - Die Diät sollte keine schnell resorbierbaren oder konzentrierten Zucker (Glukose) enthalten
  - Die Diät sollte auf 5–6 Mahlzeiten aufgeteilt werden.
  - Es sollten mindestens 3 Liter Flüssigkeit pro Tag aufgenommen werden.

**Diätetische Regeln:** Das *Normalgewicht* errechnet sich aus der Körpergröße in cm abzüglich 100, abzüglich 10%. Der Energiebedarf sollte bei 25–30 kcal/kg Körpergewicht liegen. Zuschläge sind bei bei schwerer körperlicher Arbeit entsprechend erforderlich. 40–50% der Kalorien sollten von komplexen, langsam resorbierbaren Kohlenhydraten stammen (1 g Kohlenhydrate entspricht 4 kcal), ca. 30% von Fetten, die reich an mehrfach ungesättigten Fettsäuren sind (1 g Fett entspricht 9 kcal) und 15–20% von Eiweiß (1 g Eiweiß entspricht 4 kcal), jedoch nicht mehr als 1–1,5 g/kg Körpergewicht. Beim Konsum alkoholischer Getränke muß an den hohen Energiegehalt von Alkohol gedacht werden (1 g Alkohol entspricht 7 kcal). In *Austauschtabellen* ist der Kohlenhydratanteil der Lebensmittel in Form von Broteinheiten (BE) angegeben (1BE entspricht 12 g Kohlenhydraten). Hiermit kann der Energiegehalt der verschiedenen Lebensmittel leicht ermittelt und untereinander ausgetauscht werden. Dies gilt allerdings nicht nur für die Kohlenhydrate. Auch bei den Fetten und Eiweißen muß sorgfältig ausgetauscht werden. Vitamin- und abwechslungsreiche Kost und pünktliches Einhalten der Mahlzeiten sind wichtige Aspekte.

- *Orale Antidiabetika* (Sulfonylharnstoffe): zur Sekretionsstimulation der B-Zellen beim Typ II. Jedoch sollte der übergewichtige Typ-II-Diabetiker zuerst abnehmen. Die Wirkung läßt nach längerer Einnahme nach.
- *Insulinsubstitution:* Insulin ist ein Polipeptid aus 51 Aminosäuren. Heute wird vor allem Humanisulin und hochwertiges Schweineinsulin verwendet. Sie stehen in folgenden Wirkungsarten zur Verfügung:
  - *Altinsulin* oder Normalinsulin: Wirkungseintritt nach 15–30 min, aber die Wirkung klingt schnell wieder ab (5–7 Std.).
  - *Depotinsulin* oder verzögert freigesetzte Insuline: Wirkungseintritt nach 45–90 min, die Wirkung hält bis max. 24 Std. Vor den Mahlzeiten werden kombinierte Gaben Insulin subkutan in Bauch oder Oberschenkel gespritzt.
- *Körperliche Bewegung:* wichtiger Aspekt der Therapie, da dadurch die Glukoseverwertung verbessert wird.

# 12 Stoffwechsel und Ernährung

**Grundbegriffe** (Tab. 12-1):

• *Verdauung* (Digestion): Umwandlung der verzehrten Nahrungsmittel in einfache Bestandteile, die vom Körper aufgenommen werden können.
• *Stoffwechsel* (Metabolismus): Verwertung der Nahrungsbestandteile, die vom Körper aufgenommen wurden. Alle chemischen Reaktionen des Körpers.
• *Aufbaustoffwechsel* (Anabolismus): Aus den einfachen Bestandteilen, die der Körpers aufgenommenen hat, werden komplexe Stoffe aufgebaut.
• *Abbaustoffwechsel* (Katabolismus): Komplexe Stoffe werden in einfache Bestandteile abgebaut.

## 12.1 Der Verdauungsvorgang

Der gesamte Verdauungsvorgang dauert ca. 16–24 Stunden (im Magen 1–4 Std., im Dünndarm 4–5 Std., im Dickdarm 9–16 Std.). Die Dauer der Passage kann erheblich variieren. Bei Durchfall ist sie stark verkürzt, bei Verstopfung dagegen kann im Mastdarm der Stuhl bis zu 120 Std. verweilen. Im folgenden soll der Verdauungsvorgang von der Aufnahme im Mund bis zur Ausscheidung dargestellt werden, um im Zusammenhang die jeweiligen Schritte zu erfassen.

**Mund:** Der Verdauungsvorgang beginnt im Mund mit dem Zerkleinern der Nahrung durch die Zähne. Über das Kauen der Nahrung erfolgt die Einspeichelung. Die im Speichel enthaltene Amylase baut Stärke zu Malzzucker (Maltose) ab. Gleichzeitig erfolgt reflektorisch über Geruch oder Anblick der Speisen die *kephal-vagale Phase* der Magenverdauung. Erreicht die zerkaute Nahrung den hinteren Rachen, erfolgt das Schlucken des eingespeichelten Bissens.

**Ösophagus:** Durch das Schlucken erreicht der Nahrungsbrei den Ösophagus. Dieser befördert durch peristaltische Bewegungen die Speise in Richtung Magen. Die Peristaltik setzt ein, wenn der Speisebrei den Ösophagus dehnt. Vor dem Magen sitzt der untere Ösophagussphinkter, ein Schließmuskel, der sich ab einem gewissen Druck öffnet und die Speisen in den Magen läßt.

**Magen:** Gelangt die Speise in den Magen, wird die *gastrische Phase* eingeleitet. Durch Reizung der Magenschleimhaut erfolgt die Bildung von Gastrin. Dieses Hormon regt über den Blutweg die Produktion von verdauendem Magensaft an. In der anschließenden *intestinale Phase*

Tab. 12-1: Anabole und katabole Prozesse.

| | Prozeß | Beschreibung |
|---|---|---|
| **Anabolismus** | Glykogensynthese | Bildung von Glykogen aus Glukose |
| | Lipogenese | Bildung von Fettsäuren und Triglyzeriden |
| | Glukoneogenese | Synthese von Glukose aus Aminosäuren |
| **Katabolismus** | Glykogenolyse | Abbau von Glykogen zu Glukose |
| | Lipolyse | Abbau von Triglyzeriden zu Fettsäuren und Glyzerol |
| | Proteolyse | Abbau von Proteinen zu Aminosäuren |

(im Duodenum) wird Enterogastron ausgeschüttet, ein Gewebshormon, das über den Blutweg eine Hemmung der Magenperistaltik und Magensaftsekretion verursacht. Enterogastron wirkt antagonistisch zu Gastrin. Daher kann erst dann, wenn das Duodenum geleert ist, die nächste Portion Chymus aus dem Magen nachfolgen (→ Kap. 8.1.3).

**Dünndarm:** Im Duodenum löst der Speisebrei über Dehnungs- und Chemorezeptoren verschiedene Reaktionen aus.

- *Produktion von Bikarbonat:* Der Speisebrei wird durch Bikarbonat, das in den Dünndarmdrüsen produziert wird, neutralisiert. Damit wird die Darmschleimhaut vor dem aggressiven Magensaft geschützt und ein Milieu geschaffen, in dem die Verdauungsenzyme optimal wirken können.
- *Produktion von Enterogastron:* Das Hormon verursacht über den Blutweg die intestinale Phase der Magenverdauung.
- *Produktion von Cholezystokinin:* Das Hormon verursacht über den Blutweg eine Kontraktion der Gallenblase. Dadurch kommt es zu einer Ausschüttung von Gallensaft in den Dünndarm (Fettverdauung).
- *Produktion von Sekretin:* Das Hormon verursacht über den Blutweg einen höheren Bikarbonatanteil im Pankreassaft.
- *Produktion von Pankreozymin:* Das Hormon verursacht ebenfalls über den Blutweg eine Ausschüttung von Pankreassaft in den Dünndarm.
- *Produktion von Dünndarmenzymen:* In den Dünndarmdrüsen werden Darmlipase für die Fettverdauung, Glukosidasen für die Kohlenhydratverdauung und Erepsin für die Eiweißverdauung sezerniert.

**Stoffaufnahme:** Sie erfolgt durch die Dünndarmschleimhaut. Dabei werden die Eiweiße und Kohlenhydrate in das Blut und die Fette in die Lymphe in folgenden Formen aufgenommen:

– *Eiweiße* in Form von Aminosäuren,
– *Kohlenhydrate* in Form von Monosacchariden (Glukose, Galaktose, Fruktose)
– *Fette* in Form von Glyzerin, Fettsäuren und Cholesterin.

**Dickdarm:** Im Dickdarm findet die Eindickung der verdauten Nahrungsreste durch Salz- und Wasserresorption statt.

## 12.2 Nahrungsstoffe

### 12.2.1 Kohlenhydrate

Kohlenhydrate (KH) werden vom Organismus vor allem zur Energiegewinnung benötigt. Bis zu 50 % des Energiebedarfs wird in der normalen Ernährung durch Kohlenhydrate gedeckt. Sie kommen vor allem aus Rohr- und Rübenzücker und aus pflanzlicher Stärke (z. B. Kartoffeln, Getreide und Hülsenfrüchte). Durch die Verdauung werden die Kohlenhydrate zu Glukose, Galaktose und Fruktose gespalten und im Darm in das Blut aufgenommen.

**Glukose und Leber:** Über das Pfortaderblut gelangen die Kohlenhydrate in die Leber. Die Leber wandelt Galaktose und Fruktose sehr rasch in Glukose um. Bei einer hohen Glukosekonzentration des Pfortaderblutes nimmt die Leber vermehrt Glukose in ihre Zellen auf. Sie kann als einziges Organ Glukose aufnehmen, verarbeiten und wieder abgeben. Dabei kann sie die aufgenommene Glukose in Abhängigkeit der hormonalen Steuerung in verschiedener Weise nutzen und den Glukosespiegel vielfältig beeinflussen. Sie kann die Glukose:

- kurzfristig speichern
- in Glykogen (Glykogensynthese) umwandeln und davon bis zu 150 g speichern
- zur sofortigen Energiebereitstellung in ATP umwandeln
- in Fettsäure umwandeln und speichern (Lipogenese)
- vom Pfortaderblut direkt in das Blut abgeben, wo sie von anderen Organen genutzt wird
- bei Bedarf aus Glykogen zurückverwandeln (Glykogenolyse)
- bei Bedarf aus Aminosäuren gewinnen (Glukoneogenese)
- bei Bedarf aus Glyzerin gewinnen, das aus den Fettzellen und Leberzellen freigesetzt wurde (Glukoneogenese).

**Glukose und Muskel:** Neben der Leber können auch die Muskelzellen Glukose aufnehmen, zu Glykogen umwandeln und es dann speichern. Jedoch kann die aufgenommene und gespeicherte Glukose nicht mehr für andere Organe zur Verfügung gestellt werden.

**Glukose und Körperzellen:** Glukose ist für alle Körperzellen eine wichtige Substanz zur Energieherstellung. Einige Zellen bzw. Gewebe (z. B. Gehirnzellen und Erythrozyten) decken ihren Energiebedarf ausschließlich aus Glukose. Andere Zellen (z. B. Herz- und Skelettmuskelzellen) können bei Glukosemangel ihre Energie auch aus anderen Stoffen (Fettsäuren und Laktat) gewinnen.

**Regulation des Blutzuckers:** Um den Blutzuckerspiegel in bestimmten Grenzen konstant zu halten, erfolgt eine Regulation des Blutzuckers sowohl nerval als auch hormonal.

1. *Hoher Blutzuckerspiegel:* Nach der Nahrungsaufnahme steigt der Glukosespiegel im Blut an. Das einzige Hormon, das in der Lage ist, diesem Anstieg entgegenzuwirken ist das *Insulin.* Es wird in den B-Zellen der Langerhansschen Inseln im Pankreas gebildet. Die Sekretion wird durch den Anstieg des Blutzuckerspiegels ausgelöst. Die Ausschüttung von Insulin bewirkt

- eine gesteigerte Glukoseaufnahme in Fett- und Muskelgewebe
- eine gesteigerte Lipogenese
- eine gesteigerte Glykogensynthese
- eine Hemmung des Glykogenabbaus in der Leber

Insulin wird für den Glukosetransport in nahezu allen Zellen benötigt. Vor allem die Muskel-, Fett- und Leberzellen nehmen unter Insulineinwirkung verstärkt Glukose auf und senken damit den Blutzuckergehalt.

2. *Niedriger Blutzuckerspiegel:* Sinkt der Blutzuckerspiegel nach länger zurückliegender Mahlzeit ab, so werden verschiedene Gegenmaßnahmen eingeleitet. Im Hypothalamus wird über Nervenzellen der absinkende Glukosegehalt im Blut registriert. Als Gegenregulation erfolgt:

- eine Steigerung des Appetits
- eine Anregung des sympathischen Nervensystems mit der Freisetzung von Adrenalin und Noradrenalin
- eine Freisetzung von GRH, das in der Hypophyse die Sekretion von Wachstumshormon stimuliert
- eine Freisetzung von CRH, das in der Hypophyse die Sekretion von ACTH auslöst. ACTH bewirkt seinerseits in der Nebennierenrinde die Synthese von Kortisol.

Im Pankreas löst ein Absinken des Glukosespiegels die Sekretion von *Glukagon* aus den A-Zellen der Langerhans-Inseln aus. Die Hormone Adrenalin und Glukagon wirken sehr schnell und sind vor allem für die schnelle und kurzfristige Blutzuckersteigerung verantwortlich. Beide Hormone bewirken eine Glykogenolyse. Wachstumshormon und Kortisol wirken indirekt und verzögert. Sie bewirken eine Neusynthese von Glukose und vermindern den Glukoseverbrauch der Muskulatur:

- *Kortisol* fördert die Glukoneogenese und hemmt die Glukoseaufnahme sowie den Verbrauch in den Muskeln
- *Wachstumshormon* fördert die Lipolyse zu Glyzerin und Fettsäuren. Glyzerin wird in der Leber zu Glukose umgewandelt, Fettsäuren werden von den Muskelzellen als alternative Energiequelle benutzt.

### 12.2.2 Fette (Lipide)

Die Lipide sind eine heterogene Gruppe von Substanzen, zu der freie Fetttsäuren, Triglyzeride, Phospholipide, Steroide und die fettlöslichen Vitamine zählen. Sie haben als Gemeinsamkeit die Unlöslichkeit in Wasser und die Löslichkeit in organischen Lösungsmitteln. Im menschlichen Organismus dienen sie vor allem als Aufbaustoffe und Energielieferanten.

**Funktion der Lipide**

- *Energieliferanten* bzw. *Enerergiespeicher:* sie eignen sich hervorragend zur Energiespeicherung, da sie ohne Wasser gespeichert werden und einen mehr als doppelt so hohen Brennwert haben als Kohlenhydrate;

- *Strukturfunktion:* sie besitzen eine wichtige Aufgabe bei der Membranbildung (Grenzflächen)
- *Wärmeschutz:* sie bilden unter der Haut eine Isolierschicht
- *mechanischer Schutz:* als Fettpolster um Organe
- *elektrische Isolation:* als Schicht um Nervenbahnen

**Die verschiedenen Fettarten**

- *einfache Lipide:* Fettsäuren, Neutralfette (hauptsächlich Triglyzeride) und Wachse. (Fettsäureester mit Alkohol)
- *komplexe Lipide:* Phospholipide (Verbindung von Fettsäuren und Phophorverbindungen, z. B. Lezithin), Glykolipide (Verbindung von Fettsäuren mit Kohlenhydraten) und Lipoproteine (Verbindung von Lipiden mit Proteinen)
- *Fettderivate:* Glyzerin (wasserlösliche Komponente der Neutralfette), Sterine (Cholesterin, Steroidhormone, Vitamin D und Gallensalze), andere fettlösliche Vitamine (Vitamine A, E und K).

Die durch Lipolyse entstandenen Stoffe Glyzerin und Fettsäuren können zur Energiegewinnung herangezogen werden. Entweder werden sie zu Glukose umgebaut (Glukoneogenese) oder im Zitratzyklus oxidiert.

**Regulation des Fettstoffwechsels:** Da Fette ebenso wie Kohlenhydrate zum großen Teil zur Energieversorgung beitragen, ist der Stoffwechsel der beiden eng miteinander verbunden. Nach einer fetthaltigen Nahrungsaufnahme steigt im Blut die Konzentration der Chylomikronen an (Protein-Lipid-Komplexe, die Triglyzeride, Cholesterin und Phospholipide im Blut transportieren). Sie werden in den Dünndarmzellen gebildet, gelangen über die Lymphe direkt ins Blut und sind so groß, daß sie Blut und Lymphe milchig trüben können. Im Fettgewebe und in der Leber werden aus den Chylomikronen die Fettsäuren herausgelöst, die in den Fettzellen wieder zu Triglyzeriden zusammengebaut und gespeichert werden. Leber, Herz- und Skelettmuskulatur können auch Fettsäuren verbrennen. Nach einer kohlenhydrathaltigen Nahrungsaufnahme wird die reichlich vorhandene Glukose von den Fett- und Leberzellen zu Fettsäuren und Glyzerin umgewandelt und vor allem in den Fettzellen abgespeichert.

Durch **mangelhafte Kohlenhydratzufuhr** oder -verwertung wie z. B. beim Fasten oder bei Diabetes mellitus oder durch übermäßige Fettzufuhr kommt es zu einer überschießenden Verbrennung von Fettsäuren. Dabei fallen Ketonkörper als Stoffwechselprodukte an, die eine Übersäuerung des Körpers verursachen können (Azidose mit Obstgeruch). Auch bei Neugeborenen und Schwangeren ist die Konzentration der Ketonkörper erhöht. Viele Organe wie z. B. das Gehirn können bei Glukosemangel zur Energiegewinnung auf die Ketonkörper zurückgreifen.

**Cholesterin:** Es handelt sich um eine fettähnliche Substanz, die eine Vorstufe der Steroidhormone und der Gallensäure darstellt. Cholesterin wird mit tierischer Nahrung aufgenommen, vor allem aus Eidotter und Fett (ca. 0,8 g/Tag). Der größte Teil wird aber vom Körper in Leber, Nebennierenrinde und Gonaden selbst produziert (ca. 1–1,5 g/Tag). Cholesterin wird bei der Aufnahme aus dem Darm mit den Fettsäuren in den Chylomikronen zur Leber transportiert. Cholesterin kommt in allen Geweben vor und erfüllt wichtige Funktionen im Organismus:

- es wirkt *membranstabilisierend,* indem es die vorhandenen Räume in den Membranen ausfüllt
- es dient als *Vorstufe der Gallensäure* und ist daher indirekt wichtig für die Fettverdauung im Darm
- es dient als *Vorstufe von Vitamin $D_3$*
- es dient als *Vorstufe der Steroidhormone* (z. B. Androgene, Östrogene, Gestagene, Glukokortikoide und Mineralokortikoide).

Die **Cholesterinsynthese** wird durch die Aufnahme von gesättigten Fettsäuren gefördert, ungesättigte Fettsäuren haben einen hemmenden Einfluß. Ein hoher Cholesterinspiegel unterdrückt in der Leber die Neusynthese und fördert deren Veresterung mit Fettsäuren und die anschließende Ablagerung in den Zellen. Etwa 2 g Cholesterin pro Tag wird über die Galle als Gallensäure oder direkt als Cholesterin ausgeschieden, aber nur ein Fünftel findet sich davon im ausgeschiedenen Stuhl wieder. Der Rest wird vom Darm wieder aufgenommen und verwertet (→ Kap. 10.1).

**Lipoproteine:** Proteine, die Lipide transportieren. Sie sind von großer physiologischer und medizinischer Bedeutung. Sie werden anhand ihrer unterschiedlichen Dichte klassifiziert:

1. *Chylomikronen:* Ihr Fettanteil beträgt ca. 98% und die mittlere Lebensdauer 5 Min. Ihre Funktion ist der Transport von Triglyzeriden aus dem Darm in das Körpergewebe.
2. *VLDL* (very low densitiy lipoproteins): Sie sind von sehr geringer Dichte, der Fettanteil beträgt ca. 90% und die mittlere Lebensdauer 30 Min. Sie werden in der Leber gebildet und transportieren Triglyzeride, Cholesterin und Cholesterinester von der Leber zu den Geweben.
3. *LDL* (low densitiy lipoproteins): Sie sind von geringer Dichte mit einem Fettanteil von ca. 80% und bis zu 40% Cholesterin. Die mittlere Lebensdauer beträgt Tage. Sie entstehen durch den Abbau von VLDL und werden von den peripheren Geweben aufgenommen und verstoffwechselt.
4. *HDL* (high densitiy lipoproteins): Sie sind von hoher Dichte mit einem Fett- und Proteinanteil von jeweils ca. 50%. Die mittlere Lebensdauer beträgt Tage. Sie werden von den Leberzellen und der Darmmukosa gebildet und transportieren Cholesterin und Phospholipide von der Peripherie zur Leber.

**Hinweis:** Eine erhöhte LDL-Konzentration mit einer verminderten HDL-Konzentration und ein Anstieg von Cholesterin sind als Risikofaktoren für die Entwicklung einer Arteriosklerose zu betrachten.

### 12.2.3 Eiweiße (Proteine)

Eiweiße sind wichtige Aufbaustoffe. Die kleinsten Einheiten der Eiweiße sind die Aminosäuren (AS). 20 verschiedene Aminosäuren sind im genetischen Code des Körpers enthalten. Der menschliche Organismus kann von diesen 20 Aminosäuren 10 selbst aufbauen, 10 müssen über die Nahrung zugeführt werden, 2 davon nur im wachsenden Organismus. Sie werden als *essentielle Aminosäuren* bezeichnet. Die vom Körper benötigten essentiellen Aminosäuren sind in tierischen und pflanzlichen Nahrungsmitteln enthalten.

**Funktion der Eiweiße**

- *Strukturproteine* mit Bau- und Gerüstfunktion in Knochen, Knorpel, Bindegewebe und im Organparenchym
- *Stoffwechselfunktion* als Hormone und Enzyme
- *Transportfunktion*, z. B. Hämoglobin oder Transferrin
- *Homöostasefunktion* beim Aufbau des kolloidosmotischen Drucks und der pH-Pufferung;
- *Abwehrfunktion* als Immunglobuline

Es gibt *einfache Proteine* wie die Albumine und Globuline und *komplexe Proteine*, die mit anderen Stoffklassen verbunden sind. Beispiele: Glykoproteine (Proteine und Kohlenhydrate), Phosphoproteine (Proteine und phosphorhaltige Verbindungen) und Lipoproteine (Proteine und Fette).

**Eiweißstoffwechsel und Leber:** Die Leber ist das zentrale Organ für den Eiweißstoffwechsel. Mit wenigen Ausnahmen synthetisiert die Leber fast alle Plasmaproteine. Die wichtigsten sind die Albumine, Globuline (ohne Gammaglobuline) und Gerinnungsfaktoren. Beim Abbau von Eiweiß entsteht das giftige *Ammoniak* ($NH_3$), das zum größten Teil in der Leber zu Harnstoff entgiftet oder direkt über den Urin ausgeschieden wird. Beim Erwachsenen werden die mit der Nahrung zugeführten Aminosäuren vor allem für den Ersatz von verbrauchten und abgebauten Eiweißen benutzt. Die beim Erneuerungsprozeß freigesetzten Aminosäuren werden jedoch auch für die Synthese neuer körpereigener Proteine wiederverwertet. Die Leber hat die Fähigkeit, Aminosäuren zu anderen Aminosäuren umzubauen.

**Hormonelle Regulation:** Der Proteinstoffwechsel wird von Hormonen auf vielfältige Weise beeinflußt. So steigern das Wachstumshormon und das Insulin die Aufnahme von Aminosäuren sowie die Synthese von neuen Proteinen in den Zellen. Das Schilddrüsenhormon Thyroxin verursacht ebenfalls eine Steigerung der Proteinsynthese. Androgene bewirken vor allem in den Knochen und Muskeln eine Steigerung der Proteinsynthese. Kortisol dagegen fördert den Proteinkatabolismus.

**Alkohol:** Alkohol zählt eigentlich nicht zu den Nahrungsstoffen wie Kohlenhydrate, Fette oder Eiweiße. Er kann jedoch beim Alkoholiker einen beachtlichen Anteil an der Energiezufuhr einnehmen. Alkohol (Ethanol) hat einen Brennwert von 7 kcal/g (Vergleich: Brennwert der Kohlenhydrate 4 kcal/g). Die Menge an reinem Alkohol bei Wein liegt z. B. bei mindestens 100 g/l. Damit liefert ein Liter Wein mit ca. 700 kcal mehr als ein Drittel der täglich benötigten Kalorienmenge. Der Abbau von Alkohol erfolgt fast ausschließlich in der Leber. Ethanol wird über Zwischenstufen zu Acetyl-CoA (Coenzym A) abgebaut und kann dann entweder zu Fett oder Cholesterin synthetisiert bzw. direkt zu Energie verbrannt werden.

## 12.3 Mineralstoffe

Mineralstoffe sind anorganische Substanzen, die der Mensch über seine Nahrung aufnehmen muß, um die Körperfunktionen aufrecht erhalten zu können. Mineralstoffe werden in *Mengenelemente* (sind in größerer Menge im Körper vorhanden) und *Spurenelemente* (sind nur in Spuren anzutreffen) unterteilt. Zu den Mengenelementen zählen Natrium, Kalium, Kalzium, Magnesium, Chlor, Phosphor und Schwefel. Zu den Spurenelementen zählen Arsen, Cobalt, Chrom, Eisen, Fluor, Jod, Kupfer, Mangan, Molybdän, Nickel, Selen, Silizium, Zinn, Vanadium und Zink. Ein Mineralstoffmangel führt meist zu Störungen im Organismus, eine Überdosierung zu Vergiftungen.

Von den Mengenelementen werden im folgenden Eisen und Jod besprochen. Andere wichtige Mengenelemente (z. B. Kalzium und Phosphor) sind an anderer Stelle beschrieben (→ Kap. 15.3).

### 12.3.1 Eisen (Fe)

**Vorkommen:** Eisen kommt im pflanzlichen und tierischen Organismus vor. In pflanzlichen Lebensmitteln ist es zu 1–4% und in tierischen zu 5–12% resorbierbar. Bei einer Kombination von tierischen und pflanzlichen Lebensmitteln verdoppelt sich die Aufnahmerate. Vitamin C und Zitrat verbessern die Eisenaufnahme. Phosphate, Phospholipide und Gerbsäure (Schwarztee) bilden in Verbindung mit Eisen Komplexe, die nicht aufgenommen werden können. Aus diesem Grund ist nicht der Eisengehalt eines Nahrungsmittel von entscheidender Bedeutung, sondern vor allem die Bedingungen der Verdauung.

**Normalwert:**
Serum: 50–180 µg $Fe^{2+}$/dl;
Bedarf: 12–20 mg/Tag.

**Funktion:** Eisen ist im Körper zum größten Teil in Porphyrinen, Ferritin und Ferredoxinen gebunden. Es kann als zwei- ($Fe^{2+}$) oder dreiwertiges Eisen ($Fe^{3+}$) vorliegen. Eisen ist direkt oder indirekt an der Verwertung des Sauerstoffs beteiligt:

- *Hämproteine* wie Hämoglobin oder Myoglobin enthalten zweiwertiges Eisen. Hämoglobin, ein sauerstofftransportierendes Protein, enthält bis zu 80% des gesamten Eisenbestandes im Körper. Myoglobin, ein Sauerstoffspeicher im Gewebe, enthält 4%.
- Enzyme wie die *Cytochrome* der Atmungskette enthalten Eisen in unterschiedlicher Wertigkeit, da sie Elektronen übertragen und dabei ihre Wertigkeit wechseln. Andere Enzyme enthalten dreiwertiges Eisen.
- *Ferritin* und *Hämosiderin* sind Speicherformen von Eisen, vor allem in Milz und Knochenmark.

**Mangelerscheinung:** Eisenmangel ist eine sehr häufig vorkommende Erscheinung. Die Eisenausscheidung erfolgt vor allem durch Schweiß, Stuhl und Urin. Bei menstruierenden Frauen geht durch Blutverlust eine bedeutende Menge verloren. Bei Schwangerschaft und Infektionen ist der Bedarf an Eisen erhöht.

Es kommt zur Eisenmangelanämie.

**Intoxikation:** Bei der Hämochromatose kommt es durch unbekannte Ursache zu einer Überladung des Organismus mit Eisen. Es gibt vor allem Gewebeschäden in der Leber (Zirrhose), im Pankreas (Diabetes mellitus) oder im Herzen (Herzinsuffizienz). Selten ist eine akute Eisenvergiftung durch eine überhöhte Eisenaufnahme.

### 12.3.2 Jod

**Vorkommen:** Vor allem Meeresprodukte weisen einen hohen Jodgehalt auf (z. B. Meersalz, Fische und Seetang). Da regional der Jodgehalt in Boden und Wasser sehr unterschiedlich ist, weisen auch tierische und pflanzliche Produkte einen unterschiedlichen Jodgehalt auf.

> **Normalwert:**
> Bedarf: 150–200 µg/Tag.

**Funktion:** Jod wird im Organismus fast ausschließlich zur Produktion von Schilddrüsenhormonen benötigt. 80 % des Körperjods liegen in der Schilddrüse. Fast alles ist organisch an das Thyreoglobulin gebunden. Im Blut ist Jod an $T_4$ und $T_3$ gebunden.

**Mangelerscheinungen:** Hypothyreose, Kretinismus.

**Intoxikation:** Alimentäre Vergiftungen mit Jod sind kaum zu erwarten. Allerdings kann es bei Schilddrüsenstörungen wie beim Jodmangelkropf oder bei einer Hyperthyreose zu ernsthaften Störungen kommen.

### 12.3.3 Spurenelemente

Tab. 12-2: Vorkommen, Funktionen und Störungen der wichtigsten Spurenelemente

| Element | Vorkommen | Funktion | Mangel | Überschuß |
|---|---|---|---|---|
| **Chrom (Cr)** | • Bierhefe<br>• Weizenkeime<br>• Honig | erhöht die Glukosetoleranz | verminderte Glukosetoleranz (raffinierter Zucker stört die Chromaufnahme) | Intoxikation |
| **Fluor (F)** | • Meerestiere<br>• Schwarzteeblätter<br>• Trinkwasser | Zahnschmelzbildung | Störungen des Knochen und Zahnaufbaus | • akute Intoxikation mit Erbrechen und Krämpfen<br>• bei chronischer Intoxikation: Hyperparathyreoidismus |
| **Kupfer (Cu)** | • Innereien<br>• Fische<br>• Nüsse<br>• Vollgetreide<br>• Buchweizen<br>• Gemüse | Bestandteil vieler Enzyme, auch im Hämoglobin enthalten | • Haut- und Skelettdefekte<br>• Anämie<br>• Wachstumsstörungen | • Leberschädigung<br>• hämolytische Anämie<br>• Nierenschädigung |

Tab. 12-2: (Fortsetzung)

| Element | Vorkommen | Funktion | Mangel | Überschuß |
|---|---|---|---|---|
| **Mangan (Mn)** | in allen tierischen und pflanzlichen Geweben (vor allem in Samen und Früchten) | Enzymbestandteil | • Sterilität<br>• Knochenfehlbildung<br>• hämorrhagische Diathese | bei chronischer Intoxikation: ZNS-Störungen |
| **Selen (Se)** | • Fisch<br>• Fleisch<br>• Nüsse<br>• Getreide<br>(Selen ist an Proteine gebunden) | Bestandteil eines Enzyms, das zusammen mit Vit. E die Bildung zellschädigender Produkte verhindert | Degeneration der quergestreiften Muskulatur | • Leberzirrhose<br>• Haarausfall<br>• Herzinsuffizienz |
| **Silizium (Si)** | vor allem in pflanzlichen Lebensmitteln | Bildung von Knochen, Knorpeln und Bindegewebe | | |
| **Zinn (Sn)** | in pflanzlichen und tierischen Nahrungsmitteln | Strukturelement der Proteinsynthese | | • Wachstumsstillstand<br>• Anämie |
| **Zink (Zn)** | • Fleisch<br>• Vollgetreide<br>• Gemüse | Bestandteil vieler Enzyme | Wachstums- und Wundheilungsstörung | • Ulcus ventriculi<br>• Anämie<br>• Fieber |

## 12.4 Vitamine

**Definition:** organische Verbindungen, die der Körper nicht oder nur in unzureichender Menge herstellen kann. Sie stellen kein Bauelement des Organismus dar, sondern werden zum Ablauf physiologischer Funktionen benötigt.

**Einteilung:** Eine grobe Einteilung der Vitamine wird unter dem Aspekt der Wasserlöslichkeit und Fettlöslichkeit vorgenommen.

• *Fettlösliche Vitamine:* Vitamine A, D, E, K. Sie benötigen für die Aufnahme im Darm Fette, Gallensäuren und die fettverdauenden Enzyme aus Pankreas und Dünndarm. Sie werden vorwiegend über den Lymphweg transportiert.

• *Wasserlösliche Vitamine:* Alle restlichen Vitamine.

**Hinweis:** Bei einigen Vitaminen ist der Wirkungsmechanismus noch nicht genau geklärt, ebenso sind die Bedarfsmengen, da sie von vielen noch unbekannten Faktoren abhängen, häufig nicht genau bekannt.

### 12.4.1 Vitamin A, Provitamin A

**Wirkstoff:** *Vitamin A:* Retinol, *Provitamin A:* β-Carotin.

**Normalwerte:**

Serum: 100–200 IE/dl;
Bedarf: ca. 5000 IE/Tag

**Empfindlichkeit:** gegen saures Milieu, Sauerstoff, Licht, Hitze, Kochverluste 10–30%.

**Vorkommen:** *Vitamin A* kommt fast ausschließlich in tierischen Produkten vor, vor allem in Leber und Milchprodukten. *Provitamin A* (Carotin) kommt in vielen Pflanzen vor (z. B.

Aprikosen, Mango, Melonen, Brokkoli, Karotten, Endivie, Grünkohl, Petersilie, Spinat Mais und Weizen). Eine bis zu 50% gesteigerte Aufnahme von Karotin kann durch Fettzusatz erreicht werden.

**Funktion:** Noch im Darm werden die Karotinoide zum benötigten Vitamin A umgewandelt. Vitamin A hat eine Reihe von Wirkungsbereichen. Es ist notwendig für:

- Wachstum, Entwicklung, Differenzierung von Epithel- und Knochengewebe
- Reproduktion mit Spermatogenense, Entwicklung der Plazenta und Entwicklung des Fötus
- Sehfähigkeit (Regeneration des Sehpurpurs)

**Klinischer Hinweis:** Aufgrund der Beeinflussung der Differenzierung des Epithelgewebes, wird dem Vitamin A eine antikanzerogene Wirkung zugeschrieben. Es stimuliert auch die Immunabwehr des Organismus.

**Hypovitaminose:** Bei einem Mangel an Vitamin A kommt es zu Nachtblindheit und zur Austrocknung, Verhärtung und Abschuppung von Haut und Schleimhäuten.

### 12.4.2 Vitamin D

**Wirkstoff:** Cholecalciferol.

| **Normalwerte:** |
|---|
| Bedarf: bis 100 IE/Tag |

**Empfindlichkeit:** gegen alkalisches Milieu, Sauerstoff, Licht, Hitze, Kochverluste gering.

**Vorkommen:** vor allem in Leberfett von Meeresfischen (Lebertran) und in geringen Mengen in einigen Tierprodukten. Die Versorgung des Organismus wird aber hauptsächlich durch UV-Einstrahlung in der Haut gewährleistet, wodurch aus Cholesterinabkömmlingen Cholecalciferol gebildet wird.

Vitamin D kann auch in der Leber aus Cholesterin synthetisiert werden. Aus diesem Grund wird Vitamin D auch zu den Hormonen gerechnet. Um aber biologisch aktiv zu werden, bedarf es in der Haut einer photochemischen Reaktion in Verbindung mit UV-Licht, dann eine Veränderung in der Leber und schließlich noch in der Niere.

**Funktion**

Vitamin D nimmt eine wichtige Stellung bei der Regulation des Kalziumspiegels ein. Es wirkt einem Absinken des Blutkalziumspiegels entgegen:

- es steigert die Kalziumaufnahme aus dem Darm
- es fördert den Kalziumabbau aus den Knochen

Vitamin D unterstützt damit die Wirkung von Parathormon und Kalzitonin.

**Hypovitaminose:** Mangelerscheinungen von Vitamin D führen bei Kindern zu *Rachitis*. Die Erkrankung wird vor allem durch einen Mangel an Kalzium hervorgerufen, der durch die verminderte Aufnahme im Darm zustande kommt. Bei Erwachsenen kommt es zur *Osteomalazie*.

### 12.4.3 Vitamin E

**Wirkstoff:** α-Tocopherol.

| **Normalwerte:** |
|---|
| Serum: 0,5 mg/dl |
| Bedarf: ca. 15–30 mg/Tag |

**Empfindlichkeit:** gegen Sauerstoff, Licht, Hitze, Kochverluste 50%.

**Vorkommen:** Vitamin E wird ausschließlich in Pflanzen synthetisiert. Es kommt am meisten in Weizenkeimöl, Maisöl, Sonnenblumenöl, Mandeln, Erdnüssen und grünem Gemüse vor.

**Funktion:** Die Wirkungen von Vitamin E sind nicht geklärt. Vitamin E hat eine antioxidative Wirkung und schützt so vor freien Radikalen, außerdem schützt es die Membranen.

**Hypovitaminose:** Ein Mangel von Vitamin E verursacht eine verminderte Erythrozytenresistenz (Anämie), Muskeldegeneration und evtl. Sterilität.

### 12.4.4 Vitamin K

**Wirkstoff:** Phyllochinon.

**Normalwert:**
Bedarf: evtl. 2 mg/Tag

**Empfindlichkeit:** gegen alkalisches Milieu. Licht, Hitze, Kochverluste gering.

**Vorkommen:** in grünem Gemüse, Sauerkraut, Leber und Fleischprodukten. Vitamin K wird auch im Darm des Menschen von Bakterien hergestellt und zum Teil aufgenommen.

**Funktion:** Vitamin K ist an der Synthese verschiedener Gerinnungsfaktoren beteiligt. Es ist notwendig für die Bildung von Prothrombin in der Leber.

**Hypovitaminose:** Ein Mangel an Vitamin K entsteht vor allem durch Störungen der Aufnahme und der Verdauung (Fettverdauung), durch Störungen der Leber und durch die Gabe von Antikoagulantien (Kumarin). Es kommt zu einer verzögerten Blutgerinnung mit Blutungsneigung.

### 12.4.5 Vitamin $B_1$

**Wirkstoff:** Thiamin.

**Normalwert:**
Bedarf: ca. 0,3–2 mg/Tag

**Empfindlichkeit:** gegen alkalisches Milieu, Sauerstoff, UV-Licht, Hitze, Kochverluste 30–50%.

**Vorkommen:** in Bierhefe, Vollgetreide, Hülsenfrüchten, Kartoffeln und Innereien. Der menschliche Darm synthetisiert ebenfalls Thiamin, das zum Teil aufgenommen wird.

**Funktion:** Vitamin $B_1$ ist ein wichtiger Kofaktor für Enzyme des Kohlenhydratstoffwechsels. Thiamin ist für die Erhaltung des Nervengewebes und des Herzmuskels wichtig.

**Hypovitaminose:** *Beriberi.* Bei kombiniertem Vitamin $B_1$ und Proteinmangel durch ausschließliche Ernährung mit geschältem und poliertem Reis oder Weißmehlprodukten kann es zu akuter Herzinsuffizienz, zu Ödemen, Nervenlähmungen und zur Wernicke-Enzephalopathie mit Areflexie und Bewußseinsstörungen kommen.

### 12.4.6 Vitamin $B_2$

**Wirkstoff:** Riboflavin.

**Normalwert:**
Bedarf: 1,6–2 mg/Tag.

**Empfindlichkeit:** gegen alkalisches Milieu, Licht, Hitze, Kochverluste bis 50%.

**Vorkommen:** vor allem in Milchprodukten, Fleisch, Getreideerzeugnissen, Getreidekeimen. Auch Vitamin $B_2$ wird im Darm von Bakterien produziert und zum Teil aufgenommen.

**Funktion:** Bestandteil der gelben Fermente (Flavoproteine), da Riboflavin den Proteinen eine gelbe Farbe verleiht. Die Enzyme sind bei der Hämoglobinbildung, beim Stoffwechsel von Hornhaut und Linse, beim Wachstum und bei der Erhaltung der Myelinschicht von Nerven beteiligt.

**Hypovitaminose:** Der seltene Mangel an Riboflavin äußert sich in Hautentzündungen, Mundwinkelrhagaden, Konjunktivitis, Störungen des Wachstums und Anämie.

### 12.4.7 Niacin

**Wirkstoff:** Nicotinsäureamid.

**Normalwert:**
Bedarf: 15–18 mg/Tag

**Empfindlichkeit:** sehr stabil, Kochverluste bis 30%.

**Vorkommen:** Hefe, Fleisch, Milch, Weizen.

**Funktion:** Niacin kann vom Körper hergestellt werden. Über den Abbau der Aminosäure

Tryptophan wird in der Leber Niacin synthetisiert. Niacin ist Bestandteil bestimmter Kofaktoren von Enzymen (NAD und NADP), die vorwiegend im Zitronensäurezyklus und der Atmungskette anzutreffen sind und die bei der Energiegewinnung von Bedeutung sind.

**Hypovitaminose:** *Pellagra:* Sie wird durch einseitige Ernährung mit zuwenig Tryptophan ausgelöst, z. B. bei vorwiegender Maisernährung. Es kommt zur Dermatitis mit Hyperpigmentierung an sonnenexponierten Stellen, Durchfall und Demenz; evtl. Polyneuropathie. Häufig besteht bei einem Niacinmangel auch ein Mangel an Vitamin $B_6$.

### 12.4.8 Vitamin $B_6$

**Wirkstoff:** Pyridoxin.

> **Normalwert:**
> Bedarf: 1,2–2 mg/Tag.

**Empfindlichkeit:** Licht, Hitze, Kochverluste bis 40%.

**Vorkommen:** Getreidevollkorn, Hefe, Nüsse, Sojabohnen, Bananen und Fleisch. Synthese im Darm und teilweise Resorption.

**Funktion:** Kofaktor von vielen Enzymen des Eiweißstoffwechsels, vor allem der Transaminasen. Vitamin $B_6$ ist außerdem Bestandteil von Enzymen, die Histamin, Dopamin, Serotonin und Neurotransmitter im ZNS synthetisieren.

**Hypovitaminose:** Durch einen Mangel an Vitamin $B_6$ kommt es zu Verdauungsbeschwerden, Hautveränderungen, Anämie und Krämpfen.

### 12.4.9 Vitamin $B_{12}$

**Wirkstoff:** Cyanocobalamin.

> **Normalwert:**
> Bedarf: 2–3 µg/Tag

**Empfindlichkeit:** Sauerstoff, UV-Licht, geringe Kochverluste.

**Vorkommen:** Fleisch, Innereien, Sauerkraut, Bier und Spuren in verschiedenen Pflanzen. Vitamin $B_{12}$ wird ausschließlich von Bakterien synthetisiert. Auch im menschlichen Darm wird es produziert, kann aber nur unzureichend aufgenommen werden.

**Funktion:** Kofaktor zahlreicher Enzyme, die unter anderem an der DNA-Synthese und am Fettsäureabbau (Propionsäure) beteiligt sind.

**Vitamin $B_{12}$ und „intrinsic factor":** Vitamin $B_{12}$ liegt meist in einer Eiweißverbindung in der Nahrung vor. Im Magen wird es durch die Magensäure aus dieser Verbindung gelöst. Es muß dann wiederum eine Verbindung mit dem im Magen produzierten „intrinsic factor" eingehen: Nur in dieser Verbindung kann Vitamin $B_{12}$ vom Darm aufgenommen werden.

**Hypovitaminose:** Die Leber kann beträchtliche Mengen an Vitamin $B_{12}$ speichern, so daß ein Mangel normalerweise erst nach vielen Jahren auftritt. Außerdem versucht der Körper bei einem nahrungsbedingten Vitaminmangel durch eine verbesserte Resorption von Vitamin $B_{12}$ dem entgegen zu steuern. Die Ursache eines Vitamin $B_{12}$-Mangels liegt meistens in einer gestörten Aufnahme durch Erkrankungen des Magen-Darm-Trakts (z. B. chronische Gastritis). Es kommt dann zum Krankheitsbild der *perniziösen Anämie* mit Entzündung der Zunge und Nervenstörungen.

### 12.4.10 Folsäure

**Wirkstoff:** Folsäure.

> **Normalwert:**
> Bedarf: 150–250 µg/Tag

**Empfindlichkeit:** gegen saures Milieu, Sauerstoff, UV-Licht, Hitze, Kochverluste bis 90%.

**Vorkommen:** Hefe, Blattgemüse, Backwaren aus Vollkorn, Innereien. Folsäure wird auch von Darmbakterien produziert. Dies trägt zu einem großen Teil zur Versorgung des menschlichen Organismus bei.

**Funktion:** Kofaktor zahlreicher Enzyme des Phospholipid- und Aminosäurestoffwechsels.

**Hypovitaminose:** Durch einen Folsäuremangel kommt es zu einer Störung des Aminosäurestoffwechsels und damit zu einer Beeinträchtigung der DNS-Synthese. Dies macht sich als erstes an Geweben mit hoher Zellteilungsrate bemerkbar. Aus diesem Grund kommt es zu einer hyperchromen makrozytären Anämie durch Störung der Blutbildung und zur Entzündung der Zunge und Schluckbeschwerden durch eine Schleimhautstörung.

### 12.4.11 **Pantothensäure**

**Wirkstoff:** Pantothensäure

| |
|---|
| **Normalwert:** |
| Bedarf: 6–8 mg/Tag |

**Empfindlichkeit:** gegen saures und alkalisches Milieu, Hitze, Kochverlust bis 45%.

**Vorkommen:** Hefe, Nüsse, Früchte, Getreide, Innereien. Auch Pantothensäure wird von Darmbakterien produziert und vom Darm aufgenommen.

**Funktion:** Pantothensäure ist Bestandteil des Coenzyms A (CoA). Eine Verbindung des CoA, das sog. Acetyl-CoA, nimmt eine Schlüsselstellung im Stoffwechsel ein, da es ein Verbindungsglied zwischen Zitronensäurezyklus, Glykolyse und Fettstoffwechsel darstellt. Durch Reaktion von Acetyl-CoA mit Oxalacetat kann Kohlenhydrat-, Fett- und Aminosäurekohlenstoff in den Citratzyklus eingeschleust und unter Energiegewinnung zu $CO_2$ und $H_2O$ oxidiert werden. Eine entscheidende Rolle spielt CoA im Lipidstoffwechsel und bei der Fettsäurebiosynthese.

**Hypovitaminose:** kommt so gut wie nicht vor. Ein Mangel an Pantothensäure führt zu Hauterscheinungen, Haarausfall und Durchfall.

### 12.4.12 **Biotin**

**Wirkstoff:** d-Biotin.

| |
|---|
| **Normalwerte:** |
| Bedarf: 0,3 mg/Tag. |

**Empfindlichkeit:** gegen UV-Licht, Kochverluste bis 70%.

**Vorkommen:** Hefe, Leber, Erdnüssen, Sojabohnen. Haferflocken. Der tägliche Bedarf wird durch eine enterale bakterielle Synthese gedeckt.

**Funktion:** Biotin ist ein Koenzym vieler Enzyme und ist wichtig für das Wachstum und für die Erhaltung der Blutzellen, Talgdrüsen, Nervengewebe, Haut und Haare.

**Hypovitaminose:** Einen Mangel an Biotin gibt es sehr selten. Vor allem Hautveränderungen mit Dermatitis und Haarverlust und unspezifische Symptome wie Müdigkeit, Appetitlosigkeit, Muskelschmerzen und Sensibilitätsstörungen können auftreten.

### 12.4.13 **Vitamin C**

**Wirkstoff:** Ascorbinsäure.

| |
|---|
| **Normalwerte:** |
| Serum: 3–14 mg/l<br>Bedarf: ca. 60–75 mg/Tag. |

**Empfindlichkeit:** gegen alkalisches Milieu, Sauerstoff, Licht, Hitze, Kochverluste 20–80%.

**Vorkommen:** in Zitrusfrüchten und anderen sauren Früchte, Hagebutten, Paprika, grünes Blattgemüse, Kartoffeln.

**Funktion:** Vitamin C kann eine reversible Reaktion mit Wasserstoff eingehen und wirkt als Redoxsystem. Besondere Bedeutung hat dies bei Wundheilung, Narbenbildung und Wachstum, da es die Kollagenbiosynthese fördert. Dies ist auch für die Bildung von Knorpel, Knochen und Dentin wichtig. Eine weitere wichtige Rolle hat Vitamin C bei der Eisenspeicherung. Ascorbinsäure hat einen stimulierenden Effekt auf die Phagozytoseaktivität der Leukozyten, sowie auf die Bildung von Antikörpern. Das Vorhandensein von Vitamin C in der Nebennierenrinde ist auch für die Synthese von Kortikosteroiden von Bedeutung.

**Hypovitaminose:** *Skorbut:* Bei starkem Vitamin-C-Mangel kommt es zu einer höheren Infektanfälligkeit und infolge einer gestörten Bindegewebssynthese zu einer Brüchigkeit der Blutgefäße. Es entstehen Blutungen, verzögerte Wundheilung, Gingivitis und Zahnausfall. Bei Kleinkindern kommt es zu Störungen des Knochenwachstums.

## 12.5 Stoffwechselstörungen

### 12.5.1 Fettsucht

**Definition:** Von Fettsucht spricht man, wenn das Normalgewicht durch eine Ansammlung von überschüssigem Fett um 20% überschritten ist.

**Ursachen:** Die Kalorienzufuhr ist im Verhältnis zum Bedarf zu groß, jedoch sind die eigentlichen Ursachen nicht geklärt. *Risikofaktoren:* konstitutionelle und genetische Faktoren, metabolische Faktoren, Eßverhalten und Ernährungsgewohnheiten, psychische Einflüsse.

**Patho:** Synonyme für die Fettsucht sind Adipositas, Übergewicht und Obesitas. Für die Bestimmung des *Idealgewichts* gibt es verschiedene Berechnungen:

1. *Bernhardt-Formel:* Körperlänge in Zentimeter multipliziert durch den mittleren Brustumfang in Zentimeter geteilt durch 240.
2. *Körpermassenindex* (BMI = body mass index): Das Körpergewicht in Kilogramm wird durch das Quadrat der Körpergröße in Meter dividiert (Gewicht/Größe$^2$). Bei Frauen gilt ein Ergebnis um 22 bei Männern um 24 als normal.
3. *Broca-Index:* Körpergröße in Zentimeter minus 100 ergibt das Sollgewicht in Kilogramm. Für das Idealgewicht müssen noch 10% bei Frauen und 15% bei Männern abgezogen werden, da bei Frauen der Fettgehalt bei ca. 25% und bei Männern bei ca. 13% liegt.

Bis zu 50% der Bevölkerung weisen ein Übergewicht von 15% aufweist. Da Adipositas familiär gehäuft auftritt, liegt die Vermutung nahe, daß genetische Ursachen beteiligt sind. Allerdings sind die Ernährungsgewohnheiten und Konfliktverarbeitungsmechanismen nur schwer davon zu trennen. Bei Kindern geht eine Gewichtszunahme außer durch Vergrößerung der Fettzellen auch mit einer Vermehrung der Fettzellen einher. Dadurch kann, wenn im Kindesalter ein Übergewicht vorhanden war, im Erwachsenenalter ein erleichterter Fettzuwachs stattfinden. Metabolische Faktoren spielen eine Rolle, da z. B. bei kontrollierten Reduktionsdiäten der Gewichtsverlust bei verschiedenen Personen sehr unterschiedlich sein kann.

*Psychische Gründe* sind wahrscheinlich für ein Übergewicht am bedeutendsten. Beim Essen aus Genußsucht, Langeweile, Gewohnheit oder durch Probleme (Kummerspeck, traurige Fettsucht) hat der Eßvorgang die Bedeutung einer psychologischen Abwehrfunktion übernommen, z. B. als Ersatz für fehlende Zuwendung. Eine besondere Bedeutung bei der Ernährung spielen auch alkoholische Getränke, deren Energiegehalt oft beträchtlich ist und zu der schon kalorienreichen Ernährung mit den versteckten Fetten dazu kommt.

Als *Folge einer Fettsucht* zeigen sich auch Stoffwechselveränderungen. So werden Fruktose und Glukose langsamer verwertet und der Grundumsatz sinkt. Da ca. 70% der verbrauchten Energie für den Wärmehaushalt benötigt wird, ist bei Adipösen aufgrund ihrer verbesserten Isolation ein geringerer Energieaufwand zu erwarten.

*Metabolische* und *endokrinologische Folgen* der Fettsucht sind Hyperinsulinämie, erhöhte Insulinresistenz von Muskulatur und Fettgewebe, eingeschränkte Glukosetoleranz mit einer Hyperglykämie als Folge, Hyperlipoproteinämie, gesteigerte Glukokortikoidsekretion, pathologische STH-Sekretion und abnorme Prolaktinsekretion.

**Symptome:** neben einem erhöhten Gewicht finden sich vor allem eine eingeschränkte Leistungsfähigkeit, Atemnot und Pulsbeschleunigung.

**Komplikationen:** durch das größere Gewicht entstehen vor allem Probleme am Bewegungsapparat (z. B. Senk- und Spreizfüße, Knie- und

Hüftgelenksarthrose, Kreuz- und Rückenschmerzen). Häufig besteht ein erhöhter Blutdruck und es kann zu Diabetes mellitus, Gallen- und Nierensteinen und zu Fettstoffwechselstörungen kommen. Bei stärkerem Übergewicht ist die Lebenserwartung eingeschränkt.

**Therapie:** Das Hauptziel bei der Behandlung von Fettsucht ist, eine negative Energiebilanz zu erreichen (z. B. durch eine Reduktion der täglichen zugeführten Kalorienzahl kombiniert mit erhöhtem Kalorienverbrauch).

**Diäten:** komplikationsarm und am besten verträglich sind gemischte Diäten mit 800–1000 kcal. Dabei sind die Schwerpunkte auf Fettreduktion, Ballaststoffzunahme und ausreichend Vitamine und Spurenelemente zu legen. Ein großer Anteil sollte mit frischem Gemüse und Obst gedeckt werden. Die Grundlage für den Erfolg einer Gewichtsreduktion liegt in einer dauerhaften Ernährungsumstellung, die durch eine sinnvolle Ernährungsberatung und durch eine psychotherapeutische Begleitung unterstützt werden sollte. Kurzzeitige Diäten sind immer zum Scheitern verurteilt, da sie meist nur eine Flüssigkeitsreduktion, keine Fettreduktion und keine Ernährungsumstellung nach sich ziehen.

### 12.5.2 Magersucht (Anorexia nervosa)

**Definition:** Eßstörung, die als Ausdruck eines persönlichen Konflikts zu einem extremen Gewichstverlust führt und vor allem bei Mädchen ab der Pubertät in Erscheinung tritt.

**Ursachen:** Mädchen wollen nicht erwachsen, weiblich und kein sexuelles Wesen sein *(Pubertätsmagersucht)*. Auslöser der Erkrankung können Bemerkungen über eine zu runde Körperform oder erste sexuelle Kontakte sein.

**Patho:** Die Magersucht ist die häufigste Form der Mangelernährung in Friedenszeiten. Zu 95% erkranken Mädchen an Anorexia nervosa. Die Zahl der Neuerkrankungen nimmt zu. Man unterscheidet zwei Formen:

- der *passive Typ:* Die Gewichtsreduktion wird ausschließlich durch Hungern erreicht.
- der *aktive Typ:* Das Hungern kann nicht durchgehalten werden und wird von Freßattacken unterbrochen, denen anschließendes Erbrechen folgt. Durch die Einnahme von Diuretika und Laxanzien wird die Gewichstreduktion unterstützt.

Zu den psychologischen Faktoren der Anorexia nervosa zählen die Abwehr der weiblichen Identität, der Kampf um Autonomie (häufig gegen die „invasive" Mutter) und die Abwehr des Essens als Kampf gegen die Verschmelzung mit der Mutter oder als Möglichkeit der Trennung von ihr.

**Symptome:** extreme Gewichtsabnahme, Untergewicht bis zur Kachexie, Amenorrhoe, chronische Obstipation, motorische Überaktivität, körperliche Überforderung durch anstrengende sportliche Trainingsprogramme, Verleugnung des Hungers, depressive Stimmung und Kontaktstörungen (Isolation). Zusätzlich Symptome einer Mangelernährung.

**Therapie:** in schweren Fällen stationäre psychotherapeutische Behandlung; Familientherapie (es bestehen fast immer auch Beziehungs-, Kommunikations- oder Verhaltensprobleme in der Familie).

### 12.5.3 Bulimie

**Definition:** Bulimie (Stierhunger) ist eine unkontrollierte Nahrungsaufnahme mit nachfolgendem Erbrechen und Laxanziengebrauch.

**Ursachen:** ähnlich wie bei Anorexia nervosa; krankhafte Angst vor Gewichtszunahme.

**Patho:** Auch Bulimie ist eine Krankheit, die vorwiegend Mädchen und junge Frauen betrifft. Der Krankheitsbeginn bei Bulimie liegt meist nach der Pubertät, wenn die jungen Frauen das Elternhaus schon verlassen haben. Die Patientinnen sind von einem machtvollen und unbeherrschbarem Drang zu übermäßigem Essen (Freßattacken) befallen. Sie haben eine krankhafte Angst vor dem Dickwerden (Phobie) und vermeiden alle dickmachenden Effekte der Nahrungsaufnahme durch selbstinduziertes Erbrechen und Mißbrauch von Abführmitteln und Diuretika. Im Gegensatz zur Anorexia nervosa besteht bei Bulimiepatienten kein Untergewicht. Sie zeigen meist Ideal- bis Normalgewicht, selten leichtes Übergewicht. In einigen Fällen gibt es Überschneidungen von Anorexia und Bulimie, bei der eine Bulimie mit vorangegangener oder intermittierender Anorexie besteht (Bulimarexie).

**Symptome:** die zwanghafte gedankliche Beschäftigung mit Essen führt zu Konzentrationsstörungen, Arbeitsstörungen und sozialem Rückzug; körperliche Schäden enstehen durch das Erbrechen; Zerstörung der Zähne durch die Salzsäure, Herzfunktionsstörungen durch Hypokaliämie.

**Therapie:** ähnlich wie bei Anorexia nervosa, auch Selbsthilfegruppen sind zu empfehlen.

### 12.5.4 Hyperlipoproteinämie

**Definition:** Es handelt sich um eine Krankheit, bei der im Serum vermehrt Triglyzeride, Cholesterin und Phospholipide vorhanden sind.

**Ursachen**

• *Primäre Formen:* Diese Störungen des Fettstoffwechsels haben genetische Ursachen

• *Sekundäre Formen:* Diabetes mellitus, Lebererkrankungen (Hepatitis), Nierenerkrankungen, Hypothyreose, Schwangerschaft, Alkohol, Ovulationshemmer, Akromegalie, Anorexia nervosa, Cushing-Syndrom.

**Patho:** Die primären Hyperlipoproteinämien unterscheiden sich je nach Art der Störung und werden dementsprechend eingeteilt.

Typ I: Triglyzeride (Chylomikronen) sind erhöht, kommt selten vor
Typ II a: Cholesterin (LDL) ist erhöht
Typ II b: Cholesterin und Triglyzeride (LDL, VLDL) sind erhöht
Typ III: Triglyzeride und Cholesterin sind erhöht, kommt selten vor
Typ IV: Triglyzeride (VLDL) sind erhöht
Typ V: Triglyzeride und Cholesterin (Chylomikronen,VLDL) sind erhöht.

Ein *erhöhter Cholesterinspiegel* ist ein Risikofaktor für Arteriosklerose. Vor allem das LDL-Cholesterin ist bei der Arteriosklerose beteiligt, während das HDL-Cholesterin einen Schutz bietet, da es Cholesterin aus der Arterienwand wieder aufnehmen kann.

1. Faktoren, die Cholesterin senkend können:
   - ungesättigte Fettsäuren aus pflanzlichen Lebensmitteln
   - Ballaststoffe
   - Mineralstoffe und Spurenelemente
   - Vitamine, vor allem Niacin
   - körperliche Bewegung (senkt das LDL-Cholesterin und erhöht das HDL-Cholesterin)
2. Faktoren, die Triglyzeride erhöhen können:
   - Nahrungsfette
   - leicht absorbierbare Kohlenhydrate wie zuckerhaltige Speisen
   - Alkoholkonsum

**Symptome:** Es kann vor allem an Gelenknähe oder in den Augenlidern zu Einlagerung von Fetten unter die Haut kommen (Xanthome). Von zentraler Bedeutung sind die Folgen von Hyperlipidämien. Durch ein erhöhtes Arterioskleroserisiko kann es zu peripheren arteriellen Durchblutungsstörungen und zur koronaren Herzkrankheit kommen.

**Diagnose:** bei der Beurteilung einer Hypercholesterinämie sollte auch der Quotient von Gesamtcholesterin zu HDL-Cholesterin ermittelt werden. Ein Wert von 5 oder mehr ist pathologisch.

**Therapie:** vor allem Diät mit Senkung des Fettanteils und des Cholesterins in der Nahrung, evtl. mit Gewichtsreduktion, körperliche Bewegung, evtl. lipidsenkende Medikamente (oft mit erheblichen Nebenwirkungen).

### 12.5.5 Alkoholismus

**Definition:** Körperliche, psychische oder soziale Schädigung durch Mißbrauch oder Abhängigkeit von Alkohol.

**Ursachen:** genetische Disposition (Enzymdefekt), familiäre Häufung, Persönlichkeitstypus, soziale Situation und psychische Einflüsse (Krise).

**Patho:** Unter *Alkoholmißbrauch* wird ein Alkoholkonsum verstanden, der gegenüber den jeweiligen

Tab. 12-3: Alkoholikertypen nach Jellinek.

| Typ | Beschreibung | Abhängigkeit |
|---|---|---|
| **Alpha-Trinker (Konflikttrinker)** | Alkoholkonsum ohne Kontrollverlust zur Bewältigung körperlicher oder psychischer Probleme | nur psychisch |
| **Beta-Trinker (Gelegenheitstrinker)** | Alkoholkonsum aus Anpassung und Gewohnheit, evtl. mit körperlichen Folgen | soziokulturell |
| **Gamma-Trinker (Süchtiger Trinker)** | Alkoholkonsum mit Kontrollverlust und körperlichen und sozialen Folgen | zuerst psychisch, später körperlich |
| **Delta-Trinker (Spiegel- bzw. Gewohnheitstrinker)** | Alkoholkrankheit mit Unfähigkeit zur Abstinenz, aber kein Kontrollverlust | körperlich |
| **Epsilon-Trinker** | exzessiver, evtl. monatelanger Alkoholkonsum mit Kontrollverlust | psychisch, meist bei depressiven, manischen oder epileptischen Patienten |

Normen und Situationen überhöht ist. Es müssen darüberhinaus beim Konsument deutliche Veränderungen der psychischen und physischen Funktionen zu erkennen sein wie z. B. ein Rauschzustand. Von *Alkoholabhängigkeit* (chronischer Alkoholismus) wird dann gesprochen, wenn eine physische Abhängigkeit (Toleranzsteigerung gegenüber Alkohol und Auftreten von Entzugserscheinungen) und eine psychische Abhängigkeit als unwiderstehliches Verlangen vorliegen. Es ist oft schwierig, einen Alkoholismus zu diagnostizieren, da nicht nur Trinker darunter fallen, die sich auffallend süchtig verhalten, sondern auch Menschen, bei denen man das Verhalten nur als eine Variante normalen Trinkverhaltens ansieht. Jellinek hat schon 1960 verschiedene Alkoholikertypen beschrieben, die einen Einblick in die Spannbreite bieten (Tab. 12-3).

**Kontrollverlust** bezeichnet die Unfähigkeit, nach dem ersten oder zweiten Glas aufzuhören und bis zum Vollrausch weitertrinken zu müssen. Das Suchtpotential des Alkohols beruht auf seiner psychotropen Wirkung und bringt Entspannung, Euphorisierung, gesteigertes Selbstwertgefühl, Enthemmung und Angstlösung.

**Symptome:** gerötetes Gesicht, Konjunktivitis, Alkoholfoetor, euphorisches und selbstbewußtes Verhalten, lallende Sprache, verlangsamte Reaktionszeit, Gleichgewichtsstörungen, erweiterte Pupillen, Erbrechen und Polyurie.

**Auswirkungen des Alkohols** (Tab. 12-4)

> **Klinischer Hinweis:** Vor allem bei ungeklärten Beschwerden wie Nervosität, Unruhezuständen, Stimmungsschwankungen, Konzentrationsstörungen, Vergeßlichkeit, Schlafstörungen und gastrointestinalen Beschwerden muß an Alkoholismus gedacht werden.

**Komplikationen:** Bei chronischem Alkoholismus kommt es zu Glossitis, Ösophagitis, Gastritis, Pankreatitis, Fettleber, Hepatitis, Leberzirrhose und Fettstoffwechselstörungen. Es kann zu akuter Alkoholvergiftung, Delirium, akoholischem Eifersuchtswahn, Demenz, Korsakow-Syndrom und Wernicke-Enzephalopathie kommen. Die psychosozialen Folgen können sich in einer gestörten Partnerbeziehung, Problemen im Berufsleben, gestörtem Verhältnis zu Kindern, gestörten Wohnverhältnissen, Verkehrsdelikten und Konflikten mit dem Gesetz äußern.

**Korsakow-Syndrom:** hirnorganisches Psychosyndrom mit hochgradiger Schwäche der Merkfähigkeit, Desorientiertheit und Neigung zu Konfabulation.

**Wernicke-Enzephalopathie:** schwere, vielfach tödlich verlaufende Alkoholpsychose, geht mit

Tab. 12-4: Blutalkohol und dessen Auswirkungen.

| Blutalkoholgehalt in ‰ | Auswirkungen |
|---|---|
| 0,2–0,99 | A. Beeinträchtigte Wahrnehmung<br>• verminderte Sehschärfe<br>• eingeschränkter Geruchs- und Geschmackssinn<br>• erhöhte Schmerztoleranz<br>B. Unkoordinierte Bewegungen<br>• spontanes und induziertes Augenzittern<br>• verminderte Standfestigkeit beim Stehen<br>• verringerte Leistungsfähigkeit beim Geschicklichkeitstest<br>C. Veränderung von Stimmung, Persönlichkeit und Verhalten<br>• Schwindel<br>• verringertes Empfinden für Müdigkeit<br>• leichte Euphorie<br>• Selbstzufriedenheit<br>• Enthemmung<br>• lautes ausgiebiges Sprechen<br>D. Beeinträchtigte geistige Aktivität<br>• bei Rechenaufgaben<br>• beim Verständnis für Gelesenes |
| 1,0–1,99 | • torkelnder Gang<br>• deutliche Beeinträchtigung beim Intelligenztest<br>• deutlich verlängerte Reaktionszeit |
| 2,0–2,99 | • Übelkeit und Erbrechen<br>• Doppelsehen<br>• Störung der Muskelkoordination<br>• extreme Schwerfälligkeit |
| 3,0–3,99 | • verminderte Körperwärme<br>• Verlust des Sprechvermögens<br>• Gedächtnisschwund<br>• Empfindungslosigkeit<br>• Kurzatmigkeit |

Augenmuskellähmungen, Pupillenstörungen, Nystagmus, Ataxie, Vitamin-$B_1$-Mangel, Gedächtnisstörungen und Desorientiertheit einher.

**Therapie**

1. *Kontakt- und Motivationsphase:* Erkennen des Alkoholismus, Motivation des Patienten zur Behandlung fördern.
2. *Entgiftung- und Entzugsphase:* Ambulant oder stationär wird in 1–4 Wochen eine Entgiftung durchgeführt.
3. *Entwöhnungsphase:* In entsprechenden Kliniken über 6 Wochen bis 6 Monate dauernder Aufenthalt, bei dem mittels Gruppenpsychotherapie das Leben ohne Alkohol gelernt wird.
4. *Nachsorge- und Rehabilitationsphase:* Selbsthilfegruppen oder anderweitige längerfristige Betreuung zur Stabilisierung der Entwöhnung.

# 13 Das Atmungssystem

## 13.1 Anatomie und Physiologie des Atmungssystems

Der menschliche Organismus benötigt zur Aufrechterhaltung der Körpertemperatur und zu anderen Arbeitsleistungen Energie. Diese Energie kann er beim Abbau seiner Nahrungsbestandteile nur in Verbindung mit Sauerstoff ($O_2$) gewinnen. Die Bedeutung des Atmungssystems wird dadurch deutlich, daß wir nur 2–4 Minuten ohne Atmen störungsfrei überleben können. Andere Nahrungsstoffe wie Fette, Kohlenhydrate und Eiweiße kann der Organismus für Tage im voraus speichern. Die Flüssigkeitsvorräte reichen dem Körper etwa einen Tag. Das Atmungssystem ermöglicht die Aufnahme von Sauerstoff ins Blut und die Abgabe von Kohlendioxid ($CO_2$) vom Blut in die Luft.

**Einteilung** (Abb. 13-1): Das Atmungssystem wird in verschiedene Abschnitte eingeteilt.

- *Obere Atemwege:* Nase (Nasus) mit Nebenhöhlen, Rachen (Pharynx).
- *Untere Atemwege:* Kehlkopf (Larynx), Luftröhre (Trachea), Bronchien, Bronchiolen.
- *Atmungsorgan:* Lungenbläschen (Alveolen).

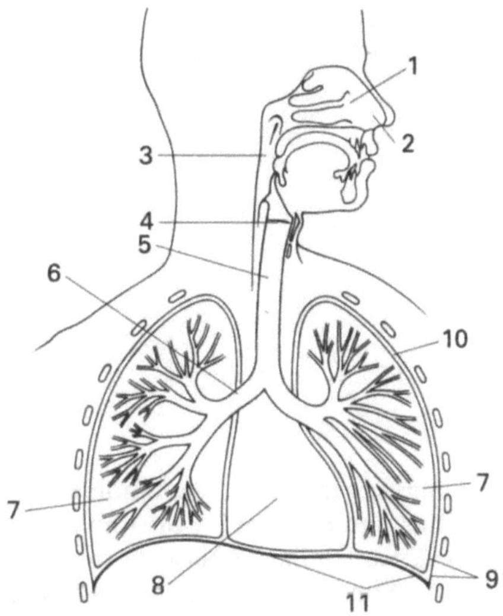


**Abb. 13-1** Überblick über das Atmungssystem. **1** Nasenhöhle; **2** Nasenvorhof; **3** Rachenraum (Pharynx); **4** Kehlkopf (Larynx); **5** Luftröhre (Trachea); **6** Bronchien; **7** Lungen (Pulmones); **8** Mediastenum; **9** Brustfell (Pleura); **10** Pleuraspalt; **11** Zwerchfell (Diaphragma).

### 13.1.1 Die Nase (Nasus)

Die Nase ist der Sitz des Geruchsorgans und der Hauptweg für die Atemluft. Außerdem ist sie ein Resonanzorgan für die Lautbildung.

**Äußere Nase:** Das Äußere der Nase prägt wesentlich den individuellen Ausdruck des Gesichts. Der knöcherne Anteil wird vom *Nasenbein* und vom oberen Teil des Oberkiefers gebildet. Mehrere Knorpel bilden den unteren Teil der Nase.

**Aufbau:** Die Nase ist ein paariges Hohlorgan, dessen schmale aber hohe Höhlen durch die *Nasenscheidewand* (Septum nasi) getrennt sind. Das Dach der Nasenhöhle wird von den Siebplatten des *Siebbeins* gebildet, der Boden entspricht dem harten und weichen Gaumen (Abb. 13-2).

**Wandauskleidung:** Besonders starke Haare an den Nasenlöcher dem Nasenvorhof dienen zum Schutz gegen Fremdkörper, Staub und Insekten. Bis auf das kleine *Riechfeld* (regio olfactoria) unter dem Nasendach sind die übrigen Wände mit einer Schleimhaut ausgekleidet. Dieses lockere, mit zahlreichen oberflächlichen Venengeflechten durchsetzte Schleimhautgewebe erwärmt die Atemluft. Hier entsteht oft Nasenbluten, da die Venen leicht verletzt werden können. Kleine, im Bindegewebe liegende Nasendrüsen befeuchten zusammen mit der

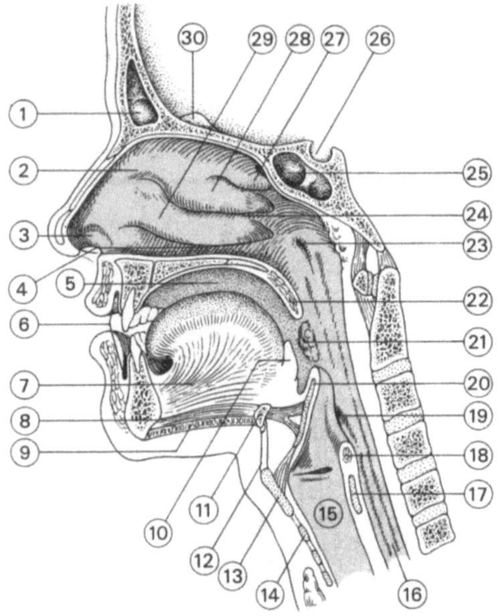


**Abb. 13-2** Längsschnitt durch Mundhöhle, Nasenhöhle, Rachen und Kehlkopf. **1** Stirnhöhle (Sinus frontalis); **2** Nasenhöhle; **3** Nasenvorhof (Vestibulum nasi); **4** unterer Nasengang; **5** Mundhöhle (Cavum oris); **6** Mundvorhof (Vestibulum oris); **7-9** Muskeln am Zungengrund; **10** Zungengrube (Foramen caecum linguae); **11** Zungenbein (Os hyoideum); **12** Band zwischen Zungenbein und Schildknorpel (Ligamentum thyreohyoideum), **13** Schildknorpel (Cartilago thyreoidea), **14** Ringknorpel (Cartilago cricoidea), **15** Luftröhre (Trachea), **16** Speiseröhre (Ösophagus), **17** Ringknorpel, **18** Muskel des Kehlkopfs, **19** Schleimhautfalte am Kehlkopf, **20** Kehldeckel (Epiglottis), **21** Gaumenmandel, **22** Gaumensegel (Velum palatinum), **23** Mündung der Ohrtrompete, **24** mittlerer Nasengang, **25** Keilbeinhöhle, **26** Türkensattel (Sella turcica), **27** Obere Nasenmuschel, **28** mittlere Nasenmuschel, **29** untere Nasenmuschel, **30** Hahnenkamm (Crista galli).

Tränenflüssigkeit die Schleimhaut und damit die Atemluft. Bei Schnupfen schwillt diese Schleimhaut an und behindert die Atmung.

**Flimmerstrom:** Schleim und hängengebliebene Partikel werden vom Flimmerepithel der Schleimhaut rachenabwärts befördert und verschluckt.

**Nasenmuscheln** (Conchae): Die seitliche Wand der Nasenhöhle wird durch drei Nasenmuscheln geformt, von denen die oberste nur schwach ausgeprägt ist. Sie ragen weit in die Nasenhöhle hinein, so daß der Schleimhautüberzug fast die Scheidewand berührt. Die Gänge zu den Nebenhöhlen, Stirnhöhlen und Kieferhöhlen befinden sich unterhalb der oberen und mittleren Muschel. Zwischen der unteren Muschel und dem Nasenboden (harter Gaumen) befindet sich die Mündung des Tränennasenganges. Die Öffnung in Richtung Rachen nennt man Choanen.

**Funktion der Nase und Nasennebenhöhlen:**

1. *Riechen* (durch das Riechfeld), der Riechkolben (Bulbus olfactorius) leitet die Nervenreize zum Gehirn.
2. *Luftweg* mit Erwärmung, Befeuchtung und Reinigung der Atemluft.
3. *Oberflächenvergrößerung* durch die Nasennebenhöhlen zur besseren Erwärmung und Befeuchtung der Atemluft.
4. *Resonanzraum* für die Stimme durch die Nebenhöhlen.
5. *Pneumatisation* durch die mit Luft gefüllten Nebenhöhlen, die das Gesichtsskelett erleichtern.

## 13.1.2 Der Rachen (Pharynx)

**Lage und Aufbau:** Der Rachen erstreckt sich von den Choanen bis zum Kehlkopf und gehört sowohl zu dem Verdauungs- als auch zum Atemtrakt. Er wird in drei Abschnitte eingeteilt:

- *Epipharynx* (Pars nasale): hinter der Nasenhöhle mit der *Eustachio-Röhre* (Ohrtrompete).
- *Mesopharynx* (Pars oralis): zwischen dem weichen Gaumen und dem Kehldeckel.
- *Hypopharynx* (Pars laryngea): vom Kehldeckel bis zur Speiseröhre. (Abb. 13-2)

**Der lymphatische Rachenring:** Im Rachenraum befindet sich der lymphatische oder *Waldeyersche Rachenring*. Der aus lymphatischem Gewebe bestehende und zum Immunsystem gehörende Rachenring setzt sich aus folgenden Anteilen zusammen:

1. *Rachenmandel* (Tonsilla pharyngea): sitzt im Rachendach und kann sich beim Kind so weit vergrößern, daß das Kind durch den Mund atmen muß, weil die Choanen eingeengt werden.
2. *Gaumenmandeln* (Tonsillae palatinae): die größten Mandeln. Sie sitzen zwischen dem vorderen und dem hinteren Gaumenbogen jeder Seite. Bis zum Alter von 5–6 Jahren sind auch diese Mandeln noch relativ groß.
3. *Zungenmandel* (Tonsilla lingualis): eine Ansammlung von Lymphfollikel am Zungengrund.
4. *Lymphatischen Seitenstränge:* befinden sich beiderseits an der hinteren Rachenwand.

### 13.1.3 Der Kehlkopf (Larynx)

**Lage und Aufbau:** Der Kehlkopf liegt am oberen Ende der Luftröhre. Er besteht aus neun miteinander verbundenen Knorpeln, die gemeinsam einen Hohlraum bilden. Der am weitesten hervorragende Knorpel ist der *Schildknorpel* oder Adamsapfel (Cartilago thyroidea). Er bildet die vordere und seitliche Wand des Kehlkopfes. Der *Kehldeckel* (Epiglottis) ist am Schildknorpel befestigt und verschließt den Kehlkopf. Der *Ringknorpel* (Cartilago cricoidea) bildet die Basis, auf der die anderen Knorpel ruhen (Abb. 13-3). Das Innere des Kehlkopfes ist mit Schleimhaut ausgekleidet, die auch die *Stimmbänder* bilden (Ligamenta vocales). Der Spalt zwischen den Stimmbändern heißt *Stimmritze.*

**Aufgabe des Kehlkopfes:** Tonbildung durch die Stimmbänder und Verschließen des Luftweges durch die Epiglottis, als Schutzmechanismus gegen Nahrungsbestandteile (Pförtnerfunktion).

### 13.1.4 Die Luftröhre (Trachea)

**Lage und Aufbau:** Die Luftröhre ist ein 10–12 cm langer muskulöser Schlauch mit C-förmigen Knorpelspangen, der an der Bifurkation (Gabelung) in Höhe des 5. Brustwirbels endet. Die Trachea ist an der Hinterwand, an der sie mit dem Ösophagus Kontakt hat, abgeflacht (Abb. 13-3). In der Trachea wird die Luft erwärmt, angefeuchtet und gereinigt. Man unterscheidet verschiedene Gewebeschichten:

1. *Schleimhaut:* besteht aus Flimmerepithel und Becherzellen und bildet die Innenauskleidung. Das Flimmerepithel befördert Fremdkörper und Schleim in den Rachen.
2. *Knorpelspangen:* versteifen die Luftröhre und garantieren so die Durchlässigkeit für Luft, halten aber die Beweglichkeit aufrecht. Die hintere Öffnung der Spangen ist mit Bindegewebe und Muskeln verschlossen.
3. *Adventitia:* Bindegewebe, das die Knorpelspangen verbindet.

### 13.1.5 Die Bronchien

**Lage und Einteilung:** Die Bronchien beginnen mit der Teilung der Luftröhre *(Bifurkation)* als rechter und linker Stammbronchus (Hauptbronchus) und verästeln sich zum *Bronchialbaum.* Er besteht aus folgenden Anteilen:

- *Stammbronchien* (Hauptbronchien): rechts und links liegt je ein Stammbronchus. Wegen des Herzens steht der rechte senkrechter als der linke. Sie treten durch den *Lungenhilus* in die Lungen ein.
- *Lappenbronchien:* rechts sind drei und links zwei Lappenbronchien, Durchmesser 8–12 mm.
- *Segmentbronchien:* rechts 10 und links 8–10. Sie teilen sich noch in bis zu 12 Schritten zu den Bronchioli terminali.
- *Bronchiolen* (Bronchioli terminali): sie haben einen Durchmesser von 0,7–1 mm und können durch Verengung oder Erschlaffung die Luftmenge, die in die Alveolen strömt, regulieren.
- *Atmungsbronchien* (Bronchioli respiratori): 1–3,5 mm lang, Durchmesser 0,4 mm. Jeder Bronchiolus respiratori teilt sich weiter auf, in bis zu sechs

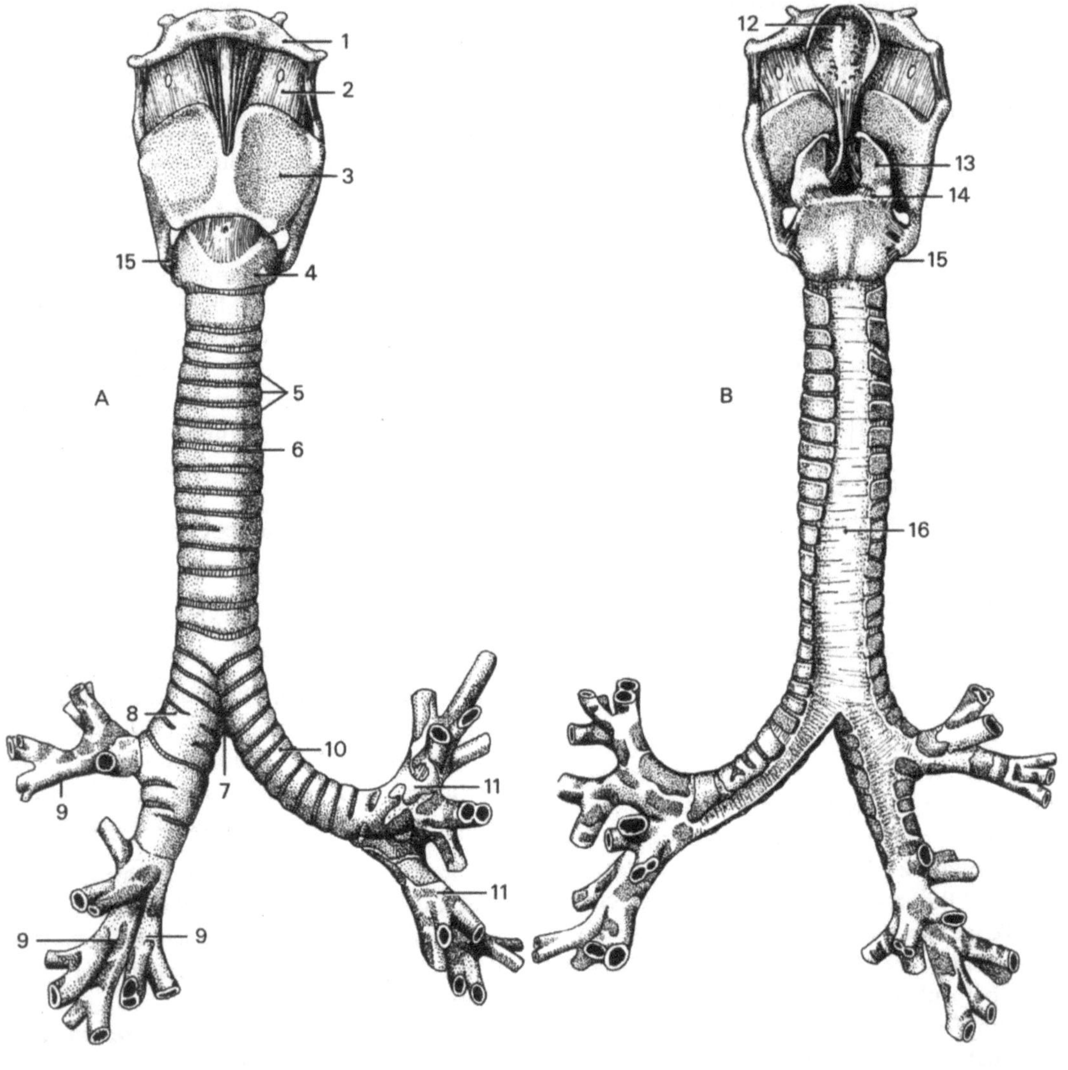


**Abb. 13-3** Kehlkopfskelett, Trachea und Bronchien. A. von vorn, B von hinten. Die angeschnittenen Bronchien sind Segmentbronchien. **1** Zungenbein (Os hyoideum); **2** Band zwischen Zungenbein und Schildknorpel; **3** Schildknorpel (Cartilago thyroidea); **4** Ringknorpel (Cartilago cricoidea); **5** Luftröhre mit Knorpelspangen (Trachea); **6** bindegewebige Verbindung zwischen den Knorpelspangen (Ligamentum annularia tracheae); **7** Luftröhrengabelung (Bifurcatio tracheae); **8** rechter Hauptbronchus; **9** rechte Lappenbronchien; **10** linker Hauptbronchus; **11** linke Lappenbronchien; **12** Kehldeckel (Epiglottis); **13** Stellknorpel; **14** Ringknorpel-Stellknorpel-Gelenk; **15** Ringknorpel-Schildknorpel-Gelenk; **16** bindegewebige Rückwand der Trachea und Hauptbronchien.

• *Alveolargänge:* sind dicht mit *Alveolen* (Lungenbläschen) besetzt und gehen unter nochmaliger Teilung in die *Alveolarsäckchen* (Sacci alveolares) über (Abb. 13-4).

**Aufbau:** Die Hauptbronchien gleichen im Aufbau der Trachea. In den Lappen- und Segmentbronchien sind statt der hufeisenförmigen Knorpelspangen nur noch unregelmäßig ge-

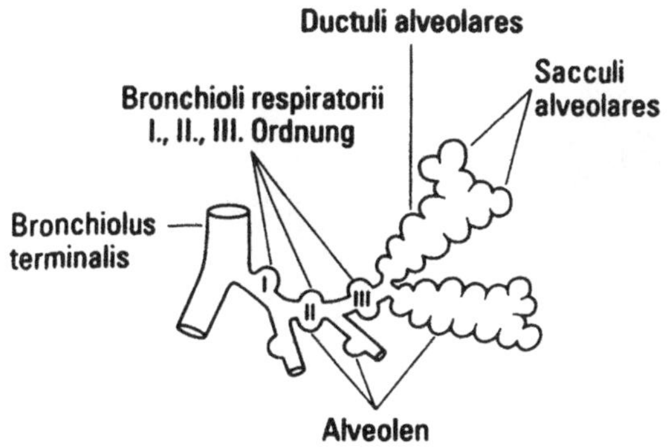


**Abb. 13-4** Bronchiolen.

formte Knorpelplättchen vorhanden. In der dünnen Wand der Bronchiolen fehlen die Knorpelspangen und Drüsen vollständig, dafür gibt es reichlich Muskelfasern, die bei Körperruhe die Bronchiolen engstellen, bei körperlicher Arbeit aber die Bronchiolen erweitern.

### 13.1.6 Die Lungen (Pulmones)

**Lage:** Die *Lungenflügel* liegen im Brustraum und haben als untere Begrenzung das Zwerchfell (Diaphragma). Die seitliche Begrenzung bilden die Rippen und die Interkostalmuskeln. Zur Mitte werden die Lungen durch das Mediastinum mit Herz, großen Gefäßen und Speiseröhre begrenzt. Die obere Grenze *(Lungenspitze)* liegt etwas über dem Schlüsselbein. Das eigentliche Lungengewebe wird vom Bronchialbaum und den Alveolen gebildet. Alle Hohlräume zusammen, die der Luftzufuhr und -ableitung dienen, nicht aber dem Gasaustausch, werden Totraum genannt.

**Einteilung** (Abb. 13-5):

- *Lungenlappen:* Der rechte Lungenflügel ist in drei Lappen eingeteilt, der linke nur in zwei, da sich der Mittellappen beim linken Flügel wegen der Verdrängung durch das Herz nicht entwickeln konnte.
- *Lungensegmente:* Die Lappen werden von mehreren Segmenten gebildet. Der linke Lappen besteht aus 8–10 Segmenten (im Ober- und Unterlappen je 4–5), der rechte Lappen aus 10 Segmenten (3 im Oberlappen, 2 im Mittellappen und 5 im Unterlappen).
- *Lungenläppchen:* (Lobus pulmonis) besteht aus einem Bronchiolus terminalis mit seinen Alveolargängen, Alveolarsäckchen und ihren Alveolen und ist die Funktionseinheit der Lunge. Jedes Lungensegment besteht aus tausenden von Lungenläppchen (Abb. 13-6).

**Aufbau:** In der Lunge finden wir etwa 300 Millionen Alveolen. Sie haben die Form eines Eierbechers und sind gegen die Bronchiolen hin geöffnet. Ihr Durchmesser beträgt 0,2–0,5 mm. Die Alveolarwand ist permeabel, besteht aus einschichtigem Epithel und ist von Kapillaren des kleinen Kreislaufes umgeben. Die gesamte Lunge ist außen vom Brustfell (Pleura) überzogen. Diese seröse Haut besitzt zwei Anteile:

- *Pleura parietale* (Rippenfell)
- *Pleura viscerale* (Lungenfell)

Zwischen diesen beiden Blättern liegt der *Pleuraspalt*, in dem sich Gleitflüssigkeit befindet, die das reibungslose Gleiten der Pleura bei der Atembewegung ermöglicht. Im Pleuraspalt herrscht ein Unterdruck, der die Lunge mit einer Art Adhäsion in der Entfaltung hält, damit sie nicht zusammenfällt.

**Gefäßversorgung der Lunge:** An der medialen Seite der Lungenflügel befindet sich der Lungenhilus. Hier ist die Eintrittstelle für den Hauptbronchus, die Bronchialarterie, die Lungenarterie und die Nerven sowie die Austrittstelle für den Hauptbronchus, die Bronchialvene, die Lungenvene, Nerven und Lymphgefäße. Die Blut- und Lymphgefäße in der Lunge verlaufen zusammen mit den Bronchien. Die Lunge wird von zwei Blutkreisläufen durchströmt:

1. *Funktionskreislauf:* in ihm findet der Gasaustausch für den Gesamtorganismus statt.
2. *Ernährungskreislauf* (Versorgungskreislauf): er ist Teil des großen Kreislaufes und versorgt die Lunge mit Sauerstoff und Nährstoffen. Die Zellen der Alveolen werden aber auch vom kleinen Kreislauf versorgt.

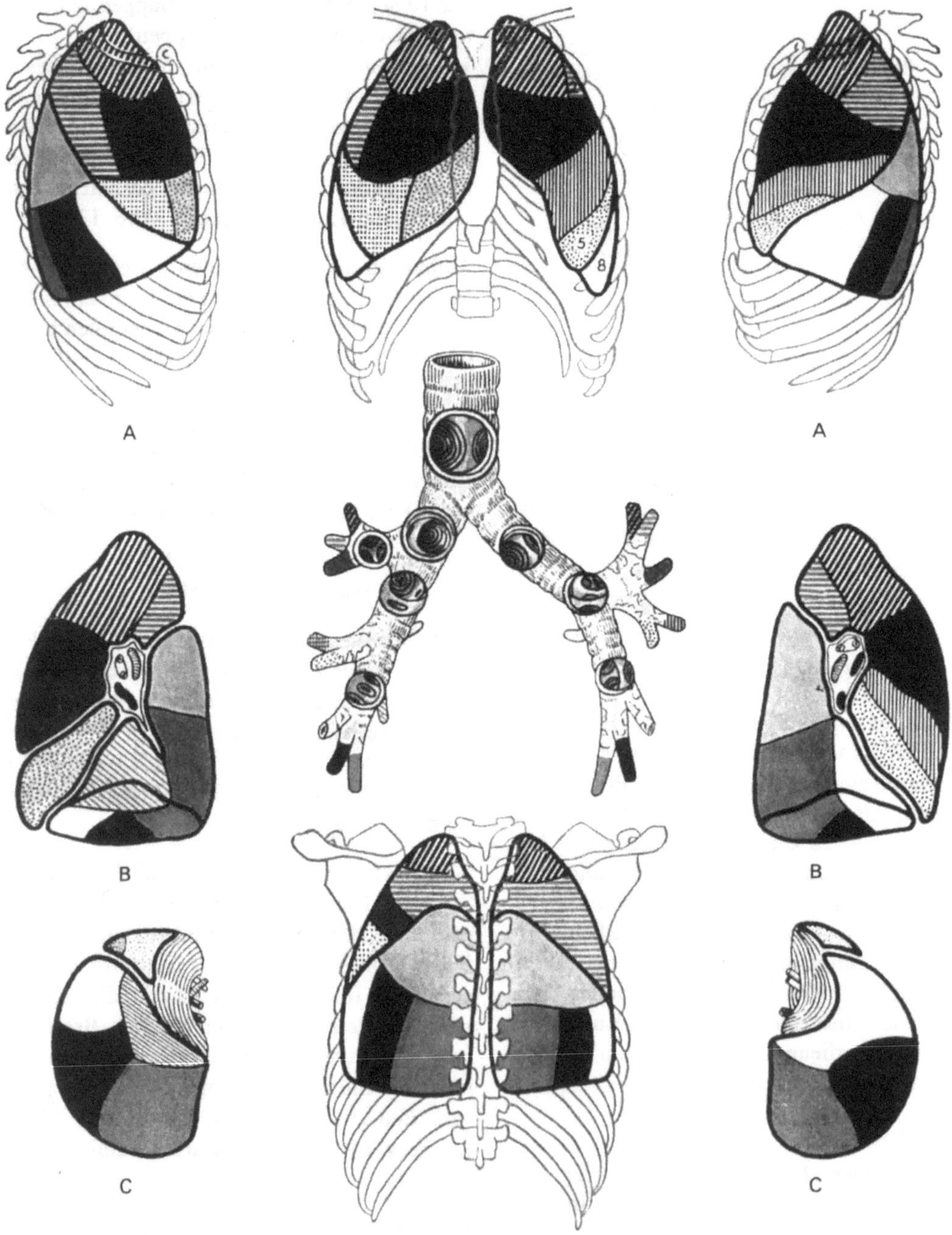


**Abb. 13-5** Schematische Darstellung der Lungensegmente. In der Mitte von oben nach unten: Ansicht von vorn, Bronchialbaum mit Segmentbronchien (beziffert), Ansicht von hinten. Die linke Reihe stellt die rechte Lunge dar, die rechte Reihe die linke Lunge. **A.** an den Rippen anliegender Teil. **B.** zur Mitte hin zeigender Teil (mitten drin, ohne Ziffern, der Lungenhilus). **C.** zum Zwerchfell hin zeigender Teil.

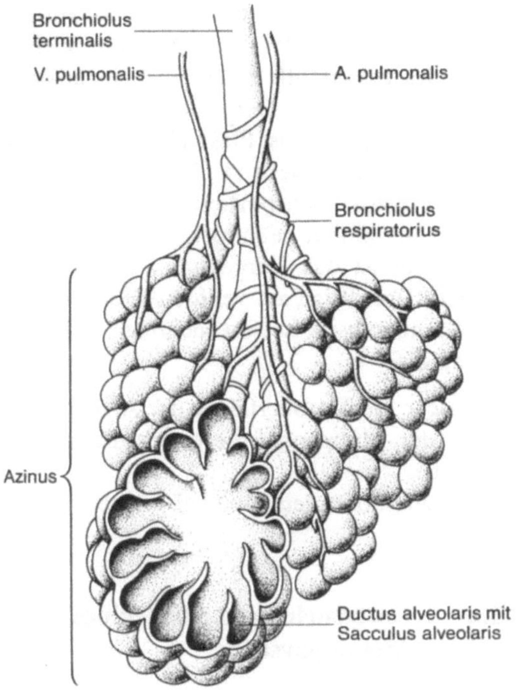


**Abb. 13-6** Ein Lungenazinus. Er besteht aus terminalem Bronchiolus, Alveolargängen und -säckchen, Alveolen und den dazugehörigen Blutgefäßen.

**Der Atmungsvorgang:** Die Atmung ist ein unbewußter Vorgang, der aber in bestimmten Grenzen bewußt gesteuert werden kann.

1. Die *Einatmung* (Inspiration) ist ein aktiver Vorgang. Durch die Kontraktion der äußeren Zwischenrippenmuskeln (Interkostalmuskeln) werden die Rippen angehoben. Das Zwerchfell (Diaphragma) bewegt sich durch Kontraktion nach unten in den Bauchraum. Durch die Atemhilfsmuskulatur (Schultergürtel und Halsmuskulatur) wird der Brustkorb angehoben. Dies alles führt zur Volumenvergrößerung des Brustkorbes und löst einen Sog aus, der die Luft ansaugt.
2. Die *Ausatmung* (Exspiration) ist ein passiver Vorgang. Durch die Erschlaffung der beim Einatmen benötigten Muskeln und durch die Elastizität der Lunge kommt es zu einer Verkleinerung des Brustkorbes. Durch die Muskeln der Bauchdecke (Bauchpresse) und der inneren Zwischenrippenmuskeln (Anspannung) kann die Ausatmung aber aktiv unterstützt werden (Abb. 13-7).

**Steuerung der Atmung:** Die Atmung wird vom *Atemzentrum* in der Medulla oblongata (verlän-

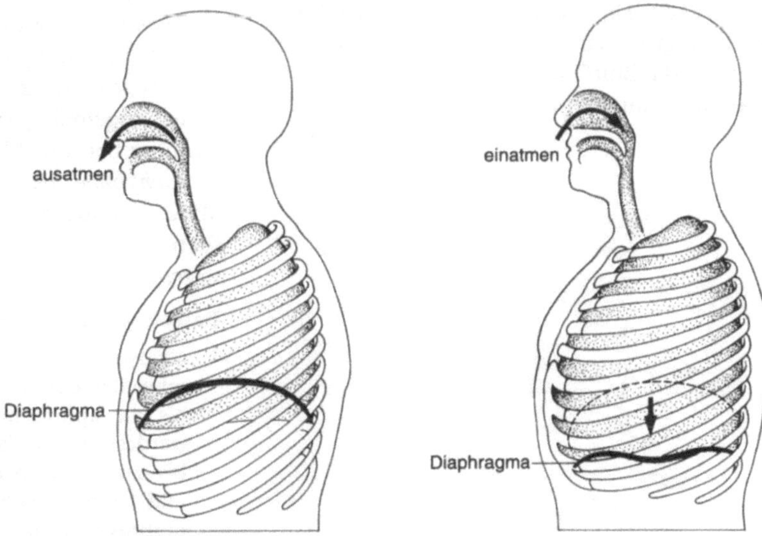


**Abb. 13-7** Rippen- und Zwerchfellbewegung bei der Atmung.

gertes Mark) gesteuert. Hier wird die Dehnung der Lunge vom N. vagus (nervale Steuerung) und der Sauerstoff- und Kohlendioxiddruck im Aortenbogen und in der A. carotis von Chemorezeptoren registriert. Einen Einfluß auf die Atmung haben vermehrte Körperarbeit, Körpertemperatur, psychische Erregung und Reflexe wie Husten, Niesen, Gähnen und Schlucken.

Tab. 13-1: Die Zusammensetzung der Luft.

| | **Einatmungsluft** | **Ausatmungsluft** |
|---|---|---|
| **Sauerstoff** | 21% | 16% |
| **Kohlendioxid** | 0,04% | 5% |
| **Stickstoff** | 78% | 78% |
| **Edelgas** | 1% | 1% |

**Gasaustausch:** Zwei Drittel der eingeatmeten Luft gelangen in die Alveolen und vermischen sich mit der Residualluft. Bei der Ausatmung werden 150 $cm^3$ Luft aus dem Totraum und 350 $cm^3$ aus den tieferen Anteilen der Lunge ausgeatmet. Dies bewirkt ein Auffüllen des Totraumes mit Alveolarluft. Bei der Inspiration gelangt diese Luft (150 $cm^3$) zurück in die Lunge und vermischt sich mit 350 $cm^3$ Frischluft. Der Sauerstoff der Luft in den Alveolen diffundiert durch die permeable Wand in das Blut, während das Kohlendioxid vom Blut an die Luft in den Alveolen abgegeben wird (Abb. 13-8). Die Gesamtoberfläche der Alveolen beträgt bis zu 100 $m^2$ und wird von ungefähr 7000 l Blut/Tag umspült (10.000 l Luft). Das Blut transportiert den Sauerstoff von den

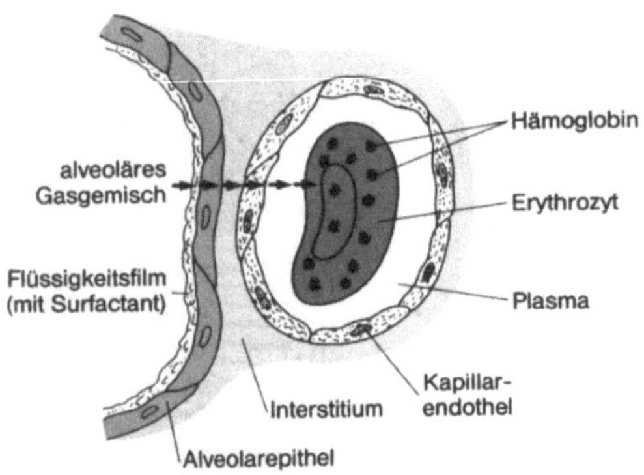


**Abb. 13-8** Diffusionstrecke zwischen Alveolarluft und Hämoglobin.

Lungen zum Gewebe hauptsächlich an Hämoglobin gebunden (98 %). Nur ein sehr kleiner Anteil des Sauerstoffs (1/60) liegt in gelöster Form im Plasma vor. Der größte Teil des Kohlendioxids gelangt als Plasmahydrogencarbonat (55 %) vom Gewebe zur Lunge, ein kleiner Teil wird gelöst transportiert (20 %), der Rest ist an Hämoglobin gebunden (25 %). Im arteriellen Blut ist das Hämoglobin zu 98 % mit Sauerstoff gesättigt, im venösen Blut zu 75 %. Der Gasaustausch ist von mehreren Faktoren abhängig:

- von der Gesamtoberfläche der Alveolen
- von der Blutmenge, die durch die Lungen fließt
- vom Atemminutenvolumen.

## 13.2 Untersuchungsmethoden des Atmungssystems

### Inspektion

- immer auf *Seitengleichheit* der Atembewegung achten
- *Thoraxform* betrachten:
  - Faßthorax bei Emphysem
  - Trichterbrust bei Rachitis
  - Kyphoskoliose (z. B. bei M. Bechterew)
- *Zyanose* (bläulich-livide Verfärbung der Haut bei Störungen des Gasaustausches)
- *Ruheatmung:* zu beurteilen sind Frequenz, Tiefe, Regelmäßigkeit und Gleichseitigkeit der Atmung bei unbekleidetem Oberkörper
- *Tachypnoe:* beschleunigte Atmung mit mehr als 25 Atemzügen pro Minute bei Fieber, Infektionen, Anämie, Herzfehlern oder Hyperthyreose (Schilddrüsenüberfunktion).

**Pathologische Atemtypen:**

1. *Cheyne-Stokes-Atmung:* periodisches Anschwellen der Atemtiefe und der Atemfrequenz bis zu apnoischen Pausen. Tiefe Atemzüge werden immer flacher und zusätzlich seltener bis zur Atempause, dann wieder frequenter und tiefer. Vorkommen bei zerebraler Durchblutungsstörung (z. B. Linksherzinsuffizienz, Apoplex oder toxischer Schädigung des Atemzentrums). Die Cheyne-Stokes-Atmung wird

durch schwere Störung des Atemzentrums ausgelöst.

2. *Biotsche-Atmung:* regelmäßige Atemzüge mit plötzlichen Atempausen bei Störungen des Atemzentrums durch Hirnverletzung oder erhöhtem Hirndruck (Hirnödem).
3. *Kußmaul-Atmung:* Große tiefe Atemzüge als Kompensation bei Stoffwechselerkrankungen, um die Übersäuerung des Blutes abzuatmen. Meist als Folge von Azidose (z. B. bei Urämie und Diabetes mellitus).
4. *Schnappatmung:* langsame, von größeren Pausen unterbrochene Atmung (bei Schädigung des Atemzentrums infolge zerebraler Hypoxie oder als agonale Atmung kurz vor dem Tod).

**Palpation:** Bei maximaler In- und Exspiration verändert sich der Brustumfang um mehr als 5 cm. Durch Auflegen der Hände vorne auf den Brustkorb (bei sitzenden Kranken unter den Schulterblättern) bewegen sich die Daumen bei der Einatmung auseinander. Damit kann die Seitengleichheit der Atmung beobachtet werden.

**Stimmfremitus:** Die Schwingungen über dem Thorax, die durch das Sprechen der Zahl „99" entstehen, können bei aufgelegten Hände gespürt werden. Sie sind bei Entzündung (Pneumonie) verstärkt und durch Flüssigkeitsansammlungen (Pleuraerguß) oder Luft (Pneumothorax) abgeschwächt. Wichtig ist hier wiederum das Achten auf die Seitengleichheit.

**Perkussion:** Rechtshänder perkutieren normalerweise mit dem rechten Mittelfinger als „Perkussionshammer" unmittelbar auf das zu perkutierende Organ (direkte Perkussion) oder auf das Endglied oder Endgelenk des fest aufgelegten linken Mittelfinger als „Plessimeter" (indirekte Perkussion). Der Perkussionsschlag muß aus dem lockeren Handgelenk heraus ausgeführt werden und schnell zurückfedern (Abb. 13-9). Durch die Perkussion werden die Lungengrenzen bei In- und Expiration bestimmt. Die Differenz zwischen In- und Expiration beträgt cirka 5–6 cm. Mit Hilfe der vergleichenden Perkussion wird der Klopfschall an verschiedenen Stellen des Thorax miteinander verglichen. Mit der abgrenzenden Perkussion werden Klopfschallunterschiede genauer lokalisiert.

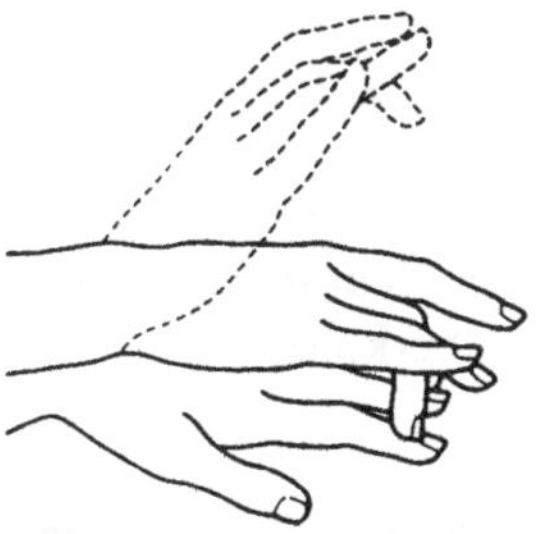

**Abb. 13-9** Haltung der Hände bei der Finger-Finger-Perkussion (indirekte Perkussion).

**Unterschiedliche Perkussionsbefunde:**

- Der *normale Perkussionsschall* über der Lunge ist sonor (laut, wohlklingend).
- Die *Dämpfung des Klopfschalls* (Schenkelschall) entsteht durch eine Lungeninfiltration, einen Pleuraerguß oder eine Pleuraschwarte (verschleimt, verstopft, entzündet).
- Der *hypersonore Klopfschall* (sehr laut) entsteht durch übermäßige Luftansammlung in den Lungen bei Emphysem oder Pneumothorax.
- Der *amphorische Klopfschall* über den Lungenkavernen (bei Tuberkulose) klingt metallisch.

**Auskultation:** Mit dem Stethoskop können folgende Atemgeräusche ermittelt werden:

- *Vesikuläratmen:* normales physiologisches Atemgeräusch (Einatmen).
- *Bronchialatmen:* lauteres Atemgeräusch bei starkem Atmen und Pneumonie.
- *Amphorisches Atmen:* klingendes Atemgeräusch bei Tuberkulose.
- *Pueriles Atmen:* etwas lauteres Atemgeräusch, das bei Kindern wegen der dünnen Thoraxwand physiologisch ist.

**Nebengeräusche** der Atmung werden als *Rasselgeräusche* (RGs) bezeichnet. Man unterscheidet:

- *trockene Rasselgeräusche:* Giemen (Pfeifen) und Brummen besonders bei Asthma, entsteht durch zähflüssiges Sekret, das durch die Luftbewegung in Schwingung versetzt wird.
- *feuchte Rasselgeräusche:* von fein-, mittel- und grobblasigem Charakter, je nachdem wie groß die Blasen des relativ flüssigen Sekrets werden (Seifenblasenphänomen). Das Platzen der Blasen erzeugt dann das Geräusch.

- *Knisterrasseln* (Crepitatio): knisterndes Geräusch, das bei Pneumonie und Pleurareiben auftritt.
- *Pleurareiben* (Lederknarren): wenn bei einer Pleuritis sicca die beiden Pleurablätter aneinander reiben (z. B. bei Tuberkulose).

**Bronchophonie:** Der Patient soll in Flüstersprache die Zahl „66" sprechen. Bei infiltrierten Lungen wird der Schall besser fortgeleitet und im Stethoskop besser gehört als in gesunden Lungen.

**Sputumuntersuchungen:** Sputum ist der Auswurf. Mikroskopische Untersuchungen und

Tab. 13-2: Befunde körperlicher Untersuchung bei Lungenkrankheiten.

| | Perkussionsschall | Atmungsgeräusch | Rasselgeräusche | Bronchophonie | Stimmfremitus |
|---|---|---|---|---|---|
| **lufthaltige Lunge** | sonor | vesikulär | nicht klingend | normal | normal |
| **infiltrierte Lunge** | gedämpft | bronchial | klingend | verstärkt | verstärkt |
| **Pleuraerguß** | gedämpft | abgeschwächt | fehlen | abgeschwächt | abgeschwächt |
| **Pneumothorax** | hypersonor | abgeschwächt | fehlen | fehlt | fehlt |
| **Kavernen** | amphorisch | amphorisch | metallisch | verstärkt | verstärkt |

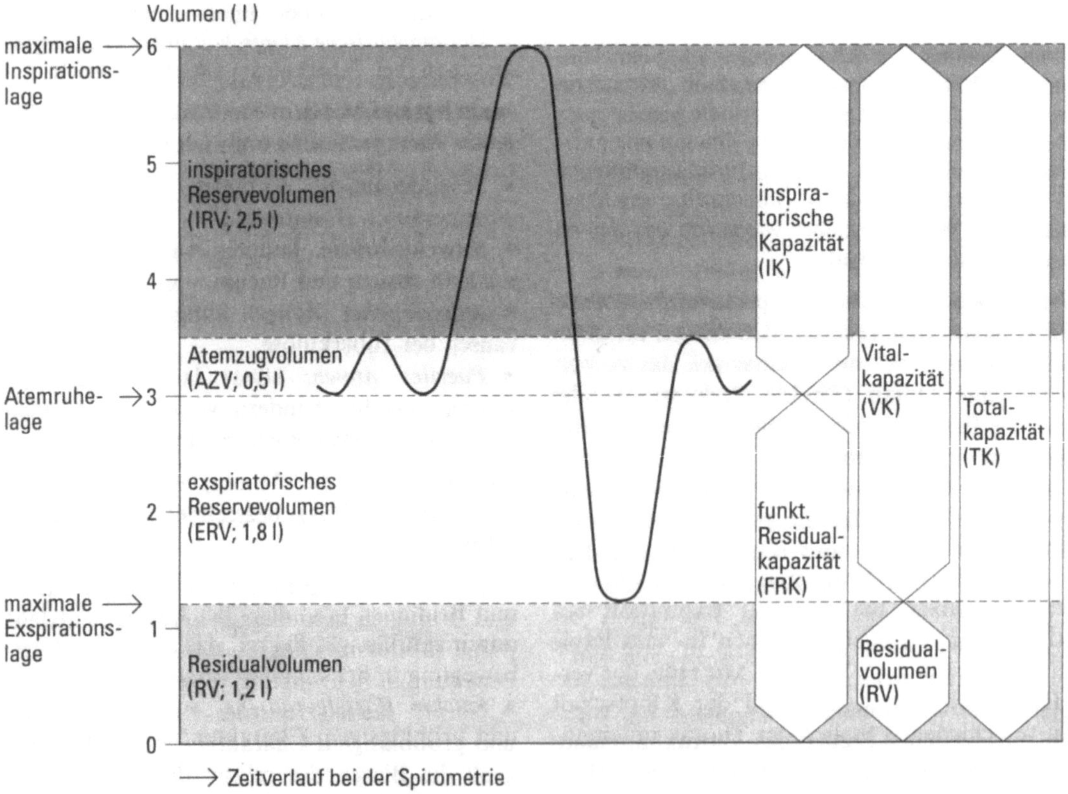


**Abb. 13-10** Mit dem Spirometer graphisch dargestellte Lungenvolumina eines Gesunden.

Kulturen geben Auskunft über die Art der vorhandenen Erreger. Zu unterscheiden sind Menge, Beschaffenheit und Farbe:

- *Sputum klar:* physiologisch
- *Sputum grün-gelb:* Bronchitis, bakterielle Entzündung
- *Sputum glasig:* nach Astmaanfall
- *Sputum schleimig:* leichte Bronchitis
- *Sputum rostfarbig:* akute Pneumonie
- *Sputum blutig verfärbt:* Herzfehler, Lungenödem
- *Sputum blutig:* Karzinom, Tuberkulose
- *Sputum dreischichtig* (Eiter/Schleim/Schaum): Bronchiektasien, Tuberkulose, Lungenabszeß

**Lungenfunktionsdiagnostik:** Mit der Lungenfunktionsdiagnostik lassen sich *Ventilationsstörungen* nachweisen. Es gibt zwei Arten von Ventilationsstörungen:

1. *Obstruktive Ventilationsstörungen:* Es handelt sich dabei um eine Erhöhung des Stömungswiderstands in den Bronchien wie er z. B. bei chronischer Bronchitis, Bronchospasmus, bei Asthma bronchiale oder Bronchiektasen anzutreffen ist. Es kommt zu einer inhomogenen Belüftung der Alveolen und zu einer zunehmenden Lungenüberblähung durch die erschwerte Ausatmung. Man findet eine erniedrigte Sekundenkapazität ($FEV_1$), eine Zunahme der funktionellen Residualkapazität und des Residualvolumens.
2. *Restriktive Ventilationsstörungen:* Es handelt sich um eine durch innere oder äußere Bewegungseinschränkung bedingte Verminderung der Dehnungsfähigkeit der Lungen (Elastizitätsverlust) mit Beeinträchtigung des Gasaustauschs infolge Verteilungsstö-

Tab. 13-3: Wichtige Atemgrößen.

| | **Definition** | **Normalwerte in Ruhe** |
|---|---|---|
| **Atemfrequenz** | Zahl der Atemzüge pro Minute. | 12–16/min (Säuglinge bis 25/min) |
| **Atemzugvolumen (AZV)** | Gasvolumen, das bei einem Atemzug ein- oder ausgeatmet wird. | 500 ml |
| **inspiratorisches Reservevolumen (IRV)** | Luftmenge, die nach einer normalen Einatmung noch maximal eingeatmet werden kann. | 3000 ml |
| **exspiratorisches Reservevolumen (ERV)** | Luftmenge, die nach einer normalen Ausatmung noch maximal ausgeatmet werden kann. | 1100 ml |
| **Residualvolumen (RV)** | Gasvolumen, das nach einer maximalen Ausatmung in der Lunge verbleibt. | 1200 ml |
| **Vitalkapazität (VK), maximales Atemzugvolumen** | maximales Gasvolumen von tiefster Einatmung bis maximaler Ausatmung (ERV+AZV+IRV). | 4600 ml |
| **totale Lungenkapazität (TLK)** | gesamte Gasmenge in der Lunge nach einer maximalen Einatmung (IRV+AZV+ERV+RV). | 5800 ml |
| **Atemminutenvolumen (AMV)** | Luftmenge, die pro Minute eingeatmet wird (Atemzugvolumen x Atemfrequenz). | 6000 ml/min |
| **funktionelle Residualkapazität (FRK)** | Gasmenge, die in der Lunge am Ende einer normalen Ausatmung verbleibt (ERV+RV). | 2300 ml |
| **forciertes exspiratorisches Volumen ($FEV_1$)** | maximale Gasmenge, die in 1 s nach maximaler Inspiration mit maximaler Kraft ausgeatmet werden kann. | 4000 ml/s |

rungen. Vorkommen z. B. bei Lungenfibrose, Pleuraerguß, Lungenödem, Pneumothorax und Kyphoskoliose. Man findet eine Abnahme der Vitalkapazität, der funktionellen Residualkapazität und des Residualvolumens.

Mit einem **Spirometer** werden *Atemvolumina* und *Lungenkapazitäten* gemessen (Abb. 13-10). Bei der *Vitalkapazität* (VK) gelten bei Männern Werte unter 4000 ml und bei Frauen Werte unter 3000 ml als pathologisch. Der *Tiffeneau-Wert* berechnet sich aus dem Verhältnis des *forcierten exspiratorischen Volumens* ($FEV_1$) zur Vitalkapazität (VK). $FEV_1$ sollte mindestens 70% der Vitalkapazität betragen.

**Blutgasanalyse (BGA):** Bestimmung der Funktionstüchtigkeit der äußeren Atmung: Ventilation (Belüftung), Diffusion (Gasaustausch), Perfusion (Durchblutung).

Dazu wird im *arteriellen Blut* der Sauerstoffpartialdruck ($paO_2$), der Kohlendioxidpartialdruck ($paCO_2$) und der pH-Wert gemessen. Der Wert für den Sauerstoffpartialdruck ist altersabhängig soll aber höher als 70 mmHg sein. Der Kohlendioxidpartialdruck soll 44 mmHg nicht überschreiten.

**Endoskopische Untersuchungen:** Die Bronchoskopie wird häufig bei Bronchiektasen und bei Verdacht auf Bronchialkarzinome angewendet und oft mit einer Probeexzision kombiniert.

**Bronchiallavage:** Zellen und Sekret aus dem Bronchialbaum werden zum Untersuchen herausgespült.

**Sonographie:** zur Diagnose und zur gezielten Punktion von Ergüssen und Tumoren an der Thoraxwand.

**Laryngoskopie:** Bei Verdacht einer Kehlkopferkrankung kann eine Kehlkopfspiegelung gemacht werden, bei der man direkt den Zustand des Kehlkopfes erkennen kann (Abb. 13-11).

**Radiologische Untersuchungen:**

- *Röntgenaufnahmen, Durchleuchtung;*
- *Computertomographie* (CT);
- *Bronchographie* (mit Kontrastmittel).

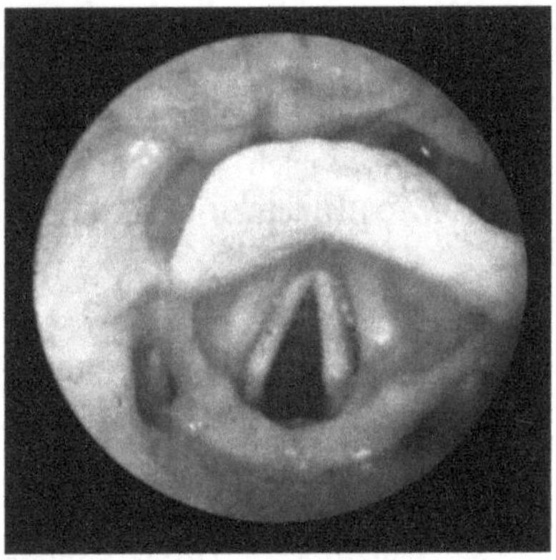

**Abb. 13-11** Laryngoskopisches Bild. Die zwei hellen Streifen sind die Stimmbänder.

## 13.3 Erkrankungen des Atmungssystems

### 13.3.1 Leitsymptome

#### 13.3.1.1 Husten

> **Definition:** Reflex, der durch eine Irritation der Schleimhäute des Atemtraktes ausgelöst wird, um das Eindringen von Fremdkörpern zu reduzieren.

**Ursachen**

- *Akuter Husten:* akute Bronchitis, Pneumonie, Pneumothorax, Fremdkörperaspiration, Keuchhusten.
- *Chronischer Husten:* chronische Bronchitis, Bronchialkarzinom, Bronchiektasen, Tuberkulose, Asthma, Sarkoidose, Arzneinebenwirkungen (ACE-Hemmer).

**Patho:** Die Irritation der Hustenrezeptoren in den Bronchien durch Schleim, Fremdkörper, toxische Stoffe (Gase), Tumoren, Lungenstauung und allergische Stoffe löst in der Medulla oblongata folgenden Reflexablauf aus: Nach Inspiration, Epiglottis- und Stimmritzenschluß sowie Anspannung der Atemmuskulatur wird ein intraabdomineller Druck erzeugt, der bei plötzlicher Exspiration Schleim und Fremdkörper von Bronchial- und Trachealwand löst und auswirft.

**Symptome:** wichtiges Charakteristikum ist die Produktivität. Handelt es sich um einen trokkenen Reizhusten, oder ist Auswurf (Sputum) vorhanden.

**Komplikationen**

- *Synkope* (kurze Bewußtlosigkeit): infolge eines erhöhten intrathorakalen Druckes wird der venöse Rückfluß zum Herzen vermindert und es erfolgt ein Abfall des Herzzeitvolumens.
- *Pneumothorax:* durch Platzen einer Emphysemblase in der Lungenspitze

**Hinweis:** Jeder länger als 3–6 Wochen dauernde Reizhusten sollte unbedingt weiter abgeklärt werden, da er ein Hinweis auf eine maligne Lungenerkrankung sein kann.

#### 13.3.1.2 Dyspnoe (Atemnot)

**Definition:** Subjektiv unangenehmes Empfinden, zu wenig Luft zu bekommen und die Atemtätigkeit steigern zu müssen.

**Begriffsklärungen:**

- *Orthopnoe:* Es kann nur mit aufrechtem Körper geatmet werden
- *Apnoe:* Atemstillstand
- *Tachypnoe:* beschleunigte Atmung
- *Eupnoe:* normale Atmung
- *Bradypnoe:* verlangsamte Atmung

**Ursachen**

- Herz: Linksherzinsuffizienz, Herzinfarkt
- Bronchien: Asthma bronchiale, chronische Bronchitis, Fremdkörperaspiration
- Lungenparenchym: Emphysem, Lungenfibrose, Atelektase, Pneumonie
- Lungengefäße: Lungenembolie, Lungeninfarkt
- Pleura: Pneumothorax, Pleuraerguß
- Thorax: Kyphosskoliose, Traumata, M. Bechterew, Adipositas
- Psychogen: Hyperventilation
- Sonstiges: Anämie, Vergiftungen, Schock, Urämie, diabetisches Koma, Poliomyelitis, Zwerchfellähmung, Enzephalitis, Apoplex, Hirntumor, Epiglottisödem, Struma (Kropf)

**Schweregrade der Dyspnoe (nach WHO):**

*Grad 1:* Atemnot bei schnellem Gehen in der Ebene, beim Bergaufgehen oder beim Treppensteigen
*Grad 2:* Atemnot beim normalen Gehen in der Ebene mit Altersgenossen
*Grad 3:* Einlegen von Ruhepausen, wenn man in der Ebene geht
*Grad 4:* Atemnot in Ruhe

**Symptome:** verstärktes Atemgeräusch (mit Krämpfen bei Hyperventilation), anfallsweise auftretend bei Asthma, mit Stridor (Zischen) bei Verengung der Atemwege.

#### 13.3.1.3 Pleuraerguß

**Definition:** Krankhafte Ansammlung von Flüssigkeit im Pleuraspalt zwischen Lunge und Thoraxwand.

**Ursachen:** vor allem bei älteren Menschen ist zu 50% ein maligner Tumor die Ursache (Tab. 13-4).

**Patho:** Bei einer Flüssigkeitsansammlung muß immer zwischen einem *Exsudat* (entzündliche, eiweißreichen Flüssigkeit, die von der serösen Haut ausgeschieden wird) und einem *Transsudat* (eiweißarme, nicht entzündlichen Flüssigkeit, die durch einen erhöhten intravasalen Druck nicht mehr in den Gefäßen gehalten werden kann) unterschieden werden. Transsudat und Exsudat gibt es vor allem in den Höhlen der serösen Häute (Perikard, Pleura und Peritoneum). Je nach Flüssigkeitsbeschaffenheit im Pleuraspalt wird von *Chylothorax* (Lymphflüssigkeit), *Hämatothorax* (Blut) oder von *Pleuraempyem* (Eiter) gesprochen.

**Symptome:** Dyspnoe, evtl. Schmerzen

**Diagnose:** gedämpfter Klopfschall, Röntgen, Sonographie, Punktieren von Ergußflüssigkeit (wird mikrobiologisch, chemisch, hämatologisch und zytologisch untersucht).

### 13.3.2 Erkrankungen der oberen Atemwege

#### 13.3.2.1 Nasenbluten (Epistaxis)

**Definition:** Verletzung der Nasenschleimhaut, häufigster kleiner Notfall.

Tab. 13-4: Die verschiedenen pathologischen Flüssigkeiten im Pleuraspalt.

| | Transsudat | Exsudat | Blut |
|---|---|---|---|
| Spezifisches Gewicht | < 1015 | > 1015 | ca. 1050 |
| Eiweiß | < 3% | > 3% | 6% |
| Zellen | keine Zellen | keine Zellen | Blutzellen |
| Beschaffenheit | klar | klar bis trübe | dickflüssig |
| Ursachen | • Herzinsuffizienz<br>• Leberzirrhose<br>• nephrotisches Syndrom | • Bronchialkarzinom<br>• Pneumonie<br>• Tuberkulose<br>• Pleuritis<br>• Pneumothorax | • Trauma<br>• Hämophilie<br>• Bronchialkarzinom<br>• Lungenembolie |

**Ursachen:** Trauma (auch Schädelbasisfraktur), starkes Schneuzen, Nasenbohren, Hypertonie, Blutungsübel (auch durch Medikamente), Infektionen (Typhus) und Urämie.

**Patho:** Meist blutet eine bestimmte gefäßreiche Stelle an der vorderen Nasenscheidewand *(Locus Kiesselbachi)*. Das Ausmaß des Blutverlustes wird meist überschätzt. Jedoch können Kollaps und Anämie vorkommen.

**Therapie:** Oberkörper hochlagern, Schneuzverbot und Eisbeutel (kalter Waschlappen) in den Nacken. Wenn nach 10–15 Minuten die Blutung nicht aufhört, dann evtl. Tamponade oder Verödung.

#### 13.3.2.2 **Rhinitis (Schnupfen)**

**Definition:** Entzündung der Nasenschleimhaut.

**Ursachen:** Virusinfektion, bakterielle Infektion, Allergie (Rhinitis allergica), toxische Rhinitis (Dämpfe).

**Symptome:** häufiges Niesen, Schwellung der Schleimhaut, vermehrtes Nasensekret unterschiedlicher Färbung und Konsistenz, Rötung und Wundheit, Behinderung der Atmung (verstopfte Nase), Kopfschmerzen, gelegentlich Fieber und übergreifen auf den Rachen.

**Therapie:** Nasenspülung mit Salzwasser, Inhalation, Nasentropfen, evtl. Antibiotika. Der unkomplizierte Schnupfen dauert gut eine Woche. Bei schlechter Abwehr oder Herdbildung in der Nebenhöhle kann eine chronische Rhinitis entstehen.

#### 13.3.2.3 **Sinusitis (Nebenhöhlenentzündung)**

**Definition:** Entzündung der Nasennebenhöhlen.

**Ursachen:** aufsteigende Infektion bei Rhinitis oder Bronchitis, eitrige Zahnwurzeln.

**Patho:** Meist erkranken nur einzelne Höhlen, am häufigsten die Kieferhöhle. Die Ausgänge der Nebenhöhlen können verlegt sein, vor allem bei der Stirnhöhle.

**Symptome:** dumpfe Schmerzen im Bereich der Nebenhöhlen, durch Bücken, Heben und Pressen verstärkt, Klopfschmerz im Bereich der Höhle.

**Diagnose:** Rhinoskopie, Sonographie, Röntgen.

**Therapie:** Kamillendampfbad (10 Minuten täglich), Rotlicht, schleimlösende Mittel, Spülung, Antibiotika.

#### 13.3.2.4 **Angina (Tonsillitis, Mandelentzündung)**

**Definition:** Sammelbezeichnung für Erkrankungen des lymphatischen Rachenringes mit entzündlicher Schwellung der Angina (Enge).

**Ursachen:** Bakterien, Viren, Pilze, Streptokokken der Serumgruppe A, Ansteckung durch Tröpfcheninfektion.

**Verschiedene Formen der Angina**

- *Angina retronasalis* (Rachenmandel): Hyperplasie der Rachenmandel im Kindesalter, wird auch als *adenoide Vegetation* (Polypen) bezeichnet. Es handelt sich um eine dauerhafte Vergrößerung der Rachenmandel mit einer Beeinträchtigung der Nasenatmung.
- *Angina lateralis* (Seitenstrangangina): vor allem nach Entfernung der Tonsillen
- *Angina catarrhalis:* Schwellung und Rötung der Gaumenmande, oft virale Ursache
- *Angina follicularis:* Lymphfollikel in den Tonsillen sind geschwollen und mit weißen Stippchen besetzt, bakterielle Ursache
- *Angina lacunaris:* Eiterpfröpfe in den Krypten, (meist Streptokokken). Meist schneller Fieberanstieg bis 39,5 °C, Gefahr des rheumatischen Fiebers.
- *Plaut-Vincent-Angina:* einseitiger Belag mit geschwürigem Zerfall der Tonsillen, kaum Schluckbeschwerden, kaum Temperatur, kaum Krankheitsgefühl. Mit Antibiotika nach 3–4 Wochen gesund.

**Symptome:** beidseitiger Halsschmerz vorwiegend beim Leerschlucken, Ausstrahlung bis zum Ohr, Reizhusten, Lymphknotenschwellung am Kieferwinkel.

**Diagnose:** Rachenabstrich.

**Therapie:** Antibiotika, um der Gefahr eines rheumatischen Fiebers vorzubeugen.

#### 13.3.2.5 **Influenza**

**Definition:** Akute Infektionskrankheit, hervorgerufen durch Viren. Es besteht Meldepflicht bei Tod.

**Patho:** Die Influenza tritt meist in Epidemien auf und ist gekennzeichnet durch Entzündungen der oberen Atemwege (Schleimhäute) und durch Allgemeinsymptome (Katarrh). Ein Katarrh ist eine mit Flüssigkeitsabsonderung einhergehende Entzündung der Schleimhäute.

**Verbreitung:** weltweit, bei einer Epidemie sind in der BRD 20.000–50.000 Menschen betroffen. Der Höhepunkt der Influenzaepidemien ist von Dezember bis April.

**Erreger:** Influenzaviren, verschiedene Typen (A, B, C).

**Infektionsquelle:** Tröpfcheninfektion.

**Inkubationszeit:** 1–3 Tage.

**Symptome:** Etwa 2/3 der Infizierten machen die Infektion ohne Symptome oder als leichte Erkrankung durch. Typische Symptome sind Abgeschlagenheit, Frösteln, Kopf- und Gliederschmerzen und Hustenreiz. Dazu kommt hohes Fieber (39–40 °C), Schwindel, Appetitlosigkeit, Schnupfen, Heiserkeit, trockener Husten und Bronchitis.

**Komplikationen:** Pneumonie, Pleuritis, Sinusitis, Otitis media, Myokarditis, Rhythmusstörungen, peripherer Kreislaufkollaps, Hypotonie und Bradykardie. Seltenere Komplikationen sind Meningitis, Enzephalitis, Neuritis. Tödlicher Ausgang möglich durch feine Blutungen in Herz, Nieren, Gehirn und bei Pneumonie (Risikogruppe: alte Menschen).

**Nachweis:** Erregernachweis im Serum; Antikörpernachweis.

**Immunität:** zeitlich sehr begrenzte Immunität, da der Erreger sich häufig verändert.

**Prophylaxe:** Es wird empfohlen, jährliche eine Impfung durchzuführen (besonders für Herz- und Kreislaufkranke, Personen mit chronischen Atemwegs-, Nieren- und Stoffwechselerkrankungen, über 60jährige Personen und Personen mit starker Ansteckungsgefährdung wie z. B. Ärzte, Pflegepersonal, Heilpraktiker oder Lehrer).

**Therapie:** symptomatisch.

#### 13.3.2.6 **Diphtherie**

**Definition:** Lokalinfektion der Atemwege (häufig Nasen- und Rachenraum) mit einer Allgemeinerkrankung, die nicht durch eine Sepsis, sondern durch Überschwemmung des Körpers mit den Bakteriengiften verursacht wurde. Es besteht Meldepflicht bei Erkrankung und Tod.

**Patho:** Die Bakterien sitzen an der Infektionsstelle des Nasen- und Rachenraumes und produzieren ein Toxin (Exotoxin). Dieses wird resorbiert und verursacht oberflächliche, entzündliche und nekrotische Gewebsveränderungen, die zu lokaler Fibrinausscheidung und Leukozytenaustritt führen (fibrinöse Entzündung). Es entstehen die typischen, flächenhaften grauweißen Beläge auf Tonsillen, Rachenschleimhaut oder im Kehlkopf. Diese *Pseudomembranen* bestehen aus nekrotisierten Zellen, Fibrin, Leukozyten und Bakterien. Versucht man, sie abzustreifen, bluten sie. Es gibt verschiedene Verlausformen, die kombiniert auftreten können: die *Nasendiphtherie*, die *Rachendiphtherie*, die *Kehlkopfdiphtherie*, die *progrediente Diphtherie* und die *toxische Diphtherie*.

**Verbreitung:** weltweit. Selten Epidemien, heute wieder zunehmende Erkrankungsgefahr.

**Erreger:** Corynebakterium diphtheriae.

**Infektionsquelle:** Tröpfcheninfektion, Schmier- und Kontaktinfektion (Löffel und Spielzeug).

**Inkubationszeit:** 2–6 Tage.

**Symptome**

- *Nasendiphterie:* tritt vor allem bei Kindern auf und ist meist gutartig. Es bestehen ein blutig-seröser Schnupfen und eher niedrige Temperatur (38 °C), Appetitlosigkeit, Müdigkeit und grau-gelbliche Beläge auf der Schleimhaut.
- *Rachendiphterie:* hat ebenfalls relativ niedere Temperatur aber schweres Krankheitsgefühl mit Schluckbeschwerden, belegter Zunge, Schwellung und Druckschmerzhaftigkeit der regionären Lymphknoten mit ödematöser Schwellung auch der Umgebung (Cäsarenhals). Die Pseudomembranen greifen früh von den Tonsillen auf Zäpfchen, Gaumen und Rachenwand über. Typisch ist der süßlich-lehmige Mundgeruch (Foetor ex ore).
- *Kehlkopfdiphterie:* Heiserkeit, trockener und bellender Husten (Krupp), pfeifender Atem durch Verengung der oberen Luftwege (Stridor) mit Atemnot und Gefahr des Erstickens.
- *Progrediente Diphterie:* Beim Ausbreiten der Beläge auf die Trachea und Bronchien verschlimmern sich die Symptome. Die Vergiftung tritt stärker in Erscheinung.
- *Toxische Diphterie:* Der ganze Organismus wird von Diphterietoxinen überschwemmt. Bei manchen treten bereits im frühen Krankheitsstadium unstillbares Erbrechen, Durchfall, Kreislaufschock und Herzinsuffizienz sowie eine ausgeprägte Blutungsneigung auf.

**Komplikationen:** Herz- und Kreislaufschäden, toxische Myokardschäden mit Rhythmusstörungen, Lähmung der Hirnnerven (Gaumensegellähmung) und des Nervus radialis (Fallhand). Spättod nach Erholungsphase beim ersten Aufstehen möglich.

**DD:** Streptokokkenangina, Pfeiffersches Drüsenfieber, Plaut-Vincent-Angina, Scharlachangina.

**Nachweis:** Erregernachweis im Abstrich von Nase, Rachen und Kehlkopf; Antikörpernachweis durch Schickprobe (Intrakutantest).

**Immunität:** nur antitoxische Immunität, nicht gegen den Diphtherieerreger, bei Erwachsenen meist andauernd.

**Therapie:** Bettruhe, bei Verdacht sofortige Serumtherapie mit Antitoxin (wegen Herzversagens).

#### 13.3.2.7 **Scharlach (Scarlatina)**

**Definition:** Lokalinfektion von Rachen und Mandeln mit toxischer Fernwirkung. Hämolysierende Streptokokken und deren Toxine verursachen die Krankheit. Es besteht Meldepflicht bei Tod.

**Patho:** Scharlach ist in der BRD eine häufige Infektionskrankheit. Die Streptokokken bilden ein Gift (erythrogenes Toxin), das für den Hautausschlag verantwortlich ist. Es wirkt entweder direkt oder auf allergischer Basis gefäßpermeabilitätssteigernd. Die weitgestellten Hautgefäße mit erhöhter Wanddurchlässigkeit führen zu einem Exanthem. Scharlach hinterläßt lediglich eine antitoxische Immunität (gegen das Gift). Bei einer wiederholten Infektion mit den gleichen Erregern, bekommt man kein Scharlach mehr, sondern eine Streptokokkenangina. Umgekehrt können Kinder über eine Streptokokkenangina an Scharlach erkranken. Der gleiche Erreger verursacht auch die Wundrose.

**Verbreitung:** weltweit.

**Erreger:** hämolysierende Streptokokken der Serumgruppe A.

**Infektionsquelle:** Tröpfchen- und Kontaktinfektion.

**Inkubationszeit:** 2–7 Tage.

**Symptome:** plötzlicher Beginn mit Erbrechen und hohem Fieber (< 39 °C), Schüttelfrost, Tachykardie, Kopfschmerz, Halsschmerzen beim Schlucken. Charakteristisch ist die Angina mit Enanthem (Rötung der Mundschleimhaut) und mit geschwollenen Tonsillen, die manchmal eitrig sind. Die Halslymphknoten schwellen an und sind druckschmerzhaft. Das Scharlachexanthem besteht aus dichtstehenden, blaßrosafarbenen, stecknadelkopfgroßen Flekken. Hochrote, scharlachfarbene Exantheme gehören heute zur Seltenheit. In leichten Fällen kommt das Exanthem in der Leistenbeuge und am Unterbauch vor. Am intensivsten ist es an der Achsel, der Ellenbeuge, den Leisten, am Rumpf und an den Oberschenkeln. Das Mund-Kinn-Dreieck bleibt exanthemfrei (Milchbart, periorale Blässe). Die Zunge ist zunächst weiß belegt und wird ab 5.–8. Tag zur Himbeerzunge (hochrote, geschwollene Papillen). In der 2. Woche verblaßt das Exanthem und es beginnt die Abschuppung, zuerst kleieförmig, später in großen Lamellen, besonders an Hand- und Fußflächen. Dauer 1–3 Wochen.

**Komplikationen**

- *Eitrige Komplikationen* (1. oder 3. Woche): Otitis media (Mittelohrentzündung), Lymphadenitis (Lymphknotenentzündung), eitrige Sinusitis, eitrige Rhinitis, peritonsillärer Abszeß (um die Mandeln), Sepsis.
- *Toxische Komplikationen* (1. Woche): interstitielle, herdförmige Frühnephritis (Nierenentzündung), Frühmyokarditis, Frührheumatoid (flüchtige Gelenkschwellung).
- *Allergisch-hypergische Komplikationen* (3. Woche): akutes rheumatisches Fieber (ARF) mit Glomerulonephritis, Endo-, Myo-, Perikarditis, akute Polyarthritis, Chorea minor (Veitstanz).

**Krankheitsverlauf**

1. *Woche:* Angina, Exanthem, hohes Fieber.
2. *Woche:* Abschuppungsbeginn, Fieberrückgang. symptomfreies Intervall.
3. *Woche:* Komplikationen, Periode des 2. Krankseins oder Nachkrankheit.

**DD:** Katarrhalische und eitrige Angina, beginnende Diphtherie; Masern, Röteln.

**Nachweis:** Erregernachweis durch Nasen-Rachen-Abstrich oder im Blut; Antikörpernachweis mittels Bestimmung von Antistreptolysin (Antikörper gegen das vom Erreger gebildete Enzym Streptolysin).

**Immunität:** Nur gegen Streptokokkentoxin. Durch die heute übliche Penicillinbehandlung entsteht häufig nicht mehr die früher selbstverständliche Immunität. Deshalb gibt es zunehmend Scharlachrezidive.

**Therapie:** Penicillin, Bettruhe bis Ende 3. Woche.

### 13.3.3 Erkrankungen der unteren Atemwege

#### 13.3.3.1 Schlafapnoesyndrom

> **Definition:** Störung der Atemregulation während des Schlafes mit Aussetzen der Atemtätigkeit.

**Ursachen:** Erschlaffung der Schlundmuskulatur mit Zurücksinken der Zunge und des weichen Gaumens und daraus folgender Verlegung der Atemwege. *Fördernde Faktoren:* Übergewicht, kurzer Hals, behinderte Nasenatmung, große Zunge, Schlafmittel und Alkohol.

**Patho:** 1–10% vorwiegend der männlichen Bevölkerung zwischen dem 45. und 65. Lebensjahr leidet an diesem Syndrom. Zu unterscheiden sind:

- *zentrale Apnoe:* mit Aufhebung der Tätigkeit der Atemmuskulatur (durch ZNS-Störungen)
- *obstruktive Apnoe:* vorübergehende Verlegung der Atemwege

Bei einem Schlafapnoe-Syndrom treten während eines 7stündigen Schlafs mindestens 35 Unterbrechungen auf, in denen der Atemstrom jeweils mindestens 10 Sekunden aufhört.

**Symptome:** vermehrte Müdigkeit und Schläfrigkeit, unausgeschlafenes Gefühl, meist wird vom Partner lautes und unregelmäßiges Schnarchen mit längeren Atempausen beobachtet.

**Komplikationen:** Bei länger anhaltendem und nicht behandeltem Schlafapnoe-Syndrom kann es zu kardialen Störungen und Cor pulmonale kommen.

**Diagnose:** bei Verdacht auf Schlafapnoe Untersuchung im Schlaflabor.

**Therapie:** Reduzierung der fördernden Faktoren, Behandlung mit einem Atemgerät, das einen kontinuierlich positiven nasalen Druck erzeugt (d. h. es muß gegen einen Druck ausgeatmet werden).

#### 13.3.3.2 **Laryngitis**

> **Definition:** Akute oder chronisch verlaufende Kehlkopfentzündung.

**Ursachen:** katarrhalische Entzündung, Staub oder trockene Luft, aufsteigende Bronchitis, stimmliche Überlastung, Nikotinmißbrauch.

**Symptome:** Heiserkeit, Reizhusten, Halsschmerzen, Stimmlosigkeit (Aphonie).

**Diagnose:** Kehlkopfspiegelung.

**Therapie:** Sprechverbot, Inhalation, Halswickel.

**Epiglottisödem** Sonderfall mit starker Anschwellung der Epiglottis und *Erstickungsgefahr* (z. B. bei Allergien oder nach Insektenstich). Es handelt sich um einen Notfall, bei dem evtl. ein *Tracheotomie* (Luftröhrenschnitt) erforderlich ist.

#### 13.3.3.3 **Larynxkarzinom**

> **Definition:** Bösartige Wucherung des Kehlkopfgewebes.

**Ursachen:** chronischer Zigarettenkonsum, Schadstoffe, Strahlung.

**Symptome:** chronische Heiserkeit, blutiges Sputum.

**Therapie:** Kehlkopfentfernung, Bestrahlung, Chemotherapie, schlechte Prognose.

#### 13.3.3.4 **Akute Bronchitis**

> **Definition:** häufig vorkommende akute Entzündung der Bronchialschleimhaut.

**Ursachen:** Infektionen mit Viren, Bakterien oder Pilzen, toxische oder allergische Reize (CN-, CS-Gas, Rauch), Linksherzinsuffizienz (Stauungsbronchitis).

**Patho:** Die häufigsten Erreger sind pneumotrope Viren, die durch Tröpfcheninfektion übertragen werden. Bakterielle Bronchitiden durch Pneumokokken enstehen meist sekundär auf dem Boden einer viralen Entzündung. Chemische Reizung ($CO_2$-haltige Dämpfe, Smog) kann ebenfalls eine Bronchitis verursachen. Kalte Zugluft wirkt krankheitsfördernd. Sie beginnt meist mit einem Ödem der Bronchialwand, vermehrter Schleimsekretion und Leukozyteneinwanderung ins Bronchiallumen. Der glasige Auswurf wird dadurch gelblich-eitrig. Das Stadium der ulzerativen akuten Bronchitis ist erreicht. Damit ist der Weg für eine bakterielle Superinfektion offen. Wenn die Bronchiolen betroffen sind, zeigen sie ein analoges Bild. Dabei kann es zu einer hochgradigen Ventilationsstörung kommen, da das Sekret der schleimproduzierenden Becherzellen und ein Schleimhautödem das Bronchiallumen weitgehend verschließen.

**Symptome:** evtl. Fieber, Kopfschmerzen, Gliederschmerzen, trockener Husten mit später schleimig-eitrigem Auswurf, retrosternaler Schmerz bei Inspiration verstärkt, Allgemeinbefinden reduziert, bei Bronchiolenbeteiligung schwere obstruktive Ventilationsstörung (Dyspnoe und Zyanose).

**Diagnose:** trockene Rasselgeräusche (Giemen, Pfeifen), BSG ↑, evtl. Leukozyten ↑ (vor allem bei Bakterien), Röntgenbefund negativ.

**DD:** Scharlach, Typhus, Masern, Windpocken.

**Komplikationen:** Bronchopneumonie, chronische Bronchitis.

**Therapie:** Antitussiva (gegen Husten), Sekretolytika (schleimlösend), Expektorantien (auswurffördernd), eventuell Antibiotika, pilzhemmende Mittel, abwehrstärkende Maßnahmen, viel Trinken (wirkt schleimlösend).

#### 13.3.3.5 Chronische Bronchitis

> **Definition:** Bestehen einer Bronchitis über einen Zeitraum von 3 Monaten pro Jahr innerhalb von 2 Jahren mit dem Hauptsymptom Auswurf am Morgen (WHO).

**Ursachen:** Rauchen, Abwehrschwäche, Luftverunreinigung, Konstitution, pulmonale Grunderkrankung mit Vorschädigung der Bronchien, allergische Faktoren. Männer sind fünf mal häufiger betroffen als Frauen.

**Formen der Bronchitis**

1. *einfache chronische Bronchitis:* chronisch erhöhte Schleimproduktion der Bronchien mit Husten und Auswurf.
2. *schleimig-eitrige chronische Bronchitis:* Husten und Auswurf sichtbar eitrig.
3. *obstruktive chronische Bronchitis:* mit dauernder Obstruktion der Atemwege (Ausatmungsstörung durch Hypertrophie und Hyperplasie der Schleimdrüsen). Entzündliches Exsudat und Schleimpfropfen tragen zur Obstruktion bei. Es kommt zur chronischen Infiltration der Bronchialwände mit Leukozyten und Lymphozyten, zu Becherzellenvermehrung, Zilienverlust und *Plattenepithelmetaplasie* (reversible Umwandlung eines Gewebes). Die knorpelfreien Bronchiolen verschließen sich durch die entzündlichen Veränderungen mit eingeschränkter Flimmerepithelfunktion und Sekretionsstauung. Die bronchiale und alveoläre Selbstreinigung ist vermindert. Es entsteht eine sekundäre Superinfektionen durch Bakterien. Chronischer Husten verändert noch zusätzlich die Strukturen der Alveolen, Bronchiolen und Bronchien.

**Patho:** Durch die Bronchienverengung entsteht eine *obstruktives Emphysem.* Damit ist die Austauschfläche für $O_2$ und $CO_2$ vermindert und es besteht eine respiratorische Insuffizienz, mit einer $O_2$-Verringerung und $CO_2$-Erhöhung im Blut. Dadurch kommt es zur respiratorischen Azidose.

**Symptome:** Husten, schleimig eitrig; Auswurf, besonders morgens; retrosternaler Schmerz; Dyspnoe.

**Diagnose:** trockene Rasselgeräusche (Giemen, Pfeifen, Brummen), Lungenfunktionstest mit verlängertem Exspirium, evtl. feuchte RGs.

**DD:** Asthma bronchiale, Emphysemlunge, Bronchiektasie, Bronchialkarzinom, Pneumonie, Tuberkulose, Lungenabszeß, Linksherzinsuffizienz.

**Komplikationen:** Emphysem, das eine Erhöhung des Widerstandes in den Lungenarterien mit der Folge einer Rechtsherzinsuffizienz (Cor pulmonale) nach sich zieht.

**Therapie:** Rauchverzicht, Noxen meiden, Infektquellen meiden, viel Flüssigkeit trinken, Bronchospasmolytika, Atemübungen.

#### 13.3.3.6 Asthma bronchiale

> **Definition:** Anfallsweise auftretende Atemnot durch Verengung der Atemwege.

**Ursachen**

- *allergisch* (extrinsisches Asthma): durch Milben, Haare, Rauch, Medikamente.
- *nicht-allergisch* (intrinsisches Asthma): durch Infektionen, körperliche Anstrengung Kälteasthma, psychosomatisch.

**Patho:** Bis zu 10% der Bevölkerung leidet unter Asthma bronchiale. Voraussetzung des allergischen Asthmas ist eine entsprechende Disposition. Oft bestehen Milchschorf im Kleinkindalter, Ekzeme und Heuschnupfen. Ausgelöst wird es durch Inhalationsallergene wie Pollen, Sporen, Milben, Tierhaare, Mehlstaub, Rauch oder Lebensmittel (Milch, Hühnereiweiß, Erdbeeren). Pathophysiologisch besteht folgende Trias:

1. *Schleimhautödem:* Schwellung der Bronchialschleimhaut
2. *Bronchospasmus:* eine durch Muskelverkrampfung bedingte Verengung der Bronchiolen
3. *Dyskrinie:* vermehrte Schleimproduktion

Diese drei Reaktionen verengen das Bronchiallumen bei einem Anfall so stark, daß akut eine respiratorische Insuffizienz und ein funktionelles Emphysem entstehen (Abb. 13-12). Nach einer Sensibilisierung können auch bestimmte Situatio-

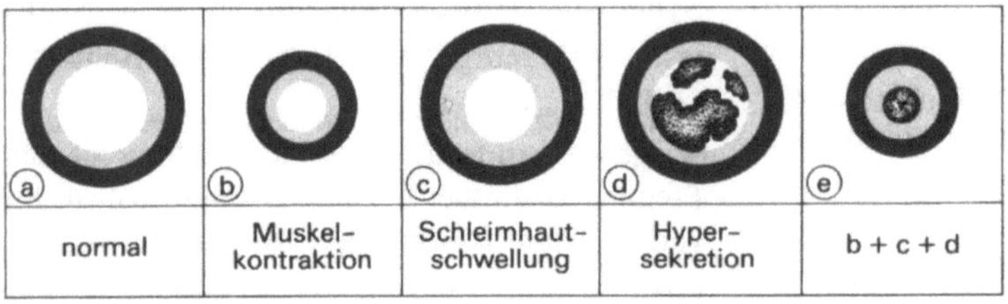


**Abb. 13-12** Ursachen der Bronchialobstruktion.

nen einen Anfall auslösen, ohne daß Allergene vorhanden sind (z. B. kann ein Asthmaanfall durch das Betrachten eines Katzenbildes ausgelöst werden).

*Ablauf der allergischen Reaktion beim Asthma bronchiale:* Nach der Inhalation von Allergenen entsteht eine IgE-sensibilisierte Mastzelle. Es folgt eine Antigen-Antikörper-Reaktion (allergische Reaktion vom Typ I). Daraufhin kommt es zur Freisetzung von Mediatoren (z. B. Histamin), die eine Atemwegseinengung durch Bronchospasmus, Schleimhautschwellung und vermehrte Schleimsekretion nach sich ziehen.

**Symptome:** Dyspnoe bis Orthopnoe, Angst, Inanspruchnahme der Atemhilfsmuskulatur, pfeifendes Geräusch, Abhusten von zähem Schleim (nach Anfall glasig), Hyperventilation, Kaltschweißigkeit.

**Diagnose:** trockene Rasselgeräusche (Giemen, Brummen, Pfeifen) verlangsamtes Exspirium, Klopfschall (bei emphysemartiger Veränderung hypersonor), Spirometrie, Tiffeneau-Test pathologisch, Tachykardie, Allergietest.

**Komplikationen:** Status asthmaticus (Asthmaanfall der bis zu 24 Std. dauern kann und als Notfall zu betrachten ist. Ferner: Emphysem, Cor pulmonale nach längerem Emphysem, Pneumothorax, Bronchitis.

**Therapie:** Vermeidung der Allergene, Desensibilisierung, evtl. Sedativa (bei Angst), Kortison (bei allergischem Asthma), Bronchospasmolytica, Sekretolytika und Flüssigkeitszufuhr, Klimawechsel, Atemgymnastik, Psychotherapie.

#### 13.3.3.7 **Bronchiektasen**

**Definition:** Meist sackartige Erweiterungen der Bronchien.

**Ursachen:** selten angeboren; erworben durch chronische Bronchitis (Husten), Asthma bronchiale (Husten), Tuberkulose, Pneumonie, Tumore.

**Patho:** Bronchialerweiterung mit Zerstörung der Bronchialwände peripherer Bronchien, meist durch schlecht behandelte, rezidivierende Entzündungen der Atemwege. In den zylindrischen oder sackförmigen Erweiterungen kommt es zum Sekretstau, zu chronischen Entzündungen und zu Zerstörungen der Bronchialwand.

**Symptome:** Husten mit maulvoller Expektoration des Sputums besonders morgens. Sputum ist dreischichtig (schaumig-schleimig-eitrig) und übelriechend, zudem Fieber.

**Diagnose:** beim Röntgen oft nicht sichtbar, Sputumschichtung, feuchte Rasselgeräusche, Bronchographie.

**Komplikationen:** Hämoptoe, Pneumonie, Lungenabszeß (Eiterhöhle), Pleuraempyem, Pneumothorax.

**Therapie:** Antibiotika, Vibrationsmassage (Abklopfen), viel Trinken, Atemgymnastik, operative Entfernung.

#### 13.3.3.8 **Keuchhusten (Pertussis)**

**Definition:** Infektionskrankheit mit anfallsweise auftretendem Krampfhusten. Die Krankheit gehört zu den Kinderkrankheiten (80% der Erkrankungen bei Kleinkindern). Es besteht Meldepflicht bei Tod.

**Patho:** Die Erreger siedeln sich in den Schleimhäuten der Atemwege an und bewirken eine katarrhalische (seröse) Entzündung mit leukozytärer Infiltration und kleinen hämorrhagischen Nekrosen. Zugrundegehende Keime setzen Endotoxine frei, die das Hustenzentrum in der Medulla oblongata toxisch reizen. Die Hustenkrämpfe werden nicht nur lokal über die Entzündung und Schleim ausgelöst, sondern durch die Toxine auch direkt vom ZNS. Gefürchtet ist der Keuchhusten im Säuglingsalter (Gefahr der Erstickung oder Bronchopneumonie).

**Verbreitung:** weltweit, relativ hohe Ansteckungsgefahr.

**Erreger:** Bordetella pertussis, ein endotoxinbildendes Bakterium.

**Infektionsquelle:** Tröpfchen- und Kontaktinfektion.

**Inkubationszeit:** 7–14 Tage.

**Stadien und Symptome**

1. *Stadium catarrhale:* seröse Entzündung der Atemwege, beginnt mit trockenem Husten, auch nachts im Schlaf, subfebrile Temperatur und Schnupfen. Das Stadium dauert 1–2 Wochen.
2. *Stadium convulsivum:* eitrige obstruktive Entzündung mit typischen krampfartigen Hustenanfällen (Stakkatohusten). Tiefe ziehende Einatmung (Reprise), Erstickungsanfälle (kurze Apnoe), Auswurf von zähglasigem Schleim und Erbrechen, meist kein Fieber. Bei schwerem Verlauf können bis zu 50 Anfälle in 24 Std. auftreten, bei leichtem Verlauf 2–3 Anfälle. Das Gesicht ist gedunsen, die Augenlider geschwollen. Es besteht eine ausgeprägte Lymphozytose. Dauer 3–4 Wochen.
3. *Stadium decrementi:* eitrige katarrhalische Bronchitis. Die Anfälle werden kürzer und seltener und hören allmählich ganz auf.

**Stakkatohusten:** mehrere kurze, harte und kurz hintereinander folgende Hustenstöße mit jauchzender Inspiration, die unter Zyanose und Anschwellung des Gesichts ein schweres Erstickungsgefühl auslösen, bis endlich zäher Schleim herausgewürgt werden kann (häufig zusammen mit Mageninhalt).

**Komplikationen:** Bronchopneumonie vor allem bei Säuglingen, Otitis media, Enzephalopathie mit Bewußtseinsverlust und Krämpfen.

**Nachweis:** Erregernachweis im Nasenabstrich und Sputum; Antikörpernachweis nicht sicher.

**Immunität:** Keuchhusten hinterläßt eine jahrzehntelange Immunität.

**Therapie:** unspezifisch mit frischer Luft und hustenstillenden Mittel; Antibiotika, nur bei Kleinkindern und pulmonalen Komplikationen notwendig.

### 13.3.4 Erkrankungen der Lunge

#### 13.3.4.1 Lungenemphysem

**Definition:** Dauernde Erweiterung der Alveolen durch irreversiblen Schwund ihrer Scheidewände.

**Ursachen:** chronische Bronchitis oder Asthma bronchiale, Elastizitätsverlust der Lunge (Altersemphysem), Rauchen.

**Patho:** Ursache des obstruktiven Emphysems ist eine Stenose durch Verdickung und Deformierung der Bronchialwand oder Mucoziliarinsuffizienz (Überproduktion von Schleim bei verminderter Selbstreinigung der Bronchialepithelien). Die daraus folgende Überblähung der Lunge verursacht einen Druck auf die Alveolen, die allmählich unter Verlust ihrer Funktionsfähigkeit zu platzen beginnen. Durch den Elastizitätsverlust kollabieren die Bronchiolen und es erhöht sich der Strömungswiderstand bei der Expiration. Das Emphysem verursacht sekundär Thoraxveränderungen. Das Residualvolumen ist konstant erhöht.

**Symptome:** dauerhafte Dyspnoe, Zyanose, Faßthorax.

**Komplikationen:** Cor pulmonale, Rechtsherzinsuffizienz aufgrund des Widerstandes im Lungenkreislauf; Pneumothorax (durch Platzen randständiger Alveolen).

**Diagnose:** im Röntgenbild erhöhte Transparenz der Lungen, Lungenfunktionstest pathologisch, hypersonorer Klopfschall, trockene Rasselgeräusche.

**Therapie:** Noxen meiden (Rauchverbot). Atemheilgymnastik, Atemübungen (z. B. das Erlernen der Lippenbremse, um das kollabieren der Bronchien zu verhindern), Sekretolytika, Expektorantien, bronchienerweiternde Medikamente.

### 13.3.4.2 **Pneumonie**

**Definition:** Entzündung des Lungenparenchyms mit vorwiegendem Befall des Alveolarraumes oder des Interstitiums, kann akut oder chronisch verlaufen. Sie zählt zu den häufigsten Infektionskrankheiten des Menschen.

**Ursachen:** gewöhnlich bedingt durch Infektion mit Bakterien, Viren oder Pilzen, aber auch als Folge der Einwirkung physikalischer (Strahlung), chemischer (Reizgas, Busulphan) oder allergischer Prozesse auf die Lunge. *Fördernde Faktoren:* Rauchen, Bewußtlosigkeit mit Aspiration von Erbrochenem, chronischer Alkoholismus, Drogensucht, schlechter Ernährungszustand, chronische Herzkrankheit, Kortison oder immunsuppressive Therapie, mangelnde Belüftung der Lunge, Bettlägerigkeit.

**Patho:** Pneumonien treten meist als Folge einer Schwächung der normalen Abwehrfunktion des Respirationstraktes und des Lungenparenchyms auf. Die Transport- und Reinigungsfunktion des bronchialen Flimmerepithels und die Tätigkeit der alveolären Makrophagen werden dadurch beeinflußt, was einer Infektion Vorschub leistet. Die aspirierten (eingeatmeten) Erreger gelangen in die basalen Lungenteile und verursachen dort ein entzündliches Ödem, welches eine rasche Vermehrung der Erreger begünstigt. Dadurch werden die Kapillaren an der Alveolarwand durchlässig und ein entzündliches, fibrinreiches Exsudat tritt in die Alveolen.

**Einteilung der Pneumonien**

1. *Nach dem Verlauf:* akute und chronische Pneumonie (bei immungeschwächten Personen)
2. *Nach der Ursache:* primäre (bei bislang intakter Lunge) und sekundäre Pneumonie (die sich auf dem Boden einer vorbestehenden, nicht mikrobiell bedingten Veränderung von Lungen oder Bronchialsystem entwickelt).
3. *Nach dem Erregertyp:* bakterielle (oder typische) und atypische (nicht bakterielle) Pneumonie (durch Viren, Mykoplasmen, Pilze, Parasiten, Chlamydien usw. verursacht).
4. *Nach der Lokalisation:* Lobärpneumonie (befällt vorwiegend einen Lungenlappen) und Bronchopneumonie (oder Herdpneumonie): Letztere greift von den Bronchiolen auf die Alveolen über und weist mehrere Entzündungsherde auf. Die interstitielle Pneumonie läuft im Interstitium ab und zeigt keine oder nur eine geringe Beteiligung der Alveolen.

#### 13.3.4.2.1 **Pneumokokkenpneumonie (bakterielle Pneumonie)**

**Ursachen:** Bakterien

**Patho:** Es gibt fünf Verlaufsstadien der bakteriellen Pneumonie:

1. *Anschoppung:* blaurote Lungen, verminderter Luftgehalt, Bildung eines serösen, fibrinreichen Exsudats (1–2 Tage).
2. *Rote Hepatisation:* leberähnliche Beschaffenheit der Lunge. Schwere, große, rote Lungen, Luftgehalt vermindert, Erythrozyten und Fibrin in den Alveolen (3 Tage).
3. *Graue Hepatisation:* schwere, graue, trockene und luftleere Lunge, die Erythrozyten sind aufgelöst, das alveoläre Exsudat enthält viele Leukozyten und Fibrin, häufig Begleitpleuritis (3 Tage).
4. *Gelbe Hepatisation:* schwere, gelbe Lunge mit massenhaft Leukozyten, die das Fibrin verdauen. Durch Fetteinlagerung sind die Leukozyten gelb (1–5 Tage).
5. *Lyse:* das alveoläre Exsudat wird durch proteolytische Enzyme aufgelöst.

**Symptome:** plötzlicher Beginn mit Schüttelfrost, hohem Fieber, stechenden Brustschmerzen, später starker Husten mit Auswurf, häufig Herpes labialis.

**Komplikationen:** Pleuritis, Pleuraempyem, Lungenabszeß, Herz-, Kreislaufversagen, Ausbreitung über das Blut und dadurch Otitis media oder Meningitis.

**Diagnose:** gedämpfter Klopfschall, feinblasige Rasselgeräusche, BSG ↑, Leukozytose, Linksverschiebung, Erregernachweis im Bronchialsekret (Sputumkultur) und im Blut, Bronchoskopie, im Röntgenbild ist eine lobäre Verschattung durch die Entzündung (Infiltrate) zu sehen.

**Therapie:** Antibiotika, Bettruhe, symptomatische Maßnahmen (Sekretolytika, Antitussiva), viel Flüssigkeit, Antipyretika. Zimmer gut lüften.

**Hinweis:** Der Heilpraktiker darf eine Pneumonie nicht behandeln, da Antibiotika indiziert sind. Vor der Antibiotikaära betrug die Letalität 20%, heute liegt sie bei 5%. Problematisch ist vor allem der kritische Fieberabfall zwischen dem 5. und 9. Krankheitstag mit der Gefahr einer tödlichen Kreislaufinsuffizienz.

#### 13.3.4.2.2 Atypische Pneumonie

**Ursachen:** Viren, Pilze usw. (keine Bakterien).

**Symptome:** Fieber ohne Schüttelfrost, trockener Reizhusten, Kopfschmerz, leichterer Verlauf als bei der Pneumokokkenpneumonie.

**Diagnose:** leichte Rasselgeräusche, BSG ist mäßig erhöht, Sputum- und Blutkultur, im Röntgenbild Infiltrationen, die meist nicht lobär begrenzt, sondern eher streifig und fleckig über ein größeres Gebiet verstreut sind.

**Therapie:** Bettruhe, symptomatische Therapie wie z. B. Sekretolytica, Antitussiva, Atemtherapie (Inhalation), viel Flüssigkeit.

### 13.3.4.3 Lungenfibrose

**Definition:** Verdickung des Lungengerüstes durch Bindegewebsneubildungen mit Alveolarraumverlust. Es handelt sich um ein spezifisches Reaktionsmuster der Lunge auf verschiedenste Schadstoffe und Schädigungen.

**Ursachen:**

- Endzustand einer chronischen interstitiellen Pneumonie oder einer allergischen Alveolitis.
- Endzustand bei Lungenerkrankungen wie z. B. Tuberkulose, Bronchiolitiden, Bronchiektasien.
- Kollagenosen und rheumatische Erkrankungen (z. B. Lupus erythematodes, Sklerodermie, Panarteritis nodosa, Dermatomyositis, rheumatoide Arthritis)
- Allgemeinerkrankungen wie M. Boeck (Sarkoidose), Amyloidose.
- Medikamente (Busulfan, Bleomycin).
- Gifte (Chemikalien, Quecksilber- oder Cadmium-Dämpfe, $NO_2$, $SO_2$, Reiz-, bzw. Kampfgase).
- Staub (Pneumokoniosen durch Kohle, Quarz, Asbest).
- Strahlen (Strahlenpneumonitis).
- Idiopatisch auftretend.

**Patho:** Bei den *Staublungen* (Pneumokoniosen), die hier die größte Bedeutung haben, gelangt der Staub in die Alveolen. Es handelt sich um kleinste Schwebeteilchen (< 7/1000 mm), die von alveolären Makrophagen phagozytiert und auf dem Lymphweg abtransportiert werden. Je nach Staubart entsteht oft erst nach Jahrzehnten eine reaktive Bindegewebsvermehrung, die sich zunächst in Form von kleinen, vereinzelt stehenden Knötchen (Granulome) in Erscheinung tritt. Diese Knötchen vergrößern sich und fließen zusammen, so daß ausgedehntere Bezirke entstehen. Auch die Pleura wird miteinbezogen und reagiert mit Schwartenbildung. Es entstehen als Folge eine Ventilationssstörung mit erhöhtem Widerstand im kleinen Kreislauf, eine Rechtsherzhypertrophie und ein chronisches Cor pulmonale. Durch Quarzstaub gibt es eine Silikose, durch Asbest eine Asbestose und durch Kohlenstaub eine Anthrakose.

**Symptome:** schleichender Verlauf, erst im fortgeschrittenen Stadium Dyspnoe, Zyanose, später Trommelschlegelfinger.

**Komplikationen:** Cor pulmonale, Silikotuberkulose (bei Silikose), bösartige Entartung (bei Asbestose), chronische Bronchitis, Asthma bronchiale.

**Diagnose:** im Röntgenbild erhöhte Lungendichte sichtbar (vermischte Transparenz, vermehrte Zeichnung), Lungenfunktionstest (Tiffeneau-Wert meist normal), Blutgasanalyse.

**Therapie:** richtet sich nach den Komplikationen.

#### 13.3.4.4 Atelektase

**Definition:** Lungenabschnitt, der nicht mit Luft gefüllt ist und nicht am Gasaustausch teilnimmt.

**Ursachen:** Verlegung der Bronchien durch Schleim (ungenügendes Abhusten), Karzinome, Fremdkörperaspiration, Pleuraerguß, oder Pleuraschwarten.

**Patho:** Atelektasen können bei Verlegung eines Hauptbronchus einen ganzen Lungenflügel betreffen. Im verstopften Lungenbereich wird die noch vorhandene Luft vom Körper resorbiert. Der Abschnitt kollabiert dann und verklebt.

**Symptome:** Schmerzen in der betroffenen Lungenseite, je nach Größe der Atelektase Atemnot und Zyanose, evtl. kommt es zu Fieber (Entzündung) und Husten.

**Diagnose:** gedämpfter Klopfschall, Verschattung im Röntgenbild.

**Therapie:** vorhandenes Grundleiden behandeln, Schleim absaugen, Tumor und Fremdkörper entfernen.

#### 13.3.4.5 Lungenödem

**Definition:** Krankhafte Flüssigkeitsansammlung im Lungengewebe oder in den Alveolen (Schocklunge).

**Ursachen:** Herzinfarkt, Herzinsuffizienz (Rückstau in die Lunge), Niereninsuffizienz (Plasmaeiweiß wird ausgeschieden und der kolloidosmotische Druck sinkt), hypertone Krise, selten Giftgase und Schädel-Hirn-Trauma.

**Patho:** Der effektive Lungenkapillardruck ist höher als der kolloidosmotische Druck des Blutes. Dadurch drückt die Blutflüssigkeit in die Alveolen und in das Interstitium und behindert den Gasaustausch.

**Symptome:** hochgradige Atemnot, Zyanose, Husten (schaumig-weißes Exsudat); feinblasige Rasselgeräusche (Kochen in der Lunge).

**Diagnose:** Röntgen, Blutdruck, Herzenzyme.

**Therapie:** Oberkörper aufrichten, Kleidung öffnen (Frischluft), unblutiger Aderlaß, Entwässern (auch blutiger Aderlaß), bei Niereninsuffizienz Dialyse, bei hypertoner Krise Betablocker, bei Herzinsuffizienz Digitalisierung.

**Unblutiger Aderlaß:** Zur Entlastung des Herzens werden drei Extremitäten abgebunden. Alle 15 Minuten wird eine Extremität wieder von der Binde befreit und die freie Extremität abgebunden (am besten im Uhrzeigersinn). Da nur der venöse Rückfluß verhindert wird, staut sich in den drei abgebundenen Extremitäten das Blut und das Herz wird durch die verminderte Blutfülle entlastet.

#### 13.3.4.6 Lungenembolie und Lungeninfarkt

**Definition:** Einschwemmung eines Thrombus aus dem venösen System in die Lungenarterien mit Verlegung der Strombahn und Rechtsherzbelastung. Im Bereich der Verlegung kann es zu einem Lungeninfarkt kommen.

**Ursachen:** Einschwemmung eines Thrombus in die Lungenarterie (vor allem aus den unteren Beinvenen), bei Schwangerschaft, Bettlägerigkeit, Operationen an Leber, Pankreas und Prostata. Lungenembolien können auch durch Luft- (mindestens 10 ml) und Fetttröpfchen (nach Knochenbrüchen) entstehen.

**Patho:** 90% aller Thromben stammen aus dem Einzugsgebiet der unteren Hohlvene, die restlichen 10% aus dem Einzugsgebiet der oberen Hohlvene und aus dem rechten Herzen. Durch kleine Irritationen (z. B. Aufstehen) können sich instabile Thromben lösen. Bei einer Verlegung von 50% der Gefäßstrombahn in der Lunge, treten schwere Komplikationen auf, v. a. eine akute Rechtsherzbelastung. Zusätzliche Reflexmechanismen (Vasokonstriktion) verschlechtern die Situation. Das Lungenparenchym wird nicht nur durch die Bronchialarterien, sondern auch durch den Pulmonalkreislauf und wahrscheinlich auch noch direkt aus den Luftwegen mit Sauerstoff versorgt. Aus diesem Grund kommt es nur manchmal zu einem Absterben von Lungengewebe (Lungeninfarkt). Bei vorbestehenden Lungenerkrankungen ist jedoch das Lungeninfarktrisiko erhöht. Ein Lungeninfarkt tritt bei gesunden Lungen in 10%, bei vorerkrankten Lungen in ca. 30% der Embolien auf.

**Symptome:** sind vom Ausmaß der Embolie abhängig; plötzliches Entstehen von Dyspnoe mit starken Brustschmerzen, Husten, Zyanose, Schwindel, Synkopen und Schock. Der Lungeninfarkt äußert sich zusätzlich mit Fieber und evtl. Bluthusten.

**Komplikationen:** Tod durch akutes Cor pulmonale, Rechtsherzinsuffizienz (chronisches Cor pulmonale), Pneumonie.

**Diagnose:** Pulmonalisangiographie, EKG, Röntgen, Lungenzintigramm.

**DD:** schwierige Abgrenzung zum Herzinfarkt.

**Therapie:** halbsitzende Lagerung, $O_2$-Gabe, Heparin, Schocktherapie (Analgetika, Sedativa), evtl. Fibrinolyse oder Operation.

**Prophylaxe:** Frühmobilisation, Krankengymnastik, Emboliestrümpfe.

> **Hinweis:** Schocksymptome bei bettlägerigen Patienten mit Atemnot und Brustschmerzen, aber auch nur atemabhängigen Schmerzen sind Hinweise auf eine mögliche Lungenembolie.

#### 13.3.4.7 Bronchialkarzinom

> **Definition:** Bösartiger Tumor, der vom Bronchialsystem ausgeht und die häufigste Krebsform bei Männern darstellt.

**Ursachen:** Rauchen, Luftverschmutzung (Asbest, PCB), radioaktive Strahlung, chronische Entzündungen (Bronchitis).

**Patho:** am häufigsten gibt es Plattenepithelkarzinome (50%) gefolgt vom kleinzelligen Karzinom (25%) und dem Adenokarzinom (25%). Sehr früh erfolgt eine Metastasenbildung in Knochen, Leber und Hirn.

**Symptome**

- *Frühsymptome:* spärlicher, trockener, hartnäckiger, nächtlicher Husten.
- *Spätsymptome:* Nachtschweiß, Gewichtsverlust, Appetitlosigkeit, Husten, Auswurf, Dyspnoe, Brustschmerz (erst wenn Bronchien eingeengt sind)
- *Symptome, die auf Komplikationen hinweisen:* Heiserkeit, Atemstörung (Atemmechanik gestört), Pleuralexsudat, paraneoplastisches Syndrom, Neuralgien am Arm, Pneumothorax und Symptome durch Metastasen.

**Diagnose:** Röntgen, Bronchoskopie (histologische und zytologische Untersuchung), Computertomographie, Tumormarker.

**Therapie:** Strahlen, Zytostatika, Operation.

#### 13.3.4.8 Pleuritis

> **Definition:** Entzündliche Veränderung der Pleura, die trocken (Pleuritis sicca) oder mit Pleuraerguß (Pleuritis exsudativa) ablaufen kann.

**Ursachen**

- *Entzündliche Erkrankungen* der Lunge, z. B. Pneumonie, Lungeninfarkt Tuberkulose und M. Boeck.
- *Tumore* (Pleuritis carcinomatosa), z. B. Bronchial-, Magen-, Mamma- Schilddrüsenkarzinom oder Metastasen.
- *Durchwanderungspleuritis* als Begleiterguß bei Oberbaucherkrankungen, z. B. bei Pankreatitis oder subphrenischem Abszeß.
- *Kollagenosen,* z. B. Lupus erythematodus, Periarteriitis nodosa oder rheumatisches Fieber.
- *Sonstiges:* allergische Reaktionen und parasitäre Erkrankungen.

**Patho:** Die trockene Pleuritis ist meist das Durchgangsstadium zur feuchten Pleuritis mit wenig oder viel Ergußflüssigkeit (bis zu mehreren Litern). Die normale glatte, spiegelnde Oberfläche des Rippenfells wird bei der Pleuritis durch Fibrinausschüttung rauh, so daß bei der trockenen Form die Pleurablätter schmerzhaft aufeinanderreiben.

**Symptome**

- *Pleuritis sicca:* atemabhängiger, stechender Thoraxschmerz, eingeschränkte Atmung.
- *Pleuritis exsudativa:* nachdem sich ein Erguß gebildet hat, werden die Schmerzen ge-

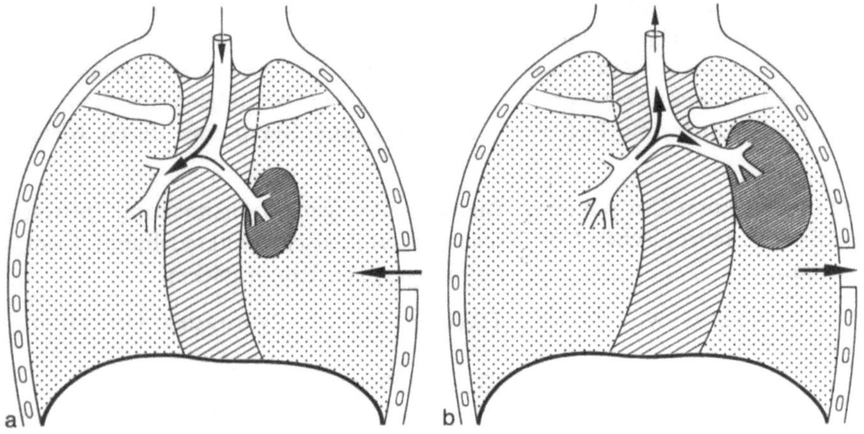


**Abb. 13-13** Pathophysiologische Auswirkungen des Pneumothorax. Die schraffierte Zone entspricht dem Mediastenum, der dunkle Bereich der kollabierten Lunge.

ringer. Atemnot bei großen Ergüssen, septisches Fieber bei Empyem.

**Komplikationen:** Pleuraschwarte (Kalkeinlagerungen in der Pleura).

**Diagnose:** Pleurareiben (Lederknarren) bei Auskultation einer Pleuritis sicca, nachschleppende Atmung der erkrankten Seite, Abschwächung oder Aufhebung des Stimmfremitus, massive Dämpfung des Klopfschalls, Abschwächung des Atemgeräusches, im Röntgenbild Verschattungen, Sonographie, Probepunktion und Untersuchung bei Pleuritis exsudativa.

**Therapie:** entscheidend ist die Therapie des Grundleidens.

### 13.3.4.9 Pneumothorax

> **Definition:** Unter Pneumothorax versteht man das Eindringen von Luft in den Pleuraspalt.

**Ursachen**

- *traumatischer Pneumothorax:* als Folge äußerer Einwirkungen bei offenen Lungenverletzungen, Rippenfrakturen, Tracheal- und Bronchusruptur und als Komplikation beim Legen eines Subklaviakatheters.
- *Spontanpneumothorax:* ohne äußere Einwirkung; folgt häufig einer körperlichen Anstrengung. Er wird wie folgt eingeteilt:
  - *idiopathisch* (primär): ohne erkennbare Ursache meist bei schlanken jungen Männern ohne Lungenerkrankung.
  - *symptomatisch* (sekundär): bei Lungenerkrankungen wie Emphysem, Lungenfibrose, Asthma bronchiale, Bronchiektasen, Tuberkulose, Tumor, Abszeß.

**Patho:** Die betroffene Lunge kollabiert bei einen Pneumothorax hiluswärts. Eine Sonderform stellt der *Ventilpneumothorax* (Spannungspneumothorax) dar. Die in den Pleuraraum einströmende Luft kann durch die Verletzung nicht mehr entweichen und es entsteht nach jedem Atemzug ein höherer Druck, der das Mediastinum auf die gesunde Seite drückt. Der venöse Rückstrom zum Herzen sowie das Herz selbst werden behindert. Es entsteht eine akut lebensbedrohliche Situation (Abb. 13-13).

**Symptome:** akuter atemabhängiger, stechender Schmerz, Dyspnoe, Hustenreiz, Tachykardie, Zyanose.

**Diagnose:** hypersonorer Klopfschall, fehlender Stimmfremitus, im Röntgenbild helle Lunge, keine Lungenstrukturen.

**Therapie:** bei kleinem Pneumothorax gibt man Sedativa, Antitussiva und $O_2$. Beim Ventilpneumothorax (Notfall!) punktiert man mit einer großern Kanüle, um den Überdruck entweichen zu lassen. Ansonsten versucht man mittels Bülau-Drainage einen Unterdruck zwischen den Pleurablättern herzustellen.

### 13.3.4.10 Tuberkulose

**Definition:** chronisch verlaufende, zyklische Infektionskrankheit, die viele Organe, am häufigsten aber die Lunge befällt. Es besteht Meldepflicht bei Erkrankung und Tod.

**Patho:** Tuberkulose (Tbc) wird durch Tuberkelbakterien hervorgerufen. Sie befällt hauptsächlich die Lunge, einschließlich Hilus und Atemwege. Tbc ist eine Mykobakteriose und die Ansteckung erfolgt überwiegend aerogen von Mensch zu Mensch (Tröpfchen- bzw. Staubinfektion). Nur 5–10% der Infizierten erkranken manifest. Pathogenetische Mechanismen:

1. Die Tbc entwickelt sich aus einer frischen Erstinfektion.
2. Die Tbc entwickelt sich als Reaktivierung nach einer meist viele Jahre bis Jahrzehnte zurückliegenden Erstinfektion (gesunde Befundträger).
3. Die Tbc entsteht als Rückfall nach bereits behandelter, aber unvollständig ausgeheilter Erkrankung.

**Risikofaktoren:** Beeinträchtigung der Resistenz des Menschen durch Mangelernährung, Alkoholabusus, psychische Belastung, körperliche Anstrengung, Zeiten hormoneller Umstellung, längere Behandlung mit Kortikoiden und anderen Immunsuppressiva und durch Erkrankungen wie Masern, Keuchhusten, grippaler Infekt, Diabetes mellitus oder Silikose.

**Stadieneinteilung**

1. *Stadium der Erstinfektion:* Primärstadium mit vorwiegend lymphogenem Befall. 5–6 Wochen nach Tuberkelinokkulation entsteht eine lokal entzündliche Reaktion mit Beteiligung der regionären Lymphknoten, die durch den Lymphabfluß infiziert wurden. Die Tuberkelreaktion wird positiv. Gewebsschäden werden durch körpereigene Abwehrreaktionen verursacht. Der betroffene primäre Parenchymherd und der dazugehörige Lymphknoten werden als *Primärkomplex* bezeichnet. Zu 85% ist die Lunge betroffen. Der Primärkomplex heilt in der Regel nach Verkäsung fibrös ab oder verschwindet gänzlich. Manchmal verkalken die verkästen Herde. Im Röntgenbild erscheinen Kalkherde in der Lunge, die jahrelang infektionstüchtige Tuberkelbakterien enthalten können (Gefahr eines Wiederaufbruches). Es können auch extrapulmonale Lokalisationen bestehen. 90% der Infektionen bleiben in diesem Stadium stecken.
2. *Postprimäres Stadium:* In manchen Fällen, vor allem durch eine Verminderung der Resistenzlage, kann es zu einer Ausbreitung des Erregers kommen. Bei einer hämatogenen Generalisation besteht die Gefahr einer Miliartuberkulose oder es kommt zur Organtuberkulose mit kleinen, zunächst meist klinisch stummen Herden in Lunge, Urogenitalsystem, Skelett oder Nebenniere. Bei lymphogener Ausbreitung entsteht eine generalisierte Lymphknotentuberkulose mit Befall vieler Lymphknoten. Durch die Reaktivierung dieser Herde oder durch Superinfektion kann es dann früher oder später zur isolierten *Organtuberkulose* kommen. In verkalkten Herden können die Erreger jahrzehntelang lebensfähig sein und bei geschwächter Abwehrlage reaktiviert werden.
3. *Superinfektion:* Es handelt sich um eine erneute Infektion mit dem gleichen Erreger bei noch bestehendem Primärinfekt und unvollständiger Immunität.
4. *Miliartuberkulose:* folgenschwerste Form der Generalisation durch erhöhte Abwehrschwäche, die ohne Antibiotika fast immer tödlich verläuft. Sie zeigt viele kleine Tuberkel in allen Organen mit zentraler Verkäsung. *Symptome:* remittierendes Fieber oder Kontinua, BSG erhöht, Leukopenie, Puls beschleunigt, Zyanose. Ausheilung oder Übergang in ein Latenzstadium, später Übergang in Organtuberkulose möglich.

**Organtuberkulosen**

- *Darmtuberkulose:* in den Peyerschen Plaques am Ileozökalbereich bilden sich tuberkulöse Geschwüre ohne Abkapselung.
- – *Auslöser:* Verschlucken von erregerhaltigem Sputum.
- – *Symptome:* Durchfälle, Meteorismus, Fieber, Aszites, postpranduläre Koliken, Kachexie, Schweißausbrüche.

– *Komplikationen:* Blutungen, Darmstenose.
- *Knochentuberkulose:* meist durch hämatogene Aussaat vom Lungenherd in die langen Röhren-, Finger- und Wirbelknochen mit Granulationsgewebe und Verkäsung in Knochenmark und Gelenken; betrifft vor allem Kinder und Jugendliche.

– *Symptome:* Kachexie, Anämie, Knochen sind klopfschmerzhaft, Spontanfrakturen.
- *Nierentuberkulose:* hämatogene Aussaat vom Lungenherd mit Infektion beider Nieren. Zunächst keine subjektiven Beschwerden, Zustand kann 4–8 Jahre dauern und spontan ausheilen.

– *Nachweis:* Leukozyten erhöht, Erythrozyten erhöht und Bakterien im Harn.
– *Symptome:* Beschwerden erst bei offener Tbc wie bei Blasenentzündung, Miktionsfrequenz erhöht, Tenesmen, Harndrang. Jede längerdauernde oder rezidivierende Zystitis ist tuberkuloseverdächtig.
- *Hauttuberkulose:* sehr verschiedene Formen, je nach Ausbreitungsweg, Tiefe usw.

– *Symptome:* braunrote leicht schuppenartige flache Knötchen, vergrößern sich peripher und können im Zentrum mit Narbe abheilen, Sitz ist meist im Gesicht.

**Gewebereaktionen**

- *Kaverne* (Höhle): exsudative Reaktion, bei der das befallene Lungengewebe entzündlich eingeschmolzen wird und abgehustet werden kann. Dadurch entsteht ein luftgefüllter Hohlraum.
- *Tuberkel* (kleine Schwellung): produktive Reaktion, bei der es zu einer knötchenförmigen Gewebeveränderung (Granulom) kommt, in dessen Zentrum eine nekrotische Verkäsung auftritt. Das Tuberkel ist von Abwehrzellen und Bindegewebe umhüllt, die Erreger sind darin eingesponnen. Tuberkel verkalken im Heilungsstadium, beinhalten aber lebensfähige Erreger.

**Verbreitung:** weltweit, bei 10–20% tödlich, ¾ davon in den Entwicklungsländern.

**Erreger:** Mycobacterium tuberculosis, ein säure- und alkoholfestes Stäbchenbakterium mit einem langsamen Stoffwechsel.

**Infektionsquelle:** Tröpfcheninfektion zu 95%, Kontaktinfektion auch durch Urin, Stuhl und Staub in dem sich lebende Bakterien befinden, Milch von kranken Kühen (bei uns wegen Pasteurisierung selten).

**Inkubationszeit:** 3 Wochen und mehr; Tuberkulinprobe nach 6–8 Wochen positiv.

**Symptome:** je nach Organbefall sehr unterschiedlich, bei einer Lungentuberkulose:

- *Primärstadium:* symptomarm, Leistungsabfall, subfebrile Temperatur, evtl. Erythema nodosum, Gewichtsverlust, Nachtschweiß.
- *Postprimäres Stadium:* Pneumonie mit Husten, grün-grauer, evtl. blutiger Auswurf, Fieber, Dyspnoe, Brustschmerz.

**Nachweis:** Erregernachweis im Sputum, Pleuraexsudat, Stuhl und Urin, Kultur, Antikörpernachweis mit Tuberkulinprobe.

**Tuberkulose-Tests:**

1. *Tine-Test:* Alttuberkulin (Stoffwechselprodukte und Extrakte von Tuberkelbakterien) wird intrakutan in die Beugeseite des Unterarmes gebracht. Positives Testergebnis: entzündliche Papeln nach 72–96 Std. (nach BCG-Impfung immer positiv).
2. *Intracutanprobe nach Mendel-Mantoux:* intrakutane Injektion von verdünntem Tuberkulin an der Palmarseite des Unterarms. Begutachtung nach 48–72 Std.

**DD:** Granulomatose, Sarkoidose, Tumoren, Lungenabszeß, Pneumonien.

**Prophylaxe:** aktive Immunisierung durch BCG-Impfstoff (Bacille-Calmette-Guérin). Die Impfung verhindert jedoch meist nur eine Superinfektion und Komplikationen.

**Therapie:** für jede Tuberkulose gilt: Ruhe, Schonung, gute Ernährung. Bei offener Tbc Isolierung; Tuberkulostatika in unterschiedlicher Zusammensetzung über 6 Monate bis 2 Jahre.

#### 13.3.4.11 Ornithose (Psittakose, Papageienkrankheit)

**Definition:** Infektionskrankheit, die von verschiedener Vogelarten auf den Menschen übertragbar ist. Sie ist eine zyklische Infektionskrankheit mit Organmanifestation vor allem in der Lunge. Ihr Hauptmerkmal ist die atypische Pneumonie. Es besteht Meldepflicht bei Verdacht, Erkrankung, Tod.

**Patho:** Chlamydien finden sich vor allem bei Tauben, Papageien, Enten, Truthähnen und Hühner. Die Tiere brauchen keine Krankheitssymptome zu zeigen, um Überträger zu sein. Die Chlamydien treten beim Menschen über die Lunge in die Blutbahn, dann kommt es zur Generalisation. Die Organmanifestation betrifft meistens die Lunge.

**Verbreitung:** weltweit, wahrscheinlich unter allen Vogelarten.

**Erreger:** Chlamydia psittaci, eine besondere Bakterienart.

**Infektionsquelle:** Kontakt zu Vögeln (Tröpfchen-Staubinfektion), Kontaktinfektion von Mensch zu Mensch möglich, aber selten.

**Inkubationszeit:** 1–2 Wochen.

**Verlaufsformen und Symptome:**

- *Grippales Bild:* leicht fieberhafte Erkrankung ohne Lungenbeteiligung, Genesung meist innerhalb einer Woche.
- *Pulmonales Bild:* die atypische Pneumonie steht im Vordergrund. Kopf-, Kreuz- und Gliederschmerzen mit quälendem Husten und wenig Auswurf. Die Erreger setzen sich in den Bronchien fest und führen zu einer zentrifugal sich ausbreitenden Entzündung. Hohes Fieber von 39–40 °C mit 2 Wochen Kontinuum.
- *Typhusähnliches Bild:* wenn Schwächeanfälle, Benommenheit, Übelkeit und Erbrechen, erbsbreiartige Stühle, Milztumor und Exantheme hinzukommen.
- *Enzephalitisches Bild* (selten): wenn zusätzlich Schlaflosigkeit, Seh- und Hörstörungen, Tremor und Krämpfe auftreten.

Bei den letzten drei Erscheinungsformen ist durch die Toxine fast immer der Kreislauf geschwächt. Es besteht Kollapsneigung, Leukopenie, relative Bradykardie. Nach 3 Wochen kommt es zum Fieberabfall.

**Komplikationen:** Herz und Kreislaufschädigung, Myokarditis.

**DD:** Pneumokokkenpneumonie, Typhus abdominalis, Parathyphus und Fleckfieber.

**Nachweis:** Erregernachweis aus Blut und Sputum, Antikörpernachweis durch Komplementbindungsreaktion.

**Immunität:** langandauernd.

**Therapie:** Tetracycline, Expektorantien, Atemtherapie.

# 14 Das Harnsystem

## 14.1 Anatomie des Harnsystems

Die Niere ist neben Lunge, Darm und Haut ein Ausscheidungsorgan, während die Leber das Entgiftungsorgan ist. Das Harnsystem dient in erster Linie der Bildung und Ausscheidung von Urin und dadurch der Aufrechterhaltung der Zusammensetzung der Körperflüssigkeiten (Homöostase).

**Einteilung des Harnsystems:** Das Harnsystem besteht aus folgenden Elementen (Abb. 14-1):

- *Nieren* (Ren): Harnbildungsort
- *Nierenkelche* und *Nierenbecken* (Pyelon): Auffangtrichter für Urin
- *Harnleiter* (Ureter): Harnweg von der Niere zur Blase
- *Harnblase* (Vesica urinaria): Harnreservoir
- *Harnröhre* (Urethra): Harnweg von der Blase zur Ausscheidungsöffnung

**Nieren:** Die paarig angeordneten Nieren liegen beidseitig der Wirbelsäule retroperitoneal im oberen Abschnitt des Bauchraumes in Höhe des 11. BWK bis 3. LWK. Da die rechte Niere durch die Leber ein wenig verdrängt wird, liegt sie meistens etwas tiefer. Die rechte Niere berührt die Leber, den Dickdarm und das Duodenum. Die linke Niere berührt den Magen, den Dünndarm, das Pankreas, den Dickdarm und die Milz. Jede Niere ist von einem Fettpolster (Baufett) umgeben. Ein bindegewebiger Fasciensack, der an der Bauchhinterwand befestigt ist, umhüllt jeweils eine Niere mit dem Fettpolster und hält sie in ihrer Lage. Bei Abbau des Fettpolsters kommt es zur *Senk-* oder

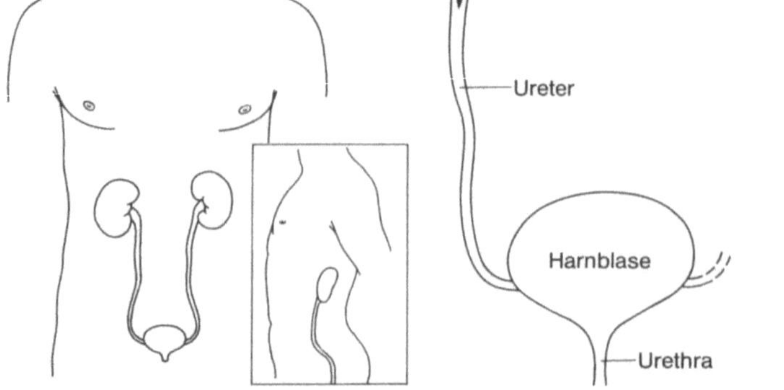


**Abb. 14-1** Nierenlage und -struktur. Jede Niere besteht aus Rinde (außen) und Mark (innen). Der Harn fließt durch die Pyramiden in die Kelche und in das Nierenbecken, dann weiter durch den Ureter in die Harnblase. Die Blase entleert sich über die Urethra.

*Wanderniere* (Ren mobilis). In diesen Fasziensack sind auch die Nebennieren eingehüllt. Sie sind Hormondrüsen und kranial an den Nieren befestigt.

*1. Makroskopischer Aufbau*

Die Nieren sind bohnenförmig, jeweils etwa 12 cm hoch, 7 cm breit und 4 cm dick. Das Gewicht einer Niere beträgt 120–200 g. Jede Niere ist von einer derben bindegewebigen Kapsel überzogen. An der medialen nach innen gewölbten Seite der Nieren befindet sich der *Nierenhilus* (Nierenpforte). Er ist die Eintrittsstelle für die A. renalis (Nierenarterie) und die vegetativen Nerven, und die Austrittsstelle für die V. renalis (Nierenvene), Lymphgefäße, die vegetativen Nerven und den Ureter (Harnleiter). Bei längs aufgeschnittenen Nieren erkennen wir mit bloßem Auge nach der Kapselschicht die *Nierenrinde* (Cortex renis), eine feinkörnige hellere Zone, die die Nierenkörperchen und die gewundenen Abschnitte der Harnkanälchen enthält. Weiter innen erkennt man dunklere in Pyramidenform angeordnete Bereiche, das *Nierenmark* (Medulla renis). Es enthält die geraden Anteile der Nierenkanälchen und die *Sammelrohre*. Diese Sammelrohre münden an den vorgewölbten Spitzen des Nierenmarks, den *Nierenpapillen*, in die *Nierenkelche*, die in das *Nierenbecken* übergehen (Abb. 14-2).

*2. Mikroskopischer Aufbau*

Die morphologische und funktionelle Einheit der Niere wird als *Nephron* bezeichnet (Abb. 14-3). Jede Niere enthält etwa 1 Million dieser harnbildenden Systeme. Sie bestehen aus einem *Nierenkörperchen* (Malpighische Körperchen) und den dazugehörigen *Harnkanälchen* (Tubulusapparat)

- *Nierenkörperchen:* hat eine Größe von 0,15 mm. Es wird vom einem arteriellen Kapillarknäuel *(Glomerulus)* und einer doppelwandigen Epithelhülle *(Bowmansche Kapsel)* gebildet.
- Die *Glomeruli* werden jeweils von einer zuführenden Arteriole (Vas afferens) versorgt, deren Gefäßlumen durch ihre glatte Muskulatur verändert werden kann. Das abführende Gefäß (Vas efferens) ist ebenfalls eine Arteriole und verzweigt sich dann in ein zweites Kapillarnetz. Die beiden Arteriolen, die dicht beieinander liegen bilden den Gefäßpol des Nierenkörperchens. Auf dem Gefäßpol zwischen den beiden Gefäßen sitzt der *juxtaglomeruläre Apparat*. Diese Ansammlung von verschiedenen Zellengruppen steuert die glomeruläre Durchblutung und produziert das Hormon Renin.
- Die *Bowmansche Kapsel* besteht aus zwei Schichten. Die eine bildet die äußere Hülle des Nierenköperchens, die andere liegt di-

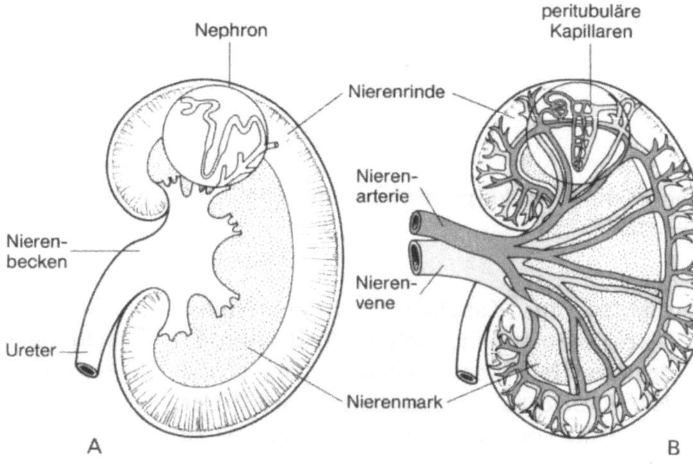


**Abb. 14-2** **A.** aufgeschnittene Niere mit Lage eines Nephrons (Schema). **B.** Blutgefäße in der Niere.

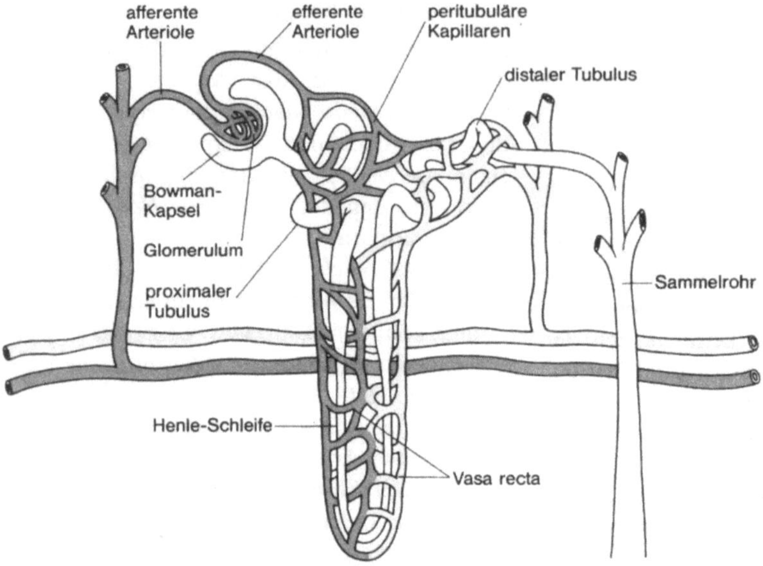


**Abb. 14-3** Vergrößerte Ansicht eines Nephrons.

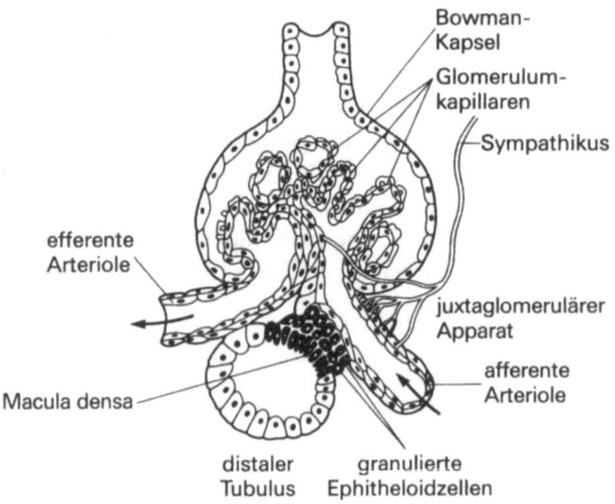


**Abb. 14-4** Nierenkörperchen und Juxtaglomerulärer Apparat (Macula densa und granulierte Epitheloidzellen).

rekt auf den Kapillaren des Glomerulus. Dazwischen befindet sich ein Spaltraum, in den der Harn abgepresst und dann in die Harnkanälchen weitergeleitet wird. Der Übergang von der Bowmanschen Kapsel zu den Harnkanälchen wird als Harnpol des Nierenkörperchens bezeichnet (Abb. 14-4).

- *Tubulusapparat:* Er wird in verschiedene Abschnitte eingeteilt:
- – *proximaler Tubulus* (Hauptstück): der an die Bowmansche Kapsel anschließende, gewundene Abschnitt (pars contorta).
- – *Henlesche Schleife* (Überleitungsstück): besteht aus einer Schleife mit einem sehr dün-

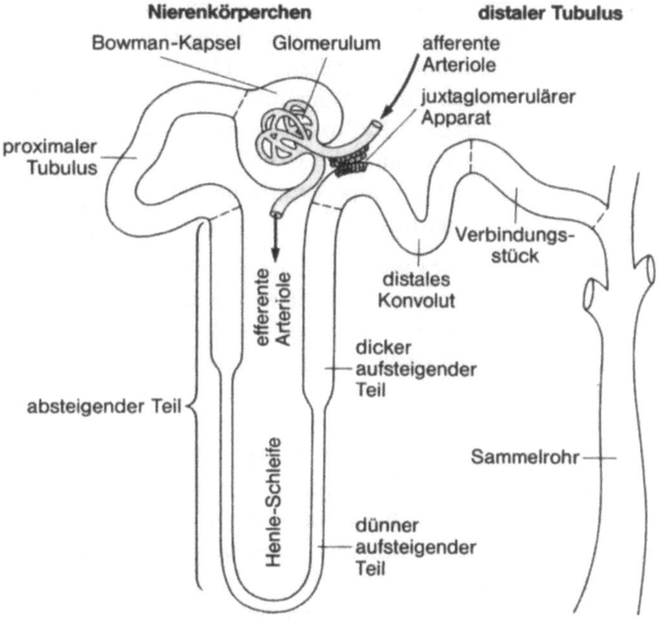


**Abb. 14-5** Funktionelle Anatomie des Nephrons.

nen absteigenden und aufsteigenden Teil (pars recti).

- *distaler Tubulus* (Mittelstück): ein gewundener Abschnitt (pars contortus), der in seinem Verlauf den juxtaglomerulären Apparat berührt.

Die Harnkanälchen gehen dann über in die *Sammelrohre*, die selbst nicht mehr Bestandteil der Nephrone sind. Ein Sammelrohr leitet den Harn aus vielen Nephronen weiter, vereinigt sich mit anderen Sammelrohren zu größeren Rohren und mündet dann in den Papillen der Nierenpyramiden in das Nierenbecken (Abb. 14-5).

*3. Blutversorgung der Niere*

Die Blutversorgung der Niere erfolgt über die Nierenarterie (A. renalis), die direkt von der Bauchaorta abgeht und sich in der Niere in zahlreiche Arterien teilt. Diese steigen zwischen den Pyramiden in die Nierenrinde und versorgen als Arteriolen die einzelnen Nierenkörperchen. In das Nierenkörperchen führt das Vas afferens und bildet das Glomerulus, ein Kapillarknäuel. Das Vas efferens verläßt das Nierenkörperchen und verzweigt sich dann in ein neues Kapillarnetz. Es umfließt die Tubuli, wirkt bei der Harnbereitung mit, versorgt das Nierengewebe mit $O_2$ und Nährstoffen und sammelt sich in den Venen. Das Blut fließt dann durch die Vena renalis zur unteren Hohlvene.

*4. Nierenbecken und Nierenkelche*

In jeder Niere münden Sammelrohre in 8–10 Nierenkelche. Diese erweitern sich durch Zusammenschluß zum Nierenbecken (Pelvis renalis), das durch die Nierenpforte unmittelbar in den Harnleiter übergeht. Das Nierenbecken kann recht unterschiedlich geformt sein, es faßt etwa 6–10 ml Urin und gibt ihn portionsweise an den Ureter ab. Der Wandaufbau besteht aus:

- *Mukosa:* besonders widerstandsfähiges Übergangsepithel
- *Muskularis:* glatte Muskulatur, die der Weiterbeförderung des Urins dient
- *Adventitia:* Bindegewebe.

**Harnleiter (Ureter):** Die Harnleiter sind bleistiftdicke, 25–30 cm lange muskulöse Schläuche, die retroperitoneal vom Nierenbecken zur Blase ziehen und von hinten in die Harnblase münden. Die Einmündungsstellen der Harnleiter (Ostien) werden durch Schleimhautventile verschlossen, so daß ein Reflux verhinder wird. Der Wandaufbau gleicht dem des Nierenbekkens. Der Urin wird durch peristaltische Bewegungen zur Blase befördert (ca. 50 ml/Std).

**Die Harnblase (Vesica urinaria):** Die Harnblase liegt hinter der Symphyse im kleinen Becken. Bei der Frau liegt sie vor der Gebärmutter und Scheide, beim Mann vor dem Mastdarm und über der Prostata. Der obere Teil der Blase (Blasenscheitel oder Fundus) wird vom Peritoneum überzogen. Im Bereich des Blasenbodens befindet sich die Öffnung zur Harnröhre. Hier verdickt sich die glatte Blasenmuskulatur zu einem inneren Schließmuskel (Sphincter internus). In der Harnröhre befindet sich noch ein zweiter, äußerer Schließmuskel (Sphincter externus) aus quergestreifter Muskulatur. Er befindet sich bei der Frau unmittelbar unterhalb des inneren Schließmuskels, beim Mann liegt noch die Prostata dazwischen. Das Fassungsvermögen der Blase beträgt normalerweise etwa 1 l. Ab einer Füllmenge von 200–300 ml setzt jedoch schon der Harndrang durch Rezeptoren vermittelt ein. Die Harnblase ist im leeren Zustand gefaltet. Wandaufbau:

- *Mukosa:* Übergangsepithel, das sich sich der Füllmenge anpaßt.
- *Muskularis:* glatte Muskulatur, die eine Kontraktion zur Entleerung von allen Seiten her ermöglicht.
- *Adventitia:* Bindegewebe.

**Miktionsvorgang:** willkürlich ausgelöster, reflektorisch ablaufender Vorgang. Die Blasenfüllung wird über Rezeptoren ans Gehirn weitergeleitet und als Harndrang wahrgenommen. Der Entleerungsmechanismus der Blase unterliegt der zentralen Kontrolle (ZNS). Bei entsprechender Blasenfülle kontrahiert sich reflektorisch die Harnblasenmuskulatur und der innere und äußere Schließmuskel erschlafft. Dieser Vorgang kann durch Hemmungsmechanismen unterdrückt und dadurch die Miktion kontrolliert werden (ab ca. 2.–3. Lebensjahr). Willkürlich kann dann der äußere Schließmuskel angespannt und zur Miktion entspannt werden. Dies ist jedoch nur bis zur einer bestimmten Blasenfüllung möglich.

**Die Harnröhre (Urethra)**

- *Frau:* etwa 4 cm langer, epithelausgekleideter Bindegewebsschlauch, der im Scheidenvorhof endet.
- *Mann:* etwa 20 cm langer, epithelausgekleideter Bindegewebsschlauch, der nach der Einmündung der Samenleiter als *Harnsamenröhre* bezeichnet wird.

Der Wandaufbau der Harnröhre entspricht dem der Harnblase.

## 14.2 Physiologie des Harnapparates

**Harnbereitung:** Durch die Nieren fließen ca. 20% des Herzminutenvolumens, das sind pro Tag etwa 1700 l Blut. Daraus wird dann ca. 1,7 l Endharn gewonnen und ausgeschieden. Damit die Niere aus den 1700 l Blut nur die Stoffe herausfiltert, die über den Harnapparat ausgeschieden werden müssen, stehen ihr verschiedene Mechanismen zur Verfügung.

1. *Glomeruläre Filtration:* Die Kapillaren der Glomeruli und der aufliegende Teil der Bowmanschen Kapsel bilden durch kleine Schlitze einen Filter, durch den nur kleinste Bestandteile des Blutplasmas in den Spaltraum der Bowmanschen Kapsel übertreten können. Dadurch wird gewährleistet, daß keine Blutzellen und nur kleinstmolekulare Eiweiße in den Harn abgepresst werden. Dieses fast eiweißfreie Ultrafiltrat wird *Primärharn* genannt. Die Konzentration der Bestandteile des Primärharns gleicht der des Blutplasmas. Die Menge des Primärharns ist außer von der Porengröße auch vom Filtrationsdruck abhängig. Der Blutdruck in den Glomerulikapillaren beträgt durch Autoregulation der Nierendurchblutung relativ konstant 55 mmHg. Diesem Blutdruck stehen der kolloidosmotische Druck des Blutplasmas (ca. 25 mmHg) und der Widerstand der Bowmanschen Kapsel (ca. 12 mmHg) gegenüber. Daraus resultiert ein

effektiver Filtrationsdruck von 18 mmHg. Die Menge des daraus entstandenen Primärharns wird auch als *glomeruläre Filtrationsrate* (GFR) bezeichnet und beträgt für beide Nieren zusammen ca. 170 l pro Tag. Da die Menge des Blutplasmas im Körper ca. 3 l beträgt, bedeutet dies, daß das gesamte Plasmavolumen ca. 60 mal pro Tag durch die Niere gefiltert wird. Die glomeruläre Filtrationsrate nimmt mit zunehmendem Lebensalter auch beim Gesunden kontinuierlich ab und sinkt mit 70 Jahren auf nur noch 50% (ca. 80 l pro Tag).

2. *Tubuläre Rückresorption:* Durch die glomeruläre Filtration gelangen somit ca. 125 ml/min Primärharn in die Nierenkanälchen. In ihnen werden der größte Teil der gelösten Bestandteile und 99% Wasser rückresorbiert und von den die Tubuli umgebenden Kapillaren aufgenommen. Die Rückresorption geschieht über einen aktiven Transport unter ATP-Verbrauch für Elektrolyte und über passiven Transport für Wasser. Rückresorbiert werden vor allem Wasser, Elektrolyte und Glukose. Dabei spielt das Gegenstromprinzip durch die Henlesche Schleife eine wesentliche Rolle. Glukose, Aminosäuren und Proteine werden bis zu einem bestimmten Schwellenwert tubulär rückresorbiert (Schwellenwertsubstanzen). Wird dieser Schwellenwert überschritten, werden die jeweiligen Substanzen im Urin ausgeschieden. Bei Glukose liegt der Serumwert bei ca 180 mg/dl.
3. *Tubuläre Sekretion:* Im Tubulussystem werden nicht nur Stoffe rückresorbiert, sondern es können auch noch aktiv Abfallstoffe abgegeben werden. Dabei handelt es sich vor allem um Ammoniak und organische Säuren und Basen. Insgesamt werden dadurch ca. 1,7 l Endharn durch die beiden Nieren produziert und ausgeschieden.

**Zusammensetzung des Urins**

- *Organische Substanzen:* 25–30 g Harnstoff/Tag, 0,5–1 g Harnsäure/Tag, 2–3 g Kreatinin/Tag.
- *Anorganische Substanzen:* Natrium, Kalium, Kalzium, Magnesium, Ammoniak
- *Farbstoffe:* Urochrom, Urobilinogen.
- *Wasser:* 95%.

**Aufgaben des Harnapparates**

*1. Ausscheidung von Stoffwechselprodukten*

Vor allem die folgenden drei als harnpflichtigen Stoffe bezeichneten Substanzen muß die Niere ausscheiden:

- *Harnstoff:* Abbauprodukt des Eiweißstoffwechsels. Die Leber baut aus zwei Ammoniakmolekülen (NH3) Harnstoff.
- *Harnsäure:* Abbauprodukt der Purine, und kann bei zu hoher Konzentration zu Uratsalz ausfallen (Gicht). Purine sind Bestandteile der Nukleinsäuren in den Zellkernen.
- *Kreatinin:* Ausscheidungsprodukt des Muskelstoffwechsels. Unter der Wirkung des Enzyms Kreatinkinase (CK), werden bei der Energiegewinnung Kreatinphosphat und ADP zu Kreatinin und ATP.

Weiterhin scheidet die Niere andere Stoffwechselprodukte und Fremdstoffe (z. B. Medikamente) aus.

*2. Aufrechterhaltung der Homöostase*

Hier wird das sogenannte innere Milieu des Körpers konstant gehalten, indem der Kreislauf und pH-Wert reguliert und das Flüssigkeitsgleichgewicht aufrechterhalten werden.

- *Wasserhaushalt:* Die Regulation erfolgt über das antidiuretische Hormon (ADH oder Adiuretin) aus dem Hypophysenhinterlappen. Die sinkende Plasmaosmolarität (Blutdicke) wird im Hypothalamus und über den sinkenden Vorhofdruck im Herzen gemessen. Das dann von der Hypophyse ausgeschüttete ADH veranlaßt die Rückresorption von Wasser in den distalen Tubuli und Sammelrohren (bis zu 25 l). Bei Wassermangel wird die Niere zu verstärkter Wasserrückresorption angeregt. Alkohol und Kaffee hemmen die ADH-Sekretion, dadurch kommt es zur verstärkten Diurese (Abb. 14-6).
- *Elektrolythaushalt:* Bei Salzmangel sinkt das Plasmavolumen ab. Das Polkissen in der Niere

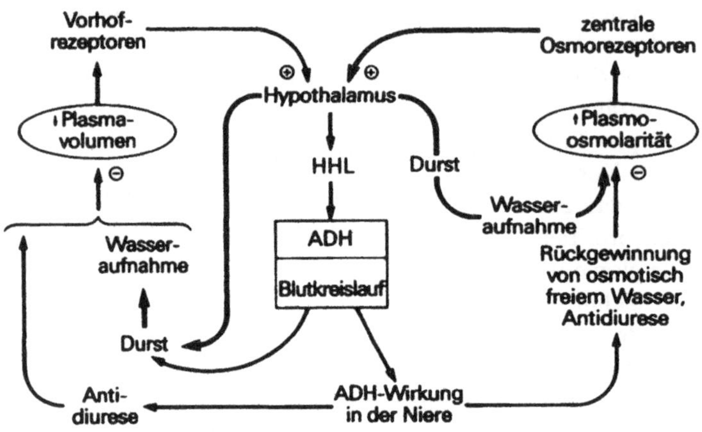


**Abb. 14-6** Vereinfachtes Schema zur Stimulation der ADH-Sekretion bei Abnahme des Plasmavolumens bzw. bei Anstieg der Plasmaosmolarität. Durch negative Rückkopplung werden Plasmavolumen und -osmolarität wieder normalisiert. Die Pfeilstärke symbolisiert die quantitative Bedeutung der einzelnen Schritte.

mißt dieses und schüttet das Hormon Renin aus, da sich die Durchblutung der Nierenkapillare durch den verminderten Plasmadruck verschlechtert. Renin aktiviert das im Blut vorhandene Enzym Angiotensinogen zu Angiotensin I, das durch das Angiotensin-Converting-Enzym (ACE) zu Angiotensin II umgewandelt wird. Angiotensin II erhöht durch Vasokonstriktion den Blutdruck und veranlaßt in der Nebennierenrinde die Ausschüttung von Aldosteron. Aldosteron wiederum veranlaßt in der Niere eine stärkere Natriumrückresorption. Eine Erhöhung des osmotisch wirkenden Natriums im Blut erhöht auch die Flüssigkeitsmenge (Abb. 14-7).

- *Blutdruckregulation:* Es gibt eine lokale Autoregulation des renalen Blutdruckes durch myogene Effekte an den Nierenarteriolen. Bei vermindertem Blutdruck erweitern sich die Gefäße damit mehr Blut in die Nierenkapillaren fließen kann, bei zunehmendem Druck verengen sie sich *(Bayliss-Effekt)*. Damit kann der Blutdruck in der Niere konstant gehalten werden. Diese Autoregulation steht im Gegensatz zur zentralen Blutdruckregulation. Eine Abnahme des Blutdruckes unter 80 mmHg wird gemessen und setzt Renin frei (systemischer Effekt).
- *Kalzium- und Phosphathaushalt:* wird vor allem über das Parathormon und das Hormon Kalzitonin geregelt (→ Kap. 15.3).
- *Säure-Basen-Haushalt:* Beim Stoffwechsel entstehen vor allem saure Produkte. Da das Blut Abweichungen nur begrenzt toleriert (pH 7,4 ± 0,2), müssen diese Stoffe vom Körper unschädlich gemacht werden. Dies geschieht durch die „Pufferung" (Bindung oder Ausscheidung überschüssiger $H^+$-Ionen). Dazu stehen dem Körper verschiedene Mechanismen zur Verfügung:
  - die Niere kann $H^+$ rückresorbieren oder sezernieren (ausscheiden)
  - über die Lunge kann $CO_2$ verstärkt abgeatmet werden und hat dadurch Einfluß auf die $H^+$-Ionen im Blut ($H^+ + HCO_3^- \leftrightarrow H_2CO_3^-$ $\leftrightarrow H_2O + CO_2$).
  - das Blut besitzt Substanzen, die $H^+$-Ionen kurzfristig aufnehmen oder abgeben können. Hier sind Bikarbonat und Hämoglobin die wichtigsten Puffersubstanzen.

*3. Endokrine Funktion:*

- *Reninbildung:* In der Niere wird bei zu geringem Plasmavolumen oder Blutdruck das Hormon Renin ausgeschieden, das über Zwischenstufen Angiotensin II und Aldosteron aktiviert.

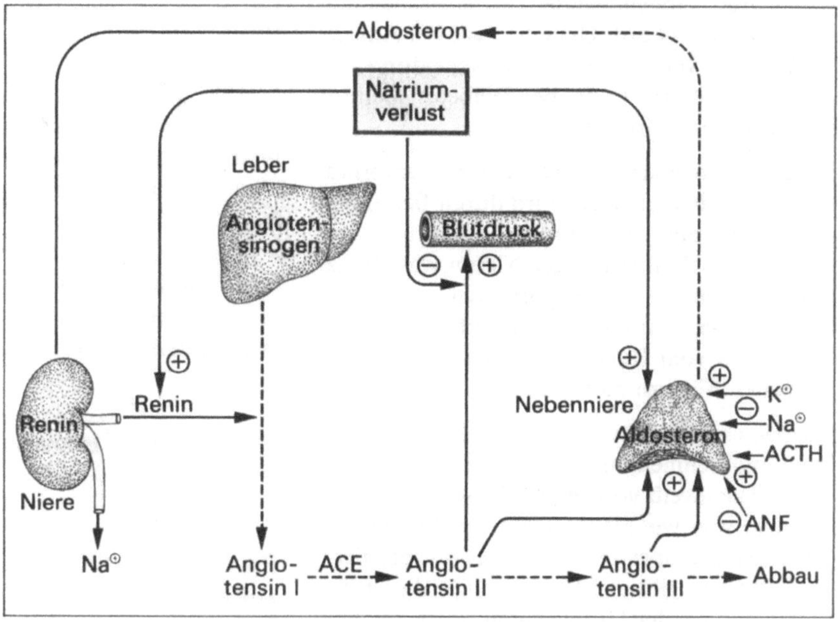


**Abb. 14-7** Schematische Darstellung des Renin-Angiotensin-Aldosteron-Systems. ANF: atrialer natriuretischer Faktor, ein Hormon das aus dem rechten Herzvorhof stammt.

- *Erythropoetinbildung:* Dieses Hormon regt die Erythropoese (Bildung der Erythrozyten) an. Bei Nierenschädigung kann es zur renalen Anämie kommen.
- *Vitamin-D-Bildung:* Vitamin D wird in der Niere zur wirksamen Form umgewandelt. Es ist wichtig für den Kalziumhaushalt.

## 14.3 Untersuchungsmethoden des Harnapparates

**Begriffsklärungen:** Beschwerden, die auf Blasen- oder Nierenerkrankungen hinweisen sind meistens Miktionsbeschwerden:

- *Algurie/Strangurie:* schmerzhaftes Wasserlassen (z. B. bei Cystitis oder Urethritis)
- *Dysurie:* Behinderung des Wasserlassens (schmerzhaft), Harnträufeln oder Harnstottern (z. B. bei Prostataerkrankungen)
- *Pollakisurie:* häufige, kleine Harnportionen (z. B. bei Aufregung oder bei Entzündungen)
- *Ischuria paradoxa:* unterbrochener Harnstrahl (z. B. bei Prostataadenom, Sphinkterstörungen oder bei Blasensteinen)
- *Harninkontinenz:* fehlende Kontrolle des Wasserlassens (z. B. bei Zystitis, Prostataerkrankung, Uterusmyom, Multiple Sklerose, Querschnittslähmung, Bandscheibenvorfall, Lues, Streß nach Geburt oder bei alten Menschen)
- *Enuresis nocturna:* Bettnässen (z. B. durch Sphinkterschwäche oder Konfliktsituationen bei Kinder)
- *Nykturie:* nächtliches Wasserlassen (z. B. bei Herzinsuffizienz, Diabetes mellitus, Nierenversagen, Prostata)
- *Imperativer Harndrang:* zwingendes Miktionsbedürfnis (z. B. bei Zystitis, Prostatabeschwerden oder psychogen)
- *Anurie:* Unvermögen Harn zu entleeren; die Harnmenge beträgt < 100 ml/24 Std (z. B. bei Harnsteinen, Karzinom, nach Operationen, Blasenlähmung, bei Schock oder Nierenversagen)

- *Oligurie:* Ungenügende Harnausscheidung von < 500 ml/24 Std. Ursachen wie bei Anurie.
- *Polyurie:* Vermehrte Harnausscheidung von < 2000 ml/24 Std. (z. B. bei Diabetes mellitus und Diabetes insipidus).

**Manuelle Untersuchung:** Die Schmerzempfindlichkeit des Nierenlagers wird durch Beklopfen der Flanke mir der Handkante geprüft (Perkussion). Die Palpation der Nieren wird bimanuell an dem mit angezogenen Knien auf dem Rücken liegenden Patienten durchgeführt. Die Niere wird vom Rücken und Bauch mit abgewinkelten Fingern palpiert.

**Harnuntersuchungen:** Um eine Harnuntersuchung vornehmen zu können, bei der auch ein Erregernachweiß vorgenommen wird, muß der Harn so rein wie möglich aus der Blase kommen. Da sich aber in der Harnröhre oft Erreger befinden, gibt es Möglichkeiten diesen Erregerbefall bei der Uringewinnung auszuschließen:

- *Mittelstrahlurin:* zuerst eine Portion Urin auffangen, dann eine 2. Portion auffangen. Das letze Drittel bis zur völligen Entleerung in ein extra Glas füllen. Damit ist der Urin der 2. Portion relativ keimfrei, da die Keime, die eventuell in der Harnröhre waren, mit der ersten Portion ausgeschwemmt wurden.
- *Katheterisierung:* Mit einem Katheter, der durch die Harnröhre in die Blase eingeführt wird, kann fast steriler Harn gewonnen werden. Allerdings besteht hier Verletzungsgefahr und es können Keime durch den Katheter in die Blase eingeschwemmt werden.
- *Blasenpunktion:* Über dem Schambein (suprapubisch) wird die Blase durch die Bauchdecke punktiert und Urin entnommen (Abb. 14-8).

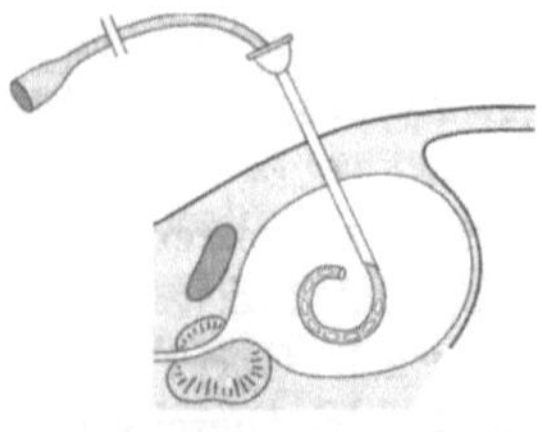

**Abb. 14-8** Blasenpunktion.

Der so gewonnene Urin wird auf verschiedene Weise untersucht:

*1. Harnfarbe*

- *Hellgelb bis dunkelgelb:* entsteht durch unterschiedliche Konzentration und ist normal.
- *Rot:* kann Blut oder Farbstoff von Lebensmitteln oder Medikamenten enthalten.
- *Bierbraun* (evtl. mit Schüttelschaum): entsteht durch Bilirubinbeimischungen.
- *Trüb:* muß genauer untersucht werden (kann normal, aber auch krankhaft sein).

*2. Harnmenge*

Die tägliche Harnmenge beträgt normalerweise 1–2 l.

*3. Mikrobiologische Untersuchung*

Frischer Mittelstrahl- oder Katheterurin wird auf einen mit Nährstoffen beschichteten Objektträger gebracht und in einem speziellen, verschlossenen Gefäß bei 37 °C 24 Std. aufbewahrt und dann begutachtet (Uriculttest). Zusätzlich kann eine Resistenzprüfung der aufgetretenen Erreger vorgenommen werden (Antibiogramm).

*4. Spezifisches Gewicht*

In einem weiten Gefäß wird in den Urin, der auf Zimmertemperatur abgekühlt ist, ein Urometer (kleiner geeichter Glaskolben) eingetaucht. An diesem Urometer, der frei schwimmen muß, kann dann in Abhängigkeit der Flüssigkeitstemperatur das spezifische Gewicht an der Eintauchtiefe in die Flüssigkeit abgelesen werden. Das spezifische Gewicht von Wasser beträgt 1000 g/l. Je mehr Bestandteile in einer Flüssigkeit sind, um so schwerer wird sie. Harn hat ein spezifisches Gewicht von 1005–1035 g/l.
Ein hohes spezifisches Gewicht gibt es bei stark konzentriertem Urin durch Dursten oder Flüssigkeitsverlust nach Schwitzen, Erbrechen und Durchfällen. Auch wenn sich vermehrt gelöste Substanzen im Urin befinden (z. B. Glukose bei Diabetes mellitus oder Eiweiß beim nephrotischen Syndrom), erhöht sich das spezifische Gewicht.

*5. Harnwerte*

Im Labor werden die chemischen Inhaltsstoffe des Urins erfaßt. Eine einfache und schnelle Methode sind Teststreifen, die die wichtigsten Inhaltsstoffe untersuchen. Sie werden in den frischen Urin gehalten und nach einer Minute können anhand von Farbveränderungen die Werte an einer Skala abgelesen werden. Die 9 wichtigsten Inhaltsstoffe sind:

- *Leukozyten:* Erhöhung weist auf eine Entzündung hin
- *Nitrit:* Hinweis auf Bakterien, da diese Nitrat in Nitrit umwandeln
- *pH-Wert:* abhängig von der aufgenommenen Nahrung. Eiweißreiche Ernährung ergibt einen sauren pH-Wert bis 4,5 und vegetarische Ernährung ergibt einen leicht basischen pH-Wert bis 7,5
- *Eiweiß:* Hinweis auf eine Beeinträchtigung der Nierenfunktion
- *Glukkose:* Hinweis auf Diabetes mellitus
- *Ketonkörper:* entstehen durch einen gestörten Fettstoffwechsel bei Diabetes mellitus oder durch Fasten
- *Urobilinogen:* Hinweis auf Leberstörung
- *Bilirubin:* Hinweis auf Leberstörung
- *Hämoglobin* oder *Blut:* Hinweis auf eine glomeruläre Schädigung.

*6. Harnsediment*

Durch Zentrifugieren des Harns setzen sich die festen Bestandteile ab. Diese als Sediment bezeichneten Bestandteile des Harns werden unter dem Mikroskop betrachtet und die Inhaltsstoffe in einer Zählkammer gezählt. Eine Zählkammer ist eine genormte Markierung auf dem Objektträger:

- *Epithelien:* bei Vermehrung ist dies ein Hinweis auf Entzündung
- *Erythrozyten:* Hinweis auf eine glomeruläre Schädigung oder eine hämorrhagische Entzündung. Normal sind 2–4 Zellen pro Gesichtsfeld
- *Leukozyten:* Hinweis auf eine Entzündung. Normal sind bis 5 pro Gesichtsfeld
- *Salzkristalle* (Urat, Phosphat): bei vermehrten Kristallen Gefahr von Nierensteinen
- *Zylinder:* Zusammenballungen von Eiweiß, Leukozyten oder Erythrozyten mit Zylinderform. Hinweis auf Nierenschädigung
- *Erreger:* nur bei frischem Mittelstrahlurin pathologisch.

**Nierenfunktionsprüfungen**

- *Blutserumuntersuchung:* Durch die Bestimmung der harnpflichtigen Stoffe im Blut, die nicht erhöht sein dürfen, kann die Ausscheidungsfunktion der Niere grob bestimmt werden.
- *Messung der Urinbestandteile:* Damit wird die Ausscheidung vor allem von Natrium, Kalium, Kalzium, Phosphat, Harnsäure und Harnstoff bestimmt. Da der Kaliumhaushalt vor allem durch die Nieren reguliert wird, ist die Kaliumausscheidung auch ein wichtiges Indiz für die Nierenfunktion.
- *Konzentrations- und Verdünnungsversuch* (nach Volhard): Nach 12–18 Std. dursten wird der Urin normalerweise konzentrierter, das spezifische Gewicht muß mindesten 1025 g/l betragen. Bei nachfolgender erhöhter Flüssigkeitszufuhr von 1,5 l scheidet die Niere 75–100% der aufgenommenen Flüssigkeit nach 4 Stunden aus. Der Urin muß sich dabei verdünnen, das spezifische Gewicht sinkt deutlich auf 1001–1002 g/l ab. Heute unübliches Verfahren.

Von einer **Isosthenurie** wird gesprochen, wenn das spezifische Gewicht des Urins bei 1010–1012 g/l annähernd gleichbleibt und sich beim Konzentrations- und Verdünnungsversuch nicht verändert. Isosthenurie kommt bei Niereninsuffizienz vor und ist meist mit Polyurie und Nykturie verbunden.

- *Clearence-Tests:* Clearence bedeutet Reinigung. Bei diesen Tests wird die Ausscheidungsfähigkeit der Niere für bestimmte Stoffe überprüft (Bestimmung der glomerulären Filtrationsrate):
  - *Inulin- oder Kreatinin-Clearence:* Die Ausscheidungsfähigkeit von Kreatinin (physiologisch) oder Inulin (gespritzt) wird mit Blut und Urinuntersuchungen überprüft. Durch die endogene Kreatinin-Clearence wird die glomeruläre Filtration überprüft. Kreatinin ist ein körpereigener Stoff, der glomerulär

gefiltert und z. T. auch tubulär sezerniert aber nicht rückresorbiert wird. Der Urin wird während 12 oder 24 Stunden gesammelt und die Menge und Kreatininkonzentration des Urins genau bestimmt. Gleichzeitig wird die Kreatininkonzentration im Serum bestimmt. Über diese Werte kann die *glomeruläre Filtrationsrate* berechnet werden.
- *PAH-Clearence* (Paraaminohippursäure): Dieser Stoff wird während eines einzigen Durchgangs vollständig aus dem Plasma gefiltert. Damit kann der *renale Plasmafluß* bestimmt werden (650 ml/min), der einen Hinweis auf die Nierendurchblutung gibt.

**Endoskopie:** Mit einem Endoskop wird von der Harnröhre aus die Blase begutachtet (Blasenspiegelung). Es besteht dabei eine erhöhte Infektionsgefahr.

**Röntgen**

- *Leeraufnahme* bei Verdacht auf Nierensteine
- *Nierenangiographie* Darstellung der Nierengefäße durch Kontrastmittel

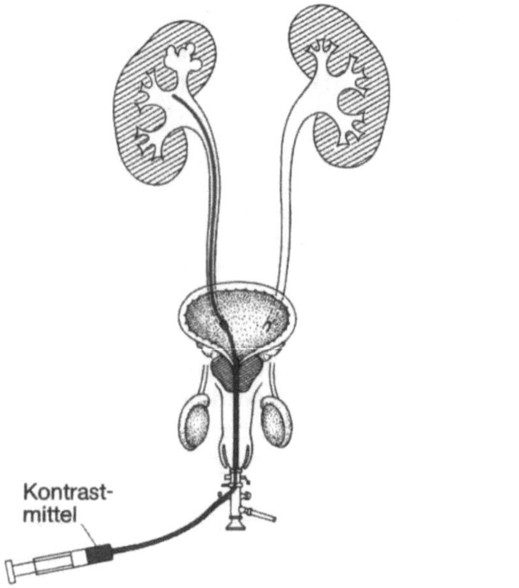


**Abb. 14-9** Retrograde Pyelographie: Sondierung des rechten Harnleiters mit einem Harnleiterkatheter und Injektion von Kontrastmittel zur Röntgendarstellung.

- *Retrograde Pyelographie* Kontrastmitteleinführung über den Harnleiter (Abb. 14-9).

**Sonographie:** Lage, Größe, Steine oder Zysten können erkannt werden. Gleichzeitig kann auch eine Biopsie durchgeführt werden.

**Nierenszintigraphie und Isotopennephrographie:** Überprüfung der Nierenfunktion über eine radioaktive Substanzen.

**Nierenbiopsie:** Nierenpunktion zur Untersuchung des Nierengewebes.

## 14.4 Erkrankungen des Harnsystems

### 14.4.1 Leitsymptome

#### 14.4.1.1 Oligurie, Anurie

**Definition:** Bei der Oligurie beträgt die tägliche Harnmenge < 500 ml, bei der Anurie < 100 ml. Anurie ist das Leitsymptom bei akutem Nierenversagen.

**Ursachen**

- *Funktionell:* zuwenig getrunken
- *Prärenal:* Blutvolumenmangel, Herzinfarkt, Herzinsuffizienz, kardiogener Schock, Elektrolytstörungen (durch Infektionskrankheiten)
- *Renal:* interstitielle Nephritis (toxisch), Hämolyse, Schwangerschaft, Traumata, akute Glomerulonephritis, akutes Nierenversagen
- *Postrenal:* mechanischer Verschluß oder Harnverhalten durch Prostataadenom, Prostatitis, Harnröhrenverengung, Blasenkarzinom, Steine

#### 14.4.1.2 Polyurie und Polydypsie

**Definition:** Die tägliche Urin- bzw. Trinkmenge beträgt mehr als 2,5 l.

**Ursachen:** am häufigsten Diabetes mellitus, chronische Niereninsuffizienz, Alkohol, Diuretikaabusus, endokrine Störungen wie Conn-Syndrom (Hyperaldosteronismus) oder Diabetes insipidus (ADH-Mangel).

#### 14.4.1.3 **Pollakisurie, Dysurie**

**Definition:** Häufiger Harndrang (Pollakisurie) und Schmerzen (Dysurie) mit Entleerung kleiner Mengen.

**Ursachen:** Zystitis, Prostatitis, Prostatahypertrophie, Neoplasien, funktionell (Frauen im mittleren Alter), Urethritis (bei Urethritis immer auch an Geschlechtskrankheiten denken).

#### 14.4.1.4 **Harninkontinenz**

**Definition:** Unbemerkter Urinabgang oder Urinabgang, der nicht verhindert werden kann.

**Ursachen**

- *Streß- oder Belastungsinkontinenz:* durch insuffiziente Beckenmuskulatur und intraabdominelle Druckerhöhung beim Pressen oder Husten.
- *Dranginkontinenz:* z. B. durch Harnwegsinfektionen ausgelöster imperativer Harndrang, der willentlich nicht unterdrückt werden kann und dem sofort nachgegeben werden muß, häufig kombiniert mit Pollakisurie und Nykturie.
- *Reflexinkontinenz* (neurogene Inkontinenz): durch Lähmung (Blasenlähmung oder Querschnittslähmung) oder andere Nervenstörungen hervorgerufen.
- *Überlaufinkontinenz:* ausgelöst durch erhöhten Füllungsdruck z. B. bei Prostatahypertrophie.

#### 14.4.1.5 **Hämaturie**

**Definition:** Ausscheidung von roten Blutbestandteilen, meist Erythrozyten.

**Ursachen**

- *Makrohämaturie:* sichtbare Blutbeimischungen (Rotfärbung) bei Nierensteinen, Tumoren der Nieren oder Harnwege, Tuberkulose, Traumata (z. B. nach Katheterisierung) oder bei hämorrhagischer Diathese.
- *Mikrohämaturie:* nur mikroskopisch sichtbare (Urinsediment) oder chemisch nachweisbare (Teststreifen) Rotfärbung (z. B. bei Uretersteinen, Pyelonephritis, Glomerulonephritis, Regelblutung).

#### 14.4.1.6 **Leukozyturie**

**Definition:** Vermehrtes Ausscheiden von Leukozyten im Urin (> 5 Leukozyten/Gesichtsfeld).

**Ursachen:** Harnwegsinfekte, Blasen- oder Prostatakarzinom, Traumata, Steine oder Tuberkulose.

#### 14.4.1.7 **Proteinurie**

**Definition:** Ausscheiden von täglich mehr als 150 mg Eiweiß. Alkalischer Harn kann falsche Ergebnisse zeigen.

**Ursachen**

- *Proteinmenge < 5 g/d:* Glomerulonephritis, Pyelonephritis, Diabetes mellitus, Harnwegsinfektion, aber auch durch vaginalen Fluor, bei Fieber, Streß, Kälte und als orthostatische Proteinurie bei Jugendlichen und in der Schwangerschaft.
- *Proteinmenge > 5 g/d:* Glomerulonephritis, Lupus erythematodus, diabetische Glomerulosklerose, nephrotisches Syndrom, Plasmozytom, EPH-Gestose (Ödeme, Proteinurie und Hypertonie während der Schwangerschaft).

#### 14.4.1.8 **Ödeme**

**Definition:** Ödem (Schwellung, Geschwulst) ist eine pathologische Ansammlung von Flüssigkeit im interstitiellen Raum, die eine Gewebsschwellung verursacht.

**Ursachen**

- *Anstieg des hydrostatischen Drucks:* Herzinsuffizienz, schwere Hypertonie, Phlebothrombose, Hypervolämie, Schwangerschaft, endokrine Störungen (Cushing-Syndrom, Hyperaldosteronismus), langes Stehen.

- *Abfall des onkotischen Drucks:* Mangelernährung, exsudativer Enteropathie (z. B. Sprue), Leberparenchymschäden (z. B. Leberzirrhose), Glomerulonephritis, nephrotisches Syndrom, Verbrennungen.
- *Kapillarwandschäden:* Entzündungen, Allergien, Ischämie, Gifte.
- *Lymphabflußstörungen:* Lymphangitis, Verlegung durch Parasiten, Tumore oder durch Narbenbildung, operative Entfernung der Lymphbahnen.

**Patho:** Für die Entstehung von Ödemen ist pathogenetisch das Ungleichgewicht des Flüssigkeitsaustausches zwischen dem intravasalen und dem interstitiellen Raum verantwortlich. Die Menge von Flüssigkeit, Salzen und Eiweißen, welche die Kapillaren verlassen, kann von den Venen und Lymphgefäßen nicht mehr aufgenommen werden und lagert sich im Gewebe ein. Der hydrostatische Druck im Gefäßsystem und der osmotische (onkotische) Druck im Interstitium wirken als auswärts gerichtete Kräfte. Der von den Plasmaproteinen ausgeübte osmotische Druck und der hydrostatische Gewebedruck wirken als Kräfte, die den Einwärtsstrom der interstitiellen Flüssigkeit in das Gefäßsystem bewirken. Die Differenz von hydrostatischen und osmotischen Drücken innerhalb und außerhalb des Gefäßes ist der effektive Filtrationsdruck. Die Flüssigkeitsmenge, die dadurch ins Interstitium austritt, muß vom Lymphsystem drainiert werden.

*Pathophysiologische Veränderungen*, die zu einem Ödem führen können:

- *Erhöhter hydrostatischer Druck:* Durch einen Rückstau im Gefäßsystem (z. B. bei Thrombosen oder bei Links- bzw. Rechtsherzinsuffizienz) erhöht sich der venöse Gefäßdruck. Dadurch wird weniger Flüssigkeit aus dem Interstitium aufgenommen und das lymphatische Drainagesystem ist überfordert (Dekompensation). Bei einer vermehrten Flüssigkeitsansammlung im Gefäßsystem (erhöhte Natrium- oder Wasserretention entsteht ein erhöhter Flüssigkeitsdruck in den Gefäßen. Ein erhöhter Flüssigkeitsdruck in den Kapillaren entsteht z. B. auch durch Hypertonie, durch Dilatation der Widerstandsgefäße oder an Füßen und Unterschenkeln durch die Schwerkraft bei langem Stehen. Es kommt zum vermehrten Flüssigkeitsaustritt, bis sich ein Druckausgleich zwischen Gewebe und Gefäß eingestellt hat.
- *Verminderter onkotischer Druck:* Ein verminderter onkotischer Druck kommt vor allem durch eine Verminderung des Bluteiweißgehalts zustande (z. B. bei Hunger, Leberparenchymschäden oder nephrotischem Syndrom). Die Blutflüssigkeit kann nicht mehr im Gefäßsystem „gehalten“ werden und wandert ins Interstitium, aus dem es aufgrund des verminderten onkotischen Drucks im Gefäßsystem nicht mehr aufgenommen werden kann.
- *Kapillarwandschäden:* Durch einen Gefäßwandschaden (z. B. bei allergischen, entzündlichen oder ischämischen Reaktionen) besteht eine Störung der Gefäßpermeabilität. Es kommt zum Flüssigkeitsaustritt ins Gewebe und zum Ödem, da das Drainagesystem überfordert ist.
- *Störungen des Lymphabflusses:* Die lymphatische Drainage ist für den Flüssigkeitsaustausch im Interstitum wichtig, da das venöse System die Flüssigkeitsaufnahme nicht alleine bewältigen kann. Die Verlegung von Lymphgefäßen z. B. durch Tumore, Parasiten oder Operationsnarben verursacht demzufolge ein Ödem.

*Organödeme:* Hirnödem (→ Kap. 18.5.5), Lungenödem (→ Kap. 13.3.4.5) oder Myxödem (abnorme Einlagerung von im Interzellularraum über dem Schienbein und im Gesicht bei extremer Hypothyreose).
*Anasarka:* ausgedehntes lagerungsabhängiges Ödem im Unterhautzellgewebe infolge Nierenschäden oder Herzinsuffizienz, vor allem als Lid-, Gesichts- oder Sakralödem.
*Aszites:* Transsudat in die Bauchhöhle. Sonderform eines Ödems, auch bei Transsudaten in andere seröse Körperhöhlen (Pleura- und Perikarderguß).
*Hydrops:* allgemeiner Begriff für eine Flüssigkeitsansammlung in einer vorgebildeten Körperhöhle (z. B. Gallenblasenhydrops).
*Lipödem:* ausgedehnte und schmerzhafte subkutane Fettansammlung abwärts der Gürtellinie, die häufig im Gefolge einer Fettsucht bei Frauen mit schlankem Oberkörper auftritt.
*Elephantiasis:* unförmige Anschwellung besonders der Extremitäten, als Folge eines Lymphstaus.

**DD:** Wichtig für eine Differentialdiagnose ist die Unterscheidung in ein *lokales* oder *generalisiertes Ödem.*

- *Lokales Ödem:* allergisch, entzündlich, venöses Abflußhindernis, lymphatisches Abflußhindernis.
- *Generalisiertes Ödem:* kardiales Ödem, renales Ödem, hepatisches Ödem, Hungerödem, gastrointestinaler Eiweißverlust (exsudative Enteropathie), endokrine Erkrankungen (Myxödem, Cushing-Syndrom), prämenstruelles Ödem, Schwangerschaft, Medikamente.

**Symptome:** meist stehen Symptome der Grunderkrankung im Vordergrund.

> **Hinweis:** Symmetrische Ödeme (z. B. beidseitige Unterschenkel- oder Knöchelödeme) sind meist durch Herzinsuffizienz, Eiweißmangel oder endokrine Störungen bedingt. Einseitige Ödeme (z. B. am Unterschenkel), sind meist die Folge von Venenthrombosen, Lymphstauung oder anderen lokalen Ursachen.

## 14.4.2 Erkrankungen der Niere

### 14.4.2.1 Akute Glomerulonephritis

> **Definition:** Eine durch immunologische Mechanismen bedingte abakterielle Entzündung der Glomeruli, die beide Nieren betrifft.

**Ursachen:** in der Regel ausgelöst durch die Toxine von β-hämolysierenden Streptokokken der Serumgruppe A nach vorangegangener Infektion im HNO-Bereich oder durch zirkulierende Antikörper bei Autoimmunerkrankungen (Goodpasture Syndrom).

**Patho:** Das akute Einsetzen von Hochdruck, Ödemen und Hämaturie bei einer akuten Glomerulonephritis (GN) wird auch als *nephritisches Syndrom* bezeichnet. Zwei immunpathogenetische Mechanismen werden bei der Glomerulonephritis unterschieden:

1. Zu 70% lagern sich *zirkulierende Immunkomplexe* an den Glomeruli ab. Häufig ausgelöst durch ß-hämolysierende Streptokokken der Serumgruppe A. Aber auch durch andere Bakterien (z. B. Meningokokken, Salmonellen und Chlamydien), virale Infektionen (z. B. infektiöse Mononukleose, Hepatitis B, Masern und Mumps) und parasitäre Erkrankungen (z. B. Malaria und Toxoplasmose) können zirkulierende Immunkomplexe entstehen. Hier bildet der Körper nach einem Erregerbefall Antikörper (Antigen-Antikörper-Reaktion). Der daraus entstehende Komplex streut hämatogen (über das Blut) und kann an den Nieren eine Entzündung verursachen. Sie wird als postinfektiöse Glomerulonephritis oder akutes nephritisches Syndrom bezeichnet und kommt meist bei Kinder und Jugendlichen vor. Eine Sonderform der postinfektiösen Glomerulonephritis ist die Herdnephritis. Sie kommt meist im Rahmen einer Endocarditis lenta oder einer Sepsis vor.
2. Beim zweiten selteneren Mechanismus handelt es sich um eine *Reaktion eines zirkulierenden Antikörpers mit der Basalmembran* der Glomeruli (Autoimmunreaktion), da die Struktur der Basalmembran das Antigen bildet. Da dies eine schwerste, sich rasch entwickelnde Form ist, wird sie als rapid-progressive Glomerulonephritis bezeichnet, die bevorzugt Männer betrifft. Die Entzündung an der Basalmembran kann die Glomeruli zerstören. Dadurch kommt es zu einer gestörten glomerulären Permeabilität (Durchlässigkeit).

**Symptome**

- *Postinfektiöse GN:* 2–3 Wochen nach einer Infektion entstehen Hypertonie, Ödeme (vor allem im Gesicht) und Makrohämaturie. Außerdem kann es noch zu Proteinurie, evtl. Fieber, Kopfschmerz durch Hirnödem und zu Müdigkeit kommen.
- *Rapid-progressive GN:* meist mit schwerem Krankheitsgefühl und den oben genannten Symptomen.
- *Goodpasture-Syndrom:* oft nach viraler Infektion. Neben der glomerulären Basalmembran ist häufig auch die alveoläre Basalmembran (der Lungenbläschen) betroffen (Symptom: Bluthusten).

**Diagnose:** Antikörper gegen das Streptokokkentoxin Streptolysin (Antistreptolysin), Erythrozytenzylinder im Urin, harnpflichtige Stoffe im Blut ↑, BSG ↑, Röntgen-Thorax bei Goodpasture-Syndrom.

**Therapie:** Bettruhe, Penicillin zur Prophylaxe, Proteinsubstitution; bei der rapid-progressiven GN werden immunsuppressive Medikamente gegeben (Kortikosteroide).

**Prognose:** bei Kindern heilt die postinfektiöse GN meist aus, bei Erwachsenen kommt es in 30% zu einer Niereninsuffizienz; die rapid-progressive GN entwickelt häufig eine Niereninsuffizienz und erfordert eine spätere Dialyse bzw. Nierentransplantation.

#### 14.4.2.2 **Chronische Glomerulonephritis**

**Definition:** Wenn die akute GN nach 2–3 Monaten noch nicht ausgeheilt ist.

**Ursachen:** nicht ausgeheilte akute GN oder unbekannt (idiopathisch).

**Patho:** bei der chronischen GN gibt es zwei Hauptverlaufsformen:

1. *Vaskuläre Form:* Durch Immunreaktionen kann es zur Bindegewebsvermehrung (Mesangioproliferation) an den Glomeruli kommen, bei der die Glomerulikapillaren im Durchfluß behindert werden. Sie wird auch als Schrumpfniere bezeichnet, weil die Gefäße und ganze Glomeruli zugrunde gehen können. Als Reaktion entsteht unter anderem ein Bluthochdruck, der meistens eine chronische Niereninsuffizienz einleitet.
2. *Nephrotische Form:* Hier kommt es zu einer Schädigung der Glomeruluskapillaren, bei der die Durchlässigkeit der Glomeruli vor allem für Eiweiß erhöht wird (Eiweißverlustniere).

**Symptome**

- *Vaskuläre Form:* Hypertonie (auch der diastolische Druck ist erhöht), evtl. Kopfschmerzen, kann leicht mit einer essentiellen Hypertonie verwechselt werden.
- *Nephrotische Form:* hier stehen der Eiweißverlust mit daraus folgenden Ödemen im Vordergrund, Albumine sind verringert, dadurch evtl. Abwehrschwäche.

**Therapie:** Hypertonietherapie oder Eiweißsubstitution, evtl. Diuretika, am Ende steht meistens die Dialyse.

#### 14.4.2.3 **Nephrotisches Syndrom**

**Definition:** Es handelt sich um eine erhöhte Eiweißausscheidung der Niere von über 3,5 g/Tag, normal ist 100 mg.

**Ursachen:** Glomerulonephritis, Kimmelstiel-Wilson-Syndrom (Arteriosklerose der Glomeruli bei Diabetes mellitus), Vergiftungen durch Medikamente (Gold), Tbc, Lues, Autoimmunerkrankungen, Plasmozytom.

**Patho:** Die glomerulären Membranen sind vor allem für Eiweiß stärker durchlässig. Wenn der Serumeiweißgehalt unter 2 g% sinkt, treten Ödeme auf. Durch den verminderten kolloidosmotischen Druck sinkt das Plasmavolumen und durch das Renin-Angiotensin-Aldosteron-System wird verstärkt Wasser rückresorbiert, das dann ins Gewebe übertritt. Das nephrotische Syndrom kann nach und nach in eine chronische Niereninsuffizienz übergehen.

**Symptome:** Ödeme vor allem an Unterlide, Gesicht, Sprunggelenk und Unterschenkel. Später kann es zu generalisierten Ödemen mit Aszites, Pleuraerguß, Lungen- und Hirnödem kommen.

**Diagnose:** Nierenbiopsie, Proteinuntersuchung, immunologische Urin- und Serumuntersuchungen.

**Therapie:** Ödemausschwemmung durch Diuretika, die Natrium ausschwemmen und Kalium zurückhalten (Saluretika), Aldosteronantagonisten, eiweißreiche Ernährung.

#### 14.4.2.4 **Akute Niereninsuffizienz**

**Definition:** Plötzliche Einschränkung der Nierenfunktion mit Einschränkung bzw. Erlöschen der Harnausscheidung.

**Ursachen:** Schock durch Blutdruckabfall oder Volumenmangel, Vergiftungen durch Schwermetalle oder Knollenblätterpilz, Verlegung des Blasenausganges bei Blasensteine oder Prostatahypertrophie.

**Stadien der Niereninsuffizienz:** Bei ca. ⅔ kommt es infolge einer verminderten Durchblutung der Nieren zu einer meist reversiblen Schädigung mit Oligurie oder Anurie.

1. *Schädigungsphase:* Stunden bis Tage andauernd. Oligurie bis Normurie, Konzentrationsfähigkeit zunächst noch erhalten.
2. *Oligo-Anurie:* 9–11 Tage andauernd. Oligurie, Anurie und Isosthenurie, Erhöhung der harnpflichtigen Stoffe im Serum und Hyperkaliämie.
3. *Polyurie:* 2–3 Wochen andauernd. Kurzzeitige Polyurie, Rückgang der Urämiesymptome und Hypokaliämie.
4. *Restitution:* es kann bis 12 Monate dauern, bis sich die Nierenfunktion wieder normalisiert.

**Symptome:** abhängig von den Ursachen. Es kommen evtl. Zeichen einer Überwässerung und einer Urämie dazu. Daneben Oligurie bzw. Anurie.

#### 14.4.2.5 **Chronische Niereninsuffizienz**

> **Definition:** Es handelt sich um eine irreversible Einschränkung der Nierenfunktion, die sich über Jahre hinweg entwickelt.

**Ursachen:** chronische Glomerulonephritis, interstitielle Nephritis (chronische Pyelonephritis), Zystenniere, diabetische Nierenerkrankung, Hypertonie.

**Stadien der chronischen Niereninsuffizienz:** Erst bei einem Ausfall von mehr als 80% der Nierenkapazität kommt es zu Symptomen der Niereninsuffizienz. Die chronische Niereninsuffizienz wird in Stadien eingeteilt (Abb. 14-10):

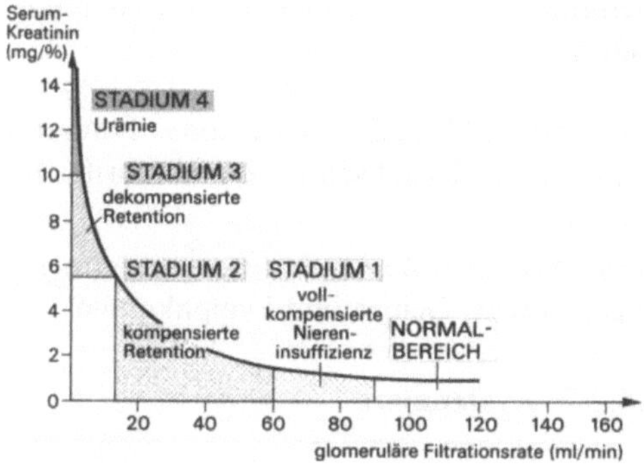


**Abb. 14-10** Stadien der chronischen Niereninsuffizienz.

1. *Volle Kompensation:* Die Kreatininclearence ist eingeschränkt, aber die Serumwerte sind noch unauffällig. Beginnende Minderung der endokrinen Funktion.
2. *Kompensierte Retention:* Erhöhung der Serumwerte (vor allem Kreatinin), jedoch keine Urämiesymptome (Azotämie).
3. *Dekompensierte Retention.* Es bestehen Urämiesymptome (kann durch Therapie gebessert werden).
4. *Terminale Niereninsuffizienz.* irreversibles Nierenversagen mit Urämie.

**Folgen der chronischen Niereninsuffizienz:** Fast alle Erkrankungen im Nierenbereich können zu einer Niereninsuffizienz führen. Die Schädigungen führen zu einer Abnahme der funktionstüchtigen Nephren. Dabei kommt es zu vier Problemfeldern:

- *Ausfall der exkretorischen Funktion:* Vor allem die harnpflichtigen Substanzen (Harnstoff, Harnsäure und Kreatinin) aber auch Medikamente werden ungenügend ausgeschieden. Gesunde Nieren können in 750 ml Urin die täglich anfallenden Stoffwechselprodukte ausscheiden, kranke Nieren, die nicht mehr konzentrieren können, benötigen 3 l Urin dafür (Isosthenurie).
- *Störungen der Homöostase:* Die Natriumausscheidung kann erhöht oder vermindert sein, ebenso die Kaliumausscheidung. Die Säureausscheidung ist vermindert, dadurch entsteht eine metabolische Azidose (Azotämie).
- *Änderung der inkretorischen Nierenfunktion:*
  - die *renale Anämie* tritt schon bei einer geringen Einschränkung der Nierenfunktion auf und ist bedingt durch einen Mangel an Erythropoetin und durch eine gesteigerte Hämolyse.
  - die *renale Osteopathie* ist bedingt durch einen Mangel an wirksamem Vitamin D, das in der Niere produziert wird. Dieser Mangel kann zu einer Osteomalazie führen.
- *Einfluß der Azotämie auf den Organismus:* Der Anstieg der Stoffwechselprodukte im Organismus kann prinzipell jedes Organ schädigen. Besonders das Herz-Kreislaufsystem und das ZNS sind betroffen.

**Urämie:** Zustand bei fortgeschrittener Niereninsuffizienz, wenn es durch den Anstieg der harnpflichtigen Stoffe im Serum zu Vergiftungszeichen kommt. Dabei stehen drei Organsysteme im Vordergrund: ZNS (komatöse Zustände), Gastrointestinaltrakt (Gastritis, Colitis) und Perikard (Perikarditis).

**Symptome:** Sämtliche Funktionen der Niere werden eingestellt. Es entstehen Hypertonie, Ödeme, die renale Anämie und die renale Osteopathie. In der Folge kommt es zur Urämie mit daraus folgenden komatösen Zuständen.

**Therapie:** viel Trinken (2,5–3 l/Tag), Eiweißzufuhr drastisch reduzieren, Kalium- und Natriumzufuhr kontrollieren, später Dialyse, Transplantation

**Dialyse:** Wenn durch medikamentöse oder diätetische Therapie die mangelnde Ausscheidungsfähigkeit der Niere nicht mehr kompensiert werden kann, steigen die harnpflichtigen Stoffe im Blut an und es kommt zur Urämie mit tödlichem Ausgang.

Die *Dialyse* ist ein Verfahren, bei dem die harnpflichtigen Stoffe aus dem Blut gefiltert werden können. Dabei gibt es vor allem zwei Verfahren:

1. Bei der *Peritonealdialyse* wird direkt unterhalb des Nabels ein Katheter eingeführt, über den ca. 2 l eines Dialysats in die Bauchhöhle eingebracht werden. Ein Dialysat ist eine Spüllösung, die bestimmte Stoffe aus dem Blut aufnehmen kann. Bei der Peritonealdialyse dient das Peritoneum als semipermeable Membran, über die der Stoffaustausch zwischen Blut und Dialysat erfolgen kann. Bei der sogenannten kontinuierlichen ambulanten Peritonealdialyse wird die Spülflüssigkeit kontinuierlich durch die Bauchhöhle geführt. Somit gleicht sie annähernd dem Verhalten der Niere. Das Dialysat muß dabei alle 4–8 Std. ausgetauscht werden. Komplikationen sind vor allem Peritonitis und Abszeßbildung.
2. Bei der *Hämodialyse* wird Blut aus einem angelegten arteriovenösen Shunt am Unterarm in ein Dialysegerät gepumpt. In diesem Gerät wird das Blut an einer semipermeablen Membran vorbeigeleitet und der Person wieder zugeführt. Das Dialysat befindet sich auf der anderen Seite der Membran und die harnpflichtigen Stoffe diffundieren vom Blut durch die Membran in das Dialysat. Da das Blut sich längere Zeit außerhalb des Körpers befindet, wird es heparinisiert (d. h. die Gerinnungsfähigkeit wird herabgesetzt). Bei einer chronischen Niereninsuffizienz muß 2–3 mal wöchentlich eine 4–5stündige Dialyse durchgeführt werden. Dabei werden bis zu 100 l Blut durch den Dialysator gepumpt und bis zu 200 l Dialysat verbraucht.

Lange Zeit konnte die Dialyse nur ambulant in Kliniken oder Dialysezentren durchgeführt werden. Inzwischen gibt es immer mehr Heimdialysegeräte, bei denen der Patient die Dialyse zuhause selbständig durchführen kann. Bei der Hämodialyse kann es erhebliche Komplikationen geben. Das Infektionsrisiko (Hepatitis B, HIV) ist erhöht. Durch die Heparinisierung kann es zu Blutungen kommen. Es kann auch zu Fieber, Hypo- oder Hypertonie, Schock, Elektrolytstörungen, Krämpfe, Herzrhythmusstörungen usw. kommen. Dialysepatienten haben aufgrund der Störungen, die auftreten können, eine herabgesetzte Lebenserwartung.

**Nierentransplantation:** Sie ist die letzte Hoffnung vieler Nierenpatienten. Die Voraussetzung ist allerdings, daß eine Spenderniere gefunden wird, die von der Blutgruppe (AB0-System) und dem Gewebe (Histokompatibilität wird über das HLA-System bestimmt) mit dem Patienten übereinstimmt. Der Empfänger muß unter 60 Jahre alt sein und darf keine Lungen- und Herzkrankheiten haben. Die Niere kommt zu 95% von hirntoten Spendern und zu 5% von direkt Verwandten, die eine Niere spenden. Das gespendete Organ wird als dritte Niere in Höhe der Aortenbifurkation in den Bauchraum transplantiert. Innerhalb des ersten Jahres muß mit einer Abstoßungsreaktion gerechnet werden, der durch Immunsuppression (z. B. mit Kortikosteroiden) vorgebeugt werden soll. 95% der Patienten überleben das erste Jahr.

#### 14.4.2.6 Nierenkarzinom (Hypernephrom)

**Definition:** Bösartiger Tumor des Nierengewebes.

**Symptome:** plötzlich einsetzende Hämaturie (schmerzlos), Druckschmerz, subfebrile Temperatur.

**Patho:** Das Adenokarzinom streut hämatogen in Lunge, Skelett, Gehirn und Lymphknoten.

#### 14.4.2.7 Zystenniere

**Definition:** meist angeborene Nierenfehlbildung mit vielen Zysten im Nierengewebe.

**Patho:** Zysten sind Hohlräume, die mit Flüssigkeit gefüllt sind. Bei der Zystenniere kommt es erblich bedingt im Alter von 30–40 Jahren zur massiven Bildung von Zysten, die die Niere zerstören und eine chronischen Niereninsuffizienz nach sich ziehen. Davon muß die *Nierenzyste* unterschieden werden. Hier handelt es sich um meist solitäre (einzelne) Zysten, die die Nierenfunktion zwar beeinträchtigen, aber meist nicht zu einer chronischen Niereninsuffizienz führen.

### 14.4.3 Harnwegsinfektionen

**Definition:** akute und chronische Infekte des Nierenbeckens, der Blase und der Harnröhre.

**Ursachen:** Abflußhindernis durch Prostatahypertrophie oder Mißbildungen der ableitenden Harnwege, nach Katheterisierung bei urologischen Untersuchungen mit asterilen Instrumenten, Diabetes mellitus, Schwangerschaft.

**Erreger:** vor allem Escherichia coli, Enterokokken, Mykoplasmen, Hefepilze, Chlamydien, Proteus mirabilis, Tuberkelbakterien.

**Patho:** Zu unterscheiden sind die aufsteigenden (aszendierenden) Infektionen, bei denen die Keime meist aus dem Keimreservoir des Darmes stammen und die absteigenden (hämatogenen) Infektionen, bei denen eine Bakterieämie vorliegt.

#### 14.4.3.1 Akute Zystitis

**Definition:** Bakterielle Entzündung der Harnblasenschleimhaut

**Ursachen:** wie oben beschrieben sowie Lähmungen (z. B. bei Querschnittslähmung, Bandscheibenvorfall oder Multipler Sklerose). *Fördernde Faktoren* sind Unterkühlung, Nässe und Schwangerschaft.

**Patho:** Frauen sind wegen der kurzen Urethra häufiger betroffen. Bakterien können sich besonders gut an der Schleimhaut festsetzen. Aber nur bei 50 % besteht eine Bakteriurie, bei der die Erreger festgestellt werden können.

**Symptome:** Pollakisurie, Dysurie, imperativer Harndrang, Hämaturie.

**Diagnose:** Teststreifen, Antibiogramm.

**DD:** Gonorrhoe, Nierentuberkulose.

**Therapie:** viel Trinken (z. B. Tee mit Goldrute oder Bärentraubenblätter), Wärme, Spasmolytika, Antibiotika.

**Hinweis:** Heilpraktiker dürfen eine akute Zystitis nicht behandeln, da immer die Gefahr einer Geschlechtskrankheit oder Infektionskrankheit besteht.

#### 14.4.3.2 Chronische Zystitis

**Definition:** Rezidivierende akute Zystitis von mehr als 3 mal/Jahr.

**Ursache:** nicht ausgeheilte akute Zystitis, evtl. Nierentuberkulose.

**Symptome:** abgeschwächte Symptome einer akuten Zystitis, evtl. Reizblase.

**Therapie:** s. akute Zystitis.

#### 14.4.3.3 Pyelonephritis (Pyelitis)

**Definition:** Bakteriell bedingte, meist einseitige Entzündung des Nierenbeckens mit oder ohne Beteiligung des Nierenmarks.

**Ursachen:** aszendierende Infektionen, hämatogene Besiedlung, Behinderung des Harnabflusses (Nierensteine, Schwangerschaft), Diabetes mellitus, Schmerzmittelmißbrauch (Phenazetin), Hyperurikämie (Gicht).

**Symptome:** Häufig besteht zuerst eine Blasenentzündung mit entsprechenden Symptomen, später hohes Fieber (evtl. mit Schüttelfrost), Schmerzen in der Nierengegend (Flankenschmerz), Klopfschmerz im Nierenlager.

**Diagnose:** Bakterien, Leukozyten, evtl. Eiweiß im Urin (Teststreifen), Blutbild, Sonographie.

**Therapie:** Bettruhe, Antibiotika, viel Flüssigkeit.

### 14.4.3.4 **Chronische Pyelonephritis**

**Definition:** Chronische Entzündung der Nierenbecken von mehr als 3 Monaten.

**Ursachen:** nicht ausgeheilte akute Pyelitis.

**Symptome:** uncharakteristisch, Müdigkeit, ziehender Flankenschmerz, evtl. subfebrile Temperaturen.

**Diagnose:** Eiterbeimischung im Blut, Bakterien im Harn, erhöhte BSG.

**Komplikationen:** chronische Niereninsuffizienz (Urämie).

**Therapie:** Wärme, Antibiotika, Ursache beheben.

### 14.4.3.5 **Urolithiasis (Harnsteine)**

**Definition:** Konkremente in den Harnwegen, die durch Ausfällung von gelösten Stoffen im Harn entstehen.

**Ursachen:** Kristallisation des Urins durch vermindertes Trinken, konstitutionell vermehrte Kristalloidausscheidung (lithämische Konstitution), Veränderung des pH-Wertes im Urin, Infektionen (Harnstau), Stoffwechselstörungen (Gicht, Hyperparathyreoidismus), Leukämie.

**Patho:** Systemerkrankung des menschlichen Körpers. Steinarten: *Kalziumoxalatsteine* (Spargel, Rhabarber, Spinat) bei 60%, *Kalziumphosphatsteine* (bei Vegetariern), *Harnsäuresteine* (Nucleineiweiß), *Zystinsteine* (Aminosäure) und *Xantinsteine* (Purin). Die Steine können mit unterschiedlichster Größe in der Niere, im Nierenbecken, im Harnleiter, der Blase und der Harnröhre auftreten. Große Steine machen meist weniger Beschwerden, führen aber zu einer entzündlichen

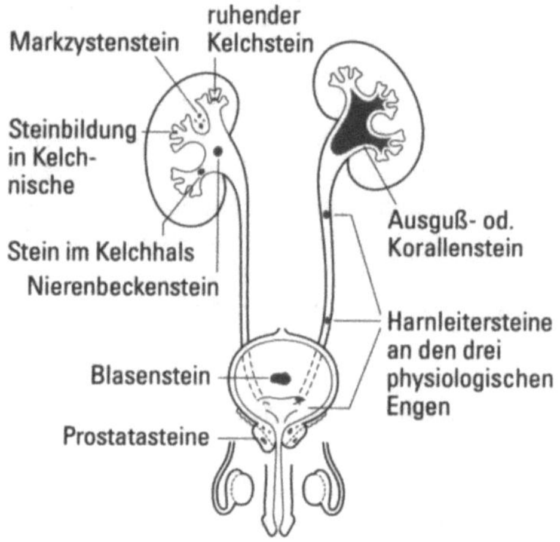


**Abb. 14-11** Häufigste Lokalisation der Steine bei Nephrolithiasis.

Reizung (Abb. 14-11). Von einem Ausgußstein spricht man, wenn das gesamte Nierenbecken ausgefüllt ist.

**Symptome:** viele Steine sind beschwerdelos, evtl. kommt es zu Entzündungen. Leitsymptom ist die *Nieren- bzw. Steinkolik* mit anfallsartigem Lumbalschmerz und Ausstrahlung in Leiste, Genitalien und zur Oberschenkelinnenseite. Evtl. zusätzlich Übelkeit, Klopfschmerz des Nierenlagers, Erbrechen und Hämaturie.

**Diagnose:** Sonographie, Röntgen.

**Therapie:** Spasmolytika, Analgetika, viel mineralarme Flüssigkeit trinken (dadurch evtl. schon Steinabgang), Schlingenextraktion, medikamentöse Steinauflösung (Litholyse bei Harnsäure- und Zystinsteinen), extrakorporale Stoßwellenlithotripsie (ESWL) mit Steinzertrümmerung durch Schallwellen, Operation, Infektionsbekämpfung, vegetarische Kost.

# 15 Wasser-, Elektrolyt- und Säure-Basen-Haushalt

Wasser und Elektrolyte sind Bestandteile des Organismus, die sehr eng miteinander verbunden sind. So haben Veränderungen der Elektrolytkonzentrationen in den Körperflüssigkeiten einen Einfluß auf den Wasserhaushalt und auf den Säure-Basen-Haushalt und umgekehrt. Die wichtigsten Elektrolyte in den großen Flüssigkeitsräumen des Organismus sind Natrium ($Na^+$), Chlor ($Cl^-$), Hydrogencarbonat ($HCO_3^-$), Kalium ($K^+$), Magnesium ($Mg^{2+}$) und Kalzium ($Ca^{2+}$). In den verschiedenen Flüssigkeitsräumen sind die Kationen (positiv geladene Teilchen) und die Anionen (negativ geladene Teilchen) jeweils spezifisch verteilt. In der *extrazellulären Flüssigkeit* dominieren Natrium als Kation und Chlor und Hydrogencarbonat als Anionen. In der *intrazellulären Flüssigkeit* dominieren Kalium als Kation und Phosphat ($HPO_4^{2-}$) als Anion. Aus diesem Grund wird Natriumchlorid als das *Säftesalz* und Kaliumphosphat als das *Gewebesalz* bezeichnet. Eine besondere Bedeutung kommt den Natriumionen und den Kaliumionen zu, die jeweils das Hauptkation des extra- bzw. intrazellulären Raumes darstellen. Um die extrazelluläre Konzentration von Natrium und die intrazelluläre Konzentration von Kalium aufrechtzuerhalten, existiert ein aktives Transportsystem, die Natrium-Kalium-Pumpe, um Veränderungen der Konzentrationen (z. B. nach der Depolarisation einer Nervenzelle) wieder auszugleichen (→ Kap. 2.2.2).

Das **Flüssigkeitsgleichgewicht** zwischen den verschiedenen Räumen im Körper hängt vom osmotischen Druck der Flüssigkeiten ab, der wiederum von der Osmolarität der gelösten Stoffe bestimmt wird. Der osmotische Druck einer Flüssigkeit ist von der Konzentration der gelösten Teile abhängig. Im Plasma sind dies vor allem $Na^+$, $Cl^-$ und $HCO_3^-$.

**Osmolarität** ist die Menge der gelösten Teile in einem Liter Flüssigkeit. Sie beträgt im Serum ca. 300 mosm/l. Da Blut im Verhältnis zur interstitiellen Flüssigkeit viele feste Bestandteile enthält (z. B. Blutkörperchen), ist der für die Lösung zuständige Anteil geringer als bei reinem Wasser und somit nicht miteinander vergleichbar. *Osmolalität* bezeichnet die Menge der gelösten Teile pro kg Wasser und ist somit universell vergleichbar.

## 15.1 Wasser- und Natriumhaushalt

Der Mensch besteht zum überwiegenden Teil aus Wasser. Bei Säuglingen sind es 75%, beim erwachsenen Mann 60%, bei der erwachsenen Frau 50% und bei alten Menschen 55% des Gesamtkörpergewichts. Zu der Differenz bei Mann und Frau kommt es, da Fettgewebe mit 10–30% einen geringeren Wassergehalt hat und Frauen mehr Fettgewebe besitzen als Männer. Das Körperwasser verteilt sich in zwei Räumen (Kompartimenten), dem intrazellulären Raum und dem extrazellulären Raum. Innerhalb der Zellen (intrazellulär) befinden sich ca 60%, außerhalb (extrazellulär) ca. 40% des Wassers. Der extrazelluläre Raum wird nochmals in den intravasalen Raum (in den Gefäßen liegend, 10%) und den interzellulären Raum (zwischen den Zellen liegend, 30%) unterteilt.

Die Aufnahme und die Abgabe von Wasser müssen sich die Waage halten. Der durchschnittliche Tagesumsatz des Erwachsenen liegt bei 1,5–2,5 l. Durch Schwitzen und durch Atmen werden ca, 0,9 l, über den Urin 1,5 l und über den Stuhl 0,1 l Wasser ausgeschieden. Aufgenommen werden demgegenüber ca. 1,5 l durch Trinken und 0,7 l durch feste Nahrung, die restlichen 0,3 l entstehen durch den Stoffwechsel (Oxidationswasser). Beim Oxidationsprozeß, bei dem durch Verbrennung Energie produziert wird, entstehen pro Gramm Kohlenhydrat 0,6 ml, pro Gramm Fett 1,09 ml und pro Gramm Eiweiß 0,44 ml Wasser. Der minimale Wasserbedarf eines Erwachsenen beträgt ca. 1,5 l pro Tag. Zwar kann die Niere bei Flüssigkeitsmangel ihre Ausscheidung erheblich verringern, sie benötigt jedoch für die Ausscheidung der harnpflichtigen Stoffe 0,5 l Flüssigkeit als Lösungsmittel.

**Natrium ($Na^+$):** wird hauptsächlich in Form von Kochsalz (NaCl) in einer Menge von 8–15 g pro Tag aufgenommen. Jedoch können vorübergehend eine tägliche Menge von 0,5 g aber auch bis zu 50 g toleriert werden. Die physiologischerweise benötigte Menge liegt unter 1 g pro Tag. Die Niere übernimmt mit Hilfe von Aldosteron und ADH die Rolle bei der Salzregulation. Nicht die Konzentration, sondern die Menge des vorhandenen Natriums bestimmt das Flüssigkeitsvolumen im extrazellulären Raum. Chlor ($Cl^-$), das meist in Verbindung mit Natrium aufgenommen und ausgeschieden wird, spielt nur eine sekundäre Rolle.

### 15.1.1 Die Regulation von Wasser und Natrium

Der Wassergehalt des Organismus ist mit seinem Salzgehalt eng verbunden. Jede Aufnahme von Salz benötigt eine Aufnahme von Wasser. Für die Steuerung des Flüssigkeitsvolumens und des Natriumgehalts gibt es verschiedene Mechanismen, die zum großen Teil parallel ablaufen und sich ergänzen. Die wichtigsten werden im folgenden beschrieben.

**ADH** (antidiuretisches Hormon): auch *Adiuretin* oder *Vasopressin* genannt, wird im Hypothalamus produziert und im Hypophysenhinterlappen gespeichert. Sogenannte Osmorezeptoren im Hypothalamus registrieren Änderungen der Plasmaosmolarität und regeln je nach Bedarf die ADH-Sekretion. Zusätzlich wird die ADH-Sekretion von sogenannten Barorezeptoren (messen Blutvolumen und Blutdruck) an der Wand des Aortenbogens beeinflußt. Das Hormon fördert an den distalen Nierentubuli die Wasserretention und erhöht damit die Urinkonzentration. Außerdem wirkt es gefäßverengend und steigert den Blutdruck. Durch ADH kann der Körper sehr schnell auf Veränderungen reagieren. Eine Erhöhung des osmotischen Drucks oder eine Verminderung des Flüssigkeitvolumens löst eine ADH-Sekretion aus. Ist der osmotische Druck erniedrigt oder das Flüssigkeitsvolumen erhöht, wird die ADH-Sekretion eingeschränkt. Wird dem Körper z. B. Kochsalz zugeführt, erhöht sich durch die vermehrte $Na^+$-Konzentration auch der osmotische Druck. Die ADH-Sekretion wird daraufhin verstärkt und das Flüssigkeitsvolumen erhöht sich, bis der osmotische Druck sich normalisiert hat.

**Aldosteron:** Mineralokortikoid, das in der Nebennierenrinde produziert wird. Es wird vor allem durch das Renin-Angiotensin-Aldosteron-System, durch eine erhöhte Kalium- bzw. verminderte Natriumkonzentration sowie durch das ACTH der Hypophyse stimuliert. Aldosteron fördert die $Na^+$-Rückresorption und die $K^+$-Ausscheidung in den Nierentubuli und erhöht damit das extrazelluläre Volumen. Eine Zunahme des extrazellulären Volumens zieht eine Hemmung der Aldosteronfreisetzung nach sich. Das Fehlen von Aldosteron vermindert die $Na^+$-Rückresorption in der Niere und führt zu dessen Ausscheidung. Da $Na^+$ bei der Ausscheidung Wasser mitzieht, verringert sich der $Na^+$- und Wasserbestand im Körper.

**Renin-Angiotensin-Aldosteron-System** (RAAS): Renin ist ein Enzym (Hormon), das in den Zellen des juxtaglomerulären Apparats in der Niere gebildet wird. Es spaltet von dem in der Leber produzierten inaktiven Plasmaprotein Angiotensinogen ein Teilstück ab, das dabei zu Angiotensin I verändert wird. Aus Angiotensin I wird dann durch das Angiotensin converting enzyme (ACE) zu Angiotensin II. Angiotensin II ist eine aktive Wirksubstanz, die stark gefäßverengend wirkt, Aldosteron freisetzt und Durst erzeugt. Renin wird durch eine Minderdurchblutung der Nieren z. B. bei Schock oder Plasmaverlust, bei Blutdruckabfall oder Salzverlust freigesetzt und durch Angiotensin II und Aldosteron gehemmt. Die Abnahme des extrazellulären Volumens (z. B. durch Erbrechen oder Durchfall) wird durch Pressorezeptoren als verminderter Druck im Vorhof des Herzens gemessen und über das Gehirn zur Niere weitergeleitet. In der Niere nehmen der Blutdruck und die Menge des Primärharns ab. Dies löst die Ausschüttung von Renin aus. Angiotensin verursacht eine Verengung der Gefäße, so daß der Blutdruck ansteigt. Aldosteron vermindert die Ausscheidung von Natrium und Wasser. ADH kontrolliert gleichzeitig den osmotischen Druck. Das unter anderem von Angiotensin ausgelöste Durstgefühl ermöglicht die orale Zufuhr von Flüssigkeit.

## 15.1.2 Störungen des Wasser- und Natriumhaushalts

### 15.1.2.1 Isotone Dehydratation

**Definition:** kombinierter Wasser- und Natriummangel, bei dem sich das Verhältnis der beiden zueinander im Körper nicht ändert.

**Ursachen:** Blutverluste durch Verletzungen, Plasmaverluste, Flüssigkeitsverluste bei chronischem Erbrechen, Durchfall, großen Verbrennungen, Ileus, Peritonitis oder Niereninsuffizienz.

**Patho:** Der gleichzeitige Verlust von Natrium und Wasser führt ausschließlich zu einem extrazellulärem Voumenverlust (Hypovolämie). Eine Volumenverschiebung zwischen extra- und intrazellulärem Raum findet nicht statt. Die meisten Volumenmangelzustände sind isoton. Die Folgen betreffen in erster Linie das Herz-Kreislaufsystem und die daraus folgende Mangelversorgung.

**Symptome:** Durst, trockene Zunge (rissig und mit borkigen Belägen), Tachykardie, Blutdruckabfall, Schock, verminderter Hautturgor, schlaffe Muskulatur, Erbrechen, Apathie, Somnolenz.

**Therapie:** physiologische Kochsalzlösung (0,9 %ige NaCl-Lösung).

### 15.1.2.2 Isotone Hyperhydratation

**Definition:** interstitielle Zunahme des Wasser- und Natriumbestandes in physiologischem Verhältnis.

**Ursachen:** chronische Erkrankungen mit Ödemneigung wie Herzinsuffizienz, Eiweißverlustniere, Leberzirrhose, Hyperaldosteronismus; Infusion großer Mengen isotoner Flüssigkeit.

**Patho:** Der auslösende Faktor ist ein Volumenverlust der Gefäßbahn. Die Flüssigkeit fließt von den Gefäßen in das Interstitium. Dies kommt durch folgende Mechanismen zustande:

- *Anstieg des hydrostatischen Drucks:* Bei Herzinsuffizienz kommt es im venösen Bereich zu einem Druckanstieg mit daraus folgender Ödembildung.
- *Senkung des kolloidosmotischen Drucks:* Durch Eiweißverlust (nephrotisches Syndrom, Leberzirrhose) verringert sich der kolloidosmotische Druck. Es kommt zu interstitiellen Ödemen.
- *Steigerung der Kapillarpermeabilität:* Durch Toxine oder allergische Reaktionen kommt es zu einer erhöhten Durchlässigkeit der Gefäßwände.

Durch ein verringertes Plasmavolumen wird in der Niere verstärkt Natrium und Wasser rückresorbiert (Renin-Angiotensin-Aldosternon-System). Da der Flüssigkeits- und Natriumüberschuß im Interstitium isoton ist, kommt es auch zu keinem Flüssigkeitseinstrom in die Zellen, da dies nur bei unterschiedlichen osmotischen Verhältnissen möglich ist.

**Symptome:** kein Durst, Gewichtszunahme, Blutdruckanstieg, Ödeme; vor allem Symptome der Grunderkrankung (Herzinsuffizienz, Leberzirrhose, nephrotisches Syndrom).

**Therapie:** Grunderkrankung behandeln, natriumarme Ernährung, evtl. Diuretika.

### 15.1.2.3 Hyponatriämie

**Definition:** Verminderung der Natriumkonzentration im Blut auf Werte unter 135 mmol/l.

**Patho:** Bei einer Hyponatriämie wird zwischen *echtem Natriummangel* (hypotone Dehydratation) und *relativem Natriummangel* durch Wasserüberschuß (hypertone Hyperhydratation) unterschieden.

15.1.2.3.1 **Hypotone Dehydratation**

**Definition:** Es handelt sich um einen Verlust von hypertoner (kochsalzreicher) Flüssigkeit bzw. einer Abnahme der extrazellulären Natriumkonzentration.

**Ursachen**

- *Renaler Salzverlust:* Nierenerkrankungen mit Salzverlust, Kochsalzbeschränkung bei chronischer Niereninsuffizienz, Nebennierenrindeninsuffizienz, übermäßiger Gebrauch von Saluretika.
- *Extrarenaler Salzverlust:* Erbrechen, Durchfall, Schwitzen, Fasten, ungenügende Natriumzufuhr oder übermäßige Wasserzufuhr. Bei Azidose, Hypoxie und Intoxikationen kommt es zum $Na^+$-Einstrom in die Zellen (Verteilungshyponatriämie).

**Patho:** Durch den Mangel an extrazellulärem Natrium wird infolge einer ADH-Hemmung versucht, Wasser über die Niere zu eliminieren, um damit die Menge des extrazellulären Wassers dem verminderten Natriumgehalt anzupassen. Gleichzeitig strömt durch den veränderten osmotischen Druck Wasser in die Zellen. Die Natriumkonzentration bleibt auf Kosten des geringeren Wasservolumens im extrazellulären Raum und erhöhtem Wasservolumen im intrazellulären Raum zunächst im Normbereich. Vor allem die Zellen des ZNS werden vom Wassereinstrom betroffen. Die Schwere der Symptome hängt vom Ausmaß der Überwässerung in den Zellen ab.

**Symptome:**

- *bei leichtem Salzverlust:* starker Durst, trokkene Zunge, Appetitlosigkeit, Verlust des Hautturgors, Muskelkrämpfe und Erschöpfung.
- *bei mittlerem Salzverlust:* Schwindel, Übelkeit, Erbrechen, Kopfschmerzen.
- *bei starkem Salzverlust:* Apathie, Bewußtseinsstörungen, Tachykardie, Blutdruckabfall, Schock, Krampfanfälle, Lähmungen und Koma.

**Therapie:** physiologische Kochsalzlösung (0,9 %ige NaCl-Lösung).

15.1.2.3.2 **Hypotone Hyperhydratation**

**Definition:** Überwässerung des Organismus (Wasserintoxikation).

**Ursachen:** Erkrankungen mit Ödemneigung wie Herzinsuffizienz, Leberzirrhose, nephrotisches Ödem, Störung der ADH-Sekretion (Schwarz-Barttner-Syndrom), übermäßige Zufuhr von kochsalzarmer Flüssigkeit (Biertrinkersyndrom).

**Patho:** Bei Ödemerkrankungen entsteht ein Volumenmangel, der durch Wasserrückresorption (hypoton) kompensiert wird. Beim *Schwarz-Barttner-Syndrom* entsteht durch intrakranielle und pulmonale Erkrankungen, durch Medikamente, Streß, Schmerz oder paraneoplastisch eine Verstärkung der ADH-Produktion bzw. ADH-Wirkung. Auch eine übermäßige hypotone Flüssigkeitszufuhr kann die Ausscheidungkapazität der Niere überfordern. Es kommt zur Erhöhung einer hypotonen Flüssigkeit im extrazellulären Raum mit der Folge eines intrazellulären Einstroms.

**Symptome:** kein Durst, Unruhe, Kopfschmerzen, Appetitlosigkeit, Übelkeit, Erbrechen, Reizbarkeit, Verwirrung, Muskelzuckungen, Krämpfe, Hirnödem, Herzinsuffizienz und Blutdruckanstieg.

**Therapie:** Diuretika (Furosemid).

15.1.2.4 **Hypernatriämie**

**Definition:** Erhöhung der Natriumkonzentration im Serum auf 150–170 mmol/l.

**Patho:** Bei einer Hypernatriämie wird zwischen einem *echten Natriumüberschuß* (hypertone Hyperhydratation) und einem *relativen Natriumüberschuß* durch Wassermangel (hypertone Dehydratation) unterschieden.

#### 15.1.2.4.1 Hypertone Dehydratation

> **Definition:** Verlust hypotoner (kochsalzarmer) Flüssigkeit bzw. Zunahme der extrazellulären Natriumkonzentration.

**Ursachen:** Flüssigkeitsverlust über

- *Niere:* akute und chronische Niereninsuffizienz, Hyperkalzämie, Diabetes insipidus, Hyperglykämie (Diabetes mellitus).
- *Haut:* starkes Schwitzen, starke Verbrennungen.
- *Lunge:* Hyperventilation bei Fieber
- *Magen/Darm:* Erbrechen, Durchfall.
- *Sonstiges:* ungenügende Wasserzufuhr, therapeutisch induzierte forcierte Diurese.

**Patho:** Eine hypertone Dehydratation entsteht entweder durch eine verminderte Aufnahme oder durch einen vermehrten Verlust von salzarmem Wasser. Die osmotische Konzentration im Extrazellulärraum steigt dabei an und es kommt zu einem Entzug der intrazellulären Flüssigkeit, so daß ein osmotischer Druckausgleich stattfindet. Besonders bei Kinder kommt es bei eintretendem Wassermangel in den Zellen schnell zum *Durstfieber.*

**Symptome**

- *bei Verlust von 1,5 l Wasser:* starker Durst, Hyperventilation.
- *bei Verlust von ca. 2,0 l Wasser:* Schwäche, trockene Schleimhäute, stehenbleibende Hautfalten, Verwirrung, Tachykardie, Blutdruckabfall, Schock.
- *bei Verlust von ca. 7,0 l Wasser:* Apathie, Abbau der geistigen Funktionen.
- *Verlust von mehr als 10 l Wasser:* Bewußtseinsstörungen, Durstfieber, Halluzinationen, Krämpfe, Koma, Tod.

**Therapie:** Zufuhr von elektrolytfreiem Wasser (z. B. 5%ige Glukoselösung).

#### 15.1.2.4.2 Hypertone Hyperhydratation

> **Definition:** übermäßige Zufuhr kochsalzreicher (hypertoner) Flüssigkeit.

**Ursachen:** Trinken von Meerwasser, Infusion mit hypertoner Lösung, eingeschränkte Nierenfunktion, Überfunktion der Nebennierenrinde (Conn-, Cushing-Syndrom).

**Patho:** sehr seltene Störung, die vor allem durch exzessive Natriumzufuhr zustande kommt. Durch die vermehrte Natriumkonzentration im extrazellulären Raum wird durch den darin erhöhten osmotischen Druck Flüssigkeit aus den Zellen abgezogen. Auch bei ausschließlichem Trinken von Meerwasser kommt es zu einem Natriumüberschuß mit einem Wasserdefizit, da das überschüssige Salz nur unter Mitwirkung von körpereigener Flüssigkeit ausgeschieden werden kann. Meerwasser hat einen höheren Salzgehalt als die körpereigene Flüssigkeit.

**Symptome:** Durch den Flüssigkeitsverlust der Gehirnzellen kommt es zu Unruhe, Verwirrungszuständen, Hyperreflexie, Fieber, Tremor, Blutdruckanstieg, Herzinsuffizienz.

**Therapie:** Grunderkrankung behandeln, langsame Wasserinfusion.

## 15.2 Kaliumhaushalt

Kalium ist das Hauptkation im intrazellulären Raum. 98% des Kaliums befindet sich in der Zelle. Es beeinflußt durch die unterschiedliche Verteilung zwischen extra- und intrazellulärem Raum ganz wesentlich die neuromuskuläre Erregbarkeit (Ruhepotential) und ist für die Aufrechterhaltung des intrazellulären Volumens verantwortlich. Der Mensch nimmt vor allem durch den Verzehr von Fleisch, Kartoffeln, Gemüse und Obst die erforderliche Menge an Kalium auf. Die Aufnahme von Kalium aus dem Darm wird durch das Vorhandensein von Adrenalin, Insulin Aldosteron und einer Alkalose gefördert. Die *Ausscheidung* erfolgt zu 90% über die Niere und zu 10% über den Darm. Der Darm kann jedoch die Kaliumausscheidung bei eingeschränkter Nierenfunktion bis zu einem Drittel der Gesamtausscheidung steigern.

Die **Regulation des Kaliumhaushalts** erfolgt vor allem über die Niere. Eine hohe Kaliumkonzentration, Aldosteron und eine Alkalose fördern die Ausscheidung. Zudem wird bei einer hohen Kaliumkonzentration direkt Aldosteron aus der Nebenniere freigesetzt und damit die Ausscheidung gefördert. Bei starker Urinproduktion (Polyurie) (z. B. bei Diabetes mellitus oder beim Einsatz bestimmter Diuretika) werden große Mengen Kalium mit ausgeschwemmt und führen unter Umständen zur *Hypokaliämie*. Bei Kaliummangel und bei einer Azidose wird die Ausscheidung in der Niere gehemmt.

Der *Säure-Basen-Haushalt* ist mit dem Kaliumhaushalt untrennbar verbunden. Eine Azidose schränkt die Aktivität der $Na^+$-$K^+$-Pumpe ein, wodurch es zu einer Kaliumanreicherung im extrazellulären Raum kommen kann *(Hyperkaliämie)*, während es bei einer Alkalose zu einem Kaliummangel kommt. Kalium ist zusammen mit Natrium dafür verantwortlich, daß elektrische Spannungen zwischen dem Inneren und dem Äußeren der Zelle existieren. Weiterhin ist Kalium ein wichtiger Kofaktor zahlreicher Enzymsysteme. Ferner hängen die Synthese der Mineralokortikoide und die Freisetzung von Insulin von Kalium ab.

### 15.2.1 Störungen des Kaliumhaushalts

Bei **akutem Kaliumüberschuß** im Extrazellulärraum (Hyperkaliämie) vermindert sich das Membranpotential und der notwendige Reiz zum Erreichen des Schwellenpotentials nimmt somit ab. Es kommt zur neuromuskulären Übererregbarkeit mit gesteigerten Reflexen. Sinkt jedoch das Membranpotential bis zum Schwellenwert ab, kommt es infolge einer Dauerdepolarisation der Muskelfasern zu einer Muskellähmung.

Bei **akutem Kaliummangel** im Extrazellulärraum (Hypokaliämie) vergrößert sich das Ruhemembranpotential z. B. von −85 mV auf −95 mV. Der Schwellenwert, der eine Depolarisation und damit eine Erregung auslöst, bleibt aber erhalten. Damit muß der zum Erreichen des Schwellenwerts benötigte Reiz größer werden, und es kommt zu einer Abnahme der Erregbarkeit. Im Extremfall fehlen die Reflexe und eine schlaffe Lähmung tritt auf. Bei *chronischen Störungen* des Kaliumhaushalts können neuromuskuläre Veränderungen fehlen, da das Verhältnis von intra- und extrazellulärem Kalium gleichbleiben kann. Das intrazelluläre erhöht oder vermindert sich im Verhältnis zum extrazellulären Kalium.

Sowohl Kaliummangel als auch Kaliumüberschuß führen zu einer *Blockierung der Erregungsleitung*, wobei die Symptomatik umso bedrohlicher wird, je schneller die Entgleisung eingetreten ist. Hypokaliämie bedeutet immer auch intrazellulärer Kaliummangel. Bei Hyperkaliämie kann eine normale oder verminderte intrazelluläre Kaliumkonzentration vorliegen.

#### 15.2.1.1 Hyperkaliämie

**Definition:** Anstieg der extrazellulären Kaliumkonzentration auf > 5,5 mmol/l.

**Ursachen**

- *Verminderte Kaliumausscheidung:* bei Niereninsuffizienz, bei Hypoaldosteronismus (z. B. durch Nebenniereninsuffizienz).
- *Zu hohe exogene Kaliumzufuhr:* diätetisch vor allem durch Fleisch, Gemüse, Obst und Obstsäfte; medikamentöse Kaliumeinnahme (z. B. Kochsalzersatzpräparate, bei denen Natrium durch Kalium ersetzt wird).
- *Endogene Kaliumbelastung:* durch verstärkten Zellzerfall bei Hämolyse, Gewebszerstörungen, Verbrennungen, Operationen, Blutungen.
- *Gestörte Kaliumverteilung:* bei metabolischer Azidose, Insulinmangel, starke körperliche Belastung, durch Medikamente.

**Patho:** Eine exzessive Kaliumzufuhr führt meist nur bei einer eingeschränkten Nierenfunktion zu einer Hyperkaliämie, da eine gesunde Niere normalerweise auch eine starke Kaliumerhöhung bewältigen kann. Die eingeschränkte Nierenfunktion ist damit auch die häufisgste Ursache für eine Hyperkaliämie, meist in Verbindung mit zusätzlichen Ursachen. Durch eine verminderte Natriumrückresorption bei mangelndem Aldosteron (Hypoaldosteronismus) kann eine Kaliumausscheidung in den Nieren nur sehr eingeschränkt erfolgen. Azidosen führen zu einem Austritt von Kalium aus den Zellen im Austausch gegen $H^+$-

Ionen. Damit läßt sich eine viel gefährlichere Störung des pH-Werts abschwächen. Die Auswirkung einer Kaliumerhöhung ist vor allem die verstärkte neuromuskuläre Erregbarkeit der Zellen. Das gleiche Prinzip kommt auch an den Zellen des Herzmuskels zur Geltung. Hier verursacht die Kaliumerhöhung Reizleitungsstörungen. Dadurch kommt es zu bradykarden Herzrhythmusstörungen und bei starken Erhöhungen zum AV-Block, komplexen ventrikulären Extrasystolen und Kammerflimmern. Die anfänglich durch eine gesteigerte Erregbarkeit zu beobachtenden Phänomene (z. B. Hyperreflexie) werden bald durch eine aufsteigende Lähmung und durch den Verlust der Eigenreflexe abgelöst.

**Symptome:** häufig Parästhesien der unteren Extremitäten, Taubheitsgefühl der Lippen, metallener Mundgeschmack, bradykarde Herzrhythmusstörungen, Unlust, Schwäche, Verwirrheit.

**Diagnose:** Serumkalium, EKG-Veränderungen.

**Therapie:** Alkalisierung, Dialyse.

#### 15.2.1.2 **Hypokaliämie**

> **Definition:** Abnahme der extrazellulären Natriumkonzentration auf < 3,5 mmol/l.

**Ursachen**

- *Mangelhafte Zufuhr:* bei längerem Fasten, Appetitlosigkeit und Verdauungsstörungen.
- *Gesteigerte Ausscheidung:* bei Niereninsuffizienz, Diuretikagebrauch, Cushing-Syndrom und Hyperaldosteronismus.
- *Verteilungsstörung:* bei Alkalose und Insulinbehandlung.

**Patho:** Durch die extrazellulär erniedrigte Kaliumkonzentration wird am Herzen der Einstrom von Kalzium in die Zellen ermöglicht. Dadurch wird die Muskelkraft und das Ruhepotential erhöht, die Erregbarkeit ist gesteigert. Da Digitalis und Kalium den gleichen Rezeptor an den Zellen benutzen, können bei sinkendem extrazellulärem Kalium mehr Digitalismoleküle an der Zelle festmachen und es kommt zu einer stärkeren Digitaliswirkung. Es besteht die Gefahr eine Überdosierung. An der Niere führt Kaliummangel zu einer Einschränkung der renalen Konzentrationsfähigkeit, da die Niere auf ADH vermindert reagiert. Es kommt zu Isosthenurie mit Verlust von Wasser.

**Symptome:** Adynamie, Hyporeflexie bis Areflexie, Apathie, Bewußtseinsstörungen bis Koma, Appetitlosigkeit, Obstipation, Polydypsie und Polyurie; tachykarde Herzrhythmusstörungen, Kammerflimmern.

**Therapie:** kaliumreiche Kost, bzw. medikamentöse Substitution.

## 15.3 Kalzium- und Phosphathaushalt

**Kalzium:** das am meisten vorkommende Kation. Von den ca. 1000 g Kalzium im Körper sind rund 99 % in den Knochen eingebaut, 10 mg sind im Serum, davon ca. 40 % frei als Ionen verfügbar. Freie, nicht gebundene $Ca^{+}$-Ionen sind für die Funktionsfähigkeit erregbarer Strukturen wie Nerven und Muskeln, für die Kontraktion des Herzens, die Blutgerinnung und andere Funktionen von großer Bedeutung. So kann z. B. nur durch das Vorhandensein von Kalzium eine reguläre Muskelkontraktion und Nervenerregung stattfinden. Kalzium hat auch eine sehr wichtige Funktion im Knochenstoffwechsel. Im Verhältnis von 3:2 werden Kalzium und Phosphor in die organische Knochenstruktur eingelagert und geben dem Knochen seine Festigkeit. Der Umsatz von Kalzium in den Knochen beträgt pro Tag ca 300 mg.

**Phosphor:** ist mit ca. 700 g im menschlichen Körper vertreten, von denen wie bei Kalzium 99 % in den Knochen reversibel gebunden sind. Phosphor hat einen entscheidenden Anteil an der Regulation der Zellfunktion. Es dient zum Aufbau des Energiespeichers ATP, ist essentieller Bestandteil der Zellmembran, der Nukleinsäuren und der Phosphoproteine (erforderlich für die Mitochondrienfunktion). Phosphor ist ein wichtiger Puffer innerhalb der Zelle und wird wird fast ausschließlich vom Parathormon reguliert.

### 15.3.1 Regulation des Kalzium- und Phosphorhaushalts

Kalzium und Phosphor werden vor allem durch Parathormon, Kalzitonin und Vitamin D gesteuert.

**Parathormon (PTH):** reguliert die extrazelluläre Kalziumkonzentration. Durch den Abfall der Kalziumkonzentration im Serum wird in der Nebenschilddrüse die PTH-Sekretion stimuliert. Das Vorhandensein von PTH verringert an der Niere die Ausscheidung von Kalzium und fördert die Ausscheidung von Phosphor, Bikarbonat, Natrium, Kalium und Aminosäuren. Außerdem stimuliert es die Synthese des wirksamen Vitamin D. Dadurch werden auf indirektem Wege Kalzium und Phosphor aus dem Darm vermehrt aufgenommen. In den Knochen bewirkt PTH den Abbau von Knochensubstanz, indem es die Osteoklasten aktiviert und die Aufnahme des freigesetzten Kalzium in das Plasma fördert.

**Vitamin D:** auch *Cholecalciferol*; wird nach der Aufnahme aus der Nahrung in Haut, Leber und Niere in seine wirksame Form verwandelt. Durch die Stimulation von PTH wird es verstärkt gebildet und fördert die Aufnahme von Kalzium aus dem Darm, die Rückresorption aus der Niere und den Einbau in die Knochen.

**Kalzitonin:** Hormon, das in den C-Zellen der Schilddrüse gebildet und beim Anstieg der Kalziumkonzentration ausgeschüttet wird. Es fördert den Einbau des Kalziums in die Knochen und die Ausscheidung des Kalziums über die Niere. Es ist ein Antagonist zum Parathormon.

### 15.3.2 Störungen des Kalziumhaushalts

#### 15.3.2.1 Hypokalzämie

**Definition:** dauerhafte Senkung der extrazellulären Kalziumkonzentration unter 2 mmol/l.

**Ursachen**

- *Verminderte Aufnahme:* Fettverdauungsstörungen wie z. B. bei Pankreatitis oder Zöliakie; durch Vitamin-D-Mangel bei Niereninsuffizienz und Leberzirrhose.
- *Erhöhter Verbrauch:* Schwangerschaft, Stillperiode.
- *Gesteigerte Ausscheidung:* Überproduktion von Kalzitonin (z. B. Karzinom), Polyurie, Diuretika, Azidose.
- *Sonstige:* bei Eiweißstoffwechselstörungen, Hypoparathyreoidismus (Fehlen von Parathormon) und Vitamin-D-Mangel.

**Patho:** Eine Hypokalzämie kann sich praktisch nur dann entwickeln, wenn PTH- oder Vitamin-D-Störungen vorliegen. Ein extrazellulärer Kalziummangel verursacht eine gesteigerte Erregbarkeit an Nerven und Muskeln mit kontinuierlichen spontanen Entladungen. Schon leichte Reize wie das Beklopfen am Gesicht, kann Zuckungen auslösen. In der Augenlinse beeinträchtigt der Kalziummangel den Natriumauswärtstransport. Das führt zu einer Wasserzunahme in der Linse mit Schwellung, Rißbildung und Degeneration (Katarakt). Da Kalzium für die Regeneration und das Wachstum der Zellen verantwortlich ist, kommt es bei einem Mangel u. a. zu Hautstörungen, Haarausfall und Nägelbrüchigkeit.

**Symptome:** Hyperreflexie, Tetaniesyndrom (Karpfenmund, Pfötchenstellung), Parästhesien an Extremitäten und Gesicht; evtl. Krämpfe der Atemmuskulatur, Zungenbiß, Inkontinenz und Bewußtlosigkeit; Katarakt, trockene und rissige Haut, Haarausfall, psychische Störungen und Depressionen.

**Diagnose:** *Chvostek-Phänomen:* Ein Beklopfen der Wange zwischen Mundwinkel und Ohr löst Zuckungen aus. *Trousseau-Zeichen:* durch kurzzeitige Ischämie des Armes (aufgeblasene Blutdruckmanschette) kommt es zu Krämpfen an der Hand (Pfötchenstellung bzw. Geburtshelferstellung).

**Therapie:** Kalzium langsam i. v. geben.

#### 15.3.2.2 Hyperkalzämie

**Definition:** Dauerhafte Erhöhung der extrazellulären Kalziumkonzentration über 2,75 mmol/l.

**Ursachen**

- *Erhöhte intestinale Kalziumresorption:* Vitamin-D-Erhöhung bei Überdosierung oder granulomatösen Erkrankungen; übermäßige Kalziumzufuhr.
- *Erhöhte Kalziumresorption aus den Knochen:* primärer Hyperparathyreoidismus, bei malignen Tumoren mit Knochenauflösungen (Leukämie, Lymphome und Plasmozytom) oder paraneoplastische Bildung parathormonähnlicher Substanzen.
- *Verminderte Kalziumausscheidung:* Thiaziddiuretika.

**Patho:** Eine verminderte extrazelluläre Kalziumkonzentration verursacht eine Herabsetzung der neuromuskulären Erregbarkeit. An der Niere wird der Konzentrationsmechanismus herabgesetzt (Isosthenurie mit Polyurie) und das Kalzium setzt sich dort ab. Es kann zu einer metabolischen Azidose kommen mit Folge einer Magenübersäuerung und peptischen Ulzerationen. Vor allem zentralnervöse Störungen bis hin zum Koma können bei starken Hyperkalzämien entstehen. Es besteht zudem eine Digitalisüberempfindlichkeit.

**Symptome:** Polyurie, Polydipsie, Übelkeit, Erbrechen, Muskelschwäche, Meteorismus, Obstipation, Kopfschmerzen, Gedächtnisstörungen.

**Komplikationen:** Die hyperkalzämische Krise bei starkem Kalziumanstieg ist ein Notfall. Es herrscht eine starke zerebrale Symptomatik (Koma), meist kombiniert mit einem akuten Nierenversagen.

**Therapie:** Diuretika, Dialyse.

## 15.4 Magnesiumhaushalt

Magnesium ($Mg^{2+}$) ist das zweithäufigste intrazelluläre und das vierthäufigste Kation des Organismus. Weniger als 1 % befindet sich in der extrazellulären Flüssigkeit. Mehr als die Hälfte ist im Knochen, der Rest vor allem in Leber, Muskeln und anderen Weichteilen. Magnesium wirkt als Aktivator vieler Enzymsysteme, als Antagonist zum Kalzium, dämpft die neuromuskuläre Erregbarkeit und hemmt in hoher Konzentration die Freisetzung von Azetylcholin in der motorischen Endplatte. Magnesium wird vor allem durch chlorophyllhaltige, pflanzliche Nahrungsmittel aufgenommen.

### 15.4.1 Hypermagnesiämie

**Definition:** Es handelt sich um einen Anstieg der Magnesiumkonzentration über 1,2 mmol/l.

**Ursachen**

- *Übermäßige Magnesiumzufuhr:* magnesiumhaltige Antazida, Laxanzien.
- *Verminderte Ausscheidung:* Niereninsuffizienz.
- *Endokrine Störungen:* Hypothyreose, Nebenniereninsuffizienz.

**Patho:** Durch die erhöhte Magnesiumkonzentration wird Azetylcholin unterdrückt und dadurch die Reizübertragung an der neuromuskulären Endplatte blockiert (kurareähnliche Wirkung). Dadurch kommt es zu einem verminderten Muskeltonus und bei höheren Konzentrationen zu Lähmungen. Der Sympathikus ist abgeschwächt, da die Freisetzung von Noradrenalin reduziert wird. So entstehen Hypotonie und Bradykardie.

**Symptome:** Hyporeflexie, Muskelschwäche bis Lähmung, Ateminsuffizienz durch Lähmung der Atemmuskulatur, Apathie, Obstipation, Blasensperre, Flush (Hautrötung infolge Vasodilatation), Hypotonie, bradykarde Herzrhythmusstörungen bis AV-Block.

**Therapie:** Kalzium i. v. als Magnesiumantagonist, evtl. Dialyse.

### 15.4.2 Hypomagnesiämie

**Definition:** Abfall der Magnesiumkonzentration auf unter 0,7 mmol/l.

**Ursachen**

- *Verminderte Aufnahme:* chronische Darmerkrankungen mit Durchfall (M. Crohn, Colitis ulcerosa, Laxanzienabusus), Leberzirrhose.

• *Gesteigerte Ausscheidung:* Niereninsuffizienz, Diuretika, Alkoholismus, diabetisches Koma, Kortison- und Digitalispräparate; zusätzlich ausgeprägtes Stillen und stark gesteigerte Schweißsekretion.

**Patho:** Bei leichten Formen kommt es zu einer verstärkten motorischen Erregbarkeit, die durch einen Kalziummangel verstärkt wird. Ein ausgeprägter Magnesiummangel führt zu einem Absinken der Kalziumkonzentration und damit zusätzlich zu einer Hypokalzämie.

**Symptome:** Hyperreflexie, Muskelzittern, -schwäche und -krämpfe (Wadenkrämpfe), Kopfschmerzen, Angstzustände, Depressionen, Gefäßspasmen, tachykarde Rhythmusstörungen.

**Therapie:** Magnesium i. v. oder Magnesiumsalze oral.

## 15.5 Säure-Basen-Haushalt

Viele Zellfunktionen und Enzymaktivitäten sind an einen eng begrenzten pH-Wert gebunden, der durch ein bestimmtes Verhältnis zwischen Säuren und Basen gewährleistet werden muß. Größere Abweichungen können nicht toleriert werden, da sonst der Organismus zugrunde gehen würde.

> *Säuren* sind Moleküle, die Wasserstoffionen (Protonen) abgeben, *Basen* sind Moleküle, die Protonen aufnehmen.

Obwohl $H^+$-Ionen eine 4000mal geringere Plasmakonzentration als $Na^+$-Ionen aufweisen, spielen sie eine wichtige Rolle, weil sie sehr reaktionsfreudig sind. Dabei spielen nicht nur die freien $H^+$-Ionen eine Rolle, sondern auch Säuren und Basen. Der Organismus besitzt verschiedene Möglichkeiten, das Säure-Basen-Gleichgewicht durch *Pufferung* aufrechtzuerhalten. Die wichtigsten Puffer sind der *Bikarbonatpuffer*, der *Eiweißpuffer*, der *Phosphatpuffer*, die Säureausscheidung über die Niere und die Ausscheidung von Kohlendioxid über die Atmung. Bei einer durchschnittlichen gemischten Ernährung entstehen über Aminosäuren mehr $H^+$-Ionen. Der Säureüberschuß muß ausgeglichen werden. Das wichtigste Organ für die Ausscheidung von $H^+$-Ionen ist die Niere.

### 15.5.1 Störungen des Säure-Basen-Haushalts

Die physiologische Konzentration freier Wasserstoffionen in der extrazellulären Flüssigkeit kann zur sauren und zur alkalischen Seite hin gestört sein. Die *Azidose* (Übersäuerung) ist mit einer Zunahme der Wasserstoffionen und damit mit einer Abnahme des pH-Werts verbunden. Bei einer *Alkalose* besteht eine Abnahme der Wasserstoffionen und damit eine Zunahme des pH-Werts. Metabolische Abweichungen werden durch Stoffwechselveränderungen hervorgerufen, während respiratorische Störungen durch eine veränderte Atmungsfunktion entstehen. Eine Alkalose ist meist mit einer *Hypokaliämie* verbunden, eine Azidose meist mit einer *Hyperkaliämie*.

#### 15.5.1.1 Metabolische Azidose

> **Definition:** Stoffwechselbedingte Verringerung der Konzentration freier $H^+$-Ionen von pH < 7,35. Es handelt sich um die häufigste Störung des Säure-Basen-Haushalts.

**Ursachen**

• *Gesteigertes Säureangebot* (Additionsazidose): endogen durch Fieber, Hyperthyreose, Fasten, Diabetes mellitus, Alkoholismus und alle Formen von Hypoxie (z. B. bei Anämie, Schock, starker körperlicher Belastung, CO-Vergiftung). Exogen durch Zufuhr von Giften (Methylalkohol, Salizylsäure).

• *Gesteigerter Alkaliverlust* (Subtraktionsazidose): Verlust von basisch wirkenden Elementen bei chronischem Durchfall, Laxanzien.

• *Verminderte Säureelimination* (Retentionsazidose): bei Niereninsuffizienz (Urämie), Pyelonephritis.

**Patho:** Die entstehenden $H^+$-Ionen werden sofort über den Bikarbonatpuffer und andere Puffer neutralisiert. Das entstehende $CO_2$ wird kompensatorisch abgeatmet. Der Anstieg der $H^+$-Konzentration reizt das Atemzentrum und setzt dadurch eine zentral gesteuerte Hyperventilation (Kußmaul-Atmung) in Gang. Sind die Pufferkapazitäten erschöpft, entstehen durch den Anstieg der $H^+$-Konzentration vielfältige Auswirkungen auf Stoffwechsel und Organe. So wird z. B. die Aktivität der Leberenzyme eingeschränkt und es treten Kalium-, Kalzium- und Natriumverluste auf. Durch die Azidose wird die Kontraktionskraft und die Aktivität des Sinusknoten im Herzen verringert.

**Symptome:** Kußmaul-Atmung, Schwäche, Desorientiertheit, Blutdruckabfall, bradykarde Herzrhythmusstörungen.

**Therapie:** Grunderkrankung behandeln, Natriumbikarbonat als Infusion.

### 15.5.1.2 **Metabolische Alkalose**

**Definition:** Stoffwechselbedingte Abnahme von freien $H^+$-Ionen von pH > 7,45.

**Ursachen**

- *Gesteigertes Basenangebot* (Additionsalkalose): übermäßige Einnahme von Bikarbonaten (z. B. Natron).
- *Gesteigerter Säureverlust* (Subtraktionsalkalose): Erbrechen, forcierte Diurese.
- *Verminderte Basenelimination* (Retentionsalkalose): chronische Saluretikatherapie, Hyperaldosteronismus, Hyperkortizismus, Lakritzenabusus.

**Patho:** Die Kompensation einer metabolischen Alkalose kann bis zu einem gewissen Grad durch einen Rückgang der Atmung erfolgen, da so eine Zunahme des pH-Wertes vermieden wird. Es kommt zu einem renalen Kaliumverlust. Durch einen Verlust von $H^+$-Ionen kann es auch zu einem Kalziummangel kommen.

**Symptome:** flache Atmung (Hypoventilation), Schwäche, Adynamie, Apathie, Meteorismus, Hyperreflexie, evtl. Tetanie, tachykarde Herzrhythmusstörungen.

**Therapie:** 0,9%ige NaCl-Lösung i. v., orale $K^+$-Substitution, in schweren Fällen Kalium i. v., stark verdünnte HCl-Lösung.

### 15.5.1.3 **Respiratorische Azidose**

**Definition:** Atmungsbedingte Verringerung der Konzentration freier $H^+$-Ionen von pH < 7,35.

**Ursachen**

- *Obstruktive Ventilationstörungen:* chronische Bronchitis, Bronchiektasen, Asthma bronchiale, Lungenemphysem, Schlafapnoe-Syndrom.
- *Restriktive Ventilationsstörungen:* Lungenödem, Atelektasen, Lungenfibrose, Pleuraerguß, Pneumothorax, Thoraxverletzungen, Kyphoskoliose.
- *Verminderte Erregbarkeit des Atemzentrums:* Beruhigungsmittel, Schlafmittel, Alkohol, Trauma mit intrakranieller Druckerhöhung.

**Patho:** Durch die eingeschränkte Atemtätigkeit kommt es zu einem Anstieg des $CO_2$-Gehalts im Blut. Meist handelt es sich hierbei um chronische Störungen, bei denen zur Pufferung der Übersäuerung auch das Kalziumkarbonat der Knochen beiträgt. Dies führt bei chronischen Zuständen zu Knochenveränderungen. Bei höherem $CO_2$-Gehalt wird die Atemtätigkeit unterdrückt, die Herzfrequenz geht zurück und die Kontraktionskraft nimmt ab. Es kann eine Hypoxie entstehen und so zusätzlich eine metabolische Azidose dazukommen. Durch den erhöhten $CO_2$-Gehalt werden im Gehirn die Gefäße erweitert, was zu Hirnödem und Hirndrucksteigerung führen kann.

**Symptome:** Atemnot, Zyanose, verringerte bzw. erschwerte Atemtätigkeit, Unruhe, Kopfschmerzen, Sehstörungen, Desorientiertheit, Bewußtseinsstörungen.

**Therapie:** Ursache beheben, kein Bikarbonat!

### 15.5.1.4 **Respiratorische Alkalose**

**Definition:** atmungsbedingte Abnahme der Konzentration freier $H^+$-Ionen von pH > 7,45.

**Ursachen**

- *Funktionell:* psychogene Hyperventilation, Angst, Schmerz.

- *Hormonell:* Hyperthyreose, Schwangerschaft.
- *Medikamentös-toxisch:* Salizylate, Sulfonamide, Bakterientoxine, giftige Stoffe bei Leberzirrhose.
- *Sauerstoffmangel* (Hypoxie): Fieber, Anämie, Herzinsuffizienz.
- *ZNS-bedingt:* Enzephalitis, Meningitis, Hirnödem, Schädel-Hirn-Trauma.

**Patho:** Die Kompensation der respiratorischen Alkalose erfolgt vor allem durch eine verstärkte $H^+$-Freisetzung und eine Zunahme der renalen $HCO_3^-$-Ausscheidung. Dabei kommt es auch zu einer Kalium- und Natriumausscheidung. Die Alkalose steigert glykolytische Prozesse und verursacht dadurch die Stoffwechselprodukte Laktat und Pyruvat mit einem Verbrauch von $HCO_3^-$. Das freie Kalzium nimmt ab, da es auch zur Pufferung herangezogen wird und es entsteht eine verstärkte neuromuskuläre Erregbarkeit. Der verminderte $CO_2$-Gehalt im Blut verursacht eine Verengung der Blutgefäße im Gehirn und damit eine Verringerung des Blutflusses. Zusammen mit der bei einer Alkalose auftretenden erschwerten $O_2$-Abgabe des Hämoglobins, kommt es zur zerebralen Hypoxie mit Schwindel, Leeregefühl und Bewußtseinsverlust. Durch den verminderten $CO_2$-Gehalt tritt auch ein Spasmus der Bronchiolen auf, der die Atemnot und damit die Hyperventilation fördert.

**Symptome:** Schwindel, Benommenheit, Parästhesien, Sehstörungen, Angst, Atemnot, Hyperventilation, Hyperreflexie und Tetanie.

**Therapie:** primär beruhigen, dann Plastikbeutel-Rückatmung, evtl. Sedierung.

# 16 Fortpflanzungsorgane, Schwangerschaft und Embryologie

> **Wichtig:** Nach dem Gesetz zur Bekämpfung der Geschlechtskrankheiten ist es dem Heilpraktiker untersagt, eine Untersuchung auf Geschlechtskrankheiten und Leiden der Geschlechtsorgane sowie deren Behandlung vorzunehmen. Krankheiten und Leiden der Geschlechtsorgane sind jede vorübergehende oder bleibende krankhafte Veränderung der inneren oder äußeren Geschlechtsorgane.

Obwohl das Geschlecht eines Individuums schon bei der Vereinigung von Ei- und Samenzelle durch die Art des Geschlechtschromosoms im Spermium (X oder Y) genetisch festgelegt ist, entwickelt sich der Embryo zuerst in einer sexuell nicht festgelegten Form. Aus der ursprünglichen gleichen (homologen) embryonalen Zellmasse differenzieren sich erst Ende der 7. Woche die unterschiedlichen Sexualorgane. Es entstehen Hoden und Ovar, die dann über die Geschlechtshormone den weiblichen und männlichen Genitaltrakt in ihrer Entwicklung beeinflussen. Dieser Vorgang ist erst mit der Vollendung der Pubertät abgeschlossen (Abb. 16-1).

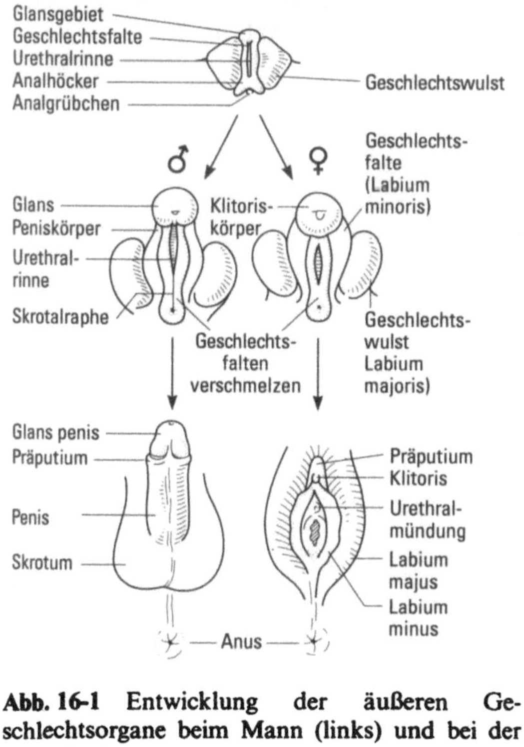


**Abb. 16-1** Entwicklung der äußeren Geschlechtsorgane beim Mann (links) und bei der Frau (rechts).

Tab. 16-1: Homologe Strukturen der weiblichen und männlichen Geschlechtsorgane

| Weiblich | Männlich |
|---|---|
| Eierstöcke | Hoden |
| Urethra | Urethra in der Prostata |
| Kleine Schamlippen | Urethra mit Schwellkörper und Eichel |
| Große Schamlippen | Hodensack |
| Klitoris | Penis |
| Bartholin-Drüsen | Cowper-Drüsen |
| Urethrale Drüsen | Prostata |

Die Geschlechtsmerkmale von Mann und Frau lassen sich in primäre und sekundäre unterteilen. Die primären Geschlechtsmerkmale sind die Geschlechtsorgane, sie werden weiter in äußere und innere unterschieden (Tab. 16-2).

## 16.1 Anatomie und Physiologie der weiblichen Geschlechtsorgane

Die Geschlechtorgane lassen sich in innere und äußere unterteilen.

Tab. 16-2: Geschlechtsmerkmale bei Mann und Frau.

| | Frau | Mann |
|---|---|---|
| **Primäre** | • Ovarien (Eierstöcke)<br>• Tuben (Eileiter)<br>• Uterus (Gebärmutter)<br>• Vagina (Scheide)<br>• Vulva (äußere Geschlechtsorgane) | • Testes (Hoden)<br>• Epididymis (Nebenhoden)<br>• Ductus deferens (Samenleiter)<br>• Geschlechtsdrüsen<br>• Skrotum (Hodensack)<br>• Penis (Glied) |
| **Sekundäre** | • Brust<br>• weibliches Behaarungsmuster<br>• weiblicher Körperbau (Fettverteilung, Knochenbau)<br>• hohe Stimme | • männliches Behaarungsmuster (z. B. Bart)<br>• männlicher Körperbau<br>• tiefe Stimme |
| **Hormone** | Östrogene (Estradiol) und Progesteron | Testosteron |

• *Innere Geschlechtsorgane:* Zu ihnen zählen bei der Frau das *Ovar* (Eierstock), die *Tube* (Eileiter), der *Uterus* (Gebärmutter) und die *Vagina* (Scheide). Sie alle liegen im kleinen Becken (Abb. 16-2).

• *Äußere Geschlechtsorgane:* Zu ihnen zählen der *Schamberg* (Mons pubis), die *großen Schamlippen* (Labia majora), die *kleinen Schamlippen* (Labia minora), der *Kitzler* (Clitoris) und der *Scheidenvorhof* (Vestibulum vaginae) mit den verschiedenen Drüsen: Glandulae vestibularis minores und Glandulae vestubularis majores (Bartholini-Drüsen). Das äußere weibliche Genital wird auch als Vulva bezeichnet. Als Grenze zu den inneren Geschlechtsorganen wird das *Hymen* (Jungfernhäutchen) gesehen (Abb. 16-3).

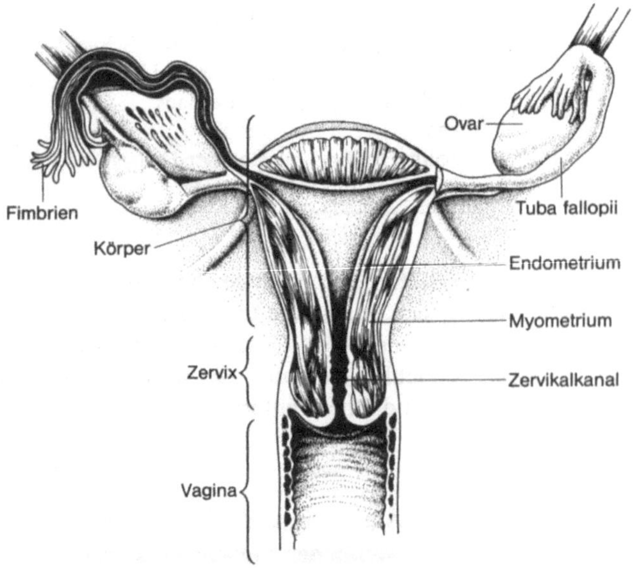


**Abb. 16-2** Innere weibliche Geschlechtsorgane und ihre akzessorischen Drüsen. Tuben und Uterus sind im Querschnitt gezeigt.

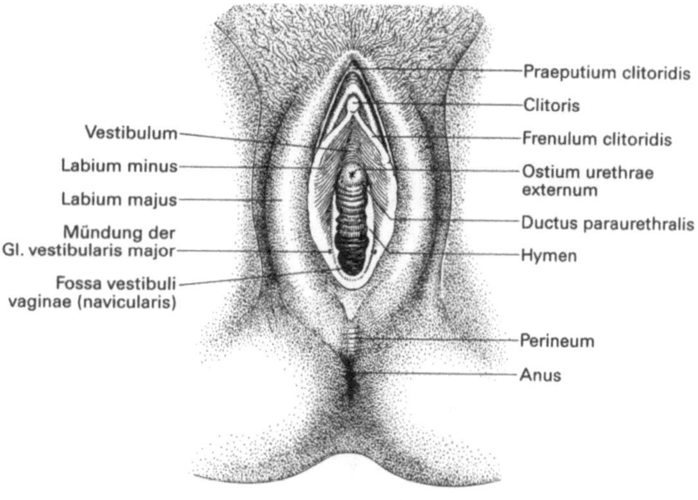


**Abb. 16-3** Äußere weibliche Geschlechtsorgane zur Zeit der Geschlechtsreife.

## 16.1.1 Ovar (Eierstock)

**Lage:** Das Ovar der geschlechtsreifen Frau ist ein platter, länglich-ovaler Körper, mit einer Größe von ca. 4 × 2 × 1 cm und wiegt ca. 10–15 g. Es ist paarig angelegt, liegt intraperitoneal und ist von einer Bauchfellduplikatur umgeben. Über verschiedene Bänder wird es in seiner Lage gehalten.

**Feinbau:** Im mikroskopischen Aufbau lassen sich vier Schichten erkennen. Außen sieht man den Bauchfellüberzug (Keimepithel), gefolgt von einer bindegewebigen Organkapsel. Im Inneren der Kapsel folgt die Eierstockrinde (Kortex) mit den Follikeln und den Eizellen und das Eierstockmark (Medulla), das aus lockerem Bindegewebe, Nerven und Gefäßen besteht.

**Follikel** (Eibläschen): Es handelt sich um membranumschlossene Bläschen, in denen sich jeweils eine Eizelle (Oozyte) befindet. In beiden Eierstöcken sind beim Neugeborenen etwa 400.000 Follikel mit Eizellen, sogenannte Primordialfollikel, enthalten. Die Bildung dieser Follikel ist bis zur Geburt abgeschlossen.

**Funktion:** Die Eierstöcke sind exokrine und endokrine Drüsen. Sie sind für die Bereitstellung von befruchtungsfähigen Eizellen zuständig (Oogenese) und produzieren Hormone, die die Reifung, den Transport und die Einnistung der befruchteten Eizelle fördern. In den Follikeln entwickeln sich die Eizellen und in ihnen werden die Follikelhormone (Östrogene) gebildet. Im Gelbkörper werden die Gelbkörperhormone (z. B. Progesteron) produziert.

**Follikelreifung:** Die Entwicklung eines Primordialfollikels zu einem reifen Follikel vollzieht sich in mehreren Stadien (Abb. 16-4):

1. *Primärfollikel:* Eizelle, die von einer einfachen Epithelschicht umhüllt ist. Der oben erwähnte Primordialfollikel wird auch als Primärfollikel bezeichnet, hat jedoch nicht so eine ausgeprägte Zellschicht. Die Entwicklung vollzieht sich vor allem vor der Geburt. Ab dem vierten Monat vermehren sich im Fötus die Eizellen durch Mitose und treten dann in die meiotische Teilung ein, in der sie aber in der Metaphase stehen bleiben.
2. *Sekundärfollikel:* Die Primärfollikel entwikkeln zwei oder mehrere Lagen von Epithelien und es bildet sich ein flüssigkeitsgefüllter Hohlraum. Sie werden dann Sekundärfollikel genannt. Im Follikel entstehen Zellen (Theka-Zellen), die die Eizelle umgeben und Hormone produzieren. Die weitere Entwicklung des Sekundärfollikels wird durch die gonadotropen Hormone der Hypophyse gesteuert. Sie vollzieht sich normalerweise ca. 90 Tage vor dem Eisprung und betrifft nur wenige Follikel.

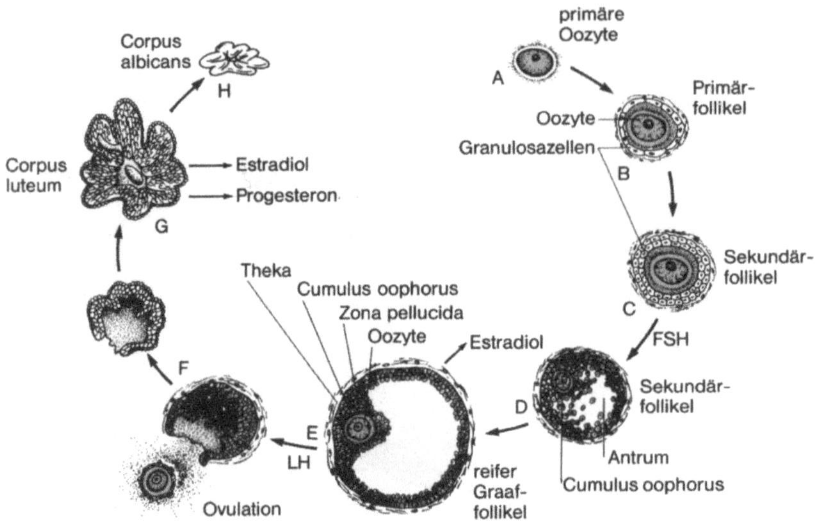


**Abb. 16-4** Lebenszyklus eines Ovarfollikels. Eine einzige primäre Oozyte (**A**) bildet den Ausgangspunkt für einen primären Follikel (**B**). Einige primäre Follikel erreichen über mehrere Menstruationszyklen das Stadium des Sekundärfollikels (**C**). Gewöhnlich entwickelt sich unter dem Einfluß des FSH nur ein Follikel per Zyklus zur Reife (**E**). Der Anstieg des LH in der Mitte des Zyklus bringt den Graaf-Follikel zur Ovulation (**F**). Danach entwickelt sich der Rest des Follikels zum Corpus luteum (**G**). Tritt keine Schwangerschaft ein, so degeneriert es nach etwa 12-14 Tagen und wird zu einem narbigen Corpus albicans (**H**).

3. *Tertiärfollikel* (Graafscher Follikel): Aus den vorhandenen Sekundärfollikeln bildet sich dann ein Tertiärfollikel oder Bläschenfollikel mit einem Durchmesser von bis zu 2,5 cm. Pro Zyklusphase entwickelt sich bei einer geschlechtsreifen Frau meistens nur ein Tertiärfollikel. Bis zur Ovulation (Eisprung) ist die 1. Reifeteilung abgeschlossen. Die Chromosomen wurden von 46 auf 23 reduziert. Durch die Teilung enstehen zwei Zellen, eine Eizelle und ein sogenanntes Polkörperchen, das aber abstirbt und aufgelöst wird.
4. *Follikelsprung* (Ovulation): Der reife Follikel ist mit Flüssigkeit so prall gefüllt, daß er unter Einfluß von Hormonen aufplatzt und eine Eizelle freigibt. Der Eisprung erfolgt etwa am 12.–15. Zyklustag. Die Eizelle wird normalerweise von dem Eileiter aufgefangen und weitertransportiert. Falls es zu einer Befruchtung gekommen ist, erfolgt hier die 2. Reifeteilung. Aus dieser Reifeteilung entstehen wiederum eine Eizelle und ein Polkörperchen.
5. *Gelbkörper* (Corpus luteum): Nach dem Eisprung bildet sich aus dem aufgeplatzten Follikel der Gelbkörper. Er produziert bei ausbleibender Befruchtung der Eizelle noch ca. 10 Tage lang Hormone (Östrogene und Gestagene) und bildet sich dann zurück, was zur Menstruation führt. Bei einsetzender Schwangerschaft bleibt er bis zum 3. Schwangerschaftsmonat aktiv. Seine Funktion wird dann von der Plazenta übernommen.

**Follikelatresie:** Zwischen den verschiedenen Entwicklungsphasen der Follikel gibt es immer wieder Ruheperioden, in denen sie für die weitere Entwicklung verfügbar bleiben. Aus ungeklärten Gründen degenerieren jedoch bis zum Abschluß der Pubertät bis zu 90 % der ursprünglich vorhandenen Primärfollikel (Atresie). Von den übriggebliebenen können nur 400–500 Keimzellen bis zum Eisprung heranreifen, die restlichen gehen spätestens nach der Menopause zugrunde.

**Hormonbildung:** Das Ovar bildet durch die Follikel vor allem zwei Hormongruppen, die Östrogene und die Gestagene.

• *Gestagene:* Stoffklasse von synthetischen Hormonen, die nur zum Teil ähnliche Eigenschaften wie das physiologische Gelbkörperhormon Progesteron haben. Sie leiten sich vom Testosteron ab. Nahezu alle biologischen Wirkungen werden nicht durch Gestagene allein, sondern im Zusammenwirken mit Östrogenen ausgelöst und hängen dabei im großen Maße vom Östrogen-Gestagen-Verhältnis ab. Das Gelbkörperhormon Progesteron ist das wichtigste natürliche Gestagen. Es wird vorwiegend im Gelbkörper und während der Schwangerschaft in der Plazenta gebildet (beim Mann in der Nebennierenrinde). Progesteron ist im Zusammenwirken mit Östrogenen an der Regulation nahezu aller weiblicher Reproduktionsfunktionen beteiligt. Es bestimmt die Gelbkörperphase des Menstruationszyklus, bereitet den Organismus auf eine Schwangerschaft vor, schafft wichtige Voraussetzungen für die Empfängnis und das Einnisten der Eizelle und hat schwangerschaftserhaltende Wirkung. Progesteron bewirkt unabhängig von Östrogenen eine Erhöhung der Körpertemperatur um ca. 0,6 °C.

• *Östrogene:* Steroidhormone, die v. a. in den Follikelepithelien der Ovarien gebildet werden (daher die frühere Bezeichnung Follikelhormone). Während der Schwangerschaft werden sie in der Plazenta, im übrigen auch in geringen Mengen in der Nebennierenrinde und in den Hoden des Mannes gebildet. Die wichtigsten physiologischen Östrogene sind Östradiol und Östriol. Sie werden vorwiegend über die Nieren als Glukuronide ausgeschieden.

Östrogene werden **therapeutisch** vor allem als Kontrazeptiva (Verhütungsmittel) und bei klimakterischen Beschwerden gegeben und können folgende *Nebenwirkungen* zeigen: Hautreaktionen, Schwindel, Depressionen, gastrointestinale Störungen, cholestatischer Ikterus, Ödeme, Gewichtszunahme. Außerdem beeinflussen sie die Blutgerinnung (wichtig vor allem bei thromboembolischen und ischämischen Erkrankungen, aber auch bei migräneartigem Kopfschmerz, akuten Sehstörungen, stärkerem Blutdruckanstieg, pathologischen Leberwerten und Hörsturz).

Tab. 16-3: Wirkungen von Progesteron.

| Wirkungsort | Wirkungen |
|---|---|
| **Zentralnervensystem** | • dosisabhängige Wirkung auf Hypothalamus und Hypophyse<br>• Steigerung der LH-Sekretion in der Hypophyse<br>• Hemmung der Sekretion von GnRH im Hypothalamus |
| **Vagina** | • Massenabschilferung von Epithelien; Herabsetzung des Karyopyknose-Index (Maß für die Degeneration von Zellen)<br>• ruft Zellatypien hervor |
| **Zervix** | • Engerstellung von Muttermund und Zervikalkanal (Schleim: spärlich, zähflüssig) |
| **Endometrium** | • Entwicklung der Sekretion<br>• Glykogeneinlagerung |
| **Myometrium** | • Ruhigstellung (sog. Progesteronblock)<br>• Herabsetzung der Ansprechbarkeit auf Oxytozin |
| **Tuben** | • Herabsetzung der Beweglichkeit und Sekretion |
| **Ovarien** | • Verminderung der Ansprechbarkeit auf Gonadotropine |
| **Mammae** | • Wachstumsstimulation (synergistisch mit Östrogen und Prolaktin) |
| **Stoffwechsel** | • gesteigerter Energiestoffwechsel<br>• vorübergehend vermehrte Natrium- und Wasserausscheidung<br>• Erhöhung der Körpertemperatur<br>• Kohlenhydrate: Verschlechterung des Stoffwechsels<br>• Fette: Abfall von Triglyzeriden, Cholesterin, HDL und LDL |
| **Blutgerinnung** | • Anstieg von Antithrombin III |

Tab. 16-4: Wirkungen von Ötrogenen.

| Wirkungsort | Wirkungen |
|---|---|
| **Zentralnervensystem** | • Steigerung der LH/FSH-Sekretion<br>• Hemmung der Sekretion von GnRH |
| **Vagina** | • Vermehrung der Oberflächenzellen<br>• Glykogeneinlagerung<br>• Zunahme des Karyopyknose-Index |
| **Zervix** | • Weitstellung von Muttermund und Zervikalkanal (Schleim: vermehrt, klar, spinnbar, Farnkrautphänomen) |
| **Endometrium** | • Wachstum |
| **Myometrium** | • Erhöhung von Kontraktilität und Ansprechbarkeit auf Oxytozin |
| **Tuben** | • Erhöhung von Motilität und Sekretion |
| **Ovarien** | • Sensibilisierung auf Gonadotropine |
| **Mammae** | • Förderung des Wachstums |
| **Stoffwechsel** | • Steigerung von Durchblutung und Zellpermeabilität<br>• Natrium- und Wasserretention<br>• verstärktes Wachstum<br>• Stimulation der Proteinsynthese<br>• Senkung der Körpertemperatur<br>• Fette: Anstieg von Triglyzeriden, Cholesterin, HDL und LDL |
| **Blutgerinnung** | • Anstieg der Faktoren I und VIII |

### 16.1.2 Tuba uterina (Eileiter)

**Lage und Aufbau:** Der Eileiter wird auch *Salpinx* genannt. Es handelt sich um einen paarig angelegten, ca. 15 cm langen muskulösen Schlauch, der von der Gebärmutter ausgehend bis zu den Ovarien reicht. Die Wand der Eileiter besteht aus drei Schichten.

Außen befindet sich das Bauchfell (Tunica serosa), gefolgt von einer Schicht aus glatter Muskulatur (Tunica muskularis). Das Innere besteht aus einer Schleimhautschicht (Tunica mucosa), die aus einschichtigem Flimmerepithel und Drüsenzellen aufgebaut ist. Die Eileiter enden in der Bauchhöhle mit einer trichterförmigen Öffnung (Infundibulum), an der sich 1–2 cm lange Fransen (Fimbrien) befinden, die bis zum Eierstock reichen.

**Funktion:** Die Fransen der Eileiter nehmen das Ei nach dem Eisprung auf und leiten es in den Trichter. Das Ei wird dann durch die Bewegung der Flimmerhärchen und durch die Peristaltik der Tubenmuskulatur innerhalb von 3–4 Tagen bis zur Gebärmutter weiterbefördert. Das Sekret der Schleimhautdrüsen dient dabei der Ernährung der Eizelle. Im oberen Teil des Eileiters erfolgt normalerweise die Befruchtung, da die Samenzellen über die Gebärmutter in die Eileiter wandern.

**Adnexe:** Eileiter und Ovarien werden als dem Uterus anhängende Organe betrachtet und insgesamt als Adnexe bezeichnet.

### 16.1.3 Uterus (Gebärmutter)

**Lage und Aufbau:** Die Gebärmutter ist ein birnenförmiger muskulöser Hohlkörper. Sie liegt hinter und zum Teil über der Blase und vor dem Mastdarm und ist nach vorne geneigt (Anteflexio uteri) und geknickt. Sie wiegt ca. 70 g und ist 6–8 cm lang. Die Gebärmutter wird wie folgt eingeteilt:

1. *Gebärmuttergrund* (Fundus uteri): Teil der Gebärmutter, der wie eine Kuppe die Einmündung der Eileiter überragt.
2. *Gebärmutterkörper* (Corpus uteri): umfaßt die Gebärmutterhöhle (Cavum uteri) und verengt sich am Gebärmutterhals zum inneren Muttermund (Isthmus uteri).

3. *Gebärmutterhals* (Cervix uteri): Das untere Drittel des Uterus wird als Zervix bezeichnet. Es unterteilt sich noch in die sogenannte *Portio supravaginalis* (innerer Muttermund) und die *Portio vaginalis* (äußerer Muttermund), der in die Vagina ragt. In der Zervix verläuft eine Verbindung zwischen Vagina und Uterushöhle, die als Zervixkanal bezeichnet wird und eine Länge von 6-7 cm hat. Die Zervix verschließt die Uterushöhle und verhindert so eine aufsteigende Infektion oder eine vorzeitige Geburt.

**Wandaufbau:** Die Wand des Uterus wird in drei Schichten eingeteilt:

- *Serosaschicht* (Perimetrium): Der äußere Überzug des Uterus besteht aus dem Bauchfell. Sie ermöglicht eine Verschieblichkeit zwischen dem Uterus und den Darmschlingen.
- *Muskelschicht* (Myometrium): Die Muskelschicht des Uterus macht die Hauptmasse des Organs aus. Ihre Dicke beträgt 1-2 cm. Die glatte Muskelzellen verlaufen in zirkulären und längsgerichteten Fasern und dienen zur Austreibung bei der Geburt. Ihre Kontraktionen werden als Wehen empfunden.
- *Schleimhautschicht* (Endometrium): Bei der Schleimhautschicht unterscheidet man zwei Anteile.
  - *Basalschicht* (Basalis): sitzt direkt auf der Muskelschicht auf und ist konstant vorhanden
  - *Funktionsschicht* (Funktionalis): nimmt an den Zyklusveränderungen teil und wird bei der Menstruation abgestoßen. Sie enthält sogenannte Uterindrüsen, in denen sich die befruchtete Eizelle einnisten kann und von deren Drüsenabsonderungen sie sich in der ersten Zeit ernährt.

Die **Schleimhaut der Zervix** läßt während des Zyklus keine wesentlichen Veränderungen erkennen. Im Bereich des äußeren Muttermundes grenzt das Zylinderepithel des Zervix an ein mehrschichtiges Plattenepithel, das die äußere Portio und die Vagina bedeckt. Diese Übergangszone stellt eine gewisse Unruhezone zwischen zwei Epithelien dar und ist der Sitz der meisten Zervixkarzinome.

**Funktion:** Die Gebärmutter dient mit ihrer Schleimhaut der Einnistung und Versorgung der befruchteten Eizelle und insgesamt als Schutz- und Entwicklungsraum der Frucht. Die entsprechenden Veränderungen werden hormonal gesteuert und verlaufen zyklisch. Im Falle einer Schwangerschaft dehnt sich die Gebärmutter mit dem wachsenden Fötus aus und sorgt auch für die Preßwehen bei der Geburt.

### 16.1.4 Vagina (Scheide)

**Lage und Aufbau:** Die Scheide ist ein muskulöser und elastischer Schlauch, der zwischen Harnblase bzw. Harnröhre und dem Mastdarm liegt. Sie ist ca. 10 cm lang. Vorder- und Hinterwand liegen aufeinander, so daß ein H-förmiger Querspalt entsteht. Vor dem ersten Geschlechtsverkehr ist die Scheide durch eine ringförmige Falte, das *Jungfernhäutchen* (Hymen), teilweise verschlossen. Das obere Ende der Scheide ist erweitert und umgibt als Scheidengewölbe die Portio. Das untere Ende mündet nach dem Hymen als Scheidenmund in den Scheidenvorhof. Die Scheide ist mit einer Schleimhaut aus mehrschichtigem Plattenepithel ausgekleidet, die keine Drüsen besitzt. Die Zellen enthalten reichlich Glykogen, das nach dem Abschilfern der Zellen durch Milchsäurebakterien (Döderlein Bakterien) in Milchsäure (Laktat) umgewandelt wird. Die Schleimhaut der Scheide ist den zyklischen Veränderungen wenig unterlegen. Das Sekret der Scheide besteht aus dem Zervikalsekret, einem Transsudat aus den Gefäßen der Vaginalwand, den abgeschilferten Epithelzellen und der Milchsäure. Die Scheidenflora sollte nicht durch Spülungen und Sprays gestört werden. Sie reinigt sich durch ihr Sekret von selbst.

**Funktion:** Die Scheide ist ein Begattungsorgan und bildet einen Kanal für Geburt und Menstruationsflüssigkeit. Mit ihrem sauren Vaginalsekret (pH 4-5) bildet sie eine wirksame chemische Barriere gegen eindringende Keime.

Zu den **mechanischen Schutzvorrichtungen** gehören:

• Verschluß des Scheideneingangs durch die großen und kleinen Schamlippen, durch das Hymen und durch die Beckenmuskulatur.
• Verschluß des Uterus durch den äußeren und inneren Muttermund und durch den Schleimpfropf im Zervixkanal.
• Funktioneller Verschluß des Eileiters an der Mündung zum Uterus und im Bereich des Tubentrichters.

### 16.1.5 Äußere Genitale (Vulva)

**Venushügel:** Der Venushügel oder Schamhügel ist ein Fettpolster, das über der Symphyse liegt. Es ist mit Haaren bedeckt (Schamhaare), die kranial in einer geraden horizontalen Linie abschließen und bis zum hinteren Ende der großen Schamlippen reichen.

**Große Schamlippen** (Labia majora): Es sind längliche, behaarte und fetthaltige Hautfalten, die sich vor der Klitoris und vor dem After vereinigen und die Schamspalte bilden. Im Inneren der Hautfalten verlaufen Venengeflechte, die als Schwellkörper dienen. Da die großen Schamlippen dicht nebeneinander liegen, bedecken sie die übrigen Teile der äußeren Genitalien.

**Kleine Schamlippen** (Labia minora): Es handelt sich um fettfreie unbehaarte dünne Hautfalten, die unter den großen Schamlippen liegen. Es sind unterschiedlich lange Hautlappen, die von der Klitoris bis zur hinteren Scheidenbegrenzung reichen. Sie sind berührungsempfindlich und bilden eine Hautfalte (*Präputium*), die die Klitoris bedeckt.

**Scheidenvorhof** (Vestibulum vaginae): liegt zwischen den kleinen Schamlippen und dem Hymen. In ihn münden die Scheide und zwischen Klitoris und Vagina die Harnröhre. Seitlich der Harnröhre münden die sogenannten paraurethralen Drüsen. Unter der Haut des Scheidenvorhofs finden sich ebenfalls Schwellkörper.

**Klitoris** (Kitzler): Es handelt sich um ein von Schwellkörpergeweben gebildetes Organ, das reichlich Nervenendigungen enthält und in seinem Bau dem Penis des Mannes ähnelt. Die Klitoris ist außerordentlich empfindlich und wird von einer Hautfalte (Präputium) bedeckt. Bei Erregung schwillt die Klitoris an und zieht sich hinter ihre Hautfalte zurück.

**Drüsen:** In den Scheidenvorhof münden zahlreiche Drüsen, die zum Befeuchten der Haut dienen. Die größten sind die *Bartholin-Drüsen*, bohnengroße Drüsen, die bei Erregung ein Sekret bilden.

### 16.1.6 Mamma (Brustdrüse)

Die weibliche Brust gehört zwar nicht zu den primären Geschlechtsorganen, spielt aber bei der Ernährung von Neugeborenen und für das erotische Empfinden der Frau eine wichtige Rolle (Abb. 16-5).

**Entwicklung:** Die Brustdrüsen entwickeln sich symmetrisch aus der sogenannten *Milchleiste*, die seitlich in der Brustwand verläuft. Es handelt sich dabei um eine streifenförmige Epithelverdickung der Haut, die beim zwei Monate alten Embryo entsteht und beidseitig vom Schlüsselbein bis zur Leiste reicht. Sie bildet sich außer in der Brustmitte zum größten Teil wieder zurück. In einigen Fällen erfolgt die Rückbildung nicht regelrecht und es können noch zusätzliche Brustwarzen oder -drüsen entstehen (akzessorische Brustdrüsen).

Auch **beim Mann** entwickelt sich die Milchleiste in der Embryonalzeit, jedoch erfolgt in der Pubertät nur eine geringe Aktivierung der Brustdrüse, so daß sie in ein Ruhestadium eintritt und sich nur beim Vorliegen bestimmter Störungen weiter entwickelt (Gynäkomastie).

**Aufbau:** Bei der Frau setzt in der Pubertät unter dem Einfluß von Östrogen, Prolaktin und Wachstumshormon ein stärkeres Wachstum der Milchdrüse ein. Die Drüsengänge wachsen in die Länge und verzweigen sich und es kommt zu einer Vermehrung des Binde- und Fettgewebes. Die Drüse setzt sich aus 10–20 Lappen zusammen, die jeweils in der Brustwarze nach außen münden. Die *Brustwarze* (Mamilla) ist eine Erhebung auf der Brust, in der die Ausführungsgänge der Milchdrüsen münden. Die Brustwarze wird von einem *Warzenhof* umgeben. Beide haben eine stärkere

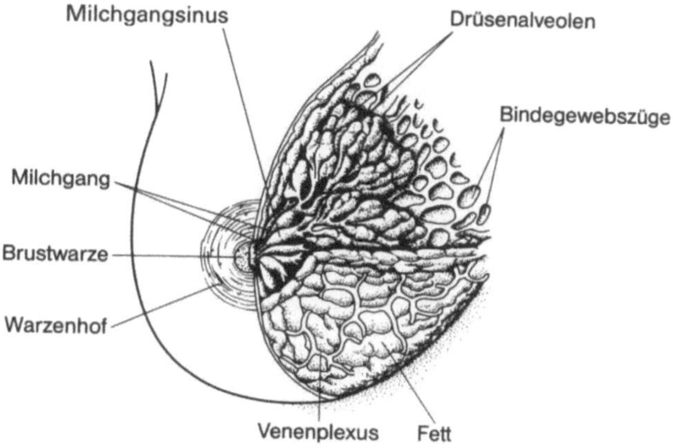


**Abb. 16-5** Struktur der Brustdrüse. Der größte Teil der Brust besteht aus Fett; die Gestalt wird durch ein Netzwerk von stützenden Bindegewebszügen erhalten. Die Brustdrüsen bestehen aus Alveolen, die sich in ein System von Milchgängen entleeren, die zur Brustwarze führen.

Pigmentierung als die umgebende Haut. Der Warzenhof besitzt viele knötchenförmige Talgdrüsen. Die volle Ausbildung zur produzierenden Drüse erfährt die Brustdrüse erst unter dem hormonellen Einfluß von Schwangerschaft und Wochenbett.

### 16.1.7 Hormonelle Regelung der Geschlechtsentwicklung

An der Entwicklung und hormonalen Steuerung der weiblichen Sexualfunktion sind der Hypothalamus, die Hypophyse, die Ovarien und der Uterus beteiligt. Am Ende der Kindheit, zwischen dem 10.–16. Lebensjahr beginnt eine verstärkte Produktion der gonadotropen Hormone LH (gelbkörperstimulierendes Hormon) und FSH (follikelstimulierendes Hormon) in der Hypophyse. Damit werden folgende Reifungsvorgänge in dieser Reihenfolge eingeleitet:

- *Thelarche:* Brustdrüsenentwicklung
- *Pubarche:* Auftreten von Scham- und Achselbehaarung
- *Adrenarche:* Zunahme der Nebennierenrindenfunktion mit vermehrter Androgenbildung
- *Menarche:* Auftreten der ersten Uterusblutung. Meistens sind die ersten Regelblutungen unregelmäßig und anovulatorisch (d. h. ohne Eisprung).

Während der Pubertät werden durch den ansteigenden Hormonspiegel auch alle anderen sekundären Geschlechtsmerkmale ausgebildet. Die hormonelle Veränderung verursacht am Ende der Pubertät den Epiphysenschluß der Knochen (Wachstumsstillstand). Auch das Nervensystem wird beeinflußt und es vollzieht sich eine psychologische Umstellung.

**Menstruationszyklus:** Die Fortpflanzungsfähigkeit der Frau, die mit der Pubertät beginnt, ist an einen Rhythmus gebunden, der sich monatlich wiederholt. Dieser Menstruationszyklus dauert durchschnittlich 28–35 Tage, kann aber auch größeren Schwankungen unterworfen sein. Da der Hypothalamus das Steuerungsorgan der Hypophyse und Teil des ZNS ist, haben auch psychische Faktoren einen erheblichen Einfluß auf den Menstruationszyklus. Er wird in drei Phasen eingeteilt. (Abb. 16-6 u. Tab. 16-5)

1. *Proliferationsphase* (Follikelphase): Unter der Stimulation von LH und FSH der Hypophyse wachsen einige Follikel in den Ovarien heran, die über die Thekazellen Östrogen (Östradiol) produzieren. Jedoch erreicht nur ein Follikel die notwendige

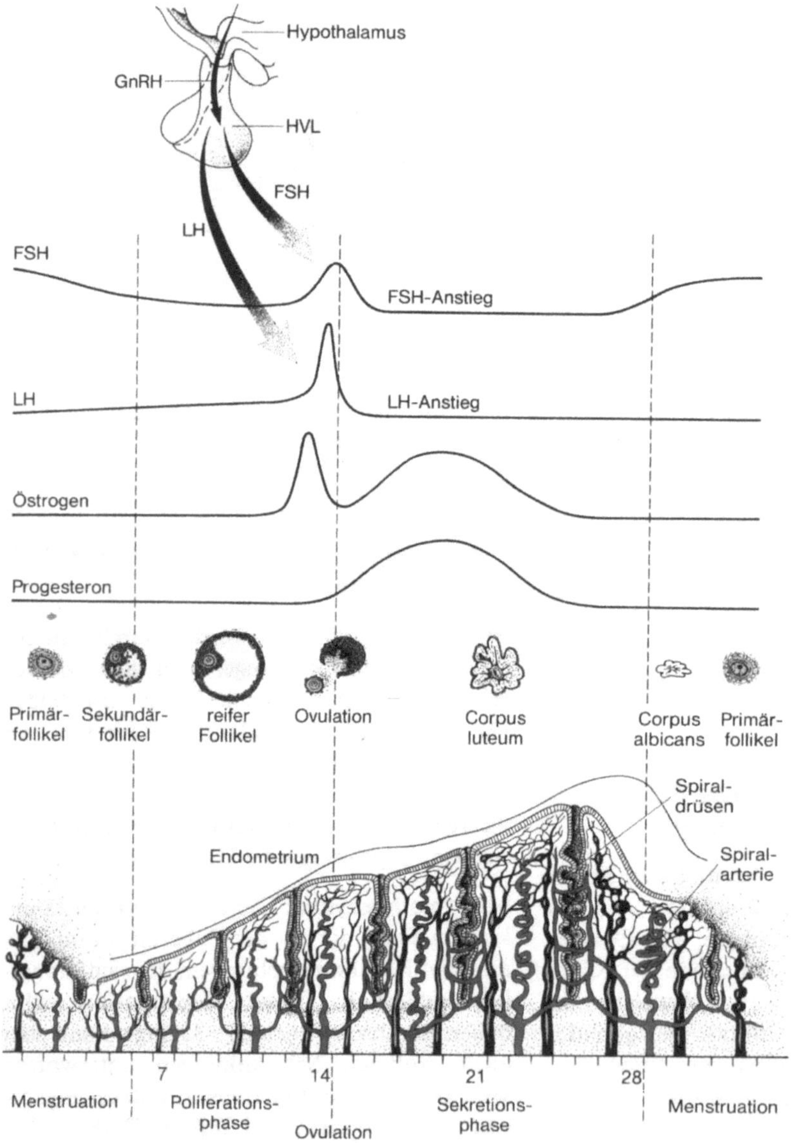


**Abb. 16-6** Die Teilprozesse des Menstruationszyklus (28 Tage) auf der Ebene des Hypophysenvorderlappens (oben), des Ovars (mitte) und des Uterus (unten). Die Abbildung beginnt mit dem ersten Tag der Menstruation (Tag 1) und läuft bis zur Menstruationsphase des folgenden Zyklus. Die 4 Kurven geben die Plasmaspiegel der Gonadotropine, des Östrogens und des Progesterons an. In der Mitte der Abbildung ist die entsprechende Entwicklung des Eierstockfollikels aufgezeichnet, der in diesem Zyklus reift und zur Ovulation gelangt. Der untere Teil zeigt das Endometrium mit seiner menstruellen Proliferations- und Sekretionsphase vor Eintritt der Menstruationsphase des beginnenden Zyklus.

Tab. 16-5: Phasen des Menstruationszyklus

| Tage | Ovar | Uterus | Hormonales Muster |
|---|---|---|---|
| 1–4 | • Follikelphase beginnt<br>• Corpus luteum degeneriert<br>• einige Follikel beginnen zu reifen | • Oberfläche des Endometriums wird nach Abfall des Östroradiol- und Progesteronspiegels abgestoßen | • Spiegel von Östradiol, Progesteron, FSH und LH niedrig |
| 5–13 | • FSH stimuliert Follikelreifung | • Endometrium wächst nach | • Östradiol steigt an, Progesteron niedrig, FSH und LH niedrig |
| 14 | • plötzlicher FSH-Anstieg löst Ovulation aus. | • Zervikalschleim wird dünn wäßrig und spinnbar | • scharfer Gipfel von LH und FSH, Östradiol fällt nach Ovulation ab |
| 15–28 | • Corpus luteum sezerniert Östradiol und Progesteron | • Endometrium sezerniert Uterusmilch | • Östradiol und Progesteron hoch, FSH und LH niedrig |

Größe und Reife. Durch den erhöhten Östrogenspiegel wird ein kurzfristiger Anstieg von FSH und LH bewirkt. Ein LH-Anstieg von mindestens 36–48 Stunden Dauer löst das Wachstum eines Tertiärfollikels bis zum Eisprung aus. Die übrigen Tertiärfollikel gehen dabei zugrunde. In dieser Phase wächst durch die verstärkte Östrogenproduktion der Follikelzellen die Funktionsschicht des Endometriums (Proliferation), sodaß sie ein befruchtetes Ei aufnehmen kann. Die Dauer der Proliferationsphase ist abhängig von der Zykluslänge. Der Eisprung erfolgt etwa 14 Tage vor der Menstruation.

2. *Sekretionsphase* (Lutealphase): Nach dem Eisprung bildet sich der Follikel zu einem Gelbkörper um und produziert Progesteron und Östrogen. Der Östrogenspiegel und die Werte von LH und FSH sinken ab. Durch die Produktion von Progesteron und Östrogen vom Gelbkörper wird die Uterusschleimhaut zu einem sekretionsfähigen Epithel umgebaut. Damit wird die Einbettung des befruchteten Eies vorbereitet.
3. *Menstruation* (ischämische Phase und Desquamation): Die Befruchtung eines Eies ist nur innerhalb von wenigen Stunden nach der Ovulation möglich. Findet keine Befruchtung statt, stirbt die Eizelle ab. Dadurch kommt es nach ca. 10–14 Tagen zu einer Rückbildung des Gelbkörpers und zu einem Progesteron- und Östrogenabfall. Der dadurch entstandene Hormonentzug verursacht im Endometrium eine Unterversorgung der neu entstandenen Gebärmutterschleimhaut, was zu einer Abstoßung derselben führt. Durch die eintretenden Blutungen wird die Schleimhaut ausgeschwemmt (Menstruation).

**Klimakterium** (Wechseljahre): Die Zeitspanne, in der Frauen befruchtungsfähige Eizellen produzieren können, ist begrenzt. Zwischen dem 45. und 50. Lebensjahr stellt sich eine Unregelmäßigkeit des Zyklus ein, bis die Menstruation ganz aufhört. Dieses endgültige Aufhören der Menstruation wird *Menopause* genannt. Durch das Fehlen der Follikel im Ovar und durch die dadurch bedingte Veränderung der hypophysären Steuerung entsteht eine erhebliche Veränderung des Hormonhaushaltes. Etwa zwei Drittel der Frauen klagen während des Klimakteriums über Beschwerden. Vor allem vegetative Symptome (Hitzewallungen und Schwindel), psychische Symptome (Angst, Depressionen und erhöhte Reizbarkeit) und metabolische Dysfunktionen (Osteoporose, Hautatrophie) gehören zu den häufigsten Beschwerden.

## 16.2 Gynäkologische Untersuchungsmethoden

**Anamnese:** Frage nach Zykluslänge, Menstruation, Unregelmäßigkeiten und Beschwerden (Juckreiz, Bauch- und Rückenschmerzen), Ausfluß (Fluor); Blasen- und Darmfunktion sowie Sexualverhalten.

**Inspektion und Palpation:** Gynäkologische Untersuchungen werden in der Regel in der sogenannten Steinschnittlage (im Untersuchungsstuhl) vollzogen, dabei müssen die Bauchmuskeln entspannt sein (Abwehrhaltung). Zuerst werden die äußeren Genitale auf Veränderungen und Entzündungen hin beurteilt. Bei der bimanuellen Palpation werden mit einer Hand auf dem Bauch und ein oder zwei Fingern in der Scheide Vagina, Portio, Uterus und Adnexe auf Lage, Größe, Beweglichkeit und besondere Veränderungen hin untersucht. Mit einem Spekulum (röhren- oder trichterförmiges Instrument) wird die Scheide entfaltet und makrosopisch die Vaginalschleimhaut und Portio betrachtet. Mit einem Watteträger können Abstriche gemacht und auf Infektionen (z. B. Gonorrhoe, Trichomonaden) und auf Zellveränderungen (im Rahmen der Krebsvorsorge) hin untersucht werden.

**Untersuchung der weiblichen Brust:** Neben der Inspektion auf Unregelmäßigkeiten und Seitendifferenzen, wird die Brust palpiert, um Veränderungen feststellen zu können. Weiterführende Diagnostik wird mit der *Mammasonographie* und der *Mammographie* (Röntgenuntersuchung) durchgeführt.

**Kolposkopie:** Betrachten der Portiooberfläche unter 10–40facher Vergrößerung zur genaueren Beurteilung der Portiooberfläche.

**Biopsie:** Gewebeentnahme durch Abrasio und Konisation für die histologische Untersuchung.

**Sonographie:** Durch die mit Vaginalsonden durchgeführte Sonographie kann man bis auf wenige Zentimenter an die Organe herankommen und erhält Ergebnisse mit hoher Aussagekraft.

## 16.3 Anatomie und Physiologie der männlichen Geschlechtsorgane

Die männlichen Geschlechtsorgane werden ebenso wie die weiblichen in innere und äußere eingeteilt (Abb. 16-7).

- *Innere Geschlechtsorgane:* Zu ihnen zählen die *Testes* (Hoden), *Epididymis* (Nebenhoden), *Ductus deferens* (Samenleiter) und die akzessorischen Geschlechtdrüsen *Prostata* (Vorsteherdrüse), *Vesica seminalis* (Bläschendrüse) und *Glandulae bulbourethrales* (Cowper-Drüsen). Bis auf die Prostata sind alle Organe paarig angelegt.
- *Äußere Geschlechtsorgane:* Zu ihnen werden der *Penis* (Glied) und das *Skrotum* (Hodensack) gezählt.

### 16.3.1 Testis (Hoden)

**Lage und Form:** Die Hoden sind ein paarig angelegtes Organ, das sich innerhalb der Bauchhöhle entwickelt und noch vor der Geburt in den Hodensack absinkt. Beim geschlechtsreifen Mann liegen die Hoden außerhalb des Bauchraumes im Hodensack in zwei getrennten Hüllen. Sie haben eine ovale Form und sind ca. 4 cm lang. Gewöhnlich hängt der linke Hoden etwas tiefer als der rechte.

**Feinbau:** Der Hoden ist von einer derben, faserigen Bindegewebekapsel umgeben. Von ihr ziehen Scheidewände (Septen) in das Innere und unterteilen den Hoden in etwa 300 pyramidenförmige Läppchen. In den bindegewebigen Septen verlaufen die Nerven, Blut- und Lymphgefäße. Ein Läppchen (Lobulus testis) enthält ein oder mehrere stark geknäuelte Samenkanälchen (Hodenkanälchen), die in ein feinfaseriges Bindegewebe (Stroma) eingebettet sind. Die Samenkanälchen der geschlechtsreifen Hoden haben eine Gesamtlänge von ca. 300 m. Sie münden jeweils in das Hodennetz (Rete testis), ein im Inneren des Hoden gelegenes Netz von Kanälchen, die untereinander verbunden sind (Abb. 16-8). Die Samenkanälchen sind von einer bindegewebigen Hülle umgeben an dessen innerer Seite die *Sertoli-Zellen* angelagert sind, die für die Reifung der Sper-

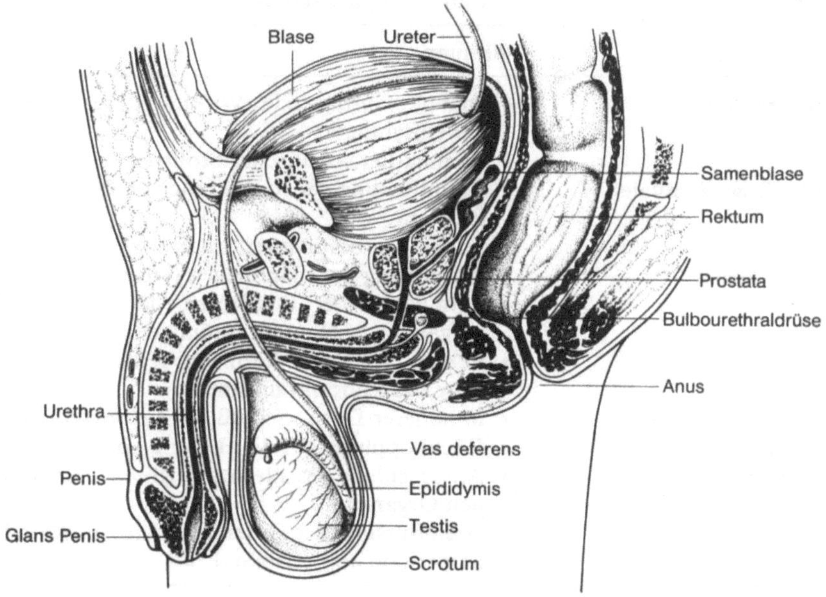


**Abb. 16-7** Die inneren und äußeren männlichen Geschlechtsorgane.

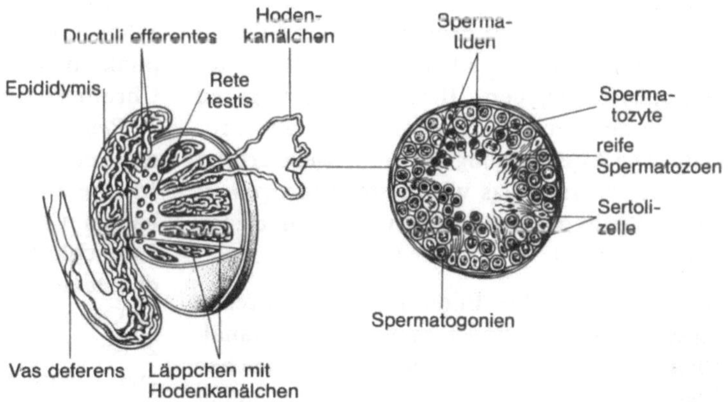


**Abb. 16-8** Links: Hoden und Nebenhoden mit Vas deferens. Herausgehoben ist die Anordnung von Rete testis und Hodenkanälchen. Rechts: Querschnitt durch ein einzelnes Hodenkanälchen mit Spermatogonien- und Sertoli-Zellen sowie Zellen in verschiedenen Stadien der Meiose und der Spermiogenese.

matozyten von großer Bedeutung sind. Sie sind von den reifenden Spermien umgeben, ernähren sie, bilden Stoffe zu ihrem Schutz und können absterbende Spermien phagozytieren. Sie werden auch als Stützzellen bezeichnet, da sie ein Gerüst bilden, an das sich die Keimzellen binden. Zwischen den Hodenkanälchen liegen im Stroma einzelne Zellgruppen, die als *Leydig-Zwischenzellen* bezeichnet werden. Sie produzieren das männliche Geschlechtshormon Testosteron.

**Androgene:** Sammelbegriff für die männlich wirkenden Sexualhormone. Sie werden vor

Tab. 16-6: Androgene. Übersicht über die physiologischen Wirkungen.

| | Wirkung |
|---|---|
| **Stoffwechsel** | • anabole (aufbauende) Wirkung durch vermehrte Nukleinsäuren- und Eiweißsynthese<br>• Stimulation spezifischer Stoffwechselleistungen in den Zielorganen |
| **männliches Genitale** | • Beeinflussung der Ausbildung von Penis, Samenleiter, Samenblase und Prostata<br>• Förderung bestimmter Stadien der Spermatogenese in den Hoden |
| **Haut, Haare** | • Ausbildung des männlichen (virilen) Behaarungstyps<br>• Stimulation der Talgdrüsen (dadurch z. B. Beeinflussung von Acne vulgaris u. a. Hauterkrankungen) |
| **Skelett** | • in niedriger Dosis: Vermehrung des epiphysären Knorpels und Förderung des Längenwachstums<br>• in höherer Dosis: Schluß der Epiphysenfugen und Verkalkung |
| **Zentralnervensystem** | • Rückkopplung auf die Bildung von LH und FSH |
| **Enzyme** | • Ausscheidung geschlechtsspezifischer Enzymmuster in den verschiedenen Organen<br>• Beeinflussung der Differenzierung des Sexualzentrums in der Embryonalperiode und postnatal |

allem in den Leydig-Zwischenzellen des Hodens, in kleinen Mengen auch im Ovar und in der Nebennierenrinde produziert. Ihre Bildung wird vom luteinisierenden Hormon (LH) der Hypophyse gesteuert. Ihr Abbau erfolgt zu 80% in der Leber, daneben in Haut und Prostata. Die Ausscheidung der Androgene erfolgt über die Nieren. Das wichtigste Androgen ist das Testosteron, das im Serum am höchsten konzentriert ist.

**Spermatogenese:** Die Bildung von Samenzellen (Spermatogenese) findet in den Hodenkanälchen statt. Im Inneren der Hodenkanälchen liegen die sogenannten Spermatogonien an der Kanälchenwand. Spermatogonien sind die Stammzellen der Spermien. Ihre Reifung verläuft in mehreren Schritten.

• *Vermehrungsphase:* Die Spermatogonien können sich das ganze Leben lang mitotisch teilen. Dabei entsteht eine Tochterzelle, die als Stammzelle verbleibt und sich weiter mitotisch teilt (Typ A) und eine Tochterzelle, die sich weiterentwickelt und aus der sich insgesamt 16 Spermien entwickeln können (Typ B). Die Spermatogonien vom Typ B teilen sich noch zwei mal mitotisch, so daß insgesamt vier Zellen entstanden sind. Die entstandenen Zellen werden *primäre Spermatozyten* oder Spermatozyten I. Ordnung genannt. Zu diesem Zeitpunkt besitzen die Zellen noch den diploiden Chromosomensatz.

• *Reifungsphase:* Die primären Spermatozyten treten in die 1. Reifeteilung ein. Durch die Meiose entstehen zwei neue Zellen mit einem halben Chromosomensatz (22 Autosome und 1 Geschlechtschromosom). Diese Zellen werden *sekundäre Spermatozyten* (Spermatozyten II. Ordnung) genannt. Sie treten dann in die 2. Reifeteilung ein und es entstehen jeweils zwei Spermatiden.

• *Umbildungsphase:* In dieser Phase entstehen die *reifen Spermien* (Spermatozoen). Dabei kommt es zu einer Verdichtung des Zellkerns der dadurch ein paddelförmiges Aussehen erhält. Der Golgi-Apparat bildet die Spitze des Spermiums (Akrosom). Für die Geißel des Spermiums werden von außen Mikrotubuli eingebaut. Das Halsstück der Spermageißel wird von den Zentriolen gebildet. Im Mittelstück befinden sich die Mitochondrien (Abb. 16-9).

**Schicksal der Spermien:** Während der Reifungsphase der Spermatogonien zu den Spermatiden

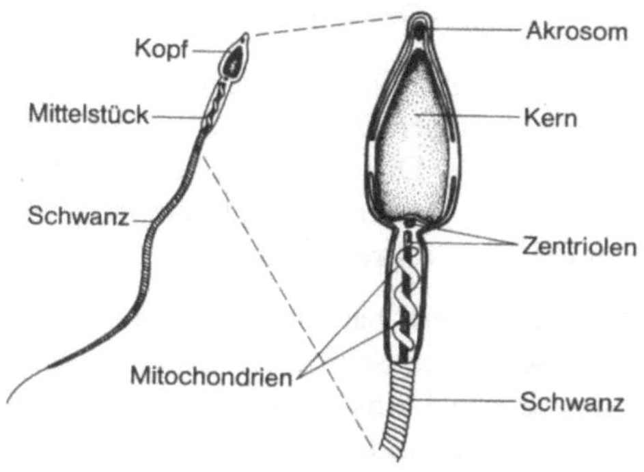


**Abb. 16-9** Struktur der Spermatozoen.

bleiben die aus einer Spermatogonie entstandenen Zellen miteinander in Verbindung und bilden sogenannte Klone. Ihrem Reifegrad entsprechend wandern sie an den Sertoli-Zellen entlang zur Mitte des Hodenkanälchens. Sie lösen sich dann als reifes Spermium vom Verband und werden als freie Zelle über die Rete testis in die Nebenhoden transportiert und dort gespeichert. Der Prozeß der Reifung dauert in den Hodenkanälchen ca. 70 Tage, bevor die Spermien in die Nebenhoden transportiert werden, zu deren Passage sie wiederum bis zu 17 Tage benötigen. Erst nach ca. 3 Monaten steht das Spermium für die Befruchtung zur Verfügung. Jede Stunde verlassen ca. 1 Million Spermien den Hoden. Spermien, die nicht durch eine Ejakulation den Körper verlassen, überaltern und zerfallen. Teilweise werden sie von Freßzellen gefressen.

**Sperma** (Ejakulat): Das Sperma setzt sich aus der *Samenflüssigkeit* der Drüsen (Samenblase, Prostata) und aus den *Spermien* zusammen. Es ist milchig-trüb, von weiß-gelblicher Farbe und weist einen charakteristischen Geruch auf. Die Samenflüssigkeit reagiert schwach alkalisch (pH 7–8). Im sauren Milieu würden sich die Spermien nicht bewegen können und zugrunde gehen. Die Menge beträgt pro Ejakulation 2–6 ml. 1 ml Ejakulat enthält normalerweise mehr als 40 Millionen Spermien.

### 16.3.2 Epididymis (Nebenhoden)

**Lage und Bau:** Die Nebenhoden sitzen dem Hoden schweifartig auf. Sie werden in Kopf (Caput), Körper (Corpus) und Schwanz (Cauda) unterteilt. Die Ausführungsgänge der Hoden bilden jeweils einen Teil des Nebenhodenkopfes. Der Nebenhodenschwanz geht in den Samenleiter über. Die Nebenhoden setzen sich aus geknäuelten und zickzackartig gefalteten Kanälchen zusammen, die jeweils bis zu 6 Meter lang sind. Die Kanälchen des Nebenhodenkörpers sind mit zilientragendem Epithelgewebe ausgekleidet. In der Wand der Kanälchen befinden sich glatte Muskelzellen.

**Funktion:** Die Nebenhoden dienen als Spermienreservoir. Die mit einer Flüssigkeit aus den Hoden kommenden Spermien werden in der weiten Lichtung des Nebenhodenkörpers gesammelt und eingedickt. Die Transportzeit der Spermien durch den Nebenhoden beträgt 8–17 Tage. Bei einer Ejakulation wird ein Teil der Nebenhoden entleert.

### 16.3.3 Ductus deferens (Samenleiter)

**Lage und Aufbau:** Die Samenleiter sind paarig angelegt, gehen aus den Nebenhoden hervor und münden in der Prostata in die Harnröhre. Sie sind jeweils 50–60 cm lang und verlaufen gemeinsam mit Blut-, Lymphgefäßen und Nerven im Samenstrang. Der Samenleiter ist ein muskulöses Rohr, das sich vor der Prostata erweitert. Kurz vor dem Eintritt in die Prostata mündet die Samenblase in den Samenleiter. Der durch die Prostata verlaufende Teil des Samenleiters wird Spritzkanälchen (Ductus ejaculatorius) genannt.

**Funktion:** Bei einer Ejakulation kommt es zu Kontraktionen der Muskulatur in der Wand des Samenleiters. Dadurch entsteht eine Saug- und Druckwirkung auf den Inhalt des Nebenhodens. Die dort gespeicherten Spermien werden durch den Samenleiter befördert und über die Spritzkanälchen in die Harnröhre gepreßt.

### 16.3.4 Vesicula seminalis (Samenblase)

**Lage und Aufbau:** Die Samenblase oder Bläschendrüse liegt paarig hinter der Harnblase. Sie ist ein ca. 5 cm langer mit Schleimhaut ausgekleideter Gang, der am Blasengrund von außen angewachsen ist. Der Gang mündet in den Ductus ejaculatorius.

**Funktion:** Im Gegensatz zum Namen befinden sich in der Samenblase normalerweise keine Spermien. Die Bläschendrüse produziert ein leicht alkalisches Sekret, das 50–80% der Flüssigkeit des Ejakulates ausmacht. Es hat gelatinartige Konsistenz, ist gelblich gefärbt und besteht vorwiegend aus Proteinen. Ebenfalls enthalten sind Fruktose und Prostaglandine. Die Fruktose dient den Spermien zur Ernährung, während die Prostaglandine auf die Muskulatur des weiblichen Genitaltraktes wirken und dadurch die Wanderung der Spermien in die Eileiter begünstigen. Die alkalische Flüssigkeit schützt die Spermien vor dem sauren Milieu der Vagina.

### 16.3.5 Prostata (Vorsteherdrüse)

**Lage und Aufbau:** Die Prostata ist ein unpaariges, etwa kastaniengroßes Organ mit einem Gewicht von ca. 20 g. Sie ist mit dem Boden der Harnblase verwachsen und wird von dem ersten Abschnitt der Harnröhre durchzogen. Durch ihre Nähe zum After ist sie rektal tastbar, wodurch ihre Größe, Konsistenz und Oberflächenbeschaffenheit beurteilt werden kann. Sie ist von einer bindegewebigen Kapsel umgeben. Im Inneren liegen ca. 50 Drüsen, deren Öffnungen in die Harnröhre münden.

> **Hinweis:** Die rektale Untersuchung der Prostata ist dem Heilpraktiker nicht erlaubt, da sie zu den Geschlechtsorganen zählt.

**Funktion:** Die Prostata liefert bei einer Ejakulation 15–30% der Samenflüssigkeit. Das Sekret ist dünnflüssig, farblos, leicht sauer und hat einen spezifischen Geruch. Es enthält unter anderem Prostaglandine, saure Phosphatase, Spermin und Proteasen. Spermin ist für den typischen Spermageruch verantwortlich und beeinflußt die Beweglichkeit und Befruchtungsfähigkeit der Spermien. Die Proteasen verflüssigen das Ejakulat nach wenigen Minuten und ermöglichen damit eine bessere Beweglichkeit der Spermien.

### 16.3.6 Cowper-Drüsen

**Lage und Aufbau:** Die Glandulae bulbourethrales oder Cowper-Drüsen sind paarig angelegte linsengroße Drüsen, die nach der Prostata und dem äußerem Schließmuskel der Blase in die Harnröhre münden.

**Funktion:** Sie liefern bei Erregung ein schleimhaltiges, alkalisches Sekret, das zum einen die Reste des sauren Urins in der Harnröhre neutralisiert und zum anderen als Gleitmittel beim Geschlechtsverkehr dient.

### 16.3.7 Äußere Genitalien

**Penis:** Das männliche Glied besteht im wesentlichen aus den paarigen Penisschwellkörpern, dem Schwellkörper der Harnsamenröhre mit der konisch geformten Eichel (Glans penis). Der Penis ist von einer dehnbaren Haut überzogen, die mit einer Falte die Eichel bedecken kann (Vorhaut oder Präputium). Beim Neugeborenen und Kleinkind ist die Vorhaut noch mit der Eichel verwachsen. In der Vorhauttasche bildet sich eine krümelig-gelbe Masse, das *Smegma*. Es handelt sich dabei nicht um ein Drüsensekret, sondern es entsteht durch die Besiedlung von abgestoßenen Epithelien durch Bakterien. Smegma gilt als kanzerogen. Aufgrund sexueller Reize kann eine Erektion des Penis erfolgen. Dabei werden die Schwellkörper mit Blut gefüllt, der Penis nimmt an Dicke und Länge zu, wird hart und steht vom Körper ab.

**Harnröhre:** Die männliche Harnröhre wird nach Einmündung der Samenleiter in der Prostata auch als Harnsamenröhre bezeichnet. Zahlreiche Drüsen (Urethraldrüsen) münden in die Harnröhre.

**Skrotum:** Der Hodensack bildet eine Hülle für die außerhalb des Bauchraums gelagerten Hoden und Nebenhoden. Er besteht aus mehreren Schichten, die entwicklungsgeschichtlich vom Absinken der Hoden aus dem Bauchraum stammen. Die innere Schicht ist eine glatte, seröse Haut, die zweite Schicht besteht aus glatten Muskelfasern. Um die Hoden und Nebenhoden liegen in Schlingen quergestreifte Muskelfasern (M. cremaster). Sie stammen von den Bauchmuskeln. Es folgt ein subkutanes Bindegewebe und als äußerste Schicht die Skrotalhaut. Sie ist runzelig, stärker pigmentiert als die übrige Haut, trägt vereinzelt Haare und besitzt Talgdrüsen, die als weißliche kleine Knötchen sichtbar sind.

**Temperatur der Hoden:** Da der Hodensack relativ dünn ist, werden die darin lagernden Hoden der Körperwärme entzogen. Die Temperatur ist 2–5 °C unter der Körpertemperatur. Dies ist von großer Bedeutung für die Spermienproduktion, da sie nur unter diesen Temperaturbedingungen optimal funktioniert. Bei erhöhter Temperatur oder Fieber wird die Spermienproduktion eingestellt. Bei Kälte ziehen sich die Muskelfasern der glatten und quergestreiften Muskulatur zusammen, so daß der Hoden näher am Körper liegt.

### 16.3.8 Hormonelle Regulation der Geschlechtsentwicklung

An der Entwicklung und Steuerung der männlichen Sexualfunktion sind vor allem der Hypothalamus, die Hypophyse und die Hoden beteiligt. Durch das Vorhandensein des Y-Chromosoms entwickeln sich beim Embryo um die 6. Woche die Testes. Die Leydig-Zwischenzellen produzieren Testosteron. Dadurch differenzieren sich die primären Geschlechtsorgane heraus. Das Einsetzen der Pubertät ab dem 12. Lebensjahr beginnt wie bei den Mädchen mit einer vermehrten Produktion der Gonadotropine LH und FSH in der Hypophyse. Dies wird durch das Gonadotropin-releasing-hormone (GnRH) des Hypothalamus kontrolliert. Das luteinisierende Hormon (LH) steigert die Testosteronproduktion der Leydig-Zwischenzellen. Das follikelstimulierende Hormon (FSH) stimuliert die Spermatogenese durch das Anregen der Sertoli-Zellen, hierzu ist jedoch auch Testosteron nötig.

Folgende **Veränderungen** werden durch die vermehrte Hormonproduktion zwischen dem 12. und 16. Lebensjahr ausgelöst:

- Vollständige Entwicklung der primären Geschlechtsmerkmale
- Herausbildung der sekundären Geschlechtsmerkmale wie Bartwuchs, Schamhaare, Vergrößerung der Larynx (Stimmbruch), Veränderung des Körperbaus
- Spermatogenese und Fähigkeit zur Ejakulation.

Wie bei den Frauen kommt es am Ende der Pubertät zum Schluß der Epiphysenfugen. Das Nervensystem wird beim Mann ebenfalls durch die Hormone beeinflußt. Im Alter erfolgt eine Abnahme der Testosteronproduktion, bei der jedoch die Spermatogenese und damit die Fortpflanzungsfähigkeit nicht verloren geht (Klimakterium virile). Nur gelegentlich treten dadurch psychisch-vegetative Symptome auf.

## 16.4 Untersuchungsmethoden der männlichen Genitale

**Anamnese:** Wichtig ist die Frage nach Störungen der Harnentleerung (Oligurie, Nykturie, Harninkontinenz, Harnverhalten). Sie können von Veränderungen der Prostata herrühren. Schmerzen des Hodens (Skrotalschmerz) oder tief im kleinen Becken können Zeichen einer Entzündung des Hodens oder Nebenhodens bzw. der Prostata sein. Impotenz, gestörte Ejakulation oder Unfruchtbarkeit (Infertilität) können vielfältige organische wie psychische Ursachen haben.

**Inspektion:** Beurteilung der äußeren Genitale auf Veränderungen und Entzündungen.

**Biopsie:** Vor allem Prostatabiopsien (zur Tumordiagnostik) und Hodenbiopsien (zur Tumor- und Fruchtbarkeitsdiagnostik) werden durchgeführt.

**Spermauntersuchungen:** Untersuchung des Ejakulats nach Menge und Beweglichkeit der Spermien, Untersuchung auf pathologische Spermienveränderungen sowie die Zusammensetzung der Samenflüssigkeit (z. B. Fruktosegehalt).

**Sonographie:** Prostata und Hoden lassen sich sonographisch gut erfassen. So können Größen- und Strukturveränderungen erkannt werden.

**Sonstige bildgebende Verfahren:** Röntgen und Kernspintomographie.

## 16.5 Erkrankungen der weiblichen Geschlechtsorgane

### 16.5.1 Störungen des menstruellen Zyklus

**Begriffsklärungen**

- *Oligomenorrhoe:* Verlängerung des Zyklus auf mehr als 35 Tage
- *Polymenorrhoe:* Verkürzung des Zyklus auf weniger als 22 Tage
- *Hypomenorrhoe:* zu schwache Regelblutung (Stunden oder 1–2 Tage)
- *Hypermenorrhoe:* zu starke Regelblutung mit Blutverlust von mehr als 150 ml (hat meist organische Ursachen)
- *Menorrhagie:* zu starke und zu lange Regelblutung (hat meist organische Ursachen)
- *Metrorrhagie:* Unregelmäßige sowie langanhaltende Blutungen, die unabhängig vom Zyklus auftreten (meist organische Ursachen)

#### 16.5.1.1 Amenorrhoe

**Definition:** Fehlen oder Ausbleiben der Regelblutung über drei Monate hinweg.

**Ursachen**

- *Physiologisch:* Schwangerschaft, Stillzeit, Menopause.
- *Pathologisch:* funktionelle oder organische Störungen des Hypothalamus, Schädigung der Hypophyse, Störung der Eierstöcke, Störung des Uterus, Magersucht, Erkrankungen von Schilddrüse und Nebennierenrinde.

**Therapie:** Hormongabe.

#### 16.5.1.2 Anovulatorischer Zyklus

**Definition:** Periodisch auftretende Blutungen (Menstruation) ohne vorausgegangenen Eisprung.

**Ursachen:** unzureichende Ausschüttung von GnRH des Hypothalamus. Häufig während der Pubertät, bei Adnexitis, psychischen oder physischen Belastungen.

**Diagnose:** Basaltemperaturmessung (Temperaturanstieg fehlt), Progesteronbestimmung.

**Therapie:** Hormongabe nur bei Kinderwunsch.

#### 16.5.1.3 Zusatzblutungen

**Definition:** Alle Blutungen, die außerhalb der Menstruation prä- oder postmenstruell auftreten.

**Ursachen**

- *Organische Ursachen:* Entzündungen, Myome, Polypen, Karzinome, Verletzungen, hämorrhagische Diathese
- *Funktionelle Störungen:* meist Hormonstörungen

#### 16.5.1.4 Dysmenorrhoe

**Definition:** Starke schmerzhafte Regelblutung mit ausgeprägten Allgemeinbeschwerden.

**Ursachen:** psychische Ursachen, Endometriose, Myome, Fehlbildungen des Uterus, Entzündungen.

**Symptome:** krampfhafte Unterleibsschmerzen, am stärksten am ersten Blutungstag, Übelkeit, Erbrechen und Kopfschmerzen.

**Therapie:** Entspannungsübungen (autogenes Training), Wärmeanwendungen, Hormongabe.

#### 16.5.1.5 Prämenstruelles Syndrom

**Definition:** Auch als PMS bezeichnete, ausgeprägte psychische und physische Beschwerden, die 7–10 Tage vor der Menstruation beginnen und mit Einsetzen der Blutung aufhören.

**Ursachen:** unbekannt, psychovegetative Labilität.

**Symptome:** im Vordergrund stehen Brustspannen und empfindliche Brustwarzen (Mastodynie), Völlegefühl, Meteorismus, aufgeschwemmter Körper, Herz-Kreislauf-Beschwerden, Kopfschmerzen (Migräne), psychische Störungen mit aggressiver oder depressiver Neigung bis zur Lethargie, Angstzustände, Schlaflosigkeit.

### 16.5.2 Erkrankungen der Adnexe

Unter dem Begriff **Adnexe** (Anhängsel) werden die Eileiter und die Eierstöcke zusammengefaßt.

#### 16.5.2.1 Adnexitis

**Definition:** Einseitig oder doppelseitig auftretende Entzündung von Eileiter und/oder Eierstock.

**Ursachen:** aus Uterus oder Vagina aufsteigende sexuell übertragbare Infektion, selten hämatogene Besiedlung. Risikofaktoren sind jüngeres Alter, Spirale, intrauterine (instrumentelle) Eingriffe.

**Patho:** Eine Entzündung der Eileiter nennt sich *Salpingitis*, eine Entzündung der Eierstöcke *Oophoritis*. Die häufigsten Erreger sind die Chlamydien und Gonokokken, die meist über eine entzündlich Veränderung der Zervix aufsteigen können.

**Symptome:** Unterleibsschmerzen, vermehrter Ausfluß (Fluor), Fieber, Blutungsstörungen, Dysurie.

**Komplikationen:** Peritonitis, Sterilität.

**Diagnose:** bimanuelle Untersuchung, BSG ↑, Scheidensekret auf Erreger untersuchen, evtl. Laparoskopie.

**Therapie:** Penicillin (zur Erregerbekämpfung), evtl. Kortison (zur Entzündungsbekämpfung).

#### 16.5.2.2 Ovarialtumore

**Definition:** Relativ häufig vorkommende maligne und benige Tumore der Eierstöcke.

**Symptome:** Unabhängig von der Bösartigkeit der Tumore treten erst sehr spät Symptome auf. Zyklusstörungen, Zwischenblutungen, diffuse Unterleibsbeschwerden, evtl. Zunahme des Leibumfanges.

**Therapie:** Operation, Chemotherapie, Strahlentherapie.

### 16.5.3 Erkrankungen des Uterus

#### 16.5.3.1 Zervizitis

**Definition:** Entzündung der Schleimhaut des Gebärmutterhalses.

**Ursachen**

- *Abakterielle Entzündung* durch chemische (Spülungen, Spermizide) oder mechanische Reize (Tampons, Spiralen, Pessar)
- *Bakterielle Entzündung* durch aufsteigende Infektionen mit Chlamydien, Gonokokken, Trichomonaden und anderen Erregern.

**Symptome:** übelriechender, starker Ausfluß, evtl. leichte Blutungen.

**Diagnose:** histologische und mikrobiologische Untersuchung des Abstriches.

**Therapie:** richtet sich nach dem Erreger.

#### 16.5.3.2 Endometritis

**Definition:** Entzündung der Gebärmutterschleimhaut.

**Ursachen:** instrumentelle Eingriffe; Menstruation, Geburt und Abort können das Eindringen von Keimen aus Zervix und Vagina begünstigen.

**Symptome:** meist Schmierblutung, selten Schmerzen, evtl. leichtes Fieber.

**Therapie:** Erregerspezifisch. Durch die Abstoßung von einem Teil des Endometriums bei der Menstruation gibt es eine Selbstheilungstendenz.

### 16.5.3.3 **Endometriose**

**Definition:** Vorkommen von endometriumähnlichem Gewebe außerhalb der physiologischen Schleimhautauskleidung der Gebärmutterhöhle.

**Ursachen:** unbekannt.

**Patho:** Eine Endometriose kommt im geschlechtsreifen Alter vor und bildet sich nach der Menopause zurück. Das außerhalb der Gebärmutter vorkommende Gewebe ist den gleichen zyklischen Veränderungen unterworfen wie das eigentliche Endometrium. Es kann in der Uterusmuskulatur, in den Eileitern, im Eierstock, in der Bauchhöhle, in der Harnblase und in der Lunge vorkommen.

**Symptome:** Dysmenorrhoe mit auffallend starken Schmerzen bei der Menstruation, verstärkte und verlängerte Menstruationsblutung, Uterus leicht vergrößert und derb.

**Diagnose:** bimanuelle Palpation, Laparoskopie.

**Therapie:** bei isolierten Herden operative Entfernung, sonst Hormonbehandlung zur Unterdrückung der Proliferation des Endometriums.

### 16.5.3.4 **Uterusmyom**

**Definition:** Gutartige meist mehrfach vorkommende Muskelgeschwulst des Uterus.

**Patho:** Myome sind bei 20–30% aller Frauen ab dem 30. Lebensjahr anzutreffen. Sie sind östrogenabhängig und bilden sich nach der Menopause langsam zurück. Sie können verschieden lokalisiert sein und sehr groß werden (Abb. 16-10).

**Symptome:** oft symptomlos, ansonsten Menstruationsstörungen (Metrorrhagie), sekundäre Anämie.

**Diagnose:** bimanuelle Untersuchung, Sonographie.

**Therapie:** Hormontherapie, operatives Entfernen bei Beschwerden.

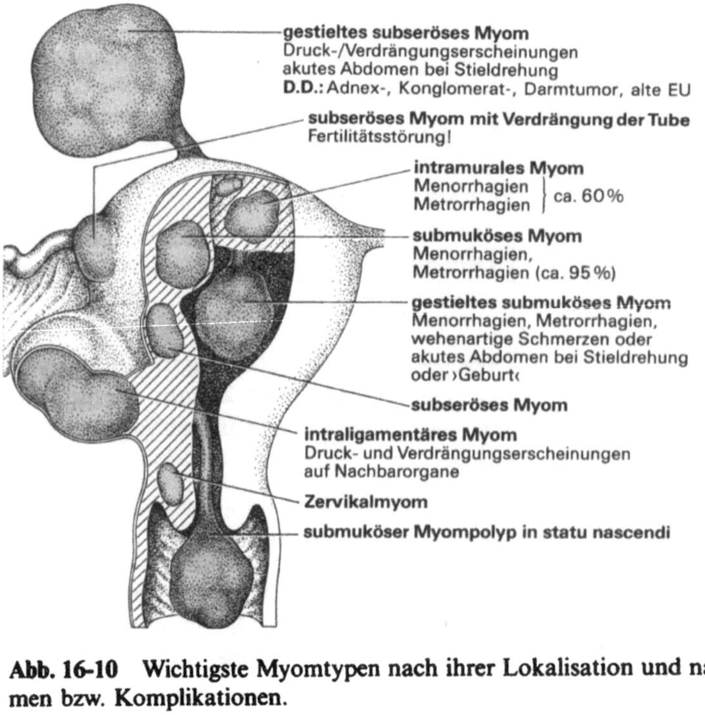


**Abb. 16-10** Wichtigste Myomtypen nach ihrer Lokalisation und nach hieraus resultierenden Symptomen bzw. Komplikationen.

#### 16.5.3.5 Zervixkarzinom

> **Definition:** Karzinom, das im Grenzbereich zwischen dem inneren Zylinderepithel und dem äußeren Plattenepithel des Muttermundes seinen Ursprung hat.

**Ursachen:** Risikofaktoren: frühzeitiger Geschlechtsverkehr, mehrere und frühzeitige Schwangerschaften, fehlende Sexualhygiene des Mannes (Smegma), bestimmte Virusinfektionen (Papillomaviren), Rauchen.

**Patho:** Beim Zervixkarzinom ist eine Vorsorgeuntersuchung möglich, da Präkanzerosen oft er-

Tab. 16-7: Einteilung der Epithelveränderungen der Zervix.

| PAP | Zytologisches Zellbild | Kolposkopie | CIN | Histologie | Therapeutische Maßnahmen |
|---|---|---|---|---|---|
| PAP I | normales Zellbild | Plattenepithel von normalem Befund | – | regelrecht aufgebautes Epithel | jährliche Kontrolluntersuchung |
| PAP II | Entzündung, degenerative oder regenerative Zellkernveränderungen | Zylinderepithel hochrot | – | | |
| PAP III | schwere entzündliche oder degenerative Veränderungen | atypische, mosaikartige Zeichnung, weißliche Flecken (Leukoplakie), atypische Gefäße. | – | | Behandlung von Entzündung und Degeneration, Kontrolle nach 3 Monaten |
| PAP III D | leichte Dysplasie bis mäßige Dysplasie | | CIN I<br>CIN II | leichte Dysplasie<br>atypisches Epithel der oberflächlichen bis mittleren Schicht | |
| PAP IV a | schwere Dysplasie, Carcinoma in situ | | CIN III | atypische Zellen bis zur Basalzellschicht, dichtstehende atypische Zellen, Zellgrenzen nicht erkennbar, Basalmembran intakt | Konisation bei Kinderwunsch, sonst Gebärmutterentfernung |
| PAP IV b | wie PAP IV a, aber Verdacht auf Invasion | | CIN III | | je nach Befund |
| PAP V | invasives Karzinom | sicheres Karzinom | kein CIN | Karzinom | Operation |

kennbar sind und entsprechend therapiert werden können. Die Grenzzone zwischen dem Zylinderepithel im Inneren der Zervix und dem Plattenepithel außerhalb verändert sich während der Menarche. Das Zylinderepithel wandert nach außen und es entstehen Plattenepithelien (Metaplasie). Unter ungünstigen Faktoren können sich hier Zellatypien und ein *Carcinoma in situ* entwickeln. Unbehandelt entsteht daraus in 80% der Fälle langfristig ein invasives Zervixkarzinom, das sich haupsächlich im kleinen Becken ausbreitet. Zu den karzinogenen Faktoren zählt auch das Smegma des Mannes, das sich unter der Vorhaut bildet. In Ländern, in denen aus religiösen Gründen eine Beschneidung stattfindet, sind deutlich weniger Zervixkarzinome anzutreffen.

**Symptome**

- *Frühsymptome:* blutig tingierter Ausfluß, schmerzlose Metrorrhagie, Hypermenorrhoe.
- *Spätsymptome:* übelriechender Ausfluß, Flankenschmerzen durch Nierenstau (Metastasen), ischiasartige Schmerzen, Dysurie, Hämaturie, Defäkationsbeschwerden, venöse oder lymphatische Stauung der Gefäße aus den unteren Extremitäten.

**Diagnose:** Inspektion, Kolposkopie, zytologische Untersuchung. Die zytologische Untersuchung erfolgt von einem Abstrich an der Portio. Die gewonnen Zellen werden nach einer von Papanicolaou entwickelten Methode gefärbt, mikroskopisch beurteilt und in die PAP-Gruppen eingeteilt (Tab. 16-7).

**Gewebeuntersuchungen der Zervix:** Bei entsprechendem Abstrich (mit Bürste) kann das Gewebe auch histologisch beurteilt werden und eine Einteilung in zervikale intraepitheliale Neoplasien (CIN) erfolgen. Das sind Veränderungen in der Epithelschicht, die eine Vorstufe eines Karzinoms sein können. Bei schweren Dysplasien (CIN III) wendet man invasive diagnostische Verfahren an z. B. Biopsie, Abrasio oder fraktionierte Curettage (getrennte Gewebeentnahme aus Zervixkanal und Uterus) und Konisation. Die *Konisation* bezeichnet die Entfernung eines Gewebekegels von der Zervix, um Gewebe für die Diagnostik zu erhalten oder verdächtiges Gewebe bereits zu entfernen.

**Therapie:** Je nach zytologischen Befunden sollten die in der Tabelle angegebenen Therapiemaßnahmen angewendet werden. Bei der *Wertheim-Meigs-Operation* werden der Uterus, das obere Drittel der Vagina, verschiedene Bänder und die ableitenden Lymphknoten entfernt. Zusätzlich kommen Strahlen- und Chemotherapie zur Anwendung.

### 16.5.4 Erkrankungen von Vagina und Vulva

#### 16.5.4.1 Kolpitis

**Definition:** Entzündung der Vagina.

**Ursachen:** verändertes Scheidenmilieu (z. B. durch Antibiotika, Schwangerschaft, Pille und bei Diabetes mellitus); atrophisches Vaginalepithel in der Kindheit und im Alter; sexuell übertragbare Krankheiten (z. B.durch Trichomonaden, Gonokokken, Candida albicans).

**Patho:** Durch Störungen des sauren Vaginalmilieus wird der natürliche Schutzmechanismus gestört und ermöglicht eine Vermehrung pathogener Erreger. Im Alter und in der Kindheit ist der Schutz durch die Laktobazillen vermindert, da durch den Östrogenmangel nur wenig glykogenhaltiges Vaginalepithel vorhanden ist. Vor allem bei Infektionen ist die Entzündung nicht nur auf die Vagina beschränkt, sondern die Vulva ist mitbetroffen, so daß dann von Vulvovaginitis gesprochen wird.

**Symptome:** Ausfluß, Juckreiz (Pruritus genitalis), Dysurie, Schmerzen.

**Therapie:** Behandlung der Grunderkrankung, Antibiotika, Antimykotika, lokale Gabe von säurebildenden Mitteln (Joghurt), evtl. Sexualpartner mitbehandeln.

#### 16.5.4.2 Vulvitis

**Definition:** Entzündung der äußeren Geschlechtsorgane.

**Ursachen:** meist eine allergische Reaktion auf hygienische Maßnahmen (Intimspray, Seife, Waschmittel, synthetische Wäsche), mechanische Irritationen und Medikamente, erregerbedingt bei sexuell übertragbaren Krankheiten.

**Patho:** Durch die anatomische Lage der Vulva in der Nachbarschaft zu Blase, Rektum und Vagina mit deren Sekreten kann es leicht zu einer bakteriellen Besiedlung der Vulva kommen.

**Symptome:** lokale Rötung, Schwellung und Juckreiz, seröses und eitriges Sekret.

**Therapie:** Behandlung der Grunderkrankung und Beseitigung der allergischen Noxen, Sitzbäder mit Kamille.

#### 16.5.4.3 Bartholinitis

> **Definition:** Meist einseitige Entzündung der Bartholin-Drüsen im Scheidenvorhof.

**Ursachen:** Gonokokken oder Darmbakterien (Escherichia coli).

**Patho:** Die Bartholin-Drüsen entsprechen den Cowper-Drüsen des Mannes und produzieren vor allem bei sexueller Erregung Sekret. Durch die Infektion kommt es zum Verkleben der Ausführungsgänge und zum Sekretstau mit anschließender Abszeßbildung.

**Symptome:** bis hühnereigroße Schwellung, vor allem beim Sitzen schmerzhaft.

**Komplikationen:** Bildung einer Bartholin-Zyste.

**Therapie:** Umschläge, Sitzbäder, Antibiotika, evtl. chirurgische Eröffnung.

#### 16.5.4.4 Vulvakarzinom

> **Definition:** Bösartiges Plattenepithelkarzinom an der Vulva.

**Ursachen:** Risikofaktoren: höheres Lebensalter (> 60 Jahre), kinderlos, Diabetes mellitus, Adipositas, Dermatosen der Vulva (Condylome), Genitalinfektionen.

**Patho:** Es ist das dritthäufigste Karzinom des weiblichen Genitaltraktes. Oft geht eine erkennbare Präkanzerose voraus.

**Symptome:** rötliche Flecken, Veränderungen und Erosionen, erst später Juckreiz und blutig-seröse Absonderungen.

**Therapie:** Operation, Strahlen- und Chemotherapie.

### 16.5.5 Schwangerschaftserkrankungen

#### 16.5.5.1 Schwangerschaftsgestosen

> **Definition:** Krankheitszustände, die nur im Zusammenhang mit einer Schwangerschaft auftreten.

**Ursachen:** multifaktorielles Geschehen mit familiärer Disposition. *Risikofaktoren:* Erstgebärende, Alter < 20 Jahre, familiäre Disposition zum essentiellen Hochdruck.

**Patho:** Bei den Gestosen wird in *Frühgestosen* und *Spätgestosen* unterschieden.

- *Frühgestose:* Übelkeit (Nausea), Erbrechen (Emesis gravidarum), übermäßige Speichelbildung (Hypersalviation), Appetitlosigkeit, Geschmacksveränderungen und Eßgelüste. Die Ursachen werden zum Teil im psychosomatischen Bereich gesehen, zum Teil hormonell und stoffwechselbedingt.
- *Spätgestose:* Krankheitsbild mit Ödemen, Proteinurie und Hypertonie (*EPH-Gestose:* E = Edema, P = Proteinurie, H = Hypertonie). Ödeme treten während der Schwangerschaft relativ häufig auf. Sie haben für sich gesehen keinen negativen Einfluß auf die Schwangerschaft. Als pathogenetische Ursache der Spätgestose wird eine Unterversorgung (Ischämie) der Plazenta angesehen. Man geht davon aus, daß beim Wachstum der Plazenta die notwendige Gefäßerweiterung, die normalerweise in der 12.–20. Schwangerschaftswoche stattfindet, ausbleibt. Diese fehlende Gefäßerweiterung hat die Ausschüttung von gefäßverengenden Substanzen zur Folge. Es kommt zu einer Mangeldurchblutung von Gehirn (Krampfanfälle), Nieren (Proteinurie), Plazenta (Totgeburt) und Leber. Treten zur Spätgestose tonisch-klonische Krampfanfälle auf, spricht man von ***Eklampsie***. Sie ist lebensbedrohlich und als medizinischer Notfall zu betrachten.

**Symptome:** treten erst nach der 24. Schwangerschaftswoche auf:

- *Schwangerschaftshochdruck* (diastolischer Wert > 90 mmHg)
- *Schwangerschaftsproteinurie* (> 1 g/l Proteine im Mittelstrahlurin)
- *Zusätzlich* können noch Kopfschmerzen und Sehstörungen auftreten

**Diagnose:** RR ↑, Eiweißausscheidung erhöht, Harnsäure ↑, rapide Gewichtszunahme (> 500 g/Woche).

**Therapie:** körperliche Schonung und eiweißarme Kost, Magnesiumpräparate, Antihypertensiva.

#### 16.5.5.2 **Extrauteringravidität (EUG)**

> **Definition:** Entwicklung der Frucht außerhalb der Gebärmutter.

**Ursachen:** Störungen der Eileiter (Adnexitis, Endometriose), Verwachsungen um den Eileiter (Operationen), angeborene Anomalien und hormonelle Störungen.

**Patho:** In den letzten Jahren ist eine Zunahme zu verzeichnen, die möglicherweise auf die häufigere Anwendung einer Spirale zurückzuführen ist. Bei einer EUG nistet sich das befruchtete Ei meist im Eileiter ein *(Eileiterschwangerschaft)*, seltener im Peritoneum *(Bauchhöhlenschwangerschaft)* oder im Eierstock. Hierbei stirbt die Eizelle entweder infolge unzureichender Versorgung ab und wird unter Blutungen ausgestoßen oder der Eileiter platzt und es entstehen Blutungen in den Bauchraum (akutes Abdomen).

**Symptome:** 6–8 Wochen nach der letzten Menstruation kann es zu einer Schmierblutung kommen und langsam auftretende abdominelle Beschwerden treten hinzu. Es zeigt sich aber oft ganz plötzlich das Bild eines *akuten Abdomens* mit Abwehrspannung, Peristaltikstörungen und Schocksymptome.

**Diagnose:** Sonographie, Laparaskopie.

**Therapie:** Notfalloperation.

### 16.5.6 **Erkrankungen der Mamma**

#### 16.5.6.1 **Mastitis**

> **Definition:** Alle nichtmalignen bakteriellen und abakteriellen Entzündungen der weiblichen Brust.

**Ursachen:** Bei stillenden Frauen kommt es infolge von Verletzungen, mangelnder Hygiene und Keimen im Krankenhaus (meist penizillinresistente Staphylokokken) zu einer Entzündung der Brust (Hospitalismus). Bei Frauen außerhalb der physiologischen Stillphase können gesteigerte Sekretbildung, Verletzungen oder hormonelle Störungen, aber auch Erreger als Ursache in Frage kommen.

**Symptome:** schmerzhafter Stillvorgang mit Milchstau, lokale Entzündungszeichen (Rötung, Überwärmung), Fieber, Schwellung der axillären Lymphknoten, evtl. Abszeßbildung.

**Therapie:** Ruhigstellung, Abstillen (oder Abpumpen), Hochbinden der Brust zur Förderung des Lymphabflusses, Alkoholumschläge und Antibiotika; Abszesse werden operativ saniert.

#### 16.5.6.2 **Mastopathie**

> **Definition:** degenerative und proliferative Umbauprozesse der Brust.

**Ursachen:** hormonelles Ungleichgewicht zwischen Östrogen und Progesteron.

**Patho:** Es handelt sich um die häufigste benigne Erkrankung der weiblichen Brust. Sie tritt gehäuft zwischen dem 35.–50. Lebensjahr auf. Folgende Formen werden unterschieden:

1. *Einfache Mastopathie:* Zunahme des Bindegewebes mit Erweiterung der Milchgänge bis zur Bildung von Zysten (häufigste Form).
2. *Gering proliferierende Mastopathie:* Wucherungen der Milchgangepithelien und evtl. Bildung von Knoten.
3. *Atypische proliferierende Mastopathie:* Parenchymdysplasie mit Zellatypien, tritt selten auf, hat aber ein hohes Entartungsrisiko.

Bei der 2. und 3. Form ist das Entartungsrisiko zum Mammakarzinom erhöht.

**Symptome:** knotige Verhärtungen, Schmerzen (Mastodynie), seltener pathologische Sekretion. Typisch ist die prämenstruelle Zunahme der Beschwerden.

**Therapie:** bei unklaren oder präkanzerösen Befunden Operation.

#### 16.5.6.3 Mammakarzinom

**Definition:** Maligne Entartung des Brustdrüsengewebes.

**Ursachen:** *Risikofaktoren:* Alter > 50 Jahre, späte Menopause, Adipositas, Mastopathie, Strahlenbelastung, auch genetische Faktoren, Alkoholkonsum und fetthaltige Nahrung.

**Patho:** Das Mammakarzinom ist die häufigste maligne Erkrankung der Frau in den westlichen Industrienationen. Es unterliegt einem hormonellen Einfluß und metastasiert frühzeitig lymphogen und hämatogen. Betroffen sind vor allem Skelettsystem, Leber und Lungen.

**Symptome:** An der Brust treten lokal Knotenbildung, Verhärtungen, Größenveränderung, Hauteinziehungen, Einziehung der Brustwarze, Apfelsinenhaut, Sekretion, Rötung, Schwellung auf.

**Diagnose:** Die meisten Mammakarzinome finden sich im äußeren oberen Quadranten. Inspektion auf Unregelmäßigkeiten und Abtasten beider Brüste nach gering verschieblichen oder fixierten Knoten. Durch Inspektion und Palpation der Brust können bis zu 80% der Mammakarzinome diagnostiziert werden (Abb. 16-11). Ferner Sonographie, Mammographie, Magnetresonanztomographie (MRT), Biopsie.

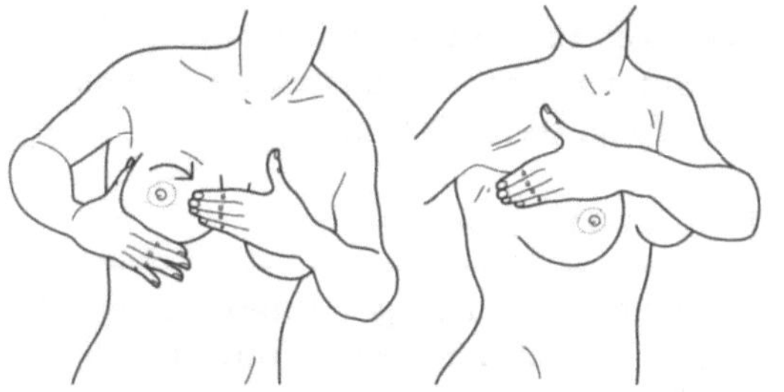

Abb. 16-11 Selbstuntersuchung und Abtasten der Brust und der Achselhöhle.

**Therapie:** Operation, Strahlen- und Chemotherapie.

**Prognose:** Nach 10 Jahren leben noch 52% aller Patientinnen mit Mammakarzinom.

## 16.6 Erkrankungen der männlichen Geschlechtsorgane

**Infertilität und Sterilität:** Beim Mann werden die Begriffe Infertilität und Sterilität synonym verwendet. Sie bedeuten das Ausbleiben einer Schwangerschaft bei der Frau trotz Kinderwunsch und regelmäßigem Geschlechtsverkehr. Die Ursachen liegen entweder in der Minderproduktion oder Fehlproduktion der Spermien oder in Störungen der ableitenden Samenwege (z. B. Verlegungen durch Verwachsungen).

**Impotenz:** Störung beim Ausüben des Geschlechtsverkehrs. Dabei kann es sich um eine Unfähigkeit oder Störung zur Erektion oder zur Ejakulation handeln. Häufig sind die Ursachen psychischer Natur, aber es kommen bei einer Erektionsstörung auch organische Ursachen in Frage. Eine große Rolle spielen Drogen (Alkohol) und Medikamente (Beruhigungsmittel und blutdrucksenkende Mittel). Arteriosklerotische Veränderungen sind ebenfalls von großer Bedeutung.

### 16.6.1 Erkrankungen des Hoden, Nebenhoden und Hodensacks

#### 16.6.1.1 Epididymitis

**Definition:** Unspezifische Entzündung der Nebenhoden durch aufsteigende Infektion.

**Ursachen:** Meist unsachgemäße Katheterlegung, Harnweginfekte (Gonorrhoe), selten im Rahmen anderer Infektionen (absteigend).

**Symptome:** Starke Schmerzen im Skrotum, Fieber, Schwellung und Rötung des Hoden.

**Therapie:** Hochlagern des Hoden mit Suspensorium (Tragevorrichtung) für die Verbesserung des Lymphabflusses, Kühlung, Antibiotika.

#### 16.6.1.2 Orchitis

**Definition:** Entzündung eines oder beider Hoden, auch *Didymitis* genannt.

**Ursachen:** Meist im Rahmen von Allgemeininfektionen (z. B. Mumps, Grippe, Typhus oder Scharlach), selten durch Übergreifen einer Epididymitis oder durch ein Trauma.

**Symptome:** plötzlich einsetzende Schmerzen, Hodenschwellung, hohes Fieber und Rötung der Skrotalhaut.

**Therapie:** Erregerbekämpfung, sonst wie bei Epididymitis.

#### 16.6.1.3 Hodenkrebs

**Definition:** bösartigeWucherung des Hodengewebes meist eines Hodens.

**Symptome:** meist schmerzlose einseitige Hodenschwellung und Schweregefühl, seltener Schmerzen oder Verhärtung.

**Therapie:** operative Entfernung des Hodens und der abführenden Lymphknoten; Strahlentherapie; bei rechtzeitiger Behandlung relativ gute Prognose (50–80% Heilung).

#### 16.6.1.4 Hydrozele

**Definition:** Sogenannter Wasserbruch in verschiedenen Bereichen des Hodens.

**Ursachen:** oft unbekannt oder als Folge von Entzündung oder Trauma.

**Symptome:** einseitige oder beidseitige schmerzlose Schwellung des Hodens.

**Therapie:** bei Säuglingen kommt es oft zu einer spontanen Rückbildung, bei Erwachsenen ist meist eine Punktion und Operation erforderlich.

### 16.6.2 Erkrankungen des Penis und der Prostata

**Phimose:** Unter normalen Bedingungen ist die Vorhaut bis zum 3. Lebensjahr an der Eichel leicht verwachsen. Bis spätestens zur Pubertät läßt sich dann die Eichel durch zurückschieben der Vorhaut freilegen. Bei einer Phimose ist die Vorhautöffnung verengt, so daß eine Freilegung der Eichel nicht möglich ist. Eine Phimose begünstigt Entzündungen der Eichel und fördert ein Peniskarzinom. Sie läßt sich operativ beheben.

#### 16.6.2.1 Balanitis

**Definition:** Entzündung der Eichel und der Vorhaut.

**Ursachen:** meist mangelnde Genitalhygiene, Phimose oder Geschlechtskrankheiten.

**Symptome:** Rötung und Schwellung der Eichel und der Vorhaut, schmierig-eitrige Beläge.

**Therapie:** lokale Spülungen, Antibiotika, Phimose beseitigen.

#### 16.6.2.2 Prostatitis

**Definition:** Akute oder chronische Entzündung der Prostata, häufig zwischen dem 20. und 40. Lebensjahr.

**Ursachen:** meist aufsteigende Infektion über Harnweginfektionen oder hämatogene Besiedlung im Rahmen einer Allgemeininfektion (absteigend).

**Symptome:** Dysurie, Pollakisurie, Defäkationsschmerz (beim Stuhlgang), Fieber und Schüttelfrost.

**Therapie:** Erregerbekämpfung (nach Erregerbestimmung im Prostatasekret), Schmerzbekämpfung, reichlich trinken.

#### 16.6.2.3 Prostatahyperplasie

**Definition:** Gutartige Vergrößerung der Prostata aufgrund einer Vermehrung der Zellen.

**Ursachen:** unbekannt, ein verändertes Verhältnis von Androgenen und Östrogenen wird vermutet.

**Patho:** Die benigne Prostatahyperplasie (BPH), auch Prostataadenom genannt, beginnt zwischen dem 40. und 50. Lebensjahr. Bei 60–70% aller

Männer entsteht eine Wucherung der periurethralen Drüsen, die um die Harnröhre liegen. Aber nur bei ca. 30% gibt es behandlungsbedürftige Störungen. Die Zellvermehrung kann die Harnröhre abdrücken, jedoch läßt die Größenzunahme keinen Rückschluß auf die Beschwerden zu.

**Symptome:** schleichender Beginn und Verlauf in drei Stadien:

- *Stadium der Kompensation:* leichte Dysurie und Nykturie, kein Restharn, verzögerter Miktionsbeginn, dünner Harnstrahl, Nachträufeln.
- *Stadium der beginnenden Dekompensation:* Restharnbildung, da die Blasenmuskulatur die Entleerung nicht mehr schafft.
- *Stadium der vollständigen Dekompensation:* Überlaufblase oder Harnverhalt.

**Diagnose:** Sonographie, rektale Untersuchung (Abb. 16-12) nach Größe (normal: kastaniengroß), Konsistenz (derb) und Oberfläche (glatt).

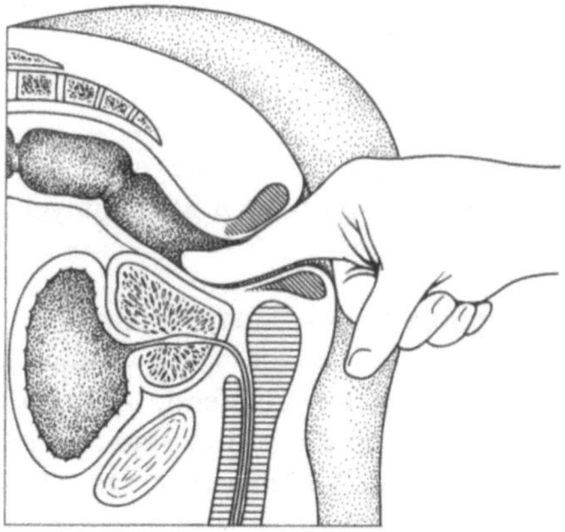

**Abb. 16-12** Prinzip der rektalen Untersuchung .

**Therapie:** anfänglich medikamentöse Therapie, später operative Entfernung des Adenoms (transurethrale Resektion).

#### 16.6.2.4 Prostatakarzinom

**Definition:** maligner Tumor des Prostatagewebes.

**Symptome:** Sie treten erst im fortgeschrittenen Stadium auf und gleichen denen der Prostatahyperplasie.

**Diagnose:** Ab dem 45. Lebensjahr sollte einmal im Jahr im Rahmen einer Vorsorgeuntersuchungen die Prostata rektal untersucht werden. Diese Untersuchung darf vom Heilpraktiker nicht vorgenommen werden. Ein Tumor zeigt sich als unregelmäßige höckerige und harte Oberfläche. Auch Sonographie ist möglich.

**Therapie:** Entfernung der Prostata, Entzug der Sexualhormone. Bei frühzeitigem Erkennen gute Prognose.

## 16.7 Sexuell übertragbare Krankheiten

Sexuell übertragbare Erkrankungen sind Krankheiten bei Mann und Frau, die meist durch Geschlechtsverkehr übertragen werden. Vier von ihnen sind Geschlechtskrankheiten im Sinne des Gesetzes zur Verhütung von Geschlechtskrankheiten: Gonorrhoe, Syphilis, Ulcus molle und Lymphogranuloma inguinale. Auch Hepatitis A und B, AIDS, Krätze und Filzläuse sind Erkrankungen, die sexuell übertragbar sind. Sie werden an anderer Stelle behandelt, da sie nicht durch einen Befall der Genitalien in Erscheinung treten.

**Wichtig:** Alle folgenden Erkrankungen mit Lokalisation an den Geschlechtsorganen dürfen vom Heilpraktiker nicht behandelt werden.

### 16.7.1 Gonorrhoe (Tripper)

**Definition:** Die Gonorrhoe ist weltweit mit die häufigste sexuell übertragbare Krankheit. Sie verursacht eine Lokalinfektion der Schleimhäute des Urogenitaltraktes in Form einer eitrigen Entzündung.

**Patho:** Die Gonorrhoe befällt hauptsächlich die Schleimhäute des Urogenitaltraktes und löst eine eitrige Entzündung aus (Gonokokkeneiter). Die Bakterien können sich an die Wand der Harnorgane anheften. Sie benötigen eine hohe Luftfeuchtigkeit und Körpertemperatur („Der Gonokokkus sitzt und lauscht, wie der Urin vorüber rauscht!").

**Verbreitung:** weltweit verbreitet; rückläufig seit den 80er Jahren. Besonders im Alter von 20–30 Jahren am häufigsten anzutreffen (sexuelle Aktivität, Promiskuität).

**Erreger:** Gonokokken (Nisseria gonorrhoeae) gramnegative Bakterien.

**Infektionsquelle:** Geschlechtsverkehr, selten andere Infektionsquellen (z. B. Toilette oder Waschlappen), da der Erreger außerhalb des menschlichen Körpers nur kurz überleben kann. Ansteckungsrisiko > 70%.

**Inkubationszeit:** 2–7 Tage.

**Symptome**

- *Beim Mann:* 1–2 Tage nach der Infektion kommt es zu Schmerzen in der vorderen Harnröhre besonders beim Wasserlassen mit gelblich-grünem, schleimig-eitrigem Sekret aus der Harnröhre (Urethritis anterior). Die Gonorrhoe kann auch auf die hintere Harnröhre übergreifen (Urethritis posterior) und zur Prostatitis (Schmerz beim Stuhlgang) führen. Auch die Samenleiter, Bläschendrüsen und die Nebenhoden (Epididymitis) können betroffen sein (Sterilitätsgefahr). Selten kommt es zum Befall des Mastdarms (Proktitis).
- *Bei der Frau:* Am häufigsten ist die Harnröhre (Urethritis) und der Zervix (Zervizitis) betroffen, oft ist auch das Rektum infiziert (Proktitis). Es kommt zu eitrig-schleimigem Ausfluß (Fluor albus), auch eine Vulvovaginitis ist möglich. Unbehandelt kann es zur Blasenentzündung (Zystitis), Entzündungen in der Gebärmutter (Endometritis), Eileiterentzündungen (Salpingitis) und im weiteren Verlauf zu einer Peritonitis kommen. Die Folge ist häufig eine Sterilität.

> **Klinischer Hinweis:** Die Gonorrhoe verläuft oft auch asymptomatisch und wird ohne Behandlung meist chronisch.

**Komplikationen**

- *Bei Mann und Frau:* hämatogene oder lymphogene Ausbreitung und Monarthritis gonorrhoica (Entzündung eines einzelnen Gelenks) besonders am Knie. Tendovaginitis (Sehnenscheidenentzündung), Myokarditis und Endokarditis. Eine Gonokokkensepsis ist sehr selten.
- *Bei Neugeborenen:* Durch eine Ansteckung des Säuglings während Geburt beim Durchtritt durch den infizierten Geburtskanal kann es zu einer Augenentzündung (Blenorrhoe) kommen. Als Prophylaxe wird unmittelbar nach der Geburt 2%iges Silbernitrat in das Auge geträufelt (sehr schmerzhaft).

**DD:** Harnweginfektionen durch andere Erreger wie durch Chlamydien, Mykoplasmen, Streptokokken, Escherichia coli, Proteus, Trichomonaden, Candida albicans (Soor).

**Nachweis:** vor allem Erregernachweis z. B. im Harnröhrensekret und Zervixabstrich durch Mikroskop oder Kultur. Sexualpartner sollte mituntersucht werden.

**Immunität:** keine (Lokalinfektion).

**Therapie:** Penicillin, es besteht aber eine zunehmende Resistenz, deshalb auch Streptomycin.

### 16.7.2 Syphilis (Lues, harter Schanker)

> **Definition:** chronisch verlaufende zyklische Infektionskrankheit, die in drei Stadien verläuft und im Endstadium meist das ZNS befällt.

**Patho:** Die Erreger können die gesunde Haut nicht durchdringen, sondern kommen nur über kleine Defekte in den Organismus. Erst 6–8 Wochen später kommt es zur hämatogenen Aussaat. Nach jahrelanger Latenzzeit bilden sich in den Organen verkäsende Knoten, die das Organgewebe auflösen und zu den gefürchteten Spätfolgen führen. Oft erst 20 Jahre nach der Infektion kommt es zu den Erscheinungen des dritten Stadiums.

**Verbreitung:** weltweit.

**Erreger:** Treponema pallidum (Spirochäten), korkenzieherartige, sich schlängelnd bewegende, gramnegative Bakterien.

**Infektionsquelle:** vor allem durch Geschlechtsverkehr, selten durch indirekten Kontakt (Gegenstände) und durch Transfusionen; auch diaplazentare Übertragung möglich.

**Inkubationszeit:** 2–3 Wochen (bis 90 Tage).

**Symptome**

- *Primärstadium* (Lues I): etwa drei Wochen nach der Infektion entsteht an der Eintrittsstelle (meist Genitalien, aber auch Lippen) ein sogenannten *Primäraffekt* (Geschwür bei Geschlechtskrankheiten). Er ist linsen- bis pfenniggroß, braunrot und knorpelig hart. Häufig zerfällt er geschwürig (Ulcus durum) und ist infektiös. Der Primäraffekt ist schmerzlos (indolent) und verschwindet auch ohne Behandlung nach 2–6 Wochen. Innerhalb einer Woche entwickelt sich eine Schwellung der regionalen Lymphknoten, die ebenfalls schmerzlos ist. Es kann auch zu Anämie, Milzschwellung, Ikterus und Gelenkschwellungen kommen. Jedes schmerzlose auffallend düsterrote, derbrandige Geschwür, das sich innerhalb von 2–3 Wochen kaum ändert, ist verdächtig auf Syphilis.
- *Sekundärstadium* (Lues II, Generalisationsstadium): Etwa 6–8 Wochen nach der Infektion erfolgt die Generalisation (hämatogene Aussaat). Es kommt zu einem generalisierten nässenden Exanthem der Haut- und Schleimhäute, das sog. *Syphilid.* Es kann makulös (fleckartig), gelbbraun und linsengroß sein und befällt hauptsächlich den Rumpf (als Einzeleffloreszenz). Als Papel (Knötchen) findet es sich an verschiedenen Stellen, an Hohlhand und Fußsohle, in der Genital- und Analregion (als Condyloma lata: breit aufsitzende nässende Papeln) und an der Mundschleimhaut. Sie heilen nach 2–10 Wochen auch ohne Behandlung ab. Alle Exantheme und Enantheme des Sekundärstadiums enthalten Treponemen und sind hochinfektiös. Nach dem 1. Exanthem im Sekundärstadium kommt es zu einer Latenzphase die mehrere Jahre dauern kann (bis 20 Jahre) und durch mehrere Rückfälle durchbrochen sein kann, in denen die Krankheit immer wieder aufflackert. Im Sekundärstadium kommt es auch zu generalisierter Lymphknotenschwellung und Allgemeinsymptomen wie Fieber, Gelenkschmerzen, Milz- und Leberschwellung und Meningitis. Die Syphilide heilen gewöhnlich spontan und ohne Narben ab, sie jucken nicht, bilden aber sehr häufig Rezidive!
- *Tertiärstadium* (Lues III, Organmanifestation): Frühestens 3–4 Jahre und bis zu 20 Jahre nach der Infektion (Ø 4–8 Jahre) tritt die Spätsyphilis auf. Es treten typische Granulationsgeschwülste in den Organen (Gummen) auf. Erst gibt es tiefsitzende Knoten, die dann nach außen geschwürig aufbrechen und mit starkem Gewebezerfall einhergehen. Betroffen sind Haut (mit Unterschenkelgeschwüren, Sattelnase und Gaumenloch) und große Gefäße (Mesaortitis luica und Aneurysma). Vor allem zeigen sich folgende Störungen:

1. *ZNS* (Lues cerebrospinales): Es kommt zu allen Arten von Hirnnervenstörungen.
2. *Tabes dorsalis:* Degeneration der Hinterstränge des Rückenmarks („Rückenmarksschwindsucht"). *Symptome:* Ataxie, reflektorische Pupillenstarre, Fehlen von Reflexen, lanzierende Schmerzen, gastrische Krisen, Gürtelgefühl, Parästhesien.
3. *Progressive Paralyse:* Progressive Form der syphilitischen Meningoenzephalitis mit Degeneration des Parenchyms („Gehirnzerfall"). *Symptome:* geistig-seelische Veränderungen, Abbau der Persönlichkeit, Bewußtseinsstörungen, Depressionen, Größenwahn, Kopfschmerzen, mimische Schwäche, Pupillenstörung, Schlafstörung, Blasen-, und Mastdarmstörung. In diesem Stadium sind kaum Spirochäten in den befallenen Organen zu finden, sie sind praktisch nicht infektiös.

**DD**

- *bei Lues I:* andere Geschlechtskrankheiten oder bakterielle Infektionen.
- *bei Lues II:* andere Exantheme, Dermatosen.

- *bei Lues III:* Tuberkulose, degenerative Veränderungen am ZNS anderer Genese.

**Nachweis:** Erregernachweis aus Blut oder Sekret (Dunkelfeldmikroskopie). Antikörpernachweis, Wassermann-Reaktion (Komplementbindungsreaktion mit Luesantigen), Nelson-Test (Immobilisationstest).

**Immunität:** keine.

**Prophylaxe:** keine Impfprophylaxe möglich.

**Therapie:** Penicillin.

### 16.7.3 Ulcus molle (weicher Schanker)

**Definition:** Ulcus molle ist eine lokale Infektionskrankheit, die meist mit Geschwürsbildung an den Genitalorganen einhergeht und sehr schmerzhaft ist. Sie hat von allen Geschlechtskrankheiten die beste Prognose.

**Verbreitung:** in Mitteleuropa sehr selten geworden, häufig in tropischen Gebieten.

**Erreger:** Haemophilus ducreyi, gramnegative Bakterien.

**Infektionsquelle:** Geschlechtsverkehr.

**Inkubationszeit:** 4 – 7 Tage.

**Symptome:** An der Eintrittspforte (meist Genitalien) bildet sich eine kleine, weiche Papel (hirsekorngroß) mit erythematöser Reaktion. Diese zerfällt nach 1 – 2 Tagen und es ensteht ein Geschwür (bis markstückgroß), das fast immer schmerzhaft ist. Es fühlt sich weich an und hat zackig zerklüftete Ränder und meist eine schmierig-eitrige Auflage. Bei der Hälfte der Fälle tritt eine einseitige Lymphknotenschwellung auf, die aufbrechen und ulzerieren kann („schanköser Bubo"). Beim Mann ist es meist an der Vorhaut oder Eichelwulst lokalisiert, selten an Penisschaft oder Anus. Bei der Frau findet es sich meist an den Labien. Es gibt in der Regel keine Spätveränderungen.

**DD:** Herpes genitalis, Lues I (Primäraffekt).

**Nachweis:** Geschwürsabstrich mit direktem Erregernachweis durch Kultur. Im Mikroskop zeigen die angefärbten Erreger eine fischzugähnliche Anordnung.

**Therapie:** Antibiotika.

### 16.7.4 Lymphogranuloma venereum (Lymphogranuloma inguinale)

**Definition:** chronische zyklische Infektionskrankheit, die sehr selten ist und v. a. zu Lymphknotenschwellungen führt.

**Verbreitung:** weltweit, sehr selten in Mitteleuropa, häufig in Afrika und Asien in tropischen und subtropischen Gebieten. Männer erkranken fünfmal häufiger als Frauen.

**Erreger:** Chlamydia trachomatis Serovar $L_1 - L_3$ (ganz bestimmter Bakterienstamm).

**Infektionsquelle:** Geschlechtsverkehr.

**Inkubationszeit:** 1 – 3 Wochen.

**Symptome**

- *Primärstadium:* An der Eintrittspforte, meist im Bereich der Genitalien, entsteht ein kleiner knötchenförmiger Primäraffekt, der erodiert oder geschwürig zerfällt (rot, glatt, feuchter Grund). Wegen der Geringfügigkeit der Beschwerden wird er oft übersehen. Es kann auch zu Urethritis oder Proktitis kommen. Dauer der Primärläsion 10 – 14 Tage
- *Sekundärstadium:* 1 – 4 Wochen später kommt es beim Mann zu einer meist einseitigen Lymphknotenschwellung in der Leiste. Die Bubonen (Leistenlymphknoten) sind zunächst fest, wenig schmerzhaft und können faustgroß werden. Bei einem Drittel verbacken sie miteinander und brechen nach außen mit zähem Eiter auf. Die Haut ist bläulich verfärbt. Es kommt zur narbigen Rückbildung mit bleibender Verdickung. Bei der Frau entstehen kleine Ulzerationen an Vagina und Portio. Sie werden daher oft übersehen. Es kommt seltener zu Leistenlymphknotenschwellung, dafür öfter zu einem Befall der Lymphknoten im Beckeninneren, der sehr schmerzhaft ist. Zusätzlich mit der Lymphknotenschwellung treten Fieber von

38–38,8 °C und eine Beeinträchtigung des Allgemeinzustandes auf. Es können schlechtheilende eiternde Fisteln entstehen.

• *Spätstadium:* Nach der Ausheilung können eingezogenen Narben (Strikturen) zurückbleiben, die weiterhin Störungen im Bereich des Genital- und Beckengewebes hervorrufen. Es kommt durch eine Bindegewebevermehrung und Verdickung der Haut zum Verschluß der Lymphbahnen. Folge: *Elephantiasis* mit Lymphstau in der Genital- und Analgegend (Labien, Klitorisgegend, Penis, Skrotum stark geschwollen). Auch können rezidivierende Gelenkerkrankungen, Erythema nodosum und Konjunktivitis beobachtet werden.

**DD:** Herpes genitales, Syphilis.

**Nachweis:** Erregernachweis im Bubonensekret, Antikörpernachweis durch Hauttest (Frei-Reaktion).

**Immunität:** nicht vorhanden.

**Therapie:** Antibiotika.

### 16.7.5 Candidose

**Definition:** Es handelt sich um eine Besiedlung der Geschlechtsorgane mit Candida albicans.

**Ursachen:** kann sexuell übertragen werden, bei Frauen auch durch hormonelle Veränderungen (Schwangerschaft, Pille) und systemische medikamentöse Therapie (Antibiotika, Kortikoide).

**Symptome:** Juckreiz, Brennen und Ausfluß (weißlich-bröckelig), entzündlich gerötet und weißliche Beläge.

**Diagnose:** da bei Frauen bakterielle Vaginitiden ähnliche Symptome hervorrufen können, ist ein Erregernachweis erforderlich. Er wird mittels Phasenkontrastmikroskopie und Anlegen einer Kultur gemacht.

**Therapie:** Antimykotika (auch beim Sexualpartner).

### 16.7.6 Infektion durch Chlamydia trachomatis

**Definition:** Durch Chlamydien hervorgerufene Erkrankung des Urogenitaltrakts.

**Ursachen:** die Infektion erfolgt meist durch Geschlechtsverkehr.

**Symptome**

- *beim Mann:* Urethritis mit Ausfluß, Prostatitis und Epididymitis
- *bei der Frau:* Kolpitis, Zervizitis und Adnexitis.

**Therapie:** Tetracyclin (Sexualpartner muß mitbehandelt werden).

### 16.7.7 Mykoplasmen-Infektion

**Definition:** Infektion durch sehr kleine, den Bakterien zugeordnete Erreger.

**Ursachen:** Infektion, vor allem mit Mycoplasma homini oder Ureaplasma urealyticum. Fast immer ist an der Infektion eine Kombination verschiedener Erregern beteiligt.

**Symptome:** unspezifische Urethritis, bei der Frau zusätzlich Vaginitis und Abszeß der Bartholin-Drüsen.

**Therapie:** je nach Erreger, meist aber Kombination verschiedener Präparate.

### 16.7.8 Genitale und anale Warzen

**Definition:** Infektion mit humanen Papillomaviren (HPV), die Feigwarzen verursachen.

**Ursachen:** Infektion durch sexuellen Kontakt.

**Patho:** Die Warzen werden auch als *Kondylome* bezeichnet. Es handelt sich dabei um eine Vermehrung des Gewebes durch Zunahme der Zellen (Hyperplasie). Papillomaviren lösen diese Gewebevermehrung aus. Die gutartige Erkrankung wird auch als Condylomata acuminata bezeichnet.

**Symptome:** aus stecknadelkopfgroßen Knötchen entstehen blumenkohl- und hahnenkammartige Wucherungen, beim Mann an der Eichelfurche und Anus, bei der Frau an Vulva, Vagina, Zervix und Anus. Andere Erkrankungen der Genitalorgane begünstigen die Ansiedlung der Papillaviren.

**Komplikationen:** Die Virusinfektion gilt als Kofaktor bei der Entstehung von malignen Veränderungen im Genital- und Analbereich.

**Therapie:** operative Entfernung oder zytotoxische Medikamente, Interferonbehandlung. Es gibt jedoch eine hohe Rezidivrate.

### 16.7.9 Herpes genitalis

**Definition:** Infektion mit Herpes-simplex-Viren, die vor allem die Genitalorgane betrifft.

**Ursachen:** Übertragung durch Geschlechtsverkehr. Auslösende Faktoren für ein Rezidiv sind psychische und physische Belastungen (Streß, Sonnenbestrahlung, hormonelle Schwankungen, Erkältungen usw.).

**Patho:** Nach einer überstandenen Erstinfektion mit Herpes-simplex-Viren bleiben diese in den Sakralganglien latent vorhanden und können durch verschiedenste Faktoren als Rezidiv reaktiviert werden.

**Symptome:** bei der Erstinfektion kommt es zur Allgemeininfektion mit Fieber, Abgeschlagenheit und Kopfschmerz. An den Geschlechtsorganen treten die typischen, gruppiert angeordneten Bläschen auf. Die Lymphknoten sind beidseitig geschwollen und sehr schmerzhaft. Die Rezidive sind beim Mann vor allem an der Eichelfurche und an der Vorhaut, bei der Frau an den Schamlippen und in der Vagina.

**Therapie:** Virostatika.

### 16.7.10 Trichomoniasis

**Definition:** Infektion des Urogenitaltraktes mit Trichomonaden.

**Ursachen:** Übertragung von Trichomonas vaginalis durch sexuellen Kontakt. Die Trichomoniasis gilt weltweit als die häufigste sexuell übertragene Erkrankung.

**Erreger:** Bei den Trichomonaden handelt es sich um birnenförmige Einzeller, die mehrere Geißeln besitzen (Geißeltierchen).

**Symptome**

- *bei der Frau:* Kolpitis, Juckreiz, Ausfluß.
- *beim Mann:* Zystitis, Urethritis mit Ausfluß, Juckreiz und Brennen, Prostatitis.

**Diagnose:** mikroskopische Betrachtung des Sekretes.

**Therapie:** Chemotherapeutika (Imidazolderivate).

## 16.8 Befruchtung und Embryonalentwicklung

### 16.8.1 Konzeption

**Konzeption:** Nach dem Sprung eines reifen Follikels (Eisprung) gelangt die Eizelle in den Eileiter. Sie ist dort ca. 12–14 Stunden lebensfähig. Während dieser Zeit muß die Befruchtung stattfinden. Nach dem Geschlechtsverkehr (Kohabitation) sind die meisten Spermien wahrscheinlich nur 24 Stunden im weiblichen Genitaltrakt lebensfähig. Es gibt allerdings Berichte, daß Spermien auch 4–5 Tage im Gebärmutterhals überleben können. Im allgemeinen findet die Befruchtung im erweiterten Abschnitt des Eileiters statt (Ampulla tubae). Die Spermien müssen relativ schnell in die Gebärmutter wandern, da sie im sauren Milieu der Vagina zugrundegehen. Normalerweise ist dies nur um den Ovulationszeitpunkt herum möglich, da sich während dieser Zeit der Schleimpfropf im Gebärmutterhals auflockert. Die Spermien bewegen sich vor allem durch die geißelhafte Bewegung ihres Schwanzes fort. Nur eine ganz geringe Anzahl (300–500) der 200–300 Millionen Samenzellen erreichen die Nähe einer Eizelle. Die Befruchtung besteht in der Vereinigung von Ei- und Samenzelle (Im-

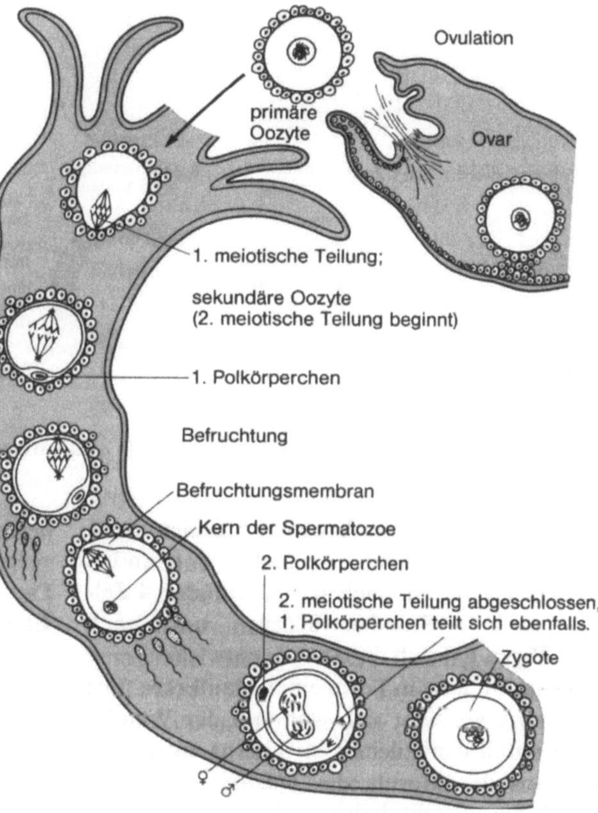


**Abb. 16-13** Vorgänge zwischen Ovulation und Befruchtung. Die bei der Ovulation freigesetzte primäre Oozyte durchläuft die erste meiotische Teilung und tritt in die Tube ein. Nach der Befruchtung entwickelt sich eine Befruchtungsmembran, die den Eintritt weiterer Spermienköpfe verhindert. Danach durchläuft sie die zweite meiotische Teilung (2. Reifeteilung) und die Kerne von Eizelle und Spermatozoe verschmelzen. Die resultierende Zygote setzt ihren Weg im Eileiter uteruswärts fort.

prägnation). Dabei gelangt nur eine Samenzelle in die Eizelle, für die restlichen Spermien ist der Durchtritt verwehrt. Beim Eindringen einer Samenzelle in die Eizelle beendet die Eizelle ihre 2. Reifeteilung und die väterlichen und mütterlichen Chromosomen durchmischen sich (Abb. 16-13).

Durch die Fusion der beiden haploiden Gameten (Keimzellen) entsteht eine entwicklungsfähige diploide Zelle (Zygote) mit 46 Chromosomen. Bei der Befruchtung wird auch das Geschlecht des Keimes bestimmt. Da die Spermien entweder ein X- oder ein Y-Chromosom besitzen, gibt es normalerweise nur eine weibliche oder männliche Entwicklung. Bei etwa jeder 200. Menstruation gibt es mehr als einen Eisprung. Erfolgt zu diesem Zeitpunkt eine Befruchtung, können z. B. zweieiige Zwillinge entstehen.

### 16.8.2 Implantation

Nach der Befruchtung vergehen vier Tage, bis die Einnistung erfolgt. Die *Zygote* (befruchtetes Ei) beginnt unmittelbar nach der Befruchtung mit der *Furchung*. Unter Furchung versteht man mehrfache mitotische Zellteilungen, ohne daß die Zellen sich nach der Teilung tren-

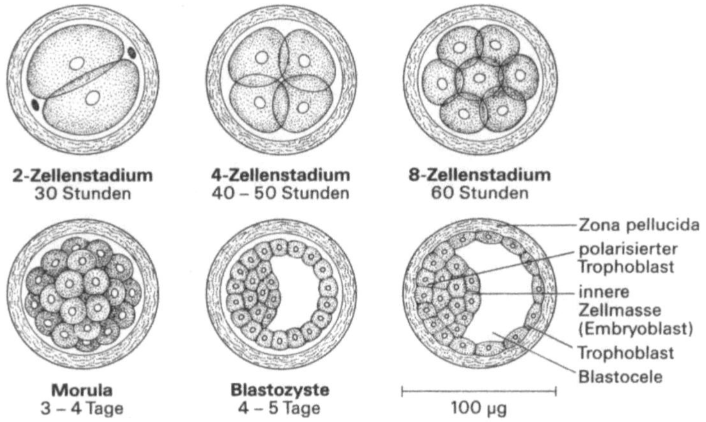


**Abb. 16-14** Furchung der befruchteten Eizelle und Entwicklung zur Blastozyste vor der Implantation.

nen und vergrößern. Etwa 30 Stunden nach der Befruchtung sind zwei Zellen entstanden (2-Zellen-Stadium) nach 40–50 Stunden 4 Zellen, nach 60 Stunden 8 Zellen und nach 3–4 Tagen hat sich die *Morula* entwickelt, eine Zellansammlung in Form einer Maulbeere. Die Furchung vollzieht sich während der Wanderung durch den Eileiter. Im Uterus entwickelt sich aus der Morula die *Blastozyste* (Keimblase). Sie entsteht dadurch, daß sich nach weiterer Zellteilung ein flüssigkeitsgefüllter Hohlraum bildet. Bei der Blastozyste wird der Hohlraum durch bestimmte Zellen (Trophoblast) begrenzt. In diesem Hohlraum befinden sich auch der Embryoblast, eine Zellansammlung die sich zum Embryo und später zum Föten weiterentwickelt. Der Trophoblast wird zum *Chorion*, aus dem die äußere Hülle des Embryos entsteht. Das Chorion bildet den fetalen Teil der Plazenta (Abb. 16-14).

**Eineiige Zwillinge:** Findet während den ersten Furchungsteilungen eine vollständige Trennung der Zellen statt, entstehen eineiige Zwillinge, da in diesem Stadium noch jede Zelle fähig ist, einen vollständigen Embryo hervorzubringen. Im Gegensatz zu zweieiigen Zwillingen, besitzen die eineiigen Zwillinge immer das gleiche Geschlecht, ihre Erbanlage ist identisch.

**Nidation:** Die Einnistung (Nidation) der Blastozyste in die Gebärmutterschleimhaut wird auch Implantation genannt. Dieser Vorgang beginnt ca. 7 Tage nach der Ovulation, indem sich der Blastozyst an das Endometrium heftet. Der Blastozyt gräbt sich dann mit Hilfe von Enzymen mit dem embryonalen Pol voraus in die Schleimhaut. An diesem Pol, an dem der Embryoblast sitzt, teilt sich der Trophoblast in eine innere und eine äußere Schicht. Die äußere Schicht wird *Syzytiotrophoblast* genannt. Er wächst rasch in das Endometrium hinein und umgibt den gesamten Blastozyst. Innerhalb dieser neugebildeten Zellmasse bilden sich Hohlräume, die miteinander verschmelzen und in die sich Blutgefäße des Uterus eröffnen. Inhaltsstoffe des mütterlichen Blutes diffundieren auf diese Weise in die Keimhöhle. Die Einnistung ist abgeschlossen, wenn der Keim vollständig in das Endometrium eingebettet ist.

Von diesem Zeitpunkt an wird die Funktionalis der Gebärmutter als *Dezidua* bezeichnet.

### 16.8.3 Embryonalentwicklung

Die Embryonalzeit beginnt schon während der Implantation mit der Herausbildung der zwei Keimblättern und der Keimscheibe ab der 2. Woche. Sie endet mit der achten Woche und ist die wichtigste Entwicklungsphase, da hier die Anlage aller Organsysteme erfolgt. In dieser Phase ist der Embryo durch schädliche Stoffe besonders gefährdet. Das können Medikamente, Alkohol oder virale Entzündungen (z. B. Röteln) sein. An der Verbindungsstelle von Embryo- und Trophoblast tritt zwischen den beiden Zellgruppen ein kleiner Hohlraum, die *Amnionhöhle*, auf. Gleichzeitig bildet sich im Embryoblast die anfangs noch runde Keimscheibe aus, die aus zwei Zellschichten besteht:

- *Primäres Ektoderm*, dessen zylindrische Zellen der Amnionhöhle zugewandt sind und das die Mehrzahl der Embryonalzellen bildet.
- *Primäres Entoderm*, dessen kubische Zellen der Blastozystenhöhle zugewandt sind.

Die Amnionhöhle wird durch das Amnionepithel, die Blastozystenhöhle durch die Heusersche Membran ausgekleidet. Die Blastozystenhöhle wird nun als primitiver Dottersack bezeichnet. Zwischen den Membranen der beiden Höhlen und dem ursprünglichen Trophoblast entsteht das *extraembryonale Mesoderm*. Unter starkem Wachstum bilden sich innerhalb des Mesoderms Hohlräume, die nach und nach zusammenfließen und später die *Chorionhöhle* bilden.

**Gastrulation:** Die Umbildung der zweiblättrigen Keimscheibe in die dreiblättrige im Verlauf der dritten Woche, wird auch als Gastrulation bezeichnet. Auf der Oberfläche der Keimscheibe bildet sich eine sogenannte Primitivrinne. Es handelt sich um eine Einstülpung des Ektoderms, die sich zwischen den ursprünglich zwei Schichten als neue dritte Schicht ausbreitet. Es bildet die mittlere Schicht, das *Mesoderm*. Die dritte Woche ist die Periode der schnellsten Entwicklung des Embryos. Es entstehen schon die ersten Blutgefäße und die Herzanlage in Form von paarigen Herzschläuchen, auch primitive Blutzellen entwicklen sich. Im weitern Verlauf der Embryonalentwicklung (bis zur achten Woche) werden alle Organsysteme angelegt. Durch einen Abfaltungsprozeß in Längs- und Querrichtung hebt sich das dreischichtige Keimblatt von der Unterlage ab und wird zu einem C-förmig gekrümmten, zylindrischen Embryonalkörper. Die Amnionhöhle stülpt sich über den Embryonalkörper und schnürt den Dottersack ab. Ein Teil des Dottersackes wird als Darmrohr in den Embryo einbezogen. Durch die Umstülpung der Amnionhöhle kommt es am anderen Ende zur Bildung des Nabelstranges (Haftstiel). Der Teil des Amnionepithels, der den Embryo bedeckt, bildet die Haut des Embryos. Der Teil, der die Höhle auskleidet, bildet die innerste Schicht der Fruchthülle und produziert das Fruchtwasser (Abb. 16-15).

**Keimblätter:** Die drei Keimblätter (Ektoderm, Mesoderm und Entoderm) sind epitheliale Zellverbände, aus denen alle Gewebe und Organe hervorgehen:

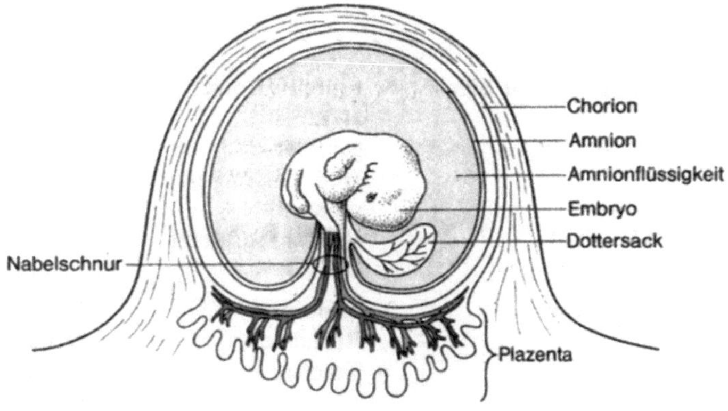


**Abb. 16-15** Schema der anatomischen Verhältnisse eines Embryo etwa am Ende des 1. Entwicklungsmonats.

- *Ektoderm* (äußeres Keimblatt):
  - *Neuroektoderm:* ZNS, Netzhaut des Auges, Spinal- und Hirnnerven, vegetative Ganglien, Gliazellen, weiche Hirnhäute, Mesenchym des Kopfes, Pigmentzellen der Haut, Nebennierenmark.
  - *Oberflächenektoderm:* Hautepithel mit Drüsen, Haaren und Nägeln, Epithel der Mundhöhle, Hypophysenvorderlappen, Speicheldrüsen, Zahnschmelz, Epithel der Nasenhöhle, Riechepithel, Epithel des Innenohres und der Augenlinse.
- *Mesoderm* (mittleres Keimblatt): Bindegewebe, Herz, Gefäße, Blut, lymphatische Organe (Milz und Lymphknoten), Lymphgefäße, Knorpel und Knochen, quergestreifte und glatte Muskulatur, Nieren, Keimdrüsen, Gekröse, alle Wandschichten des Darmrohres (Ausnahme: Epithel), Bronchialbaum, Leber, Pankreas, die drei serösen Häute (Perikard, Pleura, Peritoneum)
- *Entoderm* (inneres Keimblatt): Epithelien von Darmrohr (ohne Mundhöhle), Harntrakt, Atem trakt, Leber, Gallenwege, Schilddrüse, Thymus, Mittelohr und Ohrtrompete.

**Fruchthülle:** Die innerste Schicht der Amnionhöhle ist das Amnion. Es ist mit der ursprünglichen Eihülle, dem jetzigen Chorion verwachsen. Die beiden Schichten sind wiederum mit einem Teil der Gebärmutterschleimhaut, der Dezidua, verwachsen. Alle zusammen bilden die Eihülle bzw. Fruchtblase. Sie ist durchsichtig und beinhaltet das Fruchtwasser. An einer Stelle hat sich aus dem Trophoblast und der Dezidua die *Plazenta* (Mutterkuchen) gebildet, über die der Embryo ernährt wird.

**Fruchtwasser:** Das Fruchtwasser wird durch die Amnionepithelien produziert und resorbiert. Gegen Ende der Schwangerschaft beträgt seine Menge ca. 1 Liter. Es enthält viele Ionen, Enzyme und abgeschilferte Hautepithelien des Keimlings. Der Fötus atmet und trinkt in späteren Monaten die Flüssigkeit.

**Funktionen des Fruchtwassers:**

- ermöglicht eine freie Beweglichkeit und gleichmäßiges Wachstum

Tab. 16-8: Entwicklung der Organsysteme während der Schwangerschaft.

| Organsystem | I. Trimenon | II. Trimenon | III. Trimenon |
|---|---|---|---|
| **Nervensystem** | • Nervenzellen erscheinen im Gehirn<br>• Ohr und Auge werden angelegt | • Gliedmaßen werden innerviert<br>• Vestibular- und olfaktorisches System bilden sich aus<br>• Reflexe werden deutlich | • Augen entwickeln sich |
| **Kreislaufsystem und Blut** | • röhrenförmiges Herz wird gebildet<br>• Herz beginnt zu schlagen<br>• Blutbildung setzt ein | • Herz zeigt vier Kammern<br>• Leber bildet Blutzellen | • Herztöne werden hörbar<br>• Knochenmark übernimmt die Blutbildung |
| **Atmungssystem** | • primäre Bronchien<br>• Trachea | • sekundäre und tertiäre Bronchien bilden sich aus<br>• Trachealknorpel erscheint | |

Tab. 16-8: (Fortsetzung)

| Organsystem | I. Trimenon | II. Trimenon | III. Trimenon |
|---|---|---|---|
| **Muskel- und Skelettsystem** | • Körpersegmente bilden sich aus<br>• Gliedmaßenknospen erscheinen | • Vorläufer der Muskulatur treten in die Gliedmaßen ein<br>• Finger und Zehen formen sich<br>• Knorpelskelett bildet sich | • Knochenbildung beginnt<br>• Muskeln erlangen ausgebildete Formen |
| **endokrines System** | • Schilddrüse und Hypophyse bilden sich | • Nebennieren bilden sich | |
| **Haut** | | • sensorische Rezeptoren in der Haut treten auf | |
| **Ausscheidungssystem** | | • Nieren differenzieren sich | • Nieren werden arbeitsfähig |
| **Fortpflanzungssystem** | • Wolff- und Müller-System bilden sich<br>• Geschlecht ist feststellbar | • Gonaden differenzieren sich | • äußere Genitalien differenzieren sich<br>• inneres akzessorisches System bildet sich aus |
| **Verdauungssystem** | • Magen und Darm sind erkennbar<br>• Grobe Teile des Magen-Darm-Kanals bilden sich aus | • Leber und Pankreas bilden sich aus<br>• die Zahnknospen werden sichtbar | • Fetus schluckt Amnionflüssigkeit |
| **Immunsystem** | • Thymus bildet sich aus | • Milz erscheint | |

- verhindert ein Verkleben der Keimlingshaut mit dem Amnion
- schützt den Keimling vor Erschütterungen, Gewalteinwirkung und starken Temperaturschwankungen

### 16.8.4 Fetalperiode

Die Fetalperiode bezeichnet den Zeitraum ab der 8. Woche bis zur Geburt. Embryonal- und Fetalperiode sind nicht scharf getrennt, sondern es besteht ein kontinuierlicher Übergang. In der Fetalperiode finden hauptsächlich Ausreifung und Wachstum der Organe und Gewebe statt, die in der Embryonalzeit angelegt wurden. Zwischen der 9. und 20. Woche ist die Wachstumsrate besonders groß, während das Gewicht erst in den letzten Schwangerschaftsmonaten stärker zunimmt.

### 16.8.5 Entwicklungsstörungen

Entwicklungsstörungen im Zeitraum von der Befruchtung bis zur Geburt werden entspre-

Tab. 16-9: Entwicklungsstörungen entsprechend den Entwicklungsperioden.

| | **Zeitraum** | **biologische Vorgänge** | **Entwicklungsstörungen** |
|---|---|---|---|
| **Gametogenese** | vor der Befruchtung | Produktion der männlichen und weiblichen Keimzellen | Chromosomenabweichungen |
| **Blastopathien** | bis zum 14. Tag nach der Befruchtung | Erste Teilungen der Zygote, Entwicklung des zweiblättrigen Keimblattes | Keimtod, symmetrische und asymmetrische Doppelmißbildungen |
| **Embryopathien** | von der 2.–8. Woche | Bildung der Organe und Organsysteme, Anbindung an den mütterlichen Kreislauf | Mißbildungen von Organen (z. B. Herz und Gefäße), Spaltbildungen, Augenschäden, |
| **Fetopathien** | 8. Woche bis Geburt | Wachstum, Ausreifung | Störungen des Gehirns, der Augen, des Wachstums |

chend den verschiedenen Entwicklungsstadien benannt: Blastopathien, Embryopathien und Fetopathien. Gametopathien sind Störungen der Keimzellen vor der Befruchtung.

## 16.9 Verhütung, Schwangerschaft, Geburt und Wochenbett

**Wichtig:** Für den Heilpraktiker ist nach dem Hebammengesetz die Geburtshilfe nicht erlaubt. Die Geburthilfe beginnt mit den Wehen bzw. dem Fruchtblasensprung und ist erst nach dem Wochenbett beendet.

Es soll an dieser Stelle erläutert werden, welche Möglichkeiten der Schwangerschaftsverhütung für Mann und Frau bestehen, welche Veränderungen sich durch und während der normalen Schwangerschaft bei der Frau vollziehen und wie eine regelhafte Geburt abläuft bzw. wie das normale Wochenbett verläuft.

### 16.9.1 Verhütung

Ein wichtiger Faktor der Familienplanung ist die Verhütung (Kontrazeption) einer ungewollten Schwangerschaft. Nach einem Bericht der WHO von 1981 nutzen weltweit nur 45% der gebärfähigen und verheirateten Frauen die vorhandenen Möglichkeiten der Empfängnisverhütung.

Die Anwendung einer Verhütungsmethode ist abhängig von der gewünschten Zuverlässigkeit, den Nebenwirkungen, der Akzeptanz für beide Partner und Einfachheit der Handhabung. Für viele sind auch die Kosten und die Fruchtbarkeit nach Absetzen der Methode ein wichtiges Kriterium.

**Pearl-Index:** Mit diesem Begriff wird die Sicherheit einer Verhütungsmethode beschrieben. Es ist die Zahl der ungewollten Schwangerschaften, die in 100 Jahren (1200 Monaten) Anwendung einer Methode eintreten. Der Pearl-Index ohne Verhütungsmaßnahmen beträgt 85–90 (Tab. 16-11).

**Hormonelle Kontrazeption:** Eine häufige Methode der Empfängnisverhütung ist die hormonelle Kontrazeption mit Einnahme von *Östrogen* bzw. *Gestagen.*

- *Kombinationspräparate* (Pille): Durch sie werden immer Östrogen und Gestagen oral eingenommen. Sie verhindern durch die Hemmung der GnRH-Sekretion die Follikelreifung. Ferner verhindern sie den vollständigen Aufbau der Gebärmutterschleimhaut (Proliferation) und das Eindringen der Spermien in die

Tab. 16-10: Methoden der Empfängnisverhütung bei Mann und Frau.

| | Frau | Mann |
|---|---|---|
| **Hormone** | • Ovulationshemmer (Pille, Spritze) | • Spermiogenesehemmung (zur Zeit in der Erprobung) |
| **Verhaltensmethoden** | • sexuelle Enthaltsamkeit<br>• Knaus-Ogino-Methode (Kalendermethode mit Messung der Basaltemperatur und Prüfung des Zervixschleimes) | • sexuelle Enthaltsamkeit<br>• Coitus interruptus |
| **Lokal anwendbare Methoden** | • Scheidendiaphragma<br>• Portiokappe<br>• Spermizide Cremes<br>• Intrauterinpessar (IUP bzw. Spirale) | • Kondom |
| **Eingriffe** | • Sterilisation | • Sterilisation |

Tab. 16-11: Pearl-Indizes für verschiedene Verhütungsmethoden.

| | |
|---|---|
| **hormonelle Kombinationspräparate** | 0,03 |
| **Sterilisation** | 0,03 |
| **Intrauterinpessar (Spirale)** | 0,3–6 |
| **Schleim und Temperatur** | 0,7 |
| **Temperaturmethode** | 0,8 |
| **Minipille** | 0,9 |
| **Kondom** | 7–10 |
| **Scheidendiaphragma** | 10 |

Zervix durch die Verfestigung Schleimpfropfes. *Nebenwirkungen:* Übelkeit, Kopfschmerzen, Ödeme, Gewichtszunahme, Müdigkeit, Depression und Libidoverlust. Stoffwechselveränderungen wie Fettstoffwechselstörungen mit erhöhtem Cholesterin (Gallensteine) und verändertem Gerinnungsstoffwechsel mit erhöhter Thrombosegefahr schon bei jungen Frauen, vor allem in Kombination mit Rauchen und Übergewicht.

• *Minipille:* Gestagenpräparat, mit dem vor allem durch einen Verschluß des Muttermundes die Spermien zurückgehalten werden. Die Ovulation wird nur zu 60% verhindert.

• *Depotgestagen:* Sogenannte Dreimonatsspritze bei der die Gestagene in Depotform intramuskulär gespritzt werden.

• *Postkoitalpille:* Diese „Pille danach" verhindert durch hochdosiertes Östrogen und Gestagen die Einnistung des Eies. Sie muß innerhalb von 16 Stunden nach dem Geschlechtsverkehr und nach weiteren 12 Stunden nochmal eingenommen werden. Durch das häufig auftretende Erbrechen ist die Sicherheit nicht immer gewährleistet.

**Mechanische Methoden**

• *Intrauterinpessar (IUP):* Bei der Spirale handelt es sich um einen unbeschichteten oder mit Kupfer bzw. Progesteron beschichteten Kunststoffkörper, der die unterschiedlichste Form haben kann. Die Spirale wird in die Gebärmutter eingebracht. Dieser Fremdkörper verursacht eine chronische Endometritis, die eine Einnistung der Eizelle verhindert. *Nebenwirkungen:* etwa doppelt so starke Regelblutung, Schmerzen, erhöhte Infektionsgefahr (Adnexitis).

• *Kondom:* zählt zu den ältesten und weltweit verbreiteten Methoden. Momentan ist sie noch neben einer Sterilisation die einzige wirksame Verhütungsmethode für den Mann. Die über den Penis abgerollte Latexhülle schützt nicht nur vor ungewollter Schwangerschaft, sondern vermindert auch die Gefahr einer Infektion durch sexuell übertragbare Erreger.

• *Scheidendiaphragma (Pessar):* Es handelt sich um einen mit Gummi überzogenen Metallring in Form einer Kappe. Diese Gummikappe muß individuell angepaßt werden, damit sie in der Scheide gut sitzt und das Scheidengewölbe abdichtet. Zur Verbesserung der Wirkung wird das Diaphragma mit einem spermiziden Gel bestrichen. Die Sicherheit ist nur mäßig, auch ist die Handhabung schwierig.

**Natürliche Empfängnisverhütung:** Die meisten Methoden basieren auf einer Enthaltsamkeit während den fruchtbaren Tagen.

• *Knaus-Ogino-Methode (Kalendermethode):* Es wird davon ausgegangen, daß der Eisprung im regelmäßigen Zyklus zwischen dem 12. und 16. Tag vor der nächsten Menstruation erfolgt. Nach Vorliegen eines 12monatigen Zykluskalenders werden die Tage zwischen dem 9. und 17. Tag vor dem Zyklus als fruchtbar angesehen, unter Berücksichtigung, daß die Spermien einige Tage in der Gebärmutter überleben können. Bei unregelmäßigem Zyklus (z. B. durch Streß, Urlaub usw.) versagt die Methode allerdings.

• *Temperaturmethode:* Sie ist eine Weiterentwicklung der Kalendermethode. Zu den kalendarischen Informationen kommt noch die tägliche Temperaturmessung am Morgen vor dem Aufstehen hinzu. Durch die Progesteronwirkung erhöht sich die Körpertemperatur 24–36 Std. nach dem Eisprung um 0,3–0,5 °C. Ab dem 2. Tag nach dem Temperaturanstieg besteht relativ zuverlässige Unfruchtbarkeit (Abb. 16-16).

• *Symptothermale Methode nach Roetzer:* ist eine Erweiterung der Temperaturmethode durch die ergänzende Beobachtung des Zervixschleims. Menge und die Spinnbarkeit des Schleims nehmen vor dem Eisprung zu und bilden sich danach wieder zurück. Mit der Kombination werden einmal die potentiell fruchtbaren Tage bestimmt (Kalendermethode) und mit ziemlicher Sicherheit der Eisprung (Temperatur und Schleim), so daß Unregelmäßigkeiten im Zyklus erkannt werden können. Nachteile dieser Methode sind der Aufwand und die Disziplin, die vor allem am Anfang erbracht

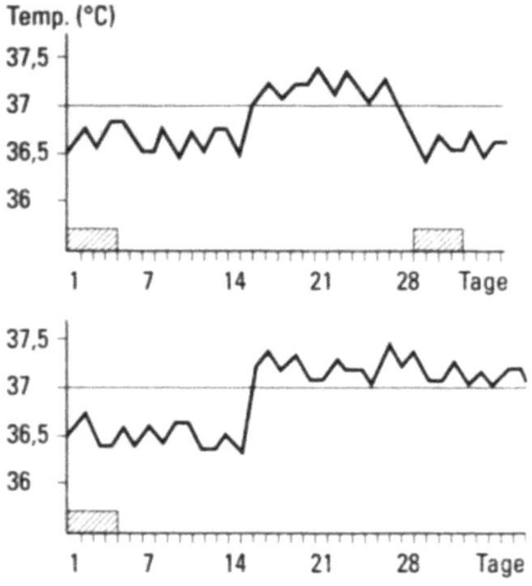


**Abb. 16-16** Basaltemperatur, oben im normalen Zyklusverlauf, unten bei Schwangerschaft.

werden müssen, bis eine sichere Handhabung der Methode erlernt wurde.

**Sterilisation:** Beim Mann werden bei der als Vasektomie bezeichneten Sterilisation die Samenleiter operativ durchtrennt. Bei der Sterilisation der Frau werden operativ die Eileiter mittels Durchtrennung, Koagulation oder Anbringung von Clips unterbunden. Trotz durchgeführter Trennung kann es jedoch zur Schwangerschaft kommen (selten). Unter bestimmten Umständen ist eine Sterilisation auch wieder rückgängig zu machen.

## 16.9.2 Schwangerschaft

Für den Verlauf einer normalen Schwangerschaft ist die Anpassung des mütterlichen Organismus an die spezifischen Anforderungen eine wichtige Voraussetzung. Die Veränderungen sind erheblich. Sie betreffen fast den gesamten weiblichen Organismus und werden vom Kind bzw. der Fruchtanlage gesteuert.

**Diagnose der Schwangerschaft:** Das Ausbleiben der Menstruation ist meist das erste Zeichen einer Schwangerschaft. Weitere unsichere Hinweise sind Brustspannungsgefühl, morgendliche Übelkeit und gelegentliches Erbrechen. Der immunologische Schwangerschaftstest mit der Bestimmung von HCG (humanes Choriongonadotropin) im Serum ist schon ab dem 8. Tag nach der Ovulation möglich, also noch vor dem Ausbleiben der Menstruation. HCG im Morgenurin einer Schwangeren kann ab dem 36. Tag nach der letzten Menstruation nachgewiesen werden (Schnelltest aus der Apotheke). Ein *sicherer Schwangerschaftsnachweis* ist auch sonographisch zwei Wochen nach der Befruchtung möglich.

Der **Geburtstermin** läßt sich nach der Naegele-Regel wie folgt berechnen: 1. Tag der letzten Menstruation plus 1 Jahr minus 3 Monate plus 7 Tage (bei einem 28tägigen Zyklus). Bei verlängertem Zyklus müssen die zusätzlichen Tage noch hinzuaddiert, bei verkürztem abgezogen werden.

**Plazenta:** bildet sich in den ersten drei Schwangerschaftsmonaten und verbindet Mutter und Fötus. Sie hat eine ovale Form mit einem Durchmesser von ca. 20 cm, einer Dicke von 2–3 cm und einem Gewicht von ca. 500 g. In der Plazenta finden Gas- und Stoffaustausch zwischen den getrennten Kreisläufen der Mutter und des Fötus statt. Auf der Seite des Fötus setzt die Nabelschnur an und die Plazenta schließt mit der sogenannten Chorionplatte ab. Auf der mütterlichen Seite wird die Plazenta von der bindegewebigen Basalplatte begrenzt, in ihr verlaufen die Arterien und Venen des Uterus. Dazwischen befindet sich der *intervillöse Raum*, in dem das kindliche Blut über die Nabelschnurarterien (Aa. umbilicales) durch die sich anschließenden Zottenkapillaren strömt und sich wieder in den Nabelschnurvenen sammelt. Das mütterliche Blut strömt über die uteroplazentaren Arterien in schmale Zottenräume und gelangt nach deren Passage in die plazentouterinen Venen.

Im **intervillösem Raum** findet der Stoffaustausch zwischen dem mütterlichen und kindlichen Blut statt, ohne daß das Blut der Mutter und das des Kindes miteinander in Kontakt kommen. Das kindliche Blut bekommt von der Mutter Sauerstoff, Nährstoffe, Antikörper, Hormone und Elektrolyte. Kohlendioxid und Stoffwechselendprodukte werden im Gegenzug an das mütterliche Blut abgegeben. Die Gewebeschicht, die fetales und mütterliches Blut voneinander trennt, wird als *Plazentaschranke* bezeichnet. Sie läßt nur bestimmte Stoffe durch.

**Gewichtszunahme:** Die Gewichtszunahme während der Schwangerschaft beträgt normalerweise 10–12 kg. Etwa die Hälfte kommt durch Gewebeneubildung und Wassereinlagerung zustande. Der Uterus vergrößert sich, die Milchdrüsen der Brüste wachsen, das Blutvolumen steigt und es kommt zur Neubildung von Fettgewebe. Die andere Gewichtshälfte kommt durch Fötus, Plazenta und Fruchtwasser zustande. Die Gewichtszunahme kann erheblichen individuellen Schwankungen unterliegen. Bei größeren Abweichungen erhöht sich das Risiko von Komplikationen.

**Hormone:** haben einen entscheidenden Anteil an den Veränderungen des weiblichen Organismus. In der Plazenta werden eine Vielzahl von Hormonen gebildet, aber auch Progesteron und Östrogen werden während der Schwangerschaft in erhöhtem Maße produziert.

- *Progesteron:* ist unentbehrlich für die Erhaltung einer Schwangerschaft. Durch die Wirkung des Hormons entsteht eine Uterusschleimhaut, die für Einnistung, Erhaltung und Beendigung der Schwangerschaft notwendig ist. Progesteron hat eine anabole Wirkung, erhöht die Temperatur, das Atemzugvolumen und wirkt appetitanregend. Zusammen mit Östrogen ist es für das Wachstum der Brust verantwortlich.
- *Östrogen:* ist u. a. für den Ablauf der Geburt wichtig. Es besitzt anabole und erythropoetische Wirkung, zudem enstehen eine Bindegewebeauflockerung und eine Körperwasserzunahme.
- *HCG:* wird vom Trophoblast (äußere Keimhülle) schon ab dem zehnten Tag nach der Befruchtung gebildet und steigt nach der Einnistung rapide an. HCG erhält das Corpus luteum im Eierstock und verhindert damit eine Menstruation.
- *HPL (Plazentalaktogen):* wird ebenfalls im Trophoblast produziert und erhöht den mütterlichen Glukose- und Fettsäurespiegel, um

die Versorgung des Föten bei Mangelzuständen zu gewährleisten. Zudem beeinflußt es das Wachstum und die Milchproduktion der Brust.

**Herz-Kreislauf-System:** Eine wichtige Veränderung vollzieht sich im Herz-Kreislauf-System, um dem zunehmendem Sauerstoffbedarf und der zunehmenden Durchblutung der Plazenta und anderer Organe (Niere, Haut) gerecht zu werden. Vor allem in der zweiten Schwangerschaftshälfte kommt es zu folgenden Veränderungen:

- Anstieg des Gesamtblutvolumens um ca. 1,5 l
- Anstieg des Herzminutenvolumens von 4,5 auf 6 l/min
- Anstieg der Pulsfrequenz von ca. 70 auf 85 Schläge/min
- Anstieg des Schlagvolumens von ca. 65 auf 70 ml
- leichter arterieller Blutdruckanstieg und diastolischer Blutdruckabfall
- Anstieg des venösen Blutdrucks in der V. femoralis von 10 auf 25 mm Wassersäule. Dies ist vor allem durch die Kompression der großen Venen und der Vena cava im Becken durch den Uterus bedingt
- Zunahme der Durchblutung von Uterus, Haut und Nieren
- Zunahme der Herzgröße, bedingt durch die erhöhte Anforderung

**Blut:** Die Gesamtblutmenge nimmt um ca. 30% zu, dabei verändert sich das Verhältnis von Plasma und Erythrozyten (Hämatokrit) zugunsten des Plasmas. Damit besteht physiologischerweise eine relative Anämie. Da sehr früh in der Schwangerschaft die Erythrozytenneubildung bei Mutter und Fötus einsetzt, entsteht eine negative Eisenbilanz. Der tägliche Eisenbedarf beträgt zwischen 3 und 7 mg. Er kann durch die Nahrung nicht immer vollständig erbracht werden. Dadurch kommt es zu einer echten Eisenmangelanämie.

**Atmung:** Die Atmung erfährt in den ersten drei Schwangerschaftsmonaten eine starke Veränderung, was auf den erhöhten Progesteronspiegel zurückzuführen ist. So erhöht sich das Atemzugvolumen trotz geringerem Lungenvolumen (durch Zwerchfellhochstand) und ohne Veränderung der Atemfrequenz. Damit wird eine vermehrte Sauerstoffaufnahme gewährleistet.

Tab. 16-12: Veränderungen im Gastrointestinalsystem während der Schwangerschaft.

| Organ | Veränderung | Konsequenz |
|---|---|---|
| **Mundhöhle** | • Gingivitis<br>• vermehrter Speichelfluß | |
| **Ösophagus** | • Sphinktertonus am Mageneingang reduziert | • Sodbrennen |
| **Magen** | • Tonusabnahme<br>• verlängerte Entleerungszeit<br>• evtl. abnehmende Azidität | • Refluxneigung<br>• Erbrechen<br>• bessere Resorption<br>• erhöhtes Aspirationsrisiko<br>• Besserung vorhandener Geschwüre |
| **Dünn- und Dickdarm** | • Abnahme von Tonus und Peristaltik<br>• Lageveränderung von Zökum und Appendix | • Obstipation<br>• bessere Resorption<br>• erschwerte Diagnose von Appendizitis |
| **Gallenblase Leber** | • Abnahme von Tonus und Peristaltik<br>• Verdrängung durch wachsenden Uterus<br>• veränderte Produktion von Enzymen | • Risiko der Steinbildung<br>• erschwerte Diagnostik bei Leberfunktionsstörungen |

**Verdauungstrakt:** Auch hier sind die Veränderungen vor allem durch Progesteron und Östrogen bedingt.

In den westlichen Industrienationen besteht im Hinblick auf einen Nahrungsmangel kein Risiko. Der tägliche Bedarf an Proteinen, Fetten und Kohlehydraten bleibt im I. und II. Trimenon relativ unverändert. Lediglich auf Vitamine, Mineralstoffe und Spurenelemente (Eisen, Kalzium und Magnesium) sollte geachtet werden. Erst im Übergang zum III. Trimenon erhöht sich der Kalorienbedarf um 10–15%. Generell wird eine wöchentliche Gewichtszunahme von 250 g im I. und II. Trimenon und eine wöchentliche Zunahme von 400 g im III. Trimenon als normal angesehen.

**Haut und Bindegewebe:** Während der Schwangerschaft wird die Hautdurchblutung sehr stark für die Wärmeableitung benutzt. Insbesondere die Hände werden um ein Vielfaches stärker durchblutet und sind bis zu 2 °C wärmer. Hauptsächlich bei Dunkelhaarigen fällt die schwangerschaftsbedingte Hyperpigmentierung im Gesicht oder an anderen Stellen auf. In der Haut kommt es durch Dehnung, Bindegewebeschwäche und hormonelle Faktoren zu streifenförmigen Spaltbildungen *(Schwangerschaftsstreifen)* überwiegend an Bauch, Oberschenkeln, Gesäß und Brüsten.

**Uterus:** Die größten Veränderungen finden während der Schwangerschaft am Uterus statt. Das Gewicht der Gebärmutter steigt von ca. 70 g auf 1000–1200 g an. Im ersten Schwangerschaftsdrittel ist die Gebärmutter etwa faustgroß und reicht bis zur Symphyse. Ab dem 14. Schwangerschaftsmonat reicht die Höhle des Uterus für den wachsenden Fötus nicht mehr aus, so daß er gedehnt wird. Das Myometrium wird dabei entfaltet und dünner und die Muskelzellen vergrößern sich. Sie können ihre Dicke verdoppeln und sich bis auf das 10fache verlängern. Die Größenzunahme des Uterus im Verlauf der Schwangerschaft läßt auch eine grobe Bestimmung der Schwangerschaftsdauer zu. So reicht er am Ende des 6. Monats bis zum Nabel und erreicht im 9. Monat den Rippenbogen. Im Laufe der Schwangerschaft entwickelt sich der Uterus von einem Versorge- und Halteorgan zu einem Austreibungsorgan. Die Veränderungen werden überwiegend hormonell gesteuert.

### 16.9.3 Regelhafte Geburt

Die Dauer einer Schwangerschaft beträgt durchschnittlich 266 Tage vom Zeitpunkt der Befruchtung an. Für die Grundlage der Berechnung wird jedoch meist die letzte Menstruation genommen. Die Dauer beträgt dann ca. 280 Tage bzw. 40 Wochen. 75% aller Geburten fallen in einen Zeitraum von ± 2 Wochen des errechneten Termins.

**Wehen:** Die Wehen leiten normalerweise die Geburt ein und führen zur Eröffnung des Muttermundes und zum Durchtritt des Kindes durch den Geburtskanal. Wehen gibt es aber auch während der Schwangerschaft und nach der Geburt. Man unterscheidet:

- *Schwangerschaftswehen:* unregelmäßig, meist schmerzlos und lokal am Uterus. Sie treten in der zweiten Schwangerschaftshälfte und zum Zeitpunkt der Senkung des Kindes auf (Senkwehen).
- *Geburtswehen:* kommen während der Geburt vor. In der Eröffnungsphase der Geburt (Eröffnungswehen) sind sie koordiniert, rhythmisch (4–5 pro 10 Minuten) und schmerzhaft. In der Austreibungsphase kommt es zur Verstärkung der Eröffnungswehen und schließlich zu einer weiteren Verstärkung (Preßwehen) mit Hinzunahme der Bauchpresse.
- *Nachgeburtswehen:* führen zur Ausstoßung der Plazenta.
- *Nachwehen:* Kontraktionen des Uterus, die eine Blutstillung begünstigen.

**Geburtsphasen:** Die Geburt wird in drei Phasen eingeteilt (Abb. 16-17):

- *Eröffnungsperiode:* beginnt mit der regelmäßigen Wehentätigkeit, die zur vollständigen Eröffnung des Muttermundes führt. Es ist der längste Abschnitt der Geburt und dauert in der Regel 8–12 Stunden. Im Verlauf der Eröffnungsphase platzt normalerweise die Fruchtblase.
- *Austreibungsperiode:* Der Kind wird in 96% aller Fälle mit dem Kopf voraus in das Becken

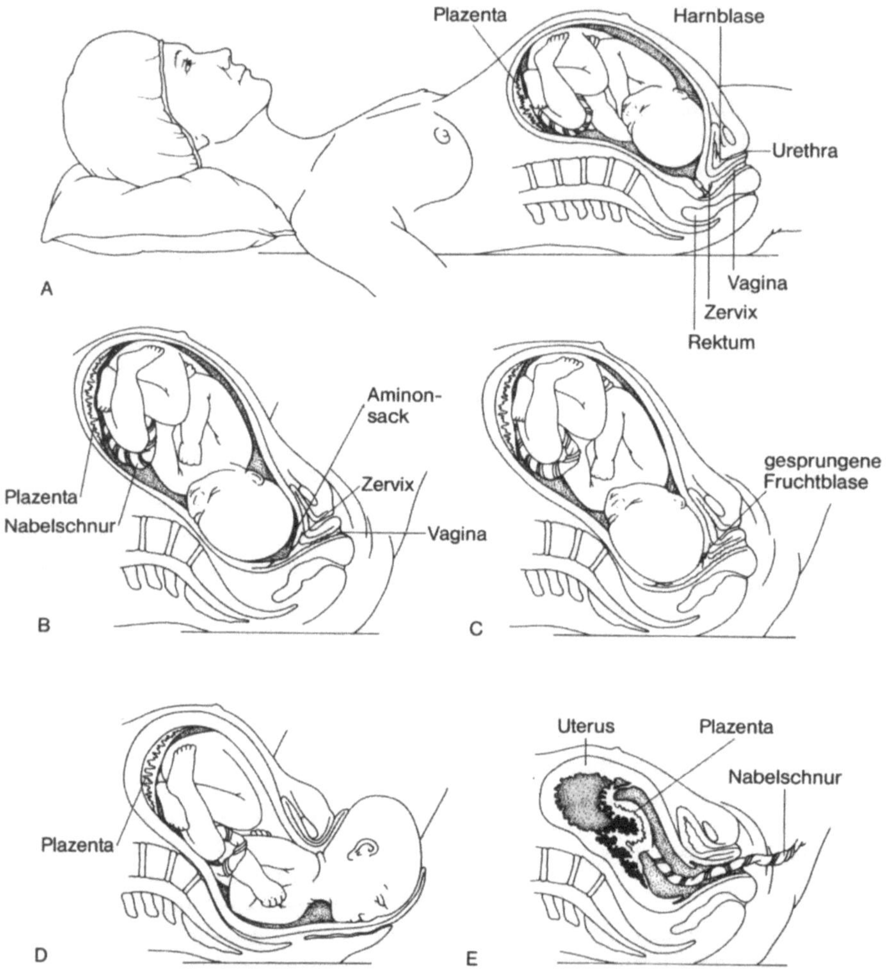


**Abb. 16-17** Stadien des Geburtsvorgangs. **A.** Lage des Fetus vor dem Beginn der Wehen. **B.** erstes Stadium der Geburt. **C.** Uteruskontraktionen haben zum Sprung der Fruchtblase geführt. **D.** Das sekundäre Stadium der Austreibung beginnt. **E.** Im dritten Stadium erfolgt die Ablösung und Austreibung der Plazenta.

befördert. Die Wehentätigkeit erreicht dann ihr Maximum (Preßwehen) und das Kind wird mit dem Kopf voraus durch den Geburtskanal gepreßt. Das geborene Kind ist noch über die Nabelschnur mit der Plazenta verbunden. Die Abnabelung, also das Durchtrennen der Nabelschnur, kann sofort erfolgen oder erst, nachdem die Nabelschnurpulsation aufgehört hat.

- *Plazentaperiode* (Nachgeburtsperiode): Lösung und Ausstoßung der Plazenta. Durch die Kontraktion und Verkleinerung des Uterus kommt es zur Ablösung der Plazenta und einer starken Blutung mit einem Blutverlust von ca. 300 ml. Die Nachgeburtsphase dauert etwa 30 Minuten.

### 16.9.4 Wochenbett

Die Zeit nach der Geburt von Kind und Plazenta wird Wochenbett oder Puerperium genannt. In dieser Zeit bilden sich die schwangerschaftsbedingten Veränderungen zurück. Das

Wochenbett dauert 6–8 Wochen und ist durch die Rückbildungs- und Wundheilungsvorgänge, die Laktation und die Wiederaufnahme der Ovarialfunktion gekennzeichnet.

Bei der Geburt kommt es durch den Wegfall der Plazenta zu einem raschen Abfall der Plazentahormone. Dies hat verschiedene Veränderungen zur Folge:

*1. Rückbildungsvorgänge:*

Die Rückbildung auf ihre ursprüngliche Lage, Form und Beschaffenheit betrifft vor allem folgende Organe:

- *Uterus:* Gewichtsreduktion von ca. 1000 g bis zu 70 g; innerhalb 10 Tage schrumpft der Uterus von Bauchnabelhöhe bis auf Symphysenhöhe zusammen. Die Zervix entwicklet sich ebenfalls zurück, sodaß nach ca. 3 Wochen der innere und äußere Muttermund wieder geschlossen ist.
- *Beckenboden und Bauchdecken:* sind durch die Geburt gelockert und müssen über gezielte Gymnastik wieder gestrafft werden.
- *Harnwege:* die hormonell bedingt erweiterten ableitenden Harnwege verengen sich wieder.
- *Darm:* Während der Schwangerschaft existierte eine anhaltende Peristaltikverminderung mit Obstipation, die sich durch die Hormonumstellung wieder normalisiert.
- *Ödemabbau:* verstärkte Diurese und Ausschwemmung der Ödeme und Reduzierung des Blutvolumen.
- *Gewichtsabbau:* Von den durchschnittlich 12 kg Gewichtszunahme während der Schwangerschaft gehen durch die Geburt nur ca. 5 kg verloren. Zu einer Normalisierung kommt es nach 8–10 Wochen.

*2. Wundheilungsvorgänge:*

Durch die Ablösung der Plazenta bei der Geburt entsteht eine große Wunde, die durch Uteruskontraktionen und Wundheilungsvorgänge verschlossen wird. Zeichen dieser Wundheilung sind die *Lochien*, der sich verändernde Wochenfluß. In den ersten drei Tagen nach der Geburt ist der Ausfluß blutig, vom 4.–7. Tag bräunlich, in der 2. Woche gelb und ab der 3. Woche weiß. Durch den Wochenfluß werden alle noch vorhandenen Reste, die bei der Geburt nicht ausgestoßen wurden, ausgeschieden. Nach insgesamt 6 Wochen ist die Wundheilung abgeschlossen. Während dieser Zeit ist durch die große Wunde und den noch mangelhaften Verschluß des Uterus grundsätzlich das Risiko einer Infektion vorhanden.

*3. Laktation:*

Produktion und Sekretion von Muttermilch durch die weibliche Brustdrüse nach der Geburt. Unter normalen Bedingungen wird während der Schwangerschaft die Voraussetzung geschaffen, daß die Brustdrüsen nach der Geburt Milch produzieren können. Die Milchproduktion wird während der Schwangerschaft durch die Plazentahormone weitgehend gehemmt, nur eine geringe Menge Vormilch (Kolostrum) wird gebildet. Nach der Austoßung

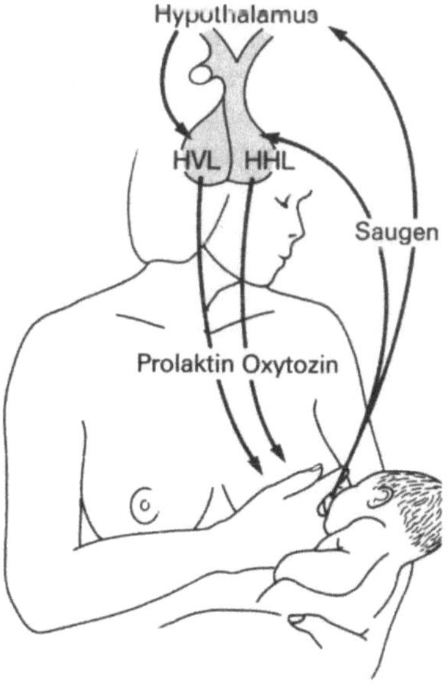


**Abb. 16-18** Durch nervale Reize (Afferenzen) aus den Brustwarzen beim Saugen wird die Prolaktinabgabe aus dem Hypophysenvorderlappen und die Oxytozinabgabe aus dem Hypophysenhinterlappen stimuliert. Prolaktin unterhält die Milchsekretion und Oxytocin bewirkt die Ableitung in die Milchgänge.

der Plazenta und dem dadurch bedingten Abfall der Hormone, wird die Milchsekretion angeregt. In den ersten drei Tagen nach der Geburt wird ausschließlich Vormilch produziert. Ab dem 4. bis zum 14. Wochenbetttag kommt es durch die Wirkung von Prolaktin zur Produktion von Übergangsmilch. Danach wird die reife Muttermilch in ihrer endgültige Zusammensetzung produziert. Für die Produktion der Muttermilch ist der Saugakt wichtig, durch den reflektorisch eine vermehrte Oxytozinausschüttung und Prolaktinproduktion verursacht werden. Täglich wird ca. 700 ml reife Muttermilch gebildet (Abb. 16-18). Die immunologische Bedeutung der Muttermilch für das Neugeborene ist erheblich. In der Muttermilch sind Immunglobuline (IgA) enthalten und Leukozyten. Durch die Muttermilch wird das Kind vor allem vor Atemwegserkrankungen und Magen-Darminfektionen geschützt.

*4. Ovarialfunktion:*

Die Ovarien werden nach dem Absinken der Plazentahormone wieder durch die Hypophyse gesteuert. Während der Schwangerschaft führten hohe Hormonspiegel von Östrogen und Progesteron zu einer Blockade von LH und FSH. Die durch das Stillen vorhandenen Hormone Oxytozin und Prolaktin verzögern die Normalisierung der Ovarialfunktion oft. Man spricht dann von einer Laktationsamenorrhoe. Eine sichere Kontrazeption (Verhütung) ist das Stillen allerdings nicht. Bei nichtstillenden Frauen kommt es meist 5–6 Wochen nach der Geburt wieder zu den ersten Blutungen. Sie sind anfänglich jedoch meistens anovulatorisch.

# 17 Endokrines System

Um ein geordnetes und organisiertes Funktionieren des menschlichen Organismus mit seinen verschiedenen Organen und deren Millionen von Zellen zu ermöglichen, gibt es zwei Informations- und Steuerungssysteme.

1. Zum einen ist dies das *Nervensystem* mit einer sehr schnellen Signalübermittlung über Nerven zur Steuerung der Skelettmuskulatur, der glatten Muskulatur innerer Organe, der Sexualfunktion und des Kreislaufs.
2. Zum anderen gibt es das langsamer wirkende *Hormonsystem*, das vor allem die Stoffwechsellage und die Homöostase, aber auch lebensrhythmische Vorgänge (z. B. Wachstum, Pubertät und Klimakterium) steuert. Es beeinflußt auch das psychische Verhalten.

Nervensystem und Hormonsystem arbeiten über Hypothalamus und Nebennierenmark eng zusammen. Die Lehre von den Hormonen heißt *Endokrinologie*.

**Organisation des Hormonsystems:** Das Hormonsystem besteht aus endokrinen Zellen, die z. B. in Form von Organen organisiert sind:

- Epiphyse (Zirbeldrüse)
- Hypothalamus
- Hypophyse (Hirnanhangsdrüse)
- Thyroidea (Schilddrüse)
- Parathyroidea (Nebenschilddrüse)
- Thymus
- Langerhanssche Inseln des Pankreas
- Nebennieren (Nebennierenrinde und Nebennierenmark)
- Gonaden (Geschlechtsdrüsen: Testes, Ovarien)

Andererseits existieren Zellgruppen innerhalb anderer Organe, die sogenannte Gewebehormone produzieren (z. B. im Verdauungstrakt).

**Hormone:** Hormondrüsen (endokrine Drüsen) geben ihre Wirkstoffe an das Blut ab. Dieser Vorgang wird auch innere Sekretion genannt. Über das Blut werden die Wirkstoffe an die Zielzellen (Targetzellen) befördert (Abb. 17-1). Diese Wirkstoffe (Botenstoffe) werden von endokrinen Drüsen oder Zellgruppen produziert und wirken in sehr geringen Mengen über das Blut auf spezifische Zellen. Im Blut werden sie an Eiweiß gebunden transportiert. Hormone werden vom Körper selbst hergestellt und über die Nieren aber auch über die Galle verhältnismäßig rasch wieder ausgeschieden. Sie werden in Stoffklassen eingeteilt:

- *Steroidhormone:* z. B. Kortisol, Aldosteron, Testosteron und Östrogene
- *Eiweißhormone* (Peptidhormone): z. B. Insulin, Parathormon, Gewebehormone
- *Biogene Amine:* z. B. Schilddrüsenhormone, Adrenalin, Noradrenalin

**Funktionsweise:** Bezüglich der Funktionsweise lassen sich die Hormone in vier Gruppen einteilen:

1. *Hypophyseotrope Hormone:* Dies sind die freisetzenden (Releasinghormone) und hemmenden Hormone des Hypothalamus, die die Hormonproduktion der Hypophyse regulieren.
2. *Glandotrope Hormone:* Dies sind die Hypophysenvorderlappenhormone, die untergeordnete Drüsen (z. B. Schilddrüse und Nebennierenrinde) regulieren.
3. *Glanduläre Hormone:* Dies sind Hormone, die über den Blutweg auf die Rezeptor- oder Zielzellen (Targetzellen) direkt einwirken, (z. B. Schilddrüsenhormone).
4. *Gewebehormone:* Dies sind Hormone, die von Zellgruppen gebildet werden, die in anderen Organen (z. B. Darm) liegen und entweder *endokrin* (über den Blutweg) oder *parakrin* (Wirkung durch Diffusion auf die Nachbarzellen) wirken (z. B. Serotonin).

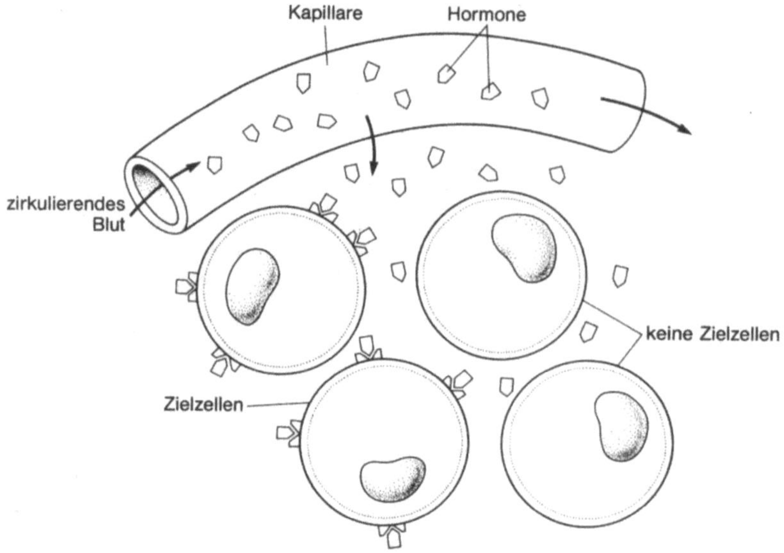


**Abb. 17-1** Hormone wirken nur an Zielzellen (Effektoren), die spezifische Rezeptoren für das betreffende Hormon haben.

**Hormoneller Regelkreis:** Bei einem hormonellen Regelkreis handelt es sich um eine wechselseitige Beeinflussung und Steuerung von Hormondrüsen untereinander durch Hormone. Ein Beispiel ist der normale Hypothalamus-Hypophysen-Nebennierenrinden-Regelkreis. Sinkt der Kortisolspiegel im Blut ab, so wird dies durch Rezeptoren im Hypothalamus gemessen und als Reaktion darauf vom Hypothalamus das Corticotropin releasing hormone (CRH) ausgeschüttet. Dieses Hormon stimuliert die Produktion von adrenocorticotropem Hormon (ACTH) im Hypophysenvorderlappen. ACTH fördert die Kortisolproduktion der Nebennierenrinde. Kortisol wiederum hat einen hemmenden Einfluß auf die ACTH-produzierenden Zellen des Hypophysenvorderlappens und auf den Hypothalamus (Feedback-Mechanismus).

## 17.1 Epiphyse (Zirbeldrüse)

**Lage:** Sie liegt im Dach des Zwischenhirns, am Hirnstamm.

**Physiologie:** Die Epiphyse produziert das Hormon Melatonin, dessen Wirkung noch ungeklärt ist. Sie hat Einfluß auf die Geschlechtsentwicklung und ist an der inneren Zeitsteuerung beteiligt. Die Epiphyse ist ein auf rhythmischen Lichtwechsel ansprechendes, neurovegetatives Steuerorgan und wirkt hemmend auf andere Organe. Sie wird auch als Sitz der Seele und als drittes Auge bezeichnet.

### 17.1.1 Erkrankungen der Epiphyse

**Überfunktion:** Durch ein Adenom des Epiphysengewebes (meist gutartige Zellvermehrung) kann sich ein epiphysärer Infantilismus entwickeln. Die Pubertät bleibt dadurch aus. Als Therapie wird das Adenom operativ entfernt.

**Unterfunktion:** Durch ein verdrängendes Adenom in der Umgebung der Epiphyse kann es zur sexuellen Frühreife (Pubertas praecox), epileptischen Anfällen und Intelligenzdefekten kommen. Als Therapie wird auch hier das Adenom operativ entfernt.

## 17.2 Hypothalamus

**Lage:** Region um den Türkensattel, (regio hypothalamica), gehört zum Zwischenhirn.

**Physiologie:** Der Hypothalamus stellt die Verbindung des ZNS zum Hormonsystem dar. Er bildet als Teil des Nervensystems Freisetzungshormone (Releasinghormone mit der Endung „-liberin"), die die Hormonproduktion der Hypophyse anregen und Hemmhormone (inhibierende Hormone mit der Endung „-statin") die die Hormonproduktion der Hypophyse einschränken: Ferner werden in der Hypophyse die Hormone Oxytozin und Adiuretin gebildet. Hypothalamus und Hypophyse stellen anatomisch und funtionell eine Einheit dar, das Hypothalamus-Hypophysen-System.

**Hypothalamushormone:** Es gibt eine Vielzahl von Hormonen die der Hypothalamus produziert. Die wichtigsten sind:

- *TRH* (Thyreotropine releasing hormone): bewirkt die Ausschüttung vom Hormon TSH (Thyreoidea stimulierendes Hormon) in der Hypophyse.
- *LHRH* (Luteinizing hormone releasing hormone): bewirkt die Ausschüttung von LH (luteinisierendes Hormon) und FSH (follikelstimulierendes Hormon) in der Hypophyse.
- *CRH* (Corticotropin releasing hormone): bewirkt die Ausschüttung von ACTH (Adrenokortikotropes Hormon) in der Hypophyse.
- *Oxytozin:* wird in der Hypophyse gespeichert. *Wirkungsort:* Gebärmutter (Uterus) und Milchdrüse. *Wirkung:* Kontraktion der Gebärmutter für Wehentätigkeit am Ende der Schwangerschaft (glatte Muskulatur), und Milchaustreibung. Als synthetisches Medikament wird es zur Geburtseinleitung verwendet (Wehenmittel).
- *ADH* (antidiuretisches Hormon, Adiuretin oder Vasopressin): wird ebenfalls in der Hypophyse gespeichert. *Wirkungsort:* Harnkanälchen der Niere. *Wirkung:* Rückresorption von 20–30 l Wasser in 24h.

## 17.3 Hypophyse (Glandula pituitaria)

**Lage:** Die Hypophyse oder Hirnanhangsdrüse befindet sich im Türkensattel des Keilbeins.

**Aufbau:** Die Hypophyse hat die Form einer kleinen Bohne mit einem Stiel (Infundibulum) und besteht aus zwei Teilen:

- *Neurohypophyse:* Sie stammt entwicklungsgeschichtlich vom Nervensystem ab und besteht aus dem Hypophysenstiel, der die Hypophyse mit dem Hypothalamus verbindet, und dem Hypophysenhinterlappen (HHL), der Hormone speichern kann.
- *Adenohypophyse:* Sie stammt vom Darmrohr ab und besteht aus dem Hypophysenmittellappen und dem Hypophysenvorderlappen (HVL). In der Adenohypophyse lassen sich 3 Zellarten durch Anfärben unterscheiden.
  - *Eosinophile* (azidophile) *Zellen:* produzieren Wachstumshormon (STH), Prolaktin (PRL) und das schilddrüsenstimulierende Hormon (TSH).
  - *Basophile Zellen:* produzieren das nebennierenstimulierende Hormon (ACTH), die geschlechtsdrüsenstimulierende Hormone (FSH u. LH) und das melanozytenstimulierende Hormon (MSH).
  - *Chromophobe Zellen:* nicht färbbar.

**Physiologie** (Abb. 17-2): Die beiden Hormone, die direkt auf die Zellen des Organismus wirken (glanduläre Hormone), sind Prolaktin und das (STH):

1. *Prolaktin: Wirkungsort:* Eierstock und Brustdrüse der Frau unmittelbar nach der Geburt; *Wirkung:* Milchproduktion (Laktation) zur Ernährung des Säuglings und Eisprunghemmung während der Stillzeit
2. *Wachstumshormon: Wirkungsort:* Alle Zellen des kindlichen und jugendlichen Organismus; *Wirkung:* Zell- und Gewebewachstum.

Die indirekt wirkenden Hormone (glandotrope Hormone) sind:

1. Schilddrüsenstimulierendes Hormon (TSH): *Wirkungsort:* Schilddrüse; *Wirkung:* Stimulation der Schilddrüse zur eigenen Hormonproduktion.

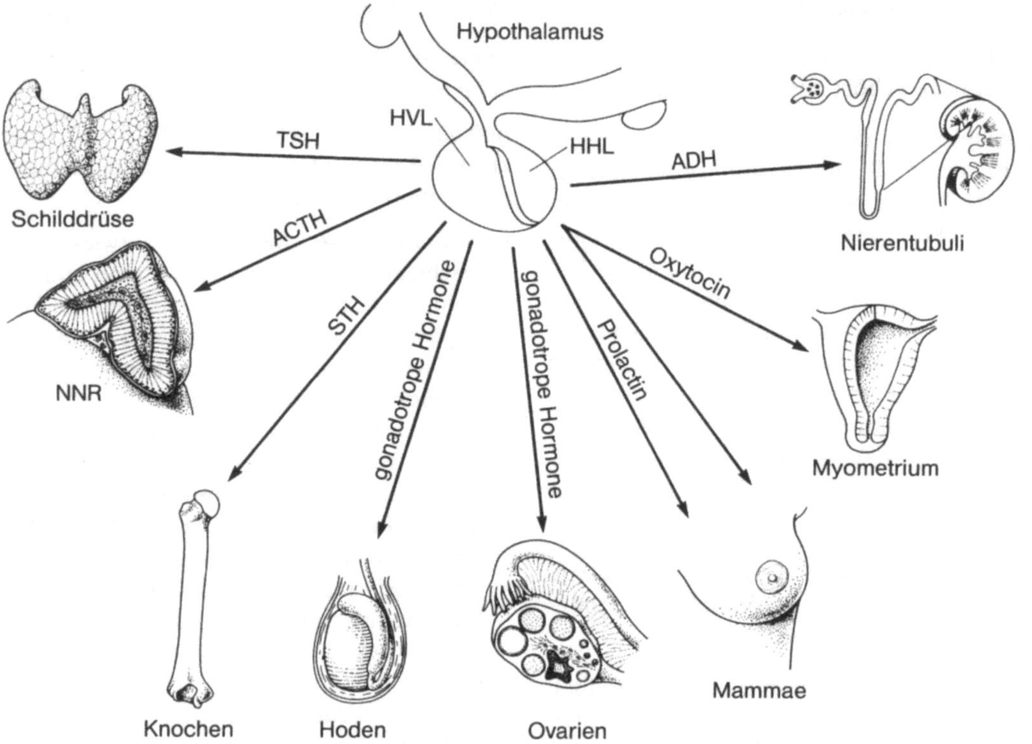


**Abb. 17-2** Hypophysenhormone und ihre Zielstruktur. HVL: Hypophysenvorderlappen. HHL: Hypophysenhinterlappen. TSH: thyreoideastimulierendes Hormon. ACTH: adrenocorticotropes Hormon. STH: somatotropes Hormon. ADH: antidiuretisches Hormon.

2. Nebennierenrindenstimulierendes Hormon (ACTH): *Wirkungsort:* Nebennierenrinde; *Wirkung:* Stimulation der Nebennierenrinde zur eigenen Hormonproduktion.
3. Melanozytenstimulierendes Hormon (MSH): *Wirkungsort:* Melanozyten; *Wirkung:* noch ungeklärt, aber stärkere Pigmentierung bei Überproduktion.
4. Geschlechtsdrüsenstimulierende Hormone (FSH und LH): *Wirkungsort:* bei Frauen die Eierstöcke (Ovarien), bei Männern die Leydig-Zwischenzellen; *Wirkung:* bei Frauen stimulieren sie die Eierstöcke zur eigenen Hormonproduktion und fördern Eisprung und Eireifung, bei Männern fördern sie die Reifung der Samenzellen und stimulieren die Leydig-Zwischenzellen zur eigenen Hormonproduktion.

### 17.3.1 Erkrankungen der Hypophyse

#### 17.3.1.1 Simmonds-Syndrom

**Definition:** Totalausfall des HVL.

**Ursachen:** Nekrose (Hypophyseninfarkt der Mutter bei Geburt), selten Infekte und Tumore.

**Patho:** Als *Sheehan-Syndrom* wird die Nekrose des HVL durch eine schwere Geburt bezeichnet. Die Milchproduktion hört dabei schlagartig auf.

**Symptome:** Hypotonie, Schwäche, Blässe, Haarausfall, Frieren, Amenorrhoe, Antriebsverlust.

**Therapie:** Substitution von Kortison, L-Thyroxin, Testosteron, Östrogen, evtl. STH.

#### 17.3.1.2 **Hypophysärer Zwergwuchs**

**Definition:** Ausfall der STH-Produktion vor Epiphysenschluß.

**Ursachen:** Tumor, oft unbekannt.

**Patho:** Solange beim Menschen die Epiphysenfugen (Wachstumszonen) der Knochen noch nicht geschlossen sind, kommt es zu Wachstumsstörungen (Proportionen bleiben erhalten).

**Symptome:** Wachstumsstörungen, Geschlechtsreife tritt nicht ein, evtl. Gesichtsfeldverlust (Tumor drückt auf Sehnerv), Kopfschmerz durch Tumor.

**Therapie:** STH-Gabe vor Epiphysenschluß, Operation.

#### 17.3.1.3 **Gigantismus**

**Definition:** Überfunktion der eosinophilen Zellen des HVL vor Epiphysenschluß.

**Ursache:** eosinophiles Adenom.

**Patho:** Solange die Epiphysenfugen nicht geschlossen sind, gibt es ein verstärktes, proportioniertes Wachstum (bis 2,5 m), wenn vermehrt STH produziert wird.

**Symptome:** proportionierter Riesenwuchs, bitemporale Hemianopsie (Gesichtsfeldverlust durch Tumor).

**Therapie:** Operation des Adenoms.

#### 17.3.1.4 **Akromegalie**

**Definition:** Überfunktion der eosinophilen Zellen des HVL nach Epiphysenschluß.

**Ursachen:** eosinophiles Adenom.

**Patho:** Nachdem das Längenwachstum durch den Epiphysenschluß beendet ist, können bei erhöhter STH-Produktion nur noch die Knochen der Hände, Füße und des Gesichts wachsen.

**Symptome:** Knochenwachstum der Extremitäten und im Gesicht, große Hände, große Füße und große Zunge, Kopfschmerzen, Gesichtsfeldverlust (Abb. 17-3).

**Therapie:** Operation des Adenoms.

#### 17.3.1.5 **Morbus Cushing**

**Definition:** Überfunktion der basophilen Zellen des HVL.

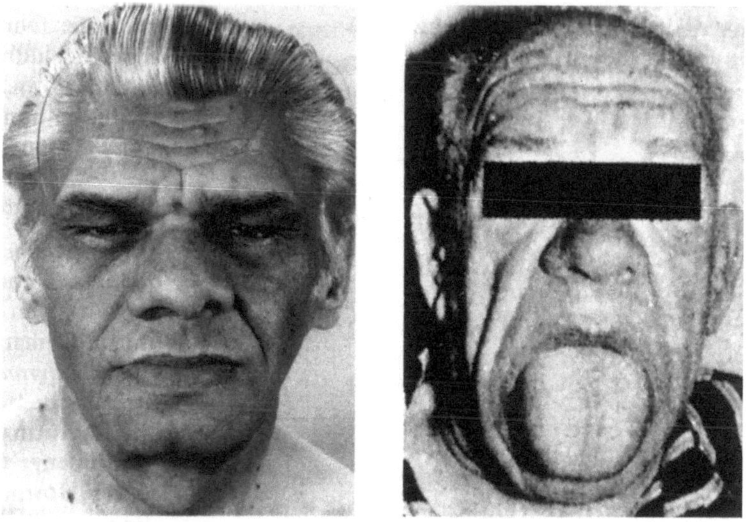

a b

**Abb. 17-3** **a.** Gesicht bei Akromegalie, **b.** Makroglossie bei Akromegalie.

**Ursachen:** basophiles Adenom, das ACTH produziert.

**Symptome:** s. Cushing-Syndrom

**Therapie:** Operation des Adenoms.

### 17.3.1.6 Diabetes insipidus (Wasserharnruhr)

**Definition:** Ausfall des Hypophysenhinterlappens.

**Ursachen:** Tumor, Entzündung, Verletzung.

**Patho:** Durch den Ausfall des Hypophysenhinterlappens gibt es vor allem einen Ausfall von ADH.

**Symptome:** Polydipsie, Polyurie (bis zu 20 l).

**Therapie:** Hormonsubstitution (Nasenspray).

## 17.4 Schilddrüse (Glandula thyreoidea)

**Lage und Aufbau:** Die Schilddrüse ist ein 25–35 g schweres Organ, das aus zwei Seitenlappen und einem Verbindungsstück (Isthmus) besteht. Sie umschließt die Luftröhre unterhalb

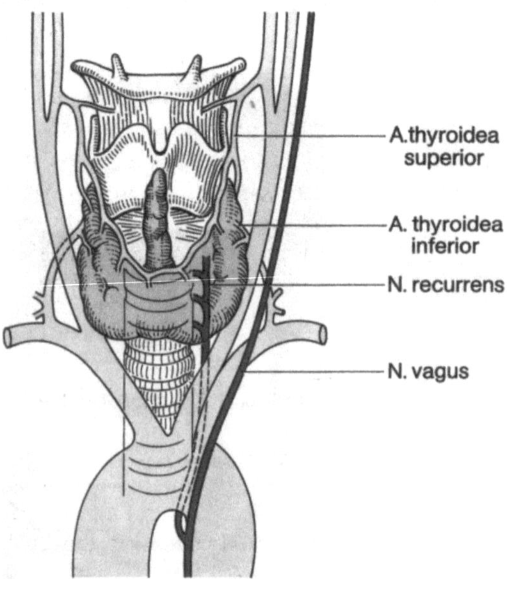


**Abb. 17-4** Normale Lage der Schilddrüse mit arterieller und nervaler Versorgung.

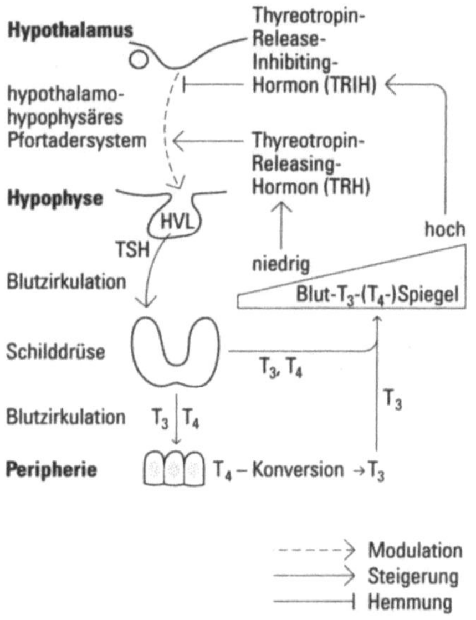


**Abb. 17-5** Hormoneller Regelkreis der Schilddrüse.

des Kehlkopfes (Abb. 17-4). Das Drüsengewebe besteht aus vielen epithelausgekleideten Bläschen (Follikel). Dieses Epithel bildet ein Sekret (Kolloid), in dem sich die Schilddrüsenhormone befinden. Neben diesen Follikelzellen gibt es in der Schilddrüse die C-Zellen, in denen das Hormon Calcitonin gebildet wird.

**Physiologie:** Durch das TSH der Hypophyse wird die Schilddrüse angeregt, Hormone zu bilden (Abb. 17-5). Dazu benötigt sie Jod, das sie dem Blut entnimmt. Die Hormone werden im Kolloid an ein bestimmtes Eiweiß gebunden (TBG = thyroxinbindendes Globulin). Die Schilddrüse produziert die folgenden Hormone:

- *Trijodthyronin ($T_3$):* 3 Jodatome. Es ist das biologisch hochwirksame Schilddrüsenhormon, das im Körper sofort wirkt. Es wird nur in kleinen Mengen produziert.
- *Tetrajodthyronin ($T_4$, Thyroxin):* Es handelt sich um die biologisch schwächer wirksame Speicherform mit 4 Jodatomen und bildet die Hauptmenge der in der Schilddrüse produzierten Hormone. $T_4$ wird im Körper durch Enzyme in das wirksame $T_3$ umgewandelt. *Wirkungsort:* Zellen des gesamten Organismus.

*Wirkung:* Steigerung des Grundumsatzes, Förderung von Wachstum und Skelettreife beim Kinde, Beschleunigung der Herztätigkeit, Erhöhung der Reaktionsfähigkeit von Nerven- und Muskelgewebe.

- *Calcitonin* (Thyreocalcitonin): Es wird von den C-Zellen der Schilddrüse produziert. Die Regulation erfolgt direkt über die Kalziumionenkonzentration im Blut. Die Zunahme des Blutkalziumspiegels steigert die Hormonsekretion, die Abnahme hemmt sie.
  *Wirkungsorte:* Knochen, Niere.
  *Wirkung:* Es hemmt zu starken Kalkabbau aus den Knochen und sorgt dafür, daß der Blutkalziumspiegel nicht zu hoch steigt. Hemmung der Osteoklastentätigkeit und Förderung der Umwandlung von Osteoklasten in Osteoblasten. Förderung der Kalziumausscheidung durch die Niere. Calcitonin ist ein Antagonist zum Parathormon.

### 17.4.1 Untersuchungsmethoden der Schilddrüse

**Palpation:** mit den Fingerspitzen beider Hände von hinten bei leicht zurückgebeugtem Kopf des Patienten. Zu beachten sind Größe, Konsistenz, Verschieblichkeit und Druckschmerzhaftigkeit.

**Laboruntersuchungen**

- $T_3$, $T_4$: vor allem die nicht an Eiweiß gebundenen Hormone werden im Serum bestimmt.
- *TSH-Bestimmung* (Thyreotropin): erniedrigte Werte bedeuten Hyperthyreose, erhöhte Werte eine Hypothyreose. Einfacher und aussagekräftiger Test zum Ausschluß einer Schilddrüsenfehlfunktion. Erst bei pathologischen Werten, muß eine weitergehende Diagnostik erfolgen (z. B. TRH-Test).
- *Antikörperbestimmung:* weisen auf eine Autoimmunerkrankungen (z. B. M. Basedow oder Hashimoto-Thyreoiditis) hin.
- *Tumormarker*
- *Thyreoglobulin:* Glykoprotein, das bei Entzündungen, Überfunktion und Karzinom der Schilddrüse erhöht ist. Es eignet sich zur Verlaufskontrolle eines Karzinoms.
- *Calcitonin:* dient z. B. als Tumormarker beim C-Zellkarzinom.

**TRH-Test:** Mit diesem Test wird die TSH-Sekretion bestimmt. Vor und 30 Minuten nach intravenöser TRH-Gabe (Thyreotropine releasing hormone) wird der TSH-Spiegel im Serum bestimmt. Bei einer Überfunktion der Schilddrüse wird nur ein schwacher TSH Anstieg gemessen, da die Hypophyse durch die negative Rückkopplung der vermehrt vorhandenen Schilddrüsenhormone gehemmt wird. Die Hypophyse ist für TRH nicht sensibel und kann damit das schilddrüsenstimulierende Hormon nicht produzieren. Bei einer Schilddrüsenunterfunktion wird ein erhöhter Anstieg von TSH verzeichnet, da die Hypophyse durch die vermindert vorhandenen Schilddrüsenhormone keiner negativen Rückkoppelung unterworfen ist, damit für TRH sensibel ist und somit dem übergeordneten Zentrum folgt.

**Sonographie:** Mit ihr ist heute die Primärdiagnostik möglich. Es kann relativ exakt die Größe und der gleichmäßige Aufbau der Schilddrüse festgestellt werden.

**Szintigramm:** Die Strahlung von radioaktivem Jod, das dem Patienten intravenös verabreicht wurde, wird durch das Szintigramm aufgezeichnet. Normalerweise sammelt sich Jod im Körper fast ausschließlich und gleichmäßig im Schilddrüsengewebe an. In *kalten Knoten* ist die Jodkonzentration in der Schilddrüse vermindert. Stellen, an denen die Konzentration erhöht ist, nennt man ***heiße Knoten***. Letztere deuten auf ein autonomes Adenom hin, bei kalten Knoten besteht u. a. die Möglichkeit eines Schilddrüsenkarzinoms. Bei Fernmetastasen eines Schilddrüsenkarzinoms findet man eine Anreicherung von Jod auch außerhalb der Schilddrüse.

### 17.4.2 Erkrankungen der Schilddrüse

#### 17.4.2.1 Euthyreote Struma

**Definition:** Gutartige Vergrößerung der Schilddrüse ohne maligne oder entzündliche Veränderungen (Kropf).

**Ursachen:** Jodmangel.

**Patho:** Die Schilddrüse versucht über die Vergrößerung den Jodmangel auszugleichen. Dadurch entsteht eine gutartige (blande) Drüsenschwellung. Es besteht weder eine Über- noch eine Unterfunktion. In küstennahen Gegenden ist durch den natürlichen Jodgehalt des Meerwassers der Boden stärker jodhaltig und das Jod wird von den Pflanzen aufgenommen. Der Tagesbedarf an Jod liegt bei 100–150 µg. Bei geringerer Jodaufnahme sinkt das $T_4$ im Serum, da die Schilddrüse nicht genügend produzieren kann. Als Gegenreaktion steigt das TSH im Serum, um die Schilddrüse zu vermehrter Hormonproduktion anzuregen. Bei einer Vergrößerung der Schilddrüse ab Daumenbreite spricht man von einer *Struma*. Eine Struma kann durch eine gutartige (benigne) oder bösartige (maligne) Zellvermehrung, aber auch durch eine Entzündung verursacht werden. Die Stoffwechsellage bei einer Struma kann *euthyreot* (normal), *hyperthyreot* oder *hypothyreot* sein. Die Schilddrüse kann den Jodmangel in gewissen Grenzen dadurch kompensieren, daß sie aktivere Hormone produziert und das vorhandene Potential optimaler nutzt.

**Einteilung einer Struma**

*Stadium 0:* keine Struma;
*Stadium 1:* tastbare Struma;
*Stadium 2:* sichtbare Struma;
*Stadium 3:* große Struma mit Beschwerden (Kompression).

**Symptome:** meist symptomlos (oligosymptomatisch), bei größerer Struma kommt es zum Kloß-, Druck- und Engegefühl. Es kann auch zu einer Kompression der Luftröhre kommen mit Atembehinderung, Heiserkeit und häufigem Verschlucken.

**Therapie:** Zufuhr von Jodid oder Schilddrüsenhormonen (L-Thyroxin), bei Beschwerden durch eine große Struma subtotale Strumektomie (90% der Schilddrüse wird entfernt): Dabei besteht die Gefahr, den Stimmbandnerven zu beschädigt (N. recurrens). Bei Inoperabilität (erhöhtes Operationsrisiko) Radiojodtherapie, bei der durch Gabe von radioaktivem Jod das Schilddrüsengewebe zerstört wird.

**Prophylaxe:** Jodzufuhr über Ernährung mit Fisch und jodiertem Speisesalz. Die Prophylaxe ist v. a. wichtig für Kinder, Jugendliche und Schwangere.

### 17.4.2.2 Hyperthyreose

**Definition:** vermehrte endogene Schilddrüsenhormonproduktion ohne Beteiligung übergeordneter Zentren (Schilddrüsenüberfunktion).

**Ursachen:** Autoimmunerkrankung (M. Basedow), autonomes Adenom, paraneoplastisches Syndrom (Tumor produziert TSH-ähnliches Eiweiß), erhöhte Jodaufnahme durch Kontrastmittel oder jodhaltige Medikamente, aber auch übermäßige Einnahme (Überdosierung) von Schilddrüsenhormonen.

**Patho:** Bei der Autoimmunerkrankung (M. Basedow) werden schilddrüsenstimulierende Antikörper gebildet. Das toxische Adenom (heißer Knoten) ist eine meist gutartige Vermehrung des Schilddrüsenfunktionsgewebes, das autonom (d. h. nicht von der Hypophyse kontrolliert) Schilddrüsenhormone produziert. Die Hyperthyreose kann mit oder ohne Struma einhergehen. Augensymptome (Orbitopathien) sind meist Ausdruck immunologischer Reaktionen bei M. Basedow. Sie ist keine Folge einer Schilddrüsendysfunktion. Beim sogenannten Exophtalmus tritt das Auge durch eine Bindegewebevermehrung aus der Höhle hervor, so daß im Extremfall die Augenlider das Auge nicht mehr bedecken können.

**Symptome:** gesteigerte nervöse Erregbarkeit (Reflexe ↑), Schwitzen, Hitzeempfindlichkeit, Tachykardie, Gewichtsabnahme trotz gesteigertem Appetit, häufige Stuhlentleerungen. *Merseburger Trias:* Struma, Tachykardie und Exophtalmus treten bei M. Basedow häufig kombiniert auf (Abb. 17-6).

**Komplikationen:** Thyreotoxische Krise (Coma basedowicum), Letalität bei 30–50%, Tachykardie, Arrhythmien, Fieber bis 40 °C, Exsikkose, Herz-Kreislauf-Versagen. Ausgelöst wird diese Krise oft durch jodhaltige Medikamente oder Kontrastmittel, Streß oder Operationen. Es handelt sich um einen medizinischen Notfall.

**Therapie:** Thyreostatika (hemmen die Produktion der Schilddrüsenhormone), Radiojodtherapie, Operation.

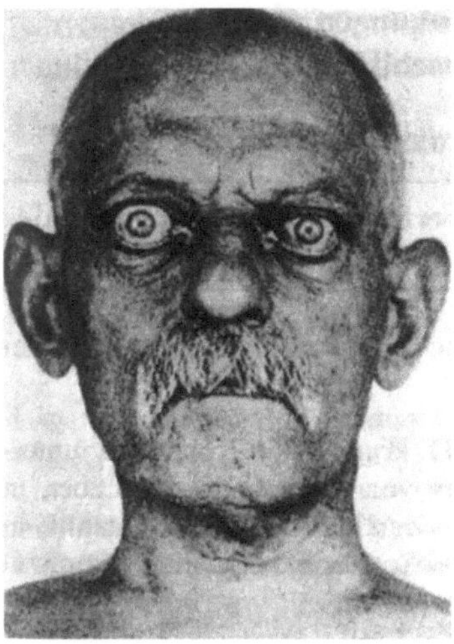

**Abb. 17-6** M. Basedow mit endokriner Orbitopathie.

17.4.2.3 **Hypothyreose**

> **Definition:** Eine angeborene oder erworbene Unterfunktion der Schilddrüse, mit oder ohne Struma (Schilddrüsenunterfunktion).

**Ursachen:** angeboren als Organdefekt oder infolge Jodmangels der Mutter vor der Geburt (Kretinismus). Erworben durch Jodmangel, nach Thyreostatikatherapie, durch Operation, Radiojodtherapie, Traumata bzw. Entzündungen. Selten sekundär durch HVL-Insuffizienz.

**Symptome:** Apathie, Herabsetzung der körperlichen Leistungsfähigkeit, Kälteintoleranz, mimische Starre, Obstipation, Anämie durch Resorptionsstörung von Eisen und Vitamin $B_{12}$, Gewichtszunahme, verlangsamte Reflexe.

**Komplikation:** *Myxödem:* Patienten sehen durch teigige Gewebeschwellung aufgeschwemmt aus, erloschene Reflexe, Atem- und Pulsfrequenz stark vermindert, Hypothermie (Untertemperatur < 36 °C), geht bis zur Bewußtlosigkeit und führt unbehandelt zum Tode.

**Therapie:** Schilddrüsenhormone.

17.4.2.4 **Thyreoiditis**

> **Definition:** Akut oder chronisch verlaufende Entzündung der Schilddrüse.

**Ursachen:** Infektionskrankheiten, Autoimmunerkrankung.

**Patho:** Viruserkrankungen (z. B. Mumps) können eine akute Thyreoiditis verursachen (de Quervain-Thyreoiditis). Eine Autoimmunerkrankung mit Bildung von Antikörpern gegen das Schilddrüsengewebe (Hashimoto-Thyreoiditis) verläuft chronisch. Bei dieser Erkrankung kommt es häufig zu einer manifesten Hypothyreose, da das Funktionsgewebe der Schilddrüse chronisch gestört wird.

**Symptome:** In der Akutphase schmerzhafte Schwellung der Schilddrüse. Meist wird die chronische Entzündung erst bemerkt, wenn so viel Schilddrüsengewebe zerstört ist, daß eine Unterfunktion besteht. Manchmal kommt es zu einer leichten Vergrößerung der Schilddrüse oder zu einem Druckgefühl.

**Therapie:** Je nach Verlauf Immunsuppression (z. B. Kortison), Hormonsubstitution.

17.4.2.5 **Schilddrüsenkarzinom**

> **Definition:** Maligne Entartung der Schilddrüse.

**Ursachen:** unbekannt.

**Patho:** Frauen sind dreimal häufiger als Männer betroffen. Mit zunehmendem Alter nimmt das Erkrankungsrisiko zu. Es gibt je nach betroffenem Gewebe ein papilläres, follikuläres oder anaplastisches Karzinom. Von diesen Karzinomarten ist das medulläre oder C-Zell-Karzinom zu unterscheiden. Es wächst relativ langsam, produziert Calcitonin und kann Durchfall verursachen. Schilddrüsenkarzinome metastasieren häufig in Lunge und Knochen. Verdächtig sind Gewebewucherungen, die als kalte Knoten bezeichnet werden.

**Symptome:** meist derbe, knotige Vergrößerung der Schilddrüse.

**Diagnose:** Palpation, Sonographie, Szintigraphie, Gewebeprobe (Biopsie), Tumormarker.

**Therapie:** Operation, Bestrahlung, Radiojodtherapie.

**Prognose:** meist relativ gut, 50–90% der Patienten haben eine Überlebensrate von mehr als 5 Jahren.

## 17.5 Nebenschilddrüse (Parathyreoidea)

**Lage und Aufbau:** Die Parathyreoidea besteht aus vier Epithelkörperchen, die der Schilddrüse von hinten anliegen. Die linsengroßen Epithelkörperchen wiegen ca. 0,15 g und bestehen aus sekretbildenden Epithelzellen (Abb. 17-7).

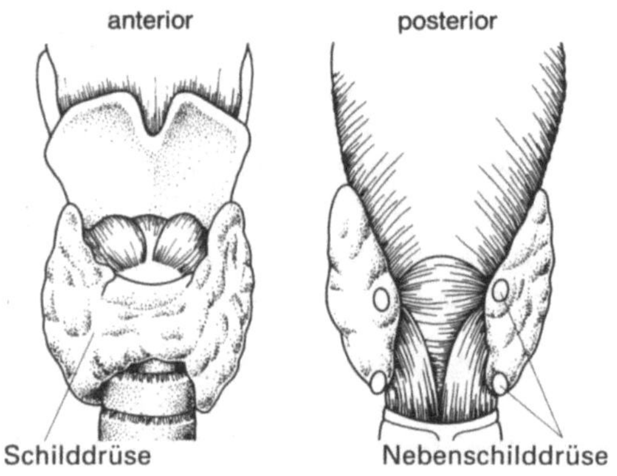


**Abb. 17-7** Lage der Schilddrüse und Nebenschilddrüse.

**Parathormon:** wird in der Nebenschilddrüse gebildet. Die Regulation der Parathormonausschüttung erfolgt autonom, d. h. über die Höhe des Blutkalziumspiegels.

*Wirkungsort:* Knochen, Darm, Niere.
*Wirkung:* Erhöhung des Blutkalziumspiegels durch:

- erhöhte Kalziumfreisetzung aus den Knochen.
- Förderung der Kalziumresorption aus dem Darm.
- Erhöhung der Phosphatausscheidung durch die Nieren und dadurch gleichzeitige Verminderung der Kalziumausscheidung.

### 17.5.1 Erkrankungen der Nebenschilddrüse

#### 17.5.1.1 Hyperparathyreoidismus

**Definition:** Überfunktion der Nebenschilddrüse.

**Ursachen:** Tumor, Vitamin-D-Mangel, Niereninsuffizienz.

**Patho:** Vitamin D kommt im Körper in unterschiedlicher Form vor. Es wird in der Leber, in der Niere und in der Haut durch UV-Strahlen in einen wirksamen Stoff umgewandelt. Vitamin D hat folgende Wirkung:

- fördert den Einbau von Kalzium in die Knochen
- führt im Dünndarm zu verstärkter Kalziumaufnahme aus der Nahrung
- fördert in der Niere die Kalziumrückresorption

**Symptome:** Osteoporose, Nephrolithiasis, Erregbarkeit der Nerven und Muskeln herabgesetzt, Müdigkeit, Leistungsminderung.

**Therapie:** Operation, Vitamin-D-Gabe.

#### 17.5.1.2 Hypoparathyreoidismus

**Definition:** Unterfunktion der Nebenschilddrüse.

**Ursachen:** am häufigsten unbeabsichtigtes Entfernen bei Strumektomie. Ansonsten besteht bei Schwangerschaft, Infektionen, Stillzeit eine Insuffizienz durch erhöhten Bedarf.

**Patho:** Durch den erniedrigten Blutkalziumspiegel kommt es zu einer gesteigerten Erregbarkeit des Nervensystems mit Muskelkrämpfen. Bei vollständigem Fehlen des Kalziums kommt es zu generalisierten, schwersten Krämpfen, die durch die Mitbeteiligung des Herzmuskels zum Tode führen. Die gleichen Krämpfe gibt es auch bei der Hyperventilation.

**Symptome:** tetanische Krämpfe (z. B. Pfötchenstellung), Zuckungen bei Beklopfen der Wangen zwischen Mundwinkel und Ohr

(Chvostek-Zeichen), Parästhesien, Karpfenmund (Oberlippenkrampf).

**Therapie:** Kalzium i. v., sonst Substitution mit dem Wirkstoff AT 10 (Parathormonersatz).

## 17.6 Nebennieren (Glandulae suprarenalis)

**Lage:** sitzen auf den beiden oberen Polen der Nieren.

**Aufbau:** Sie sind dreieckig bzw. halbmondförmig (Bischofsmütze) und wiegen 10–18 g. Es werden anatomisch und physiologisch die Nebennierenrinde (NNR) und das Nebennierenmark (NNM) unterteilt. Die NNR gliedert sich von außen nach innen in drei anatomische und physiologische Zonen:

1. *Zona glomerulosa:* produziert Mineralokortikoide
2. *Zona fasciculata:* bildet Glukokortikoide
3. *Zona reticularis:* bildet Androgene

Das NNM besteht entwicklungsgeschichtlich aus Nervengewebe. Die arterielle Versorgung erfolgt über drei Gefäße, von denen jeweils eines aus der Zwerchfellarterie, der Aorta und der Nierenarterie kommt.

**Physiologie** (Abb. 17-8):

*1. Nebennierenrinde (NNR):*

Sie kann über 40 Hormone produzieren, die in drei Gruppen eingeteilt werden. Sie werden auch Kortikoide (Rindenhormone) genannt. Es handelt sich um Steroidhomone. Sie werden in drei Funktionsgruppen eingeteilt.

- *Mineralokortikoide:* wichtigster Vertreter ist das Aldosteron, dessen Produktion durch das Renin-Angiotensin-Aldosteron-System, durch die Kalium- und Natriumkonzentration und durch das ACTH des Hypophysenvorderlappens gesteuert wird.
  *Wirkungsort:* Nierentubuli.
  *Wirkung:* regulieren die Kalium- und Natriumausscheidung durch die Nieren und haben dadurch einen Einfluß auf den Wasserhaushalt (Natriumrückresorption und Kaliumausscheidung).
- *Glukokortikoide:* wichtigster Vertreter ist das Kortisol, das vor allem durch das ACTH gesteuert wird.
  *Wirkungsort:* Leber und alle Zellen des gesamten Organismus.
  *Wirkung:* Kortisol ist ein Streßhormon und wirkt blutzuckersteigernd.

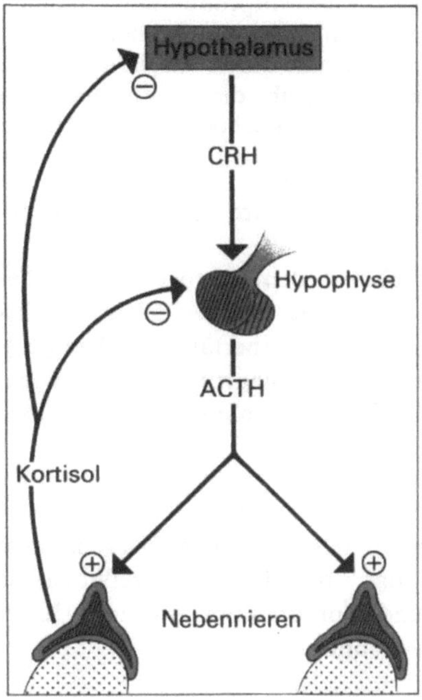


**Abb. 17-8** Physiologische Regulation der Nebennierenhormone.

**Sonstige Kortisolwirkungen:**

- wandelt in der Leber Eiweiß in Glukose um (Glukoneogenese).
- fördert den Glykogenaufbau. Bei einem Überangebot von Kortisol führt dies zur Leberverfettung
- entzündungshemmende Wirkung (antiphlogistisch, antiallergisch, antirheumatisch)
- Immunsuppression mit Leukopenie
- vermindert die Eiweißsynthese. Dadurch kommt es zu einer Verminderung kollagener Fasern und in Folge daran zu Striae (rote Hautstreifen)
- Abbau von Knorpelfasern

- fördert die Magensaftproduktion, dadurch kann es zu Magengeschwüren kommen
- erhöht den Blutdruck durch Vasokonstriktion
- dichtet Endothelien ab; dies ist therapeutisch bei einem allergischem Schock von Bedeutung.

- *Androgene:*
  *Wirkungsort:* sekundäre Geschlechtsmerkmale.
  *Wirkung:* ähnlich dem Testosteron, nur bedeutend schwächer; bei Mädchen Wachstumsschub in der Pubertät und Beeinflussung der Sexualbehaarung, bei Jungen: Bartwuchs, Sexualbehaarung und tiefe Stimme.

*2. Nebennierenmark (NNM):*

Angeregt durch das vegetative Nervensystem produziert das NNM die Streßhormone Adrenalin und Noradrenalin, die auch Katecholamine genannt werden.

- *Adrenalin:*
  *Wirkungsort:* Alpharezeptoren der Körperzellen (vor allem im Herz-Kreislaufsystem, Leber und Muskeln).
  *Wirkung:* beschleunigt die Herztätigkeit, steigert den Blutdruck, führt zur Mydriasis (Pupillenerweiterung), setzt in der Leber und in den Muskeln gespeichertes Glykogen als Glukose frei und hebt damit den Blutzuckerspiegel. Antagonist zum Insulin und Synergist zum Glukagon.
- *Noradrenalin:*
  *Wirkungsort:* an den Betarezeptoren der Körperzellen vor allem im Kreislauf.
  *Wirkung:* verengt die Gefäße und hebt dadurch den Blutdruck, erhöht den Blutzukker, wirkt langsamer und länger als Adrenalin.

## 17.6.1 Erkrankungen der Nebennierenrinde

### 17.6.1.1 Cushing-Syndrom

**Definition:** vermehrt Glukokortikoide im Blut vorhanden (Hyperkortisolismus).

**Ursachen:** HVL-Adenom (ACTH), paraneoplastisches Syndrom bei Bronchialkarzinom, Adenom oder Karzinom der Nebennierenrinde, Überdosierung von Kortisonpräparaten.

**Patho:** Bei medikamentöser Einnahme von Kortisonpräparaten kann die sogenannte Cushingschwelle überschritten werden. Es handelt sich dabei um das Entstehen der Symptome eines Cushing-Syndroms bei zu hoch dosierter Dauertherapie. Die Dosis für eine Dauertherapie, bei der die Cushingschwelle überschritten wird, liegt z. B. für Prednisolon bei 7,5–10 mg pro Tag.

**Symptome:** Adipositas (Stammfettsucht), Leberverfettung, Striae rubrae (rote Hautstreifen), Tomatengesicht (Vollmondgesicht), Stier- oder Büffelnacken, Hypertonie, Steroiddiabetes (Hemmung der Insulinwirkung), Osteoporose (Knochenabbau, da Kortisol ein Vitamin D Antagonist ist), Steroidakne, Hirsutismus (männliche Behaarung bei Frauen), Impotenz, Psychose.

**Therapie:** je nach Ursache Operation oder Kortisolmedikation reduzieren.

### 17.6.1.2 Conn-Syndrom (Primärer Hyperaldosteronismus)

**Definition:** Erhöhung der Mineralokortikoide im Blut

**Ursachen:** NNR-Tumor meist gutartig, idiopathische Nebennierenrindenhyperplasie.

**Symptome:** Wegen Kaliummangels kommt es zu Hypertonie, Schwäche, Lähmung, Verstopfung, Tetanie, Herzrhythmusstörungen, Polyurie.

**Therapie:** Operation.

### 17.6.1.3 Androgenitales Syndrom (AGS)

**Definition:** Vermehrte Bildung von Androgenen.

**Ursachen:** Tumor.

**Symptome:** bei Jungen vorzeitige Geschlechtsentwicklung (Pubertas praecox), bei Mädchen

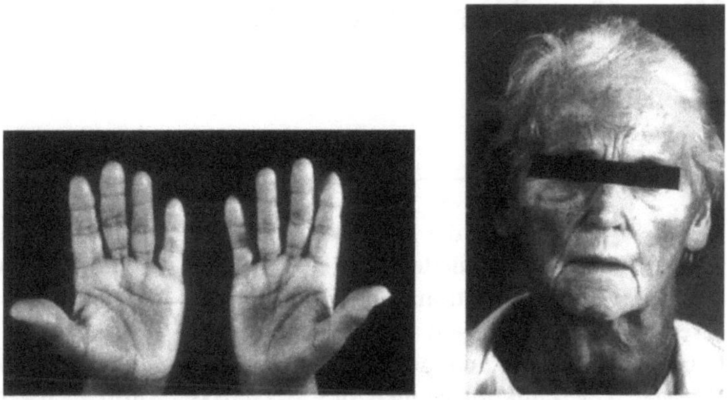

a b

**Abb. 17-9** Typische Braunpigmentierung der Handlinien (a) und des Gesichts (b) bei Patienten mit M. Addison.

Zwitterbildung, bei Frauen Vermännlichung (Virilisierung).

**Therapie:** Operation.

### 17.6.1.4 Morbus Addison (Nebennierenrindeninsuffizienz)

> **Definition:** Mangel an NNR-Hormonen (Kortisol, Aldosteron, Androgene).

**Ursachen:** Autoimmunerkrankung, Entzündungen, Tumor.

**Symptome:** Schwäche, Zunahme der Pigmentierung (ACTH- und MSH Überproduktion), Hypotonie, Erbrechen, Übelkeit (Abb. 17-9).

**Komplikationen:** Addison-Krise mit Müdigkeit, Übelkeit, Erbrechen, Kopfschmerzen, Hypotonie, Fieber bis 40 °C, Verwirrtheit bis Koma, Exsikkose und Hypoglykämie.

**Therapie:** Hormonsubstitution.

### 17.6.1.5 Phäochromozytom

> **Definition:** Meist gutartiger Tumor des Nebennierenmarks (nur ca. 5% sind bösartig) mit vermehrter Produktion der Katecholamine.

**Symptome:** Hypertonie (Blutdruckkrisen), Tachykardie, Kopfschmerzen, Schweißausbrüche, Schwindel, Nervosität (Zittern).

**Therapie:** Operation.

# 18 Das Nervensystem

Das Nervensystem hat die Aufgabe, Reize aufzunehmen, sie weiterzuleiten und zu verarbeiten. Es ist ein Informationssystem für alle anderen Organe und regelt die Beziehung zur Umwelt. Es ist das am höchsten entwickelte Gewebe. Die Funktionseinheit des Nervensystems ist die Nervenzelle *(Neuron)*, die der Reizaufnahme, der Erregungsleitung, und der Reizverarbeitung dient. Das aus den Nervenzellen bestehende Nervengewebe bildet insgesamt das Nervensystem mit dem zentralen Nervensystem (ZNS), den Ganglien, den peripheren Nerven, welche die Reize von der Peripherie zum Zentrum *(afferente Nerven)* bzw. vom Zentrum zur Peripherie *(efferente Nerven)* führen, und dem vegetativen Nervensystem.

**Einteilung:** Das gesamte Nervensystem ist eine untrennbare Einheit. Unterteilungen werden nur für ein besseres Verständnis aus anatomischen oder physiologischen Gesichtspunkten gemacht:

- *Topographische Einteilung:*
  - *ZNS* (zentrales Nervensystem): besteht aus Gehirn und Rückenmark
  - *PNS* (peripheres Nervensystem): besteht aus 12 Hirnnervenpaaren und 31 Spinalnervenpaaren.
- *Funktionelle Einteilung:*
  - *Willkürliches* (animales) *Nervensystem:* mit den sensiblen und motorischen Nerven, über die wir willkürlich die Muskeln beeinflussen.
  - *Unwillkürliches* (autonomes oder vegetatives) *Nervensystem:* ist willentlich nicht beeinflußbar und steuert lebenswichtige Vorgänge.

**Aufbau einer Nervenzelle** (Abb. 18-1): Ein Neuron besteht aus einem Zellkörper (Soma oder Perikaryon) und zwei Arten von Fortsätzen, dem *Neuriten* und meist mehreren *Dendriten*. Die Dendrite sind kurze, baumartige Fortsätze, die eine Erregung empfangen und zum Zellkörper weiterleiten können. Der Neurit (Axon oder Achsenzylinder) ist ein längerer Fortsatz (bis zu 1 m!), der die Erregung vom Zellkörper wegleitet. Der Zellkörper ist das Stoffwechselzentrum und besitzt einen mittelständigen Kern, in dessen Nähe sich ein gut entwickelter Golgi-Apparat befindet. Das rauhe ER hat sich in Gruppen angeordnet und bildet die *Nissl-Schollen*. Sie bestehen im wesentlichen aus RNS und dienen der Proteinsynthese. Einige Arten von Nervenzellen sind reich an Mitochondrien. Neuronen besitzen aufgrund ihrer Spezialisierung keine Fähigkeit zur Teilung mehr. Nervenzellen können verschiedene Formen haben:

- *Unipolare Nervenzellen:* Neuronen, bei denen an einem Pol ein Dendrit in die Zelle und ein Neurit aus der Zelle führt.
- *Bipolare Nervenzellen:* Dendrit und Neurit befinden sich an den entgegengesetzten Polen.
- *Multipolare Nervenzellen:* besitzen viele Dendriten und nur einen Neurit.

**Nervenfasern:** Eine Nervenfaser besteht aus einem Axon und wird von einer Membran umschlossen. Um diese Membran befindet sich noch eine Hülle, die von den Gliazellen gebildet wird. Bei peripheren Nervenfasern unterscheidet man zwischen dicken, markhaltigen und dünnen, marklosen Fasern. Bei den markhaltigen Nervenfasern bilden die Schwannschen Zellen eine Schicht aus Lipiden und Proteinen, die als *Myelin-* oder *Markscheide* bezeichnet wird. Diese Myelinscheide aus phosphorlipidhaltiger Substanz dient der Isolierung und Ernährung des Axons. Sie besitzt im Abstand von ca. 1 mm Einschnürungen, die sogenannten *Ranviersche Schnürringe*, die der schnellen Reizweiterleitung dienen. Die Ner-

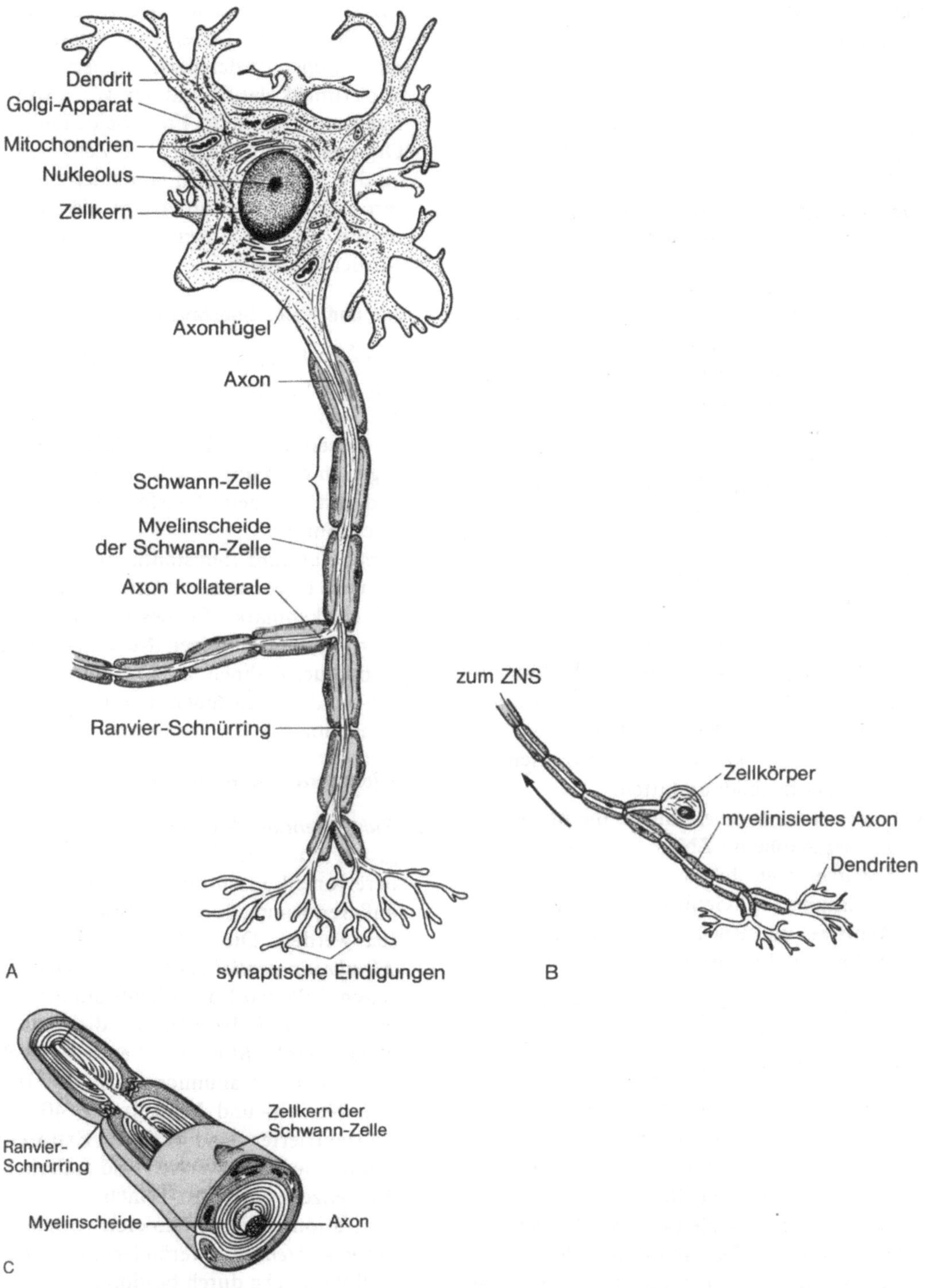


**Abb. 18-1** **A.** Schema eines multipolaren Neuron. **B.** sensorisches unipolares Neuron. **C.** Längsschnitt durch ein markhaltiges Axon.

venfasern enden meist mit kolbenförmigen Verdickungen, den *synaptischen Endköpfen*, durch die die Erregung auf die Folgezelle übertragen wird. Die Verbindungsstelle der Endung eines Axons mit einer anderen Zelle wird *Synapse* genannt. Markhaltige und marklose Nervenfasern werden durch Bindegewebe zu größeren Bündeln zusammengefaßt. Mehrere solcher Bündel bilden einen Nerven (z. B. Ischiasnerv).

**Neuroglia:** Die Neuroglia oder Gliazellen werden auch als Nervenkitt bezeichnet und erfüllen vielfältige und wichtige Aufgaben im Nervensystem. Sie haben Stütz- und Hüllfunktion, Isolierfunktion, Stoffwechselfunktion (Ernährung) und Kontrollfunktion. Sie nehmen nur bestimmte Stoffe aus dem Blut auf und geben sie an die Nervenzellen weiter. Die Neuroglia des peripheren Nervensystems sind vor allem die Schwannschen Zellen. Die Neuroglia des ZNS sind:

- *Astrozyten:* bedecken mit ihren Ausläufern ca. 80% der Blutkapillaren im Gehirn und kontrollieren somit den Stoffaustausch (Blut-Hirn-Schranke). Sie dienen als Stützgewebe und können Nervenzellschäden durch Narbenbildung kitten.
- *Oligodendrogliazellen:* bilden die Markscheiden der Axone im ZNS.
- *Ependymzellen:* bilden die Auskleidung der Hohlräume in Gehirn und Rückenmark (Ventrikel und Rückenmarkkanal) und sind an der Blut-Liquor-Schranke beteiligt.

**Funktionelle Einteilung der Nervenfasern:** Neurone können funktionell nach der Richtung der Erregungsleitung eingeteilt werden:

1. *Afferente* oder *sensorische Nerven* leiten den Reiz von der Peripherie zum ZNS. Sie werden in somatische (von Skelettmuskeln, Gelenken, Haut und Sinnesorganen ausgehende) und viszerale (von den Eingeweiden ausgehende) Afferenzen unterteilt. Die Zellkörper dieser Nervenfasern liegen außerhalb des Rückenmarks seitlich der Wirbelsäule, im *Spinalganglion*.
2. *Efferente Nerven* leiten den Reiz vom ZNS zur Peripherie. Dabei wird zwischen den motorischen Efferenzen (innervieren die Skelettmuskulatur) und den vegetativen Efferenzen (steuern die Eingeweide und innere Organe) unterschieden. Die Zellkörper der zu den Skelettmuskeln laufenden Nervenfasern sitzen im Vorderhorn des Rückenmarks, in den sogenannten motorischen Vorderhornzellen.

**Graue und weiße Substanz des ZNS**

- *Graue Substanz* (Substantia grisea): Es handelt sich um die grau erscheinenden Anteile im Gehirn und Rückenmark. Sie bestehen im wesentlichen aus den Zellkörpern und liegen in der Hirnrinde (z. B. Basalganglien) und im schmetterlingsförmigen Teil des Rückenmarks.
- *Weiße Substanz* (Substantia alba): Dies sind die weiß erscheinenden Anteile des ZNS und des Rückenmarks. Sie bestehen im wesentlichen aus markhaltigen Nervenfasern (z. B. Komissurenbahnen im Großhirn oder die auf- und absteigenden Leitungsbahnen im Rückenmark).

**Erregungsprozesse im Nervensystem** (Abb. 18-2):

1. *Ruhepotential:* An einer Zelle, bei der aufgrund einer Membran im Inneren eine andere Ionenkonzentration vorherrscht als im äußeren Raum, kann eine Spannung gemessen werden. Diese Potentialdifferenz wird *Membranpotential* genannt. Bei einer erregbaren Zelle wird das Membranpotential als *Ruhepotential* bezeichnet, die Spannung etwa -80 mV (Millivolt). Verantwortlich dafür sind die Kaliumionen, die im Inneren von Nerven- und Muskelzellen 40–50fach konzentrierter sind als im Extrazellulärraum. Die Natriumionen sind außerhalb der Nervenzelle in bis zu 10fach höherer Konzentration als im Zellinneren vorhanden
2. *Aktionspotential:* Veränderungen an der Zelloberfläche durch bestimmte thermische, chemische und physikalische Reizen (Temperatur, pH-Wert, Druck) können zu einer

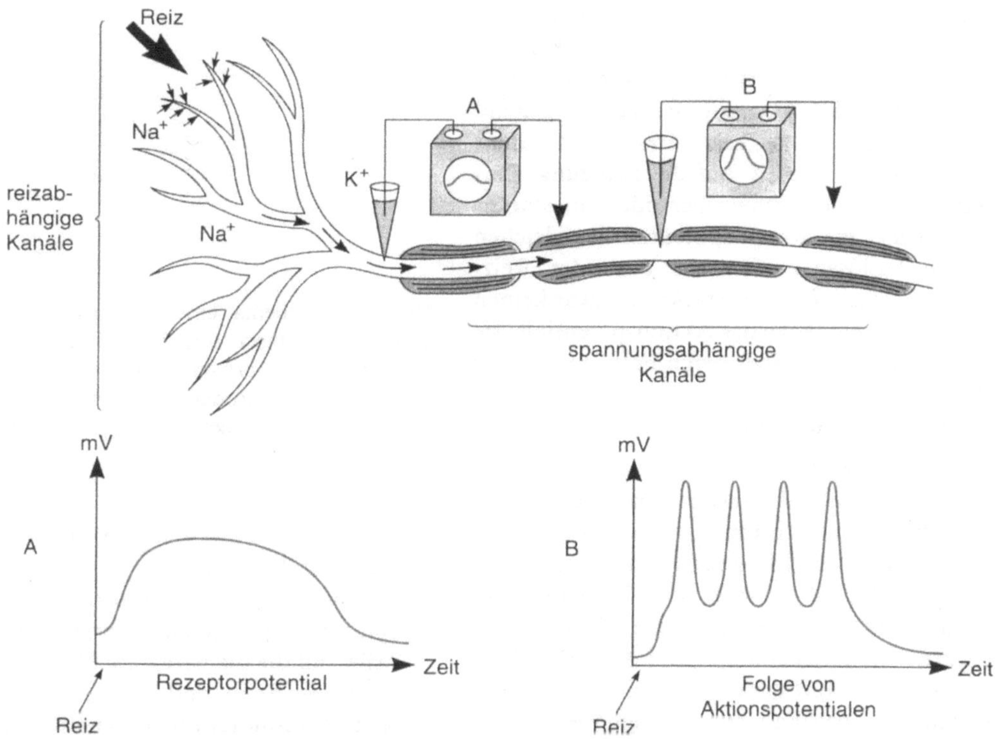


**Abb. 18-2** **A.** Die Depolarisation einer freien Nervenendigung führt zu einem Rezeptorpotential, das sich über den Zellkörper auf das Axon ausbreitet. **B.** Eine Serie von Aktionspotentialen entsteht im Axon, wenn durch das Rezeptorpotential die Membranschwelle überschritten wurde.

Änderung des Membranpotentials führen. Dabei kann sich die Spannung im Zellinneren vorübergehend von −80 mV bis auf +40 mV verändern. Diese Veränderung wird *Aktionspotential* genannt und entsteht durch eine Permeabilitätssteigerung für $Na^{+}$-Ionen. Die Auslösung eines Aktionspotentials kann jedoch nur dann entstehen, wenn der Reiz eine positive Veränderung des Ruhepotentials von mindestens +15 mV verursacht (Schwellenpotential). Einfluß auf die Erregbarkeit einer Nervenzelle haben vor allem $Ca^{2+}$-Ionen. Bei einer Erniedrigung der $Ca^{2+}$-Ionen erhöht sich die Erregbarkeit der Zelle (Krampf bei Hyperventilation und Tetanie), bei einer Zunahme der $Ca^{2+}$-Ionen vermindert sich die Erregbarkeit der Zelle.

3. *Refraktärphase:* Während oder unmittelbar nach einem Aktionspotential ist die Muskel- oder Nervenzelle für kurze Zeit nicht mehr erregbar. Dieser Zustand kann bis zu 2 ms betragen und heißt absolute Refraktärphase. Danach besitzt die Zelle für eine gewisse Zeit nur eine verminderte Erregbarkeit. Dies wird als relative Refraktärphase bezeichnet. Die Refraktärphase begrenzt die Erregungsfrequenz der Zellen. Die Maximalfrequenz einer Nervenzelle liegt rein rechnerisch bei 500 Erregungen pro Sekunde, praktisch jedoch bei höchstens 200 Erregungen/s. Diese Refraktärphase benötigt die Zelle, um ihr Ruhepotential wiederherzustellen. Dabei muß zwischen extra- und intrazellulärem Raum erneut eine Konzentrationsdifferenz der Ionen entstehen. Dieser Vorgang, der gegen ein Konzentrationsgefälle erfolgt, benötigt Energie (ATP) und wird durch sogenannte Ionenpumpen ausgeführt ($Na^{+}$-$K^{+}$-Pumpe).

**Alles-oder-Nichts-Gesetz:** Ein Nerv kann nur erregt werden, wenn der Reiz den oben genannten Schwellenwert überschritten hat. Danach erfolgt das Aktionspotential weitgehend selbständig, d. h. die Reizstärke hat darüberhinaus keinen Einfluß auf die Erregung. Das bedeutet, daß ein schwacher oder ein starker Reiz immer ein Aktionspotential der gleichen Stärke auslösen, sofern sie über der Reizschwelle liegen. Die Reizstärke hat zwar keinen Einfluß auf die Höhe des Aktionspotentials, sie drückt sich jedoch über deren Frequenz aus. Je stärker der Reiz, desto mehr Aktionspotentiale werden pro Zeiteinheit ausgelöst.

**Erregungsleitung:** Die Erregung einer Nervenzelle, die sich als Aktionspotential äußert, breitet sich mit einer bestimmten Geschwindigkeit über Nerven- und Muskelzellen aus. Durch das Aktionspotential werden die benachbarten, noch nicht erregten Bereiche depolarisiert (elektrische Reizleitung). In marklosen Nervenfasern verläuft diese Weiterleitung kontinuierlich. In markhaltigen Nervenfasern kann nur im Bereich der Ranvierschen-Schnürringe eine Depolarisierung stattfinden. Dabei springt das Aktionspotential von Schnürring zu Schnürring. Dieser Vorgang wird *saltatorische Erregungsleitung* genannt und vollzieht sich viel schneller als die kontinuierliche Erregungsausbreitung. Die Erregungsleitungsgeschwindigkeit hängt auch von der Dicke der Nervenfaser ab. Dicke und markhaltige Nervenfasern leiten schneller als dünne und marklose. Am schnellsten sind die motorischen Nerven (40–100 m/sec oder 140–360 km/h), am langsamsten sind die vegetativen Nervenfasern (bis zu 1 m/sec).

**Erregungsübertragung:** Die Erregungsübertragung erfolgt entweder von einem Neuron auf ein anderes nachgeschaltetes Neuron, auf eine Muskelzelle oder auf eine Drüse. Der Ort der Erregungsübertragung wird als Synapse bezeichnet. Eine Synapse besteht aus folgenden Anteilen (Abb. 18-3):

1. *Präsynaptisches Endköpfchen:* kolbenförmige Verdickung eines Axons. Hier werden die Überträgerstoffe (Neurotransmitter) gebildet und in Bläschen (Vesikel) zur Zellmembran befördert.
2. *Synaptischer Spalt:* dieser 200 nm breite Spalt liegt zwischen der Nervenzelle und der Zelle, auf die die Erregung übertragen wird. In diesen Spalt entlassen die Vesikel ihre Neurotransmitter (chemische Reizleitung).
3. *Postsynaptische Membran:* Zellmembran der Folgezelle. Hier lagern sich die Überträgerstoffe an, die aus der präsynaptischen Membran austreten und können ein Aktionspotential in der Folgezelle auslösen.

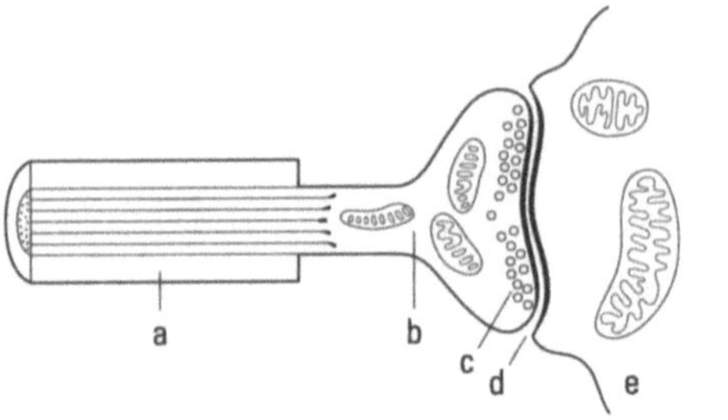


**Abb. 18-3** Schema einer Synapse. **a.** präsynaptische Nervenfaser mit Neurofibrillen. **b.** Mitochondrien im präsynaptischen Endköpfchen. **c.** synaptische Bläschen, die den Überträgerstoff nach einem Reiz liefern. **d.** synaptischer Spalt. **e.** postsynaptische Zelle.

**Funktion der Synapse:** Die Synapse hat die Funktion eines Ventils, da sie die Erregungen nur in eine Richtung durchläßt. Sie hat auch eine Lern- und Gedächtnisfunktion, da sie bei häufiger Benutzung leichter überträgt, als bei seltener Benutzung. In einer Synapse wird immer nur ein bestimmter Neurotransmitter produziert. Es gibt erregende und hemmende Transmitter. Da an jedem Neuron ständig sehr viele Erregungen ankommen, die postsynaptisch eine erregende oder hemmende Wirkung haben, verrechnet das Neuron diese Informationen. Dabei gibt es eine räumliche und zeitliche Summation.

**Motorische Endplatte:** Sie ist das Endorgan für die Erregungsübertragung von der motorischen Nervenfaser auf den quergestreiften Muskel (Abb. 18-4). Der in den Vesikeln des präsynaptischen Endköpfchen gespeicherte Neurotransmitter Azetylcholin wird durch einen Nervenimpuls in den synaptischen Spalt

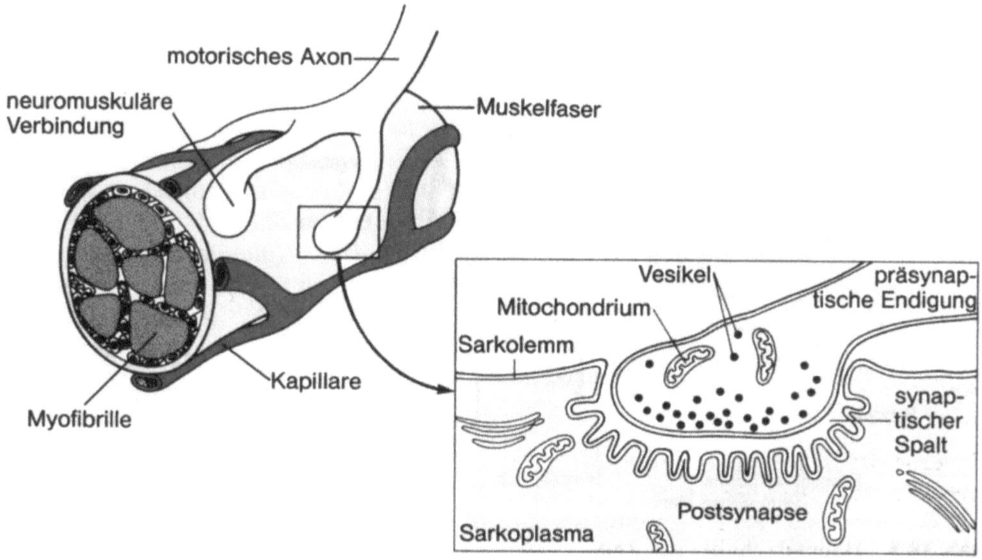


**Abb. 18-4** Die motorische Endplatte.

freigesetzt und führt zu einer Erregung der Muskelmembran. Azetylcholin wird durch das Enzym Cholinesterase schnell abgebaut und ermöglicht damit eine Repolarisation Muskelmembran. Durch Curare kann die motorische Endplatte blockiert werden.

**Neurotransmitter:** Die Überträgerstoffe an den Synapsen heißen Neurotransmitter. Sie werden in den Nervenzellen produziert und bei einer ankommenden Erregung durch Vesikel in den synaptischen Spalt gebracht. Hier diffundiert die Substanz zur postsynaptischen Membran und reagiert mit dort vorhandenen spezifischen Rezeptoren. Wenn diese Reaktion stark genug war, kann sich die Permeabilität der postsynaptischen Membran je nach Überträgerstoff ändern. Die Inaktivierung der Neurotransmitter erfolgt entweder durch enzymatischen Abbau oder durch Aufnahme des Stoffes von einer der beiden Zellen.

- *Azetylcholin:* gehört zu den wichtigsten Überträgerstoffen, wirkt in weiten Teilen des vegetativen Nervensystems, in den Enden der sympathischen und parasympathischen präganglionären Fasern, in allen parasympathischen postganglionären Fasern und in den sympathischen Fasern, die die Schweißdrüsen innervieren.
- *Noradrenalin:* wirkt an den Enden der sympathischen postganglionären Fasern und in Teilen des ZNS.
- *Adrenalin:* kommt nur bei bestimmten Synapsen des ZNS vor.
- *Dopamin:* kommt in den Basalganglien, im limbischen System und in der Hypophyse vor.
- *Serotonin:* kommt in Bereichen des ZNS und im gesamten Gastrointestinaltrakt vor.

## 18.1 Das zentrale Nervensystem

### 18.1.1 Das Gehirn

**Lage:** Das Gehirn liegt im knöchernen Schädel und ruht mit der Hirnbasis auf den Schädelbasisknochen. Es ist an der Oberfläche durch zahlreiche Windungen (Gyri) und Furchen (Sulci) gekennzeichnet und wird von den Hirnhäuten umhüllt. Das Gehirn wiegt ca. 1200–1500 g. Es tritt als verlängertes Mark durch das Hinterhauptsloch und geht in das Rückenmark über, das im Wirbelkanal liegt.

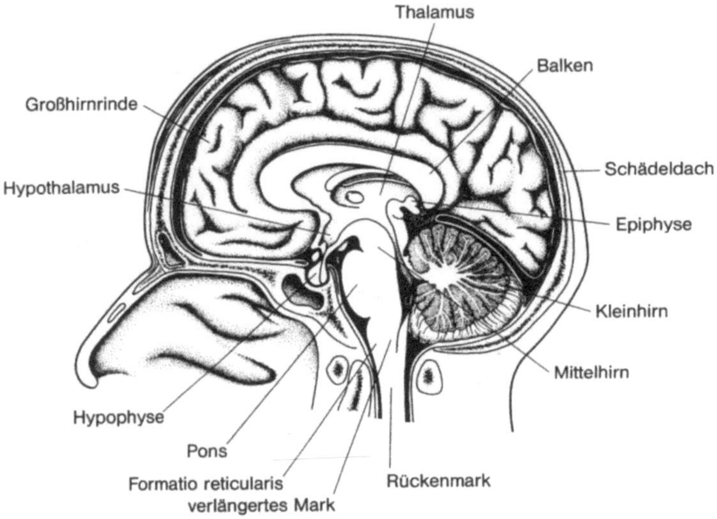


**Abb. 18-5** Hauptabschnitte des ZNS.

**Einteilung** (Abb. 18-5): Das Gehirn wird in *Großhirn* und *Stammhirn* eingeteilt. Das Stammhirn unterteilt sich in das *Zwischenhirn* (Diencephalon), das *Mittelhirn* (Mesencephalon), das *Kleinhirn* (Cerebellum), die *Brücke* (Pons) und in das *verlängerte Mark* (Medulla oblongata)

**Hirn- und Rückenmarkhäute:** Um das Gehirn und das Rückenmark liegen die sogenannten Hirn- und Rückenmarkhäute (Meningen), welche die Aufgabe haben, Hirn und Rückenmark gegen Stoß zu schützen:

1. *Dura mater* (harte Hirn- und Rückenmarkhaut): äußerste härteste Schicht, ist mit dem Periost des Schädelknochens verbunden. Im Wirbelkanal hängt sie frei und ist von Venen umgeben. Im Gehirn stülpt sie sich an bestimmten Stellen nach innen und bildet Trennwände zwischen verschiedenen Hirnarealen. An den Rändern der Falten verlaufen venöse Kanäle (Sinus), die das Blut und die Hirnflüssigkeit ableiten.
2. *Arachnoidea* (Spinnwebenhaut): liegt der Dura mater direkt an und reicht mit feinen Fäserchen bis zur weichen Hirnhaut. Diese zottenartigen Ausstülpungen der Arachnoidea im Hirnbereich werden Arachnoidealzotten genannt. Die Arachnoidea bildet mit ihrer Bauart den *Subarachnoidalraum*, der Liquor enthält.
3. *Pia mater* (weiche Hirn- und Rückenmarkhaut): Sie liegt als innerste Schicht direkt um die Nervensubstanz. Beim Hirn überzieht sie die äußerste Schicht vollständig, auch in allen Furchen. Beim Rückenmark liegt sie unmittelbar um die weiße Substanz. Der Spalt zwischen Arachnoidea und Pia mater ist unterschiedlich groß. Vor allem im unteren Rückenmarkkanal ist er stark erweitert und bildet die sogenannte *lumbale Zisterne*.

**Blutversorgung des Gehirns:** Die Blutversorgung erfolgt vom Aortenbogen aus über die A. carotis communis (gemeinsame Halsschlagader) und die A. carotis interna (innere Kopfschlagader). Von der A. subclavia (Unterschlüsselbeinarterie) aus erfolgt sie über die A. vertebralis (Wirbelarterie). Die rechte und linke Wirbelarterie vereinigen sich zur A. basilaris (Schädelbasisarterie). Die A. basilaris und die rechte und linke A. carotis interna sind zu einem Arterienring zusammengeschlossen (Circulus arteriosus cerebri), der um die Hypophyse verläuft. Dieser Arterienring versorgt die einzelnen Gehirnabschnitte. Der Blutabfluß erfolgt über die Sinus der Dura mater und wird dann über die V. jugularis interna zur oberen Hohlvene geleitet.

**Liquor-Ventrikel-System:** Die Hirnventrikel sind Hohlräume im Gehirn, die sowohl untereinander als auch mit den äußeren Liquorräumen (Subarachnoidalraum) verbunden sind. Das Ventrikelsystem besteht aus den vier Hirnkammern (Ventrikel), dem Äquadukt (Verbindung zwischen den Ventrikel), und dem Rückenmarkkanal (Zentralkanal), er ist beim Erwachsenen meist verödet. Der Subarachnoidalraum und das Ventrikelsystem stehen über den 4. Ventrikel in Verbindung und sind mit der Hirnrückenmarkflüssigkeit (Liquor cerebrospinalis) gefüllt. Diese auch als Liquor bezeichnete Flüssigkeit wird in Venengeflechten (Plexus chorioideus), die sich in der Wand der vier Hirnkammern (Ventrikel) befinden, aus Blutplasma gebildet. Der Liquor ist klar und farblos. Er zirkuliert im Ventrikelsystem und im Subarachnoidalraum (Abb. 18-6).

Die **Aufgabe des Liquors** ist es, die Hirnmasse zu tragen und die Hirn- und Rückenmarkhäute vor Reibung und Druck zu schützen. Der Stoffaustausch zwischen Blut und Liquor ist erschwert (außer für Sauerstoff, Kohlendioxid und Wasser). Pro Tag werden in den Adergeflechten etwa 650 ml Liquor gebildet. Er wird über die venösen Sinus der Dura mater größtenteils wieder ins Blut resorbiert. Die zierkulierende Menge beträgt ca 100–200 ml und der Druck des Liquors beträgt ca 100–150 mmHg. Die Zusammensetzung entspricht in etwa eiweißarmem Blutplasma: Wasser und Elektrolyte, Eiweiß 15–30 mg%, Zucker 40–70 mg%, wenige Zellen. Liquor wird zu diagnostischen und therapeutischen Zwecken (z. B. Erregernachweis) an der Lendenwirbelsäule (LWK 3–5) entnommen (Lumbalpunktion).

**Blut-Hirn-Schranke:** Eine besondere Art von Gliazellen (Astrozyten) bilden mit ihren Ausläufern einen Mantel um die Blutgefäße im Gehirn und nehmen dort nur bestimmte Stoffe auf, die sie an die Nervenzellen weiterleiten. Für viele Medikamente und Gifte bleibt diese Schranke undurchlässig.

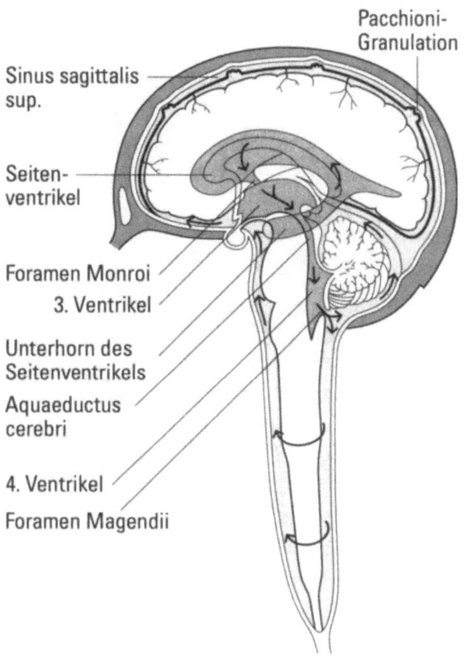


**Abb. 18-6** Liquorpassage und Lage der Ventrikel (Schema).

**Blut-Liquor-Schranke:** Auch die Epithelzellen der Adergeflechte, die sich zwischen Blutgefäß und Hirnkammer befinden, lassen nur bestimmte Stoffe in die Hirnkammern durch. Ihre Durchlässigkeit ist aber größer als bei der Blut-Hirn-Schranke. Die Blut-Liquor-Schranke wird erst im Laufe des ersten Lebensjahres voll ausgebildet. Bei langanhaltendem Neugeborenenikterus kann es deshalb zur Ansammlung von Bilirubin im Gehirn (Kernikterus) kommen.

#### 18.1.1.1 Großhirn (Cerebrum)

**Aufbau** (Abb. 18-7): Das Großhirn ist der größte Hirnabschnitt und überdeckt fast alle übrigen Hirnteile. Es wird durch einen Längsspalt (Fissura longitudinalis cerebri) in zwei Hälften, die *Hemisphären*, geteilt. Die jeweils entsprechenden Rindenareale der beiden Hälften sind durch die *Komissurenbahnen*, auch *Balken* (Corpus callosum) genannt, miteinander verbunden. Weitere Bahnen im Großhirn

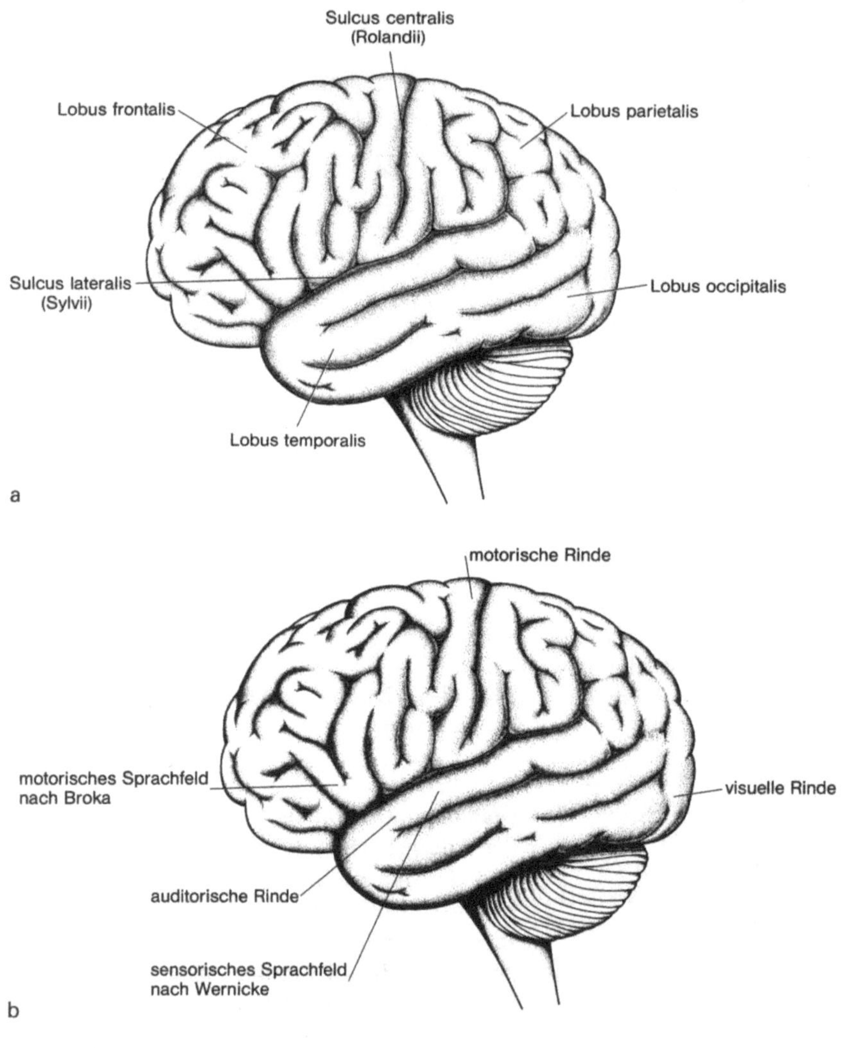


**Abb. 18-7** Großhirnrinde mit Lappen (a) und Rindenfeldern (b).

sind die *Assoziationsbahnen*, die verschiedene Zentren innerhalb einer Hemisphäre verbinden und die *Projektionsbahnen*, die die innere Kapsel (Capsula interna) bilden und das Großhirn mit anderen Teilen des ZNS verbinden. Die äußere Schicht des Großhirns ist die Hirnrinde, die hauptsächlich von Zellkörpern gebildet wird und aus grauer Substanz besteht. Das Innere des Großhirns bildet das Hirnmark, das hauptsächlich aus Fortsätzen besteht und damit weiße Substanz ist. Die Rinde des Großhirns bildet zur Oberflächenvergrößerung Windungen (Gyri) und Furchen (Sulci). Die beiden größten Furchen sind die Zentralfurche (Sulcus centralis) und die Seitenfurche (Sulcus lateralis). Das Großhirn wird in verschiedene Lappen unterteilt: je Hemisphäre in einen *Stirnlappen* (Lobus frontalis), *Scheitellappen* (Lobus parietalis), *Schläfenlappen* (Lobus temporalis) und *Hinterhauptslappen* (Lobus occipitalis).

**Physiologie:** Das Großhirn nimmt Wahrnehmungen der Sinnesorgane auf und verarbeitet diese in bestimmten Rindenfeldern:

*1. Sensorische Felder:*

- Körperfühlsphäre zur Wahrnehmung von Hautempfindungen (Tast-, Temperatur-, Schmerzempfindungen). Sie liegt in der hinteren Zentralwindung des Scheitellappens. Hier enden die sensiblen Nerven.
- Erinnerungszentrum der Wahrnehmung von Hautempfindungen.
- Geschmackszentrum.
- Primäres Hörzentrum zur Wahrnehmung von Tönen und Geräuschen.
- Sekundäres Hörzentrum zum Verständnis für Gehörtes (Einordnen in bekannte Kategorien).
- Primäres Sehzentrum zum Bewußtwerden von etwas Gesehenem.
- Sekundäres Sehzentrum zum Erkennen und Verstehen des Gesehenen.
- Tertiäres Sehzentrum vor allem für Schrift (Lesezentrum).
- Sensorisches Sprachzentrum (Wernicke-Zentrum), verbindet gehörte und gelesene Sprache.

*2. Motorische Felder:*

- Primär-motorisches Zentrum zur Bewegung der gesamten Skelettmuskulatur (ohne Augenmuskeln); Beginn der Pyramidenbahn.
- Sekundär-motorisches Zentrum für Bewegungsabläufe.
- Schreibzentrum (nur auf einer Gehirnhälfte).
- Augenbewegungszentrum.
- Sprechzentrum zur Koordination von Bewegungen beim Sprechen (Lippe, Kehlkopf, Zunge).

Die **Funktion des Großhirns** ist die Verarbeitung von Sinneseindrücken, die auf zwei Arten erfolgen kann:

- Registrierung ohne Reaktion (rein sensorisch)
- Registrierung und Reaktion (sensomotorisch)

Motorische Meldungen, die eine willkürliche Bewegung der Skelettmuskulatur zur Folge haben, laufen alle über die Pyramidenbahn als wichtigste motorische Hirnbahn.

#### 18.1.1.2 **Zwischenhirn (Diencephalon)**

Es wird vom Großhirn verdeckt und untergliedert sich noch in den *Thalamus* (Brautgemach oder Sehhügel) und den *Hypothalamus*. Der Thalamus ist der größte Teil des Zwischenhirns. Er ist eine Umschaltstation für optische und akustische Bahnen und für alle der Großhirnrinde zufließende sensibel-sensorische Erregungen aus der Umwelt und Innenwelt (Tor zum Bewußtsein). Zum Hypothalamus gehören unter anderem die Sehnervenkreuzung (Chiasma opticum) und die Hypophyse. In ihm befinden sich dem vegetativen Nervensystem übergeordnete Zentren, die wichtige Regulationsvorgänge des Körpers koordinieren (Wärme-, Blutdruck- und Atmungsregulation, Nahrungsaufnahme, Wach- und Schlafrhythmus, Sexualfunktion). Das Zwischenhirn ist der Sitz vieler vegetativer Zentren, z. B. des endokrinen Zentrums und des Limbischen Systems (zuständig für Emotionen, Instinkte, archaische Verhaltensmuster, Lernen und Gedächtnis).

#### 18.1.1.3 **Mittelhirn (Mesencephalon)**

Das Mittelhirn liegt unterhalb des Zwischenhirns und besteht aus den Hirnschenkeln (Pedunculi cerebri) mit den Pyramidenbahnen, der Haube (Tegmentum) mit dem roten Kern und der schwarzen Substanz sowie der Vierhügelplatte (Lamina tecti) mit den wichtigen Schaltstellen für das akustische und optische System. Bei Störungen kann es zu Muskelstarre, Schüttelbewegungen und psychischen Störungen wie Antriebsmangel kommen (Überträgerstoff ist Dopamin).

#### 18.1.1.4 **Kleinhirn (Cerebellum)**

Das Kleinhirn besteht ebenso wie das Großhirn aus zwei Hemisphären, die durch den Kleinhirnwurm (Vermis) verbunden sind. Das Kleinhirn hat beidseitig drei Stiele, die die Verbindungen zum Mittelhirn, zur Brücke und zum verlängerten Mark herstellen. Das Kleinhirn ist ein wichtiges Integrationszentrum, es verarbeitet Einzelmeldungen zu einem zusammenhängendem Bild. Es übernimmt die Koordination von Körperbewegungen (Feinmotorik) in Zusammenarbeit mit der Extrapyramidalbahn, es erhält die sensiblen Informationen aus Muskeln, Sehnen, den Gleichgewichtsorganen und dem Großhirn. Damit ist eine Orientierung im Raum möglich. Das angeborene Fehlen des Kleinhirns kann von anderen Zentren kompensiert werden und führt zu keinerlei Störungen. Erworbene Störungen führen allerdings zu Atonie der Muskeln, Asthenie, Muskelkoordinationsstörungen, Intensionstremor (Zittern bei Bewegungsbeginn) und Störungen der statischen Funktion (Gleichgewicht).

#### 18.1.1.5 **Brücke (Pons)**

Die Brücke liegt zwischen verlängertem Mark und Zwischenhirn. Sie ist eine Verbindung und Schaltstation zwischen Groß- und Kleinhirn mit wichtigen Leitungsbahnen für das Gleichgewicht und die Bewegungskoordination.

#### 18.1.1.6 **Verlängertes Mark (Medulla oblongata)**

Die Medulla oblongata ist die Verbindung des Stammhirns mit dem Rückenmark und Sitz wichtiger vegetativer Zentren. Es zeigt an der Vorderseite die Pyramiden, in denen die Pyramidenbahnen verlaufen. Diese motorischen Nervenbahnen kreuzen sich in der medulla

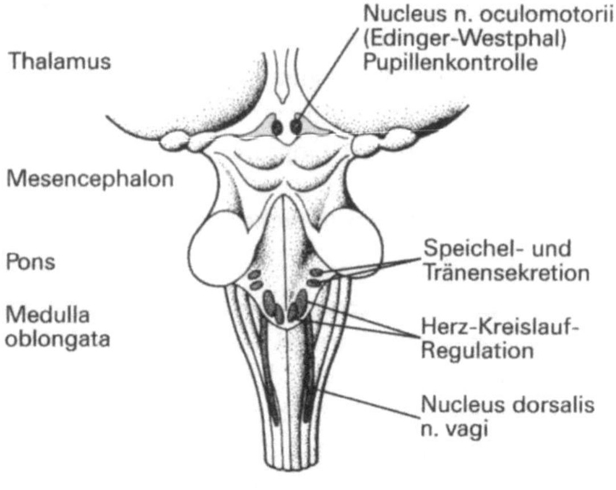


**Abb. 18-8** Hirnstammkerne des vegetativen effektorischen Systems.

oblongata an der Grenze zum Rückenmark. Im verlängerten Mark ist der Sitz folgender wichtiger vegetativer Funktionen: Atem- und Kreislaufzentrum, Schluck-, Husten-, Nies-, Brech- und Saugreflex (Abb. 18-8).

**Formatio reticularis:** Dieser Teil des Gehirns ist ein Bereich, in dem die graue und weiße Substanz durchflochten sind. Die Formatio reticularis erstreckt sich durch den ganzen Hirnstamm und ist im Mittelhirn am stärksten entwickelt. Vor allem Atem- und Kreislaufzentrum sind in der Formatio reticularis enthalten. Sie beeinflußt Kleinhirn, Großhirn und Thalamus und bestimmt die Bewußtseinshelligkeit.

#### 18.1.1.7 **Leitungsbahnen des ZNS**

**Pyramidenbahn**

- *Ursprung:* in den Pyramidenzellen, die in der Hirnrinde in den vorderen motorischen Windungen liegen.
- *Verlauf:* Von den Pyramidenzellen ausgehend zwischen den Hirnkernen zu den Pyramiden des verlängerten Marks. Hier kreuzen sich 90% aller Fasern, und versorgen die entgegengesetzte Körperhälfte. 10% kreuzen sich erst im Rückenmarksegment der dazugehörigen Vorderhornzellen. In den Zellen der Vorderhörner findet die Umschaltung auf die motorischen Nervenwurzeln statt. Die Pyramidenbahn besteht aus zwei hintereinander geschalteten motorischen Neuronen.
- *Erstes motorisches Neuron* oder *zentrales motorisches Neuron:* zieht von der Hirnrinde bis zu den Vorderhörnern des Rückenmarks.
- *Zweites motorisches Neuron* oder *peripheres motorisches Neuron:* zieht von den Vorderhörnern des Rückenmarks bis zum Erfolgsorgan.
- *Aufgabe:* leitet die Befehle des Gehirns zur willkürlichen Bewegung von einzelnen Muskeln weiter. Eine Schädigung des ersten Neurons führt zu spastischer Lähmung oder zur Hyperreflexie. Wichtigster pathologi-

scher Befund der Pyramidenbahn ist das Babinski-Zeichen (Pyramidenbahnzeichen).

**Extrapyramidalbahn**

- *Ursprung:* in den Kerngebieten (graue Substanz) im Hirnstamm. Dies sind vor allem die Kerngebiete des Zwischenhirns (zuständig für den Bewegungsantrieb) und die Basal- oder Stammganglien (zuständig für die Bewegungskontrolle).
- *Verlauf:* vom Ursprungsort zu den motorischen Vorderhörnern des Rückenmarks, in denen auf die motorischen Zellen umgeschaltet wird.
- *Aufgabe:* Weiterleitung von Befehlen für unbewußt ablaufende motorische Funktionen (z. B. Regelung des Muskeltonus, Koordination von angeborenen und erlernten Bewegungsabläufen, Koordination von Erregungen aus dem Gleichgewichtsorgan mit den Augen- und Kopfbewegungen).
- *Extrapyramidalsymptome* (fehlende Hemmung): bei Ausfall der Extrapyramidalbahn im Zwischenhirn entstehen Akinese, Tremor und Rigor, andere Schäden führen zu unwillkührlichen Bewegungen (Hyperkinese).

**Sensible Leitungsbahnen:** Die sensiblen Leitungsbahnen leiten Nervenimpulse aus der Peripherie (Wärme, Druck, Schmerz) zu den entsprechenden Bereichen des ZNS. Dabei sind drei hintereinander geschaltete, sensible Neurone beteiligt. Die sensiblen Leitungsbahnen verlaufen wie folgt:

1. *Erstes sensibles Neuron* oder *peripher sensibles Neuron:* Die Zellkörper liegen in den Spinalganglien der hinteren Rückenmarkwurzeln. Ihre Dendriten sind mit einer Sinneszelle verbunden und ziehen mit dem Axon zur Medulla oblongata.
2. *Zweites sensibles Neuron:* beginnt in der Medulla oblongata. Ihre Fortsätze kreuzen auf die Gegenseite und verlaufen zum Thalamus. Tiefensensible Neurone führen direkt in das Kleinhirn.
3. *Drittes sensibles Neuron:* beginnt im Thalamus und verläuft durch die innere Kapsel zur Körperfühlsphäre im Großhirn (hintere Zentralwindung).

### 18.1.2 Das Rückenmark (Medulla spinalis)

**Aufbau:** Das Rückenmark wird in 31–33 Segmente eingeteilt. Es ist ca. 45 cm lang und hat einen Durchmesser von ca. 1 cm. Es beginnt als Fortsetzung des verlängerten Marks und liegt wie ein Strang im Wirbelkanal. Da die Wirbelsäule des Menschen schneller wächst als das Rückenmark, ist nach Wachstumsende die Wirbelsäule länger als das Rückenmark. Das Rückenmark endet deshalb beim 1. bis 2. Lendenwirbel. Die bis zum Ende der Wirbelsäule verlaufenden Nervenfasern werden auch Pferdeschwanz (Cauda equina) genannt (Abb. 18-9). Aus dem Rückenmark treten seitlich die *Spinalnerven* aus. Auf beiden Seiten der Wirbelsäule tritt je ein Nervenstrang (Spinalnerv) aus und innerviert einen bestimmten Anteil des Körpers. Dabei verlassen je Segment sehr viele Nervenbahnen das Rückenmark. Die hinteren Nervenbahnen sind afferente Bahnen, die vorderen sind efferente Bahnen. Die auf jeder Seite aus dem Rückenmark austretenden Nervenbahnen vereinigen sich noch innerhalb des Wirbelkanals und treten dann als Spinalnerven aus der Wirbelsäule. Die Nervenzellen der afferenten Bahnen liegen außerhalb des Rückenmarks im Bereich der Zwischenwirbellöcher. Sie sind als Verdickung zu erkennen und werden als *Spinalganglien* bezeichnet. Im Querschnitt kann man zentral eine schmettlingsförmige graue Substanz erkennen, die von weißer Substanz umgeben ist.

Anteile des Rückenmarks:

- *Rückenmarkkanal* (Canalis centralis): mit Liquor gefüllt.
- *Graue Substanz* (Substantia grisea): enthält vor allem Nervenzellkörper.
- *Hinterhorn* (Cornu posterius): enthält sensible Nerven des zweiten sensiblen Neurons.
- *Seitenhorn* (Cornu lateralis): enthält vegetative Neurone.
- *Vorderhorn* (Cornu anterius): enthält motorische Zellen (periphere motorische Neurone).
- *Weiße Substanz* (Substantia alba): enthält vor allem Neurite (Axone).

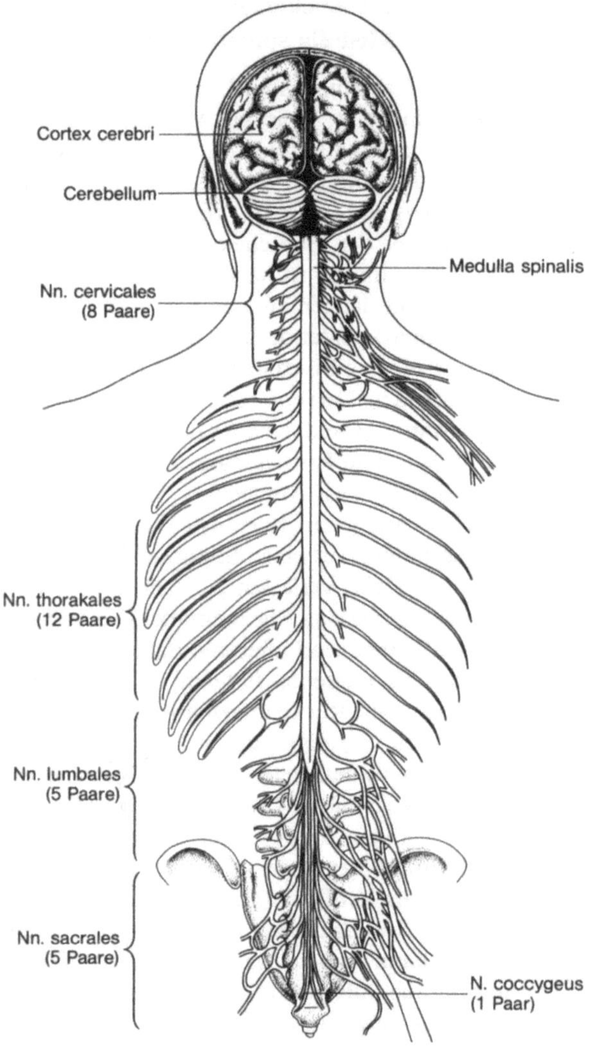


**Abb. 18-9** Rückenmark und Spinalnerven.

- *Vorderstrang* (Funiculus anterior): enthält motorische und vegetative Nervenbahnen sowie die Extrapyramidalbahnen.
- *Seitenstrang* (Funiculus lateralis): motorische, sensible und vegetative Nervenbahnen und die Pyramidenbahnen.
- *Hinterstrang* (Funiculus posterior): sensible Nervenbahnen.

**Rückenmarksegmente:** Ein Abschnitt des Rückenmarks, aus dem ein Nervenpaar stammt, wird als Rückenmarksegment bezeichnet. Die Anzahl der Abschnitte entspricht der Zahl der Wirbel. Sie werden nach der Nervenaustrittsstelle in der Wirbelsäule benannt. Es gibt

- 8 Paar Halsnerven (Nn. cervicales C1 – C8)
- 12 Paar Brustnerven (Nn. thoracici Th1 – Th12)
- 5 Paar Lendennerven (Nn. lumbales L1 – L5)
- 5 Paar Kreuzbeinnerven (Nn. sacrales S1 – S5)

- 1–3 Paar Steißbeinnerven (Nn. coccyges Co1)

**Funktion:** Das Rückenmark verbindet das Gehirn mit dem peripheren Nervensystem in beiden Richtungen (sensorisch und motorisch). Es dient außerdem dem Zustandekommen von Reflexen. Es ist eine wichtige Umschaltstelle, da sämtliche Reize, die ins Rückenmark eintreten, umgeschaltet werden müssen, bevor sie an ihren Bestimmungsort weitergeleitet werden.

## 18.2 Peripheres Nervensystem

Das periphere Nervensystem (PNS) wird von den 12 Hirnnervenpaaren und den 31 Rückenmarknervenpaaren (Spinalnerven) gebildet.

**Hirnnerven** (Abb. 18-10): haben ihren Ursprung in den Hirnkernen (graue Substanz) des Hirnstammes. Sie sind mit Zentren des Mittelhirns und der Großhirnrinde verbunden. Ihr peripheres Versorgungsgebiet liegt im Kopfbereich (Ausnahmen: X. und XI. Hirnnerv).

**Rückenmarknerven:** Insgesamt entspringen 31–33 Nervenpaare aus dem Rückenmark. Unmittelbar nach dem Austritt aus dem Zwischenwirbelloch teilt sich jeder Nerv in meist drei Äste.

1. Der *hintere Ast* (Ramus dorsalis) innerviert sensibel und motorisch die Haut um die Wirbelsäule und einen Teil der Rückenmuskulatur.
2. Der *vordere Ast* (Ramus ventralis) versorgt sensibel und motorisch die restlichen Teile des Körpers.
3. Ein *kleiner Ast* (Ramus communicans) verbindet das somatische Nervensystem mit dem vegetativen Nervensystem. Er mündet in den Grenzstrang des Sympathikus.

**Nervengeflechte:** Die für den Rumpf und Extremitäten bestimmten Nervenäste aus dem Rückenmark vereinigen sich zu Nervengeflechten (Plexus), aus denen dann erst die eigentlichen peripheren Nerven hervorgehen. Die wichtigsten peripheren somatischen Geflechte und ihre größten Nerven sind:

- *Halsgeflecht* (Plexus cervicalis; C1–C4): versorgt Haut und Muskulatur des Halses und das Zwerchfell.

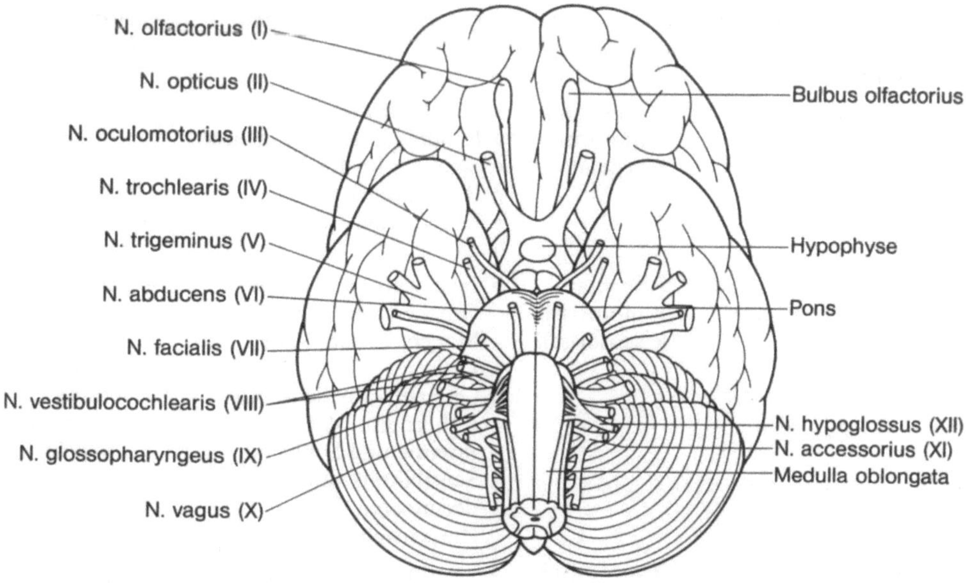


**Abb. 18-10** Die Austrittsstellen der Hirnnerven an der Hirnbasis im Uhrzeigersinn gezählt.

Tab. 18-1: Hirnnerven.

| Hirn-nerv | Bezeichnung | Art | Funktion | Krankheitszeichen |
|---|---|---|---|---|
| I | Riechnerv (N. olfactorius) | • sensorisch | • Geruchswahrnehmung | • Anosmie |
| II | Sehnerv (N. opticus) | • sensorisch | • Sehempfindung | • Blindheit<br>• Hemianopsie |
| III | Augenmuskelnerv (N. oculomotorius) | • motorisch<br>• vegetativ | • Innerviert zahlreiche Augenmuskeln<br>• Akkomodation | • Schielen<br>• ungleich große Pupillen<br>• Entrundung der Pupille<br>• Augenbewegung eingeschränkt |
| IV | Augenmuskelnerv (N. trochlearis) | • motorisch | • Versorgt den oberen schrägen Augenmuskel | • Einwärtsschielen |
| V | Drillingsnerv (N. trigeminus) | • sensorisch<br>• motorisch | • Gesichtsempfingungen (Stirn, Wangen, Mundhöhle)<br>• Kornealreflex<br>• 3. Ast innerviert auch Kaumuskeln | • Trigeminusneuralgie<br>• Zahnwurzelprobleme<br>• Cornealreflex vermindert |
| VI | Augenmuskelnerv (N. abducens) | • motorisch | • Versorgt den geraden Augenmuskel | • Schielen |
| VII | Gesichtsnerv (N. facialis) | • motorisch<br>• sensorisch<br>• vegetativ | • Mimikmuskulatur<br>• Geschmack (vordere ⅔ der Zunge)<br>• Speichel- und Tränendrüsen | • Gesichtsmuskellähmung<br>• Geschmackseinschränkung<br>• Chvostek-Zeichen (Tetanie) |
| VIII | Hör- u. Gleichgewichtsnerv (N. vestibulocochle aris) | • sensorisch | • Hör- und Gleichgewichtsempfindungen | • Schwindel<br>• Hörstörungen (z. B. Ohrensausen) |
| IX | Zungen- u. Rachennerven (N. glossopharyngeus) | • sensorisch<br>• motorisch<br>• vegetativ | • Geschmacksempfindung<br>• hinteres Drittel der Zunge<br>• Schmerz im Rachen<br>• Rachenmuskeln<br>• Ohrspeicheldrüse | • Zäpfchen verzieht sich beim Sprechen<br>• Würgereflex abgeschwächt<br>• Bei Reizung Erbrechen (Meningitis) |
| X | Herumschweifender Nerv (N. vagus) | • vegetativ<br>• motorisch<br>• sensorisch | • Innerviert viele innere Organe (Herz, Lunge, Magen, Leber, Niere)<br>• Drüsen<br>• Gaumen- Rachen- und Kehlkopfmuskulatur<br>• Stimme und Schlucken, Sensibilitätswahrnehmungen der inneren Organe (Bauchweh) | • Sprachprobleme (Heiserkeit)<br>• Aphonie<br>• Gaumensegel verlagert<br>• Würgereflex abgeschwächt<br>• Bei Reizung Erbrechen |
| XI | Begleitnerv (N. accessorius) | • motorisch | • versorgt die Muskeln, die den Kopf drehen | • Kopf nicken und drehen ist behindert |
| XII | Zungennerv (N. hypoglossus) | • motorisch | • Zungenmuskulatur | • Zunge knickt zur gelähmten Seite ab |

*Nerv:*
- *N. phrenicus* (Zwerchfellnerv).
- *Armgeflecht* (Plexus brachialis; C5–Th1): versorgt Haut und Muskulatur des Schultergürtels und der oberen Extremitäten.
  *Nerven:*
- *N. musculocutaneus:* versorgt die Flexoren des Oberarms und die Haut des Oberarms und der Unterarmaußenseite.
- *N. ulnaris:* versorgt die Unterarmflexoren und die Haut von Unterarm bis zur Fingerspitze.
- *N. medianus:* versorgt die Beugemuskulatur des Unterarms an der Daumenseite.
- *N. radialis:* versorgt die Extensoren am Unterarm.
- *Lendengeflecht* (Plexus lumbalis; L1–L3): versorgt die Beinmuskulatur und die Haut auf der Streckseite des Oberschenkels.
  *Nerv:*
- *N. femoralis:* versorgt die Muskeln und die Haut der Oberschenkelvorderseite.
- *Kreuzbeingeflecht* (Plexus sacralis; L4–S3): versorgt die Gesäßmuskeln und die Muskeln und Haut an Oberschenkelrückseite, an Unterschenkel und Fuß.
  *Nerven:*
- *N. ischiadicus:* versorgt das Gesäß, den Damm und die Oberschenkelflexoren. Er teilt sich im Kniebereich in
- *N. tibialis:* versorgt die Wadenmuskulatur und die Haut der Unterschenkelhinterseite.
- *N. peronaeus communis:* versorgt die Unterschenkelmuskulatur vorne und die Haut der Unterschenkelvorderseite.
- *Schamgeflecht* (Plexus pudendus, S3–S4): versorgt die Scham- und Dammgegend.

**Nervenausfallsymptome:** bei Störungen bzw. Lähmung einzelner Nerven.

- N. ulnaris: Krallenhand
- N. medianus: Schwurhand
- N. radialis: Fallhand
- N. femoralis: Streckung im Kniegelenk unmöglich und erschwerte Hüftbeugung
- N. tibialis: Fußspitze kann nicht mehr gesenkt werden
- N. peronaeus comunis: Spitzfuß (Anhebung der Zehenspitze ist nicht mehr möglich).

**Reflexe:** Als Reflex wird eine automatische Übertragung eines Reizes von einer sensiblen auf eine motorische Nervenbahn bezeichnet. Reflexe dienen der Kontrolle der gesamten Skelettmuskulatur und erfolgen durch die Umschaltung der Reize im Rückenmark. Dadurch wird eine schnellere Reaktion auf einen Reiz erreicht. Die neuronale Verschaltung eines reflektorischen Erregungsablaufs wird als Reflexbogen bezeichnet. Ein Reflexbogen besteht aus einem Rezeptor für die Reizaufnahme (z. B. Muskelspindel oder Hautrezeptoren), aus einer sensiblen Nervenbahn, aus dem Reflexzentrum (Schaltneurone im Rückenmark oder im Stammhirn), aus einer motorischen Nervenbahn und aus einem Effektor als Erfolgsorgan (Muskeln oder Drüsen). Es werden verschiedene Arten von Reflexen unterschieden:

1. *Eigenreflex* oder *monosynaptischer Reflex:* Reiz und Antwort liegen im selben Organ. Der Reflexbogen läuft über eine einzige Schaltstelle und es ist nur ein bestimmtes Rückenmarkssegment beteiligt. Eigenreflexe treten grundsätzlich in allen Muskeln auf, die über Muskelspindeln verfügen. Sie laufen unabhängig von der Stärke des auslösenden Reizes ab und sind praktisch unermüdbar. Ausgelöst wird ein Eigenreflex durch eine plötzliche passive Dehnung einer Muskelgruppe (z. B. beim Umknicken des Fußes). Diese plötzliche Dehnung wird von den Muskelspindeln registriert und weitergeleitet. Der Muskel ragiert daraufhin mit einer Kontraktion. Muskelspindeln geben dem Nervensystem ständig Auskunft über den Dehnungszustand des jeweiligen Muskels (Abb. 18-11). Die Aufgabe des Eigenreflexes besteht in der Regulierung der Muskelspannung und damit der Körperhaltung (Haltereflex).
2. *Fremdreflex* oder *polysynaptischer Reflex:* Reiz und Antwort liegen nicht im selben Organ. Der Reiz wird in der Haut oder im Körperinneren durch Schmerz-, Berührungs- oder Temperaturrezeptoren registriert und der Reflexbogen läuft im Rükkenmark über mehrere Schaltstellen (Zwischenneurone) und über benachbarte Seg-

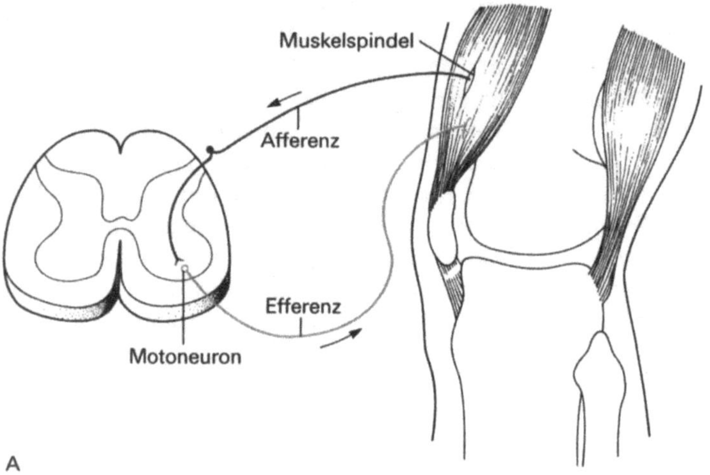


**Abb. 18-11** Eigenreflex am Beispiel des Patellarsehnenreflexes (PSR). Der Streckreflex verläuft von den Muskelspindeln des Muskels direkt zu den Motoneuronen, die den gleichen Muskel erregen.

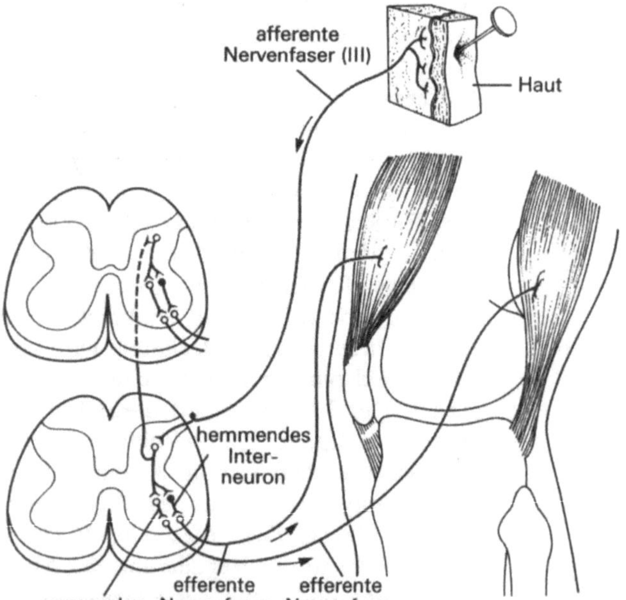


**Abb. 18-12** Spinale Verschaltungen eines Fremdreflexes bei schmerzhafter Reizung der Haut einer Extremität. Der Reiz wird auf ein anderes Rückenmarkssegment umgeschaltet und über weitere Schaltneurone werden die an der Bewegung beteiligten Muskeln erregt und deren Antagonisten gehemmt.

mente, um dann die Reaktion in den entsprechenden Muskeln auszulösen. Je nach Reizintensität können weitere Muskelgruppen oder die andere Körperseite mit in eine zweckmäßige Bewegung einbezogen werden. Anders als beim Eigenreflex besteht

Tab. 18-2: Die wichtigsten physiologischen Fremdreflexe.

| Bezeichnung | Segmentale Zuordnung | Auslösung (A) und Effekt (E) |
|---|---|---|
| **Pupillenreflex** | A: N. opticus<br>E: N. occulomotorius | A: Belichtung des Auges<br>E: Verengung der Pupille |
| **Kornealreflex** | A: N. trigeminus<br>E: N. facialis | A: Betupfen der Kornea mit Wattebausch<br>E: Lidschluß |
| **Würgereflex** | A: N. glosso pharyngeus<br>E: N. vagus | A: Berühren der Rachenhinterwand (Gaumenreflex) mit Spatel<br>E: Hochziehen des Gaumens, Kontraktion der Pharynxmuskulatur (Würgen) |
| **Bauchhautreflex** | Th6–Th12 | A: kurzes seitliches Bestreichen der Bauchdecke mit spitzem Gegenstand<br>E: Kontraktion der seitengleichen Bauchmuskulatur und Verziehung des Bauchnabels |
| **Kremasterreflex** | L2–L3 | A: Bestreichen der Oberschenkelinnenseite<br>E: Hochziehen des gleichseitigen Hodens |
| **Analreflex** | S3–S5 | A: Bestreichen der Dammhaut<br>E: Kontraktion des äußeren Schließmuskels |

Tab. 18-3: Die wichtigsten pathologischen Fremdreflexe.

| Bezeichnung | Bedeutung | Auslösung (A) u. Effekt (E) |
|---|---|---|
| **okulozephaler Reflex** | diffuse Hirnschädigung | A: passive Drehung des Kopfes<br>E: Zurückbleiben der Augapfel (Bulbi) |
| **Glabella-Reflex** | Läsion innerer Hirnbahnen, Erkrankung des extrapyramidalen Systems | A: Schlag auf die unbehaarte Stelle zwischen den Augenbrauen (Glabella)<br>E: verstärkte oder abgeschwächte Kontraktion des Ringmuskels um die Augen (M. orbicularis oculi) |
| **Schnauzreflex** | wie Glabella-Reflex | A: Perkussion der perioralen Muskulatur<br>E: verstärkte oder abgeschwächte Kontraktion des Ringmuskels um den Mund (M. orbicularis oris) |
| **Saugreflex** | diffuse Hirnschädigung | A: Bestreichen des Mundbereichs<br>E: Saug- u. Schluckbewegungen |
| **Palmomentalreflex** | diffuse Hirnschädigung, Erkrankung des extrapyramidal System | A: Bestreichen der Handinnenfläche mit spitzem Gegenstand<br>E: Kontraktion der ipsilateralen Kinnmuskulatur |
| **Babinski-Zeichen** | Schädigung der Pyramidenbahn | A: Bestreichen des äußeren Randes der Fußsohle<br>E: Dorsalflexion (Anhebung) der Großzehe und Spreizung der anderen Zehen (bis zum 2. Lebensjahr physiologisch) |

Tab. 18-4: Die wichtigsten Eigenreflexe.

| **Bezeichnung (Synonyme)** | **Segmente (peripherer Nerv)** | **Auslösung (A) und Effekt (E)** |
|---|---|---|
| **Masseterreflex, Kaumuskelreflex** | V. Hirnnerv (N. trigeminus) | A: Bei leicht geöffnetem Mund und entspanntem Unterkiefer wird der Zeigefinger des Untersuchers quer unterhalb der Lippen auf den Unterkiefer gelegt. Schlag auf den Zeigefinger<br>E: Mundschluß |
| **Skapulohumeralreflex** | C4–C6 (N. suprascapularis, N. axillaris) | A: Schlag auf den medialen Rand des unteren Schulterblattes<br>E: Adduktion und Außenrotation des herabhängenden Arms |
| **Bizepssehnenreflex (BSR)** | C5/C6 (N. musculocutaneus) | A: bei leicht adduziertem Oberarm und angewinkeltemUnterarm Schlag auf die Sehne des M. biceps brachii<br>E: Beugung des Unterarms im Ellenbogengelenk |
| **Radiusperiostreflex (RPR)** | C5/C6 (N. radialis) | A: Haltung des Armes wie bei der Prüfung des BSR; Schlag auf die radiale Kante des Radiusköpfchens<br>E: Beugung des Unterarms im Ellenbogengelenk |
| **Trizepssehnenreflex (TSR)** | C6/C7/C8/(Th1) (N. radialis) | A: Schlag auf die Sehne des M. triceps brachii oberhalb der Ellbogenspitze bei angewinkeltem Unter- und abgewinkeltem Oberarm<br>E: Streckung des Unterarms |
| **Pronatorenreflex** | C6/C7/C8 (N. medianus) | A: Schlag auf die Beugeseite des Radiusköpfchens bei angewinkeltem Unterarm<br>E: Pronation der Hand und des Unterarms |
| **Fingerbeugereflex, Trömner-Zeichen, Knipsreflex, Kino-Reflex** | C7/C8/(Th1) (N. medianus und N. ulnaris) | A: Die zuverlässigste ist die von Wartenberg empfohlene Auslösungsart: Der Untersucher legt seinen Zeigefinger auf die locker und leicht angebeugten Finger des Patienten und schlägt mit dem Reflexhammer auf seinen Zeigefinger<br>E: Beugung der Finger I–V |
| **Patellarsehnenreflex (PSR)** | (L2) L3/L4 (N. femoralis) | A: Schlag auf die Sehne des M. quadriceps femoris unterhalb der Patella<br>E: Streckung im Kniegelenk |
| **Adduktorenreflex** | (L2)/L3/L4 N. obturatorius | A: Schlag auf den Epicondylus medialis<br>E: Adduktion des Beines |
| **Achillessehnenreflex (ASR)** | (L5)/S1/(S2) (N. tibialis) | A: Schlag auf die Achillessehne bei abgewinkeltem Bein<br>E: Plantarflexion (Fuß geht nach unten) des Fußes |
| **Tibialis-posterior-Reflex** | (L4)/L5 | A: Schlag unter den inneren Knöchel<br>E: Supination des Fußes |
| **Zehenbeugereflex, Rossolimo-Zeichen** | S1/S2 (N. tibialis) | A: Der Untersucher schlägt mit seinen Fingern auf die Zehenkuppen.<br>E: Beugung der Zehen II–V |

beim Fremdreflex eine rasche Ermüdbarkeit und Adaption. Wiederholte Reize führen zu einer Abnahme der Reaktion. Die Reflexzeit ist beim Fremdreflex langsamer und nimmt mit der Zunahme der Intensität ab. Mit steigender Reizintensität werden auch immer mehr Muskeln in die Reaktion einbezogen. Dieser auch als *Fluchtreflex* bezeichnete Vorgang kommt z. B. bei Schmerzeinwirkung vor (Abb. 18-12). Weitere Fremdreflexe sind der Husten-, Nies-, Saug-, Schluck- und Ernährungsreflex, der Sekretionsreflex des Magen-Darm-Trakts, der Blasenentleerungsreflex sowie der Kreislaufreflex.

## 18.3 Autonomes Nervensysten

Das vegetative Nervensystem hat die Aufgabe, lebenswichtige, nicht dem Willen unterstellte Funktionen zu steuern (z. B. Körpertemperatur, Kreislauf, Atmung, Verdauung, Stoffwechsel, Herztätigkeit und Fortpflanzung). Das vegetative Nervensystem innerviert vor allem die glatte Muskulatur, Herz und Drüsen. Das vegetative Nervensystem steht in enger Wechselbeziehung zum endokrinen System.

**Zentren des vegetativen Nervensystems**

- *Zwischenhirn:* liegt in der hypothalamischen Region. Der Hypothalamus steuert das hormonale System, den Wasserhaushalt, die Körpertemperatur, die Nahrungsaufnahme und kardiovaskuläre Funktionen. Auch das Flucht- und Abwehrverhalten oder die Sexualfunktionen werden hier kontrolliert.
- *Mittelhirn:* mit den Hirnkernen.
- *Medulla oblongata:* Sitz des Kreislauf-, Atmungs-, Schluck-, Saug-, Husten- und Nieszentrums
- *Rückenmark:* im Lumbalbereich liegt ein Zentrum, das die Darmentleerung und die Genitalreflexe steuert, im Halsbereich eines,

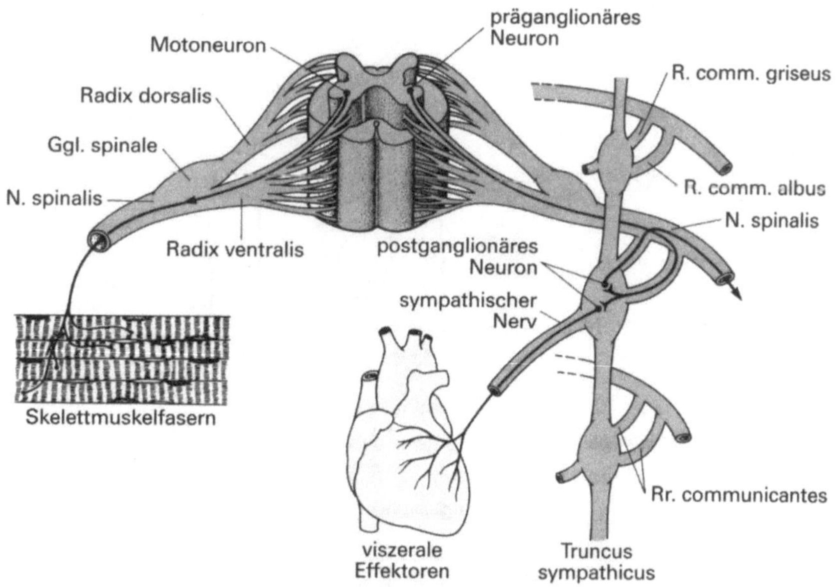


**Abb. 18-13** Periphere efferente somatische (links) und sympathische (rechts) Innervation. Der Übersichtlichkeit wegen sind die beiden Innervationstypen jeweils nur auf einer Seite des Rückenmarks gezeichnet, obwohl sie natürlich auf beiden Seiten vorkommen. Radix dorsalis: hintere Nervenwurzel. Ggl. spinale: Spinalganglion. Rr. communicantes: Verbindungsäste des Sympathicus mit dem Rückenmark. Truncus sympathicus: Grenzstrang des Sympathikus.

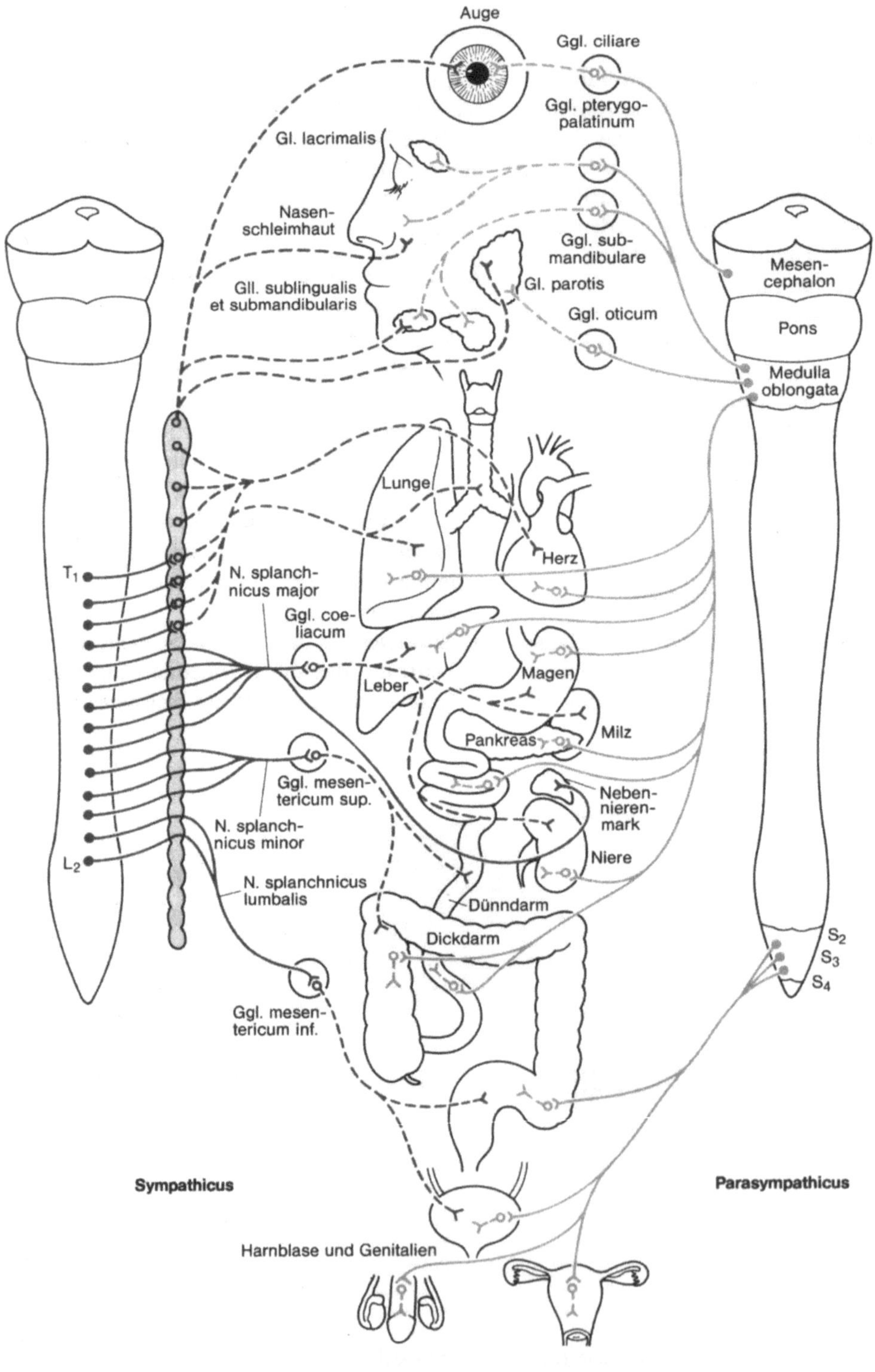


**Abb. 18-14** Hauptzielorgane des vegetativen Nervensystems. Rechts der Prasympathikus, links der Sympathikus. Der Grenzstrang ist dunkel hervorgehoben. Durchzogene Linien sind präganglionäre, unterbrochene Linien postganglionäre Verbindungen.

das die Pupille erweitert. In den Seitenhörnern liegen die Schaltneurone für die vegetativen Reflexe.

- *Grenzstrang des Sympathikus:* vegetative Ganglien, die parallel auf beiden Seiten der Wirbelsäule von C6–L3 verlaufen. (Abb. 18-13).
- *Nervenknoten des Sympathikus:* hier erfolgt eine Umschaltung vom ankommenden präganglionären Nervenimpuls auf den wegführenden postgänglionären Nerv. Es handelt sich um vegetative Ganglien im Körper, wie z. B. der Solarplexus (Sonnengeflecht). Auch der Parasympathikus bildet Geflechte, die aber meist in den Organen liegen.

**Sympathikus und Parasympathikus:** treten als Gegenspieler auf und ergänzen sich in ihrer Wirkung. Sie sind beide immer gleichzeitig tätig (Abb. 18-14 u. Tab. 18-5).

Ein weiterer Teil des autonomen Nervensystems ist das Darmwandnervensystem (Plexus entericus) deren bekanntester Vertreter der Auerbach-Plexus ist. Es handelt sich um einen relativ unabhängigen Teil, der aber mit dem Parasympathikus und Sympathikus in Verbindung steht. Das Darmwandnervensystem regelt die Tätigkeit des Magen-Darm-Trakts und steuert die Sekretion, Motorik und Durchblutung.

## 18.4 Neurologische Untersuchung

**Inspektion:** Bei der Inspektion ist auf das allgemeine Erscheinungsbild des Patienten, seine Bewegungen und seine Art zu sprechen zu achten.

- *Gehen und Willkürmotorik:* ein intakter freier Gang zeigt, daß im Gleichgewichtszentrum und im Zentralnervensystem keine Störung vorliegt.
- *Spontanbewegungen:* Tremor, Athetosen (wurmartige Bewegungen), Muskelzuckungen (Augenlider) und choreatische Bewegungen deuten auf eine Erkrankung hin.
- *Muskelatrophie:* bei peripheren Nervenschädigungen und Schädigungen des Rückenmarkvorderhorns.
- Da *Sprache* eine Leistung des Zentralnervensystems ist, deutet eine abgehackte skandierte Sprache auf eine Schädigung hin.
- *Gesichtsasymmetrien:* oft bei Lähmungen der Hirnnerven.

**Bewußtsein und Psyche:** Auf eine Störung von Bewußtsein und Psyche deuten vor allem eine Bewußtseinsverminderung, wie Benommenheit, Somnolenz (Schläfrigkeit) und Koma hin. Mangelnde Orientierung zur Zeit, zum Ort, zur Person, zur aktuellen Situation, mangelnde Denkfähigkeit bei einfachen Rechenaufgaben, verminderte Konzentration und Merkfähigkeit, extreme Stimmungslagen, mangelnde Kontaktbereitschaft, atypische Gedankengänge und Halluzinationen lassen ebenfalls eine Störung von Bewußtsein und Psyche vermuten.

**Untersuchung des Kopfes:** Klopf- und Druckempfindlichkeit kommt bei meningealer Reizsymptomatik und bei Hirndrucksteigerung vor. Die Beweglichkeit des Kopfes, vor allem im Hinblick auf eine Nackensteife, ist zu überprüfen.

**Untersuchung der Hirnnerven:** auf mögliche Krankheitszeichen achten. Vor allem die Sehleistung, der Augenhintergrund, die Pupillen im Seitenvergleich, die Augenmotilität (Augenbewegung und Doppelbilder), das Hörvermögen, die Sensibilität im Gesichts- und Mundbereich, die Beweglichkeit der mimischen Muskulatur, der Schluck- und Würgereflex und die Funktionsfähigkeit des M. sternocleidomastoideus bzw. M. trapezius sind zu überprüfen.

**Untersuchung der Motorik**

- *Prüfung der groben Kraft:* durch Händedruck, Armhalteversuch mit waagrechtem Halten der Arme bei geschlossenen Augen (der schwächere Arm sinkt früher ab).
- *Reflexprüfung:* Eigen- und Fremdreflexe.
- *Muskeltonus:* Rigor (erhöhter Muskeltonus bei extrapyramidalen Erkrankungen), Spastik (erhöhter Muskeltonus bei zentraler Lähmung), schlaffe Lähmung (verminderter Muskeltonus bei peripherer Lähmung).

Tab. 18-5: Unterschiedliche Wirkungen von Parasympathikus und Sympathikus.

| | **Parasympathikus** | **Sympathikus** |
|---|---|---|
| **allgemeine Aufgaben** | • Körper auf Ruhe und Erholung einstellen | • Körper auf Arbeit einstellen |
| | • Stoffwechsel bremsen | • Stoffwechsel anregen |
| | • Verdauung anregen | • Energie freisetzen |
| | • Speicherung von Nährstoffen | |
| | • Steigerung der Assimilation | • Steigerung der Dissimilation |
| **Überträgerstoffe** | • Azetylcholin | • Noradrenalin, Adrenalin, Azetylcholin (nur an den Schweißdrüsen) |
| **Tageszeit** | • vor allem nachts und nach dem Essen | • vor allem am Tage |
| **Wirkung auf die Organe:** | | |
| **Auge** | • verengt die Pupillen (Miosis) | • erweitert die Pupillen (Mydriasis) |
| | • fördert Tränenproduktion | • hemmt die Tränenproduktion |
| **Nase, Mund** | • fördert die Speichel- und Schleimsekretion | • hemmt die Sekretion |
| **Thyroidea** | • senkt die Aktivität | • steigert die Aktivität |
| **Bronchialmuskulatur** | • Verengung der Bronchien, da verringerter $O_2$-Bedarf | • Erweiterung der Bronchien, da erhöhter $O_2$-Bedarf |
| | • vermehrte Schleimsekretion | |
| **Herz** | • verminderte Frequenz | • erhöhte Frequenz |
| | • Verengung der Koronargefäße | • Erweiterung der Koronargefäße |
| **periphere Blutgefäße** | • Erweiterung | • Verengung |
| **Verdauung** | • verstärkte Verdauung | • hemmt die Verdauung |
| **Sexualorgane** | • Erektion | • Ejakulation |
| **Haut** | • Schweißhemmung | • Schweißsekretion |

- *Parese:* unvollständige Lähmung (Funktionsminderung).
- *Paralyse:* vollständige Lähmung.

**Untersuchung der Koordination:** Auf spontan auftretende unwillkürliche Bewegungen und Ruhetremor achten. Die Koordination willkürlicher Bewegungen kann mit verschiedenen Versuchen überprüft werden.

- *Finger-Nase-Versuch* und *Knie-Hacken- Versuch,* beide liegend mit geschlossenen Augen.

Tab. 18-6: Zentrale und periphere Lähmung.

| | Zentrale (spastische) Lähmung | Periphere (schlaffe) Lähmung |
|---|---|---|
| **Lokalisation** | *1. motorisches Neuron* (von Hirnrinde über Pyramidenbahn bis zu den Vorderhornzellen des Rückenmarks oder zu den motorischen Hirnnervenkernen) | *2. motorisches Neuron* (von Vorderhornzellen des Rückenmarks, peripherer Nerv bis zur motorischen Endplatte) |
| **Muskeltonus** | hyperton | hypoton |
| **Reflexe** | gesteigert | schwach bis erloschen |
| **Pyramidenbahnzeichen (Babinski-Zeichen)** | ja | nein |
| **Muskelatrophie** | nein | ja |

- *Romberg-Stehversuch* mit geschlossenen Augen und nach vorne ausgestreckten Armen.
- *Unterberger-Tretversuch:* wie Romberg-Stehversuch mit zusätzlichem Treten auf der Stelle treten (dreht sich der Patient um mehr als 90 Grad, ist es pathologisch).

**Untersuchung der Sensibilität:** Hier gibt es spontane Mißempfindungen (Parästhesien) und Schmerzen (z. B. Neuralgien und Phantomschmerzen). Auch direkte Nervenreize, wie Lasègue-Zeichen oder die Vailleix-Punkte werden überprüft.

- Die *Oberflächensensibilität* wird durch leichte Berührung (z. B. „Zahlenschreiben" auf dem Rücken), durch Schmerzreize mit der Nadel und durch Temperaturtest (heißes und kaltes Gefäß) getestet.
- Die *Tiefensensibilität* wird durch das Bewegungs- und Lageempfinden, bei der der Patient mit geschlossenen Augen die vom Behandler an ihm vorgenommene passive Bewegung anzugeben und nachzumachen hat, geprüft. Eine Stimmgabel wird auf die Knochen gesetzt und mit geschlossenen Augen soll die Dauer der Resonanz angegeben werden.

**Elektroenzephalogramm (EEG):** Mit diesem Verfahren werden die elektrischen Gehirnströme gemessen.

**Röntgen:** Hiermit können vor allem knöcherne Verletzungen und Mißbildungen des Schädels oder der Wirbelsäule festgestellt werden. Durch Kontrastmittel können auch die Gefäße im Gehirn und deren pathologische Veränderungen dargestellt werden.

**Computertomographie:** Das CT kann Tumoren, Blutungen, Flüssigkeitsansammlungen und Abszesse sichtbar machen.

**Liquoruntersuchung:** Durch Lumbal- oder Subokzipitalpunktion wird Liquor entnommen und auf Erreger, Erythrozyten, Leukozyten und Eiweiß untersucht.

**Pyramidenbahnzeichen:** verschiedene Zeichen deuten auf eine Störung der Pyramidenbahn hin:

- *Babinski-Zeichen:* Es ist das wichtigste Pyramidenbahnzeichen. Beim Bestreichen der lateralen Fußsohle kommt es zu einer Anhebung der Großzehe und zur Spreizung der anderen Zehen (Abb. 18-15).

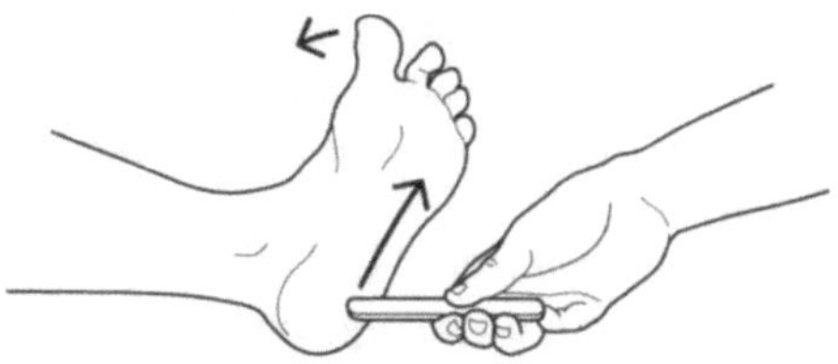

**Abb. 18-15** Das Babinski-Zeichen.

- *Oppenheim-Reflex:* Streicht man mit Daumen und Zeigefinger links und rechts der Schienbeinkante in Richtung Fuß (nach distal), wird der gleiche Bewegungsablauf wie beim Babinski-Zeichen ausgelöst.
- *Hyperreflexie:* Stellen sich beim Auslösen eines Reflexes einseitige Zuckungen ein, die längere Zeit anhalten (unerschöpflicher Klonus), muß ebenfalls an eine Störung der Pyramidenbahn gedacht werden.

## 18.5 Erkrankungen des Nervensystems

### 18.5.1 Leitsymptome

#### 18.5.1.1 Kleinhirnsyndrom

**Definition:** Einseitige Bewegungsstörungen durch Schädigung einer Kleinhirnhälfte.

**Ursachen:** Multiple Sklerose, Tumore, Alkoholabusus.

**Patho:** Die Aufgabe des Kleinhirn ist es, die Tätigkeit der verschiedenen motorischen Zentren zu koordinieren und motorische Bewegungen in den momentanen Status zu integrieren (Haltung, Tonus, Gleichgewicht). Gibt es Störungen des Kleinhirns, so ist die Koordination nicht mehr gewährleistet und es gibt vor allem eine Ataxie und Muskelhypotonie.

**Symptome**

- *Ataxie* (Störung der Bewegungskoordination): Der Patient kann nicht ruhig und aufrecht sitzen, oder kann nicht ruhig stehen oder im Gleichgewicht gehen (breitbeiniger Gang ).
- *Intensionstremor:* Durch den Verlust der Bewegungskontrolle entsteht ein Zittern bei Zielbewegungen, das sich zum Ziel hin verstärkt (Tasse zittert kurz vor dem Mund am stärksten).
- *Skandierende Sprache:* Die skandierende Sprache ist durch die mangelnde Koordination der Sprechmuskulatur bedingt. Die Patienten sprechen langsam, stockend mit ungleicher Silbenbetonung und schlechter Artikulation.
- *Nystagmus:* Die Augenbewegungen sind nicht fließend, sie führen ruckartige Bewegungen aus.
- *Muskelhypotonie:* Der Tonus der Muskulatur ist vermindert, die Eigenreflexe sind abgeschwächt und es kann zur leichten Ermüdbarkeit der Muskulatur kommen.

#### 18.5.1.2 Tremor

**Definition:** Unwillkürlich auftretende, rhythmische Bewegungen von Fingern, Händen, Füßen oder Kopf (Zittern).

**Ursachen**

- *M. Parkinson:* Parkinsontremor in Ruhe auftretend, mit einer Frequenz von 4–7/s meist an den Extremitäten („Pillendreher", „Geldzähler"), er verstärkt sich bei emotionaler Belastung und verschwindet im Schlaf.
- *Psychogener Tremor:* verschwindet oft, wenn Patient sich unbeobachtet glaubt, oder wenn er eine schwere Aufgabe zu lösen hat. Grobschlächtiger Tremor, der den ganzen Körper erfassen kann, mit einer Frequenz von 8–11/s.
- *Benigner essentieller Tremor:* tritt oft familiär auf, meist an Extremitäten, aber auch an Lippen, Zunge, Unterkiefer und Kopf möglich.
- *Tremor* bei Hyperthyreose, chronischem Alkoholismus, Leber-, und Nierenisuffizienz: Meist feiner Ruhe- und Intensionstremor.
- *Intensionstremor* bei Kleinhirnschäden oder Multiple Sklerose: tritt am Ende von zielgerichteten Bewegungen auf (Finger-Nase-Versuch) mit grobem Hin- und Herwackeln.

**Patho:** Der Tremor tritt in unterschiedlicher Frequenz und Stärke auf. Bezogen auf den Ausschlag wird von fein-, mittel- und grobschlächtigem Tremor gesprochen. Physiologisch ist jede Bewegung von einem Tremor begleitet, der aber nicht sichtbar ist und eine Frequenz von 5–15 Schläge/Sekunde aufweist. Der Tremor wird durch Affekte und Aufmerksamkeit verstärkt und verschwindet im Schlaf. Nach den Bedingungen, unter denen der Tremor verstärkt auftaucht, wird in Ruhe-, Haltungs- und Intensionstremor unterschieden.

#### 18.5.1.3 Polyneuropathie

> **Definition:** Motorische, sensible oder vegetative Störungen von peripheren Nerven, meist durch degenerative Erkrankungen verursacht.

**Ursachen:** Stoffwechselstörungen (Diabetes mellitus, Urämie, Gicht), Vergiftungen, durch Alkohol, Pharmaka, Arsen und Blei; Kollagenosen; Infektionskrankheiten, Arteriosklerose, Vitamin-$B_{12}$-Mangel, maligne Tumore und andere).

**Patho:** Häufiges Erscheinungsbild, das sich oft mit symmetrischen Beschwerden zeigt. Polyneuropathien beginnen meist an den unteren Extremitäten.

**Symptome:** Sensibilitätsstörungen (distal betonte Parästhesien, Ausfallserscheinungen), Hirnnervenstörungen, Muskelatrophie (schlaffe Lähmungen), vegetative Funktionsstörungen (z. B. Durchblutungsstörungen oder vermehrte Schweißbildung).

#### 18.5.1.4 Schwindel

> **Definition:** Subjektive Störung der Orientierung des Körpers im Raum, meist verbunden mit Übelkeit, Erbrechen, Ataxie und evtl. Nystagmus.

**Ursachen:**

- *Systematischer Schwindel:* M. Menière, Entzündungen und Schädigung des Gleichgewichtorgans, Schädigung der für das Gleichgewicht zuständigen Hirnareale (Hirnstamm, Kleinhirn).
- *Unsystematischer Schwindel:* Kreislaufschwäche, Hypertonie, Hypotonie, Herzinsuffizienz, zerebrale Arteriosklerose, Epilepsie, Hyperventilation, Hypoglykämie, Intoxikation, Meningoenzephalitis, intrakranielle Tumoren, Sehstörungen, Kinetosen (See-, Flug-, Auto-, Eisenbahnkrankheit) Psychosen.

**Patho:** Der *systematische Schwindel* wird als Drehschwindel (Vertigo), Schwankschwindel (Seegang), Liftgefühl oder als einseitige Fallneigung beschrieben. Er hat seine Ursache in Störungen des Gleichgewichtorgans und dessen afferenten Nerven (vestibulär). Der *unsystematische Schwindel* kann vom Patienten oft nur schlecht beschrieben werden. Gang- und Standunsicherheit, Torkeln und Taumeln, Schwarzwerden vor den Augen stellen eine Auswahl dar. Die Ursachen liegen meist außerhalb des Gleichgewichtorgans (nicht-vestibulär).

#### 18.5.1.5 Kopfschmerz

> **Definition:** Schmerzen, die im Kopf oder am Kopf empfunden werden und durch Reizung schmerzempfindlicher Strukturen in der Dura mater, den venösen und arteriellen Gefäßendothelien oder den großen Arterien der Hirnbasis ausgelöst werden.

**Ursachen:**

- *Vasomotorisch* bedingt bei Migräne
- *Spannungskopfschmerz:* meist psychogen, aber auch bei Überlastung, Schlafdefizit, Klimaveränderungen, Alkohol, zyklusabhängig (z. B. prämenstruelles Syndrom)
- *Gefäßerkrankungen*, z. B. bei Apoplex (Einblutungen, Thrombosen)
- *Intrakranielle Raumforderung*, z. B. bei Tumoren, Hämatomen, Ödemen, Abszeß
- *Liquorzirkulationsstörungen*, z. B. bei Liquorabflußbehinderung
- *Meningitis* oder *Enzephalitis* und andere Infektionen, die mit Fieber einhergehen
- *Schädel-Hirn-Trauma*, z. B. Gehirnerschütterung oder -prellung
- *Allgemeinerkrankungen*, z. B. Hyper- oder Hypotonie, Herzinsuffizienz, Akromegalie, Allergien, Unterzuckerung, Nierenerkrankung, Multiple Sklerose, Husten, Ulkus, Obstipation
- *Wirbelsäulenaffektionen*, z. B. Schleudertrauma, Schulter-Arm-Syndrom (Brachialgie) und Myogelosen der Nackenmuskulatur oder andere degenerative Prozesse

- *Augenerkrankungen*, z. B. Glaukom oder Sehfehler (auch falsche Brille)
- *Hals-Nasen-Ohren-Erkrankungen*, z. B. Otitis externa oder media, Sinusitis
- *Gesichtsneuralgie*, z. B. Trigeminusneuralgie
- *Zahnerkrankungen* mit Schmerzen
- *Medikamentös* und *toxisch* bedingt, z. B. durch Analgetika, Alkohol, Nikotin, Kohlenmonoxid oder andere Gase.

**Patho:** 90% aller Kopfschmerzen gehören in den Bereich der vasomotorischen Kopfschmerzen bzw. Spannungskopfschmerz. Bei länger anhaltenden Kopfschmerzen müssen raumfordernde Prozesse (z. B. Tumor) durch apparative Diagnostik ausgeschlossen werden.

#### 18.5.1.6 Rückenschmerzen

**Definition:** Plötzlich einsetzende, belastungs- oder bewegungsabhängige Schmerzen im Rücken oder Kreuzbein.

**Ursachen:** am häufigsten Diskusprolaps, Trauma, Frakturen, M. Bechterew, Schwangerschaft, Arthrose der kleinen Wirbelgelenke, Tumormetastasen (aus Lunge, Mamma, Prostata, Schilddrüse oder Niere), Osteoporose, Plasmozytom. Bei Frauen zusätzlich das prämenstruelle Syndrom, Ovarialzysten, Uterusmyom und -karzinom und Entzündungen der Fortpflanzungsorgane. Bei Männern Prostatahypertrophie und Prostatakarzinom

**Patho:** Ganz allgemein können alle raumfordernden Prozesse in Unterleib, Bauch und Brustraum Rückenschmerzen verursachen. Rückenschmerzen im Lumbalbereich können bis in das Bein ausstrahlen (Ischialgie).

### 18.5.2 Erkrankungen des ZNS

#### 18.5.2.1 Schädel-Hirn-Trauma

**Definition:** In der Regel durch mechanische Gewalteinwirkung bedingte Verletzung des Gehirns.

**Ursache:** gewaltsame Einwirkung auf den Schädel, z. B. durch Sturz.

**Patho:**

- *Commotio cerebri:* Gehirnerschütterung, keine organische Veränderungen nachzuweisen.
- *Contusio cerebri:* Hirnprellung, durch stärkere Gewalteinwirkung. Hierbei kann es zu Störungen der Gefäße kommen. Die Dura mater reißt nicht, aber es kommt zu Bewußtseinsstörungen, Störungen der Atmung und der Temperaturregulation (zentrales Fieber).
- *Compressio cerebri:* Hirnquetschung, bei der es durch Ödem oder Hämatom zur Kompression des Gehirns mit apallischem Syndrom kommen kann. Beim apallischen Syndrom handelt es sich um eine erhebliche Störung des Gehirns mit Koma (trotz geöffneter Augen). Dieser Zustand kann sich vollständig zurückbilden oder manchmal jahrelang anhalten.

**Symptome:** Je nach Verletzungsstärke kurzzeitige bis langanhaltende Bewußtlosigkeit, retrograde Amnesie, Kopfschmerz, Schwindel, Übelkeit, Erbrechen, evtl. neurologische Ausfälle.

- *Stadium I* (SHT I, entspricht Commotio cerebri): Bewußtseinsverlust bis zu 30 min
- *Stadium II* (SHT II, entspricht leichter Contusio cerebri): Zerstörungsherde an der Hirnrinde, der Bewußtseinsverlust beträgt bis zu 60 min und kann bis zu 24 h bestehen bleiben.
- *Stadium III* (SHT III, entspricht schwerer Contusio cerebri): Bewußtseinsverlust von mehr als 60 min, es gibt neurologische Ausfälle, vegetative Entgleisungen und es können Pupillenstörungen und Krampfanfälle auftreten.

**Diagnose:** EEG, CT.

**Therapie:** Je nach Schweregrad Bettruhe, Ödembehandlung, evtl. Operation, Intensivmedizin.

**Prognose:** Bei SHT I und II bilden sich die Symptome meist zurück. Kopfschmerzen, Schwindel und Konzentrationsschwäche können jedoch noch länger anhalten. Bei SHT III besteht eine Letalität von bis zu 50%.

#### 18.5.2.2 Meningokokken-Meningitis

**Definition:** Die Meningokokken-Meningitis ist die übertragbare eitrige Hirnhautentzündung (zyklische Infektionskrankheit). Ein Synonym dafür ist die „epidemische Genickstarre“. Die Krankheit ist bei Erkrankung und Tod meldepflichtig.

**Patho:** Die Meningokokken gelangen auf die Tonsillen und vermehren sich dort und kommen dann in das Blut und darüber in den Liquor. Sie leben aber bei vielen Menschen als Saprophyten in der Mundflora. Meningokokken rufen eine eitrige Entzündung vor allem der inneren Häute von Gehirn und Rückenmark hervor.

Grundsätzlich können auch andere Erreger eine Meningitis auslösen. Es werden drei pathologische Wege unterschieden, die zur eitrigen Meningitis führen:

1. *Organmanifestation:* Durch eine zyklische Infektionskrankheit mit Meningokokken, Pneumokokken, Haemophilus influenza, bei Leptospirose, Listeriose, Lues u. a. kann es zu einer Organmanifestation am ZNS kommen.
2. *Fortgeleitete Meningitis:* Ausgehend von einer eitrigen Infektion im Kopfbereich (z. B. Otitis media oder Sinusitis) oder hervorgerufen durch Erreger, die von außen durch Verletzungen eindringen, kann es zu einer eitrigen Meningitis kommen.
3. *Meningitis bei Sepsis:* Bei bakterieller Endokarditis, Pyelonephritis, Lungenabszeß u. a. Erkrankungen kann es im Rahmen einer Sepsis zu einer metastatischen Einschleppung von Erregern in das Gehirn kommen.

Bei einer Meningokokkenmeningitis werden nicht nur die Hirnhäute von der Entzündung erfaßt, sondern es wird fast immer auch das Hirnparenchym miterfaßt, so daß der Begriff Meningoenzephalitis genauer ist.

**Verbreitung:** weltweit, endemisch in den Tropen (Afrika, Südamerika), sporadisch in Europa.

**Erreger:** Meningokokken (Neisseria meningitidis).

**Infektionsquelle:** Tröpfcheninfektion.

**Inkubationszeit:** 2–5 Tage.

**Symptome:** Prodromi mit katharrhalischer Erscheinung, oft unbemerkt. Dann plötzlicher Beginn mit Schüttelfrost, hohem Fieber 40 °C, Kopfschmerz und Erbrechen (zerebrales Erbrechen). Nach wenigen Stunden entwickelt sich eine Nackensteifigkeit und kurze Zeit später zeigen sich Bewußtseinsstörungen. Im weiteren Verlauf kommt es zur Berührungsempfindlichkeit (Hyperästhesie), zum Opisthotonus (Rückwärtsbeugung von Kopf und Überstreckung von Rumpf und Extremitäten) und zum Kahnbauch (eingezogener Bauch). Sind bestimmte Hirnnerven mitbetroffen (N. opticus, N. facialis und N. acusticus), kann es zu Pupillenveränderungen, Sehnervenentzündung, Gesichtslähmung, Schwerhörigkeit und Reflexstörungen kommen.

**Diagnose:** Die folgenden pathologischen Zeichen fallen bei sämtlichen meningealen Reizungen positiv aus und sind wichtig (Abb. 18-16).

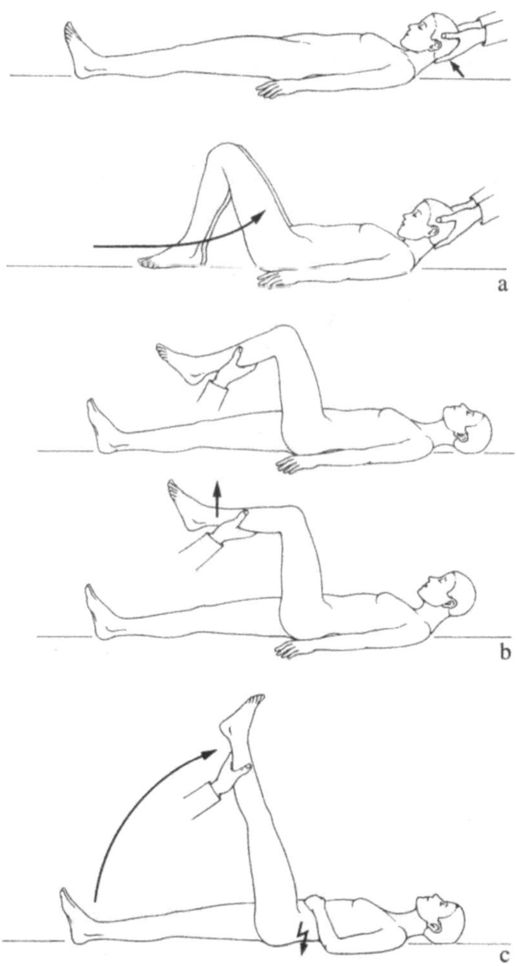


**Abb. 18-16** a Brudzinski-, b Kernig- und c Lasègue-Zeichen.

- *Brudzinski-Zeichen:* Die passive Kopfbewegung zur Brust erzeugt eine reflektorisches Anziehen der Beine.
- *Kernig-Zeichen:* Bei einer Beugung des Hüft- u. Kniegelenks kann das Bein nicht mehr nach oben gestreckt werden.
- *Lasègue-Zeichen:* Das passive Anheben des gestreckten Beines beim liegenden Patienten löst Rückenschmerzen aus.

**Komplikationen:** Hirnödem, Hydrocephalus, Hirnabszeß, Sepsis, Erblinden, Taubheit, Schwachsinn.

**Nachweis:** Erregernachweis im Liquor, im Nasen-Rachen-Abstrich und im Blut. Es gibt außerdem eine erhebliche Leukozytose mit starker Linksverschiebung. Liquor wird durch Lumbalpunktion gewonnen.

**Prophylaxe:** Es gibt einen Impfstoff für bestimmte Meningokokkenstämme, die allerdings in Europa nicht relevant sind.

**Therapie:** Penicillin.

#### 18.5.2.3 Virus-Meningoenzephalitis

**Definition:** Die Enzephalitiden sind meist durch Viren verursachte Entzündungen des Gehirns. Die Enzephalitis ist bei Erkrankung und Tod meldepflichtig.

**Patho:** Die Enzephalitis ist oft von einer Meningitis begleitet. Es werden zwei große Gruppen unterschieden:

1. *Primäre Virusenzephalitis:* bei dieser werden Gehirn und Rückenmark hämatogen direkt von den Erregern befallen.
2. *Para- und postinfektiöse Enzephalitis:* wird als immunologische Reaktion des Gehirns ohne direkten Befall durch die Erreger angesehen. Sie tritt nach Viruserkrankungen auf, die primär nicht das Nervensystem betreffen, (z. B. bei Masern, Röteln, Windpocken, Pfeifferschem Drüsenfieber), aber auch nach Pockenschutzimpfung und nach Tollwutimpfung.

Eine *Sonderform der Enzephalitis* ist die zentraleuropäische Enzephalitis oder Frühsommermeningoenzephalitis (FSME). Sie wird durch verschiedene Zeckenarten übertragen. Die Erkrankung zeigt einen biphasischen Verlauf. Sie beginnt mit grippeähnlichen Symptomen, wie Kopfschmerzen, Fieber und evtl. gastrointestinalen Symptomen. Nach einem fieberfreien Intervall von ein paar Tagen kommt es zu erneutem Fieberanstieg und Befall des ZNS mit einer Meningoenzephalitis. Der Verlauf ist leichter und die Prognose relativ günstig. Das Krankheitsbild kann sehr unterschiedlich ausfallen.

**Verbreitung:** weltweit.

**Erreger:** Arboviren, Coxsackie-Viren, Echoviren, Herpes-simplex-Virus u. a.

**Infektionsquelle:** Schmier-, Schmutz- und Tröpfcheninfektion, evtl. Zecken und Mücken.

**Inkubationszeit:** 9–12 Tage.

**Symptome:** Das Vollbild setzt aus voller Gesundheit akut ein mit hohem Fieber, Durchfall, Erbrechen (zerebrales Erbrechen) und allgemeinem Krankheitsgefühl. Die Hauptsymptome sind psychische Veränderungen mit Bewußtseinstrübung (bis Koma), psychotischen Veränderungen, Verlangsamung und Antriebsmangel. Auch Anfälle, die je nach Sitz der Entzündung zu Paresen, Blicklähmung, Nystagmus, Sprachstörungen, Schüttelkrämpfe und Hirnnervenausfälle führen, kommen vor.

**DD:** Apoplex, Tumor, Intoxikation.

**Nachweis:** Erregernachweis im Blut und Liquor; Antikörpernachweis.

**Therapie:** bei viraler Infektion nur symptomatisch möglich. Letalität bei einigen Formen bis zu 50%.

#### 18.5.2.4 Hirnödem

**Definition:** vermehrte Einlagerung von Flüssigkeit in das Gehirn.

**Ursachen:** Schädel-Hirn-Trauma, Einblutungen (Apoplex), Urämie, Tumor.

**Patho:** Neben Verletzungen mit Einblutungen (Hämatom) kann auch die Blut-Hirn- oder die Blut-Liquor-Schranke (Ödem) gestört sein. Dadurch kommt es zu einer erhöhten Flüssigkeitsansammlung im Gehirn und den dadurch bedingten Störungen. Allgemein gilt als Faustregel, daß Hirndrucksteigerungen in den ersten 48 Stunden nach einem Trauma durch Hämatome verursacht werden, zwischen dem 3. und 8. Tag durch Ödeme und nach einer Woche durch eine Infektion.

**Symptome:** Zeichen einer Hirndrucksteigerung sind

- Kopfschmerzen
- Übelkeit, Nüchternerbrechen (zerebrales Erbrechen) und Schwindel
- Wesensänderung mit verminderter Wachheit (Bewußtseinseintrübung)
- Stauungspapille im Augenhintergrund
- Einklemmungserscheinungen, mit Hirnnervenstörungen (III, VI), maximal erweiterte Pupillen (Mydriasis), Blicklähmung, Sehstörung
- Anfälle von Enthirnungsstarre (Streckkrämpfe der Extremitäten), Pyramidenbahnzeichen, Kreislauf- und Atemstörungen (Cheyne-Stoke) bis zum Ausfall, Bradykardie (Druckpuls), Temperaturanstieg
- Hinterkopf-Nackenschmerz und Opisthotonus

**Therapie:** symptomatisch Glukokotikoide, evtl. künstliche Beatmung.

### 18.5.2.5 Hydrozephalus

> **Definition:** Erweiterung der Liquorräume durch Störung der Liquorzirkulation oder -resorption. Dadurch kommt es zum Wasserkopf.

**Ursachen:** Fehlbildungen, Tumore (Stenosen), Entzündungen, Gifte.

**Patho:** Durch verminderte Resorption oder vermehrte Produktion des Liquors kommt es zu einer Drucksteigerung innerhalb des Schädels. Bei Kindern führt dies zu einer Vergrößerung des Schädels (ballonförmiger Schädel).

**Symptome:** abnormes Schädelwachstum bei Kindern, später Hirndruckzeichen.

**Therapie:** Ventrikeldrainage.

### 18.5.2.6 Hirntumoren

Hirntumoren kommen sehr selten vor.

- *Meningeom:* meist gutartig
- *Glioblastom:* meist hoch maligne mit schlechter Prognose
- *Gliom:* meist gutartig, aber häufig Rezidive
- *Anaplastisches Meningeom*
- *Neurinom:* meist gutartig;
- *Astrozytom:* gutartig mit langsamem Wachstum, gute Prognose;
- *Epiphysenadenome:* meist benigne

Am häufigsten gibt es im Gehirn Metastasen eines extrakraniellen Karzinoms (z. B. Bronchial- oder Mammakarzinom).

**Symptome:** vor allem Kopfschmerzen, Bewußtseinsstörungen, Hirndrucksymptome und auch Sehstörungen.

### 18.5.2.7 Epilepsie (Anfallsleiden)

> **Definition:** Krampfanfälle mit unterschiedlichen Formen und Ursachen, die Sekunden bis wenige Minuten andauern können (Fallsucht).

**Ursachen:** unbekannt, jedoch auch durch Gehirnverletzungen, Infektionen, Abszesse, Tumor, Alkohol, perinataler $O_2$-Mangel.

**Patho:** Unter den Begriff Epilepsie sind sehr viele verschiedene Erkrankungen gefaßt. Anfälle, die oft den gesamten Organismus betreffen, werden als *Grand-mal-Anfälle* bezeichnet. Kleine Anfälle, die z. B. nur kurze Blickstarre verursachen, werden als *Petit-mal-Anfälle* bezeichnet. Epileptische Anfälle können nur einmal auftreten, oder nach dem ersten Anfall immer häufiger auftreten.

**Grand mal**

- *Ursachen:* auslösende Faktoren sind schnell aufeinander folgende Lichtreize, Alkohol, Anstrengung, Schlafentzug, Hyperventilation.
- *Symptome:* Es können manchmal Stadien beobachtet werden:
- „Aura“: Vorboten des Anfalls. Dauer 0–10 s, optische, akustische, taktile und psychisch absonderliche Wahrnehmungen.

- Tonisches Stadium: mit Krämpfen. Dauer 3–8 s, Initialschrei, Streckkrampf mit Sturz, Kopf- und Augenwendung seitlich, Pupillen weit und lichtstarr.
- Klonisches Stadium: Dauer mehrere Minuten, rhythmische Zuckungen, Rumpfbewegungen, Mundbewegung mit Zungenbiß, Schaum vor Mund, Urin und Stuhlabgang.
- Erschöpfungsstadium: Dauer mehrere Stunden, Tiefschlaf, Patient meist nicht erweckbar.
- Aufwach- bzw. Katerstadium: Kopfschmerzen, Amnesie, die sich auf den Anfall, nicht aber auf Aura bezieht.
- *Komplikationen:* Status epilepticus, wenn mehrere Anfälle hintereinander auftreten, ohne das Bewußtsein wiederzuerlangen. Nach Jahren können durch die Anfälle psychische Veränderungen auftreten.

- *Diagnose:* EEG, CT.
- *Therapie:* Valium, Antiepileptika, Operation.

**Petit mal**

Petit-mal-Anfälle kommen meistens bei Kindern und Jugendlichen vor. Sie zeigen sich durch Absencen (Blickstarre), plötzliches Fallen (Sturzanfälle) oder Nickanfälle. Die petit-Mal-Anfälle werden oft erst im Schulalter entdeckt, wenn die Schüler beim Schreiben einen Anfall bekommen und das Schriftbild entsprechend verändert ist. Die kleinen Anfälle können sich im Alter verlieren, oder sich zu großen Anfällen verändern.

### 18.5.2.8 **Morbus Parkinson**

**Definition:** Degenerative Erkrankung bei der vor allem die melaninhaltigen Zellen im Mittelhirn zerstört werden.

**Ursachen:** unbekannt, auch als Folge von Trauma, Enzephalitis, Tumor, Medikamente und Gift (z. B. Quecksilber) möglich.

**Patho:** Vor allem Dopamin (Neurotransmitter) ist vermindert. Die Erkrankung betrifft besonders Männer ab 60.

**Symptome:** Akinese mit leiser und monotoner Sprache, Verlangsamung aller Bewegungen (Bewegungsarmut), gebückte Haltung und kleinschrittiger, schlürfender Gang mit Fallneigung. Rigor mit starrer Haltung, Tremor, der bei Bewegung aufhört. Deshalb ist Schreiben noch möglich. Weiterhin gibt es vermehrte Talg- und Speichelproduktion und die Patienten sind oft depressiv.

**Therapie:** Substitution von L-Dopa, Krankengymnastik.

### 18.5.2.9 **Alzheimer-Krankheit**

**Definition:** Degenerative Erkrankung, bei der es zu Hirnschwund und daraus resultierender Demenz kommt.

**Ursachen:** unbekannt, möglicherweise durch ein Virus oder genetisch bedingt.

**Patho:** Stoffwechselstörung des Gehirns, bei der es zur Atrophie der Großhirnrinde kommt (bis zu 70% Hirnschwund). Sie beginnt vor allem bei Frauen zwischen dem 50. und 60. Lebensjahr. Bei der Symptomatik dieser Erkrankung wird auch von hirnorganischem Psychosyndrom gesprochen.

**Symptome:** Gedächtnisstörungen Orientierungsstörungen, Leistungsabfall, Sprachstörungen (Aphasie), Rechenstörungen, unruhiges Umherlaufen (Trippelmotorik), Demenz (Verblödung). Später vernachlässigen sich die Patienten (z. B. Unfähigkeit sich eine Jacke zuzuknöpfen, Inkontinenz), werden stumm und sind nicht mehr ansprechbar, oft auch gereizt-aggressives Verhalten.

**Therapie:** gibt es bisher nicht.

### 18.5.2.10 **Poliomyelitis**

**Definition:** Eine entzündliche zyklische Infektionskrankheit des ZNS, hauptsächlich der grauen Substanz. Der Erreger befällt vorwiegend das Rückenmark (spinale Kinderlähmung), aber auch das verlängerte Mark (Medulla oblongata) und das Gehirn. Die Krankheit ist bei Verdacht, Erkrankung und Tod meldepflichtig.

**Patho:** Die Viren vermehren sich im RES des Rachens und des Dünndarms (Tonsillen, Peyersche Plaques) und verbreiten sich hämatogen. Die Erreger setzen sich hauptsächlich im Bereich der motorischen Ganglienzellen im Vorderhorn des Rückenmarks fest und bewirken dort eine Entzündung mit lymphozytären Infiltraten und Untergang der motorischen Ganglienzellen, dadurch ist vor allem die Skelettmuskeln betroffen.

**Verbreitung:** weltweit, durch Impfung in Europa nur kleine Endemieherde, vor allem im Sommer. In tropischen Länder noch häufig.

**Erreger:** Polio-Virus (Enteroviren); Es gibt drei Erregertypen: Typ I (Brunhild, er ist der häufigste), Typ II (Lansing) und Typ III (Leon).

**Infektionsquelle:** Kontakt- und Schmierinfektion (Fäkalien, gemeinsame Toilette) oder durch Tröpfcheninfektion. Eintrittspforte ist der Verdauungstrakt (Rachen, Dünndarm).

**Inkubationszeit:** 4–14 Tage.

**Symptome:** Poliomyelitis zeigt typische Stadien, kann aber während jeder Phase enden. Sie kann aber auch inapparent verlaufen und so zur Immunität führen (stille Feiung). 95% der Infektionen verlaufen asymptomatisch, weniger als 1% durchlaufen den Zyklus bis zur Paralyse, die übrigen verlaufen in abgeschwächter Form (abortive Krankheitsfälle). Das Fieber verläuft typischerweise in Form einer doppelgipfligen Fieberkuve.

**Stadien der Poliomyelitis**

1. *Vorstadium* (Prodromalstadium): Es gleicht einer Erkältungskrankheit mit Fieber, Abgeschlagenheit und Halsschmerzen, oder einem Magen-Darm-Infekt mit Übelkeit, Fieber, Verstopfung und Durchfall. Das Vorstadium dauert 1–2 Tage, bei 90% endet damit die Krankheit.
2. *Präparalytisches* bzw. *meningitisches Stadium* (Organstadium): das Fieber steigt erneut und es stellen sich Hirnhautreizsymptome ein, wie Kopfschmerzen, Erbrechen und Nackensteifigkeit ein. Es bestehen Berührungsempfindlichkeit (Hyperästhesie) und Adynamie. In diesem Stadium sind im Liquor vermehrt Leukozyten und Eiweiß nachzuweisen, die Dauer beträgt 2–7 Tage.
3. *Paralytisches Stadium:* Bis zum 10.–12. Krankheitstag muß man mit schlaffen Lähmungen rechnen. Die Lähmungen sind nicht symmetrisch und beginnen meist auf dem Höhepunkt des Fiebers, vorwiegend an Bein-, Arm- und Rückenmuskulatur. Sie sind aszendierend (von unten nach oben). Bei Armlähmung muß die Atmung überwacht werden, da Zwerchfell und Interkostalmuskeln beim Hochsteigen der Lähmung betroffen werden können. Proximale Muskeln der unteren Extremitäten sind am häufigsten betroffen. Oft gibt es noch Tachykardie, Schweißneigung, Schlaflosigkeit und Hypertonie.
4. *Reparationsstadium:* Lähmungen sind in den ersten 2 Monaten rückbildungsfähig, es kann aber auch 1–2 Jahre dauern. Zurückbleiben können Muskelatrophie, Kontrakturen (Gelenksteife durch Verwachsungen und Verkürzungen der Muskeln), Wachstumsstörungen.

**Verlaufsformen**

I. *Spinale Form:* mit schlaffen Lähmungen, gefährlich wenn Interkostalmuskeln und Zwerchfell betroffen sind (Atmung).
II. *Bulbär-pontine Form:* das verlängerte Mark und die Brücke (Pons) sind betroffen, häufiger bei älteren Kindern und Erwachsenen, gefährlich wegen Hirnnervenlähmung und Ausfall der Medulla oblongata (Atem-, Kreislaufzentrum, Schluckakt).
III. *Enzephalitische Form:* Somnolenz, Wach-Schlaf-Rhythmusstörungen, vegetative und vasomotorische Störungen mit Schweißausbrüchen, Blutdruckschwankungen, Jackson-Anfällen (Epilepsien), spastischen Halbseitenlähmungen.

**Komplikationen:** Letalität bei Vollerkrankung liegt bei 20%.

**Nachweis:** Erregernachweis im Mund- und Rachensekret und im Stuhl, später auch im Blut und Liquor; Antikörpernachweis.

**Immunität:** nach Impfung begrenzte Immunität (ca. 6 Jahre).

**Therapie:** Es gibt keine kausale Therapie, Antibiotika zwecklos, Bettruhe, richtige Lagerung, Krankengymnastik.

#### 18.5.2.11 **Multiple Sklerose**

**Definition:** Entzündliche Erkrankung des ZNS mit Entmarkung der Nervenbahnen. Sie wird auch MS genannt und tritt schubweise auf (Encephalomyelitis disseminata).

**Ursachen:** unbekannt, vermutet wird eine Autoimmunerkrankung, evtl. auch durch Viren. Es besteht eine familiäre Häufung.

**Patho:** Primär entzündliche Erkrankung, bei der eine herdförmiger Entmarkung der Nervenfasern entsteht. Es kommt zum Zerfall der Markscheiden. MS tritt schubweise, vor allem in der nördlichen Hemisphäre auf. Frauen sind häufiger betroffen als Männer.

**Symptome:** neurologische Ausfälle aller Art (Lähmungserscheinungen), spastische Paresen, Fazialisparese, Inkontinenz, Sehstörungen, Doppelbilder, skandierende Sprache, Querschnittslähmung.

**Diagnose:** Kernspintomographie.

**Therapie:** vor allem Glukokortikoide im Schub, Diät. Die Krankheit dauert im Durchschnitt 25 Jahre. Die Patienten sterben meist an einer Lungenentzündung.

#### 18.5.2.12 **Trigeminusneuralgie**

**Definition:** Anfallartig, meist einseitig auftretende Schmerzen im Versorgungsgebiet des Trigeminus.

**Ursachen:** unbekannt, ausgelöst durch Reize, wie Kälte, Berührung (Waschen, Rasieren) und Bewegungen, oder nach Infektionen.

**Symptome:** akuter und heftiger Gesichtsschmerz im Versorgungsgebiet des Trigeminus. Die Schmerzen können so stark sein, daß Patienten an Suizid denken.

**Therapie:** In schweren Fällen Antiepileptika oder operative Durchtrennung des Nerv.

#### 18.5.2.13 **Tetanus**

**Definition:** Erkrankung, bei der es durch das Toxin des Bakteriums zu Krämpfen kommt (Wundstarrkrampf). Die Krankheit ist bei Erkrankung und Tod meldepflichtig.

**Patho:** Zu Tetanus kommt es vor allem bei Verletzungen der äußeren Haut und Verunreinigung der Wunde mit Clostridien. Unter Sauerstoffabschluß bilden die Erreger ein Toxin (Ektotoxin), das den Wundstarrkrampf hervorruft. Über die Nervenzellen des ZNS bewirkt das Gift krampfartige Kontraktionen der willkürlichen Muskulatur. Sie beginnen meist im Gesicht.

**Verbreitung:** weltweit im Erdboden; die Morbidität ist abhängig von der Bevölkerungsdichte, Bodenstruktur und der Art der Bodennutzung. Erreger werden im Kot von Mensch und Tier ausgeschieden, die Sporen bleiben im Boden. 50.000 Menschen sterben laut WHO jährlich an Tetanus.

**Erreger:** Clostridium tetani (Anaerobier), ein Bakterium.

**Infektionsquelle:** Erdboden, Staub, Darminhalt von Pferd, Rind und Hund. Bei Verletzungen (Bagatellverletzungen) durch Holzsplitter, Nägel usw. kann der Erreger in den Körper gelangen.

**Inkubationszeit:** 4–30 Tage und abhängig von der Menge und Virulenz der Erreger.

**Symptome:** Frühzeichen (Prodromalsymptome) sind Kopfschmerzen, Müdigkeit und gesteigerte Reflexe. Im weiteren Verlauf kommt es dann zuerst zu Nackensteifigkeit und Kaumuskelsperre (Trismus). Es folgt der Befall von Rücken, Bauch- und Brustmuskulatur mit im Bogen nach hinten gekrümmt Kopf und Rücken (Opisthotonus). Die mimischen Muskeln sind zum Grinsen verzerrt (Risus sardonicus) und es kommt zu Sprach- und Schluckbeschwerden (Dysphagie) mit oft unstillbarem Erbrechen. Die Patienten können dann nichts mehr essen, Säuglinge können nicht mehr saugen. Durch den tonischen Krampfzustand der Extremitätenmuskeln werden die Arme gebeugt und die Beine gestreckt gehalten, da die stärkeren Muskeln überwiegen. Der Patient ist bei vollem Bewußtsein, klagt über Schmerzen in den betroffenen Muskeln und schwitzt stark. Rhythmische tonisch-klonische Krämpfe mit Zyanose werden vor allem durch Licht- und Berührungreize (Sinnesreize) ausgelöst. Fieber tritt erst gegen Ende auf. Der Tod tritt durch Atemmuskellähmung ein. Gefürchtet ist Tetanus bei Neugeborenen (geht von der Nabelwunde aus).

**Nachweis:** Toxinnachweis im Blut; Erregernachweis im verletzten Gewebe.

**Therapie:** Wundrandexzsion (chirurgisches Säubern der Wunde), möglichst frühzeitig antitoxinhaltiges Serum.

**Klinischer Hinweis:** Bei tetanusverdächtigen Verletzungen wird folgendermaßen verfahren:

1. Bei Nichtgeimpften: sofort passive Immunisierung mit antitoxischem Schutzserum und gleichzeitig Toxoid als Simultanimpfung (aktive Immunisierung).
2. Bei Geimpften: Auffrischen der aktiven Immunisierung (hält ca. 10 Jahre).

### 18.5.2.14 **Tollwut**

**Definition:** Eine Viruserkrankung der grauen Substanz des ZNS, die meist durch den Biß eines tollwütigen Tieres (Hund, Fuchs, Katze) auf den Menschen übertragen wird. Die Krankheit ist bei Verdacht, Erkrankung und Tod meldepflichtig.

**Patho:** Durch eine Verletzung kann der virushaltige Speichel in den Körper kommen. Das Virus wandert entlang der peripheren Nerven zum Gehirn, vor allem in Pons, Medulla und Thalamus. Von allen Infizierten erkranken nur 10–20%, aber fast alle Erkrankungen enden tödlich. Je näher die Infektionsstelle am ZNS desto wahrscheinlicher ist der Ausbruch der Krankheit.

**Verbreitung:** weltweit.

**Erreger:** Tollwut-Virus (Rabies-Virus).

**Infektionsquelle:** kranke Säugetiere, vor allem Fuchs und Reh sind Infektionsträger, seltener Hund, Katze und Rind. Biß-, Kratzwunde oder andere Verletzungen der Haut bieten die Eintrittspforte für das Virus, das im Speichel der infizierten Tiere (auch beim erkrankten Menschen) vorkommt.

**Inkubationszeit:** 1–3 Monate.

**Symptome**

1. *Melancholisches Stadium* (Prodromalstadium): Vor Ausbruch der eigentlichen Erkrankung finden sich Kopfschmerzen, Verstimmungen, Depressionen und ein rauhes Gefühl in Mund und Kehle. Es folgt dann eine Rötung der Bißstelle. Charakteristisch ist die starke Empfindlichkeit gegen Berührung (Hyperästhesie). Der Muskeltonus ist erhöht und die Eigenreflexe gesteigert.
2. *Erregungsstadium* (maniakalisches Stadium): Es zeigt sich eine erhöhte Reizbarkeit mit Wutanfällen. Die Patienten haben eine starke motorische Unruhe und laufen ruhelos herum. Sie haben Krämpfe in den Extremitäten, in der Schlund- und Atemmuskulatur mit Atemnot, starkem Speichelfluß und möglicher Herzlähmung. Als Hauptsymptom der Tollwut gilt die *Hydrophobie*. Sie äußert sich in schmerzhaften Schlingmuskelkrämpfen, die allein beim bloßen Gedanken an Wasser ausgelöst werden können. Es entsteht starker Durst, ohne Trinken zu können: Folge ist eine Exsikkose. Die Perioden starker Erregung wechseln mit Zeiten ab, in denen der Patient völlig normal ist. Meist tritt der Tod in diesem Stadium am 4.–5. Tag ein.
3. *Lähmungsstadium* (stille Wut): Wird das zweite Stadium überstanden, folgt ein rascher Verfall mit Teilnahmslosigkeit. Es machen sich Augenmuskelparesen und Lähmungen der vom Biß betroffenen Körperseite bemerkbar. Die Lähmungen schreiten schnell voran und es kommt zu Atem- und Kreislauflähmung. Der Tod wird bei vollem Bewußtsein erlebt.

**Verdacht:** Zu melden ist jede Verletzung durch ein tollwutkrankes oder -verdächtiges Tier, sowie jede Berührung eines solchen Tieres oder Tierkörpers (nach BSG, § 3 Abs. 5).

**DD:** Bei Tetanus gibt es Trismus und Faszialislähmung.

**Nachweis:** Erregernachweis in den Sekreten. Im Gehirn des verdächtigen Tieres können *Negrikörperchen* nachgewiesen werden.

**Therapie:** Behandlung der manifesten Tollwut ist nicht möglich. Daher ist die Prophylaxe sehr wichtig. Passive und aktive Immunisierung sind so früh wie möglich durchzuführen, um eine Wirkung vor Ende der Inkubationszeit zu erreichen.

# 19 Das Auge

## 19.1 Anatomie des Auges

Das Auge wird auch als Sehorgan bezeichnet. Zu ihm gehören

- der *Augapfel* (Bulbus oculi) als Rezeptororgan
- die *Schutzeinrichtungen*, die aus der Augenhöhle (Orbita), den Augenlidern (Palpebrae), der Bindehaut (Tunica conjunctiva) und dem Tränenapparat (Apparatus lacrimalis) bestehen
- der *Bewegungsapparat* des Augapfels mit den verschiedenen Augenmuskeln
- Der *Sehnerv* (N. opticus) verbindet die Rezeptoren des Augapfels mit dem Gehirn.

**Lage und äußere Strukturen:** Die beiden Augen liegen durch Binde- und Fettgewebe geschützt in den knöchernen Augenhöhlen des Schädels. In jeder Augenhöhle liegen vier gerade und zwei schräge Augenmuskeln, die die Augen in die gewünschte Richtung bewegen. Die Augenlider, die das Auge zum Schutz verdecken können, bilden die äußere Begrenzung der Augen.

### 19.1.1 Die Schutzeinrichtungen des Auges

**Augenlider:** dienen zum Schutz der Augen. In Verbindung mit dem Tränenapparat sind sie wichtig für die Reinigung und Erhaltung der Hornhaut des Auges. Beim Ausbleiben des Lidschlags oder Versiegen der Tränenflüssigkeit trocknet die Hornhaut aus, entzündet sich und wird trübe. Vor jedem Auge befindet sich ein Ober- und ein Unterlid. Die Lider bestehen aus einer Schicht von Bindegewebe (Tarsus) und Muskeln, die von der äußeren Haut umhüllt ist. In den Augenlidern befinden sich mehrere Schleim- und Talgdrüsen.

- *Meibomsche Drüsen:* liegen an der Lidhinterkante und produzieren ein talgähnliches Sekret, das die Lidränder einfettet
- *Mollsche Drüsen:* Schweißdrüsen, liegen am Lidrand
- *Zeissche Drüsen:* liegen am Lidrand und produzieren Talg.

Ebenfalls an den Lidrändern stehen in 2–4 Reihen die Wimpern, deren Lebensdauer nur 150 Tage beträgt. Die Augenlider sind an der zum Auge hin liegenden Seite mit Bindehaut überzogen.

**Lidschluß und -öffnung:** Um die Augen liegt der Ringmuskel (M. orbicularis oculi), dessen Fasern in die Lider und Tränenkanälchen führen und der vom N. facialis (VII. Hirnnerv) innerviert wird. Beim Lidschluß ziehen die Muskeln die Unter- und Oberlider gleichzeitig nach medial. Der Lidschluß begünstigt die Bewegung der Tränenflüssigkeit zum Tränensee hin. Das Oberlid wird vom Lidheber (M. palpebrae superior) hochgezogen. Er zieht von der Augenhöhle in die Oberlider und wird vom N. oculomotorius (III. Hirnnerv) versorgt.

**Tränenapparat:** Der Tränenapparat des Auges besteht aus der Tränendrüse und den ableitenden Tränenwegen (Abb. 19-1). Die Tränendrüse hat die Größe einer Bohne und liegt über dem lateralen Augenwinkel in einer Grube des Tränenbeins. Die Drüsen produzieren zusammen pro Tag etwa 2 ml salzhaltige Flüssigkeit. Sie ist dünnflüssig, eiweißarm und enthält antibakteriell wirkende Enzyme. Sie führt zur Befeuchtung und Reinigung der Hornhaut und damit zur Verbesserung der optischen Eigenschaften. Die Augenlider verteilen das Sekret bei jedem Lidschlag über die vordere Augenfläche und befördern es zum medialen Augenwinkel hin. Die Tränenflüssigkeit sammelt sich

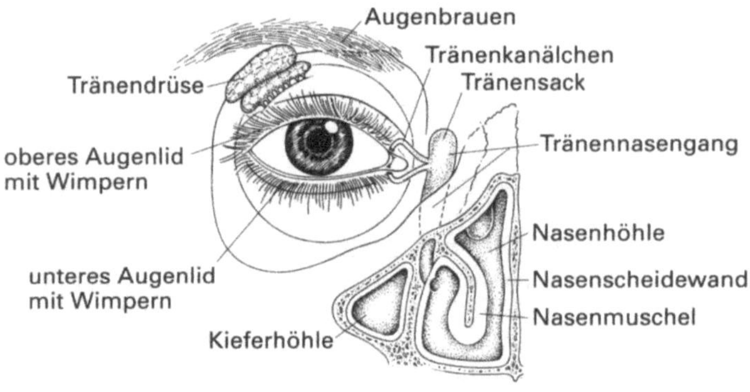


**Abb. 19-1** Die Schutzeinrichtungen des Auges.

im medialen Augenwinkel, dem Tränensee. Über zwei Öffnungen, die sogenannten Tränenpunkte, fließt sie in die Tränenröhrchen. Diese münden in den Tränensack. Der Abfluß erfolgt durch den Tränennasengang in die Nasenhöhle. Die Tränendrüsen werden durch den Parasympathikus zur Sekretion angeregt. Der Sympathikus hemmt die Tränensekretion. Die Tränenflüssigkeit ist auch ein Schmierfilm für Lider und Bestandteil des emotionalen Ausdrucks.

**Bindehaut** (Konjunktiva): Die Bindehaut ist ein glatter und glänzender Schleimhautüberzug der Innenseite des Lides und der Oberfläche der Sklera. Sie verbindet sich am Limbus, dem Übergang der Hornhaut in die Sklera, fest mit der Hornhaut. Reservefalten der Bindehaut gestatten eine freie Beweglichkeit des Augapfels. Die Bindehaut produziert einen Schleim, der in Zusammenhang mit der Tränenflüssigkeit die Bewegung zwischen Augenlid und Augapfel ermöglicht.

### 19.1.2 Die äußeren Augenmuskeln

Sechs äußere Augenmuskeln, vier gerade und zwei schräge, liegen in der Augenhöhle und dienen der Bewegung des Augapfels (Abb. 19-2). An einer Bewegung des Auges sind immer mehrere Augenmuskeln beteiligt.

**Gerade Augenmuskeln:** Die vier geraden Augenmuskeln haben ihren Ansatz in der Nähe der Durchtrittstelle des Sehnervs. Sie ziehen als ca. 1 cm breite platte Muskeln zum Augapfel und verbinden sich in unmittelbarer Nähe der Hornhaut mit ihm:

- *M. rectus superior:* verbindet sich oben mit dem Augapfel, Innervation: N. oculomotorius (III. Hirnnerv)
- *M. rectus inferior:* verbindet sich unten mit dem Augapfel, Innervation: N. oculomotorius
- *M. rectus lateralis:* verbindet sich seitlich außen mit dem Augapfel, Innervation: N. oculomotorius
- *M. rectus medialis:* verbindet sich seitlich innen mit dem Augapfel, Innervation: N. abducens (VI. Hirnnerv)

**Schräge Augenmuskeln:** Es gibt zwei schräge Augenmuskeln:

- *M. obliquus inferior:* der untere Schrägmuskel, entspringt vorn am Boden der Augenhöhle und verläuft schräg nach hinten zum Augapfel. Innervation: N. trochlearis (VI. Hirnnerv)
- *M. obliquus superior:* hat seinen Ansatz gemeinsam mit den geraden Augenmuskeln und verläuft etwas oberhalb des M. rectus medialis zu einem knorpeligen Halbring (Trochlea), um den er geführt wird. Er verläuft dann nach hinten lateral und verbindet sich mit dem Augapfel, Innervation: N. trochlearis

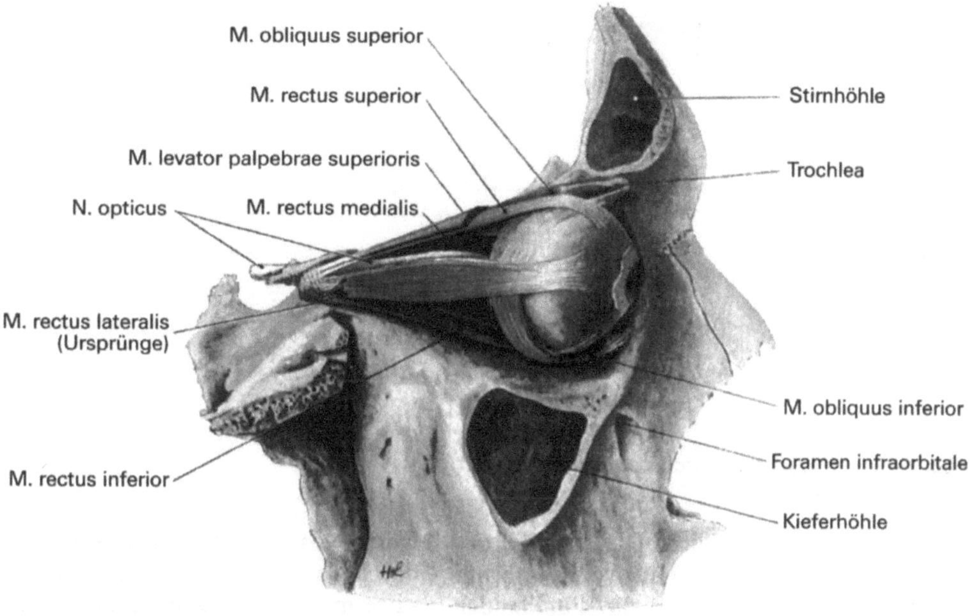


**Abb. 19.2** Die Muskeln des Auges von lateral gesehen. Der M. levator palpebrae superioris wurde zum Teil entfernt.

### 19.1.3 Der Augapfel

Der Augapfel hat eine fast runde Gestalt und liegt in einer Art Gelenkhöhle (Vagina bulbi) aus Bindegewebe, in der eine Bewegung in alle Richtungen möglich ist. Der Augapfel hat einen mehrschichtigen Wandaufbau. Am vorderen Pol befinden sich uhrglasähnliche lichtdurchlässige Strukturen. In der Nähe des hinteren Pols verläßt der Sehnerv den Augapfel (Abb. 19-3).

**Lederhaut** (Sklera): äußerste Schicht, die aus straffem Bindegewebe besteht. Sie ist hart, von weißer Farbe und schützt das Auge vor mechanischen Schäden. Im vorderen Rand der Sklera verläuft ringförmig der *Schlemmsche Kanal*, eine Vene, über die das Kammerwasser abfließt. Die Sklera ist die formgebende Schicht am Auge. Sie ist im vorderen Abschnitt von der Bindehaut überzogen.

**Hornhaut** (Kornea): ist mit der Sklera fest verwachsen und setzt die Sklera im vorderen Augenbereich fort. Die Hornhaut besteht aus kollagenen Fasern, ist klar, durchsichtig und völlig gefäßfrei. Äußerste und innerste Schicht der Hornhaut bestehen aus Epithelien. Außen regeln sie den Stoffaustausch der Hornhaut und leiten über den N. trigeminus sensible Nervenimpulse (z. B. Fremdkörper). Durch die starke Krümmung wirkt die Hornhaut als Linse (Sammellinse).

**Aderhaut** (Chorioidea): mittlere Schicht des Augapfels. Sie ist sehr dünn und reich an Gefäßen und Nerven zur Versorgung und Innervation des Augapfels. Eingelagerte Melanozyten geben ihr ein dunkles Aussehen (Dunkelkammmer). Nach vorne geht die Aderhaut in den Strahlenkörper und daran anschließend in die Iris über. Aderhaut, Strahlenkörper und Iris stellen in ihrer Gesamtheit die Gefäßhaut (Uvea) dar.

**Iris** (Regenbogenhaut): vorderster Teil der Aderhaut. Es handelt sich um eine kreisförmige Scheibe aus glatter Muskulatur, in die pigmentierte Zellen eingelagert sind. In der Mitte der Iris befindet sich eine Öffnung, die

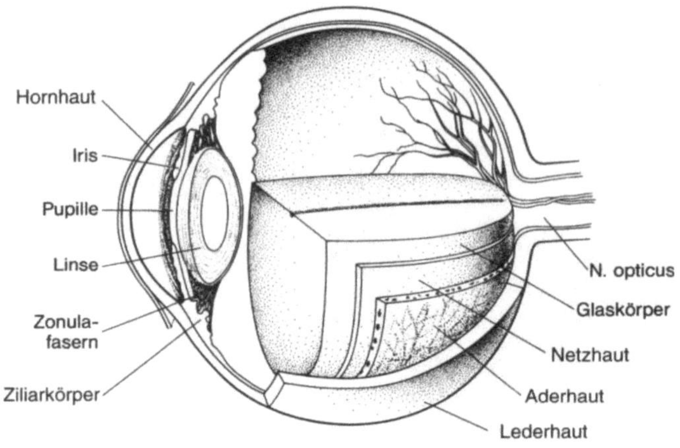


**Abb. 19-3** Querschnitt durch das Auge.

als *Pupille* bezeichnet wird. Die Iris funktioniert als Blende, da sie mit Hilfe von ringförmigen und radiären Muskeln die Pupille den Lichtverhältnissen anpassen kann. Die ringförmigen Muskeln werden vom Parasympathikus (N. oculomotorius) innerviert und verkleinern durch ihre Kontraktion die Pupille. Die Iris bildet eine bewegliche Scheidewand zwischen der vorderen und der hinteren Augenkammer und ist an der Übergangsstelle von Sklera und Kornea verankert. Sie bildet mit der Kornea einen spitzen Winkel, den vorderen Kammerwinkel. Da in diesem Winkel auch der Schlemmsche Kanal verläuft, hat die Größe dieses Winkels einen Einfluß auf den Abfluß. Die Farbe der Iris kann bei Erwachsenen von blau zu grünlich bis braun variieren. Neugeborene Kinder sind immer blauäugig, da sich erst nach einer gewissen Zeit die Pigmentzellen bilden und vorher das pigmentfreie Irisstroma blau erscheint.

**Miosis und Mydriasis:** Eine Verkleinerung der Pupille bis zu einem Durchmesser von 1,5 mm wird als *Miosis* bezeichnet. Die radiären Muskeln werden vom Sympathikus (Halsganglion) innerviert und vergrößern durch ihre Kontraktion die Pupille. Eine Vergrößerung der Pupille bis zu einem Durchmesser von 12 mm wird als *Mydriasis* bezeichnet.

**Ziliarkörper** (Strahlenkörper): liegt zwischen dem vorderen Ende der Aderhaut und der Iriswurzel. Es handelt sich um eine Verdickung durch glatte Muskeln (Ziliarmuskel) und Fortsätze mit Drüsen (Ziliardrüse). Der Ziliarkörper sieht vom Inneren des Auges strahlenförmig aus. In den Tälern der Fortsätze entspringt ein Fasersystem (Zonulafasern), an dem die Linse aufgehängt ist. Die Ziliarmuskeln sind analog der Iris innerviert und liegen ringförmig um die Linse. Sie regulieren die Spannung der Zonulafasern und dadurch die Zugkräfte auf die Linse. Sie sind dadurch für die Akkommodation zuständig. Die Ziliardrüse produziert das Kammerwasser (Abb. 19-4).

**Linse:** bikonvexer Körper, der zwischen Glaskörper und Iris liegt. Sie besteht aus eiweißreichen Zellen, feinsten Fibrillen, amorpher Grundsubstanz und ist von einer Kapsel umgeben. Die Linse ist gefäß- und nervenfrei und und wird per Diffusion durch das sie umgebende Kammerwasser ernährt. Sie ist durch Haltebänder (Zonulafasern) mit den Muskeln des Ziliarkörpers verbunden. Die Elastizität der Linse ermöglicht eine passive Veränderung ihrer Dicke und damit die *Akkommodation*. Sie hat die physiologische Neigung, eine Kugelform anzunehmen. Dadurch wird ihre Brechkraft größer. Die Elastizität der Linse und damit die Tendenz, eine Kugelform anzunehmen, nehmen im Alter ab.

**Kammerwasser:** wird in der Ziliardrüse gebildet und dient der Formerhaltung des Augapfels so-

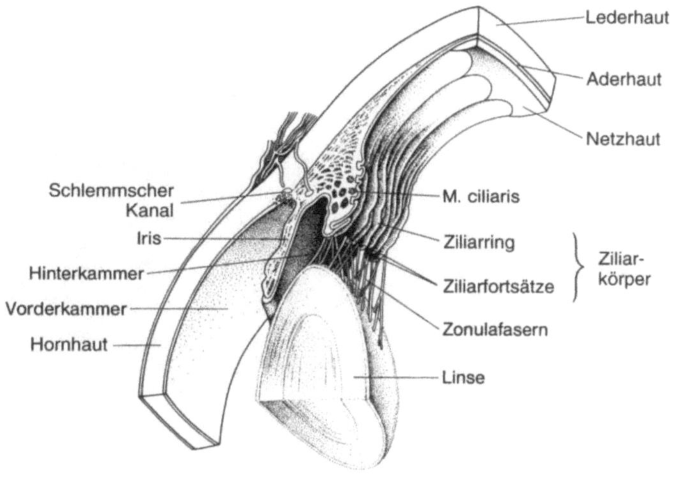


**Abb. 19-4** Vorderabschnitt des Auges mit Linse und ihrer Befestigung am Ziliarkörper.

wie der Ernährung von Linse und Hornhaut. Aus der Ziliardrüse strömt es in die hintere Augenkammer (wird von Iris, Linse und Ziliarkörper gebildet). Durch einen schmalen Spalt zwischen Linse und Iris fließt das Kammerwasser in die vordere Augenkammer ab (Raum zwischen Hornhaut und Iris bzw. Linse). Hier tritt das Kammerwasser im Kammerwinkel in den Schlemmschen Kanal über und wird venös abtransportiert. Das Kammerwasser ist eine klare Flüssigkeit, die sowohl Nährstoffe als auch Abfallprodukte enthält. Die vordere und hintere Augenkammer enthalten zusammen ca. 0,2–0,3 ml Flüssigkeit. Pro Tag wird etwa das Zehnfache an Kammerflüssigkeit gebildet. Durch die Flüssigkeit herrscht ein Druck von ca. 10–20 mmHg im Augeninneren.

**Netzhaut** (Retina): gliedert sich in in zwei Abschnitte, den Ziliarkörper (vorderer lichtunempfindlicher Teil) und den hinteren lichtempfindlichen Teil, der den größten Teil des Augapfels auskleidet. Sie ist die innerste Schicht im Auge, etwa 0,2 mm dick und durchsichtig (Abb. 19-5).

Die Netzhaut besteht vor allem aus zwei Schichten:

- *Pigmentepithel:* ist zuständig für die Ernährung der Rezeptorzellen und liegt der Aderhaut an
- *Stratum nervosum:* eigentlicher lichtempfindlicher Teil der Netzhaut

Das **Stratum nervosum** besteht wiederum aus mehreren Schichten, in denen sich insgesamt drei verschiedene Neurone befinden:

- *Äußere Körnerschicht* (Stratum neuroepitheliale): In ihr befinden sich die Stäbchen- und Zapfenzellen, die sogenannten bipolaren Sinneszellen. An dem zum Pigmentepithel gerichteten Fortsatz wird der Lichteinfall registriert und weitergeleitet. Das eintreffende Licht wird in Nervenimpulse umgewandelt, die schließlich an das Gehirn weitergeleitet werden.
- *Innere Körnerschicht* (Stratum ganglionare retinae): bipolare Zellen, die den Reiz von einem oder mehreren Rezeptoren aufnehmen und ihn an die nächste Zelle weiterleiten.
- *Ganglienzellschicht* (Stratum ganglionare nervi optici): Diese großen Ganglienzellen liegen dem Pigmentepithel am entferntesten und ihre Fasern bilden nach dem Austritt aus dem Augapfel den Sehnerv. Sie leiten den Reiz aus dem Auge in das Gehirn.

**Netzlautablösung:** Die Netzhaut ist nur am Übergang vom lichtempfindlichen zum lichtunempfindlichen Abschnitt und an der Austrittsstelle des Sehnervs mit der unteren Schicht verwachsen. Unter pathologischen Umständen kann sich der übrige Teil vom Pigmentepithel lösen. Die Netzhaut wird dann nicht mehr ernährt und geht zu Grunde (*Netzhautablösung*).

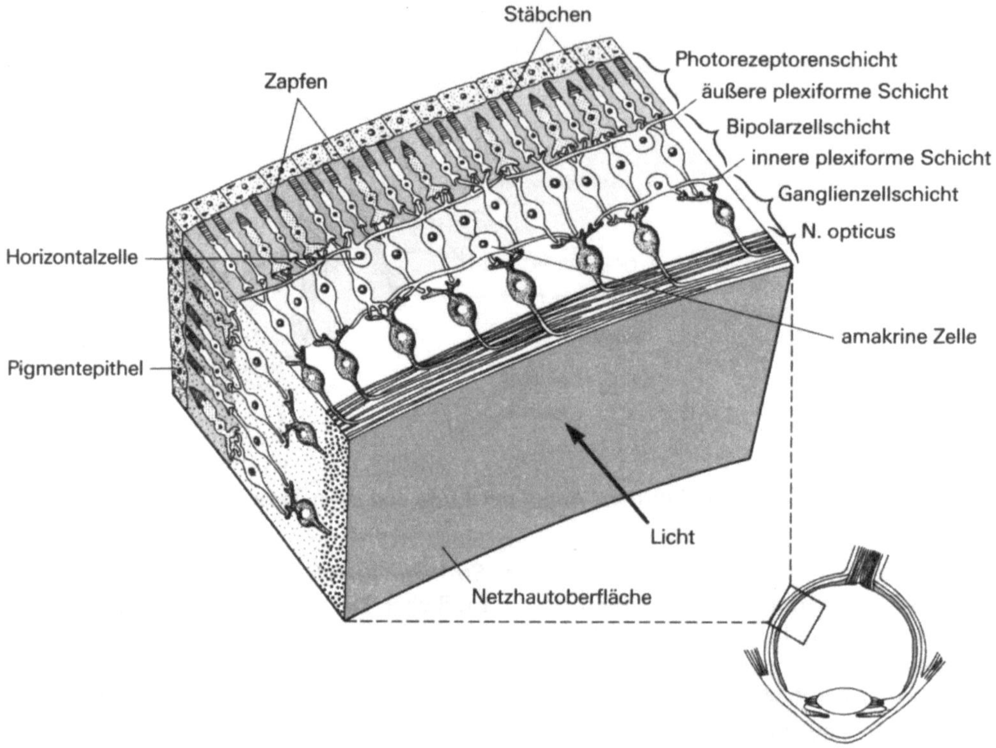


**Abb. 19-5** Aufbau der Netzhaut. Photorezeptorenschicht: äußere Körnerschicht. Bipolarzellschicht: innere Körnerschicht.

**Stäbchen:** In der menschlichen Netzhaut gibt es 80–120 Mio. Stäbchenzellen. Durch sie werden nur Helligkeitsunterschiede wahrgenommen. Sie ermöglichen das Schwarz-Weiß-Sehen und das Sehen in der Dämmerung. Im Bereich des gelben Flecks gibt es keine Stäbchen, so daß fixierte Objekte bei Nacht verschwindeen, da diese vor allem im Bereich des gelben Flecks abgebildet werden. Die Umwandlung eines Lichtreizes in einen Nervenimpuls erfolgt in den Rezeptorzellen. In ihnen befindet sich der Sehpurpur (Rhodopsin), der durch Licht abgebaut wird und damit einen Nervenimpuls auslöst. Zum erneuten Aufbau von Sehpurpur wird Vitamin A benötigt.

**Zäpfchen:** In der Netzhaut befinden sich 3–6 Mio. Zäpfchen, die das Farbensehen ermöglichen. Besonders dicht sind sie im Bereich des gelben Flecks vorzufinden. Verschiedene Zäpfchen reagieren auf die verschiedenen Frequenzen der Farben rot, blau und grün mit unterschiedlicher Impulsfrequenz. Das Gehirn setzt aus diesen Informationen die entsprechenden Farbtönungen zusammen. Mit zunehmender Entfernung vom gelben Fleck nimmt die Anzahl der Zäpfchen ab, dadurch ist an der Peripherie nur noch Schwarz-Weiß-Sehen möglich. Das Farbsehen benötigt auch eine bestimmte Lichtmenge (Helligkeit), so daß bei Dunkelheit die Zäpfchen nicht mehr erregt werden.

**Gelber Fleck** (Macula): Stelle des schärfsten Sehens am Augenhintergrund. Es handelt sich um eine Vertiefung (Sehgrube), an der nur Zapfenzellen vorzufinden sind.

**Blinder Fleck:** Stelle, an der der Sehnerv aus dem Augapfel austritt. Hier befinden sich keine lichtemfindlichen Zellen, sondern die Nervenfasern des Sehnervs. Auch die Blutgefäße der Netzhaut treten hier ein und aus.

**Sehnerv** (N. opticus): Nach ihrem Durchtritt aus dem Augapfel an der sogenannten Papille werden die Nervenfasern der Netzhaut durch eine bindegewebige Hülle zu einem Nervenstrang zusammengefaßt. Die Hülle ist eine Fortsetzung der 3 Hirnhäute. Dieser als Sehnerv bezeichnete Nervenstrang tritt von der Augenhöhle aus durch eine Öffnung ins Schädelinnere. Die beiden Sehnerven vom rechten und linken Auge bilden in der Nähe der Hypophyse die Sehnervenkreuzung (Chiasma opticum). An dieser Stelle kreuzen sich ca. 80% der Nervenfasern. Nur die temporalen Netzhautfasern bleiben ungekreuzt. Nach der Kreuzung ziehen die Fasern als Tractus opticus in die verschiedenen Gehirnbereiche der Sehverarbeitung.

**Der Glaskörper:** Der Raum hinter der Linse wird als Glaskörper bezeichnet. Er ist mit einer kollagenreichen, gallertartigen Flüssigkeit gefüllt, die zu 99% aus Wasser besteht. Beim Glaskörper handelt es sich um einen durchsichtigen Stoßdämpfer für das Augeninnere. Er übt einen gewissen Druck auf die Netzhaut aus, durch den diese faltenlos an den Augapfel anliegt.

## 19.2 Physiologie des Sehens

**Bildentstehung:** Die Lichtstrahlen, die auf das Auge treffen, werden vom sogenannten dioptrischen Apparat (Kornea, Kammerwasser, Linse und Glaskörper) aus ihrer Bahn abgelenkt, fallen auf die Netzhaut und lösen dann durch die Rezeptoren (Stäbchen und Zäpfchen) einen Nervenreiz aus. Auf der Netzhaut entsteht ein verkleinertes, seitenverkehrtes und umgekehrtes Bild. Durch die Lichtreize verändern sich die Membranpotentiale der Rezeptoren in der Netzhaut und lösen einen Nervenimpuls aus. Diese Reize werden dann im Gehirn zu einem Bild verarbeitet. Wir sehen also nicht das Bild, das auf der Netzhaut abgebildet wird, sondern des Gehirn verarbeitet die eintreffenden Reize erst zu einem Bild.

Ein **Beispiel** zur Verdeutlichung diese Gehirnleistung ist der Versuch mit einer Brille, die alles auf den Kopf stellt. Wird die Brille längere Zeit getragen, dreht das Gehirn das Bild auf den Kopf, so daß alles wieder normal erscheint, obwohl auf der Netzhaut das Bild immer noch verkehrt herum abgebildet wird. Setzt man nun diese Brille ab, so steht wieder alles auf dem Kopf, obwohl die Netzhaut jetzt ein „normales" Bild abbildet. Das Gehirn benötigt einige Zeit, um das Bild wieder umzudrehen.

**Brechkraft:** Die Brennweite (f) gibt Auskunft darüber, wie stark Lichtstrahlen, die normalerweise parallel verlaufen, gebrochen werden und sich nach einer bestimmten Strecke treffen. Die Brechkraft (D) wird als Kehrwert der Brennweite berechnet und in Dioptrien angegeben (dpt): $D = 1/f$. Die Gesamtbrechkraft des menschlichen Auges beträgt ca. 59 dpt ($D = 1/0{,}017$).

**Akkommodation:** Da durch das Auge die Lichtstrahlen eines Bildes gebrochen werden und dieses Bild auf der Netzhaut abgebildet wird, muß das Auge die Fähigkeit zur Scharfeinstellung haben. Damit Bilder unterschiedlicher Entfernung scharf auf der Netzhaut abgebildet werden können, müssen die Lichtstrahlen je nach Entfernung des Objekts, unterschiedlich stark gebrochen werden (Abb. 19-6). Das geschieht durch die Linse, die ihre Brechkraft ändern kann. Dieser Vorgang wird als Akkommodation bezeichnet.

- ▷ *Fernakkommodation:* Durch das Entspannen der Ziliarmuskeln erhöht sich der Zug auf den Aufhängeapparat der Linse. Sie flacht ab, und die Brechkraft verringert sich.
- ▷ *Nahakkommodation:* Durch Anspannung der Ziliarmuskeln erschlafft der Aufhängeapparat der Linse, sie wölbt sich und die Brechkraft erhöht sich bis auf 15 dpt. Der Nahpunkt liegt normalerweise bei etwa 10 cm. Das Nahsehen ist durch die Anspannung der Muskulatur anstrengender. Da die Elastizität der Linse im Alter abnimmt, wird das Nahsehen schlechter.

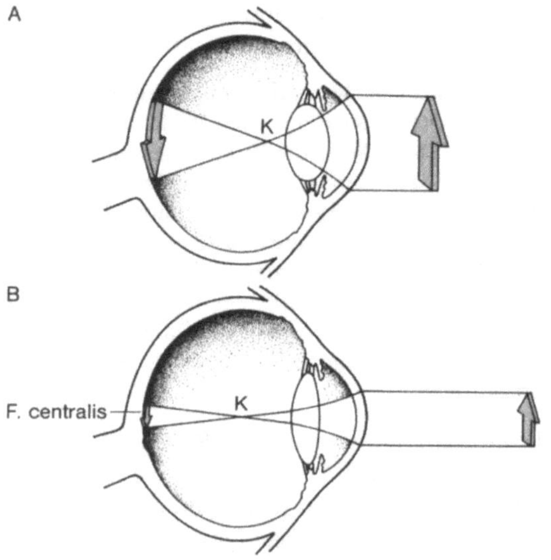


**Abb. 19-6** Bildentstehung auf der Netzhaut. F. centralis: Fovea centralis, Sehgrube oder gelber Fleck. **A.** Für das Nahsehen kontrahiert sich der Ziliarmuskel: Der Zug an den Zonulafasern nimmt ab, die Linse kann sich stärker krümmen. Die stärker gekrümmte (konvexe) Linse bricht das einfallende Licht stärker. **B.** Entfernte Objekte werden durch eine weniger gekrümmte Linse fokussiert. Die Linse ist weniger gewölbt, weil der Ziliarmuskel entspannt ist, und die Zonulafasern ihre größte Kraft auf die Linse ausüben.

In Ruhe oder vollkommener Dunkelheit ist der Ziliarmuskel leicht kontrahiert. Das Auge eines Normalsichtigen ist dabei auf ca. 1 m eingestellt.

**Adaptation:** Hierunter versteht man die Anpassung des Auges an die verschiedenen Lichtverhältnisse.

- *Pupillenadaptation:* Der Pupillenreflex paßt die Öffnung in der Iris (Pupille) schnell einem plötzlichen Lichtwechsel an. Bei Dunkelheit erweitert sich die Pupille und bei Helligkeit verengt sie sich. Dadurch ist es möglich, die Lichtmenge, die in das Auge fällt, um den Faktor 30 zu verändern. Nimmt die Lichtmenge nur an einem Auge zu, so verengt sich nicht nur die Pupille des beleuchteten (direkte Lichtreaktion), sondern auch die Pupille des anderen Auges (konsensuelle Lichtreaktion). Bei einer Nahakkomodation verengen sich die Pupillen automatisch (Konvergenzreaktion).
- *Netzhautadaptation:* Die Netzhaut kann sich durch Empfindlichkeitsänderung den Lichtverhältnissen anpassen. So wird sie bei Helligkeit unempfindlicher und bei Dunkelheit empfindlicher gegenüber einfallendem Licht.

## 19.3 Untersuchungen des Auges

**Sehschärfeprüfung** (Visusprüfung): Unter Sehschärfe versteht man die Fähigkeit des Auges, zwei eng zusammenliegende Punkte getrennt wahrzunehmen. Die Sehschärfe ist von den Lichtverhältnissen abhängig, da nur mit den Zapfen eine optimale Sehschärfe zu erreichen ist. Für die Bestimmung der Sehschärfe gibt es standardisierte Bild-, Buchstaben- oder Zahlentafeln, die in einem Abstand von 5 m zu lesen sind und bei denen die Zeichen immer kleiner werden. Hierbei kann die Sehschärfe direkt bestimmt werden. Durch das Vorhalten von geschliffenen Gläsern vor das Auge kann eine mangelnde Sehschärfe wieder korrigiert werden. Die entsprechenden Gläser können dann als Brille oder Kontaktlinsen getragen werden.

**Augenhintergrundspiegelung** (Ophtalmoskopie): Ist ein Auge auf eine Lichtquelle eingestellt, wird im Auge das Licht wieder zur Lichtquelle zurück reflektiert. Wird nun ein Licht über einen Spiegel in das Auge geleitet, so kann der Behandler über ein Loch im Spiegel das reflektierende Licht und damit den Augenhintergrund sehen (Abb. 19-7). Vor allem Gefäße, die Stelle des Sehnervenaustritts und der allgemeine Zustand der Retina werden bei einer Untersuchung des Augenhintergrunds begutachtet. So können schon frühzeitig z. B. arteriosklerotisch veränderte Gefäße erkannt werden. Bei erhöhtem Augeninnendruck lassen sich Veränderungen an der Austrittsstelle des Sehnervs erkennen.

**Augeninnendruckmessung** (Augentonometrie): Durch ein Instrument wird die Kraft gemessen,

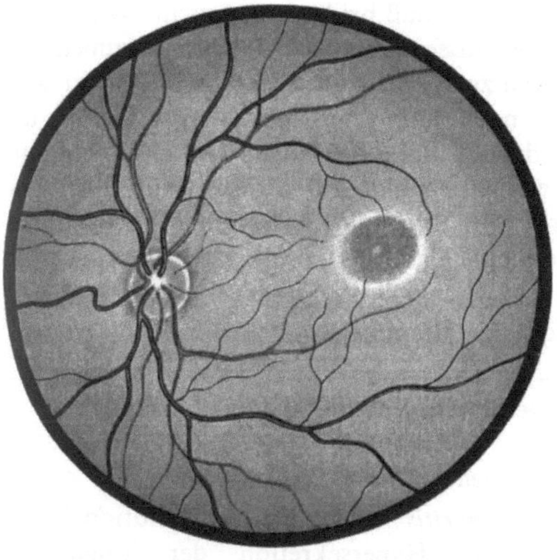

**Abb. 19-7** Spiegelbild des Augenhintergrundes. Die linke ringförmige Struktur ist der blinde Fleck, die rechte ringförmige Struktur der gelbe Fleck.

die benötigt wird, um das Auge einzudellen. Die Werte werden in mmHg angegeben. Der Normalwert liegt zwischen 10–21 mmHg.

**Gesichtsfelduntersuchung** (Perimetrie): Der Patient schaut bei der Perimetrie in ein Gerät, das an unterschiedlichen Stellen Lichtblitze erzeugt. Jeder gesehene Lichtblitz muß der Patient per Knopfdruck bestätigen. Die nicht erkannten Lichtblitze ergeben den Umfang der Bereiche auf der Netzhaut, aus denen keine Informationen im Gehirn ankommen.

## 19.4 Erkrankungen des Auges

**Hinweis:** Erkrankungen am Auge dürfen vom Heilpraktiker nicht behandelt werden.

### 19.4.1 Sehfehler

**Weitsichtigkeit** (Hypermetropie): tritt auf, wenn der Augapfel im Verhältnis zu seiner Brechkraft zu kurz ist (Kurzauge). Dadurch ist der Brennpunkt hinter das Auge verlagert und die Abbildung auf der Netzhaut ist unscharf. Die Ursache kann ein zu kurzes Auge oder eine zu weit hinten sitzende Linse sein. Bei der Weitsichtigkeit ist das Nahsehen beeinträchtigt. Die dadurch verstärkte Akkommodation verursacht oft Kopfschmerzen.

**Kurzsichtigkeit** (Myopie): der Augapfel ist im Verhältnis zu seiner Brechkraft zu lang (Langauge). Die Ursachen liegen in einer zu großen Brechkraft durch eine zu starke Hornhautkrümmung oder in einem zu lang gebauten Augapfel. Bei den Kurzsichtigen ist das Sehen in die Ferne beeinträchtigt, z. B. bei Schulkindern das Lesen von der Tafel.

**Alterssichtigkeit** (Presbyopie): Normalerweise wird beim Nahsehen der Ziliarmuskel kontrahiert und die Linse nimmt aufgrund ihrer Elastizität selbständig fast Kugelform an. Diese Elastizität und damit die Verformbarkeit der Linse nehmen kontinuierlich ab. Bei einem 10jährigen Kind liegt der Nahpunkt, der durch die Akkommodation möglich ist bei 7 cm, bei einem 40jährigen bei 22 cm, bei einem 60jährigen bei 100 cm.

**Astigmatismus** (Hornhautverkrümmung): Beim Astigmatismus ist die Brechkraft der Hornhaut durch eine ungleichmäßige Krümmung unterschiedlich stark, so daß kein genauer Brennpunkt auf der Netzhaut entsteht. Punkte werden dann als Striche wahrgenommen (Stabsichtigkeit).

**Farbfehlsichtigkeit:** Im allgemeinen Sprachgebrauch wird sie auch als Farbenblindheit bezeichnet. Meist handelt es sich um einen X-chromosomal-rezessiven Erbgang, zu 90% sind Männer betroffen. Dabei kann es sich um eine herabgesetzte Empfindlichkeit der Farbwahrnehmung handeln oder es kann die Zapfenart für eine bestimmte Farbe fehlen. Meist sind die Rot- bzw. Grünwahrnehmung gestört, selten die Blauwahrnehmung. Um die Farbwahrnehmung zu überprüfen, gibt es es spezielle Farbtafeln mit Zahlen, die mit Farbfehlsichtigkeit nicht erkannt werden.

**Schielen** (Strabismus): Beim Schielen kann ein Gegenstand nicht mit beiden Augen fixiert

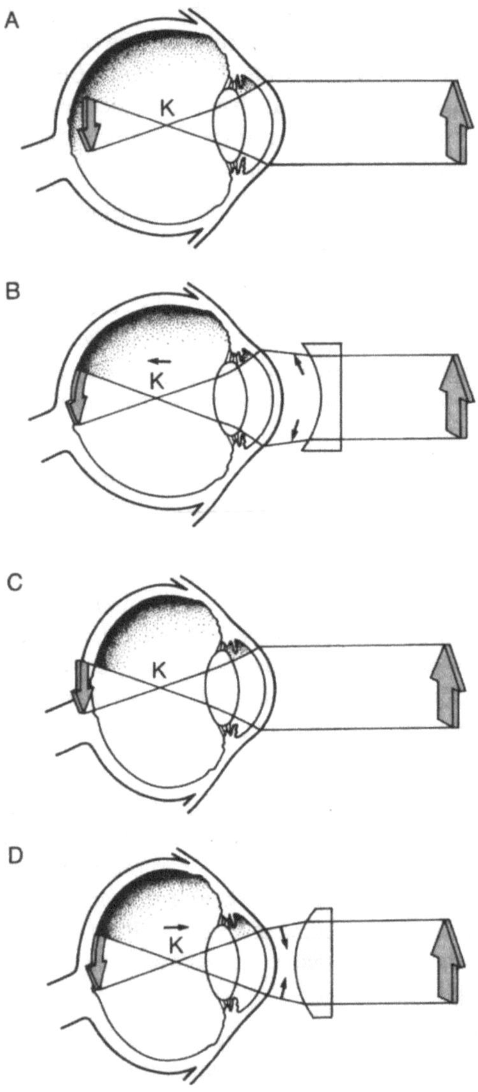


**Abb. 19-8** Fehlsichtigkeit und Korrektur durch Linsen. **A.** Bei der Kurzsichtigkeit brechen entweder Kornea oder Linse zu stark oder der Augapfel ist zu lang. Das Bild entsteht vor der Netzhaut (großer Pfeil). **B.** Eine Konkavlinse vor dem kurzsichtigen Auge streut die Lichtstrahlen (kleine Pfeile), das Bild wird wieder auf der Netzhaut abgebildet. **C.** Bei der Weitsichtigkeit brechen Linse und Kornea zu schwach oder das Auge ist zu kurz. Das Bild entsteht hinter der Netzhaut. **D.** Durch eine Konvexlinse vor dem weitsichtigen Auge wird das einfallende Licht stärker gebrochen, das Bild entsteht auf der Netzhaut.

werden, so daß beide Augen nicht die gleichen Bilder übermitteln. Im Gehirn kommen dadurch zwei Bilder an. Diese Doppelbilder werden nach einer gewissen Zeit vom Gehirn unterdrückt und aufgehoben. Die Ursachen sind meist unbekannt. Strabismus kann auch vererbt oder durch eine Lähmung der Augenmuskeln entstehen.

### 19.4.2 Blepharitis

**Definition:** Entzündung des Lidrandes.

**Ursachen**

- *Blepharitis squamosa:* konstitutionell bedingte Hypersekretion der Talgdrüsen, Überarbeitung, allergische Faktoren
- *Blepharitis infectiosa:* Infektion mit Bakterien, Pilzen oder Parasiten

**Symptome:** Rötung und Schwellung der Lidränder, gelbliche Krusten und Borken, zerstörte Wimpern.

**Therapie:** Medikamente.

### 19.4.3 Konjunktivitis

**Definition:** Entzündung der Bindehaut.

**Ursachen:** Bakterien, Viren, Pilze, Parasiten, Infektionskrankheiten, Allergien, Autoimmunerkrankungen, Verletzungen.

**Symptome:** Jucken, Tränen, Sandkorngefühl, Rötung, Lichtscheu, verklebte Augenlider.

**Therapie:** Antibiotika, Augentropfen.

### 19.4.4 Gerstenkorn

**Definition:** akut-eitrige Entzündung der Drüsen in den Augenlidern (sog. Hordeolum).

**Ursachen:** meist Staphylokokken oder Streptokokken (durch Diabetes mellitus begünstigt).

**Symptome:** Rötung, schmerzhafte Schwellung des Augenlides, Eiter.

**Therapie:** trockene oder feuchte Wärme zur Einschmelzung oder Reifung des Entzündungsherdes, evtl. Antibiotikasalbe, chirurgisches Eröffnen.

### 19.4.5 Hagelkorn

> **Definition:** Chronische schmerzfreie Entzündung durch Sekretstau der Meibomschen Drüsen in den Augenlider.

**Ursachen:** s. Gerstenkorn.

**Symptome:** schmerzfreier, reizloser bis hagelkorngroßer, derber Knoten.

**Therapie:** chirurgischer Eingriff.

### 19.4.6 Katarakt (grauer Star)

> **Definition:** Eintrübung der Linse.

**Ursachen:** Stoffwechselstörungen (z. B. Diabetes mellitus), Alterserscheinung.

**Patho:** Die Linse kann bei Stoffwechselerkrankungen durch Einlagerung von Stoffwechselprodukten getrübt werden.

**Symptome:** anfänglich Lichtscheue und Blendung, später nur noch Hell-Dunkel-Sehen, kann bis zur Erblindung führen.

**Therapie:** operative Entfernung der Linse und Einsetzen einer Kunstlinse.

### 19.4.7 Glaukom (grüner Star)

> **Definition:** Erhöhung des Drucks in den Augenkammern von > 22 mmHg (Norm 10–21 mmHg).

**1. Akutes Glaukom**

- **Ursachen:** Kurzbau des Auges, enger Kammerwinkel; Auslöser: Schreck, Streß, Dunkelheit.
- **Patho:** Durch den Kurzbau des Auges ist der Kammerwinkel enger angelegt. Bei sympathischer Nervenlage (Angst, Schreck) oder bei Dunkelheit erweitern sich die Pupillen und die Iris verdickt sich im Bereich des Kammerwinkels. Dadurch verengt sich der Kammerwinkel zusätzlich, was dann ein akutes Glaukom zur Folge haben kann (Engwinkelglaukom). Durch vermehrten Kontakt zwischen Pupillenrand und Linse oder wenn das Kammerwasser zu dickflüssig ist, kann sich in der hinteren Augenkammer auch ein Stau entwickeln. Der Kammerdruck kann beim akuten Glaukom bis auf 80 mmHg ansteigen.
- **Symptome:** heftige Kopfschmerzen, Übelkeit, Erbrechen, Sehvermögen läßt nach, Rötung des Auges.
- **Komplikationen:** ischämische Irisnekrose, Katarakt, Sehnervenatrophie (Sehfeldeinschränkung).
- **Therapie:** Medikamente oder operative Verbesserung des Abflusses. Durch das zu späte Einleiten einer Therapie kann es zu einer Schädigung des Auges kommen.

**2. Chronisches Glaukom**

- **Ursachen:** Abflußhindernis, meist altersbedingt oder Ursache unbekannt.
- **Patho:** bei 1–2% der Bevölkerung kann es ab dem 40. Lebensjahr zu Abflußbehinderungen im Trabekelwerk des Augenwinkels kommen, obwohl der Augenwinkel offen ist (Weitwinkelglaukom). Durch einen konstant erhöhten Augeninnendruck wird der Sehnerv ein wenig aus dem Augapfel gedrückt. Dabei werden einzelne Nervenfasern abgedrückt und verursachen einen Sehfeldausfall, der ohne Behandlung immer größer wird. Der Patient kann dadurch erblinden.
- **Symptome:** symptomlos, selten wird Druck verspürt. Nur durch Augeninnendruckmessung festzustellen.
- **Therapie:** medikamentös (Pilocarpin oder Betarezeptorenblocker), Operation zur Verbesserung des Abflusses.

### 19.4.8 Trachom (Körnerkrankheit)

> **Definition:** chronische Lokalinfektion von Bindehaut und Hornhaut des Auges. Das Trachom ist bei Erkrankung und Tod meldepflichtig.

**Patho:** Die Erreger befallen die Epithelzellen von Konjuktiva und Kornea und bilden charakteristische Einschlußkörperchen in den Zellen.

**Verbreitung:** in tropischen und subtropischen Ländern mit mangelhafter Hygiene sehr verbreitet, vor allem in Afrika (ägyptische Augenkrankheit), Asien und Lateinamerika.

**Erreger:** Chlamydia trachomatis.

**Infektionsquelle:** Schmierinfektion oder durch Fliegen von Mensch zu Mensch; der Erreger befindet sich im Augensekret.

**Inkubationszeit:** 1–2 Wochen.

**Symptome:** Die Erkrankung beginnt schleichend. Es kommt zuerst zu einer Hyperplasie der Tränenpapillen und der Follikel mit eitrig-schleimigem Tränenfluß und Druckgefühl im Auge. Durch die Entzündung kommt es zum kornealen Pannus, einer Bildung von Granulationsgewebe auf der Kornea (Trachomkörper) mit starker Gefäßerweiterung und Flüssigkeitsabsonderung (Exsudation). Es bilden sich feine Infiltrationen und Ulzerationen auf der Hornhaut. Die einsetzende Narbenbildung entsteht durch die entzündlichen Follikel, die durch Bindegewebe ersetzt werden. Dadurch kann es zum Erblinden und zu Lidveränderungen kommen.

**Nachweis:** Erregernachweis durch Bindehautabstrich.

**Therapie:** Tetracyclin-Augensalbe. Das Trachom ist weltweit die häufigste Ursache für Erblindung. Bei frühzeitiger Behandlung gute Prognose.

# 20 Das Ohr

## 20.1 Anatomie des Ohres

Im Ohr sind zwei Sinnesorgane durch eine gemeinsame Entwicklung räumlich miteinander verbunden, das *Hör- und Gleichgewichtsorgan*. Das gesamte Ohr wird in drei Abschnitte eingeteilt (Abb. 20-1):

1. *Äußeres Ohr:* Ohrmuschel (Auricula), äußerer Gehörgang und Trommelfell (Membrana tympani)
2. *Mittelohr:* Paukenhöhle (Cavum tympani), Gehörknöchelchen und die Ohrtrompete (Eustachio-Röhre).
3. *Innenohr* (Labyrinth): liegt in den Hohlräumen der Felsenbeinpyramide, dem knöchernen Labyrinth. Es beherbergt das häutige Labyrinth, das sich aus dem Hörorgan mit der Schnecke und dem Gleichgewichtsorgan mit den 3 Bogengängen und den 2 Vorhofsäckchen zusammensetzt.

### 20.1.1 Das äußere Ohr

**Ohrmuschel** (Auricula): trichterförmige, in Form und Größe sehr unterschiedliche Hautfalte, die durch einen elastischen Knorpel gestützt wird. Dem Ohrläppchen fehlt der Knorpel, es enthält nur Fettgewebe. Die Haut der Ohrmuschel ist fest an der Unterlage fixiert, was zu Spannungsschmerzen bei Entzündungen führt.

**Äußerer Gehörgang:** reicht bis zum Trommelfell, ist ca. 3,5 cm lang und mehrfach ge-

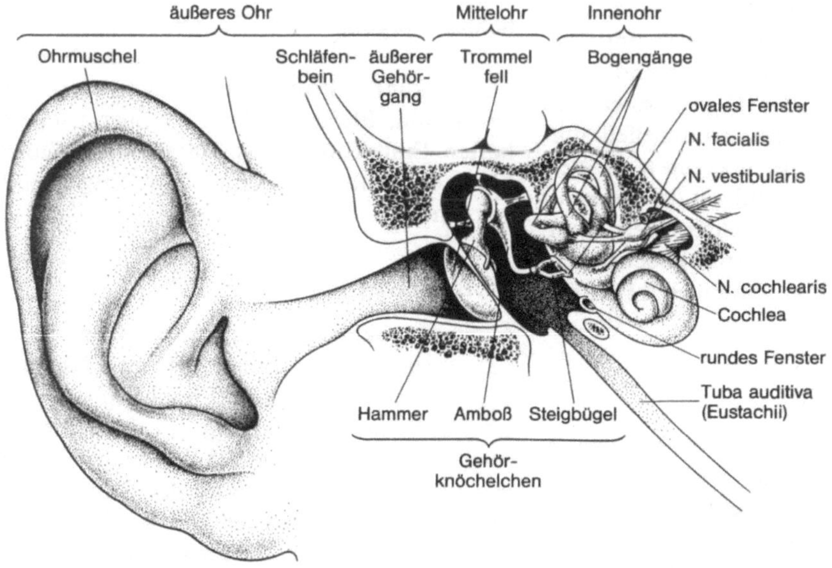


**Abb. 20-1** Ansicht von Ohrmuschel, äußerem Gehörgang, Mittel- und Innenohr. Beachte das Trommelfell und seine Beziehung über die Gehörknöchelchen des Mittelohres zur Cochlea. Das Mittelohr ist zu seiner Belüftung durch die Tuba auditiva (Eustachsche Röhre) mit dem Rachen verbunden.

krümmt. Der Knorpel der Ohrmuschel geht in den Gehörgangsknorpel über, aus dem das erste Drittel des äußeren Gehörgangs besteht. Die letzten zwei Drittel des Gehörgangs werden aus den Knochen des Schläfenbeins gebildet. Das knorpelige erste Drittel des Gehörgangs verläuft unmittelbar hinter dem Kiefergelenk und wird beim Schließen des Mundes eingeengt und beim Öffnen erweitert. Die Haut des Gehörgangs ist fest auf der Unterlage befestigt. Dadurch entstehen schon bei kleinen entzündlichen Schwellungen Spannungen und starke Schmerzen.

**Ohrschmalzdrüsen** (Glandulae ceruminosa): liegen im äußeren Gehörgang und bilden ein fettiges Sekret (Zerumen). Dieses hat die Aufgabe, kleine Fremdkörper einzuhüllen, nach außen zu transportieren und das Trommelfell geschmeidig zu halten. Normalerweise fließt das Zerumen nach außen ab und braucht nicht mechanisch entfernt werden. Unsachgemäßes Entfernung mit harten Gegenständen kann zu einer Beschädigung des Trommelfells führen.

**Trommelfell** (Membrana tympani): eine sehnige Haut, die die Grenze zwischen äußerem und innerem Ohr bildet. Es handelt sich um eine dünne Membran von 0,1 mm Dicke und einer ovalen Form von ca. 1 cm Durchmesser. Im äußeren Gehörgang ist das Trommelfell mit der Haut des Gehörgangs überzogen, in der Paukenhöhle mit der Schleimhaut der Paukenhöhle. Es überträgt die Schallwellen vom äußeren Gehörgang auf die Gehörknöchelchen und schützt das Mittelohr vor äußeren Einflüssen.

### 20.1.2 Das Mittelohr

**Paukenhöhle:** mit Schleimhaut ausgekleideter luftgefüllter Raum von ca. 2 cm Höhe und 1 cm Länge, in dem sich die Gehörknöchelchen befinden. Diese bilden eine Kette vom Trommelfell bis zum ovalen Fenster des Innenohrs. Es handelt sich um

1. *Hammer* (Malleus)
2. *Amboß* (Incus) und
3. *Steigbügel* (Stapes)

Der Hammer ist das größte der drei Gehörknöchelchen. Er ist auf der einen Seite mit dem Trommelfell fest verbunden. Auf der anderen Seite geht er mit dem Amboß eine gelenkige Verbindung ein. Der Amboß ist wiederum mit dem Steigbügel gelenkig verbunden. Der Steigbügel ist mit seiner Basis am ovalen Fenster befestigt und stellt damit die Verbindung zum Innenohr her. Die Gehörknöchelchen sind mit Bändern fixiert. Muskeln halten reflektorisch das Trommelfell und die Gehörknöchelchen in einem Spannungszustand, der für die Schallübertragung notwendig ist. Die Schleimhaut der Paukenhöhle bedeckt alle sich in der Höhle befindenden Strukturen (Gehörknöchelchen, Trommelfell, Bänder, Sehnen und die Muskeln).

**Eustachio-Röhre** (Ohrtrompete): ca. 4 cm langer Gang, der das Mittelohr mit dem oberen Rachen verbindet und dem Druckausgleich auf beiden Seiten des Trommelfells dient. Jeder Druckunterschied zwischen der Paukenhöhle und der äußeren Luft führt zur Bewegungseinschränkung des Trommelfells und damit zur Einschränkung des Hörvermögens. Bei jedem Schluckvorgang wird die Ohrtrompete kurz geöffnet, wodurch ein Druckausgleich stattfinden kann. Schnelle Luftdruckänderungen (Fahrstuhl, Fliegen) führen zu einer schmerzhaften Einbuchtung des Trommelfells. Durch häufiges Schlucken kann dies ausgeglichen werden.

### 20.1.3 Das Innenohr

**Hörorgan:** schneckenartig gewundener, membranausgekleideter Gang, der im Felsenbein liegt und mit Flüssigkeit (Endolymphe) gefüllt ist. Die Schnecke (Cochlea), wie das Hörorgan auch genannt wird, hat 2,5 Windungen und ist ca. 3,3 cm lang. Der Gang der Schnecke beginnt am ovalen Fenster und windet sich als Scala vestibuli zur Schneckenenspitze hoch. Parallel dazu verläuft er als Scala tympani wieder zurück und endet am runden Fenster, einer Öffnung zum Mittelohr hin, die mit einer Membran verschlossen ist. An der Schneckenspitze sind die beiden Gänge über ein Loch

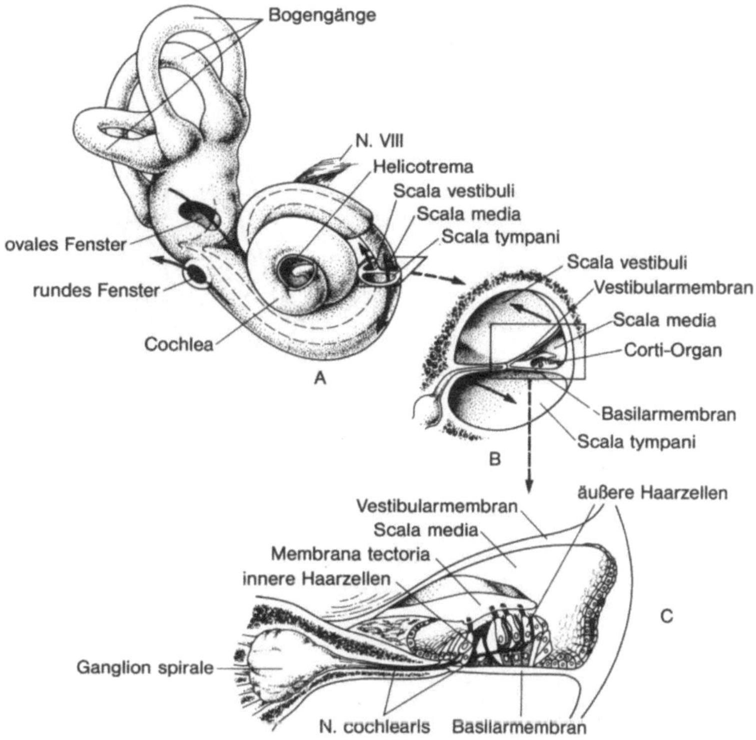


**Abb. 20-2** Das Innenohr. **A.** Die Schnecke in ihrer Position zu den Bogengängen. **B.** Querschnitt durch die Schnecke. Beachte die Anwesenheit von 3 Skalen (Treppen): die Scala vestibuli, die mit dem ovalen Fenster verbunden ist, die Scala tympani, die mit dem runden Fenster verbunden ist, und die Scala media (Ductus cochlearis). In der Scala media befindet sich das Corti-Organ, das die auf Schall empfindlichen Rezeptoren enthält. **C.** vergrößerte Abbildung des Corti-Organs.

(Helicotrema) miteinander verbunden. Zwischen aufsteigendem und absteigendem Gang befindet sich ein weiterer Hohlraum, der Ductus cochlearis in dem sich ca. 16.000 Hörzellen (Corti-Organ) befinden, die den Schall als Nervenreize zum Hörnerv weiterleiten (Abb. 20-2).

Bei der **Endolymphe** handelt es sich um eine Flüssigkeit, die das häutige Labyrinth ausfüllt und in ihrer Elektrolytzusammensetzung der intrazellulären Flüssigkeit entspricht.

**Corti-Organ:** zieht sich durch den gesamten Ductus cochlearis und besteht aus aneinandergereihten Zellen, die an ihrer Oberfläche Sinneshärchen besitzen. Diese Zellen werden von einer Membran überdacht, die aus einem gallertartigen Sekret besteht. Bei bestimmten Schwingungen, die durch Schallwellen ausgelöst werden, bewegt sich das gesamte Corti-Organ. Durch die Membran (Membrana tectoria), die auf den Sinneshärchen liegt, werden auch die Sinneshärchen bewegt. Dies löst eine Erregung der Sinneszellen aus, die über den Hörnerv zum Gehirn weitergeleitet wird.

**Gleichgewichtsorgan** (Vestibularorgan): besteht aus 3 Bogengängen, die jeweils an einem Ende Erweiterungen, sogenannte Ampullen, zeigen. Die Bogengänge stehen senkrecht zueinander entsprechend den drei Ebenen eines Raumes.

An der Basis der Bogengänge befinden sich zwei sackförmige Erweiterungen, das große Vorhofsäckchen (Utriculus) und darunter das kleine Vorhofsäckchen (Sacculus) (Abb. 20-3).

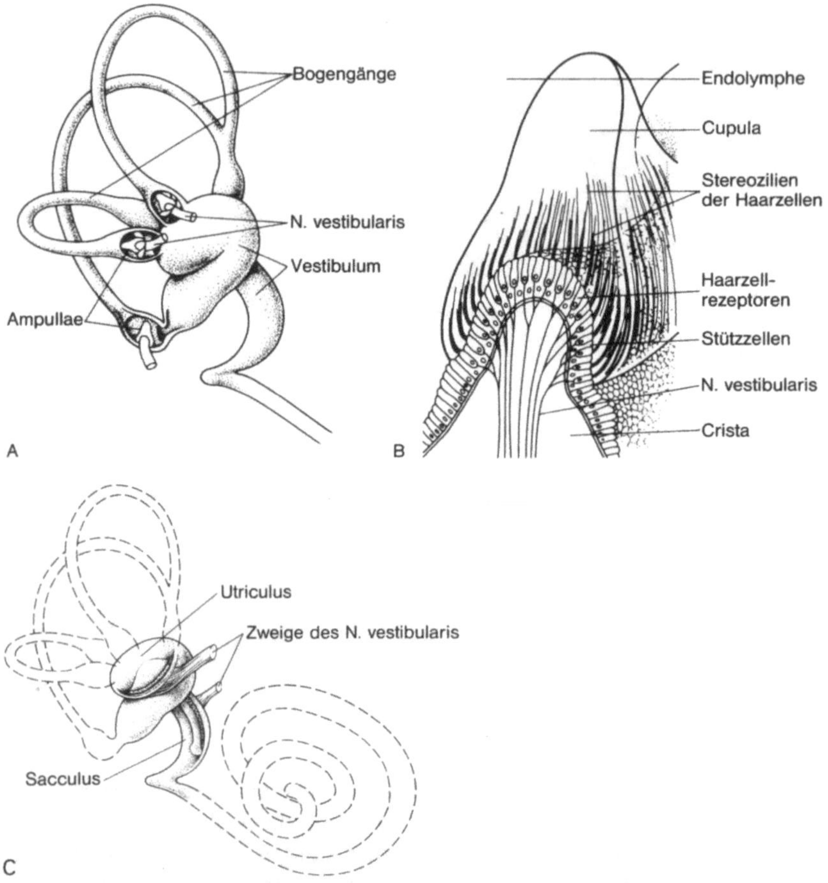


**Abb. 20-3** **A.** Bogengänge mit Ampullen. **B.** Die vergrößerte Schnittdarstellung durch eine Ampulla zeigt, wie Stereozilien der Haarzellen in der gallertigen Cupula eingebettet sind. **C.** Die Lage der Maculaorgane Sacculus und Utriculus in Beziehung zu Cochlea und Bogengängen.

**Bogengänge:** Die Bogengänge und die dazugehörigen Ampullen sind Hohlräume, die mit Flüssigkeit (Endolymphe) gefüllt sind. In den Ampullen befindet sich zudem ein Gallerthügel, der auf Sinneshärchen sitzt (Crista ampullaris). Bei einer Bewegung der Flüssigkeit in den Bogengängen biegt sich die Gallertmasse und reizt die Sinneshärchen, die den Reiz auf Nervenzellen weiterleiten.

**Vorhofsäckchen:** In den beiden mit Endolymphe gefüllten Vorhofsäckchen befindet sich jeweils eine Platte von Haarzellen (Macula) mit Sinneshärchen, auf denen eine Gallertschicht sitzt. Auf der Gallerschicht befinden sich Kalziumkristalle, die durch ihre Trägheit bei linearer Beschleunigung das Gallertkissen verschieben. Das Sinnesfeld des Utriculus steht horizontal und das des Sacculus senkrecht zur Körperachse.

**Der Hörnerv:** Der VIII. Hirnnerv (N. statoacusticus oder N. vestibulocochlearis) wird auch als Hörnerv bezeichnet. Er besteht aus dem N. cochlearis, dem eigentlichen Hörnerven, und dem N. vestibularis, dem Gleichgewichtsnerven. Sie verlaufen gemeinsam aus dem Innenohr in die Gehör- und Gleichgewichtszentren des Gehirns.

## 20.2 Physiologie des Hör- und Gleichgewichtorgans

**Schallübertragung:** Der Schall wird über den Gehörgang zum Trommelfell geleitet. Die Schwingungen des Trommelfells setzen die Gehörknöchelchen in Bewegung, die über den Steigbügel wiederum die Membran des ovalen Fensters in Schwingung versetzen. Das Trommelfell und die Knöchelchen verstärken den Schall um das 20–25fache. Durch die Bewegungen des ovalen Fensters entstehen in der Flüssigkeit der Schnecke Druckwellen, die je nach Ursprungsfrequenz nur ganz bestimmte Bereiche der Gehörsinneszellen reizen. Durch die Druckwellen werden über die Bewegung der Sinneshärchen im Corti-Organ Nervenimpulse erzeugt. Die hohen Töne werden am Anfang, die tiefen am Ende der Schnecke in Nervenimpulse umgewandelt. Das menschliche Ohr kann Frequenzen von 16–20000 Hz in Nervenimpulse umwandeln. Die Fähigkeit, hohe Tone zu hören, nimmt im Alter durch den Elastizitätsverlust des Innenohrs ab. Gelangt der Schall über das Außen- und Mittelohr zum Innenohr, wird von *Luftleitung* gesprochen. Wird der Schall unter Umgehung von Außen- und Mittelohr zum Innenohr geleitet, spricht man von *Knochenleitung*.

**Schallwellen** sind Längsschwingungen von Molekülen in Gasen, Flüssigkeiten und Festkörpern. Durch die Schwingungen kommt es je nach Art der Geräusche zu regelmäßigen oder unregelmäßigen Verdichtungen und Verdünnungen von Molekülen. Regelmäßige Verdichtungen und Verdünnungen werden als Töne, unregelmäßige als Geräusch empfunden. Die Frequenz der Schallwellen, d. h. die Anzahl der Schwingungen pro Sekunde wird in Hertz (Hz) angegeben. Wenn beide Ohren am Hörvorgang teilnehmen, kann die Richtung, aus der die Schallwellen kommen, wahrgenommen werden. Schallwellen, die aus seitlicher Richtung kommen, erreichen die Ohren zu geringfügig unterschiedlichen Zeiten und mit unterschiedlicher Stärke. Dies wird vom Gehirn registriert und daraus die Schallrichtung bestimmt. Es kann auch wahrgenommen werden, ob die Schallwellen von vorne oder von hinten kommen, da die Ohrmuscheln eine Schalldämmung für Geräusche bilden, die von hinten an das Ohr gelangen.

**Gleichgewichtssinn:** Über das Gleichgewichtsorgan im Ohr können Linearbeschleunigungen und Drehbeschleunigungen registriert werden. Die Bogengänge sind für die Wahrnehmung der Drehbewegung zuständig. Bei einer Drehbewegung kann die Flüssigkeit aufgrund ihrer Trägheit dieser Bewegung nicht folgen. Es kommt zur Gegenbewegung mit einer Verbiegung der Gallertmasse. Bei plötzlichem Aufhören längerer Drehbewegungen kommt es durch ihre Trägheit zu einer Nachbewegung der Flüssigkeit und es entsteht der Drehschwindel. Das Gehirn registriert eine Drehbewegung und versucht alle Maßnahmen zu ergreifen, um das Gleichgewicht zu halten. Da aber der Körper keine Drehbewegung macht, kommt es zu Gleichgewichtsstörungen (Abb. 20-4).

Die Sinnesepithelien in Sacculus und Utriculus können sowohl Linearbewegungen als auch die Körperlage im Raum registrieren. Durch eine Lageveränderung verschiebt sich die Gallertmasse von Sacculus oder Utriculus infolge der Erdanziehung und verursacht einen permanenten Reiz auf die Sinneshärchen. Somit können wir erkennen, ob wir uns nach vorne gebeugt haben, ob wir schräg stehen oder ob wir liegen. Durch eine Beschleunigung verschieben sich die Kristalle mit der Gallertmasse ebenfalls und es entstehen Nervenimpulse. Es können aber nur die Bewegungsänderungen (Beschleunigung) nach vorne, hinten oder seitlich wahrgenommen werden, nicht die Geschwindigkeit. So haben wir den Eindruck, als ob wir uns nicht bewegen, obwohl wir im Flugzeug sitzen und mit 1000 km/h durch die Welt fliegen.

## 20.3 Untersuchungsmethoden des Ohres

**Anamnese:** Zu fragen ist nach Druck im Ohr, nach Schmerzen, Schwerhörigkeit, Ohrgeräuschen, Ohrlaufen und nach Schwindel.

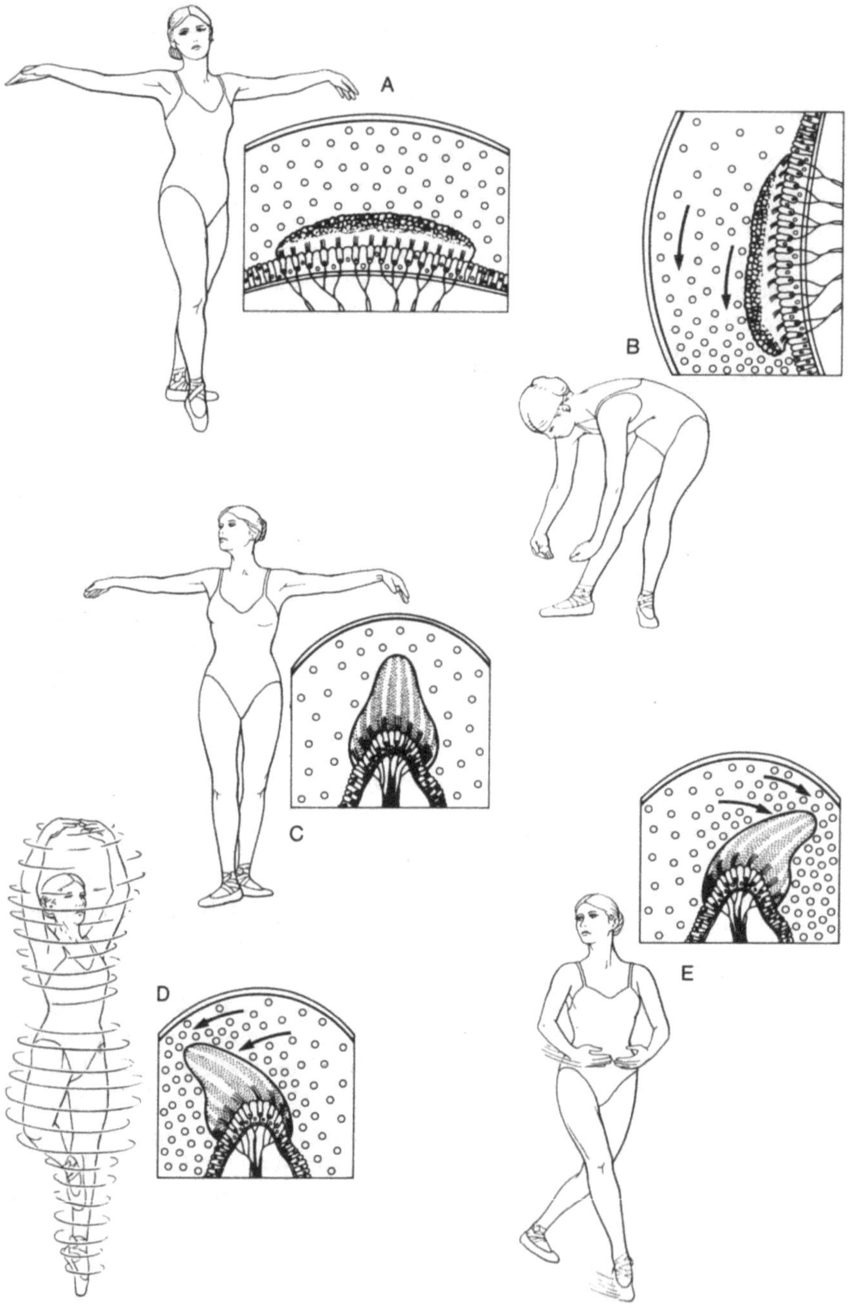


**Abb. 20-4** Funktion der Otolithen und Bogengänge zur Aufrechterhaltung der Balance. **A.** Der Utriculus reagiert auf Änderungen der Kopfposition in Richtung zur Schwerkraft. Bei senkrechter Kopfhaltung übt die Macula utriculi eine gleichbleibende abwärtsgerichtete Kraft auf die vestibulären Haarzellen aus. **B.** Die Rumpf- und Kopfbeuge verursacht eine abscherende Kraft. Eine vergleichbare Ablenkung der Zilien kann auch durch eine lineare Beschleunigung entstehen, wie z. B. im Auto oder Fahrstuhl. **C-E.** Die Bogengänge reagieren auf Rotationen. Wenn eine Person mit der Drehung beginnt, wird die gallertige Cupula durch die Trägheit der Endolymphe in der der Drehung engegengesetzte Richtung ausgelenkt. Diese Auslenkung übt auf die vestibulären Haarzellen eine Scherkraft aus. Beendet die Person die Drehung, verursacht die Trägheit der Endolymphe eine Abscherung in Richtung der ursprünglichen Drehung.

**Otoskopie:** Betrachten des Außenohrs und des äußeren Trommelfells mit einer beleuchteten Lupe zur Feststellung von Verletzungen, Entzündungen und Wucherungen. Um das Trommelfell sehen zu können, muß die Ohrmuschel nach hinten und nach oben gezogen werden, damit die Biegung des Gehörgangs begradigt wird.

**Prüfung des Hörvermögens:** Mit den folgenden Verfahren wird die Funktion des Hörorgans untersucht, wobei es darauf ankommt, den Grad einer Schwerhörigkeit zu bestimmen und die Störung zu lokalisieren.

- *Hörweitenprüfung:* In Flüstersprache werden in bestimmtem Abstand drei zweistellige Zahlen gesprochen, ohne daß der Patient von den Lippen ablesen kann.
- *Weber-Test:* Eine Stimmgabel mit 512 oder 1024 Hz wird angeschlagen und auf die Schädelmitte gesetzt. Der Gesunde hört den Ton in Kopfmitte. Bei *Schalleitungsschwerhörigkeit* wird der Schall auf der erkrankten Seite stärker wahrgenommen, da der Schall über die Knochen geleitet und das kranke Ohr nicht durch Nebengeräusche abgelenkt wird. Bei *Schallempfindungsschwerhörigkeit* wird der Schall auf der gesunden Seite wahrgenommen, da das kranke Innenohr schlechter reizbar ist.
- *Rinne-Test:* Eine Stimmgabel wird angeschlagen und auf das Mastoid (Knochen hinter dem Ohr) gesetzt. Wenn der Patient dann keinen Ton mehr hört, wird die Stimmgabel schnell vor den Gehörgang gehalten. Normalerweise kann der Ton über die Luftleitung länger gehört werden als über die Knochenleitung. Wird der Ton vor dem Ohr nicht mehr gehört, liegt eine Schalleitungsschwerhörigkeit vor (Rinne negativ). Wird der Ton bei beiden Leitungsarten verkürzt gehört, liegt eine *Innenohrschwerhörigkeit* vor.
- *Gellé-Versuch:* Eine Stimmgabel wird angeschlagen und auf den Mastoid gesetzt. Mit einem auf den äußeren Gehörgang aufgesetzten Politzer-Ballon wird abwechselnd ein Druck von außen auf das Trommelfell erzeugt und somit das Trommelfell und die Gehörknöchelchen abwechselnd und indirekt fixiert. Werden Lautstärkeschwankungen angegeben, wird der Versuch als positiv gewertet. Bei schon vorher fixierten Ohrknöchelchen durch Sklerose kommt es zu keiner Veränderung der Lautstärkewahrnehmung (Gellé negativ).

**Audiometrie:** Verfahren zur Prüfung der Gehörfunktion mit Hilfe eines elektrischen Tonerzeugers, der Einzelfrequenzen von ganz bestimmter Lautstärke erzeugen kann. Luft- und Knochenleitung können getrennt gemessen werden. Weiterhin ist der Schädigungsort im Innenohr genau bestimmbar, da bei einer Schädigung der Sinneshärchen Geräusche wieder wahrgenommen werden, wenn die Lautstärke erhöht wird. Bei einer Schädigung des Hörnervs ist dies nicht möglich.

## 20.4 Erkrankungen des Ohres

### 20.4.1 Hörstörungen

#### 20.4.1.1 Schalleitungsschwerhörigkeit

**Definition:** herabgesetztes Hörvermögen aufgrund einer Störung in den Gehörgängen des äußeren oder mittleren Ohrs und am ovalen Fenster.

**Ursachen:** Verletzung, Schmalzpfropf, Mittelohrentzündung, Trommelfellverletzung, Gehörknochendefekt, Tubenkatharrh, Otosklerose.

#### 20.4.1.2 Schallempfindungsschwerhörigkeit

**Definition:** herabgesetztes Hörvermögen aufgrund einer Störung des Innenohrs, des Hörnervs oder des Zentralnervensystems; wird auch als Innenohrschwerhörigkeit bezeichnet.

**Patho:** Schallempfindungsschwerhörigkeit ist oft mit Schwindel verbunden.

**Ursachen:** Defekt des VIII. Hirnnervs (N. acusticus) oder des Innenohrs durch Trauma, Alterschwerhörigkeit (Arteriosklerose), Hörsturz, M. Menière, Drogen, Tumore, Meningitis.

20.4.1.3 **Tinnitus**

**Definition:** Subjektiv wahrgenommene Geräusche, die konstant, intermittierend, anfallsweise oder progredient auftreten.

**Ursachen**

- Erkrankungen des Mittelohrs (Otitis media, Otosklerose, Tubenkatarrh): wahrgenommen als Sausen, Brummen Rauschen und Klingen
- nach akustischem Trauma und Erkrankungen des Innenohrs (Hörsturz, M. Menière, Medikamente): wahrgenommem als Zischen und Pfeifen
- Hypertonie, Gefäßstenosen, Aneurysmen und Fisteln intrakranieller Gefäße
- auch psychosomatischer Natur.

20.4.1.4 **Altersschwerhörigkeit**

**Definition:** meist beidseitige Beeinträchtigung des Hörvermögens zuerst der hohen und dann auch der mittleren Frequenzen ab dem 50. Lebensjahr.

**Ursachen:** degenerative Prozesse im Bereich des Innenohrs.

20.4.1.5 **Lärmschwerhörigkeit**

**Definition:** Zeitweilige oder bleibende Hörschwellenverschiebung aufgrund sehr hoher Lautstärken.

**Patho:** Die hohe Lautstärke verursacht eine metabolische Überforderung der Hörsinneszellen. Sie reagieren zuerst mit einer reversiblen Schädigung, die bei weiterbestehendem hohen Schallpegel irreversibel wird. Eine Taubheit durch Lärm gibt es jedoch nicht.

20.4.2 **Zeruminalpfropf**

**Definition:** Verlegung des äußeren Gehörgangs durch Ohrschmalz.

**Ursachen:** Durch instrumentelle Reinigungsversuche des äußeren Gehörgangs kann es zur Bildung eines Pfropfes kommen. Durch Quellung im Wasser kann er den Gehörgang verschließen.

**Symptome:** oft einseitiges plötzliches Druckgefühl, Schalleitungsschwerhörigkeit (Tieftonverlust), gelegentliches Dröhnen im Kopf.

**Therapie:** bei intaktem Trommelfell Spülung des Gehörgangs mit körperwarmem Wasser.

20.4.3 **Otitis externa**

**Definition:** Entzündung des äußeren Gehörgangs.

**Ursachen:** Fremdkörper, Bakterien, Viren, Pilze oder allergisches Ekzem (Staub, Milben, Hautpflegemittel).

**Symptome:** Schmerzen, Juckreiz, Rötung, Schuppen- und Krustenbildung, Schwellung, Sekretionsstörung. Bei akutem Verlauf kommt es zu Fieber und Eiterbildung, bei Pilzbefall (oft chronisch) kommt es zu Juckreiz und leichter Schwellung.

**Therapie:** Spülung, Kortisonsalben oder Antibiotika.

20.4.4 **Tubenkatarrh**

**Definition:** Entzündung der Ohrtrompete.

**Ursachen:** Meist Infektionen der Nase und des Rachens, die auf die Tubenschleimhaut übergreifen.

**Symptome:** Druck im Mittelohr, taubes Gefühl, stechende Schmerzen, Ohrenrauschen und Schwerhörigkeit.

**Therapie:** Nasentropfen, Inhalationen mit Kamille, Wärmebehandlung.

### 20.4.5 **Otitis media**

| |
|---|
| **Definition:** Entzündung der Schleimhaut des Mittelohrs. |

**Ursachen:** aufsteigende Entzündung aus dem Rachen über die Eustachio-Röhre, durch eine Verletzung des Trommelfells eingedrungene Erreger; Infektionserkrankungen wie Scharlach, Masern, Influenza.

**Symptome:** Fieber, starke klopfende oder stechende Ohrenschmerzen, Hörstörungen.

**Komplikationen:** Perforation des Trommelfells, Mastoiditis, Meningitis und Chronifizierung (meist mit Ausfluß). Ist die Mittelohrentzündung nach drei Wochen noch nicht abgeheilt, besteht der Verdacht einer Mastoiditis mit Einschmelzung von Knochen.

**Diagnose:** Rötung des Trommelfells (Otoskopie).

**Therapie:** Antibiotika; bei Unwirksamkeit der Medikamente und starken Schmerzen kommt auch ein Durchstechen des Trommelfells in Frage *(Parazentese)*, Wärmebehandlung zu Beginn bzw. zum Abheilen.

### 20.4.6 **Otosklerose**

| |
|---|
| **Definition:** Es handelt sich um eine vererbte Erkrankung, die mit einer Sklerotisierung im Mittelohr einhergeht und vor allem Steigbügel und ovales Fenster betrifft. |

**Ursachen:** autosomal-dominante Vererbung, betrifft vor allem Frauen.

**Symptome:** Schalleitungsschwerhörigkeit und Ohrensausen (durch Fixierung der Gehörknöchelchen), Innenohrschwerhörigkeit (wenn das Innenohr mitbetroffen ist).

**Therapie:** operativer Eingriff, Hörgerät.

### 20.4.7 **Hörsturz**

| |
|---|
| **Definition:** Plötzliche, meist einseitig auftretende Hörminderung. |

**Ursachen:** Störung der Mikrozirkulation im Innenohr, Infektionskrankheiten (viral), Hypotonie, Streß.

**Symptome:** plötzliche Hörminderung, Taubheit mit Ohrgeräuschen (Tinnitus) und Druckgefühl, selten Schwindel.

**Diagnose:** Beim Weber-Test wird der Schall auf der gesunden Seite lauter gehört.

**Therapie:** sofortige Klinikeinweisung; Infusionsbehandlung mit durchblutungsfördernden Mitteln. Je früher mit der Behandlung begonnen wird, desto besser sind die Heilungschancen. Es kann eine bleibende Schwerhörigkeit resultieren.

### 20.4.8 **Morbus Menière**

| |
|---|
| **Definition:** anfallsweise auftretende, meist einseitige Erkrankung des Innenohrs. |

**Ursachen:** vasomotorische Regulationsstörung, die zu einer Drucksteigerung im Endolymphraum führt (Hydrops des Labyrinths).

**Symptome:** Anfall mit folgender Trias: Drehschwindel (Vertigo), einseitige Ohrgeräusche (Tinnitus), einseitige Schwerhörigkeit. Vegetative Symptome wie Übelkeit, Erbrechen und Schweißneigung begleiten die Anfälle. Sie können sich innerhalb weniger Tage wiederholen, aber auch erst Jahre später erneut auftreten.

**Therapie:** symptomatische Therapie.

# 21 Die Haut

## 21.1 Anatomie der Haut

Die Haut (Integument) bedeckt die gesamte äußere Körperoberfläche. Sie spielt eine wesentliche Rolle für die äußere Erscheinung des Menschen. An den Körperöffnungen (Lippen, Nasenlöcher, Augenlider, Harnröhre, Scheide, After) geht die Haut kontinuierlich in Schleimhaut über, die die inneren Oberflächen auskleidet. Beim Erwachsenen beträgt die Oberfläche der Haut 1,5–2 $m^2$. Die Haut ist damit das flächengrößte Organ des menschlichen Körpers. Die grobe prozentuale Verteilung der Hautanteile verschiedener Körperregionen wird durch die *Neunerregel* ausgedrückt (Tab.21-1). Bei Kindern ist der Hautanteil des Kopfs auf Kosten der Beine größer.

Tab. 21-1: Neunerregel zur Abschätzung der prozentualen Hautanteile verschiedener Körperregionen beim Erwachsenen.

| | |
|---|---|
| Kopf | 9% |
| Rechter und linker Arm je | 9% |
| Rumpf vorn | 18% |
| Rumpf hinten | 18% |
| Genital | 1% |
| Rechtes und linkes Bein mit Gesäß je | 18% |

### Funktion der Haut

- *Schutzfunktion* gegen
  - mechanische Schädigungen: Das faserreiche Bindegewebe der Haut, die verhornte, fettig-feuchtglatte Oberfläche und die Behaarung bilden einen Schutz vor Verletzungen.
  - thermische Schädigungen: Insbesondere das subkutane Fettgewebe wirkt als Isolationsschicht. Schweißbildung und Durchblutung dienen als Regulative, um Auskühlung oder Überwärmung zu verhindern.
  - chemische Schädigungen: Die Haut besitzt durch ihren Oberflächenfilm (Säuremantel) eine Puffermöglichkeit und durch die Hornhaut eine Penetrationsbarriere für chemische Substanzen.
  - Strahlen: Die Haut reflektiert und absorbiert Licht. Unterstützt wird dieser Schutz durch das tieferliegende Melaninpigment, das v. a. das zytotoxisch wirkende UV-Licht stärker reflektiert. Durch enzymatische Reparaturmechanismen werden die beschädigten Zellbestandteile beseitigt.
  - Bakterien, Viren und Pilze: Die intakte Haut stellt eine Barriere für Krankheitserreger dar. Eingedrungene Krankheitserreger werden durch eine gut funktionierende lokale Abwehrreaktion (Entzündung) bekämpft.
  - starke Verdunstung und Verlust von Körperflüssigkeit: Die Hornhautschicht ist wasserundurchlässig. Ohne Haut würden ca. 20 l Flüssigkeit pro Tag verdunsten.
- *Speicherfunktion:* In der Subkutis kann reichlich Fett und Wasser gespeichert werden, steht als Energie- und Wasserreserve schnell zur Verfügung.
- *Ausscheidungsfunktion* über
  - Talg: hält auch Haare und Haut geschmeidig
  - Schweiß: trägt zur Wärmeregulation bei, dient als bakterienhemmender Säuremantel und unterstützt die Niere durch Ausscheidung von Salzen, Flüssigkeit und anderen Stoffen
  - Duftstoffe
- *Temperaturregulation:* erfolgt über die Durchblutung der Haut, Schweißabsonderung, über Verkleinerung der Hautoberfläche durch die Kontraktion der Haarbalgmuskeln (Gänsehaut) sowie über das Be-

wußtwerden von Kälte und Wärme durch Temperaturrezeptoren.

- *Sinnesfunktion:* Über spezifische Nervenendigungen in der Haut werden Druck-, Temperatur- und Schmerzreize wahrgenommen.
- *Kommunikations- und Ausdrucksorgan:* Vor allem im Gesicht spielt die Haut eine wichtige Rolle bei der Kommunikation. Sie wird auch als Spiegel der Seele und als Spiegel innerer Krankheiten bezeichnet.

**Hautoberfläche**

- *Felderhaut:* Auf der gesamten Hautoberfläche, mit Ausnahme der Fußsohlen und der Handinnenflächen, können mit bloßem Auge rhombische Felder festgestellt werden. Sie dienen als Reservefalten und fehlen z. B. bei einer Schwellung. Die Felderhaut hat normalerweise einen matten Glanz. An der Glatze, am Nagelfalz oder bei einer Schwellung ist sie gespannt und glänzt.
- *Leistenhaut:* In den Beugeflächen der Hand, der Finger, der Fußsohle und die Zehen existieren individuell ausgeprägte Linien bzw. Rillen. Diese Papillarleisten und -furchen sind genetisch festgelegt bleiben das ganze Leben konstant. Somit kann über einen Fingerabdruck ein Mensch identifiziert werden (Daktyloskopie).
- *Bewegungs- und Stauchungsfalten:* In Gelenknähe und im Gesicht gibt es Falten, die eine größere Bewegung zulassen. Die Ausprägung dieser Falten hängt in starkem Maße von der Menge des Unterhautfettgewebes, von der Spannung der Haut (Turgor) und von der Beschaffenheit der elastischen Fasern ab.
- *Hautfarbe:* Die Farbe der Haut ist vom Pigmentgehalt, der Durchblutung und von der Dicke und Farbe der Hornschicht abhängig. Die Verteilung der für die Farbgebung wichtigen Komponenten ist in den verschiedenen Körperanteilen sehr unterschiedlich. Dem Sonnenlicht ausgesetzte Körperpartien sind gewöhnlich stärker pigmentiert als die bedeckten.

### 21.1.1 Die Schichten der Haut

Die Haut besteht aus drei Schichten:

1. *Epidermis* (Oberhaut)
2. *Korium* (Lederhaut)
3. *Subkutis* (Unterhautfett- und -bindegewebe)

Epidermis und Korium zusammen werden auch als *Kutis* (Haut) bezeichnet (Abb. 21-1).

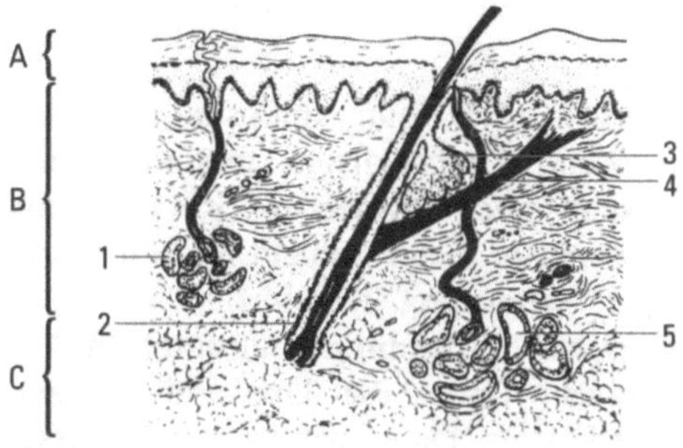


**Abb. 21-1** Aufbau der Haut. **A.** Epidermis. **B.** Korium. **A u. B.** Kutis. **C.** Subcutis. **1** ekkrine Schweißdrüsen (Knäueldrüsen). **2** Haartasche mit Haar. **3** Talgdrüse. **4** M. arrector pili (Haarmuskel). **5** apokrine Schweißdrüsen (Duftdrüsen).

**Epidermis:** Sie besteht aus einem mehrschichtigen verhornenden Plattenepithel, das je nach Beanspruchung zwischen 0,04 mm (Augenlid) und 1,5 mm (Handinnenflächen und Fußsohlen) dick ist. Die Epidermis ist gefäßfrei und wird per Diffusion über das Korium ernährt. Sie ist über die Basalmembran, die sogenannte Wurzelfüßchen bildet, mit dem Korium verbunden. Die Verbindungsfläche ist durch kegelförmige Papillen stark vergrößert. Die Epidermis läßt sich in mehrere Schichten unterteilen (Abb. 21-2):

- *Basalschicht* (Stratum basale): stellt über bestimmte Zellverbindungen eine feste Verbindung zu den Zellen des Koriums dar. Aus den Basalzellen erfolgt die Regeneration (Zellneubildung) der Haut. In dieser Schicht liegen die Melanozyten und die Merkel-Tastscheiben.

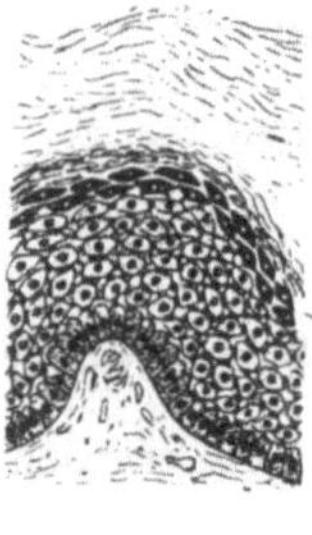


**Abb. 21-2** Aufbau der Epidermis. Unten in der Mitte eine kegelförmige Papille.

- *Stachelschicht* (Stratum spinosum): stabiler Zellverbund (stachelartige Desmosomen). Die Haut- oder Hornzellen (Keratozyten) produzieren in dieser Schicht die Bausteine für eine Verhornung (Keratin).
- *Körnerschicht* (Stratum granulosum): In dieser Schicht findet die Umwandlung zur Hornzelle statt. Dabei werden der Zellkern und die Zellorganellen aufgelöst und die Zelle stirbt ab. Die Zellen der Körnerschicht bilden eine ölähnliche Substanz aus Lipiden, die die verhornte Schicht festigt und geschmeidig hält.
- *Glanzschicht* (Stratum lucidum): nur in dikker Epidermis vorzufinden. Es handelt sich um wenige Lagen von abgeplatteten Zellen, die eine elastische Verschiebeschicht bilden, auf der die Hornschicht aufliegt.
- *Hornschicht* (Stratum corneum): Es handelt sich um die äußerste Schicht. Die durch Lipide verkitteten, wiederstandsfähigen Hornhautzellen bleiben in mehreren Lagen eine gewisse Zeit erhalten, bis sie durch die nachfolgenden Hornzellen abgestoßen werden. Pro Tag werden 2–3 Schichten abgestoßen.

**Lebenszyklus einer Epidermiszelle:** Die Entwicklung einer Hornzelle aus der Basalmembran bis zur ihrer Abstoßung dauert etwa vier Wochen. Die permanent neu produzierten Basalzellen schieben dabei die älteren Zellen immer mehr zur Hautoberfläche, so daß sie alle Schichten durchwandern und jeweils die schichtspezifischen Funktionen erfüllen. Auf Umgebungsreize kann die Epidermis nur mit einer Zunahme oder einer Abnahme des Wachstums reagieren. In der Basalmembran der Epidermis liegen die Melanozyten. Aufgabe dieser Zellen ist die Produktion von Melanin. Melanin ist ein Pigment, das die Haut vor UV-Strahlen schützt und ihr den charakteristischen hell- bis dunkelbraunen Farbton verleiht.

**Korium** (Dermis): 0,3–2,4 mm dicke Bindegewebsschicht, die für die mechanische Festigkeit der Haut verantwortlich und reich an Blutgefäßen, Lymphgefäßen und Nerven ist. Sie gliedert sich in zwei Schichten:

- *Papillenschicht* (Stratum papillare): aus lokkerem Bindegewebe bestehende dünne Schicht, die mit der Basalschicht der Epidermis fest verbunden ist. In den Papillen, die analog der Papillen der Epidermis angeordnet sind, verlaufen Kapillarschlingen, über die die Epidermis per Diffusion versorgt wird. Weiterhin beginnen hier Lymphgefäße. Die Papillenschicht weist eine große Anzahl von Abwehrzellen auf. Die Verzapfung zwischen Korium und Epidermis wechselt regional stark. Dadurch bilden sich typische Muster der Haut.
- *Faserschicht* (Stratum reticulare): dicke kollagenfaserreiche Schicht, die für die Elastizität der Haut von großer Bedeutung ist. Die sogenannten Spaltlinien verlaufen in Richtung geringerer Dehnbarkeit der Haut. Schnittwunden, die in Richtung der Spaltlinien verlaufen, bleiben geschlossen. Verlaufen die Schnitte senkrecht zu den Spaltlinien, klafft die Haut dagegen auseinander.

**Altersveränderungen** der Haut betreffen vor allem das Bindegewebe des Koriums. Es kommt zur Elastizitätsabnahme und zu einer Abnahme der Neusynthese der Kollagenfasern. Dadurch entstehen Falten.

**Subkutis:** Der Übergang vom Korium zur Subkutis ist fließend. Die Subkutis besteht aus Fettgewebsläppchen, die durch bindegewebige Hüllen getrennt sind. Die Fettzellen enthalten Fett in Tropfenform. Die Anzahl der Zellen bleibt beim Erwachsenen konstant, nur der Fettgehalt kann sich ernährungsbedingt verändern und bis zu mehreren Zentimetern dick werden. Durch das Fettgewebe dient die Subkutis (Panniculus adiposus) der Energiespeicherung, der Wärmeisolation und an verschiedenen Stellen auch der mechanischen Polsterung (z. B. an der Fußsohle). Die Verteilung des Fettdepots unterliegt hormonellen Einflüssen. Am ehesten sind sie am Gesäß und an der Bauchdecke anzutreffen. Die Subkutis stellt die Verbindung der Haut zu anderen Organen her. Die Fettanteile ermöglichen die Verschiebung der Haut gegen die Unterlage.

### 21.1.2 Hautanhangsgebilde

**Haare** (Abb. 21-3): biegsame hornartige Fäden mit einer Dicke von 5–200 μm, die in Einstülpungen (Haartaschen) der Epidermis liegen. Der aus der Haut herausragende Teil wird als *Haarschaft*, der in der Haut liegende Teil als *Haarwurzel* bezeichnet. Das untere Ende der Haarwurzel, das bis in die Subkutis reichen kann, ist zur *Haarzwiebel* verdickt und sitzt auf einer bindegewebigen *Haarpapille*, die der Ernährung dient. Die Zellen der Haarzwiebel bilden das Haar. In jede Haartasche mündet auch eine Talgdrüse, die die Haare mit einer schützenden Fettschicht überzieht. An einigen Körperregionen münden auch Duftdrüsen in die Haartaschen. Die Lebensdauer der Haare reicht von wenigen Monaten (Augenwimpern) bis zu 5–6 Jahre beim Kopfhaar. Pro Monat wächst ein Kopfhaar etwa 14 mm unabhängig von der Häufigkeit des Schneidens.

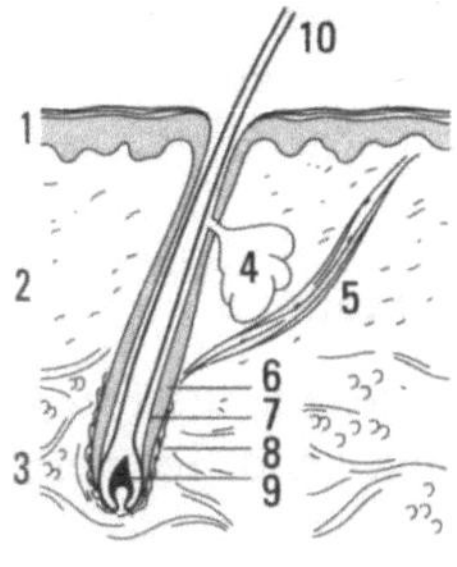


**Abb. 21-3** Haare. **1** Oberhaut. **2** Lederhaut. **3** Unterhaut. **4** Talgdrüse. **5** M. arrector pili. **6** äußerer Teil der Wurzelscheide. **7** innerer Teil der Wurzelscheide. **8** bindegewebiger Haarbalg. **9** Haarzwiebel. **10** Haar mit Schaft.

**Haare und Lebensalter**

- In der *Fetalzeit* entwickeln sich fast überall am Körper feine Flaumhaare (Lanugobehaarung), die dann um die Geburt herum durch die etwas kräftigeren Wollhaare (Velushaar) ersetzt werden.
- In der *Pubertät* entwickelt sich durch den hormonellen Einfluß das lange und kräftige Terminalhaar, geschlechtsspezifisch an unterschiedlichen, ganz bestimmten Körperstellen.
- Im *Alter* kann sich das Terminalhaar wieder zum Wollhaar zurückbilden. Eine Glatzenbildung beruht auf einer vollständigen Atrophie der Haarpapillen. Die Farbe der Haare wird durch das Pigment Melanin bestimmt und kann sich im Laufe des Lebens verändern. Ergraute Haare kommen durch das Fehlen der Pigmente oder durch den Einschluß von Luftbläschen in den Haaren zustande. Frei von Haaren sind nur die Handteller und Fußsohlen.

**Nägel** (Abb. 21-4): gewölbte Hornplatten, die die Endglieder an Hand und Fuß bedecken. Sie stecken in einer Hauttasche und dienen vor allem als Widerstand beim Tasten. Der freiliegende Teil wird als *Nagelplatte*, der in der Hauttasche liegende Teil als *Nagelwurzel* bezeichnet. Die Hornplatte liegt auf dem *Nagelbett*, das an der Hauttasche eine halbmondförmige weiße Zeichnung zeigt. Dieser Teil wird *Lunula* genannt. Aus ihm erfolgt das Wachstum des Nagels, das ca. 1 mm pro Woche beträgt.

**Talgdrüsen** (Haarbalgdrüsen): sind meistens an die Haare gebunden und münden in die Haarfollikel. Freie, nicht an Haare gebundene Talgdrüsen liegen im Lippenrot, im Anogenitalbereich, um die Brustwarze und manchmal an der Wangenschleimhaut.

**Talg** (Sebum) ist ein fettreiches Sekret. Es entsteht dadurch, daß sich Talgzellen (Sebozyten) umwandeln und zu Talg werden. Talg dient zur Aufrechterhaltung des natürlichen Fettfilms der Haut. Er macht Haut und Haare geschmeidig und widerstandsfähig gegen Wasser. Die Talgsekretion erfolgt kontinuierlich und unterliegt einer hormonellen Regulation. Kälte vermindert die Talgproduktion (rauhe Haut im Winter), Wärme beschleunigt sie. Eine verminderte Talgproduktion

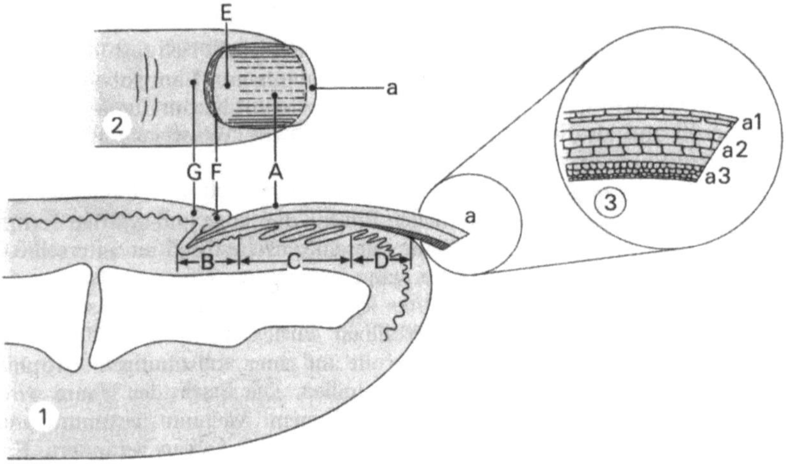


**Abb. 21-4** Bestandteile des Fingerendorgans und ihre Benennung. **1** Längsschnitt durch Fingerendglied und Fingernagel. **2** Fingerspitze von dorsal. **3** Schichtung der Zellen im freien Nagelanteil. a: freier Nagelrand. a1: Dorsalnagel. a2: Intermediärnagel. a3: Ventralnagel. **A.** Nagelplatte. **B.** Nagelmatrix. **C.** Nagelbettepithel. **D.** Hyponychium (Keimschicht der Haut). **E.** Lunula. **F.** Nagelhäutchen. **G.** dorsaler Nagelfalz.

wird als *Sebostase*, eine beschleunigte als *Seborrhoe* bezeichnet.

**Schweißdrüsen:** Zwei verschiedene Drüsenarten produzieren Schweiß. Er wird vor allem zur Hautbefeuchtung abgegeben. Schweiß kann durch Bakterien zersetzt werden und dadurch einen starken Geruch entwickeln.

- *Ekkrine Schweißdrüsen:* kommen auf der gesamten Haut vor und dienen vor allem dem Säureschutz und der Temperaturregulation. Der knäuelartige sekretorische Abschnitt der Drüsen liegt im Korium und ist durch einen gewundenen Ausführungsgang mit der Hautoberfläche verbunden. Die natürliche Tagesmenge liegt bei ca. 0,8 l, die Maximalmenge bei 10 l (bzw. 1 l/Std). Schweiß ist farblos, dünnflüssig und besteht zu 99 % aus Wasser, zudem gelöste Stoffe (z. B. $CO_2$, NaCl, Harnstoff, Milchsäure). Die kontinuierliche unsichtbare Abgabe von Schweiß erfolgt auf der gesamten Haut und dient zur Befeuchtung und Bildung des Hautoberflächenfilms (Säureschutzmantel). Das thermoregulatorische Schwitzen (z. B. bei erhöhter Belastung) erfolgt schwerpunktmäßig am Stamm, beginnt aber an Stirn und Oberlippe. Emotionales Schwitzen, vor allem wenn der Sympathikus aktiv ist, erfolgt an Handflächen, Fußsohlen und unter der Achsel.
- *Apokrine Schweißdrüsen:* sind beim Erwachsenen vor allem in den Achseln, der Anogenitalgegend und an den Brustwarzen vorhanden. Sie produzieren alkalisches, fettreiches Sekret und münden in die Haarfollikel. Sie zählen zu den Duftdrüsen, sind schon bei der Geburt angelegt und nehmen ihre Funktion erst mit dem Einsetzen der Pubertät auf.

### 21.1.3 Die Nerven der Haut

In der Haut liegen verschiedene Sinnesrezeptoren, die Mechano-, Thermo- und Schmerzrezeptoren (Abb. 21-5).

**Mechanorezeptoren:** vermitteln den Tastsinn oder die Ästhesie. Mit ihnen ist eine Berührungs-, Druck-, Vibrations- und Kitzelempfindung möglich. Zu den Mechanorezeptoren gehören:

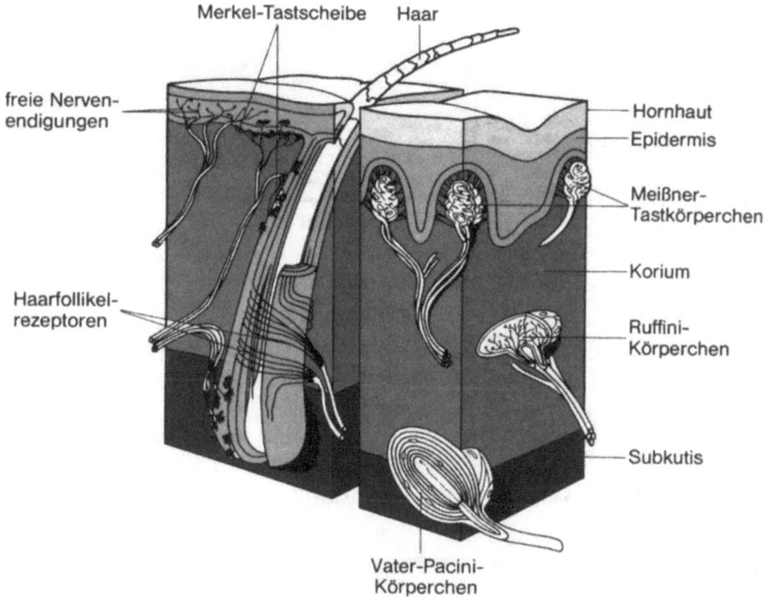


**Abb. 21-5** Nervenendigungen in der Haut.

- *Meissner-Tastkörperchen:* Berührungsrezeptoren, die sich im Korium der Leistenhaut befinden
- *Merkel-Tastscheiben:* Druckrezeptoren, die in der Basalschicht der Epidermis liegen
- *Vater-Pacini-Lamellenkörperchen:* Vibrationsrezeptoren, die sich in tieferen Hautschichten befinden

**Thermorezeptoren:** Mit ihnen werden Kälte und Wärme registriert. Dazu gehören:

- *Ruffini-Körperchen:* Wärmerezeptor, der subkutan liegt
- *Krause-Endkolben:* Kälterezeptor.

**Schmerzrezeptoren:** freie Nervenendigungen. Eine geringe Irritation von Schmerzfasern kann Juckreiz auslösen.

## 21.2 Untersuchungsmethoden der Haut

Wie kein anderes Organ ist die Haut einer direkten Betrachtung zugänglich. Aus diesem Grund sind die sichtbaren Hautveränderungen für eine Diagnose von großer Bedeutung. Dabei wird die Lokalisation, die Anzahl und die Art der Veränderung berücksichtigt.

**Effloreszenzen:** sichtbare Veränderungen der Haut (sog. Hautblüten), die auch subjektive Erscheinungen wie Schmerz, Juckreiz und Brennen hervorrufen können. Als *Exanthem* wird das Auftreten gleichartiger entzündlicher Effloreszenzen auf der äußeren Haut bezeichnet, die einen bestimmten zeitlichen Ablauf zeigen. Als *Enanthem* wird der gleiche Vorgang in der Schleimhaut bezeichnet.

Es werden verschiedene Formen unterschieden (Abb. 21-6):

- *Fleck* (Macula): im Niveau der Haut liegende Farbveränderung. Die Farbe kann dabei farblos (z. B. bei Vitiligo), rot (z. B. bei Entzündungen), blau (z. B. Hämatom) oder braun (z. B. bei Warzen) sein.
- *Quaddel* (Urtica): begrenztes Ödem in der Dermis mit einer flachen Erhebung. Sie besteht nur kurze Zeit und tritt im Rahmen eines Nesselausschlags oder nach Insektenstichen auf.
- *Knötchen* (Papula): Vermehrung von Hautgewebe. Knötchen entstehen z. B. durch

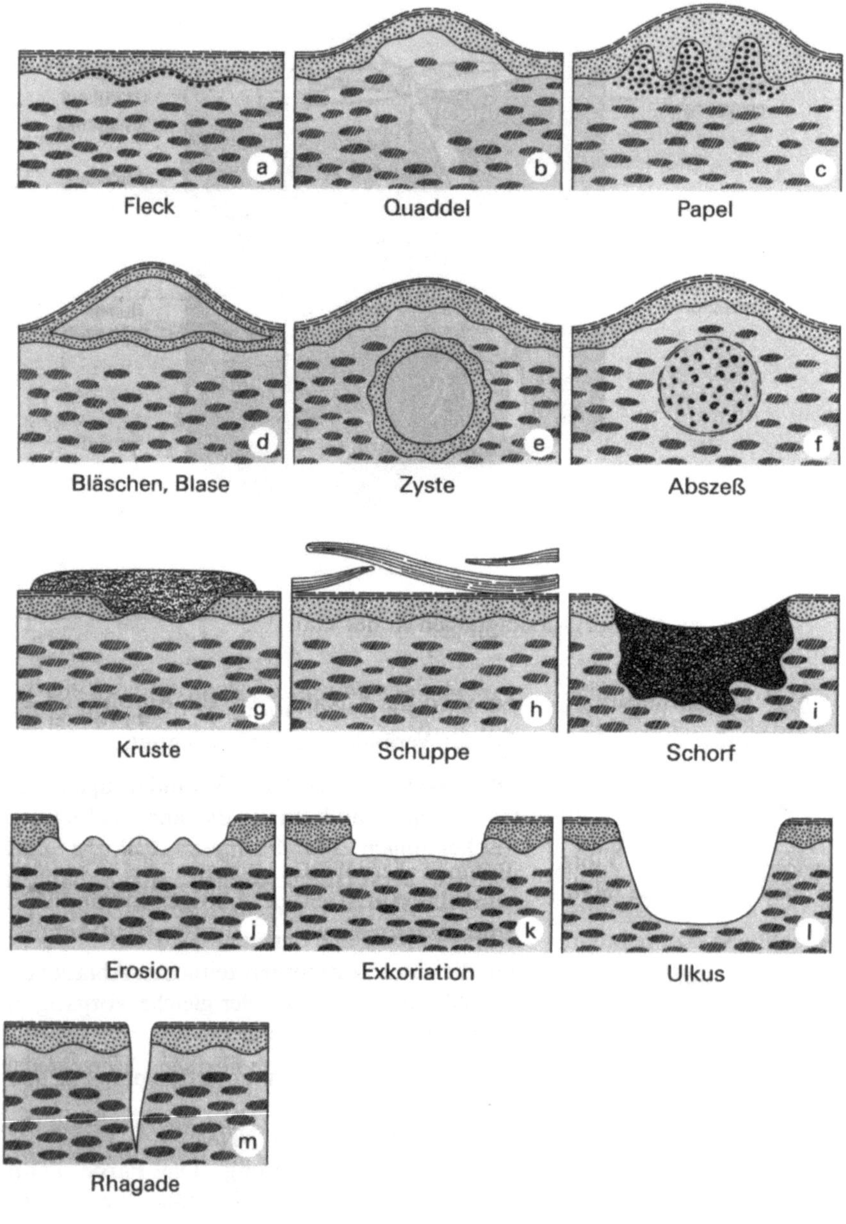


**Abb. 21-6** Schematische Darstellung der Effloreszenzen.

Akne, Furunkel und Xanthome. Die Einteilung erfolgt je nach Größe in

- Knötchen: linsen- bis erbsgroß
- Knoten (auch Nodus, Tuber): bis haselnußgroß
- Tumor bzw. Knollen (Phyma): mehr als haselnußgroß.

• *Bläschen* (Vesikula): flüssigkeitsgefüllter Hohlraum in der Haut, der linsen- bis erbsengroß ist. Größere Hohlräume bezeichnet man als *Blase* (Bulla). Bläschen können serösen oder hämorrhagischen Inhalt haben. Viele Erkrankungen können Bläschen erzeugen (z. B. Herpes simplex, Arzeimittelexanthem, Verbrennungen 2. Grades oder Exzeme).

- *Pustel* (Pustula, Eiterbläschen): Bläschen, das Eiter enthält. Pusteln entstehen z. B. bei Akne, Psoriasis oder Impetigo contagiosa.
- *Zyste:* Hohlraum, der kutan oder subkutan liegt, und von Epithelien ausgekleidet ist.
- *Kruste* (Crusta, Borke): eingetrocknetes Sekret, Blut oder Eiter. Je nach Substanz kann eine Kruste rotbraun bis schwarz (Blut), gelb bis braun ( Eiter) oder zartgelb (Serum) sein. Eine Kruste ist meist über dem Niveau der Haut. Bei einem Substanzverlust (z. B. einer Nekrose) entsteht *Schorf*, der meist unter dem Niveau der Haut liegt.
- *Schuppe* (Squama): Hornvermehrung, die sich sichtbar ablöst. Nach der Größe unterscheidet man eine kleieförmige (pityriasiforme), plättchenförmige (psoriasiforme), blätterförmige (lamellöse) und fischschuppenartige (ichthyosiforme) Schuppung. Hornvermehrungen, die sich nicht ablösen, heißen *Hyperkeratosen* (z. B. eine Schwiele).
- *Erosion:* Substanzverlust im Epithelbereich der Epidermis. Da die Hautoberfläche fehlt, zeigt sich eine Erosion als glatte rote Fläche. Sie heilt ohne Narbenbildung ab. Als Ursachen kommen mechanische Einflüsse und oberflächliche Entzündungen infrage.
- *Abschürfung* (Exkoriation): oberflächliche Substanzverluste, die durch Kratzen oder andere Verletzungen entstehen. Ist nur die Epidermis verletzt, heilen sie narbenlos ab.
- *Geschwür* (Ulkus): tieferer Hautdefekt, der über alle Hautschichten hinweg in tieferliegendes Gewebe reichen kann. Er heilt unter Narbenbildung ab. Ursachen sind z. B. Ulcus cruris, Erfrierungen, Verätzungen, Tumore, Syphilis oder Tuberkulose.
- *Schrunde* (Fissur, Rhagade): spaltförmiger Hauteinriß, der durch Überdehnung (z. B. Analfissur) oder durch andere Krankheitsprozesse entstehen kann (z. B. Mundwinkelrhagaden bei Anämie).
- *Narbe* (Cicatrix): bindegewebiger Gewebeersatz nach einem Substanzverlust. Narben können auf dem Niveau der Haut liegen, oft liegen sie aber darüber oder darunter.

**Hauttests**: Durch Hauttests können allergische Reaktionen geprüft werden.

- *Epikutantest:* Mutmaßliche Allergene werden auf die intakte Rückenhaut aufgebracht und nach 48 und 72 Std. abgelesen. Allergien von Typ IV (Spättyp) werden damit getestet (z. B. Kontaktekzem).
- *Intrakutantest:* Über eine Verletzung der Epidermis oder über intrakutanes Spritzen wird das vermutete Allergen in die Dermis gebracht. Mit dieser Methode werden Allergien vom Typ I (Soforttyp) getestet.

**Biopsie:** Mit einer mikroskopischen Untersuchung des bioptischen Materials können Wachstumsveränderungen der einzelnen Hautschichten erkannt werden.

**Mikrobiologische Untersuchung:** Von befallenen Hautarealen werden Abstriche gemacht, die mikroskopisch auf Pilze oder Bakterien untersucht werden.

## 21.3 Erkrankungen der Haut

Die Erkrankungen der Haut sind für den Heilpraktiker ein sehr schwieriges Gebiet. Aus therapeutischer Sicht sind sie einer alternativen Therapie sehr gut zugänglich. Aus diagnostischer Sicht ist es jedoch vergleichsweise schwer, die Ursachen einer Erkrankung zu erkennen. Dies ist insofern von besonderer Bedeutung, da sehr viele Infektionskrankheiten, deren Behandlung nach dem Bundesseuchengesetz (BSG) oder dem Gesetz zur Verhütung von Geschlechtskrankheiten für den Heilpraktiker verboten sind, Hauterscheinungen verursachen.

### 21.3.1 Infektionskrankheiten, die mit Hauterscheinungen einhergehen

- *Geschlechtskrankheiten:* Syphilis, Gonorrhoe, Ulcus molle, Lymphogranulomatosis inguinale.

- *Sonstige:* Fleckfieber, Lepra, Milzbrand, Paratyphus, Pest, Pocken, Tularämie, Typhus, Lues, Diphtherie, Rotz, Tuberkulose, Gasbrand, Masern, Scharlach, Borkenflechte, Krätze, Röteln, Windpocken, Läuse.

Im folgenden werden Hauterscheinungen bei einigen Erkrankungen im Detail beschrieben:

- *Röteln:* kleine blassrote Flecken, nicht konfluierend
- *Scharlach:* Milchbart, kleine dichtstehende Flecken, Abschuppung, Enanthem (roter Gaumen)
- *Windpocken:* polymorph, linsengroß, Sternkartenexanthem, starker Juckreiz;
- *Masern:* konfluierendes großes Exanthem, kleieförmige Abschuppung, Enanthem (Koplik-Flecken)
- *Pocken:* unimorph, Pockennabel, mehrkammerige Bläschen, Gesichtsbetonung
- *Fleckfieber:* kleine Flecken, Petechien, wegdrückbar
- *Gasbrand:* knisternde, stinkende Blasen, schmerzhaft
- *Milzbrand:* Karbunkel mit schwarzem Schorf und rotem Hof
- *Impetigo contagiosa:* honiggelbe Krusten, heilen ohne Narben
- *Krätze:* stark juckende Gänge in der Haut
- *Läuse:* juckende Bißstellen

### 21.3.2 Pruritus

**Definition:** Juckreiz auf der Haut mit zwanghaftem Kratzen und daraus entstehenden Verletzungen.

**Ursachen**

- *Juckreiz mit Hautveränderungen:* z. B. Allergien, Neurodermitis, Urtikaria, allergisches Kontaktekzem, Parasitenbefall, Exsikkationsekzeme (ausgetrocknete Haut), Schwangerschaftsdermatosen, Insektenstiche, Lichtdermatosen (z. B. Sonnenallergie), Lichen ruber, Arzneimittelreaktionen
- *Juckreiz ohne Hautveränderungen:* z. B. Niereninsuffizienz, Leberzirrhose, Cholestase, Hepatitis, Polycythaemia vera, M. Hodgkin, Leukämien, Lymphome, Anämie, Diabetes mellitus, Hyperthyreose, Malignome, Opiate, Neuropathien, Psychosen, Arteriosklerose, psychogen (Läusewahn)

**Patho:** Beim Zustandekommen von Juckreiz sind die Schmerzrezeptoren der Haut, das vegetative Nervensystem, die Hirnrinde, die Psyche, bestimmte Mediatoren und das Gefäßsystem von Haut und inneren Organen beteiligt. Bereits eine geringe Irritation der Schmerzrezeptoren kann Juckreiz auslösen.

**Symptome:** zwanghaftes Bedürfnis zu kratzen, strichförmige Rötungen durch das Kratzen, Krusten, flächenhafte Vergröberung der Haut, Grind- oder Eiterausschläge durch sekundäre Infektionen.

### 21.3.3 Acne vulgaris

**Definition:** hormonabhängige multifaktorielle Erkrankung mit Entzündung von Haarfollikeln und Talgdrüsen, die vor allem während der Pubertät auftritt.

**Ursachen:** unbekannt; auslösende Faktoren sind ein gestörtes hormonelles Gleichgewicht, bestimmte Bakterien, Seborrhoe, Verhornungsstörungen und Verdauungsstörungen (z. B. Dyspepsie). Männer sind häufiger betroffen als Frauen.

Drei **Formen** der Akne werden unterschieden:

1. *Acne comedonica:* Auftreten von offenen oder geschlossenen Komedonen (Mitesser)
2. *Acne papulopustulosa:* Übergang zu entzündlichen Pusteln und Pappeln. Aus scheinbar normaler Haut oder sichtbaren Komedonen bildet sich unter den fördernden Faktoren von Talg und Bakterien ein entzündeter Follikel, der ins dermale Bindegewebe durchbricht.
3. *Acne conglobata:* schwerste Form mit großen entzündlichen Knoten, Abszessen, Fisteln und Narben.

**Patho:** Zur Zeit der Pubertät beginnt die Akne oft mit einer Seborrhoe, aus der sich Komedone entwickeln. Diese können in entzündliche Papeln übergehen und sich zu Pusteln umwandeln. *Komedone* sind Haarfollikel, die durch einen Hornpfropf verschlossen und mit Talg gefüllt sind.

**Symptome:** Selten entstehen Abszesse, entzündliche Zysten oder eitrige Knoten. Narben bleiben meist nicht zurück.Vor allem sind das Gesicht, der seitliche Hals und die Schultern mit dem oberen Rücken betroffen.

**Therapie**

- *Lokale Therapie:* Vitamin-A-Säure und Lokalantbiotika, UV-Bestrahlung
- *Systemische Therapie:* Antibiotika (Tetracyclin), bei Frauen bestimmte orale Kontrazeptiva (Antiandrogene mit Östrogenen), bei schwerer Akne auch Vitamin-A-Abkömmlinge (Isoretinoin).

### 21.3.4 Pityriasis versicolor

**Definition:** Weitverbreitete, harmlose Erkrankung der Haut, die durch Hefepilze hervorgerufen wird.

**Ursachen:** Hefepilze.

**Symptome:** kleieförmig schuppende Flecken, die heller oder dunkler pigmentiert erscheinen können. Sie treten vor allem an Brust und Rückenmitte auf, da der Pilz zum Wachstum Fette benötigt.

**Diagnose:** Hobelspan-Phänomen: streicht man mit einem Holzspatel über die Flecken, hebt sich die Schuppung hobelspanartig ab.

**Therapie:** lokale Anwendung von Antiseptika.

### 21.3.5 Lichen ruber planus (Knötchenflechte)

**Definition:** entzündliche Erkrankung der Haut und Schleimhaut mit bläulichen, juckenden Knötchen.

**Ursachen:** unbekannt, evtl. Autoimmunerkrankung.

**Symptome:** viele flache, oft zentral gedellte, wachsartig glänzende Papeln, die konfluieren können und meist stark jucken. Sie treten vor allem an den Beugeseiten des Unterarms, an Unterschenkel, Sakralgegend, Genitalgegend und Mundschleimhaut auf.

**Diagnose:** Koeber-Phänomen: Auslösen eines neuen Krankheitsherdes an Stellen, die mechanisch stark gereizt wurden.

**Therapie:** Glukokortikoide; oft heilt die Krankheit auch von selbst innerhalb von 1–2 Jahren ab.

### 21.3.6 Psoriasis vulgaris (Schuppenflechte)

**Definition:** gutartige, chronisch-rezidivierende Hauterkrankung mit schuppenartiger Hautveränderung, die meisten erst im 2. Lebensjahrzehnt auftritt.

**Ursachen:** unbekannt, erbliche Disposition; Auslöser sind oft fieberhafte Infekte, Traumen, Alkoholkonsum, Medikamente und Streß.

**Symptome:** rundliche, scharf begrenzte hochrote Flecken, die punkt- bis handtellergroß sind und denen silbrig glänzende Schuppen und Krusten aufsitzen. Sie zeigen sich vor allem am Ellenbogen, am Knie, an der Kreuzbeingegend und am behaarten Kopf. Die Symptome treten schubweise auf und können jukken. Häufig gibt es Nagelveränderungen (Ölfleck-, Tüpfel- oder Krümelnägel).

**Komplikationen:** Psoriasis-Arthropathie. Bei ca. 5% treten an den kleinen, manchmal auch an den großen Gelenken arthritische Veränderungen auf.

**Diagnose:** Psoriasis-Phänomene: Beim vorsichtigen Abkratzen eines Psoriasisherdes mit einem Instrument treten nacheinander folgende Phänomene auf:

- die Schuppen treten deutlicher hervor (Kerzenfleckphänomen)
- nach Ablösung der Schuppen zeigt sich ein lamellenartiges Häutchen (Phänomen des letzten Häutchens)

- nach deren Ablösung kommt es zu punktförmigen Blutungen (Phänomen des blutigen Taus)

**Therapie:** Kortison, Klimawechsel (z. B. Aufenthalt am Toten Meer oder im Hochgebirge), Sonne oder kombinierte Anwendung von UV-Strahlung und Medikamenten.

### 21.3.7 Neurodermitis (Atopisches Ekzem)

**Definition:** chronisch-rezidivierende, stark juckende Ekzemerkrankung der Haut, die oft schon im Kleinkindalter auftritt.

**Ursachen:** unbekannt. Erbliche Disposition Umweltfaktoren, Streß und Konflikte als Auslöser.

**Patho:** Atopie bedeutet soviel wie „fremdartige Erkrankung". Dabei besteht bei Familienmitgliedern entweder gleichzeitig oder im Wechsel ein Bronchialasthma, ein Ekzem und allergischer Schnupfen (Heuschnupfen). Im Vordergrund stehen immunologische Abweichungen (z. B. erhöhte IgE-Konzentrationen). Die Erstmanifestation erfolgt bei ca. 70% in den ersten zwei Lebensjahren.

**Symptome** (Abb. 21-7): In den ersten zwei Lebensjahren sind fast nur Gesicht und behaarter Kopf betroffen. Schuppende, nässende oder verkrustete Erytheme, sogenannter Milchschorf, zeigen sich. Die Ekzeme sind stark juckend. Im Kindesalter sind Gesicht und behaarter Kopf meist frei. Die Ekzeme verlagern sich auf die Körperfalten, oftmals mit Befall der Unterarme vor den großen Gelenkbeugen. Beim Erwachsenen können auch Gesicht und Oberkörper betroffen sein, besonders aber die Beugeseiten des Körpers. Die Erkrankung kann sich dann in drei Formen zeigen:

- *Ekzematoide Form:* zerkratzte, verkrustete, blutig-schuppige Herde
- *Lichenifizierte* (flechtenartige) *Form:* meist großflächige, grob gefelderte flechtenartige Erscheinung

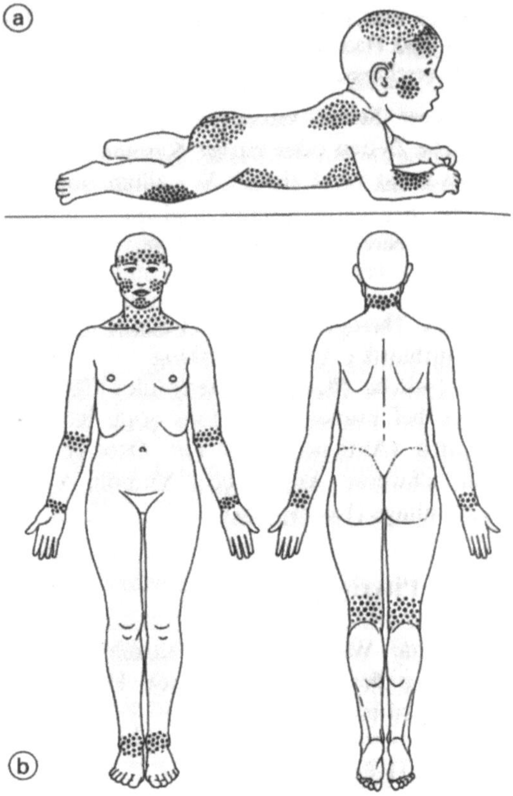


**Abb. 21-7** Typisches Verteilungsmuster des atopischen Ekzems auf dem Körper. **a.** im Säuglingsalter. **b.** im Kinder- und Erwachsenenalter.

- *Pruriginöse Form:* verstreute senfkorngroße Papeln, besonders an den Streckseiten der Extremitäten.

Beim atopischen Ekzem besteht ein extremer nächtlicher Juckreiz mit zwanghaftem Kratzen. Durch die Kratzspuren entstehen im Kindesalter häufig eitrige Infektionen. Asthma oder Heuschnupfen und seitlich gelichtete Augenbrauen sind oft zusätzlich anzutreffen.

**Diagnose:** Für die Diagnose müssen drei der nachfolgenen Hauptkriterien erfüllt sein. Die Hauptkriterien sind:

1. Juckreiz
2. typisches Ekzem
3. chronisch-rezidivierender Verlauf

4. persönliche und Familienanamnese mit Hinweis auf Atopie

**Therapie:** Vermeidung der Auslöser (Allergene), Ortsveränderung (trocken, warm und staubarm), Hautpflege (häufiges Fetten), medikamentöse Behandlung (Glukokortikoide, Teer).

### 21.3.8 Verrucae (Warzen)

> **Definition:** Gutartige, durch Viren verursachte Neubildungen der Haut.

**Ursachen:** verschiedene Viren (z. B. humanes Papillomavirus, HPV). Nach einer Inkubationszeit von vier Wochen oder länger kann die Erkrankung ausbrechen.

**Patho:** Warzen entstehen meist durch lokale Durchblutungsstörungen und Epitheldefekte (Entzündungen, Ekzeme). Die Übertragung erfolgt häufig durch direkten Kontakt. Es gibt viele verschiedene Virustypen. Je nach Virustyp unterscheidet man vor allem vier Formen:

- *flache Warzen* (Veruccae planae juvenilis): häufig bei Kindern und Jugendlichen
- *gewöhnliche Warze* (Veruccae vulgares): sehr häufig vorkommend
- *Dorn-* oder *Plantarwarze* (Veruccae plantares): durch Druckstellen hervorgerufen
- *Feigwarze* oder *spitze Kondylome* (Condylomata accuminata)

**Symptome**

- *flache Warzen:* bis linsengroße Knötchen mit blaß-rosa oder graugelb-bräunlicher Farbe, meist im Gesicht, auf Finger- und Handrücken und an den Unterarmen.
- *gewöhnliche Warzen:* erbsengroße halbkugelige harte Knötchen mit stacheliger Oberfläche von gelbbrauner bis grauschwarzer Farbe, vor allem im Bereich der Hände und Füße.
- *Dornwarzen:* meist nur eine Warze an Druckstellen der Fußsohle mit kaum vorgewölbter Oberfläche. Grauschwarz, hornig und derb. Die Warze wächst wie ein Dorn in die Tiefe und verursacht beim Stehen und Gehen Schmerzen.

**DD:** Dornwarzen sind nicht mit einem *Hühnerauge* (Clavus) zu verwechseln: Hierbei handelt es sich um eine bis zu einige Zentimeter große Hornverdickung mit zentralem, in die Subkutis eindringendem Zapfen. Das Hühnerauge entsteht durch wiederholten Druck auf Hautpartien, die einen Knochen überziehen (besonders am kleinen Zeh).

**Therapie:** Kyrotherapie (lokale Kälteanwendung), operatives Abtragen. Bei Dornwarzen Salicylsäureanwendung. Flache Warzen haben eine hohe Spontanheilungsquote.

### 21.3.9 Herpes simplex

> **Definition:** Virusinfektion, die je nach Erreger an den Lippen oder Genitalien angesiedelt ist.

**Ursachen:** verschiedene Typen von Herpes-Viren.

**Patho:** Die Übertragung erfolgt vorwiegend über Tröpfchen- und Schmierinfektion. Der erste Kontakt mit dem Virus verläuft inapparent. Der Virus gelangt dann über die peripheren Nerven zum Spinalganglion bzw. Hirnnervenganglion und bleibt dort geschützt und kontrolliert vom Abwehrsystem bestehen. Bei Schwäche des Abwehrsystems durch bestimmte Krankheitsauslöser (z. B. Fieber) kann das Virus wieder zur Haut zurückkehren und dort die Zellen befallen.

**Symptome:** Die primäre Infektion äußert sich nur in Ausnahmefällen klinisch. Bei der Erstinfektion kann es dabei zu Fieber, Abgeschlagenheit und Kopfschmerz kommen. An den Geschlechtsorganen oder Lippen treten die typischen, gruppiert angeordneten, schmerzhaften Bläschen auf, die später aufplatzen. Die Lymphknoten sind geschwollen. Rezidive treten an den Lippen, und im Genitalbereich auf, beim Mann vor allem an der Eichelfurche und der Vorhaut, bei der Frau an den Schamlippen und in der Vagina.

**Therapie:** Aciclovir.

### 21.3.10 Nesselsucht (Urtikaria)

**Definition:** Durch unterschiedliche Reize ausgelöster Hautausschlag, der durch flüchtige, juckende und begrenzte Quaddeln gekennzeichnet ist.

**Ursachen:** häufig allergisch bedingt durch Medikamente, Nahrungsmittel, Insektenstiche und vieles andere, aber auch durch physikalische Einwirkungen wie Scheuerstellen, Kälte und Wärme.

**Patho:** Bei der Urtikaria kommt es zu einem begrenzten Ödem in der Haut, das meist durch verschiedene Mediatoren (z. B. Histamin) verursacht wird. Beim Kontakt mit Brennesseln oder bei Insektenstichen werden diese Mediatoren von außen in die Haut gebracht. Die Quaddeln haben folgende wesentliche Merkmale:

- zentrales, blasses Ödem mit umgebender Reflexrötung
- begleitender Juckreiz oder Brennen
- Entstehung in wenigen Minuten
- Rückbildung meist innerhalb weniger Stunden.

Bei 50 % der Patienten mit Urtikaria treten gleichzeitig Angioödeme (Quincke-Ödem) auf. Dabei handelt es sich um subkutane Schwellungen, die meist teigig weiß und schmerzhaft sind und oft im Gesichtsbereich auftreten.

**Symptome:** Quaddeln auf der Haut, klein bis flächenhaft, starker Juckreiz. Manifestationen, die sich nicht auf der Haut zeigen, sind Zungenschwellung, Glottisödem, Asthmaanfall, Gelenkschwellung, Magen-Darm-Symptome (Erbrechen, Durchfall) und Temperatur (Nesselfieber). Bei massiver Urtikaria besteht Schockgefahr.

**Therapie:** Vermeidung des Auslösers, Medikamente (Antihistaminika, Glukokortikoide), Desensibilisierung.

### 21.3.11 Kontaktekzem

**Definition:** flächenhafte entzündliche Hautveränderung, die durch den Kontakt mit bestimmten Stoffen ausgelöst wird und von heftigem Juckreiz begleitet ist.

**Ursachen**

- *Allergisches Kontaktekzem:* Metalle, Salben, Gummi, Farbstoffe, Leder, pflanzliche Extrakte
- *Toxisches Kontaktekzem:* Säuren, Basen, Öle, Detergentien (Waschmittel)
- *Photokontaktekzem:* durch Kontakt mit Allergenen oder Toxinen und zusätzlicher Belichtung

**Symptome:** je nach Dauer und Intensität unterscheidet man folgende Stadien:

- Erythem
- Ödem und Bläschenbildung
- Blasen und nässende Erosionen
- Krusten
- feine oder grobe Schuppung und Vergröberung der Hauttäfelung

Begleitet werden diese Symptome durch Juckreiz und evtl. Kratzspuren.

**Therapie:** Kontakt mit auslösenden Substanzen vermeiden, im Akutfall Glukokortikoide.

### 21.3.12 Erysipel (Wundrose)

**Definition:** Akute Infektion der Haut durch Streptokokken mit starker Rötung.

**Ursachen:** verschiedene Streptokokken.

**Patho:** Die Erreger dringen über Verletzungen oder anderweitig (z. B Ekzeme, Fußpilz) in die Haut ein und breiten sich über die Lymphgefäße aus.

**Symptome:** flammende Rötung (v. a. im Gesicht und Unterschenkelbereich), die sich schnell ausbreitet. Leichte Anhebung der Haut und zungenartige Ausläufer). Plötzlicher Beginn mit Fieber bis zu 40 °C und Schüttelfrost.

**Therapie:** hochdosiert Antibiotika.

### 21.3.13 Ansteckende Borkenflechte (Impetigo contagiosa)

**Definition:** Oberflächliche und sehr ansteckende Infektion der Haut durch Streptokokken oder Staphylokokken, die überwiegend bei Kindern auftritt. Es besteht Behandlungsverbot für Heilpraktiker.

**Verbreitung:** weltweit; vor allem bei Kindern in Gemeinschaftseinrichtungen und bei schlechter Hygiene.

**Erreger:** Staphylokokken und betahämolysierende Streptokokken der Gruppe A.

**Infektionsquelle:** direkter und indirekter Kontakt; Schnupfen begünstigt die Übertragung.

**Inkubationszeit:** 2–10 Tage.

**Symptome:** beginnt asymmetrisch mit kleinen juckenden Bläschen und Pusteln, die einen rote Hof besitzen und aufplatzen. Es bilden sich dann typische honiggelbe Krusten, die konfluieren. Nach 8–10 Tagen fallen die Krusten ab und hinterlassen rote Flecken. Das Exanthem geht mit Juckreiz und Lymphknotenschwellung einher. Bevorzugte Stellen sind Gesicht (v. a. Mundwinkel), Hals und Hände. Wo gekratzt wird, entstehen neue Herde. Die Borkenflechte heilt ohne Narben ab.

**Komplikationen:** selten Glomerulonephritis und rheumatisches Fieber (Streptokokken!).

**Nachweis:** Erregernachweis in der Bläschenflüssigkeit.

**Therapie:** Penicillin.

### 21.3.14 Krätze (Skabies)

**Definition:** Leicht übertragbare Hautveränderungen, die durch Milben hervorgerufen werden. Es besteht Behandlungsverbot für Heilpraktiker.

**Patho:** Die weibliche Milbe bohrt 1–3 cm lange Gänge in die Haut, um ihre Eier zu legen. Pro Tag legt sie 2–3 Eier und stirbt nach einigen Wochen ab. Aus den Eiern entwickeln sich nach 3 Wochen geschlechtsreife Milben. Sie leben bis zur Befruchtung auf der Haut. Die Männchen gehen zugrunde und die Weibchen bohren sich wieder in die Haut.

**Verbreitung:** weltweit.

**Erreger:** weibliche Krätzemilbe.

**Infektionsquelle:** Kontakt von Mensch zu Mensch, infizierte Wäsche.

**Inkubationszeit:** 3–5 Wochen.

**Symptome:** Juckreiz, besonders durch Bettwärme. Befallen werden Körperstellen mit weicher Haut (z. B. zwischen den Fingern, an Handgelenken, in den Achselhöhlen und am Nabel). Kopf und Rücken bleiben meist frei. Sekundärinfektion durch das Kratzen ist möglich. Die Gänge sind als dunkle Streifen zu sehen, an deren Ende die Milbe meist als dunkler Punkt sichtbar ist.

**Nachweis:** Erregernachweis über Mikroskopie.

**Therapie:** Einreiben mit Jacutin, Wäsche und Bettwäsche häufig wechseln.

### 21.3.15 Läuse

**Definition:** Befall der Haut durch stechend-blutsaugende, flügellose, blaßgraue Insekten. Es besteht Behandlungsverbot für Heilpraktiker.

**Patho:** Es sind ca. 400 Läusearten (Gliederfüßler) bekannt. Für den Menschen sind Kopf-, Kleider- und Filzlaus medizinisch relevant, da sie Krankheitsüberträger sein können (v. a. Borelliose, epidemisches Fleckfieber und wolhynisches Fieber). Das Ei, auch *Nisse* genannt, wird bei der Eiablage an Haaren oder in Falten der Kleidungsnähte angeklebt. Die Entwicklung vom Ei über die Larve (drei Häutungen) zur vollständig entwickelten Laus dauert 2–3 Wochen. Die Lebensdauer der Laus beträgt ca. 3–4 Wochen, hungernde Läuse überleben je nach Temperatur 1–7 Tage, Eier überleben nur bei Temperaturen über 22 °C.

**Verbreitung:** weltweit.

**Erreger**

- *Filzlaus* (Phthirus pubis): 1,4–1,6 mm lang, sitzt vorwiegend an Schamhaaren und praktisch nie im Kopfhaar.
- *Kleiderlaus* (Pediculus humanus corporis): bis zu 4,5 mm lang, legt ihre Eier vor allem

an rauhe Fasern (z. B. Wolle), selten an Körperhaare.

- *Kopflaus* (Pediculus humanus capitis): bis zu 3,1 mm lang, sitzt vorwiegend im Kopfhaar.

**Infektionsquelle**

- *Filzlaus:* Übertragung meist beim Geschlechtsverkehr. Als Krankheitsüberträger ohne Bedeutung, stirbt außerhalb des Menschen innerhalb 12 Stunden.
- *Kleiderlaus:* Übertragung von Mensch zu Mensch durch Kontaktinfektion. Wichtigster passiver Überträger von Rickettsien und Borrelien.
- *Kopflaus:* Übertragung auf den Menschen durch Kontaktinfektion.

**Symptome:** Durch den Befall kommt es zu starkem Juckreiz und geröteten bis tiefblauen Einstichstellen. Durch das Kratzen bilden sich oft Ekzeme und Infektionen.

- *Pediculosis pubis* (syn. Phthiriasis): Filzlausbefall besoders im Genitoanalbereich.
- *Pediculosis corporis:* Kleiderlausbefall mit Aussparung der Kopf- und Genitalregion.
- *Pediculosis capitis:* Kopflausbefall besonders am Hinterkopf und hinter den Ohren.

**Komplikationen:** Vor allem durch die Kleiderlaus kann es zu Übertragung der weiter oben genannten Infektionskrankheiten auf den Menschen kommen.

**Nachweis:** Erregernachweis der Nissen und Läuse (Inspektion).

**Therapie:** Aufsprühen oder Auftragen von Pyrethroiden (Gift der Chrysanthemen) bzw. Malathion. Entfernen der Nissen mit einem feinen Kamm nach Einweichen der Haare mit Essigwasser. Desinfektion der Kleidungsstücke (z. B. durch Jacutin).

### 21.3.16 Hauttumoren

- *Basaliom:* häufigster Tumor der Haut. Er geht von der basalen Epidermis und den Haarfollikeln aus und wird vor allem durch Lichteinwirkung induziert. Es handelt sich um kleine glänzende Knötchen von rötlicher bis bräunlicher Farbe, die im späteren Verlauf ulzerieren. Das Basaliom wächst invasiv, bildet jedoch keine Metastasen. Häufigkeitsgipfel zwischen dem 50. und 70. Lebensjahr. Die Lokalisation ist meist im Gesicht.
- *Spinozelluläres Karzinom* (Stachelzellkarzinom, Spinaliom, Plattenepithelkarzinom): Zweithäufigster Hauttumor mit invasivem Wachstum und lymphogener Streuung. Meist Spätfolge von Licht-, Röntgen- oder Tabakeinwirkung. Es handelt sich um einen derben, steinharten Tumor, der mit Schuppen oder Krusten bedeckt ist. Er kann auch zentral zerfallen und ist nicht schmerzhaft.
- *Melanom:* seltener, aber bösartiger Tumor, der von den Melanozyten ausgeht und frühzeitig metastasiert. Seine Häufigkeit nimmt vor allem bei der hellhäutigen Bevölkerung stark zu. UV-Strahlen gelten als wichtiger Auslöser. Das Melanom entwickelt sich zu 30% auf einem bestehendem Muttermal. Es tritt als unregelmäßig pigmentierte Form in Erscheinung. Schnelle Größenzunahme, zunehmende Pigmentierung, Juckreiz, Schmerzen, Blutungsneigung und Geschwürsbildung.

**Beachte:** Jedes Pigmentmal, das heller oder dunkler, größer oder kleiner, dicker oder dünner wird, blutet, näßt, schuppt oder juckt ist melanomverdächtig.

# 22 Psychosomatik und psychische Erkrankungen

Die Erforschung, Diagnostik und nichtoperative Therapie von psychischen Erkrankungen des Menschen ist Aufgabe der *Psychiatrie* (Seelenheilkunde) Sie stellt ein Teilgebiet der Medizin dar. Die *Psychosomatik* ist ein eigenes medizinisches Fachgebiet, das sich mit Krankheiten befaßt, die körperlich in Erscheinung treten, dabei aber seelisch bedingt oder mindestens mitbedingt sind. Eine scharfe Trennung von Psychiatrie und Psychosomatik ist jedoch nicht möglich, da sie sich erheblich überschneiden.

## 22.1 Einteilung der psychischen Erkrankungen

Die Krankheitsbilder, mit denen sich Psychiatrie und Psychosomatik befassen, können folgendermaßen eingeteilt werden:

**Organische Psychosen:** körperlich (exogen) begründbare Psychosen (sog. exogener Reaktionstyp), von denen es verschiedene Formen gibt:

- *Akute organische Psychose:* durch Schädigung des Gehirns bedingte unspezifische, meist reversible psychische Erkrankung, die Verworrenheit (amentielles Syndrom), Delir und Dämmerzustand hervorruft. Als Durchgangssyndrom bezeichnet man eine seelisch-geistige Funktionsminderung, anstelle oder nach einer stärkeren Bewußtseinstrübung.
- *Chronische organische Psychose:* irreversible Erkrankung des Gehirns, z. B. das frühkindliche exogene Psychosyndrom (frühkindlicher Hirnschaden), das hirndiffuse Psychosyndrom (oft mit Demenz) oder das hirnlokale Psychosyndrom mit Stimmungs- und Antriebsstörungen.

**Endogene Psychosen:** Psychosen ohne erkennbare organische Ursachen, von denen es folgende Formen gibt:

- *Schizophrene Psychose* (Schizophrenie): Erkrankung mit einer gespaltenen Identität, Autismus, Vitalitätsstörung und Halluzinationen.
- *Affektive Psychose:* endogene Depression, Manie, manisch-depressive Erkrankung.
- *Schizoaffektive Psychosen:* Form der Psychose, bei der sich Symptome der schizophrenen und der affektiven Psychose mischen.

**Psychosomatische Erkrankungen:** Erkrankungen, die durch eine Wechselwirkung von Körper und Seele entstehen. Auch für die psychosomatischen Krankheiten gibt es unterschiedliche Einteilungen.

- *Psychosomatische Erkrankungen im engeren Sinne* (Psychosomatosen): Krankheiten, die durch psychische Einflüsse auf somatische Vorgänge entstehen. Zu diesen auch als „Bereitstellungserkrankungen" bezeichneten gehören die folgenden als „Holy seven" bekannten Erkrankungen: Ulkus pepticum, Colitis ulcerosa, Asthma bronchiale, essentielle Hypertonie, atopische Neurodermatitis, Hyperthyreose und rheumatoide Arthritis.
- *Ausdruckskrankheiten* oder *Konversionsneurosen:* Sie gehören zu den Neurosen. Aus einem unbewußten psychischen Konflikt ist ein körperliches Geschehen geworden (z. B. psychogene Lähmungen, Sensibilitätsstörungen, psychogene Ertaubung und Erblindung).
- *Funktionelle Syndrome* oder *psychovegetative Störungen* (Organneurosen): Ihr wesentliches Merkmal besteht im Fehlen von organpathologischen Befunden, obwohl die

Krankheit oft jahrelang besteht. Sie treten z. B. im Verdauungstrakt (Schluckstörungen, Obstipation, Diarrhoe) und im Herz-Kreislaufsystem auf (paroxysmale Tachykardie, Extrasystolen, Herzangstneurose).

- *Sekundäre psychosomatische Krankheiten* (somatopsychische Störungen): Hier handelt es sich um Patienten, die schon eine organische Erkrankung haben. Durch die Erkrankung entsteht für den Patienten jedoch eine völlig neue psychosoziale Situation, die er dann für sich „nutzen" kann (sekundärer Krankheitsgewinn). Er will z. B. nicht mehr gesund werden, weil ihm durch die Krankheit Aufmerksamkeit oder Arbeitsentlastung gewährt werden, die er im gesunden Zustand nicht erhalten hatte.

### 22.1.1 Beschreibung einzelner psychischer Krankheitszustände

**Psychose:** Psychische Erkrankung (Seelen- oder Geisteskrankheit), bei der die Beeinträchtigung der psychischen Funktionen ein so großes Ausmaß annimmt, daß die Einsicht in die Krankheit und die Fähigkeit zur sozialen Anpassung erheblich gestört sind. Es handelt sich um eine Ich-Erlebensstörung mit Wahn, Halluzinationen und eigener Erlebenswelt, in der die andere Realität nicht mehr wahrgenommen wird.

**Neurose:** Psychische Störung ohne nachweisbare organische Grundlage. Es handelt sich um eine Gesundheitsstörung, deren Symptome unmittelbare Folge und symbolischer Ausdruck eines unbewußten seelischen Konflikts sind. Der Patient hat Einsicht in seine Störung und leidet unter seinem Verhalten (z. B. bei Waschzwang oder einer Phobie).

**Affekt:** kurze und heftige Gefühlswallungen, die meist mit körperlich-vegetativen Begleiterscheinungen verbunden sind (z. B. Wut, Haß und Freude). Beim Affekt sind die Gefühle nur für kurze Zeit verändert. Sie können jedoch so stark werden, daß sich die rationale Persönlichkeit nicht dagegen durchsetzen kann. Als affektive Störungen werden vor allem depressive und manische Phasen der Psychosen bezeichnet.

**Psychosyndrom:** Sammelbezeichnung für psychische Störungen, die durch organische Hirnschädigung entstanden sind (z. B. Schädel-Hirn-Trauma, Hypoxie oder Intoxikation).

**Manie:** meist psychotische Störung der Affektivität mit gehobener (heiterer oder gereizter) Stimmung, Antriebssteigerung, Steigerung der Wahrnehmungsintensität, Denkstörungen, Störungen vegetativer Funktionen (Blutdruckanstieg, Tachykardie, Schlafstörungen), Veränderung der Vitalgefühle (herabgesetztes oder gesteigertes Hungergefühl) und evtl. Wahn. Bei einer manisch-depressiven Erkrankung wechseln sich Manie und Depression ab.

## 22.2 Die Entstehung psychischer Erkrankungen

### 22.2.1 Ursachen psychischer Erkrankungen

**Organische Psychosen:** Die Ursachen organischer Psychosen liegen vor allem in anatomischen bzw. funktionellen Veränderungen des ZNS, unter anderem durch:

- Störungen der Hirndurchblutung (z. B. Apoplex)
- Hirntumoren
- Schädel-Hirn-Trauma
- Intoxikationen (z. B. durch Alkohol, psychotrope Medikamente, $CO_2$, Schwermetalle oder Lösungsmittel)
- Infektionen (z. B. Enzephalitis oder Meningitis)
- Epilepsie
- Hirnatrophie (z. B. M. Alzheimer oder M. Parkinson)
- endokrinologische und metabolische Störungen (z. B. Hypothyreose, Hyperthyreose, Addison-Krankheit, Cushing-Syndrom, Eklampsie, Leberinsuffizienz, Niereninsuffizienz, Hypoglykämie, Eiweißmangel, Vitamin-$B_{12}$-Mangel)

**Endogene Psychosen:** Als Ursachen endogener Psychosen werden ein komplexes Bedingungsgefüge körperlicher, seelischer und sozialer Faktoren diskutiert, ebenso wie Störungen des Metabolismus und der Neurotransmitter. Psychologische Ursachen können in Einzelfällen beobachtet werden, sind jedoch nicht als maßgebende Ursache einer Psychose anzusehen. Neurotische Konflikte sind bei endogenen Psychosen genauso anzutreffen wie bei der übrigen Bevölkerung.

**Psychosomatische Erkrankungen:** Die Ursachen der psychosomatischen Erkrankungen werden in genetischen und sozialen Bedingungen und in der damit verbundenen psychischen Entwicklung gesehen.

- *Erbfaktoren:* Sie werden heute bei den meisten psychischen Erkrankungen als Ursachenanteil angenommen. Dabei spielt vor allem die körperliche Disposition eine wichtige Rolle, die die seelische und körperliche Entwicklung beeinflußt. Familiäre Häufungen von vorne herein als genetisch bedingt anzusehen, ist problematisch, da Krankheiten bzw. Symptome in Familien oft durch das Zusammenleben gelernt oder nachgeahmt (tradiert) werden.
- *Psychische Entwicklung:* Die ersten fünfzehn Lebensjahre haben einen wesentlichen Einfluß auf die seelische Entwicklung des Menschen. In diesen Jahren werden die psychischen Grundlagen gelegt und Modelle für Konfliktlösungen entwickelt.

**Erklärungsmodelle psychischer Störungen:**

1. Das *lerntheoretische Modell* geht davon aus, daß Verhalten gelernt wird. Bei der klassischen Konditionierung erfolgt das Lernen durch die Wiederholung von gleichen Reizen (Pawlowscher Versuch). Bei der operanten Konditionierung ist das Lernen von der Konsequenz der Handlung abhängig. Eine positive Verstärkung wird durch Belohnung, eine negative durch Bestrafung erreicht. Beim Modell-Lernen werden neue Verhaltensweisen durch Beobachtung des Verhaltens anderer gelernt.
2. Das *systemische Modell* besagt, daß ein Organismus mit der Umwelt ein System bildet. Damit sind die Beziehungen zu anderen Menschen integraler Bestandteil seiner Persönlichkeit. Durch Störungen dieser Beziehungen können Krankheiten entstehen.
3. Das *psychoanalytische Modell* geht davon aus, daß die frühkindliche geistig-emotionale Entwicklung in Phasen verläuft.

- *orale Phase:* beginnt mit der Geburt und dauert bis zum Ende des ersten Lebensjahres. Gekennzeichnet ist sie durch das Bedürfnis nach Versorgung, Ernährt- und Gehaltenwerden und dem engen Körperkontakt zur Mutter. In dieser Phase entwickelt sich ein Grundgefühl von Urvertrauen (oder Mißtrauen) und eine frühe Ich-Identität. Durch Entwicklungsstörungen in dieser Phase können schizoide, narzißtische und depressive Persönlichkeitsstrukturen entstehen.
- *anale Phase:* Das zweite und dritte Lebensjahr wird als anale Phase bezeichnet und beginnt mit der Möglichkeit des Nein-Sagens. Diese Phase ist durch die Reinlichkeitserziehung, die bewußte Körperbeherrschung und durch zunehmende Autonomiebedürfnisse bestimmt. Erste Machtkonflikte mit der Mutter treten durch die Möglichkeit auf, über die Exkremente bestimmen zu können. Es entstehen die ersten Ansätze zur Über-Ich- bzw. Gewissensbildung. Durch Entwicklungsstörungen in dieser Phase können zwanghafte Persönlichkeitsstrukturen, Zwangsneurose und Borderline-Persönlichkeiten entstehen.
- *phallische (ödipale) Phase:* Im vierten und fünften Lebensjahr verlagert sich das Interesse auf die Geschlechtsorgane. Geprägt ist die Phase vor allem von der Entwicklung der Geschlechtsidentität und der damit verbundenen Auseinandersetzung mit der Dreierkonstellation (Triade) Vater-Mutter-Kind. Das Kind begehrt den Elternteil des jeweils anderen Geschlechts (Inzestwunsch) und hat Angst vor der Bestrafung (Ödipuskomplex). In dieser Phase kommt es zur Herausbildung des Über-Ichs (Gewissen). Durch Entwicklungsstörungen in dieser Phase können hysterische Persönlichkeitsstrukturen entstehen.
- *Latenzperiode:* Zwischen dem sechsten bis zehnten Lebensjahr kommt es zu einer Beruhigung der Triebbedürfnisse, da jetzt normalerweise Ich und Über-Ich entwickelt sind und einer Stabilisierung bedürfen.
- *genitale Phase:* Durch die hormonellen Veränderungen setzt nach dem 10. Lebensjahr lang-

sam die Pubertät ein. Es kommt zur starken Vermehrung der Triebkräfte mit einer Mobilisierung der sexuellen Bedürfnisse.

### 22.2.2 Prämorbide Persönlichkeitsstrukturen

Individuelle Persönlichkeitsstrukturen, wie sie vor dem Beginn einer psychischen Erkrankung bestanden haben, werden prämorbid bezeichnet. Im folgenden werden einige wichtige Strukturen aufgezeigt, die jedoch meist in Mischformen auftreten. Sie dienen lediglich als Anhaltspunkt und sollen nicht zu einer Kategorisierung führen, da jeder Mensch ein Individuum ist, das sich von Kategorien immer unterscheidet.

**Schizoide Persönlichkeitsstruktur:** Menschen mit dieser Persönlichkeitsstruktur wollen unabhängig sein und sind eher Einzelgänger. Sie zeigen ein kühles, distanziertes Verhalten, sind mißtrauisch und meiden zu große Intimität. Sie können ihre Aggressionen nicht ausdrükken und haben meist nur einen kleinen Freundeskreis.

**Depressive Persönlichkeitsstruktur:** Typisch ist das Zurückstellen ihrer eigenen Bedürfnisse. Depressive Persönlichkeiten besitzen ein geringes Selbstwertgefühl und sind bescheiden. Sie haben starke Abhängigkeitswünsche und große Verlustängste. Dadurch werden Auseinandersetzungen und größere Selbständigkeit vermieden.

**Zwanghafte Persönlichkeitsstruktur:** Die wichtigsten Merkmale sind emotionale Gehemmtheit, Ordnungsliebe, Ausdauer, Sturheit und Unentschiedenheit. Sie sind im Kontakt wenig gefühlsbetont, aber meist verbindlich. Für eigene Gefühle fehlt die Wahrnehmung.

**Hysterische Persönlichkeitsstruktur:** Es handelt sich um sehr lebhafte, leicht erregbare und emotionale Personen, die einen Hang zum dramatischen und extrovertierten Verhalten haben. Dies äußert sich in Überreaktionen auf kleinere Ereignisse, z. B. irrationale oder zornige Ausbrüche und Wutanfälle. Sie zeigen im Kontakt ein verführerisches Verhalten, sind aber unfähig, dauerhafte Beziehungen einzugehen.

**Narzißtische Persönlichkeit:** Menschen mit einer narzißtischen Persönlichkeit sind infolge eines mangelnden Selbstwertgefühls sehr schnell und stark kränkbar. Sie besitzen ein übertriebenes Gefühl des Selbstwertes oder der Einmaligkeit und verlangen dauernde Aufmerksamkeit und Bewunderung. Auf Kritik oder Niederlagen können deutliche Gefühle von Zorn oder Demütigung folgen. Sie sehen oft in einer anderen Person das eigene „Größen-Selbst", bis eine Enttäuschung zum plötzlichen Kontaktabbruch führt. Ihr Einfühlungsvermögen ist gering, sie verhalten sich ausbeuterisch und egozentrisch.

**Borderline-Persönlichkeit:** Personen, die sich an der Grenze von Neurosen zu Psychosen befinden. Sie zeichnen sich aus durch selbstschädigende Impulsivität und Unberechenbarkeit, instabile Beziehungen, unzureichende Kontrolle über ihren heftigen Zorn, deutliche Gemütsschwankungen, Identitätsunsicherheit und körperliche Selbstschädigung.

### 22.2.3 Erklärungsmodelle psychischer Erkrankungen

Auf der Grundlage von genetischen und familiären Anlagen und der spezifischen psychischen Entwicklung ist der Anlaß einer psychischen Erkrankung ein ungelöster Konflikt, der durch nicht zu vereinbarende Wünsche oder Motive aufbricht.

Für die Erklärung der fehlerhaften Verarbeitung eines Konflikts werden drei Modelle herangezogen:

1. *Reaktivierung eines Entwicklungskonflikts:* Ein aktueller Konflikt wird mit den Mitteln zu lösen versucht, die in kindlichen Belastungssituationen als geeignet erschienen, im Erwachsenenalter aber nicht adäquat sind (Regression). Dies führt zu einer Verschlechterung der Situation und zum Gefühl, daß dieser Konflikt unlösbar sei. In-

nerpsychisch wird ein Kompromiß geschlossen, der ein neurotisches oder psychosomatisches Symptom zeigt und in jeder Hinsicht eine unzureichende Lösung darstellt. Subjektiv jedoch erscheint die Lösung als optimal (primärer Krankheitsgewinn).

2. *Fortdauern eines Entwicklungsschadens:* Bei den sogenannten frühen Störungen wird ein Ich- sowie ein Gewissensdefizit angenommen. Dieses Fehlen von Ich- und Gewissensanteilen kann durch gröbste Frustrationen, Vernachlässigung und Mißhandlungen entstehen. Als Ersatz für das mangelhaft entwickelte Ich bzw. Gewissen tritt ein gestörtes Verhalten (z. B. Sucht, Kriminalität oder Organneurosen) an die fehlende Stelle.
3. *Konflikt durch verfehlte Lernvorgänge:* Persönliche Lernerfahrungen schlagen sich vor allem durch positive oder negative Verstärkung auch bei Krankheiten bzw. Symptomen nieder. So können bestimmte Symptome bzw. ein bestimmtes Verhalten soziale oder persönliche Vorteile bringen. Diese positive Verstärkung kann dazu führen, daß sich das Symptom gegenüber seinem ursprünglichen Anlaß verselbständigt und zur Chronifizierung bzw. zur Erhaltung des Symptoms führt (sekundärer Krankheitsgewinn).

## 22.3 Psychosomatik

> **Definition:** Psychosomatik ist die Lehre von der Wechselwirkung sozialer, seelischer und körperlicher Prozesse sowie von der Entstehung, dem Verlauf und der Behandlung daraus resultierender menschlicher Erkrankungen.

Die Ursache einer psychosomatischen Erkrankung liegt in einem unbewältigten seelischen Konflikt. Wenn ein Mensch seine psychischen Konflikte nicht im psychischen Bereich mit psychischen Symptomen zeigen kann, ist ein Ausweichen auf körperliche Symptome der einzige Ausweg, die durch den Konflikt entstandenen Energien loszuwerden. Diese Energien kommen z. B. durch nicht ausgedrückte Gefühle zustande, sei es durch Ängste oder weil die betroffenen Personen nicht gelernt haben sie auszudrücken. Konflikte können auch durch traumatische Ereignisse wie Vergewaltigungen oder Kriegsereignisse entstehen.

**Symptomatik psychosomatischer Erkrankungen:** Die häufigsten Symptome von funktionellen oder psychovegetativen Syndromen sind Schlaflosigkeit (35%), dicht gefolgt von Kopfschmerzen (34%) und Herzbeschwerden (29%). Es folgen allgemeine Schwäche, Mattigkeit (23%), Magen- und Darmbeschwerden (23%), Angstzustände (21%), Schwindel, Ohnmacht (21%), Sexualstörungen (15%), depressive Verstimmungen (12%) Atembeschwerden (12%) und Kreuz- und Rückenschmerzen (12%).

## 22.4 Psychiatrische Diagnose

Psychische Störungen können in ihrer Symptomatik sehr vielgestaltig auftreten. Neben einer körperlichen Anamnese ist die Abklärung der verschiedenen Symptome von großer Bedeutung. Für die Diagnostik stehen mehrere standardisierte Tests zur Verfügung, die auf die Persönlichkeit, Intelligenz oder bestimmte Beschwerden abzielen. Im folgenden sind einige häufige Symptome aufgezählt, die bei psychischen Erkrankungen vorkommen.

**Bewußtseinsstörungen:** alle Veränderungen der Bewußtseinslage. Man unterscheidet zwischen mehr *quantitativen Störungen* (z. B. Benommenheit, Somnolenz, Sopor oder Koma) und eher *qualitativen Veränderungen* des Bewußtseins (Bewußtseinstrübung, -einengung und -verschiebung).

- *Bewußtseinstrübung:* mangelnde Klarheit bzw. Verwirrtheit des Denkens und des Handelns
- *Bewußtseinseinengung:* Einengung des Umfangs des Bewußtseins, meist mit einer verminderten Ansprechbarkeit auf Außenreize. Die Fähigkeit zu äußerlich geordneten Handlungsabläufen ist oft erhalten.

- *Bewußtseinsverschiebung:* Gefühl von Intensitäts- und Helligkeitssteigerung und Bewußtseinssteigerung hinsichtlich der Wahrnehmung innerer oder äußerer Vorgänge (Bewußtseinserweiterung).

**Orientierungsstörungen:** zeigen sich in einer mangelnden Kenntnis der zeitlichen, räumlichen und persönlichen Gegebenheiten.

**Störungen der Aufmerksamkeit, Konzentration und Auffassung:** zeigen sich in der mangelnden Fähigkeit, sich einer Sache zuwenden, sich längere Zeit darauf zu konzentrieren und die Wahrnehmung begreifen zu können.

**Gedächtnisstörungen:** Bei einer gestörten Merkfähigkeit sind frische Eindrücke innerhalb von ca. 10 Min. nicht mehr abrufbar. Bei einer Gedächtnisstörung ist die Erinnerung an Ereignisse, die länger als 10 Min. zurückliegen, nicht mehr möglich. *Amnesien* sind zeitlich begrenzte Erinnerungslücken. Bei der Konfabulation werden Erinnerungslücken mit Einfällen ausgefüllt, die vom Patient als Erinnerung gehalten werden.

**Formale Denkstörung:** Störungen des Denkablaufs (z. B. Denkverlangsamung, umständliches Denken, eingeengtes Denken, ständiges Grübeln)

**Inhaltliche Denkstörungen:** Auftreten von *Zwangsideen* mit nicht unterdrückbaren Denkinhalten, die meist als quälend empfunden werden, *Wahnideen* (krankhaft falsche Beurteilungen der Realität) oder um *Halluzinationen* (Wahrnehmungserlebnisse ohne entsprechenden Außenreiz, sog. Sinnestäuschungen) v. a. im optischen oder akustischen Bereich.

**Störungen der Affektivität:** Man unterscheidet zwischen kurzen Affekten (Gefühlswallungen) wie z. B. Zorn, Wut oder Freude und längerfristig bestehenden Stimmungsänderungen (z. B. Depressionen). Ein großer Bereich der Affektstörungen sind die Ängste. Sie können akut, als Gefühlszustand der Bedrohung und Gefahr, situationsabhängig in Form einer Phobie oder hypochondrisch auftreten (z. B. als Angst um die eigene Gesundheit).

**Ich-Störungen:** Störung des Ich-Erlebens. Die Grenzen zwischen Ich und Umwelt erscheinen als durchlässig. Bei der *Depersonalisation* werden Teile vom Ich oder des Körpers als fremd oder unwirklich erlebt. Bei der *Gedankenausbreitung* und *Gedankeneingebung* besteht das Gefühl, andere Personen würden Einfluß auf die eigenen Gedanken ausüben. Es handelt sich um ein Gefühl der Fremdbestimmung, bei der die eigenen Gefühle und Sensationen als von außen gesteuert empfunden werden.

**Störungen des Antriebs und der Psychomotorik:** Störungen, die die Energie, Initiative und Aktivität (Antrieb) betreffen und die die Gesamtheit der körperlichen Bewegungsabläufe (Psychomotorik) beeinflussen. Ein Mangel an Energie und Initiative mit oft spärlicher Motorik wird *Antriebsarmut* genannt. Als *Stupor* wird eine motorische Bewegungslosigkeit bezeichnet. *Stereotypien* sind motorische oder sprachliche Äußerungen, die sinnlos und häufig in gleicher Form wiederholt werden.

## 22.5 Psychische Erkrankungen

Von den vielen verschiedenen psychischen Krankheiten werden im folgenden nur zwei wichtige endogene Psychosen ausführlich dargestellt, die Depressionen und die Schizophrenie.

> **Hinweis:** Die Unterscheidung von psychotischen und nichtpsychotischen Erkrankungen ist auch für den Heilpraktiker von Bedeutung, vor allem wenn er psychotherapeutisch tätig ist.

Psychotische Erkrankungen sind nicht durch einen psychischen Konflikt verursacht und deshalb einer rein psychotherapeutischen Behandlung nicht zugänglich. Die Behandlung mit Psychopharmaka nimmt hier eine zentrale Rolle ein, nicht zuletzt um das hohe Suizidrisiko bei psychotischen Erkrankungen zu verringern.

### 22.5.1 Depressionen

**Definition:** phasenhaft auftretende Veränderungen der Stimmung, meist verbunden mit tiefer Traurigkeit, Hemmung von Denken bzw. Antrieb und körperlichen Störungen.

**Ursachen:** unbekannt.

**Patho:** Bei den Depressionen handelt es sich um eine diagnostisch unspezifische Bezeichnung für eine Störung der Affektivität, bei der ein depressives Syndrom im Vordergrund steht. Die depressive Stimmungsänderung ist in Abhängigkeit von Dauer, Intensität oder Periodik des Auftretens unter Umständen pathologisch. In Abhängigkeit von der Schwere des depressiven Syndroms, vom Vorliegen adäquater äußerer Auslöser und organischer Erkrankungen sowie aufgrund des Verlaufs wird eine Einteilung getroffen:

- *Somatogene Depression:* körperlich begründbare, exogene oder symptomatische Depression als Teil einer organischen Erkrankung mit einer direkten oder indirekten Schädigung der Gehirnfunktion.
- *Endogene Depression:* körperlich nicht begründbare Depression, Melancholie oder Schwermut. Typische Form der Depression, die gelegentlich familiär gehäuft auftritt. Mit erkennbaren Auslösern kommt sie auch als depressive Episode im Rahmen einer manisch-depressiven Erkrankung vor.
- *Psychogene Depression:* Sammelbezeichnung für psychoreaktive Depressionen, von denen Frauen häufiger betroffen sind, z. B. bei schwerwiegenden lebensgeschichtlichen Veränderungen (Schwangerschaftsdepression),
- *Reaktive Depression:* Äußere Auslöser wie Verluste, Kränkungen oder belastende Lebensumstände verursachen ein depressives Syndrom. Die subjektive Schwere, Intensität und Dauer der reaktiven Depression muß dem Auslöser entsprechen.
- *Larvierte Depression:* Es handelt sich um eine maskierte bzw. verhüllte Depression, bei der die Patienten ihre depressive Verstimmung als solche nicht beschreiben können. Es werden statt dessen körperliche Beschwerden und Symptome empfunden (z. B. Herzbeschwerden, Kopfschmerzen, Rückenschmerzen, Verdauungsbeschwerden, Appetit- und Schlafstörungen, gynäkologische Beschwerden, Störungen der Sexualfunktion). Wahrscheinlich tritt etwa die Hälfte aller Beschwerdebilder, bei denen eine Depression vermutet wird, anfangs larviert auf. Häufig sind die Patienten bei mehreren Ärzten in Behandlung;
- *Manisch-depressive Erkrankung:* Sogenannte bipolare Form einer affektiven Psychose (Zyklothymie) mit Wechsel zwischen depressiven und manischen Phasen, die Wochen bis Monate anhalten können und oft durch Traumen oder bestimmte Lebensereignisse ausgelöst wurden.
- *Depressives Syndrom:* Sammelbezeichnung für die bei Depressionen auftretenden psychischen, somatischen und psychosozialen Symptome.

**Symptome:** Die typischen Depressionssymptome sind (nach Häufigkeit): Schlafstörun-

Tab. 22-1: Gegenüberstellung von endogener und psychogener Symptomatik bei Depressionen.

| Endogene Symptomatik | Psychogene Symptomatik |
|---|---|
| Durchschlafstörungen | Einschlafstörungen |
| Früherwachen | |
| Morgentief | Abendtief |
| Gefühllosigkeit | Stimmungswechsel |
| Selbstanklage | Beschuldigung anderer |
| oft grundloses Auftreten der Depression | früherer Beginn, jahrelanger Verlauf |
| Umweltstabil | Konfliktfelder |
| Wahn | Ablenkbarkeit |
| Gewichtsverlust | neurotische Symptome (Angst) |
| genetische Belastung | biographische Auffälligkeiten |

gen, traurige Stimmung, Konzentrationsstörungen, Suizidgedanken, Müdigkeit, Appetitstörung, Hoffnungslosigkeit, Wahnideen, Suizidversuch.

**Therapie:** Bei endogenen Depressionen Antidepressiva, bei psychogener Depression Psychotherapie.

> **Wichtig:** Bei jeder Form von Depression besteht ein erhöhtes Suizidrisiko!

### 22.5.2 Schizophrenie

> **Definition:** Form der endogenen Psychose, die durch ein Nebeneinander von gesunden und veränderten Erlebnis- und Verhaltensweisen gekennzeichnet ist.

**Ursachen:** unbekannt. Diskutiert wird eine für den Betroffenen ungünstige Kombination von biographisch-psychischen, hirnorganischen, sozialen und genetischen Bedingungen, von denen aber keine die ausschließlich maßgebende Ursache ist.

**Patho:** veraltete Bezeichnungen für Schizophrenie (gespaltener Verstand) sind Spaltungsirresein und Dementia praecox. Schizophrenie bedeutet in den meisten Fällen den besonderen Lebensweg eines Menschen unter besonders schwerwiegenden inneren und äußeren disharmonischen Bedingungen. Die Häufigkeit der Schizophrenie beträgt 1%, die Inzidenz 1‰. Die Erkrankung manifestiert sich vor allem zwischen der Pubertät und dem 30. Lebensjahr. Es gibt keine einheitliche Einteilung. Es werden aber unter anderem nach Verlauf, Symptomatik und Ersterkrankungsalter verschiedene *Subtypen* unterschieden:

- *Katatonie:* Günstige Verlaufsform der Schizophrenie, bei der Störungen der Willkürmotorik im Vordergrund stehen. Die Symptomatik umfaßt zwei entgegengesetzte, manchmal im schnellen Wechsel auftretende Formen:
  - *katatoner Sperrungszustand* mit Hemmung der Motorik, Stupor, Negativität, Rigidität
  - *katatoner Erregungszustand* mit psychomotorischer Erregung
- *Hebephrenie:* Form der Schizophrenie, die im Jugendalter beginnt und durch ein primitives, gehemmtes und unorganisiertes Verhalten gekennzeichnet ist. Sie geht mit Gedankenverwirrung, flach und unangemessen wirkenden Gefühlen (inadäquates Lächeln, Grimassieren) und Fehlen eines systematisierten Wahns einher. Eine Unterscheidung zur Pubertätskrise ist oft nur durch den *Verlauf möglich.*
- *Paranoide Form:* Wahn und Halluzinationen bestimmen das Bild. Es handelt sich vor allem um Verfolgungs-, Eifersuchts- und Größenwahn.
- *Schizophrenia simplex:* symptomarme Form, bei der Wahn und Halluzinationen fehlen. Es kommt zum langsamen Nachlassen von Initiative und Engagement und zum Auftreten von Sprachverarmung und Affektverflachung.
- *Schizoaffektive Form:* Bei dieser Form kommen zur schizophrenen Symptomatik ausgeprägte Affektstörungen hinzu, die depressiven oder euphorischen Charakter besitzen können. Entscheidend ist aber das Vorhandensein von schizophrenen Symptomen.

**Symptome**

- Denkstörungen (Gedankenabreißen und zerfahrenes Denken)
- Wahn (Beziehungs-, Größen- und Verfolgungswahn)
- Halluzinationen (dialogisierende Stimmen und sonstige akustische und optische Halluzinationen)
- Ich-Störungen (Depersonalisation, Autismus und Fremdbeeinflussung)
- Affektstörungen (Gefühlsarmut, unangemessener Gefühlsausdruck, Mißtrauen, aggressive Gespanntheit, Angst, depressive Stimmung)
- Störungen des Willens und der Psychomotorik (Apathie, Interessenverminderung, Stereotypien, Agitiertheit)
- Antriebsstörungen (Kontaktmangel, Aggressionstendenz)

**Diagnose:** Es müssen v. a. organische Erkrankungen ausgeschlossen werden. Für die Diagnose müssen die typischen Symptome mindestens einen Monat und kontinuierliche Anzeichen der Erkrankung mindestens 6 Monate vorhanden sein.

**Therapie:** Bei großer Erregung, Suizidalität oder Wahn mit panischer Angst ist eine stationäre Behandlung angezeigt. Neuroleptika, Psychotherapie, Arbeits- und Beschäftigungstherapie, Einbeziehen der Angehörigen.

**Prognose:** abhängig von Krankheitsbeginn und Symptomatik. Ein Drittel der Ersterkrankten wird gesund, ein Drittel kann mit Beeinträchtigungen im privaten und beruflichen Bereich leben, ein Drittel benötigt langfristige, unter Umständen dauerhafte Betreuung.

### 22.5.3 Suizidalität

**Definition:** Gedanken und Handlungen, die darauf abzielen, das eigene Leben durch Selbsttötung zu beenden.

**Risikofaktoren:** Psychosen, Neurosen, Persönlichkeitsstörungen, Mißbrauch, Abhängigkeit, reaktive Störungen, Vereinsamung. Häufig liegt eine Kombination verschiedener Risikofaktoren vor.

**Patho:**

- *Suizid:* absichtliche Selbsttötung (Freitod). Meist ist der Suizid eine Reaktion auf eine Lebenskrise, Identitätskrise oder der Ausdruck einer Autoaggression. Suizid und Suizidversuch sind straflos, ebenso die Teilnahme Dritter daran. Als erweiterter Suizid oder Mitnahmeselbstmord wird ein Suizid bezeichnet, dem die Tötung anderer Personen (vor allem naher Angehöriger) vorangeht. Die Häufigkeit der Suizide ist stark von regionalen und interkulturellen Unterschieden abhängig. In der BRD gab es 1991 ca. 14.000 Suizide (doppelt so viele Männer wie Frauen). Das Suizidrisiko nimmt bei Männern mit steigendem Alter zu, bei Frauen ab. Eine tageszeitliche Häufung ist vor allem am frühen Morgen und am frühen Abend, eine jahreszeitliche Häufung von März bis Mai zu beobachten. Ein gesteigertes Suizidrisiko besteht außer bei bestimmten psychischen Erkrankungen auch bei rassisch, politisch oder religiös Verfolgten, Suchtmittelabhängigen, unheilbar kranken Patienten und sozial isolierten Menschen.
- *Suizidversuch:* Selbsttötungsversuch mit absichtlicher Selbstschädigung ohne tödlichen Ausgang. Die Häufigkeit der Suizidversuche in der BRD liegt bei mehr als 100.000/Jahr (doppelt so viele Frauen wie Männer). Formen:
  - Suizidversuch mit Selbstmordgesten ohne Selbsttötungsabsicht
  - Suizidversuch mit ausgeprägter Ambivalenz (sog. Nichtleben- und Nichtsterben-Können)
  - überlegter Suizidversuch (zielt auf Selbsttötung ab, endet nur zufällig nicht tödlich).

  Der Bundesgerichtshof sieht im Suizidversuch einen Unglücksfall nach § 323 c StGB. Eine Behandlungspflicht ist beim freiverantwortlichen Suizidversuch aber erst dann anzunehmen, wenn der Suizident die Kontrolle über das Geschehen verloren hat.
- *Präsuizidales Syndrom:* Bezeichnung für Symptome, die einem Suizid vorausgehen. Es handelt sich vor allem um
  - Einengung des Denkens (z. B. einer Situation ausgeliefert zu sein, nichts Wert zu sein, alles ist egal, ohne zwischenmenschlichen Beziehungen zu sein, den Suizid als die einzige Lösung zu sehen)
  - Aggressionshemmung (ohnmächtige Wut) und Autoaggression
  - Suizidphantasien, die zuerst vage sind (z. B. „Ich möchte tot sein") und sich bis zur konkreten Ankündigung des Suizids steigern, noch immer in der Hoffnung, verstanden zu werden. Häufig erfolgen diese Hilferufe in verschlüsselter Form und werden von der Umwelt nicht als solche erkannt. Ein vorangegangener Suizidversuch erhöht das Risiko.
- *Krise:* Situation, die ein Mensch aus unterschiedlichen Gründen nicht mehr adäquat bewältigen kann.
- *Suizidprophylaxe:* Maßnahmen zur Verhinderung eines Suizids und Betreuung von Suizidgefährdeten (z. B. in Form ununterbrochen erreichbarer Ansprech- und Anlaufstellen). Für die Suizidprophylaxe ist von Bedeutung, daß in den meisten Fällen eine ernsthafte Selbsttötungsabsicht vorher in irgendeiner Form geäußert wird. Ultima ratio der Suizidprophylaxe ist die Unterbringung.

**Symptome:** präsuizidales Syndrom mit Aggressionshemmung und sozialer Isolierung. Direkte Suizidankündigungen in Form von Hilferufen und Kontaktsuche, Vorbereitungshandlungen, Suizide in der Familie oder in der Umgebung.

**Diagnose:** Zwar gehen 75% vor einer Suizidhandlung noch in ärztliche Behandlung, äußern sich aber nicht direkt über ihre Lebenssituation. Im folgenden eine Aufzählung von besonders gefährdenden Faktoren.

- *Eigentliche Suizidhinweise:*

1. eigene frühere Suizidversuche und Suizidhinweise
2. Vorkommen von Suiziden in Familie oder Umgebung (Suggestivwirkung)
3. direkte oder indirekte Suiziddrohungen
4. Äußerung konkreter Vorstellungen über die Durchführung oder Vorbereitungshandlungen
5. „Unheimliche Ruhe" nach vorheriger Suizidthematik
6. Selbstvernichtungs-, Sturz- und Katastrophenträume

- *Spezielle Symptome:*

1. ängstlich-agiertes Gespräch
2. langdauernde Schlafstörungen
3. Affekt- und Aggressionsstauungen
4. Beginn oder Abklingen depressiver Phasen, Mischzustände
5. biologische Krisenzeiten wie Pubertät, Gravidität, Geburt und Klimakterium
6. schwere Schuld- und Insuffizienzgefühle
7. unheilbare Krankheiten oder Krankheitswahn
8. Alkoholismus und Abhängigkeit (Drogen, Medikamente)

- *Umwelteinflüsse:*

1. familiäre Zerrüttung in der Kindheit
2. Fehlen oder Verlust mitmenschlicher Kontakte (Vereinsamung, Entwurzelung, Liebesenttäuschung)
3. berufliche und finanzielle Schwierigkeiten
4. Fehlen eines Aufgabenbereichs und Lebensziels
5. Fehlen oder Verlust tragfähiger religiöser Bindungen

**Hinweis:** Bei Suizidverdacht ist es wichtig, Fragen nach aktuellen Suizidgedanken zu stellen und abzuklären, ob psychische Risikofaktoren (z. B. aus der geschichtlichen oder aktuellen Lebenssituation) vorhanden sind.

**Therapie:** Nach der stationären medizinischen Versorgung kommt je nach Schwere und Art der Krise eine ambulante oder stationäre Krisenintervention in Betracht. Bei leichten Krisen kann eine Telefonseelsorge als Erstmaßnahme ausreichen. Stützende Psychotherapie ist jedoch der wesentliche therapeutische Pfeiler. Ergänzend können medikamentöse Maßnahmen erforderlich sein, um den Patienten von Schlafstörungen, Unruhe, Angst oder vegetativen Störungen zu entlasten.

# 23 Notfall

**Definition:** Unter einem Notfall versteht man Erkrankungen, Vergiftungen oder Traumata, die zu einer lebensbedrohlichen Störung der Vitalfunktionen Atmung bzw. Kreislauf führen können oder geführt haben.

Der Heilpraktiker muß entscheiden können, ob eine Vitalbedrohung des Patienten vorliegt, ob eine Klinikeinweisung erforderlich ist und welche Maßnahmen sofort durchzuführen sind. Vom Heilpraktiker muß die Erstversorgung eines Notfalls beherrscht werden. Ziel der „Ersten Hilfe" ist es, das Leben zu erhalten, weitere Gefahren auszuschalten sowie lebensbedrohliche Zustände zu bekämpfen.

## 23.1 Leitsymptome

### 23.1.1 Atemnot (Dyspnoe)

**Definition:** subjektiv erschwertes Atmen.

**Ursachen:** z. B. Fremdkörper im Atemtrakt, Lungenembolie, Status asthmaticus, Pneumothorax, Glottisödem, Lungenödem, Kehlkopfdiphtherie, Rippenfraktur, Medikamente, Lähmungen der Atemmuskulatur durch Botulismus, Tetanus oder Poliomyelitis.

**Patho:** Das ARDS (Adult respiratory distress syndrome) wird auch als Schocklunge oder als akutes Lungenversagen bezeichnet. Die Erkrankung entsteht vorwiegend im Verlauf einer Sepsis oder eines traumatischen Schocks. Die Ursachen und Mechanismen, die zu einem Lungenödem mit stark vermindertem Gasaustausch führen, sind weitgehend unbekannt. Mit einer Letalität von 50–80% ist die Prognose ungünstig.

**Symptome:** gestörte Atemtätigkeit, insbesondere beschleunigte Atmung, angestrengte Atmung, Orthopnoe, Stridor (pfeifendes Atemgeräusch). Zeichen der respiratorischen Insuffizienz sind Unruhe, Bewußtseinstrübung, Zyanose, Schweißausbruch, Tachykardie.

### 23.1.2 Bewußtlosigkeit

**Definition:** Fehlen jedes bewußten psychischen Geschehens mit eingeschränkter Reaktionsfähigkeit bei erhaltenen somatischen Funktionen.

**Ursachen**

- *Primär intrakranielle Ursachen:*
  - gefäßbedingt: Apoplexie durch Gefäßruptur, Thrombus oder Embolie, subarachnoidale Blutung, epidurales oder subdurales Hämatom
  - geschwulstbedingt: Tumore
  - infektionsbedingt: Enzephalitis, Meningitis, Abszeß, Sepsis
  - Anfallskrankheiten: Epilepsie, Eklampsie
  - traumatisch bedingt: Schädel-Hirn-Trauma, Commotio cerebri, Contusio cerebri, Compressio cerebri
- *Primär extrakranielle Störungen:*
  - kreislaufbedingt: Herzinfarkt, Adam-Stokes-Anfall, Kreislaufkollaps, Aortenriß
  - allergisch bedingt: anaphylaktischer Schock
  - Stoffwechselentgleisungen: Coma hypoglycaemicum, Coma diabeticum, Coma uraemicum, Coma hepaticum, Coma basedowicum, Coma hypercalcaemicum, hypophysäres Koma
  - exogene Intoxikationen: Schlafmittel, Kohlenmonoxid, Alkohol, Opiate, Rauschdrogen
  - traumatisch bedingt: Verletzungen, Verbrennungen, Blutverlust.

**Schweregrade:** Bei Störungen des Bewußtseins werden quantitative Schweregrade unterschieden:

1. *Benommenheit:* leichte Bewußtseinsstörung mit verlangsamtem Denken, Handeln und erschwerter Orientierung
2. *Somnolenz:* Patient ist schläfrig, jedoch jederzeit durch äußere Reize (z. B Rufen) weckbar und dann voll ansprechbar, schläft aber leicht wieder ein.
3. *Sopor:* Patient ist nicht ansprechbar, durch äußere Reize nicht weckbar, reagiert aber auf Schmerzreize oder Anschreien mit gezielten Abwehrbewegungen.
4. *Koma:* Patient ist nicht ansprechbar, nicht weckbar und reagiert auf Schmerzreize mit ungezielten Abwehrbewegungen oder überhaupt nicht.

**Patho:** Für das Bewußtsein des Menschen ist neben der Großhirnrinde vor allem die Formatio reticularis zuständig. Die von der Medulla oblongata bis zum Hypothalamus ziehende netzförmige Struktur steht mit den wichtigen vegetativen Zentren und allen Sinnessystemen in Verbindung und übernimmt für die Großhirnrinde eine Weckfunktion. Bei einem Bewußtseinsverlust ist die Formatio reticularis meist toxisch oder mechanisch beeinträchtigt. Mechanische Störungen kommen meist durch Kompression infolge raumfordernder Prozesse (Tumor, Ödem, Einblutung) zustande.

### 23.1.3 Synkope

**Definition:** Kurzdauernder und meist reversibler Bewußtseinsverlust (Ohnmacht) von Sekunden oder Minuten, der durch eine Zirkulationsstörung des Gehirns verursacht wird.

**Ursachen**

- *Kardial bedingt:* Herzrhythmusstörungen, Linksherzinsuffizienz, Cor pulmonale, Herzinfarkt, Karotissinussyndrom, Kardiomyopathie, Herzfehler, Adam-Stokes-Anfall
- *Vaskulär bedingt:* vegetativ oder reflektorisch ausgelöste periphere Vasodilatation (z. B. durch Freude oder Schrecken), funktionelle Kreislaufstörungen, bei orthostatischer und konstitutioneller Hypotonie, selten durch Husten, Lachen, Niesen, Heben schwerer Gewichte, Pressen bei Defäkation und Miktion
- *Zerebrovaskulär bedingt:* als Symptom bei TIA (transistorische Ischämische Attacke), dann Vorbote eines Apoplex
- *Zerebral bedingt:* bei Epilepsie, Hysterie, Eklampsie, Hypoglykämie.

**Patho:** Am häufigsten entstehen Synkopen durch Störung der Kreislaufregulation mit Blutdruckabfall. Beim *Vasomotorenkollaps* (vagovasale Synkope) kommt es infolge einer nervalen Fehlregulation zur Verminderung der Herzfrequenz auf 35–45 Schläge/min und zu einem Abfall des systolischen Blutdrucks auf 60–80 mmHg. Beim *Orthostasesyndrom* kommt es infolge einer mangelhaften Gegenreaktion beim Lagewechsel vom Liegen in den aufrechten Stand zum Versacken des Blutes in die Beinvenen. Die Störung der Kreislaufregulation ist eine relativ harmlose Erscheinung, sieht man von den Folgen eines Sturzes ab, die manchmal schwerwiegend sein können. Anders sieht es aus, wenn die Störungen kardial oder zerebral bedingt sind. Hier sind die Synkopen ein Warnsignal. Sie können dann die Vorläufer eines Apoplex oder von Herzrhythmusstörungen (z. B. AV-Block II. und III. Grades) sein. Synkopen, die im Liegen auftreten, sind häufig kardial bedingt. In Abgrenzung zu einem Schock kann bei vegetativen Störungen neben einem Blutdruckabfall meist noch eine Bradykardie festgestellt werden.

### 23.1.4 Kreislaufstillstand

**Definition:** Absinken des Herzzeitvolumens, so daß die Versorgung mit Sauerstoff und Substraten zur Erhaltung der Organe nicht mehr gegeben ist (Herz-Kreislauf-Stillstand).

**Ursachen:** Herzinfarkt, Herzrhythmusstörungen (Asystolie, Kammerflimmern, Aortenriß, Elektrounfall, Schock, Lungenembolie, Ateminsuffizienz (Lähmung, Aspiration, usw.), Herzklappeninsuffizienz, Perikardtamponade.

**Patho:** Herz und Gehirn benötigen permanent Sauerstoff und energiereiche Verbindungen (z. B.

Glukose). Innerhalb von 10 Sekunden führt ein Kreislaufstillstand zur Bewußtlosigkeit. Nach weiteren 3–8 Sekunden tritt durch den Ausfall der Atemsteuerung ein Atemstillstand ein. Nach 2–4 Minuten sind im Gehirn alle Glukose- und Glykogenspeicher verbraucht, nach 4–5 Minuten auch die ATP-Speicher. Spätestens nach 5–10 Minuten kommt es durch den Energiemangel zu irreversiblen Schäden des Gehirns. Das heißt aber nicht, daß dann nicht mehr reanimiert (wiederbelebt) werden kann, denn auch irreversible Schädigungen des Gehirns können unter Umständen durch andere Gehirnbereiche kompensiert werden.

**Symptome:** plötzliche Bewußtlosigkeit, fehlender Karotispuls, Atemstillstand, graue oder zyanotische Hautverfärbung, beidseitig weite, reaktionslose Pupillen, Schnappatmung durch Sauerstoffmangel des Atemzentrums.

## 23.2 Schock

**Definition:** akut bis subakut einsetzende Störung der Gewebedurchblutung.

**Ursachen:** hypovolämischer Schock, kardiogener Schock, septischer Schock, anaphylaktischer Schock.

**Patho:** Ein Schock verläuft in der Regel in mehreren Stadien.

1. *Zentralisation:* Der Organismus versucht, die eingetretene Verminderung des zirkulierenden Blutvolumens durch eine Erhöhung der Pulsfrequenz und eine Gefäßverengung der Arteriolen zu kompensieren. Die Durchblutung (Perfusion) des peripheren Gewebes wird dadurch aber vermindert. Die Zentralisation bewirkt, daß die Durchblutung der lebenswichtigen Organe (Niere, Leber, Gehirn und Herz) noch sichergestellt wird. Außerdem erfolgen durch eine gesteigerte Sekretion von Aldosteron und ADH eine vermehrte Natriumretention und Wasserrückresorption, um einen weiteren Flüssigkeitsverlust zu verhindern.
   In diesem Stadium kommt es zu Blässe, feuchter Haut und kühlen Extremitäten. Der Puls wird schneller und schwächer, der Blutdruck sinkt und die Urinausscheidung nimmt ab.
2. *Dekompensation:* Durch die eingeschränkte periphere Durchblutung und den dadurch bedingten Sauerstoffmangel kommt es zur metabolischen Azidose und zu einer Strömungsverlangsamung in den Kapillaren mit Aggregation (Zusammenballung) von Thrombozyten und Erythrozyten (Sludge-Phänomen). Die Übersäuerung hat eine Erweiterung der Gefäße zur Folge und es tritt eine Permeabilitätssteigerung in den Kapillaren auf. Durch den Flüssigkeitsaustritt erhöht sich die Blutviskosität. Die Versorgung der lebenswichtigen Organe ist erheblich gestört.
   In diesem Stadium kommt es zu Bewußtseinstrübung, extrem niedrigem Blutdruck und Tachykardie.
3. *Organschäden:* Der Sauerstoffmangel, die verminderte Kapillardurchblutung und die durch die Aggregation von Erythrozyten und Thrombozyten bedingte Mikrothrombenbildung beeinträchtigen vor allem Lunge, Leber, Niere und Herz. Es kommt zu einer Verbrauchskoagulopathie mit irreversiblen Organstörungen. Entscheidend für den Ausgang des Schocks wirken sich die Störungen an der Lunge (Schocklunge) und an den Nieren (akutes Nierenversagen) aus.
   In diesem Stadium gibt es eine Zyanose, der Blutdruck ist kaum noch meßbar und der Puls kaum fühlbar, die Atmung ist beschleunigt und es besteht Bewußtlosigkeit.

**Symptome:** motorische Unruhe, Angst, Verwirrtheit, Somnolenz, kaltschweißig, blaßgraue Zyanose von Haut und Schleimhäuten (besonders an den Extremitäten), Tachypnoe, Dyspnoe, Tachykardie, Hypotonie (RR < 90 mmHg systolisch), kleine Blutdruckamplitude, Oligurie bis Anurie.

**Diagnose:** Eine einfache Möglichkeit zur Diagnose eines Schocks ist die Bestimmung des Verhältnisses von Pulsfrequenz zu systolischem Blutdruck. Dieser Quotient wird als Schockindex bezeichnet.

$$\text{Schockindex} = \frac{\text{Pulsfrequenz}}{\text{systolischer Blutdruck}}$$

Normal ist ein Wert von 0,5–0,7. Bei Werten um 1,0 droht ein Schock zu entstehen und Werte von 1,5 bezeichnen einen manifesten Schock.

### 23.2.1 Hypovolämischer Schock

**Definition:** Akutes Kreislaufversagen nach Verlust von Blut, Plasma oder Wasser und von Elektrolyten.

**Ursachen**

- *Blutverluste:*
  - Blutung nach außen: Verletzungen großer Gefäße (Schlagadern), Ösophagusvarizenblutung, Ulkusblutung, Geburtsblutung
  - Blutung nach innen: Aneurysmablutung, Milzruptur, Leberruptur, extrauterine Gravidität, Knochenbrüche
  - sonstiger Blutverlust: akute Hämolyse, hämorrhagische Diathese
- *Plasmaverlust:* akute Pankreatitis, Peritonitis, Ileus, Verbrennungen, sekundär bei anaphylaktischem und septischem Schock
- *Sonstiger Flüssigkeitsverlust:* massives Erbrechen, Durchfälle, Fisteln, Nephropathien, Diabetes insipidus, Coma diabeticum, übermäßige Diuretikagabe

**Patho:** Das Ausmaß eines hypovolämischen Schocks hängt von der Höhe des verminderten Blutvolumens ab.

- Bei Verlusten von 10–25% des Blutvolumens gibt es nur leichte Zeichen einer peripheren Vasokonstriktion und eine geringe Tachykardie.
- Bei Verlusten von 25–35% entstehen eine Tachykardie von > 100/min, ein systolischer Blutdruck von < 100 mmHg, Unruhe, Blässe, Schweiß und Oligurie.
- Bei Verlusten von 35–50% bestehen eine Tachykardie von > 120/min, ein systolischer Blutdruck von < 60 mmHg, Bewußtseinseintrübung, Blässe, kalte Extremitäten und Anurie.

**Therapie:** Bei Verletzungen ist die Blutungsquelle zu verschließen (z. B. Druckverband, Abbinden) und frühzeitig ein venöser Zugang zu legen. Volumenersatz ganz allgemein durch Ringerlösung (isotonische Salzlösung) bzw. Zuckerlösung, bei Blutverlust durch Transfusion von Blut. Physiologische Kochsalzlösung (0,9% NaCl) sollte, wenn vorhanden, bei Volumenmangel auch vom Heilpraktiker verabreicht werden.

### 23.2.2 Kardiogener Schock

**Definition:** Akutes Kreislaufversagen infolge verminderter Pumpleistung des Herzens.

**Ursachen:** Herzinfarkt, Myokarditis, Herzinsuffizienz, extreme Herzrhythmusstörungen (Bradykardie, Tachykardie), massive Lungenembolie, Herzbeuteltamponade.

**Patho:** Beim kardiogenen Schock ist zu berücksichtigen, daß ein normales Blutvolumen besteht. Durch die mangelnde Pumpleistung kommt es aber zu einer reflektorischen peripheren Vasokonstriktion, die eine Zentralisation mit allen Folgen verursacht.

**Symptome:** häufig Schmerzen in der Brust, in Bauch oder Kiefer austrahlend.

**Therapie:** Halbsitzende Lagerung, kein Volumenersatz! Gabe von Nitroglyzerin, Diuretika und Katecholaminen (Dopamin).

### 23.2.3 Septischer Schock

**Definition:** Schock, der vor allem durch Infektionen mit Bakterien, seltener durch Viren und andere Erreger ausgelöst wird.

**Ursachen:** Vor allem grampositive und gramnegative Bakterien. Risikofaktoren: Diabetes mellitus, große Operationen, Verbrennungen, Leukämie, Glukokortikoid- oder Zytostatikatherapie.

**Patho:** Ein septischer Schock (Endotoxinschock) kann individuell sehr unterschiedlich verlaufen. Der Ausgangspunkt eines septischen Schocks ist oft eine Harnwegsinfektion, Gallenwegsentzündung, Pneumonie oder Peritonitis. Durch die Wirkung bakterieller Toxine kommt es v. a. zu einer verminderten Organdurchblutung. Im Frühstadium findet sich oft ein erhöhtes Herzminutenvolumen, durch eine toxinbedingte periphere Vasodilatation entsteht ein relativer Volumenmangel und das Blut versackt gewissermaßen im Gewebe. Es entstehen oft Störungen der Blutgerinnung, eine Erhöhung der Gefäßpermeabilität und Verbrauchskoagulopathien. Im weiteren Verlauf entwickelt sich dann eine Zentralisation mit deren Folgen.

**Symptome:** hohes Fieber, Schüttelfrost, starkes Schwitzen.

**Therapie:** Antibiotika, Volumenersatz, Heparin.

### 23.2.4 Anaphylaktischer Schock

**Definition:** Schock, der durch eine generalisierte Antigen-Antikörper-Reaktion ausgelöst wird.

**Ursachen:** Medikamente, jodhaltige Kontrastmittel, Fremdeiweiß (z. B. in Impfseren), Blutkonserven (Transfusionszwischenfall), Insekten- und Schlangengifte, Procain und Lidocain (Lokalanästhetika, die bei der Neuraltherapie verwendet werden), Echinacin.

**Patho:** Die generalisierte Antigen-Antikörper-Reaktion tritt vor allem bei Injektion der Allergene auf und bewirkt eine Freisetzung von Substanzen, die die Gefäßpermeabilität und -spannung verändern. Die Folge ist eine Dilatation und eine erhöhte Durchlässigkeit der Gefäße. Dadurch kommt es zum Verlust der intravasalen Flüssigkeit mit hypovolämischem Schock.

**Symptome:** wenige Sekunden bis Minuten nach Aufnahme des Allergens treten Frösteln, Juckreiz, Nesselsucht, generalisiertes Ödem und Atemnot auf. Es kommt evtl. zu Übelkeit, Erbrechen, Bauchschmerzen, Kopfschmerzen, Rückenschmerzen und Durchfall.

**Therapie:** Katecholamine (Adrenalin), hochdosiert Glukokortikoide, Antihistaminika und Volumenersatz.

### 23.2.5 Neurogener Schock

**Definition:** Seltene Schockform, bei der zentral eine Fehlsteuerung der Kreislaufreaktion auslöst wird.

**Ursachen:** Medikamente oder Traumata des Gehirn (Einblutungen), Querschnittsläsionen.

**Patho:** Durch die Fehlregulation der Kapazitätsgefäße (Weitstellung der Venen) kommt es zu einem verminderten venösen Rückstrom.

**Symptome:** Somnolenz, Koma, Ventilationsstörungen, Zyanose.

**Therapie:** Magenspülung, Volumenzufuhr, Dopamin.

## 23.3 Koma

**Definition:** Schwerster Grad der Bewußtseinsstörung, bei der die Patienten auch durch äußere Reize nicht mehr zu wecken sind.

**Ursachen:** hepatisches Koma, urämisches Koma, diabetisches Koma, hypoglykämisches Koma, thyreotoxische Krise, hypothyreotes Koma (Myxödem), hypophysäres Koma (z. B. Addison-Krise), Schädel-Hirn-Trauma, Status epilepticus, Apoplexie (Hirnblutung), Intoxikation (Alkohol, Opiate, Tabletten).

**Patho:** Der Fundort des Patienten kann Hinweise auf die Erkrankungsart geben.

- Bett: Stoffwechselentgleisung, Suizidversuch, Vergiftungen, Infektionskrankheiten, Apoplex
- Arbeitsplatz: Herzinfarkt, Apoplex, Vergiftungen
- Straße: Apoplex, Epilepsie, Kopftrauma, Alkohol
- Garage: Vergiftungen (Kohlenmonoxid)
- Strand: Ertrinken, Hitzschlag

**Symptome** (Tab. 23-1)

## 23.4 Notfallerkrankungen

### 23.4.1 Vergiftungen

**Definition:** Bei den Vergiftungen dominieren Hypnotika und Sedativa, gefolgt von Analgetika und Alkohol.

**Ursachen:** Selbstmordabsicht (suizidal), selten versehentlich (akzidentiell). Substanzen: Alkohol, Medikamente (z. B. Hypnotika, Sedativa, Analgetika), Phosphorsäureester (Insektizide),

Tab. 23-1: Befunde bei verschiedenen Komaarten.

| | **Diabetisches Koma** | **Hypoglykämisches Koma** | **Hepatisches Koma** | **Urämisches Koma** |
|---|---|---|---|---|
| **Ursachen** | • Diabetes mellitus | • Insulinüberdosierung bei Diabetes mellitus | • Leberzirrhose<br>• Leberzerfall (Hepatitis, Vergiftungen) | • Niereninsuffizienz |
| **Prodromi** | • Kopfschmerzen<br>• Erbrechen<br>• starker Durst<br>• Polyurie | • Schwäche<br>• Schweißausbrüche<br>• Unruhe<br>• Schwindel<br>• Brechreiz | • Schläfrigkeit<br>• Zittern<br>• Antriebsschwäche<br>• Unruhe | • Kopfschmerzen<br>• Durst<br>• Atemnot<br>• Erbrechen<br>• Gastritis |
| **Beginn** | allmählich | rasch, nach Gähnen | allmählich | allmählich |
| **Atmung** | regelmäßig, vertieft | unauffällig | vertieft | vertieft |
| **Blutdruck** | niedrig | normal | normal | erhöht |
| **Puls** | schwach, frequent | gut gefüllt | frequent | frequent |
| **Haut** | trocken | feucht | Leberzeichen | fahl-schmutzig |
| **Blut** | BZ > 400 mg% | BZ < 40 mg% | Leberenzyme erhöht | Harnstoff und Kreatinin erhöht, Erythrozyten vermindert |
| **Urin** | Zucker, Azeton | kein Zucker, kein Azeton | Bilirubin | hell (spezifisches Gewicht 1010 g/l) |
| **Geruch** | Obstgeruch | unauffällig | Lebergeruch | urinös (nach Ammoniak) |
| **Hunger** | unauffällig | Heißhunger | unauffällig | appetitlos |
| **Reflexe** | Areflexie | Hyperreflexie, Krämpfe, Babinski positiv | Hyper- bis Areflexie | Hyperreflexie, Krämpfe |
| **Sonstiges** | • weiche Augäpfel | | • Aszites | • Oligurie<br>• Lungenödem<br>• Anämie |

| | **Thyreotoxische Krise** | **Myxödem** | **Addison-Krise** | **Hypophysäres Koma** |
|---|---|---|---|---|
| **Ursachen** | • M. Basedow<br>• toxisches Adenom<br>• Einnahme jodhaltiger Medikamente | • Thyreoiditis<br>• Hypothyreose | • Nebennierenrindeninsuffizienz | • Hypophyseninsuffizienz (Sheehan-Syndrom) |

Tab. 23-1 (Fortsetzung)

| | Thyreotoxische Krise | Myxödem | Addison-Krise | Hypophysäres Koma |
|---|---|---|---|---|
| **Prodromi** | • Gewichtsabnahme<br>• Durchfall<br>• Unruhe | • Müdigkeit<br>• Obstipation<br>• Kälteintoleranz<br>• Gelenkschmerzen<br>• Apathie | • Bronzehaut (starke Hautpigmentierungen<br>• Schwindel<br>• Übelkei<br>• Obstipation | • Müdigkeit<br>• Kälteintoleranz<br>• Amenorrhoe<br>• Gewichtsabnahme |
| **Beginn** | allmählich | allmählich | allmählich | allmählich |
| **Atmung** | beschleunigt | verlangsamt | vertieft | vertieft |
| **Blutdruck** | erhöhte Amplitude | vermindert | stark vermindert | vermindert |
| **Puls** | bis 200/Minute | verlangsamt | beschleunigt | vermindert |
| **Haut** | warm, feucht, weich | kühl, teigig, trocken | trocken | sehr blaß |
| **Blut** | $T_4$ und BSG erhöht | Hb, Erythrozyten und $T_4$ vermindert | BZ vermindert, Kalium stark erhöht | Glukose erhöht, $T_4$, und Kortisol vermindert |
| **Urin** | Kreatinin erhöht | unauffällig | unauffällig | vermindert |
| **Geruch** | unauffällig | unauffällig | unauffällig | unauffällig |
| **Hunger** | guter Appetit | vermindert | vermindert | vermindert |
| **Reflexe** | Hyperreflexie bis Areflexie | Areflexie, später Krämpfe | Hyperreflexie, Krämpfe | Hyperreflexie, Krämpfe |
| **Sonstiges** | • Exsikkose<br>• Extrasystolen<br>• Verwirrtheit<br>• Fieber > 40 °C | • Untertemperatur (< 30 °C)<br>• Ödeme<br>• Haarausfall | • Bauchschmerzen<br>• Herz-Kreislaufversagen | • Untertemperatur |

Lösungsmittel, Methanol, Blausäure (Zyanid), Rattengift (Thallium), Säuren, Laugen, Kohlenmonoxid, Pilze.

**Patho:** Gifte können über die Haut, Lunge, Magen-Darm-Trakt oder parenteral (Injektion) zugeführt werden. Es gibt nur selten ganz typische Vergiftungssymptome.

**Symptome** (Tab. 23-2)

**Therapie**

- *Erbrechen auslösen* (mechanisch oder medikamentös). Nicht bei Bewußtlosigkeit und Vergiftungen mit Säuren, Laugen und fettlöslichen Substanzen!
- *Magenspülung* mit Magenschlauch und mit mindestens 10 l physiologischer Kochsalzlösung. Nicht bei Bewußtlosigkeit und Vergiftung mit Digitalis oder Antiarrhythmika!
- *Forcierte Diurese* durch die Gabe von stark wirksamen Diuretika nach Infusion von Flüssigkeit, um das Gift zuerst zu verdünnen und dann auszuscheiden. Nicht bei Überwässerung und Hirnödem!
- *Adsorbentien:* Aktivkohle ist ein universelles Adsorbens, das zahlreiche Gifte zu binden vermag. Meist werden noch Laxanzien gegeben, um eine schnelle Darmpassage zu gewährleisten.
- *Dialyse* oder ähnliche Eliminationsverfahren.

Tab. 23-2: Symptomatik von wichtigen Giften.

| **Giftstoff** | **Symptome** |
|---|---|
| **Alkohol** | Erregungszustände, Bewußtseinseintrübung, Lallen, Ateminsuffizienz |
| **Hypnotika, Tranquilizer** | Bewußtseinseintrübung, Ateminsuffizienz, Kreislaufinsuffizienz, Hypothermie, Blasen der äußeren Haut |
| **Antidepressiva** | Mydriasis, trockene Schleimhäute, Halluzinationen, Hyperthermie, Krämpfe, Hyperreflexie, Bewußtseinsstörungen, Herzrhythmusstörungen, Atemdepression |
| **Opiate** | Atemdepression, stecknadelkopfgroße Pupillen, Bewußtseinseintrübung bis Koma, Lungenödem |
| **Salizylate (Salicylsäure)** | Unruhe, Ohrensausen, Hyperventilation, Schwitzen, Erbrechen, Exsikkose |
| **Insektizide (z. B. E 605)** | stecknadelkopfgroße Pupillen, Hypersalviation, bronchiale Hypersekretion bis Lungenödem, Ateminsuffizienz, Erbrechen, Durchfall, Hypothermie |
| **Fliegenpilz, Atropin, Botulismus** | weite lichtstarre Pupillen, gerötete überwärmte Haut, Tachykardie, Mundtrockenheit, Heiserkeit, Unruhe, Krämpfe, Halluzinationen, Bewußtseinseintrübung, Atemlähmung |

- *Antidotbehandlung:* Ein Antidot ist ein Gegengift, das die Wirkung des Toxins aufhebt. Nur für wenige Gifte steht ein Antidot zur Verfügung.

### 23.4.2 Alkoholvergiftung

**Definition:** Einnahme einer zu großen Menge von Alkohol, so daß der Blutalkoholspiegel stark erhöht ist.

**Patho:** Bei einer akuten Alkoholvergiftung unterscheidet man 4 Stadien:

1. *exzitatorisches* (euphorisches) *Stadium*
2. *hypnotisches* (rauschartiges) *Stadium*.
3. *narkotisches Stadium*
4. *asphyktisches Stadium* (Tod durch Atemlähmung und Kreislaufversagen)

Die ersten beiden Stadien entsprechen einer leichten Vergiftung (Blutalkoholspiegel < 2‰). Die letzten beiden Stadien entsprechen einer schweren Vergiftung (Blutalkoholspiegel > 2‰). Der Vergiftungsgrad hängt von Konzentration, Menge, Aufnahmegeschwindigkeit (voller oder leerer Magen), Geschlecht und anderen Faktoren ab. Die Letaldosis bei Kindern liegt bei ca. 30 g reinem Alkohol, bei Erwachsenen zwischen 250–750 g (entspricht einer 0,7 l Flasche 40–50%iger Spirituosen und einem Blutalkoholspiegel > 3,5‰, bei Alkoholgewöhnten liegt die Grenze höher). Die Ausscheidung und Entgiftung des Alkohols erfolgt bis zu 95% durch die Leber, bis zu 10% durch die Nieren und bis zu 5% durch die Ausatmungsluft. Die Ausscheidungsrate beträgt konstant etwa 0,15‰ pro Stunde. Das *Delirium tremens* (zitterndes Irrereden) ist die häufigste Alkoholpsychose. Sie entsteht bei chronischem Alkoholabusus durch veränderte Alkoholzufuhr (Entzug oder Exzeß), Mangelernährung, Infekte oder Unfälle.

**Symptome:** gerötete Konjunktiven, Alkoholgeruch, Unterkühlung, Erbrechen, Polyurie, Hypertonie. Zusätzliche Symptome s. Tab. 23-3.

**Komplikationen:** Aspiration von Mageninhalt, Pneumonie, zentral bedingtes Herz-Kreislaufversagen, Auskühlung, Exsikkose.

**Therapie:** Notfallbehandlung.

### 23.4.3 Polytrauma

**Definition:** Gleichzeitig entstandene Verletzungen mehrerer Körperregionen oder Organsysteme, wobei wenigstens eine Verletzung oder die Kombination mehrerer lebensbedrohlich ist.

Tab. 23-3: Symptomatik der Alkoholvergiftung.

| **Leichte Vergiftung** | **Schwere Vergiftung** |
|---|---|
| gerötetes Gesicht | zyanotisches bis ganz blasses Gesicht |
| Euphorie oder Somnolenz, lallende Sprache, erhöhtes Selbstbewußtsein, verlangsamte Reaktionszeit, Gleichgewichts- und Koordinationsstörungen | Sopor oder Koma |
| Hyperreflexie | Areflexie |
| Pupillen mittelweit | Pupillen eng |
| Hypalgesie (herabgesetzte Schmerzempfindung) | Analgesie (keine Schmerzempfindung) |
| Tachykardie | Schock |
| Hyperventilation | Cheyne-Stokes-Atmung |

**Ursachen:** meist Verkehrsunfälle (Motorrad), häufig bei männlichen Patienten (85%) zwischen dem 16. und 25. Lebensjahr.

**Patho:** Bei Verletzungen wird unterschieden:

- *lebensbedrohliche Verletzungen:* z. B. Milzruptur, Schock, Spannungspneumothorax, schweres Schädel-Hirn-Trauma
- *dringlichen Verletzungen:*. z. B. Verletzungen der inneren Organe, ausgedehnte Verbrennungen
- *Verletzungen mit aufgeschobener Dringlichkeit:* z. B. Extremitätenfrakturen, andere Knochenbrüche und Weichteilverletzungen

Es ist zu beachten, daß bei großen Knochen wie Becken oder Oberschenkel der Blutverlust durch innere Blutungen bis 5 l betragen kann. Die Schocksymptomatik bei einem Polytrauma wird nicht nur durch den Blutverlust, sondern auch über eine erhöhte Erregbarkeit des Sympathikus und eine starke Adrenalinausschüttung (sympathikoadrenerge Reaktion) verursacht.

**Symptome:** Schocksymptome und je nach Verletzungen.

**Therapie:** Reanimation und schnellstmögliche ärztliche Betreuung anfordern, da jede verstrichene halbe Stunde ohne Behandlung das Letalitätsrisiko um 300% erhöht (Letalität 30–40%).

### 23.4.4 Ertrinken

**Definition:** Beim Ertrinken kommt es zum Sauerstoffmangel und zur Azidose.

**Patho:** Das Ertrinken kann durch einen sofort einsetzenden Laryngospasmus zur Reflexapnoe führen (trockenes Ertrinken) oder es kann infolge von Wasseraspiration zu einer akuten respiratorischen Insuffizienz kommen (nasses Ertrinken). Als mögliche Ursache müssen zerebrale oder kardiale Störungen, Alkohol, Epilepsie oder Schädel-Hirn-Trauma berücksichtigt werden.

**Symptome:** Bewußtlosigkeit mit Apnoe und Zyanose, hämorrhagischer Schaum aus Mund und Nase, Lungenödem (auskultatorisches lautes Rasseln), kühle Peripherie und Tachykardie oder Pulslosigkeit mit Kammerflimmern.

**Therapie:** Reanimation (durch Unterkühlung treten hypoxiebedingte Schäden erst später ein, deshalb ausdauernd reanimieren!). Magen entleeren (Magensonde), nasse Kleidung entfernen und Patient in Decke oder Rettungsfolie hüllen.

### 23.4.5 Hitzeschäden

**Definition:** Störung des Temperaturgleichgewichts.

**Ursachen:** Hitzeeinwirkung bzw. starker Flüssigkeits- und Elektrolytverlust durch Schweiß.

**Patho:** Es werden mehrere Formen von Hitzeschäden unterschieden, die alle als Folge eines gestörten Temperaturgleichgewichts aufzufassen sind.

1. *Hitzeerschöpfung:* Folge starker Schweißverluste ohne ausreichende Flüssigkeitszufuhr (z. B. nach langen Märschen und Sport)
2. *Hitzschlag:* Störung der Wärmeregulation nach längerem Einfluß hoher Temperaturen und unzureichender Wärmeabgabe
3. *Hitzekrämpfe:* entstehen bei Defizit von 2–4 l extrazellulärer Flüssigkeit und Kochsalzmangel, z. B. bei schwerer Arbeit in hoher Umgebungstemperatur (Hochofenarbeiter)
4. *Sonnenstich* (Insolation): entsteht durch unmittelbare Einwirkung der Sonnenstrahlen besonders auf den unbedeckten Kopf und Nacken.

**Symptome**

- *Hitzeerschöpfung:* Schocksymptome durch Verkleinerung des Extrazellulärraums (Dehydratation), keine Temperaturerhöhung
- *Hitzschlag:* Kopfschmerz, Übelkeit, Bewußtlosigkeit, erhöhte Pulsfrequenz, Blutdruck zunächst normal, später abfallend, Temperatur über 40 °C, rote, trockene und heiße Haut, Schock
- *Hitzekrämpfe:* Muskelzuckungen und Krämpfe
- *Sonnenstich:* heftige Kopfschmerzen, Übelkeit, Fieber, Schwindel, Ohrensausen, evtl. Kollaps und Tod (seröse Meningitis und Hyperämie des Gehirns).

**Therapie:** Sofortmaßnahmen bei

- *Hitzeerschöpfung:* Flachlagerung, Elektrolyt- und Flüssigkeitssubstitution
- *Hitzschlag:* Kühlen (z. B. durch kalte Umschläge) Abkühlung auf 38 °C, Elektrolytsubstitution, Sauerstoffinhalation, evtl. Beatmung
- *Hitzekrämpfe:* Elektrolyt- und Flüssigkeitssubstitution
- *Sonnenstich:* erhöhte Lagerung des Kopfes, Einhüllen des Kopfes in kalte, feuchte Tücher

### 23.4.6 Verbrennungen

**Definition:** lokale Einwirkung von Temperaturen von > 50 °C mit entsprechender Temperaturerhöhung der Haut.

**Ursachen:** heiße Flüssigkeiten (Verbrühung), Hitzestrahlen (Verbrennung), heiße Gase (z. B. Luft), offene Flammen und feste oder geschmolzene Körper.

**Patho:** Bei der Einwirkung einer zu hohen Temperatur besitzt die Haut nur eine geringe Resistenz über das Verdampfen von Schweiß. Es kommt zu einer lokalen Gewebsschädigung durch Zerstörung von Zelleiweißen. Die Hitzeeinwirkung führt direkt zu einer Permeabilitätserhöhung der Gefäße im verbrannten Bereich. Die zerstörten Zellbestandteile (Verbrennungstoxine) können bei größeren Verbrennungen zu einer Vergiftung des Organismus führen und verschiedene Organe schädigen. Sind größere Epidermisanteile zerstört, besteht die Gefahr einer Exsikkose, da durch eine nicht intakte Haut die Flüssigkeit schneller verdunstet. Es kommt dabei auch zu einer Erniedrigung der Immunglobuline und Phagozytoseaktivität mit einer erhöhten Infektions- und Sepsisgefahr. Die prozentuale Flächenausdehnung einer Verbrennung wird mit Hilfe der Neunerregel (→ Tab. 21.1) berechnet. Verbrennungen unter 5% der Hautoberfläche sind meist unbedenklich. Ab 10% verbrannter Hautoberfläche (bei Kindern schon ab 5%) muß mit einem hypovolämischen Schock gerechnet werden.

**Symptome:** Die Symptome sind abhängig von der Höhe der Temperatur und der Dauer der Einwirkung. Es werden 4 Schweregrade der Verbrennung unterschieden:

1. *Grad:* Verletzung der Epidermis mit Rötung, Ödem und starken Schmerzen, Abheilung in wenigen Tagen
2. *Grad:* Verletzung der Epidermis und der obersten Koriumschichten, zusätzlich Blasenbildung, völlige Rückbildung möglich
3. *Grad:* Zerstörung der Epidermis und der tieferen Koriumschichten, zusätzlich Untergang von Zellen bis zur Nekrose mit Schorfbildung, Narbenbildung
4. *Grad:* Zerstörung der gesamten Haut und ihrer Anhangsgebilde, Verkohlung und Zerstörung auch von tieferliegendem Gewebe, kein Schmerz, Narbenbildung.

**Komplikationen**

- *Frühphase:* Flüssigkeitsverlust bis Hypovolämie, Wärmeverlust ab 30% verbrannter Oberfläche, Infektionsgefahr

- *Spätphase:* Autointoxikation durch Zerfall von körpereigenem Eiweiß, Gefahr von Sepsis und Organschäden
- *Tod:* Ursachen sind zu 26% Sepsis, zu 20% Pneumonie und zu je 14% Herz- und Nierenversagen.
- *Keloid:* Narbenwucherung, die nach Verbrennungen auftreten kann. Keloide sind oft rot und erhaben, haben eine feste Konsistenz und eine glatte Oberfläche.

**Therapie:** bei leichten Verbrennungen bzw. Verbrühungen ist eine Lokalbehandlung mit kaltem Wasser über 10–20 min. angezeigt. Bei schweren Verbrennungen ab 10% der Körperoberfläche handelt es sich um einen Notfall. Es sind insbesondere eine Schockbekämpfung, Schmerzbekämpfung, Flüssigkeits- und Elokrolytgabe durch Infusion, Infektionsprophylaxe und evtl. eine Hauttransplantation erforderlich.

> **Hinweis:** Es gibt spezielle klinische Zentren, die sich auf Verbrennungen spezialisiert haben.

### 23.4.7 Fremdkörperaspiration

> **Definition:** Eindringen fester oder flüssiger Materialien in die Atemwege

**Ursachen:** fehlender Schutzreflex bei bewußtseinsgetrübten oder komatösen Patienten (auch bei Narkose), Ösophagusstenose, bettlägerige Patienten und Patienten mit neurologischen Schluckstörungen.

**Patho:** Die Aspiration erfolgt oft in die rechte Lunge, da der rechte Hauptbronchus senkrechter verläuft als der linke. Eingeatmet werden können:

- Mageninhalt: Erbrochenes und durch Regurgitation Zurückbefördertes
- Blut: bei Bluterbrechen und Bluthusten
- entzündliches Exsudat: bei akuten oder chronischen Infekten der Atemwege
- Speisen und Getränke: besonders bei alten bettlägerigen Menschen
- Wasser: bei Ertrinkenden
- Schnee: bei Lawinenverschütteten
- Staub und Fremdkörper: bei Kleinkindern (z. B. Geldstück, Spielsteine).

Die Gefahren einer Fremdkörperaspiration liegen außer in einer Verlegung der Atemwege vor allem in einer daraus entstehenden Entzündung des Lungenparenchyms (Pneumonie) und in einer Abszeßbildung.

**Symptome:** Verlegung der Atemwege mit Dyspnoe, pfeifendem Atemgeräusch, Husten, Angst, Unruhe und Zyanose.

**Komplikationen:** Aspirationspneumonie (extreme Dyspnoe, Zyanose, Tachykardie und Fieber), Lungenabszeß (hohes Fieber, atemabhängige Schmerzen)

**Therapie:** Anwendung des Heimlich-Handgriffs, Pneumonieprophylaxe.

## 23.5 Basismaßnahmen beim Notfall (Notfall ABC)

Ein Notfall erfordert vor allem dann ein bestimmtes Vorgehen, wenn Bewußtseinsstörung, Kreislauf- oder Atemstillstand vorliegt. Die Wiederbelebungszeiten, bei denen es keine irreversiblen Schäden gibt, sind für die jeweiligen Organe recht unterschiedlich. Es gilt aber, unverzüglich eine Reanimation durchzuführen.

Tab. 23-4: Wiederbelebungszeiten wichtiger Organe.

| Organ | Minuten |
|---|---|
| Gehirn | 8-10 |
| Herz | 15–30 |
| Leber | 30–35 |
| Lunge | 60 |
| Niere | 90–120 |

Trifft man auf eine leblose Person, so sollte man sie zunächst ansprechen und zu wecken versuchen (z. B. an Oberarm- oder Oberschenkelinnenseite kneifen). Erwacht die Person dadurch nicht, ist das Notfall ABC anzuwenden:

(A) Atemwege freimachen
(B) Beatmen
(C) Circulation (Kreislauf unterstützen)

**Atemwege freimachen**

- *Mundhöhle inspizieren* und Fremdkörper, Zahnprothesen, Schleimmassen, Essensreste oder Erbrochenes entfernen.
- *Atemwege freihalten*, indem der Kopf des Patienten nach hinten überstreckt wird. Ein Hochziehen des Kinns verbessert die Wirkung noch (Esmarch-Handgriff) (Abb. 23-1). Die Atemwege können auch durch das Einbringen eines Instruments freigehalten werden (z. B. Guedel-Tubus).

**Beatmen**

- *Atmung kontrollieren:* Nachdem die Atemwege freigemacht wurden, muß die Atemtätigkeit kontrolliert werden. Hier werden beide Hände an die Flanken gelegt, mit den Daumen Richtung Sternum. So kann eine Atembewegung registriert werden.
- *Atemspende* (Mund-zu-Mund- oder Mund-zu-Nase-Beatmung): Findet keine Atembewegung mehr statt, so soll der Helfer seine eigene Atemluft in die Lungen des Patienten blasen (enthält immerhin noch ca. 16 % statt 21 % Sauerstoff). Dabei soll der Kopf des Patienten sorgfältig überstreckt werden, damit die Luft nicht in den Magen gerät. Nase oder Mund sind gut zu verschließen. Auf diese Weise werden 3–5 Atemspenden gegeben (Abb. 23-2).

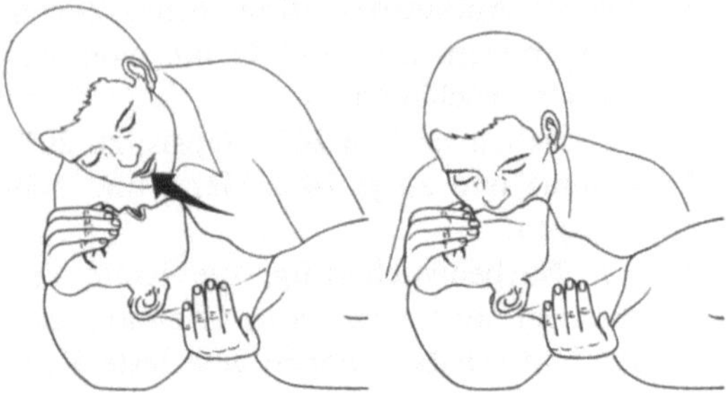

**Abb. 23-2** Durchführung der Mund-zu-Mund-Beatmung.

- *Atemspende mit Hilfsmittel:* Ist ein Notfallkoffer zu Hand, so steht ein Tubus zur Verfügung, der in die oberen Atemwege eingeführt wird (Intubation). Er vereinfacht die Atemspende, da es zu keiner Verlegung kommen kann. Sind eine Beatmungsmaske und ein Beatmungsbeutel vorhanden, so können diese mit oder ohne Tubus verwendet werden.
- *Heimlich-Handgriff:* Sind die Luftwege durch Fremdkörper blockiert, kann der Heimlich-Griff angewendet werden. Dazu

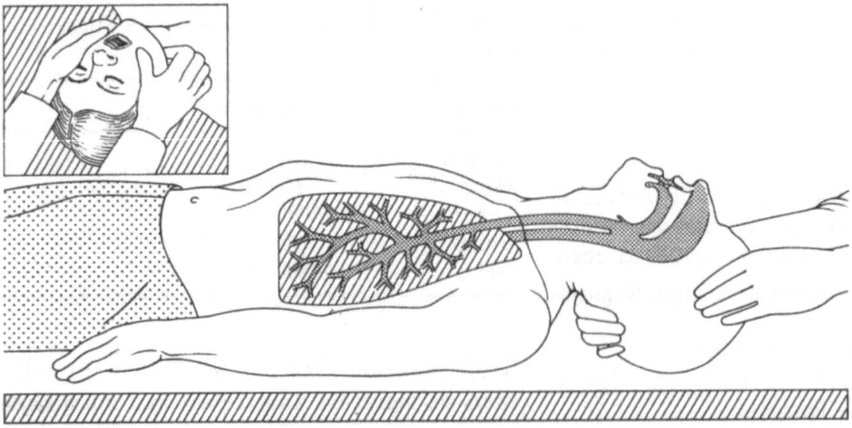

**Abb. 23-1** Esmarch-Handgriff verhindert das Zurückfallen der Zunge. Der Hals wird überstreckt und der Unterkiefer nach vorne gezogen.

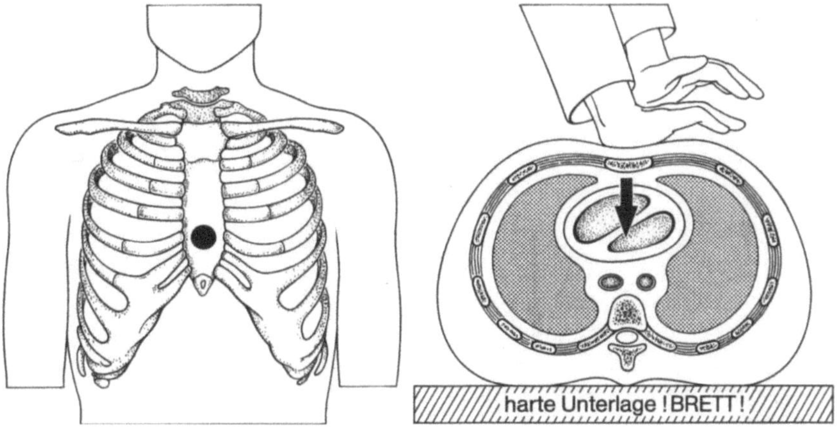


**Abb. 23-3** Bei der Herzmassage wird ein Handballen auf das distale Sternumdrittel aufgesetzt und die andere Hand darübergelegt. Die Finger sind frei. Das Sternum wird 3–5 cm gegen die Wirbelsäule gedrückt.

schlägt der Helfer, falls möglich, 4 mal mit der flachen Hand kräftig zwischen die Schulterblätter. Steckt der Fremdkörper immer noch fest, übt man mit den übereinandergelegten Händen auf das Epigastrium zwischen dem Rippenbogen unterhalb des Sternums 4 mal einen kräftigen Druck aus.

- *Tracheotomie* (Luftröhrenschnitt): Sind die Luftwege durch die Schwellung des Rachens oder des Kehldeckels (Glottisödem) verlegt, kann als letzte Möglichkeit vor dem Erstikkungstod ein Luftröhrenschnitt gemacht werden. Eine einfachere Methode ist die Punktion des Kehlkopfes zwischen Schild- und Ringknorpel mit mehreren großlumigen Kanülen.

**Circulation** (Kreislauf unterstützen):

Nachdem die Atemwege frei sind und eine initiale Atemspende durchgeführt wurde, wird zuerst die Kreislauffunktion überprüft.

- *Pulsüberprüfung:* Bei Schockzuständen kann durch die Zentralisation der Puls am Handgelenk (A. radialis) nicht sicher überprüft werden. Vor allem die Halsschlagader (A. carotis) bietet sich zur Überprüfung an.
- *Präkordialer Faustschlag:* Bei einem Herzstillstand wird initial ein kräftiger Schlag auf die Herzgegend ausgeführt, damit das Herz durch diesen Reiz wieder anspringt.
- *Extrathorakale Herzdruckmassage:* nach Feststellen eines Herzstillstandes. Der Patient liegt auf einer harten Unterlage (nicht im Bett!). Der Helfer legt einen Handballen ca. zwei fingerbreit über dem Xiphoid des Sternums auf und den Ballen der zweiten Hand auf die erste. Dann drückt der Helfer kräftig auf das Sternum, sodaß es 4–6 cm eingedrückt wird. Wichtig ist dabei, daß die Arme in den Ellbogen durchgestreckt sind. Der Druck sollte im Rhythmus von ca. 60–80/Minute erfolgen (Abb. 23-3).

**Helfer-Modi:**

- *Einhelfer-Methode* (15/2): Ist nur ein Helfer zur Stelle, so beginnt er die kardio-pulmonale Reanimation mit 3–5 Atemspenden, gefolgt von 15 Herzmassagen, die nun immer mit 2 Atemspenden im Wechsel erfolgen (Abb. 23-4).
- *Zwei-Helfer-Methode* (5/1 oder permanent): Sind zwei Helfer vor Ort, so übernimmt einer die Beatmung, der andere die Herzdruckmassage. Nach der initialen Atemspende (3–5 mal) folgt dann immer nach 5 Druckmassagen eine Atemspende. Atemspende (ca. 12–15/min) und Herzdruckmassage (60–80/min) können aber auch parallel gegeben werden. Die Helfer können bei Bedarf ihre Position tauschen.

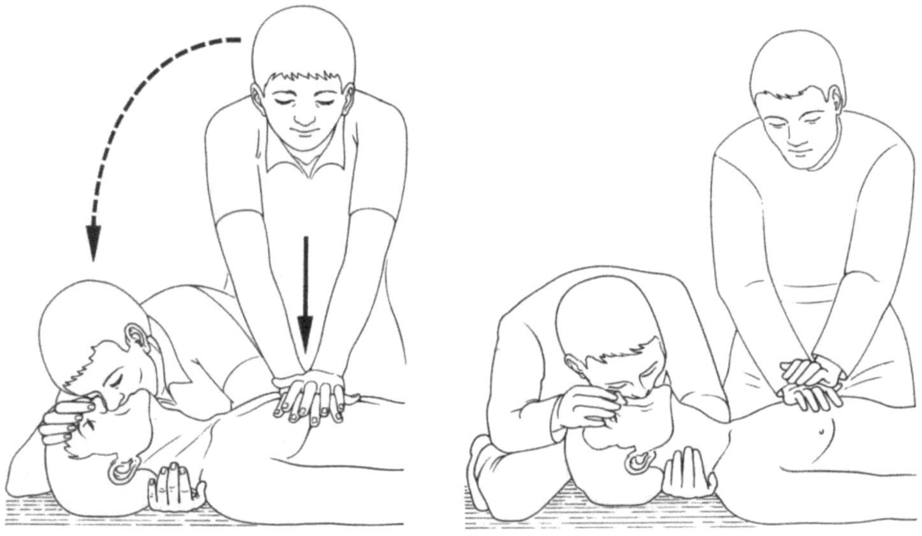


**Abb. 23-4** **a.** Ein-Helfer-Methode der kardio-pulmonalen Reanimation. **b.** Zwei-Helfer-Methode der kardio-pulmonalen Reanimation.

Eine erfolgreich durchgeführte Wiederbelebung zeigt sich durch folgende Hinweise:

- Pupillen werden eng
- Haut und Schleimhäute werden rosig
- peripherer Pulse sind tastbar.

Während einer Reanimation sollten diese Zeichen daher immer wieder überprüft werden.

**Komplikationen** einer erfolgreichen Wiederbelebung können Rippenbrüche oder Milz- und Leberverletzungen sein, die aber in Anbetracht der lebensbedrohlichen Lage in Kauf genommen werden müssen.

**Weitere Maßnahmen:** Nach erfolgreicher Reanimation (oder wenn die Vitalfunktionen nicht beeinträchtigt sind) sollte der Patient

- in die *stabile Seitenlage* gebracht werden, sofern er immer noch bewußtlos ist
- *zugedeckt werden* (damit er nicht friert)
- *beruhigt werden.*

Außerdem ist unverzüglich ärztliche Hilfe zu holen. Sind Passanten in der Nähe, so ist es sinnvoll, diese direkt anzusprechen und sie um Hilfe zu bitten. Der Notruf in der BRD ist die Telefonnummer 112 (Feuerwehr). Dabei sind folgende Daten anzugeben:

**Notruf:** 112
*Wer* ist der Anrufer?
*Wo* ist das Geschehen?
*Was* ist geschehen?
*Wieviel* Verletzte gibt es?
*Welche* sonstigen Maßnahmen sind zu ergreifen?

# 24 Infektionslehre

## 24.1 Allgemeine Infektionslehre

### 24.1.1 Begriffsbestimmungen

**Infektion:** Übertragung, Haftenbleiben und Eindringen von Mikroorganismen (Viren, Bakterien, Pilze, Protozoen u. a.) in einen Makroorganismus (Pflanze, Tier, Mensch) und die Vermehrung in ihm. Eine Infektion ist die Voraussetzung für die Entstehung einer Infektionskrankheit.

**Reinfektion:** erneute Infektion mit denselben Erregern nach bereits erfolgter Heilung.

**Superinfektion:** wiederholte Infektion bei noch bestehendem Primärinfekt und unvollständiger Immunität. Bei einer Lungentuberkulose kann es durch Verschlucken von erregerhaltigem Sputum zu einer Darmtuberkulose kommen.

**Sekundärinfektion:** Bei bestehender Infektion zusätzliche Infektion durch einen zweiten Erreger, dessen Eindringen durch den ersten Erreger erleichtert wird.

**Mischinfektion:** Infektion mit mehreren Erregern, die an dem gleichen Krankheitsprozeß beteiligt sind.

**Sepsis** (Blutvergiftung): Allgemeininfektion durch massive Überschwemmung des gesamten Kreislaufs mit einem Erreger (meist Bakterien, selten Pilze, Viren oder Parasiten) aus einem Fokus (Herd). Die Sepsis ist vor allem durch Schüttelfrost und Fieber gekennzeichnet.

**Pyämie:** Wiederholte vorübergehende Bakteriämie, die durch die Erregerausschwemmung aus einem Herd resultiert. In Abgrenzung zur Sepsis siedeln sich hier die pathogenen Keime auch in anderen Organen an und führen dort zu Eiterungen (z. B. Abszesse). Viren verursachen im allgemeinen keine eitrigen Entzündungen, da sie lebende Wirtszellen befallen und deshalb nicht von Granulozyten bekämpft werden können.

**Bakteriämie:** Vorübergehendes und symptomloses Vorhandensein von Bakterien im Blut, ohne daß es zur Vermehrung oder zur Ansiedlung in anderen Organen kommt (z. B. nach Zahnextraktionen).

**Virämie:** Vorhandensein von Viren im Blut.

**Fungämie:** Vorhandensein von Pilzen sind im Blut.

**Kontagiosität:** Ansteckungskraft oder Ansteckungsfähigkeit des Erregers. Der Kontagionsindex beschreibt die Ansteckungswahrscheinlichkeit beim erstmaligen Kontakt mit einem Erreger. Ist der Kontagionsindex 1 heißt das, daß bei einem erstmaligen Kontakt mit einem Erreger dieser zu 100% übertragen wird. Bei Masern und Pocken ist der Wert 0,95, bei Keuchhusten 0,8 und bei Typhus 0,5. Die Erreger dieser Erkrankungen besitzen also eine hohe Kontagiosität.

**Pathogenität:** Fähigkeit eines Erregers, Krankheitserscheinungen hervorzurufen. Man unterscheidet in obligat pathogene Erreger, die nach einer Infektion auf jeden Fall eine Erkrankung erzeugen (z. B. Pocken, Masern, Syphilis oder Gonorrhoe) und in fakultativ pathogene Erreger, die z. B. die Schleimhautflora des Organismus besiedeln und nur unter besonderen Bedingungen (z. B. Abwehrschwäche) pathogen werden.

**Virulenz:** Man versteht darunter die Giftigkeit des Erregers, d. h. seine Vermehrungsfähigkeit oder Aggressivität. Die Virulenz ist ein Maß für die Stärke der hervorgerufenen Krankheitserscheinungen.

**Epidemiologie:** Lehre von der Verteilung von Krankheiten und deren chemischen, physikalischen und sozialen Determinanten und Folgen in der Bevölkerung. Dabei gibt es die *beschreibende* (deskriptive), die *analytische* (Zusammenhänge aufhellende) und die *experimentelle* (modellhaft erforschende) Epidemiologie.

**Endemie:** bezeichnet ein zeitlich unbegrenztes und ständiges Vorhandensein einer Erkrankung (Dauerverseuchung) in einem bestimmten Gebiet. Malaria oder die Kinderkrankheiten sind Beispiele dafür.

**Epidemie:** gehäuftes Auftreten einer Infektionskrankheit in einem bestimmten Land (Gebiet) und zu einer bestimmten Zeit.

**Pandemie:** zeitlich begrenzte Ausbreitung einer Infektionskrankheit über Länder und Kontinente hinweg.

**Morbidität:** Anzahl von Erkrankungen innerhalb einer Bevölkerungseinheit (Krankheitshäufigkeit).

**Inzidenz:** Anzahl der Neuerkrankungen einer bestimmten Erkrankung innerhalb eines bestimmten Zeitraumes.

**Prävalenz:** Anzahl einer bestimmten Erkrankung zu einem bestimmten Zeitpunkt oder innerhalb eines bestimmten Zeitraumes.

**Mortalität:** Anzahl der Todesfälle in einer Bevölkerungseinheit (Sterblichkeit).

**Letalität:** Anzahl der an einer Erkrankung Verstorbenen, bezogen auf die Anzahl der an dieser Krankheit Erkrankten (Tödlichkeit einer bestimmten Erkrankung).

**Lokalinfektion:** örtlich begrenzte Infektion, die nicht übertragbar ist (z. B. Zystitis, Otitis media). An der Eintrittspforte des Erregers kommt es dabei zu einer kontinuierlichen Ausbreitung des Entzündungsprozesses.

**Lokalinfektionskrankheit:** Örtlich begrenzte Infektion, die aber übertragbar ist (z. B. Enteritis infectiosa, Gonorrhoe). Die meisten Lokalinfektionen bzw. Lokalinfektionskrankheiten sind bakterielle Erkrankungen und zeigen im Blutbild eine Leukozytose.

**Akute zyklische Infektionskrankheit:** Diese Art der Allgemeininfektion ist übertragbar. An der Eintrittspforte kommt es aber meist nicht zu Krankheitserscheinungen, sondern der Erreger breitet sich im gesamten Organismus aus. Viele bakterielle und die meisten viralen Erkrankungen sind zyklische Infektionskrankheiten. Der Verlauf kann in drei Stadien eingeteilt werden:

1. *Inkubationszeit:* Nach dem Eindringen wird der Erreger über den Blut- oder Lymphweg meist in Bereiche des RES (RHS) verschleppt, in denen er sich dann vermehrt, ohne Krankheitserscheinungen hervorzurufen. Diese Phase bis zum Auftreten von Krankheitssymptomen wird als Inkubationszeit bezeichnet.
2. *Generalisationsstadium:* Nach der Vermehrung im RHS gelangt der Erreger erneut ins Blut. Meist reagiert der Körper durch die Erregerüberschwemmung mit Allgemeinsymptomen wie Fieber, evtl. Schüttelfrost und gelegentlich mit Milzschwellung. Charakteristische Krankheitssymptome fehlen aber. Dieses Stadium ist bei manchen Erkrankungen stark ausgeprägt (z. B. Typhus). Bei anderen Erkrankungen sind keine oder wenig Symptome vorhanden, sodaß Inkubationszeit und Generalisationsstadium zusammenfallen (z. B. Hepatitis).
3. *Organmanifestation:* Nachdem sich die Erreger im Organismus ausgebreitet haben, befallen sie ein Organ, zu dem sie eine besondere Affinität haben. Dies kann Stunden bis Wochen dauern und zeigt sich mit charakteristischen Organbefunden.

**Infektionsquelle:** Ursprung bzw. Ausgangsort einer Infektion. Es kommen vor allem Umwelt (Boden, Wasser, Gegenstände und Nahrung), Tiere und der Mensch in Frage.

**Übertragungsarten:** Es werden verschiedene Arten und Wege der Übertragung unterschieden:

1. *direkte Infektion:* direkter, unmittelbarer Kontakt mit der Person, die den Erreger ausscheidet

2. *indirekte Infektion:* der Erreger wird über verschiedene Zwischenstufen auf neue Personen übertragen.

Folgende **Übertragungsmechanismen** kommen vor:

- *Kontaktinfektion:* erfolgt parenteral (nicht über die Verdauung) durch direkten Haut- oder Schleimhautkontakt oder Kontakt mit Blut (direkte Infektion), Beispiele: Händeschütteln, Küssen, Geschlechtsverkehr
- *alimentäre Übertragung* (Schmierinfektion, fäkal-oral): erfolgt durch eine Kontamination von Gegenständen oder Lebensmitteln durch erregerhaltige Ausscheidungen oder Blut und den meist oralen Kontakt mit diesen Gegenständen oder Lebensmitteln (indirekte Infektion), Beispiele: Milch oder Milchprodukte, Eier und Wasser
- *aerogene Übertragung* (Tröpfcheninfektion, Staubinfektion): erfolgt durch direktes Anniesen, Ansprechen oder Anhusten (direkte Infektion), oder durch das Einatmen von kontaminiertem Staub (indirekte Infektion)
- *transmissive Infektion:* Übertragung durch Tiere, die in den meisten Fällen Zwischenwirte darstellen (indirekte Infektion)
- *diaplazentare Übertragung:* besondere Form der direkten Übertragung von Mensch zu Mensch, bei der eine Infektion des ungeborenen Kindes durch die Mutter stattfindet.

**Infektionswege:** Wege, die für das Eindringen und die Ausbreitung der Erreger im Organismus zur Verfügung stehen. Eindringen kann ein Erreger über alle Körperöffnungen (Atemwege, Verdauungstrakt, Urogenitaltrakt, unverletzte bzw. verletzte Haut und Schleimhaut). Die Ausbreitung der Infektion kann lymphogen, hämatogen oder per continuitatem erfolgen.

## 24.1.2 Erreger

Erreger sind Mikroorganismen, d. h. Kleinstlebewesen. Sie kommen urbiquitär (weltweit) vor und lassen sich oft nicht eindeutig klassifizieren. Sofern sie beim Menschen Krankheiten verursachen können, werden sie als Erreger bezeichnet. Sie werden in verschiedene Gruppen eingeteilt: Bakterien, Viren, Pilze und Parasiten.

### 24.1.2.1 Bakterien

Bakterien sind Einzeller, die keinen Zellkern besitzen (Prokaryonten) und deren DNS frei im Plasma schwimmt. Sie sind gekennzeichnet durch einen eigenen Stoffwechsel, eine Zellwand und eine Vermehrung durch Teilung. Sie werden vor allem anhand ihrer äußeren Form und ihres Färbeverhaltens eingeteilt (Abb. 24-1). Bakterien können beim Menschen leben als

- *Kommensalen:* Organismen, die von den Stoffwechselprodukten ihres Wirtes leben, aber ihn nicht schädigen
- *Symbionten:* Organismen, die an den Wirt nützliche Stoffe abgeben oder durch ihre Anwesenheit das Eindringen und Überwuchern schädlicher Mikroorganismen verhindern
- *Parasiten:* Organismen, die den Wirt schädigen

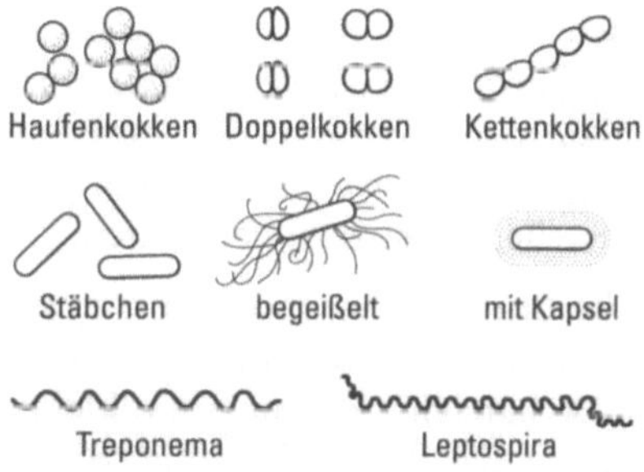


**Abb. 24-1** Verschiedene typische Formen der Bakterien.

**Kugelförmige Bakterien** (Kokken): sind die Kokken zu kettenförmigen Kolonien verbunden, werden sie als *Streptokokken* bezeichnet, sind es traubenförmige Kolonien heißen sie *Staphylokokken*. Kokken, die zu zweit angeordnet sind, werden als *Diplokokken* bezeichnet (z. B. die Meningokokken, Gonokokken oder Pneumokokken).

**Stäbchenförmige Bakterien:** Die wichtigsten stäbchenförmigen Bakterien sind Diphterie-, Typhus- und Tuberkelbakterien. Untergruppen der stäbchenförmigen Bakterien sind die *Bazillen* (z. B. die Milzbrandbakterien) und die *Clo-*

*stridien* (z. B. Gasbrand, Tetanus und Botulismus). Bazillen und Clostridien können auch Sporen bilden. Die *Aktinomyzeten* (sog. Strahlenpilze) gehören auch zu den stäbchenförmigen Bakterien.

**Sporenbildung:** Bestimmte Bakterien sind in der Lage, Sporen zu bilden. Sporen sind eine Überlebensform dieser Bakterien. Damit kann dieses unter ungünstigen Bedingungen sehr lange überleben und sich wieder zu einem lebenden Bakterium entwickeln, sobald das Milieu wieder günstiger wird.

**Schraubenförmige Bakterien** (Spirillen): z. B. *Treponemen* (Syphilis), *Vibrionen* (Cholera) und die *Leptospiren* (Leptospirose).

**Mykoplasmen:** Bakterien, die keine starre Zellwand haben und lichtmikroskopisch nicht zu identifizieren sind. Ein wichtiger Erreger ist das *Mycoplasma pneumoniae*, das eine atypische Pneumonie verursachen kann.

**Rickettsien:** Erreger von Fleckfieber und Q-Fieber. Typisch ist, daß sie sich meist in Arthropoden (Gliederfüßler) vermehren und von ihnen übertragen werden. Sie besitzen zwar einen eigenen Stoffwechsel, benötigen aber eine Wirtszelle, um sich zu vermehren.

**Chlamydien:** können das Trachom, die Lymphogranuloma inguinale oder die Ornithose verursachen. Es handelt sich um sehr kleine Bakterien, die wie die Rickettsien eine Wirtszelle zur Fortpflanzung benötigen.

**Bakteriengifte:** Für die Schädigung des durch Bakterien befallenen Organismus sind vor allem die Stoffwechselprodukte (Toxine) der Bakterien verantwortlich. Man unterscheidet Exo- und Endotoxine.

- *Exotoxine* (Ektotoxine): Ausscheidungsgifte oder Stoffwechselprodukte, die das Bakterium laufend abgibt und die den Organismus schädigen (z. B. bei Diphtherie, Botulismus und Tetanus).
- *Endotoxine:* werden auch als Zerfallsgifte bezeichnet. Durch die Zerstörung der Bakterienwand werden diese Stoffe frei und können beim Menschen z. B. Fieber, Leukopenie und Blutdruckabfall hervorrufen.

#### 24.1.2.2 Pilze

Pilze (Fungi) sind pflanzenähnliche Organismen, die wie Tiere und Pflanzen in einem eigenen Reich klassifiziert werden. Sie besitzen kein Chlorophyll, sind daher nicht zur Photosynthese befähigt und benötigen kein Licht, dafür aber organisches Material zur Ernährung. Humanpathogene Pilze sind meist farblos und werden bevorzugt durch Luft oder Wasser verbreitet. Pilzinfektionen *(Mykosen)* kommen als *Oberflächenmykosen* auf Haut, Schleimhaut, Haaren oder Nägeln oder als *tiefe Mykosen* vor (Befall einzelner Organe oder Organsysteme im Körper ). Die Bedeutung der Mykosen nimmt zu, da sie oft auch als opportunistische Infektionen bei abwehrgeschwächten Menschen anzutreffen sind. Pilze können auch zu Vergiftungen führen (z. B. Knollenblätterpilz) oder kanzerogene Wirkung entfalten (z. B. Aflatoxin, das vom Pilz Aspergillus flavus stammt und vor allem Leberkrebs verursacht).

#### 24.1.2.3 Viren

Viren sind kleine Erreger, die meist nur elektronenmikroskopisch sichtbar gemacht werden können. Sie besitzen keinen eigenen Stoffwechsel, sondern sind auf lebende Zellen angewiesen (Wirtszellen), um ihren Stoffwechsel zu erhalten und sich zu vermehren. Außerhalb einer Zelle ist das Virus in einer Ruhepause, es wird dann als Viruspartikel bezeichnet. Viren kommen in allen Lebewesen vor, auch in Bakterien. Ein Virus besteht aus einer Eiweißhülle und einer Nukleinsäure (DNS oder RNS). Viren sind keine Lebewesen, sondern biochemische Einheiten.

**Einteilung:** Viren werden in RNS- und DNS-Viren eingeteilt. Ein Virus baut seine Nukleinsäure in die Wirtszelle ein und steuert damit deren Stoffwechsel derart, daß die Wirtszelle neue Viren produziert. Die Wirtszelle stirbt dann meist ab und die Viren werden frei. Die Vermehrung der Viren erfolgt nach einem bestimmten Schema:

1. *Absorption:* An einer geeigneten Stelle an der Zellmembran verbindet sich das Virus mit der Zelle.
2. *Penetration:* Das Virus wird durch das Einstülpen der Zellmembran in die Zelle aufgenommen oder die Nukleinsäure des Virus wird in das Innere der Zelle injiziert.
3. *Uncoating:* Wenn das gesamte Virus in die Zelle geschleust wurde, wird nun die Hülle gesprengt, die Nukleinsäure freigelegt und als genetische Information für die Wirtszelle zur Verfügung gestellt.
4. *Synthese der Frühproteine:* Es werden nun von der Wirtszelle Enzyme produziert, die für die Vermehrung der Viren benötigt werden.
5. *Reduplikation:* Die Wirtszelle stellt nun in größerer Menge die verschiedenen Bausteine für die neuen Viren her.
6. *Synthese der Viren:* Die Bausteine werden verbunden und zu kompletten Viren zusammengefügt.
7. *Ausschleusung:* Entweder werden die Viren aktiv aus der Zelle transportiert oder sie werden durch die Zerstörung der Zelle freigesetzt.

**Bakteriophagen** (Phagen) sind Viren, die Bakterien als Wirtszelle benutzen. Sie können bei den Bakterien Veränderungen verursachen, so daß diese giftigere Eigenschaften für den Menschen besitzen, als vorher (Abb. 24-2).

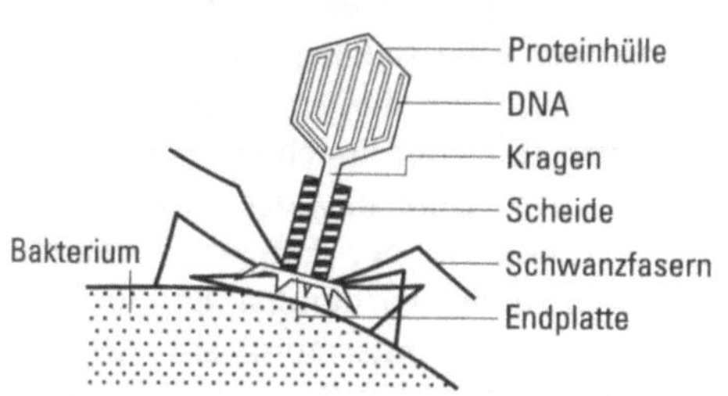


**Abb. 24-2** Schema eines Bakteriophagen.

#### 24.1.2.4 **Parasiten**

Parasiten sind Schmarotzer, die auf Kosten eines anderen Organismus leben. Im deutschen Sprachgebrauch werden als Parasiten vor allem tierische Schmarotzer bezeichnet. Dazu zählen *Protozoen* (Einzeller), *Helminthen* (Vielzeller oder Würmer) und bestimmte *Arthropoden* (Gliederfüßler). Parasiten benötigen für ihre Entwicklung häufig mehrere Arten von Lebewesen als Wirte. Die sexuelle Vermehrung von Parasiten erfolgt definitionsgemäß im Endwirt, die asexuelle Vermehrung im Zwischenwirt.

**Protozoen:** tierische Einzeller mit oft kompliziertem Fortpflanzungsmechanismus, von denen nur wenige für den Menschen pathogen sind. Wichtige Vertreter sind die Trypanosomen (Schlafkrankheit), die Amöben (Amöbenruhr), die Toxoplasmen (Toxoplasmose), die Plasmodien (Malaria), die Trichomonaden (Trichomoniasis) und die Pneumocysten (Pneumocystis-carinii-Pneumonie). Protozoen zerstören Wirtszellen und können Gifte produzieren.

**Helminthen:** Vielzeller (Metazoen) oder Würmer, die wiederum in Nematoden (Rundwürmer), Zestoden (Bandwürmer) und Trematoden (Saugwürmer) unterteilt werden. Die bekanntesten sind die Trichinen (Trichinose), Filarien (Elephantiasis), Echinokokken (Echinokokkose) und die Schistosomen (Bilharziose).

**Arthropoden:** Gliederfüßler, die stechen und saugen (z. B. Flöhe, Wanzen, Läuse, Milben). Häufig kommt es zu allergischen Reaktionen, Schmerzen und Ödemen. Einige Arthropoden haben auch eine Bedeutung bei der Übertragung von Erkrankungen. Man bezeichnet sie dann auch als *Vektoren.* Außerdem können sie als Wirt oder Zwischenwirt dienen und ermöglichen bestimmten Krankheitserregern die Vermehrung und Entwicklung. Den Arboviren (d. h. durch Arthropoden weiterbeförderten Viren) dienen sie als Reservoir.

### 24.1.3 **Nachweisverfahren für Erreger**

**Direkter Nachweis:** Betrachten eines gefärbten Ausstrichs unter dem Mikroskop. Vor allem Bakterien, Pilze und Protozoen können mikroskopisch nachgewiesen werden. Um sie optisch von der Umgebung abzugrenzen, werden sie eingefärbt. Als *Färbemethoden* stehen die Einfachfärbung (z. B. mit Fuchsinrot oder Methylenblau) und die Differentialfärbungen (z. B. Gramfärbung) zur Verfügung. Bei der Einfachfärbung wird der Umstand genutzt, daß Kleinstlebewesen eine starke Affinität zum Farbstoff besitzen und ihn aufnehmen. Bei der Differentialfärbung wird ein unterschiedliches Färbeverhalten nach der Anwendung kombinierter Färbemethoden festgestellt. Sie erlauben damit, Bakterien nach dem Färbeverhalten in Gruppen einzuteilen.

- *Gramfärbung:* wichtigste Färbung. Nach dem Einfärben der Bakterien mit einem bestimmten Farbstoff läßt sich bei einer Gruppe von Bakterien dieser Farbstoff wieder auswaschen (gramnegativ), während die anderen ihre blauviolette Färbung beibehalten (grampositiv). Der Unterschied resultiert aus einem andersartigen Zellwandaufbau.
- *Ziehl-Neelsen-Färbung:* Durch diese Methode können säurefeste Mykobakterien (z. B. die Tuberkelbakterien) sichtbar gemacht werden.
- *Neisser-Färbung:* Darstellung von Diphtheriebakterien.
- *Giemsa-Färbung:* Einfärbung von Blutzellen und Protozoen.

Der **direkte Nachweis von Viren** ist nur elektronenmikroskopisch möglich, da es sich um sehr kleine Partikel handelt. Allerdings sind umfangreiche Vorarbeiten nötig, sodaß dies nur bei ganz charakteristischen Viren von Bedeutung ist (z. B. Rotaviren, Pockenviren).

*Züchtung auf Nährboden:*

- *Bakterien:* Der beimpfte Nährboden wird über eine bestimmte Zeit bei einer bestimmten Temperatur (oft 37 °C) bebrütet. Dabei können erregerspezifische Wachstumsformen entstehen oder der Erreger kann durch Stoffe im Wachstum gehemmt oder eingefärbt werden.

**Antibiogramm:** Werden auf einen mit Bakterien beschickten Nährboden verschiedene Chemotherapeutika aufgebracht, bilden sich am Auftragungsort bakterienfreie Bereiche, deren Größe von der Empfindlichkeit der Erreger gegen die jeweiligen Substanzen abhängt. So können die Chemotherapeutika (z. B. Antibiotika) mit der stärksten Wirkung bestimmt werden.

- *Viren:* Da Viren zu ihrer Vermehrung lebendes Gewebe benötigen und nicht auf Nährböden zu züchten sind, kommen hier andere Verfahren in Betracht. So können über das Beimpfen eines bebrüteten Hühnereies (z. B. mit Influenza- oder Pockenviren), durch das Beimpfen von saugenden Babymäusen (z. B. Coxsackie-Viren) oder das Beimpfen von Gewebekulturen (z. B. durch Poliomyelitis-Viren) diese Viren gezüchtet werden. Die letztgenannte Methode hat die größte Bedeutung erlangt. Man kann bei den beimpften Gewebekulturen je nach Virusart charakteristische Gewebeveränderungen unter dem Mikroskop erkennen.

**Indirekter Erregernachweis:** Das Prinzip dieser meist außerhalb des Organismus vollzogenen (in vitro) immunologischen Nachweistechniken ist die Antigen-Antikörper-Reaktion. Es werden entweder

- *unbekannte Antikörper mit bekannten Antigenen* nachgewiesen (sog. Widal-Reaktion) oder
- *unbekannte Antigene mit bekannten Antikörpern* (sog. Gruber-Reaktion)

nachgewiesen.

Bei beiden Verfahren ist es wichtig zu wissen, welches Antigen oder welchen Antikörper man nachweisen will, denn die verwendeten Testseren sind nur für Einzelnachweise bestimmt. Eine *qualitative Untersuchung* erlaubt eine Aussage darüber, ob der Erreger vorhanden (positiv) oder nicht vorhanden ist (negativ). Bsp.: Nachweis von Antistreptolysin (ASL) bei einer Streptokokkeninfektion. Eine *quantitative Untersuchung* gibt über Konzentration bzw. Erregermenge Auskunft (Titerbestimmung). Bsp.: Antistreptolysintiter (AST). Indirekt kann damit auch eine Aussage darüber gemacht werden, ob es ein akutes Geschehen ist (hoher Titer oder Titeranstieg) oder ob es sich um eine schon durchgemachte Erkrankung handelt (niedriger Titer). Der Nachweis von

Antikörpern im Blut ist meist erst nach einer zeitlichen Verzögerung von 1–3 Wochen möglich.

**Titer:** Menge eines Antigens bzw. Antikörpers im Patientenserum, das innerhalb einer Verdünnungsreihe mit einem entsprechenden Serum noch deutlich positive Reaktionen zeigt. Bei einem noch bestehenden Rötelnschutz sollte z. B. der Titer 1/32 betragen, d. h. bei einer Verdünnung des Patientenserums auf 1/32 muß bei einer Zugabe von Antigenen immer noch eine deutliche Reaktion zu sehen sein.

Beschreibung verschiedener indirekter Nachweismethoden:

- *Agglutination* (Gruber-Widal-Reaktion): Beim Zusammenbringen von antikörperhaltigem Patientenserum und entsprechenden Bakterien kommt es zu einer sichtbaren Zusammenballung (Agglutination) der Bakterien. Da Viren sehr kleine Partikel sind, ist hier keine Agglutination zu erkennen.
- *Coombs-Test* (Antihumanglobulin-Test): serologischer Nachweis inkompletter, gegen menschliche Erythrozyten gerichteter Antikörper. Inkomplette Antikörper (Hämagglutinine) sind kleine Antikörper vom Typ IgG. Eine Agglutination der Erythrozyten kann dann stattfinden, wenn Anti-IgG-Antikörper zugeführt werden, die sich gleichzeitig mit den IgG mehrerer Erythrozyten verbinden. Der Coombs-Test dient zum Nachweis hämolytischer Anämien und zum Nachweis zirkulierender Antikörper bei einer $Rh^+$-sensibilisierten Person.
- *Neutralisierende Antikörper:* Nach einer Viruserkrankung befinden sich Antikörper im Serum, die das Wachstum dieser Viren hemmen. Werden nun eine Gewebekultur mit diesem Virus geimpft und gleichzeitig Antikörper des Patientenserums dazugegeben, gibt es keine Schädigung der Gewebekultur, da die Antikörper die Viren unschädlich machen (neutralisieren). Wichtiger Test bei Coxsackie-Viren und der Poliomyelitis-Viren.
- *Komplementbindungsreaktion* (KBR): serologische Methode zum Nachweis von Antikörpern und Antigenen (Viren, Bakterien und Parasiten) mit Hilfe spezifischer Antiseren. Dieser Test hat das größte Anwendungsspektrum und beruht darauf, daß Antigen-Antikörper-Reaktionen unter Beteiligung von Immunglobulinen der Klasse IgG und IgM bestimmte nicht spezifische Eiweißkörperchen (Komplement) benötigen, die sie an sich binden. Der Komplementverbrauch kann mit Hilfe eines standardisierten Verfahrens nachgewiesen werden. So können auch quantitative Aussagen gemacht werden.

**Durchführung der KBR:** Für die KBR benötigt man

- *Spezifisches Antigen:* Virusantigen, bakterielles Antigen oder Parasitenantigen
- *Patientenserum:* wird auf das Vorhandensein von Antikörpern untersucht
- *Komplement:* spezifische Eiweißkörperchen, die meist aus Meerschweinchenserum stammen
- ein *hämolytisches System:* macht den Reaktionsablauf sichtbar und besteht aus Hammelerythrozyten und gegen Hammelerythrozyten immunisiertes Kaninchenserum. Unter Zugabe von Komplement zerstört das Kaninchenserum normalerweise die Hammelerythrozyten.

Findet nun beim Vermischen des spezifischen Antigens mit dem Patientenserum und dem Komplement eine Antigen-Antikörper-Reaktion statt, so wird auch Komplement verbraucht und beim Zusetzen in das hämolytische System kommt es nicht zur Hämolyse der Hammelerythrozyten (positive Reaktion). Sind im Patientenserum keine Antikörper vorhanden, wird kein Komplement verbraucht und es kommt zur Hämolyse (negative Reaktion).

- *Hämagglutinations-Hemmtest* (HHT, HAH): Der Test beruht darauf, daß viele Viren die Erythrozyten bestimmter Tiere agglutinieren können. Das Serum von Patienten, die diese Viruserkrankung durchgemacht haben, hemmt diese Agglutination durch die enthaltenen spezifischen Antikörper gegen diesen Virus (hämagglutinationshemmende Antikörper), z. B. bei Röteln- und Myxoviren.
- *Immobilisation:* Ein beweglicher Erreger wird mit seinem Antikörper gemischt und unter Komplementzusatz im Dunkelfeldmikroskop betrachtet. Spezifische Antikörper führen zu ei-

ner Immobilisation der Erreger (z. B. Nelson-Test bei Lues).

- *Immunfluoreszenz:* Antikörper werden mit Fluoreszenzfarbstoff markiert. Verbinden sich die Antigene mit den Antikörpern, so leuchten die gesuchten Immunkomplexe im Mikroskop auf (z. B. beim FTA-Test).
- *Radioimmuntest* (RIA): empfindliche und spezifische in-vitro-Methode zum Nachweis und zur quantitativen Bestimmung von Substanzen, die Antigencharakter besitzen (z. B. Pharmaka, Proteine, Hormone, Enzyme, Antikörper, Tumormarker, Viren), in Flüssigkeiten wie Serum oder Liquor cerebrospinalis. Beim RIA konkurrieren das zu bestimmende, nicht markierte Antigen und das radioaktiv markierte Antigen um die Bindung an den entsprechenden Antikörper, der in zu geringer Menge vorhanden ist. Dabei gibt die Konzentration der gebundenen markierten Antigene Aufschluß über die Menge des unmarkierten Antigens.
- *ELISA-Test* (Enzyme linked immunosorbent assay): ähnlich dem Radioimmunassay. Hier werden aber die Antikörper mit einem Enzym beladen. Dieser Test ist sehr empfindlich und verhältnismäßig einfach durchzuführen.

### 24.1.4 **Immunität**

Immunität ist die angeborene oder erworbene Unempfindlichkeit des Organismus gegen bestimmte Erreger. Immunität entsteht meist durch die Bildung spezifischer Antikörper.

**Natürliche Immunität:** Der Mensch hat durch eine genetische Festlegung eine unspezifische, natürliche Resistenz gegen eine Vielzahl von Erreger, die als nicht-humanpathologisch bezeichnet werden. In den ersten Lebensmonaten besteht bei Säuglingen eine Immunität durch Antikörper, die von der Mutter auf das Kind diaplazentar übertragen wurden. Auch nach dem Überstehen einer Infektionskrankheit hat der Mensch durch die produzierten Antikörper eine spezifische Immunität gegen einen bestimmten Erreger erlangt, die oft lebenslang hält. Der gleiche Mechanismus findet auch durch eine sogenannte *stille Feiung* statt, bei der die Krankheit nicht ausgebrochen ist, die Erreger aber im Menschen waren, sodaß Antikörper dagegen gebildet wurden.

**Künstliche Immunität:** Die künstliche Immunität hat in der heutigen Medizin einen hohen Stellenwert. Durch die Impfung wird eine Immunität des Menschen entweder aktiv oder passiv erreicht.

- *Aktive Immunisierung:* Das menschliche Immunsystem wird mit abgeschwächten Erregern (sog. Lebendvakzine), inaktivierten Erregern (sog. Totvakzine) oder mit einem unschädlich gemachten Gift (sog. Toxoid), zusammengebracht. Durch den Kontakt des Immunsystems mit der Erreger- bzw. Giftstruktur wird der Körper selbst zur Produktion von Antikörpern angeregt. Der Impfschutz hält durchschnittlich 10 Jahre. Bei Lebendimpfstoffen (z. B. Masern, Mumps, Polio, Röteln) hält die Wirkung meist länger an, als bei Verwendung eines Totimpfstoffs (geringere Ansprechbarkeit auf die Antikörperbildung). Diese Impfungen müssen meist öfter wiederholt werden, um einen ausreichenden Schutz zu erhalten. Die Wirkung einer aktiven Schutzimpfung tritt erst nach 2–3 Wochen ein. Sie kann also keinen Schutz bei einer schon bestehende Infektion bieten. Bei einer aktiven Immunisierung müssen für eine Grundimmunisierung meist mehrere Impfungen in vorgeschriebenen zeitlichen Abständen erfolgen. Für einen zuverlässigen Impfschutz ist es besonders wichtig, die Mindestabstände zwischen den Impfungen einzuhalten. Eine Vergrößerung der Abstände ist bedenkenlos.

Folgende **Aktivimpfungen** sind zur Zeit möglich: Cholera, Diphtherie, Fleckfieber, FSME (Frühsommer-Meningoenzephalitis), Hämophilus Influenza, Gelbfieber, Hepatitis A, B, D, Influenza (Virusgrippe), Keuchhusten, Leptospirose, Masern, Meningokokken-Meningitis, Milzbrand, Mumps, Pest, Pneumokokken-Infektionen, Pokken, Poliomyelitis, Röteln, Rotavirus-Infektionen, Tetanus, Tollwut, Tuberkulose, Typhus, Windpocken.

- *Passive Immunisierung:* Die zweite Möglichkeit, eine Immunität gegen bestimmte Infektionen zu erlangen, ist die direkte Gabe von Antikörpern. Der Vorteil dieser Methode ist ihre relativ schnelle Wirkung. Damit kann

Tab. 24-1: Impfkalender. Impfempfehlung der Ständigen Impfkommission des Bundesgesundheitsamtes (STIKO).

| Lebensalter | Impfung gegen | Personenkreis |
|---|---|---|
| **ab 3. Lebensmonat** | Diphtherie-Pertussis-Tetanus<br>1.–3. Impfung im Abstand von 4 Wochen | alle Säuglinge und Kleinkinder |
| | Hepatitis-B-Impfung<br>1.und 2. Impfung im Abstand von 4 Wochen, 3. Impfung nach 6 Monaten | alle Säuglinge und Kleinkinder |
| | Haemophilus influenzae Typ b<br>1. und 2. Impfung im Abstand von 4 Wochen | alle Säuglinge und Kleinkinder |
| | Poliomyelitis<br>1. und 2. Impfung im Abstand von 6 Wochen | alle Säuglinge und Kleinkinder |
| **nicht vor 15. Lebensmonat** | Masern, Mumps und Röteln<br>1. Impfung | alle Kleinkinder und Kinder |
| **2. Lebensjahr** | Diphtherie-Pertussis-Tetanus<br>4. Impfung (Abschluß) | alle Kleinkinder und Kinder |
| | Haemophilus influenzae Typ b<br>3. und 4. Impfung | alle Kleinkinder und Kinder |
| **ab 6. Lebensjahr** | Masern, Mumps und Röteln<br>2. Impfung | alle Kinder |
| | Tetanus-Diphtherie<br>Auffrischimpfung | alle Kinder |
| **ab 10. Lebensjahr** | Poliomyelitis<br>Wiederholungsimpfung | alle Kinder |
| **11.–15. Lebensjahr** | Röteln | alle Mädchen, auch wenn sie als Kind bereits geimpft wurden |
| | Hepatitis-B-Auffrischimpfung<br>Grundimmunisierung für ungeimpfte Jugendliche | alle Kinder und Jugendliche |
| | Tetanus-Diphtherie<br>Auffrischimpfung | alle Kinder und Jugendliche |
| **Erwachsene** | Diphtherie | wenn die letzte Impfung länger als 10 Jahre zurückliegt |
| | Poliomyelitis | alle 10 Jahre |
| | Tetanus | alle 10 Jahre |

die Impfung auch dann erfolgen, wenn bereits eine Infektion eingetreten ist. Auch wenn bei einer Infektion eine toxische Wirkung im Vordergrund steht (z. B. bei Diphtherie, Botulismus) kann das Gift durch ein Antitoxin neutralisiert werden. Der Nachteil einer passiven Immunisierung ist ihre begrenzte Wirkungsdauer. Indikationen sind meist ein aktueller Anlaß (z. B. Tetanusprophylaxe) oder ein Antikörpermangel bei schweren Verletzungen mit Blutverlust, Verbrennungen und Immunsuppression. Auch in der Infektionsprophylaxe bei Fernreisen wird sie eingesetzt.

Folgende **Passivimpfungen** sind zur Zeit möglich: Botulismus, Zytomegalie, Diphtherie, FSME (Frühsommer-Meningoenzephalitis), Gasbrand, Hepatitis A, B, Masern, Mumps, Röteln, Pseudomonas aeruginosa, Tetanus, Tollwut, Varizellen (Herpes zoster).

### 24.1.5 Fieberarten

Die meisten Infektionskrankheiten zeichnen sich durch Fieber aus. Es ist ein wichtiges unspezifisches Allgemeinsymptom, das bei charakteristischem Fiebertyp diagnostische Rückschlüsse zuläßt.

- *schneller Fieberanstieg:* meist mit Schüttelfrost, bei vielen bakteriellen Erkrankungen
- *treppenförmiger Fieberanstieg:* über mehrere Tage und ohne Schüttelfrost, kommt z. B. bei Typhus im ersten Stadium vor
- *Fieberkontinuum:* gleichbleibend hohes Fieber über längere Zeit mit einer maximalen Tagesschwankung von 1 °C. Es findet sich vor allem während des Generalisationsstadiums von zyklischen Infektionskrankheiten
- *zweigipfliger Verlauf:* sog. Dromedarkurve, bei Poliomyelitis
- *remittierendes Fieber:* Tagesschwankungen von 1,5 °C zwischen morgens und abends ohne Rückkehr zur Norm, findet sich bei vielen Lokalinfektionen, aber auch bei Typhus (drittes Stadium)
- *intermittierendes Fieber* (septisches Fieber): zeichnet sich durch starke Tagesschwankungen aus, bei denen meist morgens eine Rückkehr zur Norm (fieberlos) zu verzeichnen ist
- *Wechselfieber:* ähnlich dem intermittierenden Fieber, aber mit Fieberpausen in ganz bestimmten regelmäßigen Abständen, kommt vor allem bei Malaria vor
- *undulierendes Fieber* (wellenförmiges Fieber) mit Tagesschwankungen, aber mit einem wellenförmigen Verlauf der durchschnittlichen Fieberhöhe, typisch für die Brucellosen
- *kritischer Fieberabfall:* schneller Fieberabfall mit meist starker Schweißbildung und starker Kreislaufbelastung, z. B. bei Malaria
- *lytischer Fieberabfall:* langsamer Fieberabfall

### 24.1.6 Allgemeine Behandlung von Infektionskrankheiten

Jeder Patient, der an einer fieberhaften Erkrankung leidet, bedarf einer besonderen Pflege. Folgende allgemeine Pflegemaßnahmen, die für den Patienten meist als wohltuend empfunden werden, sind sinnvoll:

- *Bettruhe:* Jeder Fieberkranke sollte im Bett liegenbleiben, da Herz und Kreislauf durch das Fieber stark belastet sind.
- *Psychische Entspannung:* Dem Patienten sollte eine möglichst streßfreie örtliche wie soziale Umgebung gegeben werden.
- *Ausreichend Schlaf:* Im Schlaf kann sich der Organismus am besten erholen und stärken.
- *Ausreichende Flüssigkeitszufuhr:* Durch das Fieber werden erhebliche Mengen an Flüssigkeit über die Haut verdunstet, die dem Körper wieder zugeführt werden müssen.
- *Intensive Hautpflege:* Tägliche Waschungen erleichtern dem Organismus die Transpiration über die Haut und geben dem Patienten ein besseres körperliches und psychisches Wohlbefinden.
- *Schonende Diät:* Die meisten Patienten regulieren dies durch ihren mangelnden Appetit, denn der Organismus kann sich nicht mit schwerem Essen beschäftigen, da er die gesamte Energie für die Infektionsbekämpfung benötigt.

- *Obstipationsvermeidung:* Durch die Infektionsbekämpfung und das starke Schwitzen wird der Darm träge und der Stuhl eingedickt. Um hier Erleichterung zu verschaffen und eine Aufnahme von Giftstoffen durch Gärung und Fäulnis aus dem Darm zu verhindern, sind Einläufe zu empfehlen.
- *Medikamentöse Behandlung.* Die medikamentöse Behandlung von Infektionskrankheiten ist dem Arzt vorbehalten. Genauere Ausführungen, auch zur Meldepflicht, sind im Gesetzesteil nachzulesen.

Neben diesen allgemeinen pflegerischen Maßnahmen sind bei längeren Erkrankungen auch spezielle Maßnahmen erforderlich, die zur Prophylaxe von Folgekrankheiten oder Komplikationen dienen.

- *Dekubitusprophylaxe:* Beim Dekubitus handelt es sich um ein Gewebedefekt der Haut, der durch eine andauernde Druckeinwirkung und damit einhergehende Mangeldurchblutung verursacht wird (ischämische Nekrose). Menschen mit hohem Fieber, mit schlechtem Allgemeinzustand und stark eingeschränkter Beweglichkeit führen seltener Entlastungsbewegungen aus, um die Druckbelastung auf mehrere Stellen zu verteilen. Das Risiko eines Dekubitus ist bei diesen Patienten erheblich erhöht. Ein Druckgeschwür entsteht vor allem an den Stellen, an denen die Knochen nur wenig gepolstert sind und direkt auf der Unterlage aufliegen (Abb. 24-3). Wichtige Maßnahmen sind intensive Hautpflege und -schutz, durchblutungsfördernde (hyperämisierende) Einreibungen und Druckentlastung durch Weichlagerung und Umlagerungen im 2stündigen Rhythmus.
- *Pneumonieprophylaxe:* Bei bettlägerigen oder schwerkranken Patienten ist es wichtig, für eine gute Lungenbelüftung zu sorgen. Da sie eher flach atmen, ist das Risiko einer Lungenentzündung erhöht. Neben einer guten Lüftung des Krankenzimmers werden die Patienten vor allem über dem Thorax abgeklopft und eingerieben, mit Kältespray behandelt oder zu Atemübungen animiert.

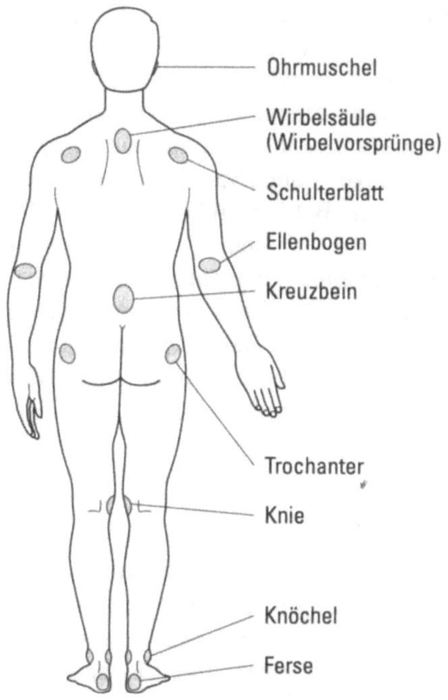


**Abb. 24-3** Typische Druckstellen bei Dekubitus.

Eine wenigstens einmal am Tag erfolgte gute Belüftung der Lunge verhindert in erheblichem Maße die Pneumoniegefahr.

- *Thromboseprophylaxe:* Da bei längerer Bettlägerigkeit die Strömungsgeschwindigkeit des Blutes herabgesetzt ist, ist das Thromboserisiko stark erhöht. Als vorbeugende Maßnahmen kommen Stützstrümpfe oder Kompressionsverbände zum Einsatz. Vor allem eine frühestmögliche Bewegung zur Aktivierung der Muskelpumpe (Frühmobilisation) und Atemübungen zum verbesserten venösen Rückfluß sind wichtige Maßnahmen. Auch Medikamente (Antikoagulantien) werden gegeben.
- *Spitzfußprophylaxe:* Bei längerer Bettlägerigkeit entsteht durch die mangelnde Bewegung sehr schnell eine Verkürzung der hinteren Wadenmuskulatur. Der daraus resultierende Spitzfuß behindert das nachfolgende Aufstehen des Patienten erheblich. Verhindert wird die Verkürzung der Muskulatur durch das Anziehen von Schuhen oder

durch Gegenstände am Fußende des Bettes, die als Gegendruck dienen.

- *Mobilisation:* Eine wichtige Maßnahme bei längeren Erkrankungen ist die Mobilisation. Als Frühmobilisation dient sie zur Thromboseprophylaxe oder Spitzfußprophylaxe. Nach längerer Bettlägerigkeit ist der Bewegungsapparat in seiner Funktion geschwächt und muß langsam wieder beweglich gemacht werden. Dies geschieht so früh wie möglich schon im Bett und später durch Aufstehen. Bei Fieberpatienten sollte das Fieber vor dem ersten Aufstehen schon zwei Tage abgeklungen sein.

### 24.1.7 **Allgemeine Hygiene**

Vor allem unter dem Aspekt des Praxisalltags eines Heilpraktikers gibt es einige wichtige hygienische Maßnahmen, die beachtet werden sollten. Das Risiko einer Infektionsausbreitung ist durch Tröpfchen, Staub oder Blut, durch das erhöhte Verletzungsrisiko (z. B. beim Spritzen) sowie durch den Kontakt über Schmierinfektion gegeben. Entsprechende Richtlinien sind im Gesetzesteil in der Hygiene-Ordnung und der Unfallverhütungsvorschrift nachzulesen.

**Desinfektion** (Entseuchung): gezielte Vernichtung von krankheitsauslösenden Keimen. Bei einer Desinfektion entsteht aber keine Keimfreiheit, da durch diese Maßnahme Bakteriensporen und einige Viren nicht abgetötet werden. Eine Desinfektion kommt vor allem als Haut- und Händedesinfektion in Frage.

**Sterilisation:** Durch eine Sterilisation wird völlige Keimfreiheit erzielt. Damit werden auch Sporen und Viren abgetötet. In der Praxis werden vor allem zwei Arten der Sterilisation angewendet, die Wasserdampf- und Heißluftsterilisation.

- *Notsterilisation* (Auskochen): die einfachste, aber auch unsicherste Methode einer Sterilisation, die nur in Notsituationen durchgeführt werden sollte. Das Sterilisiergut muß gut gereinigt und vollständig vom sprudelnd kochenden Wasser bedeckt sein. Wenn möglich, sollte dem kochenden Wasser 2 % Soda zugefügt werden. In Meereshöhe sollte die Kochzeit mindestens 30 min betragen. In höheren Lagen nimmt die Siedetemperatur ab, so daß eine Verlängerung der Kochzeit um mindestens 10 min erfolgen soll.
- *Heißluftsterilisation:* Eine Sterilisation mit trockener heißer Luft benötigt relativ hohe Temperaturen und eine lange Einwirkungszeit. In speziellen Geräten wird eine Erwärmung auf mindestens 180 °C für 30 min vorgenommen, bei 160 °C muß die Einwirkungszeit mindestens 200 min betragen. Die Materialien für diese Art der Sterilisation müssen hohen und trockenen Temperaturen standhalten können. Diese Methode ist deshalb für Gummi und Kunststoffe ungeeignet.
- *Dampfsterilisation* (Autoklavieren): Dieses Verfahren gilt als das sicherste und wird in der Praxis auch am häufigsten eingesetzt. Bei diesem Verfahren wird Wasserdampf, der unter Druck steht, eingesetzt. Bei einem Druck von 1 atü und 120 °C beträgt die Einwirkungszeit 20 min, bei einem Druck von 2 atü und 134 °C beträgt sie nur noch 5 Minuten.

**Sporenprobe:** Um die Funktion und Wirksamkeit von Geräten zur Sterilisation zu überprüfen, müssen spezielle Sporenproben sterilisiert werden, die dann auf Keimfreiheit untersucht werden.

**Desinsektion:** Chemische Befreiung von Menschen oder Gegenständen (Räume) von Ungeziefer.

**Pasteurisieren:** Abtöten von Mikroorganismen durch kurzfristiges schonendes Erhitzen (z. B. Milch). Sporen werden nicht abgetötet, aber z. B. Erreger der Tuberkulose, des Typhus und der Ruhr. Man unterscheidet vier Methoden:

1. *Dauerpasteurisierung:*
   30 min. bei 62–64 °C.
2. *Kurzzeitpasteurisierung:*
   ca. 40 sek. bei 71–74 °C.
3. *Hocherhitzung:* 10–15 sek. bei 85 °C.
4. *Ultrahocherhitzung:* Bruchteile von Sekunden bei 135–150 °C.

Tab. 24-2: Desinfektionsplan in der Praxis.

| Was? | Wann? | Wie? |
|---|---|---|
| Händereinigung | • bei Betreten bzw. Verlassen des Arbeitsbereiches<br>• vor und nach Patientenkontakt | • Flüssigseife<br>• Einmalhandtuch |
| hygienische Händedesinfektion | • vor Verbandswechsel<br>• vor Injektionen<br>• nach Kontakt mit infizierten Patienten<br>• nach Kontakt mit kontaminiertem Material (bei grober Verschmutzung vorher die Hände waschen) | • ca. 3 ml Desinfektionsmittel in den Händen verreiben bis Hände trocken sind (kein Wasser zugeben) |
| chirurgische Händedesinfektion | • vor Operationen | • 2 × 5 ml Desinfektionsmittel je 2½ min an Händen und Unterarmen einreiben<br>• Bürsten der Nagelfalze |
| Hautdesinfektion (beim Patienten) | • vor Injektionen<br>• bei Verbandswechsel | • Desinfektionsmittel mindestens 30 Sek. einwirken lassen<br>• mit Tupfer mehrmals abwischen (nur Einsprühen genügt nicht!) |
| Instrumente | • nach Gebrauch | • in Desinfektionsmittel einlegen<br>• abspülen<br>• autoklavieren |
| Blutdruckmanschette | • nach Kontamination mit Körperflüssigkeiten | • mit Alkohol (70%) abreiben |
| Thermometer | • nach Gebrauch | • mit Alkohol (70%) abreiben |
| Mobiliar, Geräte usw. | • 1mal täglich<br>• nach Kontamination mit infektiösem Material | • mit Allzweckreiniger bzw. Desinfektionsmittel (nach Kontamination) und frischem Tuch abwischen |
| Wäsche, Schutzbekleidung | • 1mal täglich<br>• nach Kontamination | • in Waschmaschine mit 60 °C waschen |
| Waschbecken | • 1 mal täglich | • mit Scheuerpulver gründlich reinigen |
| Toiletten | • 1 mal täglich | • mit Allzweckreiniger gründlich reinigen |
| Fußboden | • 1 mal täglich<br>• nach Kontamination | • mit Allzweckreiniger bzw. Desinfektionsmittel |

**Desinfektionsmittel:** Es existieren eine Vielzahl von chemischen Desinfektionsmitteln, die vor allem bakterizid, viruzid oder fungizid wirken. Wichtig ist in jedem Fall, die Anwendungsvorschriften des Herstellers zu beachten und niemals verschiedene Desinfektionsmittel zu mischen, da sie sich unter Umständen in ihrer Wirkung aufheben können. Das Robert-Koch-Institut in Berlin prüft als Teil des Bundesgesundheitsamts entsprechende Mittel und veröffentlicht sie in einer Desinfektionsmittel-Liste. Nur in dieser Liste aufgeführte Mittel dürfen verwendt werden. Weit verbreitet sind alkoholische Desinfektionsmittel wie z. B. 80%iges Äthanol.

**Hygienische Maßnahmen in der Praxis** (Tab. 24-2):

In der naturheilkundlichen Praxis sind die nachfolgenden Punkte zu beachten, um eine Krankheitsübertragung in der Kette Patient-Behandler-Patient zu vermeiden.

- nur Einmalhandtücher verwenden
- flüssiges Handwaschmittel verwenden, das aus Seifenspendern kommt
- tägliche Reinigung und Desinfektion von Bad, WC, Türgriffen, Klingel, Behandlungsstühlen und Behandlungsliegen
- regelmäßige Reinigung und Desinfektion aller glatten Flächen in der Praxis

### 24.1.8 Injektionen und Punktionen

Eine Injektion ist eine Einspritzung eines Medikaments in die Blutbahn oder in das Gewebe. Eine Punktion ist eine Flüssigkeits- oder Gewebeentnahme aus Organen oder Körperhöhlen mit einer Kanüle. Grundsätzlich müssen bei jeder Art von Injektion oder Punktion die Regeln der Asepsis eingehalten werden. Es ist vorgeschrieben, für jeden Patienten steril verpackte Kanülen (Nadeln), Spritzen und Medikamente zu benutzen.

**Durchführung einer Injektion**

- Händedesinfektion
- bei i. v.-Injektion: Stauungsbinde anlegen
- Injektionsstelle mit geeignetem Mittel desinfizieren: gut getränkten Wattetupfer nur einmal in eine Richtung streichen und mindestens 1 min warten, bis der Alkohol verdunstet ist. Bei Punktionen aus Körperhöhlen mehrere Wattetupfer benutzen und insgesamt 2½ Minuten einwirken lassen
- Kanüle mit Schutzhülle auf Spritze setzen (niemals die Kanüle mit der Hand anfassen!)
- Medikament aus Ampulle aufziehen
- Spritze luftleer machen
- Aufziehkanüle wegwerfen und Spritzkanüle wie vorher beschrieben aufsetzen
- Spritze in den entsprechenden Ort einstechen, Stauungsbinde lösen und langsam das Medikament injizieren
- neuen Tupfer auf die Einstichstelle legen und Spritze mit Kanüle rasch herausziehen
- nach der Injektion die Kanüle nicht mehr in die Schutzvorrichtung stecken (Verletzungsgefahr), sondern direkt in einen speziell dafür bereitgestellten Behälter werfen, der fest verschließbar und undurchsichtig sein muß

**Allgemeine Grundsätze bei einer Injektion**

- Der Behandler muß über die Wirkung und Nebenwirkung des Medikaments informiert sein und bei Risiken auch die notwendigen Gegenmaßnahmen durchführen können. Er ist für die Maßnahme voll verantwortlich.
- Das Einverständnis des Patienten muß vorliegen, nachdem er über den Zweck und eventuelle Risiken informiert wurde.
- Medikamente dürfen nur laut Gebrauchsanweisung verwendt werden. I. m.- und i. v.-Injektionen dürfen nicht verwechselt werden!
- Injektionen dürfen nur in intaktes Gewebe verabreicht werden.
- Der Injektionsort ist so zu wählen, daß keine Nerven und Blutgefäße (außer bei intravenösen oder intraarteriellen Injektionen) verletzt werden.
- Während und nach der Injektion ist der Patient auf lokale oder allgemeine und vor allem allergische Reaktionen hin zu beobachten.

- Die Injektion ist auf der Patientenkartei zu dokumentieren (Dosis, Medikament, Verabreichungsart und Datum).

**Komplikationen bei Injektionen:** Abbrechen der Kanüle, Anstechen oder Durchstechen eines Gefäßes mit nachfolgender Hämatombildung, örtliche Gefäßschädigung mit nachfolgender Phlebitis oder Thrombophlebitis, Anstechen eines Nervs mit nachfolgender Lähmung, Abszeßbildung (Spritzenabszeß) durch Einbringen eines Erregers (häufiger bei abwehrgeschwächten Patienten), aseptische Nekrose durch eine Unverträglichkeit des Gewebes gegenüber dem Medikament.

**Injektionsarten:** Entsprechend dem Applikationsort der Injektion gibt es verschiedene Injektionsarten:

- i. c. = intrakutane Injektion
- s. c. = subkutane Injektion
- i. m. = intramuskuläre Injektion
- i. v. = intravenöse Injektion
- i. a. = intraarterielle Injektion

- *Intrakutane Injektion:* Die Kanüle wird sehr flach gehalten und nur in die Epidermis eingebracht. Sie kommt zur Anwendung bei Impfungen und Allergietests.
- *Subkutane Injektion:* erfolgt ungefähr im 45 ° Winkel in die Subkutis. Vor allem bei Insulingabe und beim Quaddeln.
- *Intramuskuläre Injektion:* sehr gebräuchliche Injektionsart, bei der die Kanüle senkrecht und tief in den Muskel eingestochen wird. Als Injektionsstellen eignen sich vor allem der seitliche Oberschenkelmuskel (M. vastus lateralis) und der Gesäßmuskel. Seltener wird am Oberarm der M. deltoideus oder M. biceps als Injektionsstelle gewählt. Beim Gesäßmuskel hat sich die Methode nach *Hochstetter* oder die *Cristamethode nach Sachtleben* bewährt. Bevor das Medikament injiziert wird, muß der Kolben leicht zurückgezogen (aspiriert) werden, um zu überprüfen, ob Blut in der Spritze erscheint. Zeigen sich Blutspuren, muß die Injektion abgebrochen werden, da ein Gefäß getroffen wurde. Nach der Injektion sollte mit dem Tupfer das Medikament durch Kreisbewegung und leichten Druck verteilt werden.
- *Intravenöse Injektion:* Für die intravenöse Injektion eignen sich die Venen in der Ellenbeuge, die des Unterarms, des Handrükkens, des Fußrückens und beim Säugling die Schädelvenen. Es ist darauf zu achten, daß nach dem Einstechen und vor dem Injizieren die Stauungsbinde gelöst wird.
- *Intraarterielle Injektion:* Diese Injektionsart dürfte für den Heilpraktiker nicht oder nur

Tab. 24-3: Verschiedene Punktionsarten.

| **Punktion** | **Körperstelle** | **Punktat** |
|---|---|---|
| Venenpunktion | Vene | Blut |
| Lumbalpunktion | Wirbelkanal, lumbaler Durasack | Liquor |
| Pleurapunktion | Pleuraspalt | Erguß, Eiter, Blut |
| Aszitespunktion | Bauchhöhle | Erguß |
| Sternalpunktion | Brustbein | Knochenmark |
| Beckenpunktion | Beckenkamm | Knochenmark |
| Perikardpunktion | Herzbeutel | Erguß, Blut |
| Leberpunktion | Leber | Lebergewebe |
| Milzpunktion | Milz | Milzgewebe |
| Nierenpunktion | Niere | Nierengewebe |
| Harnblasenpunktion | Harnblase | Urin |
| Gelenkpunktion | Gelenkhöhle | Erguß, Synovialflüssigkeit |
| Arterienpunktion | Arterie | arterielles Blut |

in Ausnahmen in Frage kommen. Am häufigsten wird der Zugang an der Femoralarterie, an der A. radialis oder der A. carotis gewählt.

**Punktionen:** Die Entnahme von Körperflüssigkeit oder Gewebe erfolgt meistens zu diagnostischen Zwecken. Selten sind therapeutische Maßnahmen der Grund für eine Punktion (z. B. Entlastungsmaßnahmen wie Aszitespunktion, Gelenkpunktion oder Aderlaß).

### 24.1.9 **Infusionen**

Eine Infusion ist das meist tropfenweise Einbringen größerer Flüssigkeitsmengen in den menschlichen Körper. In der Regel erfolgt die Infusion über eine Vene. Bei einer Transfusion werden Blut oder bestimmte Blutbestandteile von einem Blutspender auf einen anderen Menschen (Empfänger) übertragen. Grundsätzlich müssen auch bei einer Infusion bzw. Transfusion ebenso wie bei Injektionen und Punktionen die Regeln der Asepsis eingehalten werden. Die Indikation bzw. der Grund für eine Infusionstherapie ist dann gegeben, wenn Blut- oder Flüssigkeitsverluste, Änderungen der Elektrolytkonzentration, Veränderungen im Säure-Basen-Haushalt oder ein Mangel an Nährstoffen bestehen. Je nach aufgetretener Störung gibt es entsprechende Infusionslösungen, die therapeutisch eingesetzt werden.

- *Basislösungen:* dienen vor allem der Flüssigkeitszufuhr oder als Trägerlösung für Medikamente. Meist handelt es sich um eine isotone Kochsalzlösung (0,9%ige NaCl-Lösung) oder 5%ige Glukoselösung.
- *Korrekturlösungen:* enthalten entsprechend der Störung die Stoffe (z. B. Elektrolyte), die zur Normalisierung benötigt werden.
- *Nährlösungen:* dienen zur parenteralen Ernährung für Menschen, die z. B. vor oder nach Operationen nicht essen dürfen, wegen eines Unfalls oder einer Verletzung nicht essen können, oder die Nahrungsaufnahme verweigern. Nährlösungen für eine parenterale Ernährung enthalten neben Kohlenhydraten, Eiweißen und Fetten auch die benötigten Mineralstoffe und Vitamine.

**Infusionsgeräte:** Da eine Infusion meist über Stunden oder Tage dauert, gibt es entsprechende Geräte, die je nach Anforderungen eingesetzt werden und ein sicheres Handhaben ermöglichen. Die Lösung, die infundiert werden soll, befindet sich in einem Infusionsbehälter aus Glas oder Kunststoff. Die Flüssigkeit läuft über ein Infusionsgerät (System oder Besteck) zum Patienten. Der Zugang zur Vene erfolgt über verschiedene Kanülen oder Katheter.

- *Venenverweilkanülen:* werden auch als Venülen bezeichnet und bestehen aus einer kunststoffummantelten Kanüle. Nach dem Einstechen wird die Nadel entfernt und das Kunststoffrohr bleibt in der Vene liegen. Das äußere Ende des Katheters besteht aus zwei flügelartigen Kunststoffflächen, die mit einem Pflaster gut auf der Haut zu fixieren sind und einem daran anschließenden Anschlußstück für das Infusionsgerät.
- *Dünnwandnadeln:* Diese als Butterfly bezeichneten Kanülen bestehen aus einer feinen Kanüle mit zwei Kunststofflügeln und einem kurzen Plastikschlauch mit Anschlußstück. Die Dünnwandnadeln und Venenverweilkanülen werden vor allem für Kurzzeitinfusionen und zur prophylaktischen Sicherung eines venösen Zugangs verwendet.
- *Venenverweilkatheter:* flexibles Kunststoffrohr, das in die Vene eingeführt wird und ein Anschlußstück besitzt. Der Venenverweilkatheter kann an periphere oder zentrale Venen angelegt werden. Im Gegensatz zu den vorher genannten Kanülen dient er zur langfristigen Infusionstherapie.

**Infusionsrisiken:** Gefahr einer Luftembolie, allergische und entzündliche Reaktionen, Infektionsgefahr.

## 24.2 Spezielle Infektionslehre

**Wichtig:** Wenn ein Heilpraktiker eine Erkrankung feststellt oder den Verdacht hat, daß eine übertragbare Krankheit nach Bundesseuchengesetz (BSG) § 3, § 8 oder § 45 vorliegt, so muß er die Behandlung einem Arzt übertragen. Er darf nur Maßnahmen der Linderung bzw. Erste-Hilfe-Maßnahmen bis zur Übernahme durch den Arzt ergreifen (BSG § 30).

Die folgenden Erkrankungen sind nach verschiedenen Kriterien gegliedert.

1. Erkrankungen, die nach § 3 Absatz 1 BSG, bei Krankheitsverdacht, bei Erkrankung und bei Tod zu melden sind (VET).
2. Erkrankungen, die nach § 3 Absatz 2 BSG, bei Erkrankung und bei Tod meldepflichtig sind (ET).
3. Krankheiten, die nach § 3 Absatz 3 BSG, bei Tod meldepflichtig sind (T).
4. Infektionskrankheiten, die nicht vom Heilpraktiker behandelt werden dürfen BSG § 45 Abs. 1.
5. Sonstige wichtige Infektionskrankheiten.

**Quarantäne:** Menschen, die an Cholera, Pest, Pocken oder virusbedintem hämorrhagischem Fieber erkrankt sind oder mit einem an dieser Erkrankung Infizierten in Kontakt waren, werden isoliert, damit sie die Krankheit nicht verbreiten können. Die Quarantäne erfolgt über die Dauer der Inkubationszeit der jeweiligen Infektion. Besteht in der Praxis der Verdacht einer Quarantäneerkrankung, sollte sofort der Notarztwagen angefordert werden. Es gibt 4 Krankheiten, bei denen sofortige Quarantäne erforderlich ist:

1. *Cholera:* mindestens 5 Tage
2. *Pest* mindestens 5 Tage
3. *Pocken* mindestens 14 Tage
4. *Virusbedingtes hämorrhagisches Fieber* mindestens 20 Tage

## 24.2.1 VET-Erkrankungen

Botulismus (→ Kap. 8.3.9.1), Cholera (→ Kap. 8.3.9.4), Enteritis infectiosa (→ Kap. 8.3.9.2), Ornithose (→ Kap. 13.3.4.11), Paratyphus A, B und C (→ Kap. 8.3.9.5), Poliomyelitis (→ Kap. 18.5.2.10), Shigellenruhr (→ Kap. 8.3.9.3), Tollwut (→ Kap. 18.5.2.14), Typhus abdominalis (→ Kap. 8.3.9.6).

### 24.2.1.1 Fleckfieber (Typhus exanthemicus)

**Definition:** durch Kleiderläuse übertragene, akute zyklische Infektionskrankheit mit gleichmäßigem Fieberverlauf, typischem Exanthem und enzephalitischen Erscheinungen.

**Patho:** Die Erreger vermehren sich nur in lebenden Zellen. Sie siedeln sich in den Endothelzellen der kleinen Blutgefäße an. Durch die Vermehrung der Erreger gehen die Zellen zugrunde und gelangen schubweise in die Blutbahn. Von dort aus besiedeln sie neue Endothelien. In der Umgebung der zerstörten Zellen kommt es zu einer Entzündung. Es bilden sich die charakteristischen Fleckfieberknötchen in der Haut (Exanthem) und im Gehirn. Zum Krankheitsausbruch kommt es, sobald eine bestimmte Konzentration an Erregern im Blutkreislauf vorhanden ist. Generalisations- und Organstadium gehen bei dieser zyklischen Infektionskrankheit ineinander über. Die Allgemeinsymptome von Fleckfieber entstehen durch die Nekrose der Endothelien, da es dadurch zu einer Überschwemmung des Blutes mit körpereigenen Zerfallsprodukten und Krankheitskeimen kommt.

**Verbreitung:** weltweit, in kühlen Höhenlagen und unter schlechten hygienischen Bedingungen. Meist im Gefolge von Krieg, Hunger und Elend.

**Erreger:** Rickettsia prowazeki.

**Infektionsquelle:** Kleiderläuse. Beim Biß setzt die Laus Kot auf der Haut ab, der durch Kratzen in den Organismus gebracht wird. Der rikkettsienhaltige Kot kann auch eingeatmet werden. Übertragung nur von Laus zu Mensch, nicht von Mensch zu Mensch.

**Inkubationszeit:** 10–14 Tage.

**Symptome:** Schüttelfrost mit schnellem Fieberanstieg auf etwa 40 °C für 10–14 Tage, starke Beeinträchtigung des Allgemeinbefindens, Kopf- und Gliederschmerzen, typisches aufgedunsenes und gerötetes Fleckfiebergesicht („Bullengesicht") mit glasigen Augen, Konjunktivitis, starrem Blick und dicker Zunge. Kleinfleckiges, rotes und nicht erhabenes Exanthem ab 4.–7. Krankheitstag, das an

Stamm und Schultergürtel beginnt und später auf die Extremitäten über geht (befällt auch Handteller und Fußsohlen, Gesicht und Hals bleiben frei). Gleichzeitig kommt es zu enzephalitischen Symptomen (starke Kopfschmerzen und Benommenheit), Schluckauf, Kiefersperre, Schwerhörigkeit, Sehstörungen bis Erblindung, Nackensteifigkeit, erhöhter Muskeltonus, angezogene Beine (Kernig-Zeichen) und Athetosen (wurmartige Bewegungen der Finger und Zehen). In der Hälfte der Fälle kommt es zu einer Milzschwellung. Schließlich kann es zur allmählichen (lytischen) Entfieberung und zum Abblassen des Exanthems kommen. Wird die Krankheit überlebt, kommt es zu einer langwierigen Rekonvaleszenz.

**Komplikationen:** Es kann zu einem Ikterus durch Leberveränderungen oder durch Hämolyse kommen. Pneumonien und Otitis media können infolge einer bakteriellen Sekundärinfektion hinzukommen. Der Tod tritt meistens in der 3. Krankheitswoche durch Kreislaufversagen im Koma ein. Todesursache kann auch eine Urämie im Zuge einer Glomerulonephritis sein.

**Besonderheit:** Ein Spätrezidiv (Brill-Krankheit) ist noch 40 Jahre nach der Erstinfektion möglich. Die Rickettsien können sich nach überstandener Krankheit in einer Nische im Organismus lebend halten. Durch die erworbene Immunität verläuft die Krankheit aber leichter.

**DD:** Virusgrippe, die kein Exanthem, dafür aber katarrhalische Symptome aufweist. Typhus ist sehr ähnlich, aber mit Durchfällen und Bradykardie.

**Nachweis:** Erregernachweis im Blut; Antikörpernachweis ab 8.–10. Krankheitstag durch Weil-Felix-Reaktion (Agglutination).

**Immunität:** Lebenslang nach überstandener Infektion.

**Prophylaxe:** aktive Immunisierung möglich, sie verhindert die Infektion aber nicht.

**Therapie:** Entlausung, Antibiotika und Herz- und Kreislaufüberwachung. Letalität 10–20%.

#### 24.2.1.2 **Lepra (Aussatz)**

**Definition:** bakterielle, chronisch zyklische Infektionskrankheit mit granulomartigen, knotigen Erscheinungen, besonders an Haut, Schleimhaut und Nerven.

**Patho:** Der Erreger kann mikroskopisch nachgewiesen, aber nicht kultiviert werden. Lepra war früher weltweit verbreitet. Sie ist aber weniger ansteckend, als man vermutet hat und betrifft meist nur empfindliche, schlecht ernährte Kleinkinder. Eine Isolierung, wie sie früher durchgeführt wurde, ist nicht notwendig.

**Verbreitung:** in tropischen und subtropischen Gebieten (Afrika, Asien, Südamerika, Südeuropa) mit niedrigem Hygienestandard. 12 Millionen Menschen sind weltweit betroffen.

**Erreger:** Mycobakterium leprae.

**Infektionsquelle:** Kontakt-, Tröpfchen- und Schmierinfektion nach relativ langer Exposition, auch Geschlechtsverkehr. Nur bei engem Kontakt von Mensch zu Mensch, meist von erkrankten Eltern auf empfindliche Kleinkinder, v. a. bei Abwehrschwäche. Bei unbehandelter Lepra besteht eine jahrzehntelange Ansteckungsgefahr.

**Inkubationszeit:** 2–5 Jahre, 9 Monate bis 40 Jahre möglich.

**Symptome:** Lepra ist gekennzeichnet durch zwei Verlaufsformen, die von der Abwehrlage abhängig sind. Sie beginnt oft mit der *Lepra indeterminata*, dem Frühstadium: Charakteristisch ist hier der Verlust der seitlichen Augenbrauen und manchmal mit Schuppen besetzte rötliche Flecken. Es kommt zur Abnahme der Schweißsekretion und zu Sensibilitätsstörungen.

- *Lepromatöse Lepra* (bösartig): symmetrisch angeordnete, makulöse, ödematöse und entzündliche, unscharf begrenzte, bräunlichrote Infiltrationen der Haut und Schleimhäute. Daraus bilden sich Leprome (Lepraknoten), besonders im Gesicht. Später entstehen Ulzerationen, Nekrosen und Verstümmelungen mit Übergang auf Knochen, Muskeln, Sehnen und innere Organe. Es kommt zu Lähmungen und einem symmetrischen Befall des Nervensystems. Bei schwerem Verlauf entstehen Knochenveränderungen am Schädel. Die Leprome verschmelzen zum sogenannten Löwengesicht (Facies leontina). Auch die Knochen der Füße und Hände können weggefressen werden. Die Form verläuft in Schüben, ist meist ansteckend und führt im Endstadium zu einem allgemeinen Verfall.

**Leprome** sind eine Anhäufung großer, schaumig wabiger Zellen (Leprazellen), die durch Phagozytose des Erregers und deren intrazellulärer Vermehrung in den Histiozyten zustande kommen.

- *Tuberkuloide Lepra* (gutartig): Es entstehen viele scharfrandig begrenzte Flecken und Knötchen, die asymmetrisch vorkommen. Tuberkuloide Knötchen sind vielkernige Riesenzellen und Epitheloidzellen. Besonders an den Extremitäten gibt es verdickte Nervenstränge mit Sensibilitätsstörungen wie Anästhesie, Schmerz oder Lähmungen. Diese Form (Nervenlepra) verläuft gutartig mit starker Gewebereaktion, Selbstheilungstendenz und geringer Kontagiosität. Innere Organe sind nicht betroffen.

**Leprareaktion:** akute Reaktion, die in jedem Stadium und bei jeder Form mit oder ohne Therapie auftreten kann. Bei der lepromatösen Lepra geht sie mit hohem Fieber und mit Auftreten von Flekken und Knoten (Erythema nodosum) einher. Bei der tuberkuloiden Lepra kommt es vor allem zur Verstärkung der Schmerzen.

**DD:** Haut-Tuberkulose; Morbus Boeck (ähnliche Hautinfiltration).

**Nachweis:** Erregernachweis durch Untersuchung von Sekret aus Nasen- und Rachen, durch Blut und Gewebeproben. Lepromin-Test (Intrakutantest) zur Früherkennung.

**Therapie:** ausreichend vitaminreiche Ernährung. Sulfonamide (müssen mindestens zwei Jahre lang eingenommen werden).

### 24.2.1.3 Milzbrand (Anthrax)

**Definition:** bakterielle Infektionskrankheit, die von pflanzenfressenden Säugetieren auf den Menschen übertragen wird und mit Hautkarbunkeln, Lungenentzündung oder Durchfällen einhergeht.

**Patho:** hämorrhagische Entzündung von Haut, Lunge, Darm. Auch die Milz kann betroffen sein. Rind, Schwein, Schaf, Pferd (pflanzenfressende Säugetiere) sind Tiere, die von dieser Erkrankung betroffen sind. Da sie auf den Menschen übertragbar ist, sind vor allem Landwirte, Metzger, Gerber usw. gefährdet, da sie mit den Tieren berufsmäßig in Kontakt kommen (Berufskrankheit).

**Verbreitung:** weltweite Erkrankungen der Tiere, der Mensch erkrankt nur gelegentlich.

**Erreger:** Bacillus anthracis

**Infektionsquelle:** enger Kontakt mit erkrankten Tieren oder deren Fellen, Haaren und Borsten. Die Erreger kommen über kleine Hautverletzungen oder durch Einatmen in den Körper. Keine Übertragung von Mensch zu Mensch.

**Inkubationszeit:** 1 – 3 Tage.

**Symptome**

- *Hautmilzbrand:* macht bis zu 95 % aller Fälle aus. Die Eintrittspforte ist die verletzte Haut, an der sich dann Bläschen (Pustulae malignae) mit blutig-serösem Inhalt bilden. Es entwickelt sich ein schmerzloser Milzbrandkarbunkel mit einer dunkelblauschwärzliche Schorfschicht und einem Ödem in der Umgebung. Es kommt dann zur schmerzhaften Schwellung der nächstgelegenen Lymphknoten. Der Prozeß kann örtlich begrenzt bleiben oder sich zur *Milzbrandsepsis* ausweiten. Dann kommt es zu Fieber und Schüttelfrost, Kopf- und Gliederschmerzen und schlechtem Allgemeinbefinden, außerdem zu blutigem Erbrechen, blutigen Stühlen und Hautblutungen als Zeichen einer hämorrhagischen Diathese. Die Milzbrandsepsis kann in wenigen Tagen zum Tode führen.

- *Lungenmilzbrand:* ist selten und entsteht durch Einatmen (Staubinhalation) von Erregern. Es kommt zu plötzlichem Schüttelfrost und hohem Fieber mit schwer verlaufender Bronchopneumonie. Dyspnoe und schaumig-blutiges Sputum treten auf und die Patienten sterben oft innerhalb von drei Tagen.
- *Darmmilzbrand:* entsteht durch Essen von infiziertem Fleisch oder Milch und geht mit Bauchschmerzen, blutig-wässerigen Durchfällen (hämorrhagische Entzündung) und Schwellung und brandiger Verfärbung der Milz einher. Da die Milzbrandkarbunkel im Darm perforieren können, kann es zur Peritonitis kommen. Meist schlechte Prognose.

**DD:** Staphylokokkenbedingte Karbunkel haben eine langsamere Entwicklung, sind schmerzhaft und zeigen keine schwarze Farbe. Das Erysipel mit roter Schwellung ist flächenartig und schmerzhaft. Bei Pneumonie anderer Ursache ist die Unterscheidung oft schwierig.

**Nachweis:** Erregernachweis im Karbunkelsekret, Sputum, Stuhl und Blut.

**Immunität:** meist dauerhaft

**Therapie:** Penicillin, bei Sepsis Glukokortikoide.

### 24.2.1.4 **Pest**

> **Definition:** Zoonose, die unter Nagern verbreitet ist und durch Flöhe auf den Menschen übertragen wird. Es besteht Quarantänepflicht.

**Patho:** Die Pesterreger erreichen durch den Stich eines infizierten Rattenflohs die regionären Lymphknoten, wodurch es zur Beulenpest kommt (Lymphknotenpest). Es handelt sich um eine Lokalinfektionskrankheit der Haut, die zur Sepsis führen und sich in verschiedenen Organen festsetzen kann (Lunge, Leber, Milz, Niere, Gehirn, Herz). Es werden Beulen- und Lungenpest unterschieden.

**Verbreitung:** Zentralasien (Indien), Afrika, tropisches Mittel- und Südamerika und im südlichen Nordamerika.

**Erreger:** Yersinia pestis (gramnegatives Bakterium).

**Infektionsquelle:** *Beulenpest:* durch Flöhe von Nagetieren, meist Ratten. *Lungenpest:* als Folge der Beulenpest oder direkt durch Tröpfcheninfektion über erkrankte Menschen. Es besteht eine Ansteckungsfähigkeit über die Dauer der Erkrankung.

**Inkubationszeit:** Beulenpest: 2–7 Tage, Lungenpest: wenige Stunden bis 3 Tage.

**Symptome**

- *Beulen oder Bubonenpest:* entzündliche Schwellung vor allem der Leistenlymphknoten, beginnt mit plötzlichem Schüttelfrost, hohem Fieber (40 °C), schwerem Krankheitsgefühl, Kopf- und Gliederschmerzen, Erbrechen und Tachykardie. An der Infektionsstelle (Flohbiß) können sich kleine Pusteln, aber auch Karbunkel oder Furunkel entwickeln. Die regionären Lymphknoten sind meist von Beginn an geschwollen, können geschwürig zerfallen (hämorrhagische Entzündung mit Einschmelzung) und so zu blauroten, schmerzhaft geschwollenen Bubonen werden.
- *Lungenpest:* entsteht entweder primär durch Tröpfchen oder Staubinfektion (aerogen) oder sekundär aus der Bubonenpest (hämatogen). Am Anfang stehen bronchitische Erscheinungen, die sehr schnell in eine hochfieberhafte Bronchopneumonie mit Dyspnoe, Zyanose und blutig, schleimigem Auswurf übergehen. Letalität unbehandelt nahe 100% durch Kreislaufversagen (toxisch-septisch).
- *Pestsepsis:* kann Folge der Bubonenpest sein, oder gleich nach der Infektion auftreten. Es entwickelt sich hohes Fieber, eine Schwellung der Milz und Leber und Blutungen in Haut und Schleimhäute, die zu schwarzblauen Flecken auf der Haut führen. Sie führt in der Regel rasch zum Tod.

**DD:** Fleckfieber: keine Lymphknotenschwellung, keine schwärzlichen Flecken. Malaria: Wechselfieber, keine schwarzen Hautverfärbungen. Lymphogranulomatose inguinale:

kein Fieber. Tularämie: ähnlich, da auch geschwollene Lymphknoten, aber keine blauschwarzen Hautverfärbungen.

**Nachweis:** Erregernachweis im Bubonenpunktat (Bubonenpest), Sputum (Lungenpest), Blut (Pestsepsis).

**Immunität:** Nach überstandener Erkrankung nicht lebenslang vorhanden. Impfprophylaxe wird nur bei Laboratoriumspersonal durchgeführt Eine Impfung beeinflußt nur den Verlauf der Bubonenpest günstig, sie wirkt nicht bei der Lungenpest.

**Therapie:** Antibiotika.

### 24.2.1.5 Pocken (Variola-Blattern)

> **Definition:** hochansteckende akute Viruserkrankung, die in zeitlich festgelegten Stadien (zyklisch) verläuft und an Haut und Schleimhäuten in Erscheinung tritt. Es besteht Quarantänepflicht.

**Patho:**

- *Verbreitung der Erreger im Organismus:* Über die Atemwege gelangt das Virus in das Blut. Es kommt zur Virämie und zur Generalisation. Im RES findet die Vermehrung der Viren statt, die wieder in das Blut (2. Virämie) gelengen. Das Virus setzt sich nun in die Haut und Schleimhaut, wo sich die Krankheitserscheinungen zeigen.
- *Stadien des Exanthems:* Im Gegensatz zu Windpocken, bei denen immer alle Stadien der Bläschen zu sehen sind (polymorph), ist bei Pocken immer nur ein Stadium zu sehen (unimorph). Erscheinungsformen sind: Maculae durch Hyperämie der Hautgefäße der Lederhaut, Papeln durch Schwellung der Epidermis, Bläschen mit Flüssigkeit durch Exsudation, Pusteln durch Auswanderung von Leukozyten, Krusten.
- *Besondere Formen:* hämorrhagische Pocken (schwarze Blattern mit hoher Letalität), Variolosis (nach Impfung), Melkerknoten, Kuhpocken.

**Verbreitung:** Pocken gelten laut WHO seit 1980 als ausgestorben. Die Impfpflicht ist seit 1976 in der BRD abgeschafft, da das Impfrisiko größer als das Ansteckungsrisiko ist (z. B. Enzephalitis).

**Erreger:** Variola Virus (DNA-Virus).

**Infektionsquelle:** Einziges bekanntes Pockenvirusreservoir ist der Mensch. Die Viren werden über Kontakt- und Tröpfcheninfektion oder Fliegen übertragen. Der höchste Ansteckungsgrad besteht bei Ausbruch des Exanthems. Prinzipiell muß aber wie bei Windpokken mit der Möglichkeit einer Ansteckung gerechnet werden, bis die Hauterscheinungen abgeheilt sind.

**Inkubationszeit:** 8 – 14 Tage

**Symptome**

- *Prodromalstadium* (Generalisation): plötzlicher Beginn mit hohem Fieber (40 °C), Erbrechen, Kopf-, Kreuz- und Gliederschmerzen, katarrhalische Erscheinungen (Pharyngitis), schweres Krankheitsgefühl, am 2. und 3. Tag häufig masern- und scharlachartiges Vorexanthem (rush), Ausschlag grobfleckig, dunkelrot.
- *Eruptionsstadium* (Ausschlag): am 3.–4. Tag Temperaturabfall, Auftreten kleiner Flekken, die sich in blaßrote Papeln umwandeln. Etwa ab dem 6. Krankheitstag gehen diese in Bläschen über, die erbsengroß, zentral gedellt (Pockennabel) und mehrkammerig werden. Der Ausschlag befällt zunächst das Gesicht und den Kopf, später die Extremitäten mit Handteller und Fußsohle, außerdem die Schleimhäute der Atemwege und der Genitalorgane (Enanthem). Der Rumpf ist seltener betroffen.
- *Suppurationsstadium* (Eiterstadium): ab dem 9. Tag erneut Fieberanstieg über 41 °C (remittierend), eitrige Eintrübung der Bläschen zu Pusteln, Gefahr von Herz Kreislaufversagen, Tachykardie durch Toxinüberschwemmung des Körpers, Milz- und Leberschwellung, Lymphknotenschwellung, Kopfschmerzen, Somnolenz.
- *Exsikkationsstadium* (Eintrocknungsstadium): ab dem 12. Tag geht das Fieber zurück, die Pusteln trocknen zu Krusten, die dann mit heftigem Juckreiz abgestoßen wer-

den und oft Pockennarben hinterlassen (besonders im Gesicht). Gesamtverlauf: 3–4 Wochen.

**Komplikationen:** Sekundärinfektion der Haut, Myokarditis, Enzephalitis, Hepatitis.

**DD:** Windpocken (Varizellen); Kuhpocken.

**Nachweis:** Erregernachweis im Rachenabstrich, Bläscheninhalt und Blut.

**Immunität:** nach Krankheit lebenslang.

**Therapie:** keine gezielte Chemotherapie, da Viruserkrankung.

### 24.2.1.6 Rückfallfieber (Febris recurrens)

> **Definition:** Zyklische Infektionskrankheit, die durch Zecken übertragen wird und durch mehrtägige Fieberrückfälle gekennzeichnet ist.

**Patho:** Die Erreger vermehren sich in periodischen Zyklen im Körper. Sie verursachen während der Vermehrungsphase Fieber und in schweren Fällen toxische Organveränderungen. Jeder Fieberschub ist ein Generalisationsstadium, wobei der Erreger jedesmal seinen Antigenaufbau ändert. Läuse- und Zeckenrückfallfieber sind zu unterscheiden.

**Verbreitung:** in kälteren Zonen Afrikas, Asiens und Südamerikas (Läuse) und in wärmeren Zonen Afrikas, Zentral- und Südasiens und Amerikas (Zecken).

**Erreger:** Borrelia recurrentis (Läuse), Borrelia duttoni (Zecken). Es handelt sich um Spirochäten.

**Infektionsquelle:** Viele Tiere haben Erreger, aber nur Läuse und Zecken übertragen sie. Keine Übertragung von Mensch zu Mensch. Eine Ansteckungsfähigkeit besteht während der Erkrankung.

**Inkubationszeit:** 4–18 Tage.

**Symptome:** plötzlicher Beginn mit Fieber (40–41 °C), Schüttelfrost, Kopf-, Kreuz- und Gliederschmerzen, Milz- und Leberschwellung, Übelkeit, Erbrechen, Bauchschmerzen, Gesichtsrötung, Schlaflosigkeit und Wadenschmerz. Das hohe Fieber hält bis zu 6 Tage an, dann kritischer Fieberabfall unter Schweißausbruch und Kollapsneigung. Nach fieberfreiem Intervall von 3–8 Tagen kommt es zum Fieberrückfall, der ebenso heftig verläuft und sich bis zu 10mal wiederholen kann. Die Abstände der Rückfälle werden länger und sind von kürzerer Dauer. Punktförmige Blutungen (Petechien) in Haut und Schleimhaut, Anämie, Ikterus und Milzschwellung kommen vor. Lungen, Herz, Nieren, Augen und das ZNS können mitbefallen sein. Letalität bis 50 %.

**Nachweis:** mikroskopischer Erregernachweis der Borrelien im Blut.

**Immunität:** zeitlich begrenzt wegen der Änderung des Antigenaufbaus. Es gibt einen Impfstoff.

**Therapie:** Tetracycline oder Penicillin.

### 24.2.1.7 Tularämie (Hasenpest)

> **Definition:** pestähnliche, zyklische bakterielle Infektionskrankheit, die von Nagetieren auf den Menschen übertragen wird und die je nach Eintrittsstelle verschiedene Krankheitsbilder an Haut, Augen, Mund, Lunge und Darm zeigen kann.

**Patho:** Zoonose der Nager (z. B. Kaninchen), die an ein steppenartiges Biotop gebunden sind. Wenn die Erreger die regionären Lymphknoten durchbrochen haben, kommt es zur Generalisation.

**Verbreitung:** Nordamerika, Japan, Rußland und Nordeuropa.

**Erreger:** Francisella tularensis, ein Bakterium.

**Infektionsquelle:** Nager und deren Exkremente oder Felle beim Abhäuten. Die Erreger kommen über verletzte Haut oder über Schleimhäute in den Menschen, durch blutsaugende Insekten (Fliegen, Zecken), Inhalation von Staub oder den Genuß infizierter Nahrungsmittel. Keine Übertragung von Mensch zu Mensch.

**Inkubationszeit:** 3–5 Tage.

**Symptome:** akuter Beginn mit Schüttelfrost, intermittierendem Fieber (39–40 °C) und schwerem Krankheitsgefühl. Unbehandelt gibt es meist einen langwierigen Krankheitsverlauf mit intermittierendem Fieber, große Schwäche, manchmal Milztumor.

- *Äußere Tularämie:* An der Eintrittsstelle entwickelt sich eine Pustel, die zum Geschwür wird (ausgestanzte Geschwüre, blaurote Knoten). Die regionären Lymphknoten schwellen bis hühnereigroß an und können eitrig werden (Lymphadenitis). Es gibt verschiedene Formen:
- kutano-glandulär: an der Haut, ca. 80% der Erkrankungen
- okulo-glandulär: an den Augen mit Konjunktivitis
- oral-glandulär: im Mund mit Angina.
- *Innere Tularämie:*
- pulmonale Form: in der Lunge, mit Schwellung der Bronchiallymphknoten, Pleuritis und atypischer Pneumonie
- typhöse (enterale) Form: im Bauchbereich, mit Schwellung der Lymphknoten des Mesenteriums und mit unklaren hohen Fieberschüben.

**Komplikationen:** Rückfälle häufig, chronischer Verlauf, Sepsis mit Lungen- und Gehirnbeteiligung.

**Nachweis:** Erregernachweis im Eiter von Lymphknoten und Pusteln, im Sputum und Blut.

**Immunität:** nach durchgemachter Krankheit lebenslang, bei frühzeitiger Therapie nur schwach ausgeprägt.

**Therapie:** Streptomycin.

#### 24.2.1.8 Virusbedingtes hämorrhagisches Fieber

**Definition:** Das Krankheitsbild wird von verschiedenen Virusarten erzeugt. Gemeinsame Symptome sind das hohe Fieber und die Blutungsneigung. Meist sind die Nieren mitbetroffen. Es besteht Quarantänepflicht.

**Patho:** Unter der Bezeichnung virusbedingtes hämorrhagisches Fieber werden verschiedene Viruserkrankungen zusammengefaßt, bei denen vor allem Fieber und Blutungsneigung gemeinsam vorkommen. So ist die Marburg-Virus-Krankheit 1967 in Marburg aufgetreten, das Lassafieber wurde erstmals 1969 beschrieben und die Ebola-Virus-Krankheit wurde erstmals 1976 festgestellt.

**Verbreitung:** Lassafieber und Marburgerkrankung kommen sehr selten vor. Das Ebolavirus verursacht immer wieder kleine Infektionsherde, vor allem im tropischem Afrika.

**Erreger:** RNA-Viren, Marburg-Virus, Ebola-Virus, Lassa-Virus.

**Infektionsquelle:** Marburg-Virus: Affen Meerkatzen, Meerschweinchen, Hamster. Ebola-Virus: Kontakt von Mensch zu Mensch. Lassa-Virus: Ratten, Nager. Eine Übertragung von Mensch zu Mensch ist möglich.

**Inkubationszeit:** Marburg-Virus 3–9 Tage, Ebola-Virus 4–16 Tage, Lassa-Virus 15–20 Tage.

**Symptome:** Die drei Virusarten erzeugen ein uncharakteristisches Krankheitsbild. Letalität: 30–50%.

- *Marburg- und Ebola-Virus:* Verlauf in 2 bis 3 Phasen. Hochfieberhafter Beginn mit Exanthem und Enanthem, Blutungen, Hepatitis ohne Ikterus, wäßrige Stühle, Anurie, Blutungen (Zahnfleisch, Nase, Magen, Darm), neurologische Symptome bis zur Enzephalitis, Verwirrung, Krämpfe, Tod durch Herz-Kreislaufversagen.
- *Lassa-Virus:* plötzlich hohes Fieber (1–3 Wochen), katarrhalische Erscheinungen, Pneumonie, ulzeröse Entzündungen, Milz- und Leberschwellung. Leberschäden sind evtl. Ursache der hämorrhagischen Diathese durch Mangel an Gerinnungsfaktoren.

**Therapie:** symptomatisch, Bekämpfung der Verbrauchskoagulopathie.

### 24.2.2 ET-Erkrankungen

Diphterie (→ Kap. 13.3.2.6), Meningitis/Encephalitis (→ Kap. 18.5.2.2) Trachom (→ Kap.

19.4.8), Trichinose (→ Kap. 8.3.9.7), Tuberkulose (→ Kap. 13.3.4.10), Virushepatitis (→ Kap. 9.3.2), Tetanus (→ Kap. 18.5.2.13).

#### 24.2.2.1 Angeborene Zytomegalie

**Definition:** häufig auftretende Virusinfektion. Sie kann während der Schwangerschaft das sich entwickelnde Kind schädigen.

**Patho:** Zytomegalie wird auch Speicheldrüsenviruskrankheit oder Einschlußkörperchenkrankheit genannt. Sie verläuft beim Erwachsenen oft inapparent und tritt pränatal beim Fötus im Mutterleib in Erscheinung. Die Möglichkeit der Fruchtschädigung besteht während der gesamten Schwangerschaft. Der Virus kommt hauptsächlich im Zervixsekret und im Blut der Mutter vor und erreicht über die Plazenta oder aufsteigend über den Genitaltrakt den Fötus. Es gibt hepatische, zerebrale und pulmonale Verlaufsformen.

**Verbreitung:** weltweit; das Infektionsrisiko ist unter schlechten hygienischen und engen räumlichen Bedingungen erhöht. 1% aller Neugeborenen sind infiziert. In den Entwicklungsländern sind 90–100% bis zur Pubertät infiziert, in den Industrieländern 40–80%.

**Erreger:** Zytomegalie-Virus, ein Herpes-Virus.

**Infektionsquelle:** vor und während der Geburt: durch die infizierte Mutter, diaplazentar; bei Geburt durch Zervixschleim; danach über die Muttermilch oder durch Tröpfcheninfektion. Nach der Geburt: durch engen Kontakt, Bluttransfusion, Organtransplantation.

**Inkubationszeit:** ca. 4–8 Wochen.

**Symptome**

- *Konnatale Infektion:* Frühgeburten, Veränderungen im ZNS (Mikrozephalie und Hydrozephalus, Hirnblutung). Verkalkung im Gehirn, oft mit Taubheit, Sprachstörung, späterer geistiger Zurückgebliebenheit und Anfallsleiden. Ferner kommt es zu Hepatitis und Hepatosplenomegalie mit und ohne Ikterus, Anämie, petechialen oder flächenhaften Blutungen, seltener zur Pneumonie.
- *Peri-* oder *postnatale Infektionen:* Sie verlaufen oft ohne klinische Symptome. Die Haupterscheinungen sind Hepatitis, Hepatospelenomegalie und interstitielle Pneumonie, auch Enzephalitis oder ein mononukleoseähnliches Bild sind möglich.

**DD:** Morbus haemolyticus neonatorum (Anämie durch Blutgruppenunverträglichkeit zwischen Kind und Mutter), Toxoplasmose, Lues connata, Listeriose.

**Nachweis:** Erregernachweis im Zervixsekret, Speichel, Muttermilch, Urin und Blut, Antikörpernachweis.

**Therapie:** bei Neugeborenen Austauschtransfusion und Interferonbildung anregen.

#### 24.2.2.2 Angeborene Listeriose (Granulomatosis infantiseptica)

**Definition:** Infektionskrankheit, die von Tieren auf den Menschen übertragen werden und bei Schwangerschaft den Fötus schädigen kann.

**Patho:** Zoonose, die auf den Menschen übertragen werden kann. Bei Erwachsenen verläuft sie meist stumm und kommt unter dem Bild einer Grippe zum Ausbruch, vor allem bei besonderer Disposition (Schwangerschaft, Rekonvaleszenz und immunologischer Schwäche). Häufiger und gefährlicher ist der diaplazentare Übertritt der Erreger von der infizierten Mutter auf das Kind in den letzten Schwangerschaftswochen. Es kommt zu einer Überschwemmung des kindlichen Organismus mit Erregern und zu einer granulomatösen Gewebereaktion innerer Organe und der Haut (Listeriom). Die Folge davon sind häufig Frühtot-, Tot- oder Frühgeburt. Überlebende Neugeborene zeigen schwere organische Schäden, die häufig zum Tode führen (Letalität 50%). Vierthäufigste Ursache einer Totgeburt.

**Verbreitung:** weltweit große Durchseuchung.

**Erreger:** Listeria monocytogenes, ein Bakterium.

**Infektionsquelle:** Angeborene Listeriose: diaplazentare Übertragung durch die infizierte

Mutter. Bei Erwachsenen: Infektionsquelle meist unbekannt, es kommen Tiere, infizierte Nahrungsmittel oder Schmutz in Frage.

**Symptome**

- *Neugeborenen-Listeriose:* Es kommt häufig zu einer Totgeburt. Bei lebenden Neugeborenen bestehen knötchenförmige Hautveränderungen, herdförmige Lebernekrosen, Milzvergrößerung, Sepsis, Meningoenzephalitis oder Pneumonie durch Fruchtwasserinspiration. Übersteht das Neugeborene die Infektion, besteht immer noch die Gefahr einer geistigen Entwicklungsstörungen.
- *Erwachsenen-Listeriose:* meist stumme Infektion, ansonsten Grippe, Fieber, Monozytenangina oder leichte Meningitis. Bei Schwangeren entsteht häufig eine Pyelitis oder Metritis.

**DD:** Toxoplasmose, Erythroblastose, Neugeborenenikterus, Cytomegalie, Lues.

**Nachweis:** Erregernachweis im Blut, Liquor und Fruchtwasser.

**Therapie:** Neugeborene Ampicillin, Erwachsene Tetracycline.

### 24.2.2.3 Angeborene Lues (Syphilis connata)

**Definition:** Eine meist durch Geschlechtsverkehr übertragene Infektionskrankheit, die auch diaplazentar auf den Fetus übertragen werden kann und die die häufigste Ursache einer Totgeburt ist.

**Patho:** Im Erwachsenenalter kann sich die angeborene Lues durch ein primäres, sekundäres und tertiäres Stadium über Jahre hinziehen. Unbehandelt führt die Krankheit in vielen Fällen zu chronischem Siechtum und Tod. Die Infektion von der Mutter auf das Kind kann frühestens am Anfang des 5. Schwangerschaftsmonats als diaplazentare Infektion erfolgen. Fehlgeburten davor können demnach nicht durch Lues verursacht sein.

**Verbreitung:** weltweit, ca. 20 Mio. Menschen sind an Lues erkrankt.

**Erreger:** Treponema pallidum, ein Bakterium.

**Infektionsquelle:** infizierte Mutter, sie kann unbehandelt bis zu 20 Jahre lang ansteckungsfähig sein.

**Inkubationszeit:** 10–90 Tage.

**Symptome:** Wird das Kind während Stadium I oder II infiziert, stirbt es meist schon im Mutterleib und es kommt im 6.–8. Monat zu einer Frühtotgeburt. Es ist hochinfektiös, wenn die Mutter nicht vorher behandelt wurde. Befindet sich die Mutter in einem späteren Stadium von Lues, ist die Wahrscheinlichkeit groß, daß das Kind lebend geboren wird. Der Säugling zeigt nicht den Primäraffekt, sondern verschiedene Organmanifestationen (Lues III) wie Koryza syphilitica (chronischer, blutig-eitriger Schnupfen) oder Pemphigus syphilitica (erregerhaltige Blasen auf der Haut), besonders an Handflächen und Fußsohlen. Es kommt zur Sattelnase und Tibiaverkrümmung (Osteochondrose), selten zu Tabes dorsalis und Paralyse. Später zeigen sich weitere typische Störungen (Hutchinsonsche Trias):

- Zahnwachstumsstörungen
- Hornhautentzündungen
- Innenohrschwerhörigkeit

**DD:** Schnupfen, Nasendiphterie, Poliomyelitis, akute Osteomyelitis, Ernährungsstörungen.

**Nachweis:** Erregernachweis im Lymphknotenpunktat und im Sekret nässender Papeln. Antikörpernachweis mit Wassermann-Reaktion und Nelson-Test.

**Therapie:** Frühzeitige Erkennung und Behandlung mit Penicillin.

### 24.2.2.4 Angeborene Toxoplasmose

**Definition:** chronische zyklische Infektionskrankheit bei Mensch und Tier, die durch Einzeller hervorgerufen wird und während der Schwangerschaft den Fötus schädigen kann.

**Patho:** Eine Infektion kann pränatal zu jedem Zeitpunkt in der Entwicklung des Fötus erfolgen. Der Infektionszeitpunkt ist entscheidend für die später auftretenden Symptome. Bei Ansteckung kurz vor der Geburt wird das Kind mit dem Generalisationsstadium geboren (Zyanose, Pneumonie, Myocarditis). Bei früherer Infektion verläuft das Generalisationsstadium intrauterin und das Kind wird mit Enzephalitis und Chorioretinitis (Ader- und Netzhautentzündung) geboren. Die meisten Infektion entstehen noch früher. Es kommt zum intrauterinen Organstadium. Bei Geburt findet sich meist ein Gehirnschaden durch Enzephalitis mit Hydrozephalus, Hirnverkalkungen und chorioretinitischen Narben.

**Verbreitung:** weltweit, bei Erwachsenen häufig inapparent, selten schwere Erkrankungen. Die Häufigkeit der konnatalen Toxoplasmose liegt bei 0,1–0,7% der Lebendgeburten.

**Erreger:** Toxoplasma gondii.

**Infektionsquelle:** Der Fötus wird diaplazentar über die Mutter infiziert. Ansonsten parasitenhaltige Nahrungsmittel (Muttermilch, rohes Fleisch und Eier) oder durch Kontakt mit entsprechendem Tierkot (Katzen) und Tröpfcheninfektion.

**Inkubationszeit:** Tage bis Wochen.

**Symptome**

- *konnatale Form:* Oft kommt es zu Frühtotoder Totgeburten. Bei Lebendgeborenen gibt es schwere Mißbidungen des ZNS (Hydrozephalus, Enzephalomyelitis, Gehirnverkalkung) und typischerweise eine Chorioretinitis (Ader- und Netzhautentzündung am Auge).
- *postnatale Infektion:* verläuft in den meisten Fällen ohne klinische Krankheitserscheinungen (inapparent) und wird nur zufällig entdeckt. Am häufigsten kommt beim Erwachsenen die *akute Form* vor (Lymphadenopathie toxoplasmotica). Es zeigt sich eine nicht oder nur leicht fieberhafte Lymphknotenentzündung. Weiterhin können ein Exanthem, Pneumonie, Myokarditis, Enzephalomyelitis und Chorioretinitis folgen. Auch Hepatitis und Milzschwellungen können vorkommen. Die Erkrankung kann sich über mehrere Monate hinziehen und auch ohne Therapie abklingen. Ein *chronischer Verlauf* kann sich aus dem vorherigen entwickeln. Es entstehen am ehesten Verkalkungsherde im Gehirn mit psychischen Veränderungen, krampfartigen Zuständen und Kopfschmerzen.

**DD:** Hydrozephalus anderer Genese, intrakranielle Blutungen, Tetanie der Neugeborenen.

**Nachweis:** Erregernachweis aus Liquor, Stuhl, Muttermilch und Organen, Antikörpernachweis durch Sabin-Feldmann-Farbtest.

**Immunität:** besteht nicht, immer wieder Neuinfektion möglich.

**Therapie:** nur bei akutem Verlauf: Pyrimethamin (Antiprotozoenmittel).

#### 24.2.2.5 **Rötelnembryopathie (Embryopathia rubeolosa)**

**Definition:** entsteht durch eine Rötelninfektion nichtimmuner Frauen während der ersten drei Schwangerschaftsmonate und hat oft einen Abort oder eine Totgeburt zur Folge.

**Patho:** gefürchtete Komplikation während der ersten drei Schwangerschaftsmonate. Es handelt sich um eine zyklische Infektionskrankheit mit kurzem Generalisationsstadium und Organmanifestation an Haut, Lymphknoten und Milz. Etwa 30% der infizierten Embryonen erleiden schwere Schäden an Auge, Ohr, Herz und Hirn. Röteln ist in erster Linie eine Kinderkrankheit. Sie verläuft postnatal meist harmlos und zu 40% inapparent.

**Verbreitung:** weltweit endemisch, vor allem im Schulalter.

**Erreger:** Rötelnvirus.

**Infektionsquelle:** intrauterin in den ersten drei Schwangerschaftsmonaten, sonst Tröpfchen und Kontaktinfektion.

**Inkubationszeit:** 14–23 Tage, Ansteckungsmöglichkeit 2 Tage vor und 1–2 Tage während des Hautausschlags.

**Symptome**

- Linsentrübung (Katarakt) und Netzhauterkrankungen (Retinopathien)
- Taubheit oder Innenohrschwerhörigkeit,

- Septumdefekt am Herzen und offener Ductus Botalli,
- Mikrozephalie

Neben diesen klassischen Symptomen kommt es zu weiterem Organbefall an Leber, Lunge und Knochen

**Nachweis:** Erregernachweis im Blut 2–5 Tage nach Exanthembeginn, im Nasensekret und im Fruchtwasser; Antikörpernachweis.

**Immunität:** nicht dauernd. Aktive Immunisierung durch subkutane Impfung, Schwangerschaft muß 2 Monate vorher und nachher ausgeschlossen sein. Passive Immunisierung mit Gammaglobulinen bei Schwangeren.

**Therapie:** symptomatisch, bei Schwangeren Immunglobuline.

### 24.2.2.6 Brucellose

> **Definition:** zyklische Infektionskrankheit, die vor allem durch landwirschaftliche Nutztiere auf den Menschen übertragen wird und durch einen charakteristischen Fieberverlauf, das sog. undulierende Fieber, gekennzeichnet ist.

**Patho:** Die Erreger gelangen über den Darm und die Lymphbahnen ins Blut. Es folgt das Generalisationsstadium mit nachfolgendem Befall unterschiedlicher Organe. Die Organmanifestation betrifft immer Leber und Milz, aber auch Lymphknoten, Knochenmark, Lungen, Endokard, Nieren und ZNS können von der epitheloidzelligen Granulomatose betroffen sein. Bei Tieren verläuft die Erkrankung oft symptomarm und chronisch. Sie scheiden die Erreger über Milch, Urin und Kot aus. Häufig kommt es bei Tieren zu Fehlgeburten. Es gibt drei wichtige Arten von Brucellosen:

- *M. Bang:* Infektionsquelle: Rind
- *Maltafieber:* Infektionsquelle: Ziegen und Schafe
- *Schweinebrucellose:* Infektionsquelle: Schweine, selten.

**Verbreitung:** weltweit.

- *M. Bang:* in Deutschland endemisch, gehäuft im Sommer, 30% aller Rinder sind infiziert.
- *Maltafieber:* endemisch in Mittelmeerländern, Indien und Südamerika.
- *Schweinebrucellose:* in USA, Mittel und Südosteuropa.

**Erreger:** Brucella abortus bei M. Bang, Brucella melitensis beim Maltafieber, Brucella suis bei Schweinebrucellose.

**Infektionsquelle:** durch Kontakt mit infizierten Tieren Eintritt der Erreger über kleine Verletzungen der Haut sowie über Schleimhaut Mund, Augen, Verdauungs-, Atmungs- und Genitalorgane und durch Verzehr von roher Milch (Abtötung der Erreger erst bei 56 °C) und Milchprodukte (Käse). Keine Übertragung von Mensch zu Mensch. Brucellose gilt als Berufskrankheit bei Tierärzten, Landwirten und Metzgern.

**Inkubationszeit:** 1–3 Wochen.

**Symptome:** Prodromalsymptome sind vor allem Kopfschmerzen, Gliederschmerzen und Abgeschlagenheit. Auch Schweißausbrüche, Bindehautentzündung, Angina und Bronchitis können sich zeigen. Nach ein paar Tagen klingen die Symptome meist wieder ab. Im Generalisationsstadium steigt das Fieber auf 40–41 °C an, mit relativer Bradykardie und relativ gutem Allgemeinzustand. Die dann folgende zweite Fieberwelle entspricht dem Organstadium mit Schwellung von Leber, Milz und Lymphknoten. Es kann zu Hepatitis mit Ikterus, Gallenwegsentzündungen und Pankreatitis kommen (Durchfälle). Oft entsteht eine hämorrhagische Diathese durch die Leber- und Knochenmarkbeteiligung. Auch rheumatische Beschwerden wie Gelenk- und Muskelschmerzen treten auf. Im Verlauf eines weiteren Fieberschubs entsteht häufig ein Befall der Knochen (Osteomyelitis) und des Endokards (Endokarditis).

Die Krankheit kann chronifizieren und es kann Abszesse in der Niere geben. In Lunge, Endokard, ZNS, Pankreas und Augen können sich die charakteristischen Granulome bilden. Das Maltafieber zeigt gegenüber den anderen Arten eine höhere Morbidität. Die Symptome sind schwerwiegender, und das undulierende

Fieber ist stärker ausgeprägt. Die Brucellose kann auch chronisch werden, sie zeigt dann unspezifische Symptome wie Kopfschmerzen, Abgeschlagenheit und Depressionen.

**Komplikationen**

- *Spondylitis brucellosa:* Zerstörung der Zwischenwirbelscheiben und angrenzender Wirbelkörper mit Spontanheilung, aber verletzungsbedingt zurückbleibenden Lähmungen.
- *Arthritis:* bleibt auf ein Gelenk beschränkt (Hüfte, Knie).
- Befall von Sehnenscheiden, Schleimbeutel, Muskeln, Hoden und Nebenhoden, weibl. Brustdrüse, Eileiter, Ovarien.

**Nachweis:** Erregernachweis im Blut, Urin, Knochenmark, Eiter und Milzpunktat; Antikörpernachweis durch Widal-Reaktion.

**Immunität:** Die Erkrankung hinterläßt langanhaltende Immunität.

**Therapie:** Antibiotika.

#### 24.2.2.7 Gelbfieber (schwarzes Erbrechen)

> **Definition:** akute zyklische Infektionskrankheit mit kurzem und unterschiedlich schwerem Verlauf, die mit Hepatitis und Ikterus, hohem Fieber und Bluterbrechen einhergeht.

**Patho:** Gelbfieber wird von Mückenweibchen übertragen. Der Erreger gelangt durch den Mükkenstich auf dem Lymphweg in die regionären Lymphknoten, in denen eine erste Virusvermehrung stattfindet. Nach einem symptomfreien Intervall kommt es zur Virämie und einer Ansiedlung der Viren in Leber und Nieren. Die Erkrankung verläuft biphasisch mit einer zweigipfligen Fieberkurve (Generalisation und Organmanifestation). Es werden zwei verschiedene Formen unterschieden, das *Stadt-Gelbfieber* und das *Dschungel-Gelbfieber*, die sich jedoch klinisch nicht unterscheiden.

**Verbreitung:** endemisch in den tropischen Gebieten Afrikas, Mittel- und Südamerikas.

**Erreger:** Gelbfieber-Virus, ein RNS-Virus (Arbovirus).

**Infektionsquelle:** Überträger sind verschiedene Stechmücken (z. B. Aedes ägypti). Beim Stadt-Gelbfieber ist der Übertragungsweg Mensch-Mücke-Mensch, beim Dschungel-Gelbfieber Affe-Mücke-Mensch. Die Ansteckungsfähigkeit ist während der Phase der Virämie am ausgeprägtesten.

**Inkubationszeit:** 3–6 Tage, selten 10 Tage.

**Symptome:** Nach der Infektion kommt es in den ersten 3–6 Tagen plötzlich zum Auftreten von Fieber um 39–40 °C mit Schüttelfrost und grippeartigen Symptomen, Konjunktivitis und schwerem Krankheitsgefühl (Generalisation). In schweren Fällen kommt es bereits in dieser Phase zu einer hämorrhagischen Diathese mit Bluterbrechen und Nasenbluten. Nach einer Fieberpause von 1–2 Tagen kommt es zu einem neuen Fieberanstieg mit Verschlechterung des Allgemeinzustands (Organmanifestation). Innerhalb von 2–3 Tagen entstehen Organveränderungen, die sich in Gelbsucht als Zeichen einer Leberschädigung, in Albuminurie und Anurie als Zeichen einer toxischen Nierenschädigung und in heftigen Blutungen aus Zahnfleich, Nase, Magen-Darm-Kanal, Harnwegen, Uterus und Haut als Zeichen einer hämorrhagischen Diathese zeigen. Die Erkrankung kann innerhalb von 2–3 Tagen durch Leberkoma, Niereninsuffizienz oder durch Kreislaufschock wegen Blutungen zum Tode führen oder nach ca. 14 Tagen in eine Rekonvaleszenz übergehen, die mit völliger Genesung aller Organsysteme einhergeht.

**DD:** Rückfallfieber, Fleckfieber, Virushepatitis, Leptospirose.

**Nachweis:** Erregernachweis im Blut während der ersten 3–4 Tage, Antikörpernachweis und spezifische Histologie des Lebergewebes.

**Immunität:** Nach überstandener Krankheit langandauernd.

**Prophylaxe:** aktive Immunisierung hält ca. 10 Jahre. Teilweise besteht in Ländern mit Gelbfieber Einreiseverbot für nicht Geimpfte.

**Therapie:** Bei Viruserkrankung gibt es keine spezifische Therapie. Angezeigt ist strenge Bettruhe, beobachten des Gerinnungsstatus und Kreislaufüberwachung.

### 24.2.2.8 Leptospirose

> **Definition:** zyklische Infektionskrankheit, die durch verschiedene Erregertypen ausgelöst und je nach Typ ein grippales, ikterisches oder meningeales Krankheitsbild mit meist doppelgipfligem Fieberverlauf zeigt.

**Patho:** Leptospirosen sind Erkrankungen, die vom Tier auf den Menschen übertragen werden können. Die Erreger dringen durch Schleimhaut oder verletzte Haut in den Körper. Es werden verschiedene Formen unterschieden: M. Weil, Kanikolafieber, Feldfieber und Schweinehüterkrankheit.

**Verbreitung:** weltweit und bei unzureichenden hygienischen Verhältnissen relativ häufig; Erkrankungshäufigkeit im Juni–Oktober; gefährdete Berufsgruppen sind Laborpersonal, Tierpfleger, Landarbeiter, Kanalarbeiter und Hundezüchter.

**Erreger:** Bakterien der Gattung Leptospira. Die wichtigsten sind: Leptospira icterohaemorrhagiae (M. Weil), Leptospira canicola (Kanikolafieber), Leptospira grippotyphosa (Feldfieber); Leptospira pomona (Schweinehüterkrankheit).

**Infektionsquelle:** direkter oder indirekter Kontakt mit Urin oder Kot von infizierten Tieren. Die Erreger bleiben in Wasser und feuchtem Milieu lange lebensfähig. Eine Infektion beim Baden ist möglich. Folgende Tiere kommen in Betracht: bei M. Weil Wanderratten, beim Kanikolafieber Hunde, beim Feldfieber Feldmäuse und bei der Schweinehüterkrankheit Schweine und Rinder.

**Inkubationszeit:** im Mittel 10–12 Tage, aber auch 3–30 Tage möglich.

**Symptome**

- *Morbus Weil:* Die Erkrankung beginnt mit Schüttelfrost und hohem Fieber bis 40 °C und geht mit Glieder- und Wadenschmerzen, Obstipation, Übelkeit, Erbrechen, relativer Bradykardie, Konjunktivitis, Hypotonie, leichter Proteinurie und gelegentlich auch leichter Meningitis einher. Diese Prodromalerscheinungen sind bei allen Leptospirosen ähnlich, dauern 3–8 Tage und weisen auf eine Leptospirenausbreitung im Organismus hin (Generalisation). Nach einer Fieberpause von einigen Tagen Übergang in das Organstadium mit Ikterus, Milz- und Lebervergrößerung (kleine Nekrosen, verfettete Kupffer-Sternzellen), Nierenbeteiligung (Nephritis) und Neigung zu ausgeprägter hämorrhagischer Diathese. In schweren Fällen kommt es zum Leberkoma, zur Urämie oder zum Herz-Kreislauf-Versagen.
- *übrige Formen:* Kanikolafieber häufiger bei Kindern mit grippeartigen Symptomen, zusätzlich Meningitis, Leber- und Milzbeteiligung. Bei Feldfieber und Schweinehüterkrankheit meist anikterischer Verlauf mit Fieber, Schwäche, Muskelschmerzen und Meningitis. Die Prognose ist bei diesen Formen in der Regel günstiger als bei M. Weil.

**DD:** Grippe, Typhus, atypische Pneumonie, abakterielle Meningitis, Enzephalitis; bei M. Weil Virushepatitis.

**Nachweis:** Erregernachweis im Blut, Liquor und Urin und Antikörpernachweis.

**Immunität:** dauerhaft gegen den spezifischen Typ, Erkrankung mit anderem Typ aber weiter möglich.

**Prophylaxe:** aktive Schutzimpfung.

**Therapie:** Antibiotika, Bettruhe.

### 24.2.2.9 Malaria (Sumpffieber, Wechselfieber)

> **Definition:** eine der bedeutendsten Infektionskrankheiten weltweit. Sie wird von Einzellern ausgelöst und geht mit rhythmischen Fieberschüben einher (Rhythmusfieber).

**Patho:** Die Erreger sind unterschiedliche Plasmodienarten. Sie machen einen 3-phasigen Entwicklungszyklus durch, die geschlechtliche Vermehrungsphase in der weiblichen Anophelesmücke und zwei ungeschlechtliche Vermehrungsphasen im Menschen. Entwicklungsschritte der Malaria-Plasmodien:

*Entwicklungszyklus mit Wirtswechsel Mücke-Mensch-Mücke:* Beim Stich der Mücke gelangen über den Speichel der Mücke Erreger ins Blut des Menschen und setzen sich zunächst in Leber und RES fest, vermehren sich darin und reifen während der Inkubationszeit zu pigmentlosen Leberplasmodien heran. Diese zerfallen in viele hundert Merozoiten, die dann im peripheren Blut die Erythrozyten befallen. Sie entwickeln sich in den Erythrozyten über den halberwachsenen zum pigmenthaltigen reifen Schizonten und zerfallen dann in ungeschlechtlicher Vermehrung in Merozoiten. Dabei gehen auch die betroffenen Erythrozyten zugrunde und die frei werdenden Merozoiten befallen von neuem gesunde Erythrozyten. Das freiwerdende Pigment wird in Leber und Milz abtransportiert und dort abgelagert. In den Erythrozyten wiederholen sich Entwicklung und Zerfall der Schizonten. Ab einer gewissen Erregerzahl führt jeder Zerfall von Erythrozyten und das Freiwerden der Merozoiten zu einem Fieberanfall. Die Reifungsdauer der Schizonten bis zum Zerfall der Erythrozyten ist spezifisch für die bestimmte Plasmodienart und beträgt zwischen 24–72 Std. Bei der *Malaria tertiana* und *quartiana* werden nicht alle Plasmodien aus der Leber ins Blut ausgeschüttet, sondern es bleiben exoerythrozytäre Formen in der Leber, die erst viel später ins Blut ausgeschüttet werden und sich dann vermehren. Deshalb kommt es zu Spätrezidiven. Nach 4–5 ungeschlechtlichen Entwicklungszyklen entwickeln sich aus den halberwachsenen Schizonten parallel auch geschlechtliche Formen, die Gametozyten. Die geschlechtliche Vermehrung kann aber nicht im Menschen, sondern nur in der Mücke stattfinden. Die Gametozyten gelangen beim Saugakt in den Anophelesmagen, in dem die geschlechtliche Vermehrung stattfindet. Der Kreislauf ist damit geschlossen. Entfernt sich der Mensch aus dem Infektionsgebiet, kann keine geschlechtliche Vermehrung stattfinden, der Zyklus ist unterbrochen. Die dauernde ungeschlechtliche Vermehrung hat nach längerer Zeit ein Ende, da immer mehr Gametozyten entstehen und immer weniger teilungsfähige Schizonten vorhanden sind. Dann gibt es auch keine Fieberschübe mehr. Wenn sich zwei Parasitengenerationen im Blut befinden, sind tägliche Fieberschübe möglich. Meist gibt es 10–12 Anfälle, nach 2–10 Monaten sind Rezidive möglich.

**Verbreitung:** Etwa die Hälfte der Weltbevölkerung lebt in Malariagebieten, die sich zwischen dem 40. nördlichen und 30. südlichen Breitengrad befinden. Jährlich gibt es bis zu 250 Mio. Neuerkrankungen, von denen 2–3 Mio. sterben (meist Kinder). Erkrankungen werden in Europa durch Fern- und Massentourismus, Gastarbeiter oder technisches Personal eingeschleppt, aber nicht weiter verbreitet (da die Mücke fehlt). Vorkommen vor allem in tropischen und subtropischen Ländern. Ein hohes Malariarisiko besteht im tropischen Afrika, in Ozeanien, in Papua-Neuguinea, in Asien (Nordthailand) und in Südamerika (Amazonasbecken). In Deutschland werden jährlich etwa 1000 Fälle gemeldet, von denen ca. 2% tödlich veraufen.

**Erreger:** Es gibt verschieden Erreger für die unterschiedlichen Malariaformen:

- *Malaria tertiana:* Plasmoidum vivax oder ovale
- *Malaria quartana:* Plasmoidum malariae
- *Malaria tropica:* Plasmoidum falciparum

**Infektionsquelle:** vor allem die Anophelesfliege, in der sich die Erreger entwickeln und beim Stich auf den Menschen übertragen werden. Auch konnatale Infektionen und eine Übertragung durch Bluttransfusion sind möglich.

**Inkubationszeit**

- Malaria tertiana: 8–20 Tage
- Malaria quartana: 20–35 Tage
- Malaria tropica: 7–14 Tage

Die Erkrankung kann manchmal erst nach Monaten oder Jahren ausbrechen.

**Symptome**

- *Malaria tertiana:* häufigste Form. Kurzes Anfangsfieber ohne Schüttelfrost mit Mattigkeit, dann Fieber im 3-Tagerhythmus mit Schüttelfrost, Fieberanfall und anschließendem Fieberabfall unter starkem Schweißausbruch. Starke Milz- und Leberschwellung, Anämie, Leukopenie, Kachexie. Die Anfälle können sich bis zu 20mal in 48stündigem

Rhythmus wiederholen. Rückfälle sind noch nach 8–10 Monaten möglich. Nach 1,5 bis höchstens 3 Jahren ist die Malaria tertiana ausgeheilt.

- *Malaria quartana:* seltenste Form mit langsamem Fieberbeginn und nachfolgenden Fieberanfällen jeden 4. Tag. Rückfälle sind noch nach Jahren oder sogar Jahrzehnten möglich. Gelegentlich kommen Nierenschädigungen, nephrotisches Syndrom oder Glomerulonephritis vor.
- *Malaria tropica:* kommt nicht nur in den Tropen vor, nimmt aber in Richtung Äquator an Häufigkeit zu. Malaria tropica ist die gefährlichste Malariaart, sie verursacht die meisten Todesfälle. Sie verläuft mit unregelmäßigen Fieberanfällen. Die Erreger vermehren sich in den Kapillaren innerer Organe. Keine Spätrezidive. Je nach Symptomatik werden folgende Formen unterschieden:

– *komatöse* oder *zerebrale Form:* Versagen des Kreislauf- und Atemzentrums und Bewußtseinsstörungen
– *kardiale Form:* Myokarditis, Herzrhythmusstörungen, Herzinsuffizienz und plötzlicher Herztod
– *algide Form:* schwerer Kreislaufschock
– *renale Form:* Zerstörung der Tubulusepithelien, verminderte Harnproduktion und Urämie
– *hepatobiliäre Form:* galliges Erbrechen, Ikterus, Leberfunktionsstörungen und Blutungsneigung durch Mangel an Gerinnungsfaktoren
– *gastrointestinale Form:* Durchfälle, blutiger Stuhl und Bauchschmerzen
– *septische Form:* hohe Fieberschüben und schwerer Schüttelfrost

**Fieberanfall:** Es kommt zu einem Anstieg des Fiebers innerhalb von 15 min bis 2 Std. auf Werte um 40–41 °C. Das Fieber bleibt 2–4 Std. in dieser Höhe bestehen, um dann unter starkem Schweißausbruch innerhalb von 2–3 Std. wieder zur Norm abzusinken.

**Komplikationen:** Schwarzwasserfieber (Leber- und Nierenversagen), Misch- und Superinfektionen.

**DD:** Influenza, Reisediarrhoe, Leptospirose, Brucellose, Q-Fieber, Hepatitis u. a., alle fieberhaften Erkrankungen Sepsis und Milztumor.

**Nachweis:** Erregernachweis im Blut und Antikörpernachweis.

**Therapie:** Chloroqin, Pyrimethamin, Sulfadoxin, Meloquin, Resochin.

### 24.2.2.10 Q-Fieber (Balkangrippe)

**Definition:** zyklische Erkrankung durch Rickettsien, die mit einer Allgemeininfektion und oft mit einer atypischen Pneumonie einhergeht.

**Patho:** Q-Fieber wird auch als 7-Tage-Fieber, Krim-Fieber oder Queensland-Fieber bezeichnet. Rickettsien befallen im menschlichen Organismus meist die Endothelzellen der kleinen Blutgefäße. Die Wirtszellen gehen durch die Erregervermehrung zugrunde. Dadurch werden immer schubweise Rickettsien in die Blutbahn ausgeschüttet (Rickettsiämie). Erregerreservoir sind vor allem wildlebende Nager und Beuteltiere sowie Schafe, Kälber und Ziegen. Die Zecken sind die Überträger und der Mensch ist in der Regel das Endglied der Infektkette. Wirtstiere und Überträger erkranken in der Regel nicht.

**Verbreitung:** weltweit, in Süddeutschland endemisch. Q-Fieber ist bei Landwirten, Schlachtern, Tierärzten und Förstern als Berufskrankheit anerkannt.

**Erreger:** Rickettsia burneti.

**Infektionsquelle:** infizierte Tiere, besonders Schafe, Kälber und Ziegen, sowie deren Heu, Stroh, Wolle und Milch. Meist aerogene Übertragung. Auch Zecken sind Überträger, keine Übertragung von Mensch zu Mensch.

**Inkubationszeit:** 7–24 Tage.

**Symptome:** Q-Fieber kann völlig asymptomatisch oder als leichte uncharakteristische Erkrankung verlaufen, die sich durch Müdigkeit, leichtes Frieren und erhöhte Temperatur über 1–6 Tage auszeichnet. Ansonsten beginnt die Erkrankung plötzlich mit Kopfschmerzen und Fieberanstieg bis über 40 °C. Es kommt zu

Schweißausbrüchen, Muskel- und Gelenkschmerzen, manchmal Benommenheit, Rötung und Aufgedunsenheit des Gesichts, Übelkeit, Erbrechen und Durchfall. Am 3.–5. Krankheitstag können trockener Reizhusten und Brustschmerzen als Zeichen einer atypischen Pneumonie auftreten.

**Komplikationen:** Hypotonie, Myokarditis, Thrombophlebitis mit nachfolgender Embolie, Enzephalitis.

**DD:** Typhus, Fleckfieber, grippaler Infekt, andere atypische Pneumonien.

**Nachweis:** Erregernachweis im Blut, Sputum und Urin. Antikörpernachweis mit Komplementbindungsreaktion.

**Immunität:** langanhaltend.

**Therapie:** Tetracyclin.

### 24.2.2.11 Rotz (Malleus)

> **Definition:** bakterielle Infektion mit krankhaften Veränderungen der Haut oder der Schleimhaut des oberen Respirationstrakts.

**Patho:** Rotz ist eine Erkrankung von Einhufern, besonders von Pferd und Esel. Der Erreger ist aber auch für den Menschen pathogen. Tritt er durch kleine Wunden in die Haut, entsteht der Hautrotz, wird der Erreger eingeatmet, entsteht der Nasenrotz.

**Verbreitung:** endemisch, außer in Westeuropa, Nordamerika und Australien. Berufskrankheit von Tierpflegern und Tierärzte.

**Erreger:** Pseudomonas mallei (Malleomyces mallei), ein Stäbchenbakterium.

**Infektionsquelle:** Einhufer wie Pferde und Esel, selten von Mensch zu Mensch.

**Inkubationszeit:** 1–5 Tage.

**Symptome:** Beim akuten Rotz kommt es zu hohem Fieber. An den Eintrittsstellen der Haut und der Schleimhaut entstehen kleine Knötchen (Papeln), die rasch größer werden und geschwürig zerfallen. Es handelt sich um schmerzlose Ulzerationen. Beim Hautrotz treten Pusteln und Abszesse besonders an Händen und im Gesicht auf, beim Nasenrotz ist die Nasen- und Rachenschleimhaut durch Ulzerationen zerstört. Durch die Ausbreitung über die Lymphwege gibt es manchmal eine Lymphangitis und Lymphadenitis. Der Infekt kann auf tieferliegende Schichten übergreifen und zu Entzündungen der Gelenke führen. Im Rahmen einer Sepsis kann es zu Bronchopneumonien mit Abszeßbildung und Pleuraempyem und generalisiertem Exanthem kommen. Der Tod tritt meist zwischen dem zehnten und zwölften Krankheitstag auf. Rotz kann auch chronisch verlaufen mit wochenlangen Glieder- und Gelenkschmerzen und Hautabszessen. Die Erkrankung kann in ein akutes Stadium übergehen. Rotz hat eine schlechte Prognose.

**DD:** andere Erkrankungen mit Lungenbeteiligung wie Milzbrand oder Tularämie.

**Nachweis:** Erregernachweis im Blut, im Pustelsekret. Antikörpernachweis durch Komplementbindungsreaktion.

**Therapie:** Tetracyclin, Streptomycin, Sulfonamide.

### 24.2.2.12 Gasbrand (Gasödem)

> **Definition:** schwere, durch Clostridien ausgelöste, lokale Wundinfektion mit Ödem- und Gasbildung.

**Patho:** In jeder offenen Verletzung können Gasbrandbakterien vorhanden sein, aber eine Kontamination der Wunde verursacht noch keine Erkrankung. Bei tiefen Wunden mit zerklüfteten Wundrändern, gequetschtem Gewebe und Gewebsnekrosen können anaerobe Verhältnisse entstehen. Nur unter diesen Bedingungen können sich die Erreger entwickeln. Sie bilden dann eine Vielzahl von Toxinen (Ektotoxine) und Enzymen, die lokal das Gasödem verursachen und zu einer schweren Allgemeinintoxikation führen können. Unbehandelt endet Gasbrand häufig tödlich. Auch der menschliche Darm ist von Gasbrand-Clostridien (Saprophyten) besiedelt, die evtl. durch Operationen eine Erkrankung auslösen können.

**Verbreitung:** weltweit in Erde, Staub und Schmutz. In Deutschland 10–15 Krankheitsfälle pro Jahr.

**Erreger:** Clostridium perfringens und andere Clostridien.

**Infektionsquelle:** Wunden mit umfangreichen Gewebezerstörungen und Verschmutzung mit Erde, bei denen sich anaerobe Verhältnisse entwickeln (Verkehrsunfälle, Krieg). Die meisten traumatischen Wunden sind mit Clostridien verunreinigt.

**Inkubationszeit:** wenige Stunden bis 5 Tage.

**Symptome:** Die Infektion breitet sich im Gewebe aus, das eine gelbbraune bis blauschwarze Verfärbung annimmt. Es kommt zu plötzlich sich verstärkenden heftigen Schmerzen und Ödemen mit Blasenbildung (Hautemphysem). Aus der Wunde kommt eine trübbraune, blutige Absonderung und bei Druck entweichen Gasblasen, mit hörbarem Knistern (Krepitation). Die Wunde hat einen faulig-süßlichen Geruch (Nekrose). Die Infektion breitet sich meist unaufhaltsam gangränös aus (Phlegmone) mit zunehmender Vergiftung des Körpers und rascher Verschlechterung des Allgemeinbefindens, Tachykardie, Blutdruckabfall und Zyanose. Tod meist durch toxisches Herz-Kreislaufversagen.

**Nachweis:** Erregernachweis im Blut und Wundmaterial.

**Therapie:** Sauerstoffüberdruckbehandlung, operative Entfernung des Wundmaterials, evtl. Amputation, antitoxisches Gasödemserum, Penicillin, offene Wundbehandlung. Letalität 30–50%.

### 24.2.3 Meldepflicht bei Tod

Influenza (→ Kap. 13.3.2.5), Keuchhusten (→ Kap. 13.3.3.8), Scharlach (→ Kap. 13.3.2.7).

#### 24.2.3.1 Masern (Morbilli)

**Definition:** Akute Virusinfektion, die durch starke katarrhalische Erscheinungen der oberen Luftwege und durch ein typisches Exanthem gekennzeichnet ist.

**Patho:** Masern ist eine zyklische Infektionskrankheit mit einer hohen Ansteckungsfähigkeit (Kontagiosität), so daß nahezu alle Kinder im Alter von 10 Jahren gegen diese Erkrankung immun sind. Das Virus gelangt über die Schleimhäute des Atemtrakts und des Auges in die regionären Lymphknoten, vermehrt sich dort und wird ins Blut ausgeschwemmt (Virämie). Die Organmanifestation der Viren betrifft vor allem die Haut und evtl. das Gehirn. Die Viren verursachen eine toxisch-allergische Permeabilitätssteigerung der Gefäß- und Zellwände, die zu einem typischen hämorrhagischen Exanthem und im Bereich der Lunge zu einer Pneumonie führen kann.

**Verbreitung:** weltweit.

**Erreger:** Masernvirus.

**Infektionsquelle:** Tröpfcheninfektion. Aufnahme über Schleimhäute des Atemtrakts und Bindehaut der Augen. 1–2 Tage vor Ausbruch kann der Erreger schon übertragen werden. Ansteckungsgefahr über die Dauer der gesamten Erkrankung.

**Inkubationszeit:** 10–14 Tage.

**Symptome**

- *Prodromalstadium* (Dauer 3–5 Tage): Fieber um 39 °C mit uncharakteristischen katarrhalischen Symptomen wie Schnupfen, Tracheobronchitis, Konjunktivitis mit Lichtscheu, verquollenes Aussehen und Auftreten eines charakteristischen Enanthems an der Wangenschleimhaut. Bei diesen sogenannten Koplik-Flecken handelt es sich um weiße, kalkspritzerartige Stippchen mit rotem Hof, die sich nach 2–3 Tagen zurückbilden. Es besteht schweres Krankheitsgefühl, die Patienten sind mißlaunig und unruhig.
- *Exanthemstadium:* Das Fieber steigt nach kurzem Rückgang erneut auf Werte bis über 40 °C an und wird vom Masernexanthem begleitet. Dieses beginnt als grobfleckiger, dunkelroter Ausschlag hinter den Ohren, geht dann auf Hals und Gesicht einschließlich Mundpartie über, und breitet sich im Laufe des nächsten Tages über den Rumpf bis zu den Extremitäten aus, auch in Handflächen und Fußsohlen. Das Exanthem hält

sich etwa eine Woche, während es großfleckig wird und konfluiert. Manchmal zeigen sich hirsekorngroße, mit klarer Flüssigkeit gefüllte Bläschen. Nach einer Woche erfolgt dann ein rascher, manchmal kritischer Fieberabfall.

- *Rekonvaleszenzstadium:* Es besteht noch eine erhöhte Anfälligkeit gegenüber anderen Infektionen. Auf der Haut gibt es eine kleieförmige Abschuppung. Das Blutbild zeigt während der Erkrankung eine Leukopenie mit deutlicher Linksverschiebung.

**Komplikationen:** Ein erneuter Fieberanstieg deutet auf Komplikationen hin. Die häufigsten sind Bronchopneumonien, Otitis media, Masernenzephalitis und Mischinfektionen mit Diphtherie und Keuchhusten. Weitere Komplikationen sind Laryngitis (evtl. Krupp), Appendizitis, Hepatitis und Myokarditis.

**Nachweis:** Erregernachweis im Rachenabstrich, Antikörpernachweis im Blut, Komplementbindungsreaktion.

**DD:** andere Virusinfektionen mit Exanthem (z. B. Röteln, Scharlach). Allergische Exantheme zeigen in der Regel Juckreiz.

**Immunität:** meist lebenslang.

**Prophylaxe:** aktive Immunisierung, meist mit Mumps und Röteln kombiniert.

**Therapie:** Bettruhe 3 Tage über die Entfieberung hinaus, abgedunkeltes Zimmer.

#### 24.2.3.2 **Puerperalsepsis (Kindbettfieber)**

**Definition:** Alle Infektionen, die nach der Geburt von einer Geburtswunde ausgehen, werden unter dem Begriff Kindbettfieber zusammengefaßt.

**Patho:** Durch den Geburtsvorgang werden die Keimverhältnisse der Vagina erheblich verändert, so daß sich verstärkt Staphylokokken, Streptokokken und gramnegative Bakterien ansiedeln können. Geburtsverletzungen im Bereich der Gebärmutter, der Vagina oder des Dammes stellen einen guten Nährboden dar, so daß es zu einer raschen Besiedlung und Keimvermehrung kommt. Infektionen mit diesen Eigenkeimen sind bei guter Immunität jedoch selten. Die Gonorrhoe als Ursache einer puerperalen Infektion ist heute ebenso selten wie eine Infektion mit Gasbrand- und Tetanuserregern. Die Infektion kann lokal begrenzt bleiben (z. B. als Endometritis puerperalis) oder sich von der Geburtswunde aus hämatogen ausbreiten.

**Verbreitung:** weltweit, verstärkt bei Abwehrschwäche.

**Erreger:** anaerobe Streptokokken, pyogene Staphylokokken, Kolibakterien.

**Infektionsquelle:** über Instrumente oder die Hände der Geburtshelfer werden die Erreger in die Geburtswunde gebracht.

**Inkubationszeit:** wenige Tage.

**Symptome:** hohes meist remittierendes Fieber von 40–41 °C mit Schüttelfrost, Tachykardie bis 140 Schläge/min, beschleunigter Atmung um 40/min, Anämie durch toxische Zerstörung der Erythrozyten, Linksverschiebung und Leukozytose. Hinzu kommt eine schwere Beeinträchtigung des Allgemeinbefindens mit Glieder- und Gelenkschmerzen. In einzelnen Organen führt die Infektion zu metastatischen Abszessen, v. a. in Herz und Lunge. Eine gefürchtete Komplikation ist die Endocarditis septica. Es kann zu Kreislaufkollaps, Milzvergrößerung, Ikterus, Nephritis, Übelkeit, Erbrechen und toxischen Durchfällen kommen.

**Nachweis:** Erregernachweis im Blut und Eiter, Antikörpernachweis.

**Therapie:** hochdosiert Antibiotika, Schockbehandlung.

### 24.2.4 **Erkrankungen mit Behandlungsverbot für Heilpraktiker nach BSG § 45**

Ansteckende Borkenflechte (→ Kap. 21.3.13), Krätze (→ Kap. 21.3.14), Mumps (→ Kap. 8.3.2.5), Läuse (→ Kap. 21.3.15).

#### 24.2.4.1 **Röteln (Rubeola)**

**Definition:** relativ harmlose zyklische Infektionskrankheit, die mit katarrhalischen Erscheinungen und typischem Exanthem einhergeht.

**Verbreitung:** weltweit, vor allem bei Kindern und Jugendlichen mit einer Häufung vom 3.–10. Lebensjahr.

**Erreger:** Rötelnvirus, ein RNS-Virus.

**Infektionsquelle:** Tröpfcheninfektion, direkter Kontakt oder Kontakt mit frisch verkeimten Gegenständen.

**Inkubationszeit:** 12–21 Tage.

**Symptome:** Die Erkrankung beginnt mit einem kurzen Prodromalstadium von 1–2 Tage mit leichtem Fieber, Mattigkeit, Kopfschmerzen und katarrhalischen Erscheinungen der oberen Atemwege. Oft sind die Symptome so gering, daß sie nicht beachtet werden. Nachfolgend kommt es zu schmerzlosen aber druckempfindlichen Lymphknotenschwellungen im Nacken und hinter den Ohren, die später auch generalisiert sein können. Nach 1–2 Tagen tritt unter leichtem Fieberanstieg ein blaßrotes, klein- bis mittelfleckiges, nicht konfluierendes Exanthem auf. Es beginnt hinter den Ohren und im Gesicht, breitet sich dann innerhalb von Stunden auf den ganzen Körper aus und hält sich 2–3 Tage. Auch das Mund-Kinn-Dreieck ist betroffen. Häufig besteht eine Splenomegalie. Das Allgemeinbefinden ist wenig beeinträchtigt, oft ist kein Fieber vorhanden. Mehr als die Hälfte der Erkrankungen verläuft ohne Exanthem oder inapparent. Charakteristisch ist, daß die Plasmazellen um bis zu 20% vermehrt sind.

**Komplikationen:** Selten kommt es zu Rötelnenzephalitis, Rötelnpurpura oder Rötelnarthritis. Die gefürchteste Komplikation ist die Erstinfektion Schwangerer in den ersten 12 Schwangerschaftswochen. Dabei kann es zu schweren Mißbildungen und Fruchttod kommen (→ Kap. 24.10.2).

**DD:** Masern, Scharlach, Pfeiffersches Drüsenfieber, Arzneimittelexanthem.

**Nachweis:** vor allem Antikörpernachweis mit dem sogenannten Hämagglutinationshemmtest (HHT).

**Immunität:** Dauerimmunität.

**Prophylaxe:** aktive Immunisierung, meist in Verbindung mit Masern- und Mumpsimpfung.

**Therapie:** symptomatisch, bei Komplikationen sofort passive Immunisierung.

#### 24.2.4.2 **Windpocken (Varizellen)**

**Definition:** zyklische Infektionskrankheit durch Herpes-Viren mit charakteristischen Bläschen auf der Haut.

**Patho:** Der Windpockenvirus ist identisch mit dem Herpes zoster-Virus. Es handelt sich um eine zyklische Infektionskrankheit, die im Organstadium die Haut befällt. Windpocken zählt zu den Kinderkrankheiten, kann aber auch bei Erwachsenen auftreten, die als Kind nicht daran erkrankt sind. Bei Immunsuppression kann es später zur erneuten Erkrankung (Reaktivierung) oder zum Zoster (Gürtelrose) kommen. Ein generalisierter Zoster kann nicht von Windpocken unterschieden werden. Er kommt vor allem bei älteren Menschen und Menschen mit Abwehrschwäche vor.

**Verbreitung:** weltweit endemisch, hohe Kontagiosität.

**Erreger:** Herpes-Virus (DNS-Virus).

**Inkubationszeit:** 14–21 Tage.

**Infektionsquelle:** Tröpfcheninfektion; schon 1 Tag vor Exanthem besteht Ansteckungsgefahr.

**Symptome:** Es zeigen sich nur geringgradige Prodromi, evtl. Gliederschmerzen. Bei Beginn des Exanthems tritt 2–3 Tage uncharakteristisches Fieber auf. Manchmal kommt es zu einem Vorexanthem, dem sogenannten „rush". Das eigentliche Exanthem zeigt sich in zahlreichen, ziemlich weit auseinanderstehenden, über den ganzen Körper verteilten, stecknadelkopfgroßen Effloreszenzen. Sie beginnen als rötliche Flecken, die zu Knötchen und dann zu Bläschen werden, bis erbsengroß, mit rotem

Hof und mit Flüssigkeit gefüllt. Später verschorfen sie und heilen ab. Im Bläschenstadium besteht Juckreiz. Das Exanthem tritt schubweise an Rumpf, Gesicht, behaarter Kopfhaut, Mund- und Wangenschleimhaut auf. Alle Stadien des Exanthems sind gleichzeitig zu sehen. Die Körpertemperatur beträgt im allgemeinen 38–38,5 °C. Dauer der Krankheit 1–2 Wochen.

**Nachweis:** Erregernachweis und Antikörpernachweis.

**Immunität:** Windpocken hinterlassen eine langanhaltende Immunität.

**Prophylaxe:** aktive Immunisierung.

**Therapie:** symptomatisch.

### 24.2.5 AIDS

**Definition:** Krankheit, die nach einer HIV-Infektion mehrere Stadien durchläuft und deren Symptome im fortgeschrittenen Stadium meist durch opportunistische Krankheiten bedingt sind. Es handelt sich um einen Immundefekt, bei dem die $T_4$-Helferzellen dezimiert sind.

**Patho:** Im Frühjahr 1981 wurde erstmals das Auftreten einer Pneumocystis-carinii-Pneumonie und eines Kaposi-Sarkoms an bis dahin gesunden Männern beschrieben. Mittlerweile sind weltweit schon über eine Million Krankheitsfälle bekannt. Zu Beginn galten vor allem homosexuelle oder bisexuelle Männer, Fixer und Bluter als Risikogruppen. Inzwischen steigt die Zahl der Erkrankten auch unter heterosexuellen Personen. Das Virus (HIV) befällt vor allem die T-Lymphozyten und das Nervensystem. Die $T_4$-Helferzellen (CD4-Zellen) werden durch das Virus zerstört, daneben bleiben die $T_8$-Suppressorzellen (CD8-Zellen) konstant oder sind sogar leicht erhöht. Dadurch kommt es zum Zusammenbruch der zellulären und humoralen Abwehr. Der Quotient aus $T_4/T_8$ im peripheren Blut dient als Indikator für die Stärke der Immunabwehr. Er erniedrigt sich bei einer Abnahme der $T_4$-Zellen. Das größte Problem resultiert aus den sogenannten opportunistischen Erkrankungen, die durch den Zusammenbruch des Immunsystems auftreten. Zwei wichtige Beispiele dieser Erkrankungen sind die Pneumocystis-carinii-Pneumonie und das Kaposi-Sarkom.

**Verbreitung:** weltweit; über 1 Million Erkrankungen sind gemeldet, in Deutschland ca. 7000. Schätzungen gehen von über 20 Millionen HIV-infizierten Personen aus.

**Erreger:** verschiedene HI-Viren, HIV 1 und HIV 2 (Human immunodeficiency virus).

**Infektionsquelle:** Kontakt mit Blut- und Blutprodukten, über Sexualkontakte, Bluttransfusionen und Spritzen. Es ist auch eine diaplazentare Übertragung auf das Kind möglich.

**Inkubationszeit:** Nach der Infektion mit HIV können nach ca. 6–8 Wochen Antikörper festgestellt werden. Der Ausbruch von AIDS dauert zwischen 6 Monaten und mehreren Jahren (bis 10 Jahre und länger).

**Symptome:** Der Verlauf einer HIV-Infektion wird in vier Stadien eingeteilt.

- *Stadium I* (akute HIV-Infektion): mononukleoseähnliches Krankheitsbild, das Tage bis Wochen andauert und mit Fieber, Nachtschweiß, Schnupfen, Heiserkeit, Husten, Gelenkschmerzen und Hepatosplenomegalie einhergeht.
- *Stadium II* (asymptomatische HIV-Infektion): symptomloser Zeitraum, der unterschiedlich lang anhalten kann.
- *Stadium III* (LAS = Lymphadenopathie-Syndrom): 6 Monate bis 10 Jahre nach der Infektion kommt es zu Lymphknotenschwellungen, die länger als drei Monate bestehen und an mehreren Körperabschnitten anzutreffen sind.
- *Stadium IV* (ARC = AIDS-related complex): Das eigentliche AIDS-Stadium ist durch Allgemeinsymptome wie Appetitlosigkeit, Nachtschweiß, Fieberschübe, Diarrhoe, Gewichtsabnahme, Haarausfall und juckende Hautveränderungen gekennzeichnet. Folgende spezielle Ausprägungen sind möglich:
  - *Neuro-AIDS:* Konzentrationsstörungen, Demenz, Psychose, Enzephalopathie

- *opportunistische Infektionen:* Tuberkulose, Toxoplasmose, Pneumocystis-carinii Pneumonie (PcP), Zytomegalie-Infektion, Pilzinfektionen (z. B. Candidiasis)
- *maligne Erkrankungen:* Kaposi-Sarkom, Non-Hodgkin-Lymphome (z. B. Burkitt-Lymphom)
- *andere Erkrankungen:* Thrombozytopenie, interstitielle Pneumonie.

**Nachweis:** Antikörpernachweis. Ein Screening wird vor allem mit dem ELISA-Test durchgeführt. Bei positivem Befund wird das Ergebnis durch den Western-Blot und Immunfloreszenz-Test überprüft.

**Therapie:** Eine spezifische Therapie existiert nicht. Es wird meist eine Kombinationstherapie gegeben, um eine HIV-Vermehrung zu vermindern. Ziel der Therapie ist die Bekämpfung opportunistischer Erkrankungen, um so die Lebensqualität zu verbessern und die Lebensdauer zu verlängern. Bisher war die Prognose sehr schlecht. Die Hälfte der an AIDS erkrankten Personen starb nach ca. 3 Jahren.

# 25 Untersuchungsmethoden

Voraussetzung für das Erstellen einer Diagnose ist die Kenntnis grundlegender Untersuchungsmethoden und die Beurteilung der gewonnenen Daten. Folgende systematische Vorgehensweise hat sich bewährt:

- Anamnese
- Körperliche Untersuchung
- Physikalisch zu erhebende Befunde
- Laboruntersuchungen
- Sonstige Verfahren

## 25.1 Anamnese

Der Begriff Anamnese bedeutet *Krankengeschichte*. Sie beginnt mit der Erhebung personenbezogener Daten, die auf eine spezielle Karteikarte eingetragen werden. Neben dem Datum der Konsultation sind Name, Alter, Beruf und Familienstand zu notieren. Im Normalfall wird der Patient befragt (*Eigenanamnese*), nur unter besonderen Umständen (z. B. bei Bewußtlosigkeit) muß auf die Information anderer Personen zurückgegriffen werden (*Fremdanamnese*). Nun kann der Patient mit einer offenen Frage (z. B. „Was führt Sie zu mir?") zu einem freien Bericht seiner Hauptbeschwerden eingeladen werden. Es folgt die gezielte Befragung nach den Qualitäten der Symptome, nach Dauer, Verlauf, Periodizität, Stärke, Art, Ort und Funktion. Um die Hauptbeschwerden besser einordnen zu können, werden die Begleitbeschwerden erfragt. Nachdem die aktuellen Beschwerden umfassend erfragt wurden, wird die Anamnese folgendermaßen vervollständigt:

- *Familienanamnese:* Krankheiten, Todesursachen und Lebensalter der Eltern, Krankheiten der Geschwister und der Kinder, Angaben über die Umgebung des Patienten. Besonders ist nach Diabetes, Tbc, Krebs und allergischen Belastungen zu fragen.
- *Kinderkrankheiten:* besonders schwere Verläufe und Komplikationen, aber auch Impfungen und Impfschäden.
- *Frühere Krankheiten:* chronologische Aufzählung mit Lebensalter; auch Operationen und Unfälle.
- *Medikamente:* Art der Medikamente, Dosierung, Indikation, Medikamentenunverträglichkeit, frühere Medikationen.
- *Berufsanamnese:* körperliche oder geistige Arbeit, Schichtarbeit, Belastungen durch Stoffe, Lärm oder Streß.
- *Weitere Fragen:* nach der Gewichtsentwicklung, Appetit, Durst, Schlaf, Stuhlgang, Wasserlassen, Husten, Auswurf, Fieber, Nachtschweiß, Alkohol, Rauchen und Geschlechtskrankheiten. Bei Frauen nach Menarche, Menstruation, Geburten, Fehlgeburten, Menopause, Blutungen, Ausfluß und gynäkologischer Behandlung.

## 25.2 Die körperliche Untersuchung

Die körperliche Untersuchung ist ein wichtiger Bestandteil der Diagnosefindung und der Beobachtung des Therapieverlaufs. Vor allem bei der Erstkonsultation sollte der ganze Körper mit einbezogen werden, mit Ausnahme der Geschlechtsorgane, die der Heilpraktiker nicht untersuchen darf. Der Patient sollte möglichst unbekleidet oder nur mit einer kurzen Hose bekleidet sein. Zur körperlichen Untersuchung gehört entsprechendes Taktgefühl. Damit der Patient nicht friert, ist auf eine ausreichende Raumtemperatur zu achten. Bei einer körperlichen Untersuchung sollte systematisch von Kopf bis Fuß vorgegangen werden. Dazu sind die folgenden fünf Methoden ausreichend: Inspektion, Palpation, Perkussion, Auskultation und Funktionsprüfung.

**Inspektion:** das äußere Betrachten des Patienten. Form, Farbe, Haltung, Bewegungsabläufe und Mimik spielen hier eine Rolle. Um sich einen genaueren Eindruck von bestimmten Veränderungen zu machen, können Lupe und eine Lichtquelle sehr hilfreich sein.

**Palpation:** das Befühlen oder Betasten. Mit dieser Methode können Größe, Form, Struktur, Konsistenz, Temperatur, Beweglichkeit, feinste Resonanz über vibrierenden Hohlräumen und Druckschmerzhaftigkeit der untersuchten Bereiche bestimmt werden. Fühlen und Tasten bedürfen langer Übung und Erfahrung. In bequemer und entspannter Lage wird der Patient mit warmen Händen betastet. Die Palpation ist mit möglichst geringem Druck auszuführen, die Fingerspitzen sind dabei kaum belastet. Die Palpation sollte immer auf beiden Seiten (vergleichend) ausgeführt werden, um Unterschiede zu erkennen zu können. Man beginnt normalerweise auf der gesunden Seite.

**Perkussion:** Beklopfen der Körperoberfläche, um aus der Verschiedenheit des Schalls auf die Ausdehnung und Beschaffenheit des darunter liegenden Körperteils zu schließen. Die direkte Perkussion erfolgt, indem mit den Fingern aus dem lockeren Handgelenk heraus geklopft wird. Dabei ist darauf zu achten, daß die Finger nicht auf der Körperoberfläche verbleiben, da sie sonst dämpfend wirken. Bei der indirekten Perkussion wird der Mittelfinger oder ein Klopfplättchen (Plessimeter) auf die Körperoberfläche gehalten und aus lockerem Handgelenk heraus mit dem Mittelfinger der anderen Hand darauf geklopft. Mit dieser Methode ist ein genaueres Abklopfen möglich. Bei der *vergleichenden Perkussion* wird der Schall der beiden Körperhälften, (z. B. über der Lunge) miteinander verglichen, um Seitendifferenzen erkennen zu können. Bei der *abgrenzenden Perkussion* können Organe gegeneinander abgegrenzt oder die Organgrenzen bestimmt werden, da sich der Schall beim Übergang zu einem anderen Organ ändert (z. B. zwischen Lunge und Leber). Bei der Perkussion gibt es verschiedene Klangqualitäten, die unterschieden werden:

- *Sonorer Klopfschall:* Bei der Perkussion über der gesunden Lunge entsteht ein wohlklingender, lauter Klopfschall (sonor). Er wird im wesentlichen vom Luftgehalt der Lungen bestimmt.
- *Hypersonorer Klopfschall:* Über einer geblähten Lunge entsteht ein überlauter Klopfschall (hypersonor), z. B. durch ein Emphysem.
- *Gedämpfter Klopfschall:* Von gedämpftem Klopfschall spricht man, wenn z. B. über einer entzündeten Lunge der Schall eine höhere Klanglage hat, verkürzt und leiser ist.
- *Schenkelschall:* Ist ein Organ völlig luftleer (z. B. die Muskulatur der Oberschenkel), entsteht bei der Perkussion eine absolute Dämpfung.
- *Tympanitischer Klopfschall:* Über luftgefüllten Hohlräumen entsteht bei der Perkussion ein paukentonähnlicher Schall (z. B. über dem Magen oder den Darmschlingen).

**Auskultation:** Abhorchen der im Körper entstehenden Geräusche und Töne. Meist wird dazu ein Stethoskop (Hörrohr) benutzt. Vor allem Herz und Lungen werden auskultiert. Darüber hinaus können mit dem Stethoskop auch Darmgeräusche und über großen Arterien Gefäßgeräusche gehört werden.

**Funktionsprüfungen:** sind vor allem im Bereich des Bewegungsapparats (Bewegungsfähigkeit der Gelenke), des Kreislaufs (Belastungstest) und des Nervensystems (Reflexprüfung) von Bedeutung, da sie einfach durchzuführen sind. Die meisten anderen Funktionsprüfungen benötigen ein Labor oder andere technische Hilfsmittel und kommen aufgrund der damit verbundenen Risiken für Heilpraktiker meist nicht in Frage. Die wichtigsten Funktionsprüfungen sind bei den Untersuchungsmethoden der einzelnen Organe im einzelnen aufgeführt.

## 25.3 Physikalische Untersuchungen

Es ist unerläßlich, bei der physikalischen Untersuchung die Grundmeßgrößen Blutdruck,

Puls, Temperatur, Größe und Gewicht zu erfassen.

**Blutdruckmessung:** Bei jedem Patienten, der neu in die Praxis kommt, sollte der Blutdruck gemessen werden. Blutdruckerhöhungen (Hypertonie) oder -erniedrigungen (Hypotonie) verursachen nicht immer Symptome, können aber für Beschwerden wichtig sein. Vor allem bei erhöhtem Blutdruck ist es wichtig, rechtzeitig therapeutische Schritte einzuleiten, da die Folgen einer Hypertonie erheblich sein können.

**Pulstastung:** Auch die Beurteilung des Pulses ist ein wichtiger Bestandteil der körperlichen Untersuchung. Man unterscheidet 5 Pulsqualitäten:

- *Frequenz:* Die Pulsfrequenz ist altersabhängig und liegt bei Säuglingen um 120–140 Schlägen pro Min., bei alten Menschen bei 50–60/min. *Pulsbeschleunigung* (Tachykardie) findet sich vor allem bei Zuständen körperlicher Anstrengung (z. B. bei Arbeit, Fieber, Hyperthyreose, Herzinsuffizienz). *Pulsverlangsamung* (Bradykardie) findet sich bei Hirndrucksteigerung, bei Hypothyreose und physiologischerweise bei Sportlern.
- *Größe:* Es handelt sich um den Unterschied zwischen dem Druckzuwachs während der systolischen Füllung und der Druckabnahme während der diastolischen Entleerung des arteriellen Gefäßes. Die Pulswelle ist abhängig vom Schlagvolumen. Ein großer Puls findet sich bei Bluthochdruck und Aortenklappeninsuffizienz, ein kleiner Puls bei Herzinsuffizienz und niedrigem Blutdruck.
- *Spannung oder Härte:* Spannung der Arterienwand als Ausdruck der mittleren Blutdrucklage. Normalerweise ist der Puls an der A. radialis nur während der Systole zu fühlen, bei hartem Puls ist die Arterie dagegen als dauerhaft gefüllt spürbar.
- *Druckablauf:* Hier wird beurteilt, ob die Pulswelle mit einem plötzlichen oder zögernden Druckanstieg zu tasten ist. In erster Linie wird damit die Funktion der Aortenklappe beurteilt. Bei einer Aorteninsuffizienz ist die Blutdruckamplitude vergrößert und es kommt zu einem schnellen Blutdruckanstieg (Pulsus celer et altus). Bei einer Aortenstenose kann das Blut dagegen nur mit Verzögerung durch die verengte Aortenklappe ausgeworfen werden, was zu einem langsamen Druckanstieg führt (Pulsus tardus).
- *Rhythmus:* Der Rhythmus der Herztätigkeit ist normalerweise regelmäßig. Durch die Atemtätigkeit kann es zu einer leichten respiratorischen Arrhythmie kommen (Pulsbeschleunigung bei tiefer Einatmung und Pulsverlangsamung bei der Ausatmung). Nicht atemabhängige Pulsunregelmäßigkeiten können vielfältige Ursachen haben (z. B. Reizleitungsstörungen des Herzens).

**Temperaturmessung:** Aus praktischen Erwägungen kann die Temperatur unter der Zunge oder unter der Achsel gemessen werden. Die gewonnene Temperatur unter der Achsel ist allerdings ungenau und liegt um ca. 0,5 °C unterhalb der Temperatur, die rektal gemessen wird. Eine längeranhaltende Temperaturerhöhung wird als Fieber bezeichnet und ist meist Ausdruck einer Infektion mit Krankheitserregern. Zu einer Temperaturerhöhung kann es bei Infektionen, Hyperthyreose, nach einem heißen Vollbad, nach einem Langstreckenlauf oder durch Vergiftungen kommen.

**Körpergröße:** Die Körpergröße unterliegt einer breiten Streuung. Liegt die Körpergröße bei Erwachsenen unter 135 cm oder über 200 cm muß eine hormonelle Störung in Erwägung gezogen werden. Vor allem in den letzten Jahrzehnten ist ein vermehrter Größenzuwachs und eine frühere Geschlechtsreife bei der jungen Generation zu verzeichnen. Dies wird als Akzeleration bezeichnet. Die Ursachen dafür werden in verbesserten Lebens- bzw. Ernährungsbedingungen und vermehrten und frühzeitig einsetzenden Umweltreizen auf bestimmte Gehirnzentren vermutet.

**Körpergewicht:** Eine einfache Bestimmung des Normalgewichts kann durch den Broca-Index erzielt werden. Die Körpergröße in Zentimeter abzüglich 100 gilt als Normalgewicht, zieht man noch 10–15% davon ab, erhält man das Idealgewicht. Übergewicht gilt als wichtiger Risikofaktor für Arteriosklerose mit den daraus entstehenden Folgen.

## 25.4 Laboruntersuchungen

Laboruntersuchungen sind heute ein unverzichtbarer Bestandteil einer gründlichen Untersuchung.

**Blutsenkung:** Eine einfache Standarduntersuchung ist die Messung der Blutsenkungsgeschwindigkeit (BSG), auch Blutkörperchensenkung (BKS) genannt. Eine Erhöhung der BSG gibt einen wertvollen Hinweis auf das Vorliegen einer entzündlichen Erkrankung, eines Tumorleidens oder Abweichungen der Eiweißzusammensetzung des Blutplasmas. Ein normales Ergebnis schließt allerdings eine Erkrankung nicht aus.

**Harnuntersuchung:** Die Untersuchung des Harns kann in der Praxis mit Harnsticks vorgenommen werden, die je nach Art verschiedene Inhaltsstoffe erfassen können. Vor allem Eiweiß, Zucker, Hämoglobin, Bilirubin, Urobilinogen, Leukozyten, Nitrit, Ketonkörper und pH-Wert werden damit getestet. Ein weiterer wichtiger Wert ist das spezifische Gewicht, das Auskunft über die Konzentrationsfähigkeit der Niere gibt. Ein zuckerfreier Urin mit einem hohen spezifischen Gewicht schließt eine Niereninsuffizienz praktisch aus. Ferner wird das Harnsediment mikroskopisch untersucht.

**Blutbild:** Beim Blutbild wird das rote und weiße Blutbild und das Differentialblutbild unterschieden.

- *Rotes Blutbild:* beinhaltet Hämoglobin (Hb), Erythrozyten, Erythrozytenindizies (MCV, MCH, MCHC), Retikulozyten und Hämatokrit (Hkt). Es gibt Auskunft über das Vorliegen einer Anämie, Polyglobulien sowie Blutbildungsstörungen des Knochenmarks.
- *Weißes Blutbild:* Im weißen Blutbild werden die verschiedenen weißen Blutkörperchen aufgeführt: Leukozyten gesamt, stabkernige Granulozyten, segmentkernige Granulozyten, eosinophile Granulozyten, basophile Granulozyten, Monozyten, Lymphozyten. Eine Vermehrung der Leukozyten (Leukozytose) oder eine Verminderung der Leukozyten (Leukopenie) zeigt sich bei vielen verschiedenen bakteriellen und abakteriellen Erkankungen.
- *Differentialblutbild:* Bei einem Differentialblutbild wird das Verhältnis der einzelnen Granulozytenarten zueinander bestimmt. Eine Linksverschiebung kommt durch ein vermehrtes Auftreten der jugendlichen Neutrophilen oder sogar der Myelozyten und Promyelozyten im Blut zustande, die nicht oder nur in ganz geringen Mengen im Blut vorhanden sein dürfen. Sie kommt z. B. bei akuten Infektionen mit Fieber oder bei der chronisch myeloischen Leukämie vor. Bei einer Rechtsverschiebung sind vermehrt segmentkernige Granulozyten im Blut, da der Nachschub mit jungen Zellen aus dem Knochenmark behindert ist (z. B. bei einer perniziösen Anämie oder bei Hungerzuständen).
- *Kleines Blutbild:* Die Bezeichnung kleines Blutbild wird für das Erfassen der folgenden Parameter verwendet: Erythrozyten, Hb, Hkt, Erythrozytenindizies, Thrombozyten, Leukozyten.

**Serumuntersuchungen:** Folgende Stoffe sollten bei einer Erstuntersuchung erfaßt werden: Blutzucker, Bilirubin, SGOT, SGPT, Gamma-GT, alkalische Phosphatase, Kreatinin, Harnstoff, Harnsäure, Cholesterin, Triglyzeride, Kalium, Kalzium und Eisen.

Weiterhin sollte die Prothrombinzeit festgestellt und evtl. eine Elektrophorese gemacht werden. Bei begründetem Verdacht kann die Serumuntersuchung um bestimmte Parameter erweitert werden. So können ganz spezifische Antikörper (z. B. Hepatitisantikörper, Antistreptolysin), herzspezifischen Enzyme, Tumormarker, Hormone u. a. nachgewiesen werden.

## 25.5 Weitergehende Untersuchungsverfahren

### 25.5.1 Ultraschall

Bem Ultraschall handelt es sich um Schwingungen mit einer Frequenz von mehr als 20 kHz. Er liegt damit oberhalb der menschlichen Hörgrenze. Die in der medizinischen Diagnostik eingesetzten Schallwellen haben eine Frequenz von 1–10 Millionen Hertz. Ultraschall ist gegenüber anderen bildgebenden Verfahren nach heutiger Kenntnis ohne Nebenwirkungen. Durch einen Schallkopf werden Schallwellen erzeugt, die über ein Gelkissen in den Körper gesendet werden. Die Schallwellen wandern durch das Körpergewebe und werden an den Grenzflächen von Geweben mit unterschiedlicher Dichte reflektiert. Die reflektierten Schallwellen (Echos) aus dem Körper werden ebenfalls über den Schallkopf wieder empfangen. Ein Teil der ausgesendeten Schallwellen wird nicht reflektiert, sondern vom Gewebe absorbiert und in Wärme umgewandelt. Die empfangenen Echoimpulse werden in elektrische Impulse verwandelt, verstärkt und können auf einem Bildschirm dargestellt werden. Ultraschall kann diagnostisch zur Sichtbarmachung von Körperstrukturen mit unterschiedlicher Dichte genutzt werden.

**Therapeutisch** wird Ultraschall bei Erkrankungen des Bewegungsapparates, insbesondere bei posttraumatischen Veränderungen und rheumatischen Erkrankungen, angewendet. Die Schallwellen bewirken hier in einer Tiefe von bis zu 7 cm eine Mikromassage, Erwärmung und verstärkte Durchblutung des Gewebes. Bei zu hoher Dosierung kann es dabei durch Wärmeentwicklung zu Gewebeschäden kommen.

Bei der diagnostischen Anwendung von Ultraschall werden zwei Verfahren unterschieden, die Sonograpie und das Ultraschall-Doppler-Verfahren.

- *Sonographie* (Impulsechoverfahren): Bei diesem Verfahren werden einzelne Schallwellenimpulse ausgesendet. Die empfangenen Echoimpulse werden dann eindimensional als Zacken (oszillographisch) oder zweidimensional auf dem Bildschirm wiedergegeben. Beim zweidimensionalen Bild werden die Echos als Lichtpunkte dargestellt. Dabei ist der erzeugte Lichtpunkt um so heller, je stärker das Echo ist. Ist die Häufigkeit der ausgesendeten und wieder empfangenden Impulse (Abtastfrequenz) oberhalb der Flimmergrenze des Auges, können auch Bewegungsabläufe sichtbar gemacht werden. Mit der Sonographie können zahlreiche Organe wie Bauchorgane, Herz, Blutgefäße, Schilddrüse, Auge und Gehirn und krankhafte Veränderungen wie Tumor, Zyste, Abszeß, Stein, Blutungsherd u. a. erfaßt werden.

**Anwendungsgebiete der Sonographie**

- *Geburtshilfe:* Nachweis kindlicher Bewegungen und Herzaktionen, Anomalien, Bestimmung der Größe des Fötus und der Fruchtwassermenge
- *Gynäkologie:* Nachweis und Differenzierung zwischen zystischen und soliden Tumoren
- *Neurologie:* Nachweis intrakranieller Prozesse
- *Gastroenterologie:* Diagnose von Tumoren und Organerkrankungen, Verlaufskontrolle von Lebererkrankungen
- *Ophthalmologie:* Fremdkörpersuche
- *Orthopädie:* Hüftgelenksonographie
- *Traumatologie:* Nachweis von Muskel-, Sehnen- oder Bänderrissen
- *Kardiologie:* Darstellung von Bewegungen der Herzklappen

- *Ultraschall-Doppler-Verfahren:* Bei diesem sog. Dauerschallverfahren werden über einen Schallkopf kontinuierlich Ultraschallwellen von gleichbleibender Frequenz (Dauerschall) ausgesendet. Trifft das Schallwellenbündel auf eine sich bewegende Grenzfläche, so wird ein Teil der Wellen mit geänderter Frequenz (Doppler-Effekt) reflektiert. Diese Frequenz wird durch Verstärkung hörbar gemacht oder graphisch dargestellt. Bewegt sich die reflektierende Grenzfläche auf die Schallquelle zu, steigt die Frequenz, bewegt sie sich von der Schallquelle weg, sinkt sie.

**Anwendungsgebiete des Ultraschall-Doppler-Verfahrens**

- *Geburtshilfe:* Nachweis der kindlichen Herztöne in der Frühschwangerschaft (etwa ab der 10.-12. SSW), Überwachung der Herzaktionen in der Schwangerschaft und während der Geburt, Überprüfung der Nabelschnur- und Plazentalokalisation
- *Angiologie:* Diagnose venöser und arterieller Gefäßerkrankungen (Beurteilung der Strömungsverhältnisse)
- *intraoperativ:* Nachweis der Durchblutung

### 25.5.2 Röntgen

Röntgenstrahlen sind extrem kurzwellige, energiereiche elektromagnetische Strahlen mit einer Wellenlänge von ca. $10^{-10}$ m. Sie besitzen die Fähigkeit, Materie je nach Dichte unterschiedlich zu durchdringen, Filme zu schwärzen und fluoreszierende Stoffe zum Leuchten zu bringen. Röntgenstrahlen verursachen eine Ionisierung der getroffenen Materie (d. h. es werden von einem Atom Ionen abgespalten oder angelagert). Dadurch kann es in lebenden Zellen zu Veränderungen der Erbinformation (Mutationen) und anderen strahlungsbedingten Schäden kommen.

Bei einer Durchstrahlung eines Körpers mit Röntgenstrahlung ergibt sich aufgrund der unterschiedlichen Absorption der durchstrahlten Gewebe ein Schattenbild aus verschiedenen Grautonabstufungen. Es kann direkt auf einem strahlungsempfindlichen Schirm sichtbar gemacht (Röntgendurchleuchtung) oder auf einem Röntgenfilm aufgezeichnet werden. Durch das gezielte Einbringen von Röntgenkontrastmitteln in den Körper können Bildkontraste verstärkt, und so die Aussagefähigkeit der Bilder verbessert werden (Röntgenkontrastdarstellung). Durch die zweidimensionale Darstellung werden allerdings räumlich hintereinanderliegende Strukturen des Körpers überlagert dargestellt.

- *Röntgen:* Bei einer normalen Röntgenaufnahme wird ein Film belichtet, der die Durchlässigkeit des Gewebes für Röntgenstrahlen sichtbar macht. Bei einem meist vorhandenen Negativbild ergeben die strahlendurchlässigen Strukturen eine Schwärzung, während die absorbierte Strahlung Aufhellungen zeigt. Das Röntgen kommt in der Erstellung von Übersichtsaufnahmen z. B. von Thorax, Abdomen oder Knochen zur Anwendung.
- Eine *Durchleuchtung* ist eine röntgendiagnostische Methode zur Beobachtung von Bewegungen im Körper (z. B. Herz, Zwerchfell, Magen-Darm-Trakt). Die aus dem durchstrahlten Körper austretende (nicht absorbierte) Röntgenstrahlung wurde früher über einem Leuchtschirm direkt sichtbar gemacht. Heute wird bei der Durchleuchtung die Strahlung mit einem Röntgenbildverstärker in ein lichtstärkeres Bild mit höherer Detailauflösung umgewandelt. Dadurch ist die Strahlenexposition des Patienten niedriger und die Detailerkennbarkeit höher als bei der Durchleuchtung mit dem Leuchtschirm. Außerdem sind zahlreiche Möglichkeiten der (digitalen) Bildverarbeitung gegeben. Eine Anwendung der Durchleuchtung kommt insbesondere bei der Diagnostik des Magen-Darm-Trakts und der intrathorakalen Organe in Betracht, außerdem bei bestimmten chirurgischen Eingriffen (z. B. Knochennagelungen, Schrittmacherimplantationen).

**Röntgenkontrastmittel** sind Substanzen zur Verbesserung der röntgenologischen Darstellung von Körperräumen, Hohlorganen und Gefäßen. Geeignet sind Substanzen, die Röntgenstrahlen besonders stark absorbieren (z. B. Iod oder Barium). Röntgenkontrastmittel ergeben je nach Art positive (verstärkte) oder negative (abgeschwächte) Kontraste. Kontrastmittel werden in verschiedener Aufbereitung angewendet (z. B. als Aufschwemmung, Lösung oder in fester Form).

### 25.5.3 Computertomographie

Bei der Computertomographie (CT) handelt es sich um ein rechnergesteuertes Röntgenverfahren, bei dem genau bestimmte Transversalschichten (Tomographie = Schichtaufnahmeverfahren) des Körpers bildlich dargestellt werden. Dabei dreht sich eine Röntgenröhre mit gegenüberliegenden Detektoren um die Längsachse des dazwischenliegenden Menschen. Die

Messung erfolgt fortlaufend und tastet bei jeder Umdrehung jeweils eine Schicht ab. Mit der Computertomographie kann die Dichte verschiedener Gewebearten erfaßt werden, auch wenn sie im Inneren des Körpers und hintereinander liegen. Damit lassen sich außer Lage- und Formanomalien der Organe auch Tumoren, Metastasen, Zysten und lymphatische Systemerkrankungen nachweisen.

### 25.5.4 Szintigraphie

Nuklearmedizinische Untersuchungsmethode, bei der radioaktive Stoffe (Radionukleide) oral oder parenteral gegeben werden. Die von den Radionukliden abgegebene radioaktive Strahlung wird von einem entsprechenden Gerät erfaßt und graphisch als Szintigramm dargestellt. Zur Szintigraphie werden solche Radionuklide ausgewählt, die relativ kurzlebig sind und sich in bestimmten Organen anreichern. Die bekanntesten sind Iod-123 und Technetium-99m. Das Radionuklid wird für die Untersuchung an eine bestimmte Trägersubstanz gekoppelt (radioaktive Markierung), die es in die entsprechende Organe transportiert. Radionuklide werden auch therapeutisch genutzt (z. B. Iod-125 bei der Radiojodtherapie).

### 25.5.5 Kernspintomographie

Atomkerne mit ungerader Ordnungszahl verfügen über eine Eigenrotation (Spin) und ein sie umgebendes Magnetfeld. Normalerweise sind diese magnetischen Kernmomente hinsichtlich ihrer magnetischen Ausrichtung statistisch verteilt, richten sich jedoch in einem von außen angelegten Magnetfeld „zum Feld" aus. Die Magnetresonanz beruht darauf, daß Wasserstoffkerne (Protonen), die in einem Magnetfeld ausgerichtet sind, elektromagnetische Wellen ganz bestimmter Frequenzen absorbieren. Dabei wird ihre Ausrichtung zum äußeren Magnetfeld gestört. Bei der Rückkehr in den ursprünglichen Zustand senden die Wasserstoffkerne ihrerseits meßbare elektromagnetische Signale aus. Die Kernspintomographie oder Magnetresonanztomographie (MRT) ist ein computergestütztes bildgebendes Verfahren der Tomographie, das auf dem Prinzip der Magnetresonanz beruht. Im Gegensatz zur konventionellen Röntgendiagnostik bzw. Computertomographie wird hierbei keine ionisierende Strahlung verwendet. Es wird nur die Energie vom angeregten Kernspin gemessen, die unter dem Einfluß eines von außen angelegten starken Magnetfelds aus dem Körper in Form elektromagnetischer Wellen austritt. Die elektromagnetischen Signale lassen sich mit Hilfe eines Rechners zu einem zwei- oder dreidimensionalen Schichtbild zusammensetzen.

Durch die Kernspintomographie ist eine sehr hohe Auflösung und Darstellung kleiner anatomischer Strukturen möglich, die der Computertomographie meist überlegen ist. Die Bildkontraste können durch die Gabe bestimmter Kontrastmitteln verbessert werden. Die besondere Bedeutung dieses Verfahrens liegt darin, daß auch Gewebe mit geringen Dichteunterschieden sichtbar gemacht werden können. Schädigungen des menschlichen Körpers durch das Magnetfeld und die Hochfrequenzwellen der Kernspintomographie sind bisher nicht bekannt. Anwendungsgebiete sind v. a. Erkrankungen des Nervensystems (z. B. Multiple Sklerose), die Bandscheibendiagnostik oder Erkrankungen des Bewegungsapparates (Gelenk- und Muskeldarstellung).

### 25.5.6 Endoskopie

Endoskopie ist die Bezeichnung für das Ausleuchten und die Inspektion von Körperhohlräumen und Hohlorganen mit Hilfe eines Endoskops. Dieses ist ein röhren- oder schlauchförmiges Instrument, das mit einem optischen System, einer Beleuchtungseinrichtung und meist mit Spül- und Absaugvorrichtungen sowie Kanälen zum Einführen von speziellen Instrumenten (z. B. Biopsiezangen, Metallschlingen) ausgestattet ist. Ein Endoskop kann starr oder flexibel sein und eine Abwinkelung der Instrumentenspitze um bis zu 180° in zwei Ebenen ermöglichen. Dies ist vor allem bei endoskopischen Untersuchungen im Bereich des Gastrointestinaltrakts wichtig. In Abhängigkeit vom Verwendungszweck werden Endoskope von verschiedener Länge und mit unterschiedlichem Durchmesser verwendet.

**Endoskopische Untersuchungen:** Die diagnostische Endoskopie beinhaltet außer dem Betrachten anatomischer Strukturen auch die Möglichkeit zur Entnahme einer Gewebeprobe (Biopsie) zur histologischen Untersuchung. Bei bestimmten Untersuchungen verläuft die endoskopische Untersuchung unter röntgenologischer oder sonographischer Kontrolle (z. B. bei der ERC und ERCP).

- *Ösophagoskopie:* wichtigstes diagnostisches Verfahren zur Abklärung organischer Erkrankungen des Ösophagus. Hiermit ist auch die Entfernung von Fremdkörpern und bei Ösophagusvarizen eine Sklerosierung möglich. Die Trefferquote bezüglich des Nachweises von Ösophagusvarizen ist wesentlich höher als bei Röntgenuntersuchungen.
- *Gastroskopie:* Magenspiegelung zur Untersuchung des Magens unter Verwendung eines flexiblen Spezialendoskops (Gastroskop). Sie ist eine wichtige Untersuchungsmethode bei rezidivierenden Oberbauchbeschwerden und bei Verdacht auf Magenschleimhauterosionen, Gastritis, Ulcus ventriculi, Magenpolypen oder Magenkarzinom sowie zur Lokalisierung einer Blutungsquelle bei der gastrointestinalen Blutung.
- *Duodenoskopie:* endoskopische Untersuchung des Duodenums und des oberen Jejunums mit einem flexiblen Spezialendoskop. Sie dient zur Abklärung von Erkrankungen im Bereich des Duodenums, z. B. Ulcus duodeni, Polypen, Divertikel und pathologischen Veränderungen der Papilla duodeni major. Eine Anwendung findet auch im Rahmen der endoskopisch retrograden Cholangiographie (ERC) bzw. Cholangiopankreatographie (ERCP) statt.
- *Laparoskopie:* Bauchspiegelung zur Inspektion der Bauchhöhle mit einem starren Spezialendoskop. Das Endoskop wird nach Lokalanästhesie unter sterilen Bedingungen und nach „Auffüllen" der Bauchhöhle mit einem Gas ($CO_2$ oder Luft) durch die Bauchdecke gestochen. Die Laparoskopie dient der Beurteilung von Bauch- oder Beckenorganen (Pelviskopie), tumorösen Prozessen und Gefäßstauungen.
- *Rektoskopie:* endoskopische Untersuchung des gasgefüllten Rektums mit einem starren oder flexiblen Spezialendoskop. Sie ist die wichtigste Untersuchungsmethode zur Früherkennung eines Rektumkarzinoms (nach vorheriger rektaler Untersuchung). Außerdem wird sie zur Diagnose anderer Enddarmerkrankungen und bei weiblichen Genitalkarzinomen zum Ausschluß einer Tumorinfiltration eingesetzt.
- *Bronchoskopie:* endoskopische Untersuchung des Tracheobronchialsystems mit einem starren oder flexiblen Endoskop in Lokalanästhesie oder Vollnarkose (Beatmungsbronchoskopie). Sie wird zur Diagnostik unklarer Lungenkrankheiten (z. B. Tumor, Verletzung, Infektion und interstitielle Veränderungen) angewendet. Als therapeutische Maßnahme kommt sie z. B. auch zur Fremdkörperentfernung, Abtragung von Tumoren und zum Absaugen von Sekret zum Einsatz.
- *Zystoskopie:* Blasenspiegelung, bei der die mit steriler Flüssigkeit gefüllte Harnblase unter Verwendung eines starren oder flexiblen Endoskops untersucht wird. Sie dient zur differentialdiagnostischen Abklärung von Erkrankungen der Harnblase (z. B. entzündliche Veränderungen oder Blasentumoren). Therapeutisch wird sie zur Lithotripsie (Zerstörung) von Blasensteinen und transurethralen Resektion von Blasen- und Prostatatumoren angewandt. Bei Verwendung einer gewinkelten Optik ist auch die Inspektion der Harnröhre möglich (sog. Urethrozystoskopie).
- *Arthroskopie:* Untersuchung eines Gelenkraums mit einem speziellen Endoskop. das nach Auffüllen des Gelenks mit Gas ($CO_2$) oder Flüssigkeit (Ringer-Lösung) in Lokalanästhesie oder Narkose in den Gelenkraum eingeführt wird. Sie wird zur Diagnose bei unklaren Gelenkbeschwerden und zur Probeentnahme aus der Synovia eingesetzt. Therapeutisch wird sie im Rahmen einer arthroskopischer Operation angewendet.

**Operative Endoskopie:** Chirurgische Eingriffe mit Hilfe der Endoskopie gewinnen heutzutage immer mehr an Bedeutung. Sie werden auch als minimal-invasive Chirurgie (MIC) bezeichnet. Es handelt sich dabei um eine möglichst schonende und wenig belastende Operationstechnik unter Verzicht auf eine breite Eröffnung von Körperhöhlen. Dies ist durch den Einsatz moderner operationstechnischer Geräte (z. B. Endoskope) und durch extrem verkleinerte Instrumente möglich. Angewendet wird diese Operationstechnik unter anderem bei der Blinddarmentfernung (Appendektomie) und der Gallenblasenentfernung (Cholezystektomie), bei Verwachsungslösungen in der Bauchhöhle, bei Operationen an der Speiseröhre, zur arthroskopischen Beseitigung kleinerer Gelenkschäden und zur Entfernung von Polypen im Magen-Darm-Trakt.

# 26 Medikamentöse Behandlung

Das folgende Kapitel gibt einen Überblick über die wichtigsten Medikamente, die in der Schulmedizin verordnet werden. Dabei werden nicht die Präparatenamen der verschiedenen Hersteller verwendet, sondern die internationalen Freinamen (INN) der wirksamen Substanzen. Bei den meisten Substanzen werden die wichtigsten Nebenwirkungen aufgezählt.

## 26.1 Allgemeine Arzneilehre

### 26.1.1 Drogenformen

**Tinkturen:** Auszüge von getrockneten Arzneipflanzen, die mit Äthanol (Alkohol) hergestellt werden.

**Pulver:** Wirkstoffe, die mit pulverförmigen Hilfsstoffen wie Milchzucker oder Talk vermischt wurden. Das äußerlich angewendete Pulver wird Puder genannt.

**Kapseln:** flüssige oder feste Wirkstoffe, die in eine Gelatinhülle eingeschweißt wurden. Nach oraler Gabe löst sich die Kapsel je nach Kapselart entweder im Magen oder erst im Darm auf. Mit Kapseln können genaue Einzeldosen verabreicht werden.

**Tabletten:** feste Arzneiform, in der Wirkstoff und verschiedene Hilfsstoffe zu einer Form gepreßt werden. Mit Tabletten ist eine gezielte Einzeldosierung möglich. Sie werden meist oral eingenommen.

**Suppositorien:** zylindrische, kegel- oder torpedoförmige Zäpfchen, die rektal oder vaginal eingeführt werden. Die Wirkstoffe sind in Hartfett oder Gelatine eingebettet und lösen sich bei Körpertemperatur auf. Zäpfchen können zur lokalen Wirkung in Vagina und Rektum angewendet werden. Darüberhinaus können sie im Rektum auch zur systemischen Anwendung benutzt werden, da die Wirkstoffe venös aufgenommen werden, ohne in den Pfortaderkreislauf zu gelangen.

**Salben:** halbfeste Arzneimittelzubereitungen zur lokalen Anwendung, die meist frei von Wasser sind oder nur einen geringen Wasseranteil besitzen (Wasser-in-Öl-Emulsion). Meist ist der Wirkstoff mit Fetten, Ölen oder Wachsen vermischt.

**Cremes:** halbfeste Arzneiform zur lokalen Anwendung. Es handelt sich um eine streichförmige Emulsion mit hohem Wasseranteil (Öl-in-Wasser-Emulsion).

**Gele:** halbfeste Arzneizubereitungen mit einer wasserlöslichen und fettfreien Salbengrundlage zur lokalen Anwendung. Sie besitzen oft einen zusätzlichen Kühleffekt und lassen sich auch auf behaarte Hautpartien auftragen.

**Pasten:** halbfeste Arzneizubereitungen zur lokalen Anwendung mit einem hohen Anteil unlöslicher Pulver, die mit einem zähflüssigen oder salbenartigen Trägerstoff vermischt sind. Pasten haben eine hohe Deckungsfähigkeit und wirken austrocknend.

**Lösungen:** feinste Verteilung eines festen Stoffes in einem flüssigen Lösungsmittel. Von echten Lösungen spricht man, wenn sich der feste Stoff in kleinste Molekülgruppen oder Einzelmoleküle auflöst und verteilt (z. B. Kochsalzlösung). Kolloidale Lösungen beinhalten meist größere Moleküle (z. B. Eiweiße).

**Suspensionen:** Aufschwemmung kleiner nichtlöslicher Teilchen in Flüssigkeit. Da die nichtlöslichen Teilchen absinken und einen Bodensatz bilden, sind der Flüssigkeit meist Hilfsstoffe zugesetzt, die die Viskosität erhöhen und so das Absinken verzögern. Suspensionen müssen vor Gebrauch gut geschüttelt werden.

**Lotionen:** Suspensionen, die äußerlich angewendet werden.

**Inhalate:** Stoffe, die sich bei Raumtemperatur verflüchtigen und eingeatmet werden (z. B. ätherische Öle).

**Aerosole:** Tröpfchen oder Festkörper von sehr geringer Größe in Gasen, die mit Druck versprüht werden (Spray).

### 26.1.2 Anwendungsarten

Es gibt verschiedene Möglichkeiten, ein Arzneimittel anzuwenden. Von *lokaler Applikation* (Anwendung) spricht man, wenn das verabreichte Medikament nur auf eine ganz begrenzte Stelle (örtlich umschrieben) wirken soll. Vor allem Einreibungen und Salben auf der Haut, Augen-, Nasen- und Ohrentropfen oder Inhalationen wirken lokal. Bei einer *systemischen Applikation* gelangt das Medikament in den Blutkreislauf und wird im gesamten Organismus verteilt. Eine systemische Wirkung kann durch die Aufnahme über den Verdauungskanal (enteral, peroral) oder durch Umgehung des Verdauungstraktes (parenteral) eintreten.

### 26.1.3 Medikamente im Körper

**Resorption:** Arzneistoffe gelangen nur in gelöster Form meist als Folge von Diffusion (Konzentrationsgefälle) in den menschlichen Körper. Die Aufnahme bei oraler Gabe hängt in großem Maße von der Löslichkeit des Stoffes ab. Die meisten Stoffe werden im Dünndarm resorbiert. Nur wenige Stoffe können auch in der Mundhöhle, in der Nase oder im Rachen resorbiert werden. Auch rektal ist die Resorption schlechter. Bei parenteraler Applikation wird die Substanz in die Haut, in eine Vene, das subkutane Bindegewebe oder in den Muskel gespritzt. Hier hängt es ganz von der Durchblutung des Gewebes ab, wie schnell die Resorption vonstatten geht. Eine verzögerte Aufnahme und damit eine Depotwirkung, läßt sich unter anderem durch folgende Maßnahmen erzielen:

- Verwendung öliger oder schwerlöslicher Trägerstoffe bei Injektionslösungen
- Umhüllung mit schwerlöslichen Überzügen bei Tabletten oder Dragees

**Verteilung:** Nach der Resorption und Anreicherung eines Medikaments im Blut tritt der Wirkstoff in das Gewebe über (bedingt durch den Konzentrationsunterschied zwischen Blut und Gewebe). Je besser ein Organ durchblutet wird, um so höher ist der Anteil des Wirkstoffes, der in dieses Gewebe übertreten kann. Da durch Leber und Nieren pro Minute 1,5 bzw. 1,2 Liter Blut fließen, ist die Belastung dieser Organe durch Medikamente besonders stark.

**Entgiftung:** Viele Arzneiwirkstoffe werden im Körper zu anderen Stoffen oder Verbindungen umgebaut und dadurch unwirksam gemacht. Eine maßgebliche Rolle bei dieser Entgiftung kommt der Leber zu. Zum einen wird die Substanz unwirksam gemacht, zum anderen kann sie dadurch über die Nieren oder die Galle ausgeschieden werden.

**Ausscheidung:** Medikamente können im Körper entweder nach ihrer Entgiftung, aber auch unverändert vom Organismus ausgeschieden werden. Die wichtigsten Ausscheidungsorgane sind die Nieren. Weitere Möglichkeiten sind die Ausscheidung über die Galle oder über die Atemluft und in geringem Maße über die Haut. Die Ausscheidung über die Muttermilch hat insofern Bedeutung, als es zu Vergiftungen des Säuglings kommen kann.

**Wirkung:** Die Wirkung von Medikamenten unterliegt vielfältigen Einflüssen und ist individuell unterschiedlich. So müssen bei oral zugeführten Medikamenten auch Störungen am Verdauungstrakt berücksichtigt werden, die die Aufnahme erschweren können. Bei Medikamenten, die an Eiweiße gebunden werden können, spielt der Eiweißgehalt im Blut eine wichtige Rolle, da bei verringertem Eiweißgehalt mehr von der Substanz im Körper ungebunden ist und dadurch die Wirkung erhöht ist. Bei Leberstörungen ist der Abbau bestimmter Medikamente verzögert und damit ihre Wirkungsdauer verlängert. Eine Abnahme der Nierenfunktion durch Krankheit oder physiologisch im Alter verzögert die Ausscheidung von bestimmten Wirkstoffen und verlängert dadurch ihre Wirkung. Diese Faktoren, aber auch Wechselwirkungen mit anderen Medikamenten, die eine verstärkende oder hemmende Wirkung haben, sind daher für die Dosierung von Medikamenten von erheblicher Bedeutung.

**Therapeutische Breite:** Viele Substanzen müssen in einer gewissen Minimalmenge (Schwellendosis) verabreicht werden, um eine Wirkung zu erzielen. Eine erhöhte Dosis ruft dagegen toxische Wirkungen hervor (Letaldosis). Diese Spanne zwischen Minimaldosis und toxischer Wirkung wird therapeutische Breite genannt und ist ein Maß für die Sicherheit bei der Dosierung. Digitalispräparate haben z. B. eine geringe therapeutische Breite. Ist z. B. die therapeutische Breite eines Medikaments 1,5 und die Mindestmenge zur Wirkung liegt bei 10 mg, dann wirkt sich eine Gabe von über 15 mg (10 × 1,5) toxisch aus.

**Synergismus:** Dieses Phänomen tritt auf, wenn sich bei der Anwendung von verschiedenen Stoffen die Wirkung der Einzeldrogen verstärkt.

**Toleranzerhöhung:** Von einer Gewöhnung (Toleranzerhöhung) spricht man, wenn nach wiederholter Gabe des Arzneimittels die Dosis erhöht werden muß, um die gleiche Wirkung zu erreichen.

**Plazebo:** Scheinmedikament, das keine meßbaren physiologischen Wirkungen zeigt (z. B. Milchzucker). Plazebos werden vor allem bei Studien verabreicht, die die Wirksamkeit eines Medikaments testen. Auch die Gabe von Plazebos kann zu einer Heilung von bestimmten Krankheiten führen.

**Medikamentenabhängigkeit:** Die Zahl der Menschen, die von Medikamenten und Alkohol abhängig sind, nimmt zu. Mehr als 1 Mio. Bundesbürger sind medikamentenabhängig, etwa doppelt so viel Frauen wie Männer. Ein wichtiger Faktor stellt in diesem Zusammenhang die ärztliche Verschreibungspraxis dar. Die wichtigsten Arzneimittel, die zur psychischen oder physischen Abhängigkeit führen sind: alle Arten von Schmerzmitteln (z. B. Morphin, Methadon), Schlafmittel (z. B. Barbiturate), bestimmte Psychopharmaka (z. B. Tranquillizer), Psychostimulanzien (z. B. Amphetamine), Appetitzügler (z. B. Ephedrine), Laxanzien (Abführmittel).

> **Wichtig:** Heilpraktiker dürfen in die medikamentösen Verordnungen durch den Arzt nicht eingreifen, es sei denn, ein Notfall liegt vor. Will der Patient ein Medikament selbst absetzen, ist das seine Entscheidung. Er ist jedoch darauf hinzuweisen, daß bestimmte Medikamente (z. B. Kortison) nicht abrupt abgesetzt werden dürfen, sondern langsam reduziert werden müssen.

## 26.2 Spezielle Arzneilehre

### 26.2.1 Antibakterielle Medikamente

Eine Therapie mit einer chemischen Substanz kann eingedrungene Krankheitserreger in ihrem Wachstum hemmen und abtöten. Dabei werden auch viele Mikroorganismen abgetötet, die physiologischerweise im Körper vorkommen. Die körpereigene Abwehr wird dadurch nicht ersetzt. Die Beseitigung der abgetöteten Erreger muß der Körper selbst durchführen. Die wichtigsten Arten von Antibiotika werden im folgenden dargestellt.

**Penicillin:** Die verschiedenen Arten von Penicillin werden aus Schimmelpilzen gewonnen und schädigen die Zellwand vor allem der grampositiven Bakterien. Viele Bakterien sind jedoch gegen Penicillin resistent geworden. *NW* (Nebenwirkungen): allergische Reaktionen bis zum Schock und Störung der Darmflora (gastrointestinale Störungen), leichte Benommenheit (Somnolenz), da es neurotoxisch wirkt.

**Cephalosporine:** ähnlicher chemischer Aufbau wie die Penicilline, wirken auf gramnegative und grampositive Bakterien. Sie werden oft bei

Penizillinallergie gegeben. *NW:* gelegentlich Allergien, schwarze Zunge, Gerinnungsstörungen und Nierenbelastung.

**Tetracyclin:** wird aus Pilzen gewonnen und gilt als Breitbandantibiotikum. *NW:* gastrointestinale Störungen, Zahnschmelzveränderungen.

**Makrolide:** werden aus Pilzen gewonnen (z. B. Erythromycin). Sie wirken vor allem auf grampositive und einige gramnegative Bakterien. Makrolide werden bei Penicillin- bzw. Tetracyclinresistenz gegeben. *NW:* gelegentlich Allergie, gastrointestinale Störungen, Leberbelastung.

**Chloramphenicol:** synthetisch hergestelltes Antibiotikum, das ein ähnliches Wirkungsspektrum besitzt wie Tetracyclin. Da es Knochenmarksschädigungen hervorruft, wird es nur noch selten verwendet. *NW:* aplastische Knochenmarksschädigung, Allergien und gastrointestinale Störungen.

**Aminoglykoside:** zu ihnen gehören Streptomycin und Neomycin. Sie besitzen ein breites Wirkungsspektrum, aber auch eine starke Toxizität. Sie werden nur bei problematischen Infektionen angewendet (z. B. Tuberkulose). *NW:* Schädigung des Gehörs, selten Allergie.

**Sulfonamide:** greifen schädigend in den bakteriellen Stoffwechsel ein. Das Wirkungsspektrum ist durch Resistenzentwicklung beträchtlich eingeschränkt. Sulfonamide werden gegen Streptokokken, Pneumokokken und Chlamydien eingesetzt. *NW:* Blutbildveränderungen, Agranulozytose, Allergien.

**Tuberkulostatika:** wirken relativ spezifisch gegen Tuberkelbakterien. Zu den wirksamen Antibiotika zählen Isoniazid, Pyrazinamid, Ethambutol, Rifampicin und Streptomycin. Die Mittel werden kombiniert und lange (oft über 18 Monate) gegeben. *NW:* Transaminasenanstieg, Gelenkschmerzen, Brechreiz, Schwindel, psychische Veränderungen, Nephropathie, Agranulozytose.

### 26.2.2 Antivirale Therapie

Die Bekämpfung von Viren stellt ein schwieriges Problem dar, da die Viren keinen eigenen Stoffwechsel besitzen und sich nur in Wirtszellen vermehren können. Verschiedene Mittel versuchen entweder das Eindringen des Virus in die Zelle oder die Nukleinsäure des Virus zu verändern. Die wichtigsten Mittel sind:

- *Amantadin:* kann gegen einen bestimmten Influenza-A-Virus prophylaktisch angewendet werden
- *Aciclovir:* wirkt gegen Herpes-Viren
- *Zidovudin* (AZT, Retrovir): Substanz, die gegen das HIV-Virus eingesetzt wird und den Krankheitsverlauf verzögert.

### 26.2.3 Antimykotische Therapie

Medikamente, die zur Behandlung von Pilzinfektionen eingesetzt werden. Infektionen mit Pilzen werden immer häufiger diagnostiziert. Dabei sind Haut- oder Schleimhautmykosen eher harmlos. Systemmykosen, bei denen innere Organe befallen werden, stellen dagegen immer eine schwerwiegende Erkrankung dar. Mykosen sind oft Ausdruck einer Schwächung der Abwehr und kommen häufig im Zuge einer Therapie mit Immunsuppressiva vor. Die Behandlung von Hautmykosen wird meist mit Gentianaviolett, einem Farbstoff, durchgeführt. Spezifische antimykotisch wirkende Antibiotika sind folgende Stoffe:

**Amphotericin B:** Antibiotikum, das gegen Hefen und Asperguillus-Arten wirkt und parenteral appliziert wird. *NW:* Nierenschädigung, Fieber, Übelkeit, Anämien. Bei Systemmykosen wird Amphotericin B oftmals mit dem Stoff Flucytosin kombiniert, um trotz einer Dosisreduzierung eine Wirkungssteigerung zu erzielen.

**Nystatin:** ist v. a. gegen Candida-Arten wirksam und zur lokalen Anwendung indiziert. Bei oraler Einnahme wird der Stoff nicht über den Darm aufgenommen und kann zur Darmsanierung angewendet werden.

**Imidazole:** Breitbandantimykotika. Es werden Clotrimazol, Miconazol und Ketoconazol unterschieden. *NW:* Lebererkrankungen, Appetitlosigkeit, Erbrechen, Hautausschlag, Juckreiz, Schüttelfrost und Durchfall.

### 26.2.4 Malariatherapie

Malaria ist die wichtigste und häufigste Protozoenerkrankung. Zur Prophylaxe für Urlaubsreisende wird Chloroquin oder Mefloquin empfohlen. Die Prophylaxe bietet keinen sicheren Schutz, sondern verringert nur das Erkrankungsrisiko. Es besteht jedoch eine zunehmende Resistenz gegen Malariamittel, so daß immer neue Empfehlungen ausgesprochen werden müssen. Zur Behandlung der Malaria kommen ebenfalls Chloroquin und Mefloqin zum Einsatz. Zusätzlich können noch Primaquin und Sulfonamide eingesetzt werden. *NW:* gastrointestinale Beschwerden, Übelkeit, Schwindel und Kopfschmerzen.

### 26.2.5 Wurmmittel (Antihelminthika)

Stoffe, die gegen Bandwürmer (Zestoden), Fadenwürmer (Nematoden), Saugwürmer oder Egel (Trematoden, Schistosomen) wirken.

- *Bandwürmer:* v. a. Rinderbandwurm. Als gut wirksame Wirkstoffe gibt es Niclosamid und Praziquantel. *NW:* vorübergehend Kopfschmerzen, Schläfrigkeit und gastrointestinalen Beschwerden.
- *Fadenwürmer:* v. a. Askariden (Spulwürmer), Madenwürmer (Oxyuren) und Trichinen. Mebendazol und Tiabendazol sind die Mittel der Wahl. Es handelt sich um Breitspektrumantihelminthika, die bei zahlreichen Fadenwürmern wirken. *NW:* allergische Reaktionen, Müdigkeit, Kopfschmerzen, gastrointestinale Störungen.
- *Saugwürmer:* Gegen die krankheitsauslösenden Schistosomen (Bilharziose), die bei uns nicht heimisch sind, wird vor allem Praziquantel eingesetzt.

### 26.2.6 Glukokortikoide

Sie gehören zu der Hormongruppe der Kortikosteroide, die in der Nebennierenrinde gebildet werden. Glukokortikoide werden therapeutisch vor allem aufgrund ihrer antiphlogistischen (entzündungshemmenden), antiallergischen und immunsuppressiven (abwehrunterdrückenden) Wirkung gegeben. Glukokortikoide können Entzündungen, Wucherungen (Proliferationen) und entzündliche Ausschwitzungen (Exsudation) wirksam hemmen. Anwendungsbereiche sind u. a. rheumatische Erkrankungen, allergische Reaktionen bis zum anaphylaktischen Schock, Blutkrankheiten (hämolytische Anämien, Leukämie), Lungenerkrankungen (M. Boeck, chronische Atemwegserkrankungen), gastrointestinale Erkrankungen (M. Crohn, Colitis ulcerosa), Augenerkrankungen (Konjunktivitis), Hauterkrankungen, maligne Tumoren (Lymphogranulomatose), schwere Schockzustände, Transplantationen. Wichtigste *NW:* Verzögerung der Narbenbildung, Abwehrschwäche, Aktivierung von Magengeschwüren, Osteoporose, Auftreten eines Cushing-Syndroms.

> **Klinischer Hinweis:** Glukokortikoide dürfen nicht plötzlich abgesetzt werden, da die Nebennierenrinde durch die hohen Gaben ihre Produktion weitgehend eingestellt hat und durch Ausschleichen wieder langsam aktiviert werden muß.

### 26.2.7 Zytostatika (zellwachstumhemmende Mittel)

Zytostatika werden vor allem zur Behandlung von Krebs eingesetzt. Es handelt sich dabei um Zellgifte, die auf alle Zellen wirken, die sich schnell teilen. Neben den Krebszellen sind das auch die blutbildenden Zellen im Knochenmark, die Schleimhautzellen und die Keimzellen. Zytostatika schädigen daher auch das Immunsystem, den Magen-Darm-Trakt, die Haarwurzelzellen, Leber, Blase, Herz. Eine weitere Indikation einiger Zytostatika ist die

Immunsuppression, die bei Autoimmunerkrankungen und Transplantationen erwünscht ist.

**Alkylanzien:** leiten sich vom Senfgas und anderen giftigen Verbindungen ab und stören die Zellteilung. Zu ihnen gehören z. B. Busulfan, Chlorambucil, Cyclophosphamid, Ifosamid, Melphalan, Prednimustin, Thiotepa, Dihydroxybusulfan und Trofosfamid.

**Antimetaboliten:** verdrängen die natürlichen Stoffwechselbausteine in der Zelle und stören damit die Zellteilung. Zu ihnen gehören Methotrexat (Folsäureantagonist), Mercaptopurin, Tiogunanin, Cytarabin und Fluorouracil.

**Antibiotika:** Die folgenden Antibiotika werden nicht zur Behandlung von Infektionen verwendet, da sie zu stark toxisch wirken. Sie werden deshalb als Zytostatika benutzt. Zu ihnen zählen Bleomycin, Dactinomycin, Daunorubicin, Doxorubicin, Epirubicin, Mithracin, Mitomycin, Mitoxantron.

**Pflanzeninhaltsstoffe:** pflanzliche Alkaloide der Pflanze Vinca rosea (tropisches Immergrün). Vincristin, Vinblastin und Vindesin hemmen die Spindelbildung bei der Zellteilung.

**Enzyme:** Bestimmte Tumorarten benötigen zu ihrem Wachstum die Aminosäure Asparagin. Das Enzym Asparaginase verändert diese Aminosäure, so daß sie für die Tumorzellen nicht oder nur unzureichend zur Verfügung steht und damit das Zellwachstum hemmt.

**Harnstoffderivate:** Die Stoffe Carmustin, Lomustin und Nimustin sind Verbindungen, die vor allem ins ZNS eindringen und bei Hirntumoren zum Einsatz kommen.

**Andere Wirkstoffe:** Platinverbindungen wie Cisplatin und Carboplatin oder Procarbazin und Dacarbazin, deren Wirkungsweise nicht geklärt ist.

*NW* der Zytostatika: Störungen der Blutbildung, Magen-Darm-Störungen (Erbrechen, Durchfall), Appetitlosigkeit, Haarausfall, Leberschäden, erhöhte Infektionsgefahr und krebserzeugende Wirkung.

### 26.2.8 Immunsuppressive Therapie

Eine Unterdrückung der Abwehr (Immunsuppression) ist vor allem bei entzündlichen Erscheinungen gewünscht, die durch Autoimmunreaktionen oder Organtransplantationen hervorgerufen werden. Immunsuppressive Substanzen, die für eine Therapie in Frage kommen sind:

**Glukokortikoide:** hemmen die Antikörperbildung und zerstören Lymphozyten. Vor allem Prednisolon, Methylprednisolon und Cloprednol kommen zum Einsatz.

**Zytostatika:** Cyclophosphamid, Methotrexat und Azathioprin. Sie hemmen vor allem die Zellneubildung des sich schnell bildenden Gewebes (Wechselgewebes).

**Ciclosporin:** wirkt vor allem behindernd auf die T-Lymphozyten und hemmt die Interleukinproduktion. Es wird bei Organtransplantationen eingesetzt.

**Antilymphozytenglobulin:** spezifisch gegen T-Lymphozyten wirkende Antikörper (Globuline), die diese zerstören. Sie kommen vor allem bei Organtransplantationen zum Einsatz.

*NW:* je nach Medikament sehr unterschiedlich. Durch Ciclosporin kommt es z. B. zu erhöhter Infektionsanfälligkeit, allergischen Reaktionen, Fieber, Blutdruckerhöhung, Krämpfen, Anämie, Nierenschäden, Übelkeit, Durchfall und Leberschäden.

### 26.2.9 Bluthochdrucktherapie

Für die medikamentöse Therapie des Bluthochdrucks gibt es zahlreiche Präparate, die eine Senkung des Blutdrucks auf ganz unterschiedliche Weise herbeiführen. Bei leichtem Hochdruck sollten erst allgemeine und diätetische Maßnahmen durchgeführt werden (körperliche Betätigung, Rauchen einstellen, Einschränkung der Kochsalzzufuhr, Gewichtsreduktion). Die Therapie des Bluthochdrucks erfolgt nach einem Stufenschema. Zuerst werden Einzelpräparate, Betarezeptorenblocker oder

Diuretika angewendet. Bei ungenügender Wirkung erfolgt dann die Kombination von zwei oder drei dieser Medikamentengruppen. Folgende Wirkgruppen von Antihypertensiva sind zu unterscheiden:

**Betarezeptorenblocker:** Die in diesen Medikamenten enthaltenen Substanzen blockieren bestimmte Rezeptoren von Organen und Muskelzellen, an denen Noradrenalin und Adrenalin wirken. Der Rezeptortyp α (Alpha) bewirkt bei einer Reizung vor allem die Engstellung von Blutgefäßen während die Reizung des Rezeptortyp β (Beta) vor allem die Kontraktionskraft und Frequenz des Herzens steigert. Für die Blutdruckbehandlung haben sich vor allem die Betarezeptorenblocker bewährt. Von ihnen gibt es eine große Anzahl von Substanzen (z. B. Atenolol, Metoprolol, Pindolol, Propranol). *NW:* gatrointestinale Beschwerden, Müdigkeit, Schwindel, Benommenheit, Depressionen, Ödeme an den Beinen, Potenzstörungen.

**Antisympathikotonika:** Die Wirkstoffe Clonidin, Reserpin und Methyldopa verursachen im Bereich der Medulla oblongata eine verminderte Ansprechbarkeit des Sympathikus. *NW:* dämpfende Wirkung, depressive Verstärkung, Potenzstörungen.

**ACE-Hemmer:** Die Substanzen Captopril, Enalapril, Linsinopril, Perindopril blockieren das Angiotensin-Converting-Enzym (ACE), das die Umwandlung von Angiotensin I zum gefäßverengend wirkenden Angiotensin II vollzieht. Zusätzlich wird weniger Aldosteron freigesetzt und damit die Natriumausscheidung begünstigt. *NW:* Müdigkeit, Kopfschmerz, allergische Reaktionen, Schwindel, Reizhusten, selten Blutbildveränderungen.

**Diuretika:** Eine weitere Möglichkeit den Blutdruck zu senken, ist die Ausschwemmung von Natrium und Flüssigkeit über die Nieren. Das dadurch verminderte Plasmavolumen (Blutflüssigkeit) hat einen blutdrucksenkenden Effekt. Diuretika werden vor allem bei älteren Menschen einzeln gegeben.

**Kalziumantagonisten:** Durch Nifedipin, Verapamil und Diltiazem wird der Kalziumeinstrom in die Zellen behindert. Dies führt zu Erweiterung der arteriellen Widerstandsgefäße und damit zum Blutdruckabfall. Kalziumantagonisten werden vor allem älteren Patienten gegeben. *NW:* Ödeme, Hautrötung, Obstipation, Kopfschmerzen.

### 26.2.10 Mittel gegen Angina pectoris

Medikamente, die bei pektanginösen Beschwerden helfen, wirken auf drei Ebenen: sie senken den Sauerstoffverbrauch des Herzmuskels, erhöhen das Sauerstoffangebot durch eine verlängerte Diastole und beseitigen Koronarspasmen. Vor allem Nitrate wie Glyceroltrinitrat (Nitroglyzerin) und Isosorbiddinitrat, aber auch Betarezeptorenblocker und Kalziumantagonisten stehen zur Verfügung. Das Glyceroltrinitrat kann im akuten Anfall als Zerbeißkapsel oder Spray (sublingual) genommen werden und wirkt sehr schnell. *NW:* Kopfschmerzen, Schwindel, Schwäche und Hautrötung (bei Langzeittherapie).

### 26.2.11 Therapie der Herzinsuffizienz

Zur medikamentösen Therapie der Herzinsuffizienz gibt es Stoffe, die die Kontraktionskraft des Herzens stärken und seine Belastung verringern. Eine Entlastung des Herzens wird durch Nitrate, Diuretika und ACE-Hemmer erreicht. Substanzen, die das Herz stärken, sind die sogenannten herzwirksamen Glykoside (Herzglykoside). Es gibt drei Arten von Herzglykosiden, bei denen es sich um pflanzliche Drogen handelt, die nicht synthetisch hergestellt werden können. In ihrer pharmakologischen Wirkung sind sie gleich, jedoch unterscheiden sie sich in der Resorption, Wirkungsdauer und Ausscheidung.

- *Digitalis:* stammt aus dem Fingerhut (Digitalis purpurea und lanata) und ist unter den Namen Digoxin oder Digitoxin bekannt.
- *Strophantin:* Es stammt aus den verschiedenen Strophantus-Arten (Lianen). Die wirksamen Glykoside sind g-Strophanthidin (Strophantus gratus) und k-Strophanthidin

(Strophantus kombe). Strophanthin wird intravenös verabreicht.

- *Scilla:* Die herzwirksamen Glykoside Proscillaridin und Meproscillarin stammen aus der Meerzwiebel (Scilla).

Die Gabe von Herzglykosiden muß individuell erfolgen, da die Patienten sehr unterschiedlich reagieren. Besonders bei Untergewicht, höherem Lebensalter (über 70 Jahre), Hypokaliämie, Hyperkalzämie und koronarer Herzkrankheit ist die Empfindlichkeit auf Herzglykoside erhöht. Auch Abführmittel (Laxantien), Diuretika, Insulin, Kalziumspritzen und Amphotericin B erhöhen ihre Wirkung. *NW:* v. a. bei einer Überdosierung: Arrhythmien (Extrasystolen), Benommenheit, Kopfschmerzen, Sehstörungen, Benommenheit bis Bewußtlosigkeit und Bradykardie (unter 60/min).

**Klinische Hinweise:** Die therapeutische Breite von Herzglykosiden liegt bei 1,5–3. Bei einer Dauermedikation liegt die tägliche Digitalismenge bei 0,1–0,3 mg. Eine Erhöhung um das 1,5–3fache führt zu einer Vergiftung. Kalium vermindert und Kalzium verstärkt die Wirkung von Digitalis.

### 26.2.12 **Diuretika**

Substanzen, die eine Harnausscheidung fördern. Werden mit der Harnausscheidung auch vermehrt Salze ausgeschieden, spricht man von Saluretika (Diuretika im engeren Sinne). Die meisten Diuretika wirken sich nicht auf die Ausscheidung harnpflichtiger Substanzen aus und können durch die Konzentrationserhöhung dieser Substanzen im Blut eine Niereninsuffizienz verstärken. Diuretika werden meist bei Bluthochdruck, Herzinsuffizienz, zur Behandlung von Ödemen oder bei Vergiftungen (forcierte Diurese) gegeben.

**Osmotische Diuretika:** Stoffe wie Mannit oder Sorbit werden in der Niere nicht oder nur in geringen Mengen rückresorbiert, d. h. sie werden ausgeschieden. Durch ihre starke wasserbindende Wirkung wird dieses osmotisch gebundene Wasser ebenfalls ausgeschieden.

**Thiazid-Diuretika:** hemmen die Natriumrückresorption und fördern damit die Wasserausscheidung, aber auch die Ausscheidung von Kalium, während Kalzium- und Phosphationen vermindert ausgeschieden werden. Die wichtigsten Vertreter der Thiazide sind Chlorothiazid, Chlorthalidon, Hydrochlorthiazid, Metolazon, Mefrusid, Trichlormethiazid.

**Schleifendiuretika:** hemmen ebenfalls die Natriumrückresorption. Ihre diuretische Wirkung an der Henleschen Schleife ist sehr stark und setzt schnell ein, wirkt aber nicht lange. Schleifendiuretika sind zur forcierten Diurese geeignet, da auch harnpflichtige Substanzen mit ausgeschieden werden. Zu den Schleifendiuretika gehören Azosemid, Bumetanid, Etacrynsäure, Etozolin, Furosemid und Piretanid.

**Kaliumsparende Diuretika:** hemmen die Wirkung von Aldosteron und fördern damit die Natrium- und Wasserausscheidung. Die Kaliumausscheidung wird im Gegensatz zu anderen Diuretika gehemmt. Zu diesen auch als Aldosteronantagonisten bezeichneten Substanzen zählen vor allem Spironolacton und Kaliumcanrenoat.

*NW* der Diuretika: allergische Reaktionen, Elektrolytstörungen und Veränderungen im Säure-Basen-Haushalt.

### 26.2.13 **Gerinnungsfördernde Stoffe**

Substanzen, die die Blutgerinnung fördern, werden vor allem beim Vorliegen einer hämorrhagischen Diathese benötigt. Es handelt sich um Substanzen mit Vitamin-K-ähnlicher Wirkung sowie um die Gabe von Gerinnungsfaktoren.

**Vitamin-K-Gruppe:** Diese auch als Phyllochinone bezeichneten Stoffe sind für die Synthese der Gerinnungsfaktoren II, VII, IX und X in der Leber erforderlich. Ein alimentärer Vitamin-K-Mangel ist selten. Bei Störungen der Fettverdauung (Gallenwegerkrankungen) kann es jedoch vermindert sein, da es sich um ein fettlösliches Vitamin handelt. Bei einer Überdosierung von Antikoagulantien kann Vitamin K als Gegenmittel (Antidot) eingesetzt werden.

### 26.2.14 Antithrombotische Therapie

Gesamtheit aller Medikamente, die zur Therapie und Prophylaxe einer Thrombose oder Embolie gegeben werden. Es gibt dabei hauptsächlich drei Arten medikamentöser Therapie, die Thrombozytenfunktionshemmung, die Antikoagulation und die Fibrinolyse.

**Thrombozytenfunktionshemmer:** Arterielle Thromben entwickeln sich meist auf dem Boden arteriosklerotischer Veränderungen durch Zusammenballung von Thrombozyten. Thrombozytenfunktionshemmer verhindern die Zusammenballung von Thrombozyten und erschweren damit eine Thrombenbildung. Folgende Substanzen kommen zur Anwendung:

- *Acetylsalicylsäure:* ASS spielt die vorherrschende Rolle. Es wird in niedrigen Dosen zur Langzeittherapie und Prophylaxe gegeben. *NW:* gastrointestinale Beschwerden, Blutungen (bei hoher Dosierung).
- *Sulfinpyrazon:* auch als Gichtmittel bekannt.
- *Dipyridamol:* wird meist in Kombination mit ASS eingesetzt.

**Antikoagulantien:** Diese blutgerinnungshemmenden Stoffe hemmen entweder direkt die Gerinnungsfaktoren (z. B. Heparin) oder hemmen deren Herstellung (z. B. die Vitamin-K-Antagonisten).

- *Heparin:* kommt auch physiologisch in den Gewebemastzellen und den basophilen Granulozyten vor. Es verbindet sich mit einem Eiweiß, dem Antithrombin III und inaktiviert in dieser Form die Gerinnungsfaktoren IX, X, XI und XII. Dadurch wird die Bildung und die Wirkung von Thrombin verhindert. Da es direkt die Wirkung einiger Gerinnungsfaktoren hemmt, wirkt es sofort nach Gabe, wird aber schnell wieder abgebaut. *NW:* Haut- und Schleimhautblutungen, Haarausfall, allergische Reaktionen, Thrombozytenverminderung und Osteoporose bei Langzeittherapie.
- *Vitamin-K-Antagonisten:* Kumarinderivate (Riechstoff zahlreicher Pflanzen), die Vitamin K in seiner Wirkung hemmen und darüber die Synthese von Prothrombin und der Gerinnungsfaktoren VII, IX und X in der Leber blockieren. Kumarine werden im Gegensatz zu Heparin oral eingenommen. Ihre Wirkung setzt verzögert nach 1–3 Tagen ein. Vitamin-K-Antagonisten werden oft im Anschluß an eine Heparinisierung verordnet und dienen hauptsächlich der Langzeittherapie. *NW:* wie bei Heparin, jedoch zusätzlich Haut- und Schleimhautnekrosen.

**Fibrinolytika:** Nach einem Verschluß von Blutgefäßen (z. B. Herzinfarkt oder Lungenembolie) kann manchmal der Thrombus durch eine Fibrinolyse aufgelöst werden, bevor das Gewebe abgestorben ist. Zu den Fibrinolytika zählen Urokinase (Protein aus menschlichen Nierenzellen) und Streptokinase (Enzym, das von den β-hämolysierenden Streptokokken gebildet wird). Die fibrinolytische Therapie, auch Lysetherapie genannt, wird stationär in einer Klinik durchgeführt, da die Substanzen das Enzym Plasminogen aktivieren, was zu starken Blutungen führen kann.

### 26.2.15 Psychopharmaka

Psychopharmaka gehören zu den weltweit am häufigsten verordneten Arzneimitteln. Psychopharmaka sind Substanzen, die einen psychotropen (d. h. die Psyche beeinflussenden) Effekt haben.

**Tranquilizer:** haben eine beruhigende, entspannende und angstlösende Wirkung. Viele Tranquilizer entsprechen den sogenannten Schlafmitteln. Sie werden bei Neurosen, Angstzuständen und psychovegetativen Störungen gegeben.

**Neuroleptika:** wirken antipsychotisch und dämpfend auf psychomotorische Erregtheit, aggressives Verhalten und affektive Spannungen. Sie werden vor allem bei psychomotorischer Erregtheit, akuten psychotischen Krankheitsbildern und chronisch verlaufender Schizophrenie gegeben. *NW:* Dyskinesien (v. a. Krämpfe und verstärkte Bewegungen der Muskulatur im Kopfbereich), Parkinson-Syndrom, Akathisie (eine quälend erlebte Unruhe mit unbezwingbarem Drang, umhergehen zu müssen). Ferner können Veränderungen des weißen Blutbildes (Agranulozytose), vegetative Störungen (Hypertonie, Tachykardie, Miktionsstörungen, Obstipation oder Diarrhoe), Menstruationsstörungen oder depressive Verstimmungen hervorgerufen werden.

**Antidepressiva:** haben stimmungsaufhellende, depressionslösende, antriebssteigernde oder antriebshemmende Wirkung. Die verschiedenen Effekte sind je nach Wirkstoff unterschiedlich ausgeprägt. Sie werden entsprechend bei ängstlicher psychomotorischer Erregtheit, bei depressiven Verstimmungen oder bei psychomotorischer Gehemmtheit gegeben. *NW:* vegetative Störungen, Blutdruck- und Herzrhythmusstörungen, Obstipation, Mundtrockenheit.

**Psychotonika:** unterdrücken das Gefühl der Müdigkeit und Schläfrigkeit und beheben das Gefühl der Abgeschlagenheit und Schlappheit. In höheren Dosen kann es zu Konzentrations- und Leistungssteigerung kommen. Diese Psychostimulantien werden teilweise als Dopingmittel mißbraucht. *NW:* Schlafstörungen, Überanstrengung, Abhängigkeit.

**Psychodysleptika:** werden nicht therapeutisch eingesetzt. Es handelt sich um Stoffe, die optische und akustische Halluzinationen, Wahrnehmungsveränderungen und psychotische

Tab. 26-1: Einteilung der Psychopharmaka.

| | **Synonym** | **Wirkstoffe** | **Hauptindikation** |
|---|---|---|---|
| Neuroleptika | Neuroleptika; Psycholeptika; Major Tranquilizer | Phenothiazine (Chlorpromazin; Butyrophenone (Haloperidol); Sulpirid; Reserpin | Schizophrenie; Manie; organische Psychosyndrome; Erregungs- und Angstzustände; Alkoholentzugssyndrom |
| Antidepressiva | | Trizyklische Antidepressiva (Iminodibenzylderivate); Tetrazyklische Antidepressiva (Maprotilin); Monoaminooxidase-Hemmer | Depressionen |
| Tranquilizer | Tranquilantien; Minor Tranquilizer; Ataraktika | Benzodiazepine (Diazepam) | Neurosen; psychovegetative Störungen; Angstzustände |
| Psychotonika | Stimulatien; Psychoanaleptika; Psychoenergetika | Coffein; Amphetamine; Appetitzügler | Apathie; Müdigkeit |
| Psychodysleptika | Psycholytika; Psychotomimetika; Psychotoxika; Phantastika; Halluzinogene; Eidetika | Indol-Derivate (LSD) | Erzeugung von Modellpsychosen |

Zustände erzeugen. Zu ihnen zählen LSD (Lysergid), Psilocin, Mescalin und Cannabis. Sie fallen unter das Betäubungsmittelgesetz.

### 26.2.16 **Schlafmittel**

Schlafmittel lösen die Schlafstörungen nicht. Sie können aber unter besonderen Umständen eine gewisse Erholung für den Menschen herbeiführen. Viele Schlafmittel besitzen jedoch einen „Hangover"-Effekt, der zu Müdigkeit und Abgeschlagenheit am anderen Morgen führt. Die wichtigsten Schlafmittel sind Barbiturate und Benzodiazepine. *NW:* Müdigkeit, Abgeschlagenheit und Abhängigkeit. Beim plötzlichen Absetzen kann es zu einem „Rebound"-Effekt kommen, bei dem es zu Schlaflosigkeit, Angstzuständen und anderen zentralnervösen Störungen kommen kann. Barbiturate werden häufig zu Suizidversuchen benutzt.

### 26.2.17 **Antiepileptika**

Sie dienen der symptomatischen Behandlung der unterschiedlichen Formen von Epilepsie. Zu den Antiepileptika der ersten Wahl gehören je nach Epilepsieform Carbamazepin, Phenytoin, Valproat und Ethosumizid. Die genaue Bestimmung der Epilepsieart ist für die Auswahl der Medikamente wichtig. Nach ca. drei Jahren Anfallsfreiheit kann begonnen werden, die Medikamente auszuschleichen. *NW:* Schwindel, Müdigkeit, Übelkeit, Appetitlosigkeit, Kopfschmerzen, Schlafstörungen, selten allergische Reaktionen, Leberschäden und Agranulozytose.

### 26.2.18 **Analgetika**

Unter diesem Begriff werden alle Substanzen gefaßt, die eine Schmerzempfindung vermindern, ohne eine narkotische Wirkung zu erzeugen. Unterschieden werden dabei leichte nichtopioide Schmerzmittel und starke Schmerzmittel bzw. Opiate.

- *Leichte Schmerzmittel:* Es handelt bei fast allen um fiebersenkende (Antipyretika), entzündungshemmende (Antiphlogistika) und schmerzbekämpfende (Analgetika) Mittel. Die meisten leichten Schmerzmittel hemmen die Bildung der zyklischen Endoperoxidase. Dieser Stoff ist eine Vorstufe von Thromboxan und Prostaglandinen. Thromboxan fördert das Zusammenballung der Blutblättchen und Prostaglandin ist ein Entzündungsmediator, der bei der Fieberentstehung, an entzündlichen Prozessen und am Schmerzgeschehen beteiligt ist. Zu den leichten Schmerzmitteln zählen Acetylsalicylsäure (ASS), Paracetamol, Phenacon, Oxyphenbutacon, Metamizol, Indometacin, Diclofenac, Ibuprofen, Piroxicam und Naproxen. *NW:* gastrointestinale Störungen und Blutungen, Magen- und Darmgeschwüre, Nierenfunktionsstörungen, Blutbildungsstörungen, Schwindel, Kopfschmerz.
- *Starke Schmerzmittel:* Bei den starken Schmerzmitteln handelt es sich um Opiate, die eine zentrale und periphere Wirkung haben. Sie setzen zentral die Schmerzempfindung herab, haben eine beruhigende und dämpfende Wirkung und können die Stimmungslage verbessern. Sie hemmen das Atem- und Hustenzentrum und lösen oft Übelkeit und Erbrechen aus. An den Augen rufen sie eine Pupillenverengung (Miosis) hervor. Sie lösen eine Vermehrung des antidiuretischen Hormons aus und es besteht die Gefahr der Gewöhnung und Abhängigkeit. Peripher verzögern sie die Magenentleerung (Pyloruskonstriktion), verursachen eine spastische Obstipation und setzen den Gefäßtonus herab. Opiate werden meist dann gegeben, wenn andere Analgetika nicht mehr wirken (z. B. bei Tumorschmerzen oder postoperativ). Zu den Opiaten zählen Morphin, Codein, Pethidin, Levomethadon und andere. *NW:* Obstipation, Blutdrucksenkung, Harnverhalt, Hemmung des Atemzentrums.

### 26.2.19 **Rheumamittel (Antirheumatika)**

Bei der Therapie von Rheuma werden nichtsteroidale Antirheumatika, Glukokortikoide und Basistherapeutika unterschieden:

- *Nichtsteroidale Antirheumatika:* Analgetika, Antiphlogistika und Antipyretika, die keine Opiate enthalten. Sie dienen zur Bekämpfung von Schmerzen und entzündlichen Reaktionen.
- *Glukokortikoide:* werden zur Bekämpfung der akuten entzündlichen Schübe symptomatisch eingesetzt.
- *Basistherapeutika:* beeinflussen den Grundprozeß der Erkrankung günstig und werden in der Langzeittherapie eingesetzt. Ihre Wirkungsweise ist oft nicht geklärt, sie haben aber alle eine immunsuppressive Wirkung. Beispiele: Goldpräparate (ihre Wirkung tritt erst nach 2–4 Monaten ein), Antimalariamittel (v. a. Chloroquin), D-Penicillamin (nur unter strenger Indikation, da es schwere *NW* hat), Salazosulfapyridin, Immunsuppressiva (werden erst beim Versagen der anderen Therapiemöglichkeiten eingesetzt). *NW:* allergische Reaktionen, Störungen der Blutbildung, Nierenschädigung, Asthma, leichte bis schwere Arten von gastrointestinalen Störungen, Leberschäden, Nervenstörungen und -ausfälle.

### 26.2.20 **Hustenmittel**

**Antitussiva:** Mittel, die den Hustenreiz (Reflex) unterdrücken. Sie sollten nur bei trockenem Reizhusten angewendet werden, da es sonst zur Verlegung von Bronchien durch Sekret kommen kann. Die am häufigsten verwendete Substanz ist das Codein. Weiterhin werden Dihydrocodein, Hydrocodon, Clobutinol und andere verwendet. *NW:* Übelkeit, Obstipation.

**Expektorantien:** auswurffördernde Mittel. Darunter fallen die Sekretolytika (schleimfördernd und -lösend) und die Mukolytika (schleimlösend). Damit sie wirken, ist reichliche Flüssigkeitszufuhr notwendig. Sekretolytika sind saponinhaltige Drogen (z. B. aus der Schlüsselblume) und ätherische Öle. Mukolytika sind Mittel mit den Substanzen Bromhexin, Ambroxin Acetylcystein und Carbocistein.

### 26.2.21 **Laxantien**

Abführmittel, die zur Bekämpfung einer Obstipation eingesetzt werden und die Stuhlentleerung beschleunigen. Medizinisch sinnvoll ist dies nur selten, da hierdurch die Ursache einer Obstipation nicht beseitigt wird. Für die Wirkung aller Laxantien ist reichliche Flüssigkeitsaufnahme nötig.

**Quellstoffe:** Stoffe, die im Darm aufquellen, dadurch das Volumen des Darminhalts vermehren und den Stuhl geschmeidig machen. Sie werden als milde Laxantien bezeichnet. Es sind dies vor allem Leinsamen, indischer Flohsamen und Weizenkleie.

**Osmotisch wirkende Laxantien:** Schwer resorbierbare Salze (salinische Abführmittel) wie Magnesiumsulfat (Bittersalz) und Natriumsulfat (Glaubersalz). Sie wirken osmotisch, d. h. wasserbindend. Auch Mannit, Sorbit, Lactose und Lactulose wirken osmotisch und abführend.

**Darmreizende Abführmittel:** hemmen die Natrium- und Wasseraufnahme des Darms und fördern zugleich die Wasserausscheidung. Zu diesen Stoffen zählen Rizinusöl, die pflanzlichen Drogen mit dem Inhaltsstoff Anthraglykosid wie Faulbaumrinde, Sennesblätter, Rhabarberwurzel oder Aloe und die synthetischen Stoffe Bisacodyl und Natriumpicosulfat. *NW:* Flüssigkeitsverlust, allergische Reaktionen, bei längerer Einnahme Elektrolytstörungen und Obstipation.

# 27 Gesetzliche Grundlagen

Wie die meisten Berufe unterliegt auch die Tätigkeit des Heilpraktikers gesetzlichen Bestimmungen. In ihnen werden die Voraussetzungen, Rechte, Pflichten und Verbote geregelt. Im folgenden sind die wesentlichen Gesetze aufgeführt, die eine Auswirkung auf die Tätigkeit des Heilpraktikers haben. Die wichtigsten Gesetze sind das *Heilpraktikergesetz* und die *Erste Durchführungsverordnung zum Heilpraktikergesetz*. Hier wird geregelt, welches Gebiet die Tätigkeit eines Heilpraktikers umfaßt und welche Voraussetzungen erfüllt sein müssen, um als Heilpraktiker arbeiten zu dürfen. Für die schriftliche und mündliche Überprüfung werden die *Leitlinien für die Überprüfung* dargestellt. Ein weiterer Schwerpunkt ist das *Bundes-Seuchengesetz*, das fast vollständig aufgenommen wurde. Es führt den größten Teil der Krankheiten auf, die Heilpraktiker nicht behandeln dürfen. Wichtig sind auch die Vorschriften der *Hygiene-Verordnung* und *Unfallverhütung*.

Die einzelnen Gesetze werden jeweils am Anschluß der Texte noch kommentiert, um die Problematik der einzelnen Gesetzespassagen zu verdeutlichen. Die im Kommentar als wichtig angegebenen Gesetzespassagen sollten auswendig gelernt werden damit es keine Unsicherheiten gibt, da sie häufig Bestandteil der Überprüfung sind. Der Rest sollte, soweit nicht anders angegeben, sinngemäß erklärt werden können. Wer die Gesetzestexte nicht beherrscht, wird die Erlaubnis zur Ausübung der Heilkunde ohne Bestallung nicht erhalten.

**Hinweis:** Die Stellen im Gesetzestext, die durch Auslassungszeichen (...) gekennzeichnet sind, wurden entweder gestrichen, aufgehoben oder sind außer Kraft, unwirksam bzw. zeitlich überholt.

## 27.1 Das Heilpraktikergesetz

**Gesetz über die berufsmäßige Ausübung der Heilkunde ohne Bestallung (Heilpraktikergesetz)**

Vom 17. Februar 1939 (RGBl. I S. 251). Geändert durch Art. 53 des EGStGB vom 2. März 1974 (BGBl S. 469)

§ 1

(1) Wer die Heilkunde, ohne als Arzt bestallt zu sein, ausüben will, bedarf dazu der Erlaubnis.

(2) Ausübung der Heilkunde im Sinne dieses Gesetzes ist jede berufs- oder gewerbsmäßig vorgenommene Tätigkeit zur Feststellung, Heilung oder Linderung von Krankheiten, Leiden oder Körperschäden bei Menschen, auch wenn sie im Dienste von anderen ausgeübt wird.

(3) Wer die Heilkunde bisher berufsmäßig ausgeübt hat und weiterhin ausüben will, erhält die Erlaubnis nach Maßgabe der Durchführungsbestimmungen; er führt die Berufsbezeichnung „Heilpraktiker".

§ 2

(1) Wer die Heilkunde, ohne als Arzt bestallt zu sein, bisher berufsmäßig nicht ausgeübt hat, kann eine Erlaubnis nach § 1 in Zukunft ... erhalten.

(2) Wer durch besondere Leistungen seine Fähigkeit zur Ausübung der Heilkunde glaubhaft macht, wird auf Antrag des Reichsministers des Innern durch den Reichsminister für Wissenschaft, Erziehung und Volksbildung unter erleichterten Bedingungen zum Studium der Medizin zugelassen, sofern er seine Eignung für die Durchführung des Medizinstudiums nachweist.

§ 3

Die Erlaubnis nach § 1 berechtigt nicht zur Ausübung der Heilkunde im Umherziehen.

§ 4 ...

§ 5

Wer, ohne zur Ausübung des ärztlichen Berufs berechtigt zu sein und ohne eine Erlaubnis nach § 1 zu besitzen, die Heilkunde ausübt, wird mit Freiheitsstrafe bis zu einem Jahr oder mit Geldstrafe bestraft.

§ 5a

(1) Ordnungswidrig handelt, wer als Inhaber einer Erlaubnis nach § 1 die Heilkunde im Umherziehen ausübt.

(2) Die Ordnungswidrigkeit kann mit einer Geldbuße bis zu fünftausend Deutsche Mark geahndet werden.

§ 6

(1) Die Ausübung der Zahnheilkunde fällt nicht unter die Bestimmungen dieses Gesetzes.

(2) ...

§ 7

Der Reichsminister des Innern erläßt ... die zur Durchführung ... dieses Gesetzes erforderlichen Rechts- und Verwaltungsvorschriften.

§ 8

(1) Dieses Gesetz tritt am Tage der Verkündung in Kraft.

(2) Gleichzeitig treten § 56a Abs. 1 Nr. 1 und § 148 Abs. 1 Nr. 7a der Rechtsgewerbeordnung, soweit sie sich auf die Ausübung der Heilkunde im Sinne dieses Gesetzes beziehen, außer Kraft.

### 27.1.1 Kommentar zum Heilpraktikergesetz

**Wichtig:** Für die Überprüfung müssen auf jeden Fall die §§ 1, 3 und 6 wörtlich dargelegt werden können. Die restlichen §§ sollten sinngemäß beherrscht werden.

*zu § 1*

- *Absatz 1:* Das Wort *bestallen* kommt ursprünglich von bestellen und bedeutet „in ein Amt einsetzen". Die ärztliche Approbation ist die moderne Form der Bestallung. Sie beinhaltet die Erlaubnis zur Ausübung der ärztlichen Heilkunde. Mit der Formulierung *wer* sind sowohl natürliche, als auch juristische Personen (z. B. eine GmbH) erfaßt, die Heilpraktikererlaubnis kann aber nur eine natürliche Person erhalten. Die Erteilung der Erlaubnis wird in der Durchführungsverordnung geregelt. Dabei ist die Heilpraktikererlaubnis nicht auf ein bestimmtes Fachgebiet beschränkbar (Methodenfreiheit). Allerdings gibt es durch § 3 und § 6 des Heilpraktikergesetzes sowie durch andere Gesetze erhebliche Einschränkungen im Tätigkeitsfeld eines Heilpraktikers, die an anderer Stelle genauer besprochen werden.
- *Absatz 2:* In diesem Absatz wird definiert, was *Ausübung der Heilkunde* im Sinne dieses Gesetztes ist. Ein Heilpraktiker übt kein Gewerbe, sondern einen freien Beruf aus. *Berufs- oder gewerbsmäßig* bedeutet hier die Absicht, die heilkundliche Tätigkeit zu wiederholen, und sie zu einer dauernden oder wiederkehrenden Beschäftigung zu machen. Berufsmäßig ist die Tätigkeit auch dann, wenn die Tätigkeit unentgeltlich ausgeübt wird und der Kreis der Patienten sich auf Freunde beschränkt. Notfälle oder selbstlose Hilfe sind davon ausgenommen. Tätigkeit bedeutet jedes Tun, das auf die Feststellung, Heilung und Linderung von Krankheiten, Leiden oder Körperschäden bei Menschen abzielt. Dabei ist das Verfahren unerheblich, ebenso die persönliche Befähigung zu einer solchen Feststellung, Heilung oder Linderung. Im Falle der Feststellung von Krankheiten, Leiden oder Körperschäden kommt es allein darauf an, daß die Tätigkeit eine Entscheidung darüber ermöglicht, ob Krankheiten, Leiden oder Körperschäden vorliegen. Zur Heilung und Linderung von Krankheiten, Leiden oder Körperschäden muß keine Behandlung erfolgen, sondern es reicht ein Rat, den der Kranke beachten soll (z. B. Ernährungsberatung). Es ist auch unerheblich, ob tatsächliche Wirkungen der Methoden zu erwarten sind. Ausreichend ist hier wiederum nur die Absicht.

Nichtärztliche Psychotherapeuten benötigen ebenfalls eine Heilerlaubnis, da die Erkennung und Behandlung seelischer Krankheiten heilkundliche Fachkenntnis erfordert. Ebenfalls unter die Erlaubnispflicht fallen Geistheilung, Handauflegung und Besprechen. Im Dienste von anderen darf nur jemand ohne Erlaubnis tätig sein, der entweder medizinische Hilfstätigkeiten ausführt oder seine Tätigkeit unter intensiver Aufsicht und Verantwortung einer befugten Heilperson (Arzt oder Heilpraktiker) ausführt. Nicht unter dieses Gesetz fallen alle Präventivmaßnahmen zur Vorbeugung, Verhütung und Erhaltung der Gesundheit und allgemein gehaltene Ratschläge zur Gesundheit oder zu bestimmten Krankheiten (z. B. bei Vorträgen), sofern es nicht um einen individuell-konkreten Krankheitsfall geht. Auch bagatellartige Verletzungen oder die Behandlung von Hühneraugen sind keine Ausübung der Heilkunde.

- *Absatz 3:* Das Führen der Berufsbezeichnung Heilpraktiker beinhaltet das Recht, aber auch die Pflicht, diese Bezeichnung zu führen, wenn die Heilkunde berufsmäßig ausgeübt wird. Anstelle der Berufsbezeichnung Heilpraktiker dürfen keine anderen Bezeichnungen geführt werden. Gestattet ist aber der Hinweis auf sein Fachgebiet wie z. B. Homöopathie oder Psychotherapie. Die Zusatzbezeichnung darf aber keine arztähnliche Bezeichnung sein wie z. B. Homöopath oder Psychotherapeut. Ausgenommen von dieser Regelung sind psychologisch arbeitende Psychologen, wenn sie nur eine eingeschränkte Erlaubnis im heilkundlich-psychotherapeutischen Bereich besitzen.

*zu § 2*

- *Absatz 1:* Die Formulierung beinhaltet eine zwingende Rechtsvorschrift nach der jeder, der die Zulassungsvoraussetzungen nach § 2 der Durchführungsverordnung zum Heilpraktikergesetz erfüllt, einen Rechtsanspruch auf die Erlaubniserteilung hat.
- *Absatz 2:* Diese Vorschrift ist kein Bundesrecht. Obwohl sie in einigen Bundesländern formell noch gilt, ist der Zugang zur Hochschule in den Hochschulgesetzen der Länder geregelt und die Zulassung zu den ärztlichen Prüfungen in der Ärzteapprobationsordnung. Der Besitz der Hochschulreife ist hierfür eine Vorraussetzung.

*zu § 3*

*Umherziehen* bedeutet, ohne feste Praxisstelle mit seinen Patienten in Kontakt zu treten. So muß der Heilpraktiker eine feste Praxis haben. Auch eine Zweitpraxis mit festen Sprechzeiten und Hausbesuche bei seinen Patienten sind zulässig. Verboten ist die Heilbehandlung während öffentlicher Veranstaltungen, Talk-Shows und ähnlichem, da hier keine feste Praxisstelle vorhanden ist.

*zu § 5*

Die unerlaubte Ausübung der Heilkunde ist ein Straftatbestand. Strafbar ist nur das vorsätzliche Handeln.

*zu § 5a*

Die Ausübung der Heilkunde im Umherziehen ist im Gegensatz zu § 5 eine Ordnungswidrigkeit.

*zu § 6*

Welche Tätigkeiten als Ausübung der Zahnheilkunde gelten, ist im Gesetz über die Ausübung der Zahnheilkunde geregelt. Die Ausübung der Zahnheilkunde ist ausschließlich Zahnärzten und Ärzten erlaubt. Wenn ein Heilpraktiker dagegen verstößt, macht er sich entsprechend dem § 5 HPG strafbar.

## 27.2 Durchführungsverordnung zum Heilpraktikergesetz

**Erste Durchführungsverordnung zum Gesetz über die berufsmäßige Ausübung der Heilkunde ohne Bestallung (Heilpraktikergesetz)**

Vom 18. Februar 1939 (RGBl. I S. 259), zuletzt geändert durch BVerfGE vom 10. Mai 1988 (BGBl. I S. 1587)

Auf Grund § 7 des Gesetzes über die berufsmäßige Ausübung der Heilkunde ohne Bestallung (Heilpraktikergesetz) vom 17. Februar 1939 (Reichsgesetzblatt I S. 251) wird verordnet:

§ 1 ...

§ 2

(1) Die Erlaubnis wird nicht erteilt,

a) wenn der Antragsteller das 25. Lebensjahr noch nicht vollendet hat,
b) ...
c) ...
d) wenn er nicht mindestens abgeschlossene Volksschulbildung nachweisen kann,
e) ...
f) wenn sich aus Tatsachen ergibt, daß ihm die ... sittliche Zuverlässigkeit fehlt, insbesondere, wenn schwere strafrechtliche oder sittliche Verfehlungen vorliegen,
g) wenn ihm infolge eines körperlichen Leidens oder wegen Schwäche seiner geistigen oder körperlichen Kräfte oder wegen einer Sucht die für die Berufsausübung erforderliche Eignung fehlt,
h) ...
i) wenn sich aus einer Überprüfung der Kenntnisse und Fähigkeiten des Antragstellers durch das Gesundheitsamt ergibt, daß die Ausübung der Heilkunde durch den Betreffenden eine Gefahr für die Volksgesundheit bedeuten würde.

(2) ...

§ 3

(1) Über den Antrag entscheidet die untere Verwaltungsbehörde im Benehmen mit dem Gesundheitsamt.

(2) Der Bescheid ist dem Antragsteller, ... und der zuständigen Ärztekammer zuzustellen; das Gesundheitsamt erhält Abschrift des Bescheides. Der ablehnende Bescheid ist mit Gründen zu versehen.

(3) Gegen den Bescheid können der Antragsteller ... und die zuständige Ärztekammer binnen zwei Wochen Beschwerde einlegen. Über diese entscheidet die höhere Verwaltungsbehörde nach Anhörung eines Gutachterausschusses (§ 4).

§ 4

(1) Der Gutachterausschuß besteht aus einem Vorsitzenden, der weder Arzt noch Heilpraktiker sein darf, aus zwei Ärzten sowie aus zwei Heilpraktikern. Die Mitglieder des Ausschusses werden vom Reichsminister des Innern ... für die Dauer von zwei Jahren berufen. Die Landesregierungen werden ermächtigt, durch Rechtsverordnung die zuständige Behörde abweichend von Satz 2 zu bestimmen. Sie können diese Ermächtigung auf oberste Landesbehörden übertragen.

(2) Für mehrere Bezirke höherer Verwaltungsbehörden kann ein gemeinsamer Gutachterausschuß gebildet werden.

§§ 5 und 6 ...

§ 7

(1) Die Erlaubnis ist durch die höhere Verwaltungsbehörde zurückzunehmen, wenn nachträglich Tatsachen eintreten oder bekannt werden, die eine Versagung der Erlaubnis nach § 2 Abs. 1 rechtfertigen würden. Die Landesregierungen werden ermächtigt, durch Rechtsverordnung die zuständige Behörde abweichend von Satz 1 zu bestimmen. Sie können diese Ermächtigung auf oberste Landesbehörden übertragen.

(2) ...

(3) Vor Zurücknahme der Erlaubnis nach Absatz 1 ist der Gutachterausschuß (§ 4) zu hören.

(4) ...

§§ 8–10 ...

§ 11

(1) Höhere Verwaltungsbehörde im Sinne dieser Verordnung ist in Preußen, Bayern ... der Regierungspräsident, in Berlin der Polizeipräsident, im Saarland der Reichskommissar für das Saarland und im übrigen die oberste Landesbehörde.

(2) Untere Verwaltungsbehörde im Sinne dieser Verordnung ist in Gemeinden mit staatlicher Polizeiverwaltung die staatliche Polizeibehörde, im übrigen in Stadtkreisen der Oberbürgermeister, in Landkreisen der Landrat.

(3) ...

§§ 12–14 ...

### 27.2.1 Kommentar zur Durchführungsverordnung

> **Wichtig:** Der § 2 Absatz 1 Buchstaben a, d, f, g und i muß gut beherrscht werden, da in ihm die Voraussetzungen zur Heilpraktikererlaubnis geregelt sind.

*zu § 2*

*Absatz 1*

- *Buchstabe a:* Wenn das 25. Lebensjahr noch nicht vollendet ist, wird die Erlaubnis nicht erteilt. Auch die Überprüfung ist hiervon betroffen. Die gesundheitsamtliche Kenntnisüberprüfung kann demnach frühestens drei Monate vor Erreichen der Altersgrenze erfolgen.

- *Buchstabe f:* Diese Voraussetzung wird durch ein polizeiliches Führungszeugnis belegt. Im Falle einer Unzuverlässigkeit ist dem Antragsteller rechtliches Gehör zu gewähren.
- *Buchstabe g:* Zu den körperlichen Leiden zählen u. a. Taubheit, Blindheit, Stummheit, hochgradige Schwerhörigkeit, ansteckende Krankheiten und starke Behinderungen durch Lähmungen, Mißbildungen und Gliedverluste. Zu einer Schwäche der geistigen Kräfte zählen z. B. Geisteskrankheit und Geistesschwäche. Eine Sucht ist ein chronisch oder periodisch erzeugter Zustand durch Alkohol oder Betäubungsmittel. Kaffee- oder Nikotinmißbrauch zählen nicht dazu. Diese Anforderungen werden gewöhnlich durch ein ärztliches Attest belegt.
- *Buchstaben i:* Es handelt sich nur um eine Überprüfung, nicht um eine Fachprüfung. Die Überprüfung konzentriert sich auf die Kenntnis der Grenzen der heilkundlichen Befugnisse des Heilpraktikers. Er muß also wissen, wie er seinen Patienten nicht schadet. Dazu sind Grundkenntnisse in Anatomie, Physiologie, Pathologie, Diagnostik und Therapie erforderlich. Ferner muß er über die gesetzlichen Grundlagen wie das Heilpraktikergesetz und vor allem über Kenntnisse der Seuchengesetze und der darin genannten Krankheiten und Bestimmungen verfügen, damit er keine *Gefahr für die Volksgesundheit* darstellt.

Ausgenommen von der Überprüfung sind zur Zeit noch Diplom-Psychologen mit dem Fach klinische Psychologie, die unter Beachtung der sonstigen Voraussetzungen, von der Kenntnisüberprüfung freigestellt werden, wenn sie nur auf dem Gebiet der Psychotherapie tätig sein wollen. Alle anderen, die ebenfalls nur auf dem Gebiet der Psychotherapie tätig sein wollen aber keine klinischen Psychologen sind, werden dahingehend überprüft, ob sie psychische Erkrankungen erkennen und organische Erkrankungen und Psychosen davon abgrenzen können. Sie erhalten dann die eingeschränkte Erlaubnis.

*zu § 3*

- *Absatz 1:* Die untere Verwaltungsbehörde ist bestimmt nach § 11 Abs. 2. Sie entscheidet im Benehmen mit dem Gesundheitsamt über den Antrag. Zuständig sind die untere Verwaltungsbehörde und das Gesundheitsamt, in dessen Zuständigkeit der Beruf ausgeübt werden soll.
- *Absatz 3:* Die Vorschrift für ein Widerspruchsverfahren ist in den §§ 68ff in Verbindung mit dem § 77 Abs. 1 Verwaltungsgerichtsordnung (VwGO) geregelt. Ist der Bescheid mit der erforderlichen Rechtsbehelfsbelehrung versehen, ist der Widerspruch innerhalb eines Monats nach Zustellung bei der Ausgangsbehörde einzulegen. Fehlt die Rechtshelfsbelehrung, so beträgt die Widerspruchsfrist ein Jahr.

*zu § 7*

Die höhere Verwaltungsbehörde ist bestimmt nach § 11 Abs. 1 und kann die Erlaubnis einer rechtmäßig erteilten Heilpraktikererlaubnis widerrufen, wenn nachträglich eine Zulassungsvoraussetzung nach § 2 Abs. 1 wegfällt. Das kann im einzelnen sein, wenn

- der Heilpraktiker eine sittliche oder strafrechtliche Verfehlung begangen hat, die seine Unzuverlässigkeit begründet;
- beim Heilpraktiker die gesundheitliche Eignung zur weiteren Berufsausübung (z. B. durch Erkrankung oder Sucht) entfallen ist
- der Heilpraktiker seine Befugnisgrenzen überschreitet oder er sich in einer Weise verhalten hat, daß dies zu einer Gefährdung oder Schädigung von Patienten geführt hat. Damit stellt er eine Gefahr für die Volksgesundheit dar.

Die Rücknahme einer Erlaubnis hat eine Eintragung in das Bundeszentralregister zur Folge. Durch einen Verzicht der Heilpraktikererlaubnis kann der Betroffene den Widerruf abwenden. Ein rechtzeitiger Widerspruch gegen den Widerruf hat aufschiebende Wirkung, außer es besteht eine durch öffentliche Interessen begründete Anordnung der sofortigen Vollziehung.

## 27.3 Leitlinien zur Überprüfung

**Leitlinien für die Überprüfung von Heilpraktikeranwärtern gemäß § 2 Abs. 1 Buchst. i) der Ersten Durchführungsverordnung zum Heilpraktikergesetz**

I. Rechtslage

Im Rahmen des Verfahrens über einen Antrag auf Erteilung einer Erlaubnis nach § 1 Abs. 1 des Heilpraktikergesetzes (HPG) vom 17. Februar 1939 (RGBl. I S. 251 – BGBl. III, 2122–2), geändert durch Gesetz vom 2. März 1974 (BGBl. I, S. 469), ist gemäß § 2 Abs. 1 Buchst. i) der Ersten DVO zum HPG vom 18. Februar 1939 ( RGBl. I, S. 259 – BGBl. III, 2122-2-1), zuletzt geändert durch Verordnung vom 18. April 1975 (BGBl. I, S. 967), eine Überprüfung des Heilpraktikeranwärters durch das Gesundheitsamt durchzuführen.

Nach der genannten Vorschrift ist die Erlaubnis zu versagen, „wenn sich aus einer Überprüfung der Kenntnisse und Fähigkeiten des Antragstellers durch das Gesundheitsamt ergibt, daß die Ausübung der Heilkunde durch den Betreffenden eine Gefahr für die Volksgesundheit bedeuten würde". Die Überprüfung dient der Abwehr von Gefahren für die Gesundheit einzelner Bürger und der Bevölkerung. Sie ist keine Prüfung im Sinne einer Leistungskontrolle zur Feststellung einer bestimmten Qualifikation. Daraus folgt, daß sie sich auf die Feststellung beschränken muß, ob der Stand der Kenntnisse und Fähigkeiten des Antragstellers keine Anhaltspunkte dafür bietet, daß eine heilkundliche Tätigkeit durch ihn zu Schäden an der menschlichen Gesundheit führen könnte. In diesem Rahmen muß sie allerdings die wesentlichen Gegenstände umfassen, die für eine solche Feststellung relevant sind. Dies bedingt, daß neben der Kenntnis der einschlägigen gesundheitsrechtlichen Vorschriften auch solche fachlichen Grundlagenkenntnisse der Medizin zu überprüfen sind, ohne deren Beherrschung heilkundliche Tätigkeiten leicht mit Gefahren für die menschliche Gesundheit verbunden sein können. Aufgrund der Überprüfung muß insbesondere auch festgestellt werden können, ob der Antragsteller die Grenzen seiner Fähigkeiten und der Handlungskompetenzen des Heilpraktikers klar erkennt, sich der Gefahr bei einer Überschreitung dieser Grenzen bewußt und bereit ist, sein Handeln entsprechend einzurichten.

II. Verfahren bei der Überprüfung

1. Zuständigkeit der Überprüfung

Eine bundesweit an einheitlichen Maßstäben ausgerichtete Überprüfung ist notwendig. Um dieses Ziel zu erreichen, wird die Durchführung der Überprüfung zentralisiert. Eine solche Zentralisierung gibt es in einigen Ländern bereits seit längerer Zeit. Für kleinere Länder empfiehlt es sich, die Überprüfung auf ein bestimmtes Gesundheitsamt zu konzentrieren. In größeren Ländern erscheint es zweckmäßig, hierfür einige wenige Gesundheitsämter – ein Gesundheitsamt je Regierungsbezirk – zu bestimmen. Für eine entsprechende Organisation sprechen positive Erfahrungen in mehreren Ländern. Eine Konzentration der Überprüfungen auf ein Gesundheitsamt bzw. einige wenige Gesundheitsämter pro Land kann am ehesten gewährleisten, daß die Überprüfungen formell und inhaltlich landeseinheitlich durchgeführt werden. Bei der Ansiedlung der Überprüfungen bei *einem* Gesundheitsamt ist dies zwangsläufig. Aber auch bei einer Konzentration auf *einige wenige* Gesundheitsämter kann eine landeseinheitliche Handhabung realisiert werden, weil eine Abstimmung unter wenigen Gesundheitsämtern ohne größere Schwierigkeiten möglich ist. Wird in jedem Land einheitlich verfahren, ist das Ziel einer ländereinheitlichen Überprüfungspraxis durch Abstimmung unter den Ländern unschwer erreichbar.

2. Durchführung der Überprüfung

2.1 Die Überprüfung besteht aus einem schriftlichen und einem mündlichen Teil.

2.2 Der schriftliche Teil der Überprüfung wird vor dem mündlichen Teil durchgeführt.

2.3 Im schriftlichen Teil der Überprüfung werden dem Antragsteller vom Amtsarzt 60 bis 80 Fragen schriftlich zur schriftlichen Beantwortung gestellt. Für neun Zehntel der Fragen ist das Antwort-Wahl-Verfahren anzuwenden. Für das restliche Zehntel sind Fragen zu wählen, die in Form einer wörtlichen Darlegung zu beantworten sind. Die Fragen sind klar und verständlich zu formulieren und auf den Bereich der unerläßlichen Kenntnis zu beschränken. Dem Antragsteller stehen für die Beantwortung einer Frage nach dem Antwort-

Wahl-Verfahren zwei Minuten, für die Beantwortung einer Frage durch eine wörtliche Darlegung vier Minuten zur Verfügung. Antragsteller, die mindestens drei Viertel der im Antwort-Wahl-Verfahren zu beantwortenden Fragen und drei Viertel der in wörtlicher Darlegung zu beantwortenden Fragen zutreffend beantwortet haben, werden zur Fortsetzung der Überprüfung im mündlichen Teil zugelassen. Falls der Antragsteller den Anforderungen des schriftlichen Teils nicht gerecht wird, wird die Überprüfung abgebrochen und festgestellt, daß angenommen werden muß, daß die Ausübung der Heilkunde durch den Antragsteller eine Gefahr für die Volksgesundheit bedeuten würde. Der Amtsarzt teilt dies der für die Erteilung der Erlaubnis zuständigen Behörde mit. Das gleiche gilt, wenn beim Antragsteller während der schriftlichen Überprüfung Täuschungsversuche oder sonstige Unregelmäßigkeiten festgestellt worden sind.

2.4 Die mündliche Überprüfung dauert mindestens fünfzehn und höchstens fünfundvierzig Minuten. Es können in Gruppen bis zu vier Antragsteller überprüft werden. Die mündliche Überprüfung wird vom Amtsarzt und einem von ihm zu berufenden gutachtlich mitwirkenden Heilpraktiker durchgeführt. Der Amtsarzt kann einen weiteren, ebenfalls von ihm zu berufenden gutachtlich mitwirkenden Heilpraktiker hinzuziehen. Die Berufsverbände der Heilpraktiker können dem Amtsarzt Heilpraktiker für die Teilnahme an der Überprüfung vorschlagen. Im mündlichen Teil der Überprüfung sind die gestellten Fragen vom Antragsteller in freier Form zu beantworten. Dem Antragsteller soll auch eine praktische Aufgabe gestellt werden, die er in Anwesenheit aller Mitglieder des Überprüfungsgremiums zu erledigen hat. Über die mündliche Überprüfung ist eine Niederschrift zu fertigen, aus der Gegenstand, Ablauf und Ergebnis der Überprüfung, die gutachtliche Stellungnahme des gutachtlich beteiligten Heilpraktikers bzw. die gutachtlichen Stellungnahmen der gutachtlich beteiligten Heilpraktiker und ggf. vorgekommene Unregelmäßigkeiten hervorgehen. Aufgrund des Ergebnisses der mündlichen Überprüfung entscheidet der Amtsarzt nach Anhören des gutachtlich beteiligten Heilpraktikers bzw. der gutachtlich beteiligten Heilpraktiker, ob beim Antragsteller Anhaltspunkte dafür vorliegen, daß die Ausübung der Heilkunde durch ihn eine Gefahr für die Volksgesundheit bedeuten würde. Er teilt die getroffene Entscheidung mit dem Ergebnis der schriftlichen Überprüfung der für die Erlaubniserteilung zuständigen Behörde mit. Der Amtsarzt unterrichtet den Antragsteller über das Ergebnis der Überprüfung.

3. Inhalt der Überprüfung

Die Überprüfung der Kenntnisse und Fähigkeiten des Antragstellers dient der Feststellung, ob beim Antragsteller Anhaltspunkte dafür vorliegen, daß die Ausübung der Heilkunde durch ihn eine Gefahr für die Volksgesundheit bedeuten würde. Unter diesem Aspekt sind in der Überprüfung die nachfolgend genannten Gegenstände zu behandeln. Dabei ist insbesondere auch darauf zu achten, ob der Antragsteller die Grenzen seiner Befähigung und der Handlungskompetenzen eines Heilpraktikers klar erkennt, sich der Gefahren bei einer Überschreitung dieser Grenzen bewußt und bereit ist, sein Handeln entsprechend einzurichten.

Gegenstände der Überprüfung

- Berufs- und Gesetzeskunde einschließlich rechtliche Grenzen der Ausübung der Heilkunde ohne Approbation als Arzt
- Grenzen und Gefahren diagnostischer und therapeutischer Methoden des Heilpraktikers
- Grundkenntnisse der Anatomie, pathologischen Anatomie, Physiologie und Pathophysiologie
- Grundkenntnisse in der allgemeinen Krankheitslehre, Erkennung und Unterscheidung von Volkskrankheiten, insbesondere der Stoffwechselkrankheiten, der Herz-Kreislauf-Krankheiten, der degenerativen Erkrankungen sowie der übertragbaren Krankheiten
- Erkennung und Erstversorgung akuter Notfälle und lebensbedrohender Zustände
- Technik der Anamneseerhebung; Methoden der unmittelbaren Krankenuntersuchung (Inspektion, Palpation, Perkussion, Auskultation, Reflexprüfung, Puls- und Blutdruckmessung)
- Praxishygiene, Desinfektion, Sterilisation
- Injektions- und Punktionstechniken
- Deutung grundlegender Laborwerte

### 27.3.1 Kommentar zu den Leitlinien der Überprüfung

In diesen Leitlinien werden die Inhalte der Überprüfung genauer dargelegt. Neben Berufs- und Gesetzeskunde einschließlich rechtlicher Grenzen, Grenzen und Gefahren diagnostischer und therapeutischer Methoden, Grundkenntnissen in Anatomie, Physiologie und Pathologie (Volkskrankheiten), sind Kenntnisse von Notfällen, Untersuchungstechniken, Praxishygiene, Injektionstechniken und Laborwerten wichtiger Bestandteil der Überprüfung.

Die Leitlinien werden von den verschiedenen Ländern unterschiedlich umgesetzt. So haben inzwischen Bayern, Brandenburg, Bremen, Hessen und Nordrhein-Westfalen eigene Vollzüge, Richtlinien und Erlasse veröffentlicht, die sich jedoch im wesentlichen an den zentralen Leitlinien orientieren.

## 27.4 Bundes-Seuchengesetz

**Gesetz zur Verhütung und Bekämpfung übertragbarer Krankheiten beim Menschen (Bundes-Seuchengesetz)**

Vom 18. Juli 1961 (BGBl. I S. 1012, ber. S. 1300) in der Fassung der Bekanntmachung vom 18. Dezember 1979 (BGBl. I S. 2262, ber. BGBl. 1980 S. 151)

(Auszug)

**ERSTER ABSCHNITT**

**Begriffsbestimmungen**

§ 1

Übertragbare Krankheiten im Sinne dieses Gesetzes sind durch Krankheitserreger verursachte Krankheiten, die unmittelbar oder mittelbar auf den Menschen übertragen werden können.

§ 2

Im Sinne dieses Gesetzes ist

1. krank eine Person, die an einer übertragbaren Krankheit erkrankt ist,
2. krankheitsverdächtig eine Person, bei der Erscheinungen bestehen, welche das Vorliegen einer bestimmten übertragbaren Krankheit vermuten lassen,
3. ansteckungsverdächtig eine Person, von der anzunehmen ist, daß sie Erreger einer übertragbaren Krankheit (Krankheitserreger) aufgenommen hat, ohne krank, krankheitsverdächtig oder Ausscheider zu sein,
4. Ausscheider eine Person, die Krankheitserreger ausscheidet, ohne krank, oder krankheitsverdächtig zu sein,
5. ausscheidungsverdächtig eine Person, von der anzunehmen ist, daß sie Krankheitserreger ausscheidet, ohne krank oder krankheitsverdächtig zu sein.

**ZWEITER ABSCHNITT**

**Meldepflicht**

§ 3

(1) Zu melden ist der Krankheitsverdacht, die Erkrankung sowie der Tod an

1. Botulismus,
2. Cholera,
3. Enteritis infectiosa
   a) Salmonellose,
   b) übrige Formen einschließlich mikrobiell bedingter Lebensmittelvergiftung,
4. Fleckfieber,
5. Lepra,
6. Milzbrand,
7. Ornithose,
8. Paratyphus A, B und C,
9. Pest,
10. Pocken,
11. Poliomyelitis,
12. Rückfallfieber,
13. Shigellenruhr,
14. Tollwut,
15. Tularämie,
16. Typhus abdominalis,
17. virusbedingtem hämorrhagischem Fieber.

(2) Zu melden ist die Erkrankung sowie der Tod an

1. angeborener
   a) Cytomegalie,
   b) Listeriose,
   c) Lues,
   d) Toxoplasmose,
   e) Rötelnembryopathie,
2. Brucellose,
3. Diphtherie,
4. Gelbfieber,
5. Leptospirose
   a) Weil'sche Krankheit,
   b) übrige Formen,
6. Malaria,
7. Meningitis/Encephalitis
   a) Meningokokken-Meningitis,
   b) andere bakterielle Meningitiden,
   c) Virus-Meningoencephalitis,
   d) übrige Formen,
8. Q-Fieber,

9. Rotz,
10. Trachom,
11. Trichinose,
12. Tuberkulose (aktive Form)
    a) der Atmungsorgane,
    b) der übrigen Organe,
13. Virushepatitis
    a) Hepatitis A,
    b) Hepatitis B,
    c) nicht bestimmbare und übrige Formen
14. anaerober Wundinfektion
    a) Gasbrand/Gasödem,
    b) Tetanus.

(3) Zu melden ist der Tod an

1. Influenza (Virusgrippe),
2. Keuchhusten,
3. Masern,
4. Puerperalsepsis,
5. Scharlach.

(4) Zu melden ist jeder Ausscheider von

1. Choleravibrionen,
2. Salmonellen,
    a) S. typhi,
    b) S. paratyphi A, B und C
    c) übrige,
3. Shigellen.

(5) Zu melden ist die Verletzung eines Menschen durch ein tollwutkrankes oder -verdächtiges Tier sowie die Berührung eines solchen Tieres oder Tierkörpers.

§ 4

(1) Zur Meldung sind verpflichtet

1. der behandelnde oder sonst hinzugezogene Arzt, im Fall des § 3 Abs. 5 auch der Tierarzt,
2. jede sonstige mit der Behandlung oder Pflege des Betroffenen berufsmäßig beschäftigte Person,
3. die hinzugezogene Hebamme,
4. auf Seeschiffen der Kapitän,
5. die Leiter von Pflegeanstalten, Justizvollzugsanstalten, Heimen, Lagern, Sammelunterkünften und ähnlichen Einrichtungen.

(2) In Krankenhäusern oder Entbindungsheimen ist für die Einhaltung der Meldepflicht nach Absatz 1 Nr. 1 der leitende Arzt, in Krankenhäusern mit mehreren selbständigen Abteilungen der leitende Abteilungsarzt, in Krankenhäusern ohne leitenden Arzt der behandelnde Arzt verantwortlich.

(3) Die Meldepflicht besteht für die in Absatz 1 Nr. 2 bis 5 bezeichneten Personen nur, wenn eine in der Reihenfolge des Absatzes 1 vorher genannte Person nicht vorhanden oder an der Meldung verhindert ist. Die außerhalb eines Krankenhauses oder eines Entbindungsheimes tätige Hebamme ist in jedem Falle zur Meldung verpflichtet.

§ 5

Die Meldung ist dem für den Aufenthalt des Betroffenen zuständigen Gesundheitsamt unverzüglich, spätestens innerhalb 24 Stunden nach erlangter Kenntnis zu erstatten. Dieses hat das für die Wohnung, bei mehreren Wohnungen das für die Hauptwohnung des Betroffenen zuständige Gesundheitsamt unverzüglich zu benachrichtigen, wenn die Wohnung oder Hauptwohnung im Bereich eines anderen Gesundheitsamtes liegt.

§ 5a

(1) Über die nach den §§ 3 und 8 meldepflichtigen Erkrankungen, Todesfälle und Ausbrüche werden vierteljährliche Erhebungen als Bundesstatistik durchgeführt, soweit nachfolgend nichts anderes bestimmt ist. Die Erhebungen über Tuberkulose (aktive Form) nach § 3 Abs. 2 Nr. 12 werden nur jährlich durchgeführt. Bei den Erkrankungen werden jährlich Alter und Geschlecht der Erkrankten erfaßt; die an Tuberkulose Erkrankten sind zusätzlich nach Diagnose sowie nach Deutschen und Ausländern zu erfassen. Über Ausscheider von Salmonella typhi und Salmonella paratyphi A, B und C nach § 3 Abs. 4 Nr. 2 Buchstaben a und b werden jährliche Erhebungen als Bundesstatistik durchgeführt.

(2) Der Bundesminister für Gesundheit wird ermächtigt, durch Rechtsverordnung mit Zustimmung des Bundesrates die Erhebungen auf übertragbare Krankheiten auszudehnen, die durch eine Rechtsverordnung auf Grund des § 7 Abs. 1 oder 2 in die Meldepflicht einbezogen sind, sowie die Periodizität der Bundesstatistik zu ändern, soweit die Epidemiologie dies zuläßt oder erfordert.

(3) Auskunftspflichtig ist das für die Wohnung, bei mehreren Wohnungen das für die Hauptwohnung des Betroffenen zuständige Gesundheitsamt.

§ 6

(1) Ausscheider nach § 3 Abs. 4 haben jeden Wechsel der Wohnung und jeden Wechsel der Arbeitsstätte unverzüglich dem bisher zuständigen Gesundheitsamt anzuzeigen.

(2) Die in Absatz 1 genannten Ausscheider sind verpflichtet, bei jeder Aufnahme in ein Krankenhaus oder ein Entbindungsheim oder bei der Inanspruchnahme einer Hebamme dem behandelnden Arzt oder der Hebamme mitzuteilen, daß sie Ausscheider sind.

(3) Im Falle der Geschäftsunfähigkeit oder der beschränkten Geschäftsfähigkeit eines der in Absatz 1 genannten Ausscheider treffen die Verpflichtungen nach den Absätzen 1 und 2 denjenigen, dem die Sorge für die Person des Ausscheiders zusteht. Die gleiche Verpflichtung trifft auch den Betreuer eines in Absatz 1 genannten Ausscheiders, soweit die Sorge für die Person des Ausscheiders zu seinem Aufgabenkreis gehört.

(4) In den Fällen des § 3 sind die Aufnahme der Kranken, Krankheitsverdächtigen und Ausscheider in ein Krankenhaus oder ein Entbindungsheim sowie ihre Entlassung unverzüglich dem Gesundheitsamt anzuzeigen, an das die Meldung nach § 5 Satz 1 zu erstatten war. In der Entlassungsanzeige ist anzugeben, ob der Entlassene geheilt ist und ob er die Erreger einer übertragbaren Krankheit noch ausscheidet. § 4 Abs. 2 und § 5 Satz 2 gelten entsprechend.

§ 7

(1) Der Bundesminister für Gesundheit wird ermächtigt, durch Rechtsverordnung mit Zustimmung des Bundesrates die Meldepflicht für die in § 3 genannten Krankheiten aufzuheben, einzuschränken oder zu erweitern oder die Meldepflicht auf andere übertragbare Krankheiten auszudehnen, soweit die epidemische Lage dies zuläßt oder erfordert.

(2) In dringenden Fällen kann die Rechtsverordnung ohne Zustimmung des Bundesrates erlassen werden, jedoch ist ihre Geltungsdauer auf längstens drei Monate zu befristen.

(3) Solange der Bundesminister für Gesundheit von der Ermächtigung nach Absatz 1 keinen Gebrauch macht, sind die Landesregierungen zum Erlaß einer Rechtsverordnung nach Absatz 1 ermächtigt, sofern die Meldepflicht nach § 3 hierdurch nicht eingeschränkt oder aufgehoben wird. Sie können die Ermächtigung durch Rechtsverordnung auf andere Stellen übertragen.

## DRITTER ABSCHNITT

### Meldepflicht in besonderen Fällen

§ 8

Wenn durch Krankheitserreger verursachte Erkrankungen in Krankenhäusern, Entbindungsheimen, Säuglingsheimen, Säuglingstagesstätten oder Einrichtungen zur vorübergehenden Unterbringung von Säuglingen nicht nur vereinzelt auftreten (Ausbruch), so sind diese Erkrankungen unverzüglich als Ausbruch zu melden, es sei denn, daß die Erkrankten schon vor der Aufnahme an diesen Krankheiten erkrankt oder dessen verdächtigt waren. § 4 Abs. 2 ist entsprechend anzuwenden.

§ 9

(1) Die Leiter von Medizinaluntersuchungsämtern und sonstigen öffentlichen oder privaten Untersuchungsstellen haben jeden Untersuchungsbefund, der auf einen meldepflichtigen Fall oder eine Erkrankung an Influenza schließen läßt, unverzüglich dem für den Aufenthaltsort des Betroffenen zuständigen Gesundheitsamt zu melden. § 5 Satz 2 gilt entsprechend.

(2) Absatz 1 gilt nicht, wenn die Untersuchungsstelle Teil eines Krankenhauses ist und sich die Untersuchung auf Insassen dieses Krankenhauses bezieht.

## VIERTER ABSCHNITT

### Vorschriften zur Verhütung übertragbarer Krankheiten

#### 1. Allgemeines

§ 10

(1) Werden Tatsachen festgestellt, die zum Auftreten einer übertragbaren Krankheit führen können, oder ist anzunehmen, daß solche Tatsachen vorliegen, so trifft die zuständige Behörde die notwendigen Maßnahmen zur Abwendung der dem einzelnen oder der Allgemeinheit hierdurch drohenden Gefahren.

(2) In den Fällen des Absatzes 1 sind die Beauftragten der zuständigen Behörde und des Gesundheitsamtes zur Durchführung von Ermittlungen und zur Überwachung der angeordneten Maßnahmen berechtigt, Grundstücke, Räume, Anlagen und Einrichtungen sowie Fahrzeuge aller Art zu betreten und diese sowie sonstige Gegenstände zu untersuchen oder Proben zur Untersuchung zu fordern oder zu entnehmen. Der Inhaber der tatsächlichen Gewalt ist verpflichtet, den Beauftragten der zuständigen Behörde und des Gesundheitsamtes Grundstücke, Räume, Anlagen Einrichtungen und Fahrzeuge sowie sonstige Gegenstände zugänglich zu machen. Personen, die über die in Absatz 1 genannten Tatsachen Auskunft ge-

ben können, sind verpflichtet, die erforderlichen Auskünfte zu erteilen und Unterlagen vorzulegen. Der Verpflichtete kann die Auskunft auf solche Fragen verweigern, deren Beantwortung ihn selbst oder einen der in § 383 Abs. 1 Nr. 1 bis 3 der Zivilprozeßordnung bezeichneten Angehörigen der Gefahr strafrechtlicher Verfolgung oder eines Verfahrens nach dem Gesetz über Ordnungswidrigkeiten aussetzen würde; entsprechendes gilt für die Vorlage von Unterlagen.

(3) Ist anzunehmen, daß Tatsachen im Sinne des Absatzes 1 bei Personen vorliegen, so sind diese Personen verpflichtet, die erforderlichen äußerlichen Untersuchungen, Röntgenuntersuchungen, Blutentnahmen, Abstriche von Haut und Schleimhäuten durch den Beauftragten des Gesundheitsamtes zu dulden und Vorladungen des Gesundheitsamtes Folge zu leisten sowie das erforderliche Untersuchungsmaterial auf Verlangen bereitzustellen.

(4) Die Grundrechte der körperlichen Unversehrtheit (Artikel 2 Abs. 2 Satz 1 Grundgesetz), der Freiheit der Person (Artikel 2 Abs. 2 Satz 2 Grundgesetz), der Freizügigkeit (Artikel 11 Abs. 1 Grundgesetz), der Versammlungsfreiheit (Artikel 8 Grundgesetz) und der Unverletzlichkeit der Wohnung (Artikel 13 Abs. 1 Grundgesetz) werden im Rahmen der Absätze 1 bis 3 eingeschränkt.

(5) Wenn die von Maßnahmen nach den Absätzen 1 bis 4 betroffenen Personen geschäftsunfähig oder in der Geschäftsfähigkeit beschränkt sind, hat derjenige für die Erfüllung der genannten Verpflichtung zu sorgen, dem die Sorge für die Person zusteht. Die gleiche Verpflichtung trifft den Betreuer einer von Maßnahmen nach den Absätzen 1 bis 4 betroffenen Person, soweit die Sorge für die Person des Betroffenen zu seinem Aufgabenkreis gehört.

(6) Die Maßnahmen nach Absatz 1 werden auf Vorschlag des Gesundheitsamtes von der zuständigen Behörde angeordnet. Kann die zuständige Behörde einen Vorschlag des Gesundheitsamtes nicht rechtzeitig einholen, so hat sie das Gesundheitsamt von der getroffenen Maßnahme unverzüglich zu unterrichten.

(7) Bei Gefahr im Verzuge kann das Gesundheitsamt die erforderlichen Maßnahmen selbst anordnen. Es hat die zuständige Behörde unverzüglich hiervon zu unterrichten. Diese kann die Anordnung ändern oder aufheben. Wird die Anordnung nicht innerhalb von zwei Arbeitstagen nach der Unterrichtung aufgehoben, so gilt sie als von der zuständigen Behörde getroffen. Eine Anordnung, die zu einer nach den Absätzen 2 oder 3 bestehenden Verpflichtung anhält, kann das Gesundheitsamt auch treffen, wenn die Voraussetzung des Satzes 1 nicht vorliegen.

(8) Widerspruch und Anfechtungsklage gegen Maßnahmen nach den Absätzen 1 bis 3 haben keine aufschiebende Wirkung.

§ 10a

(1) Wenn Gegenstände mit Erregern meldepflichtiger übertragbarer Krankheiten behaftet sind oder wenn das anzunehmen ist und dadurch eine Verbreitung der Krankheit zu befürchten ist, sind die notwendigen Maßnahmen zur Abwendung der hierdurch drohenden Gefahren zu treffen. Die Vernichtung von Gegenständen kann angeordnet werden, wenn andere Maßnahmen nicht ausreichen. Sie kann auch angeordnet werden, wenn andere Maßnahmen im Verhältnis zum Wert der Gegenstände zu kostspielig sind, es sei denn, daß derjenige, der ein Recht an diesem Gegenstand oder die tatsächliche Gewalt darüber hat, widerspricht und auch die höheren Kosten übernimmt. Müssen Gegenstände entseucht, entwest, entrattet oder vernichtet werden, so kann ihre Benutzung und die Benutzung der Räume, in denen sie sich befinden, untersagt werden, bis die Maßnahme durchgeführt ist.

(2) Bei nicht meldepflichtigen übertragbaren Krankheiten können Maßnahmen nach Absatz 1 getroffen werden, wenn diese Krankheiten in epidemischer Form auftreten oder nicht nur vereinzelt bösartig verlaufen.

(3) § 10 Abs. 4 bis 8 gilt entsprechend.

§ 10b

Erfordert die Durchführung einer Maßnahme nach § 10a besondere Sachkunde, so kann die zuständige Behörde anordnen, daß der Verpflichtete damit geeignete Fachkräfte beauftragt. Die zuständige Behörde kann selbst geeignete Fachkräfte mit der Durchführung beauftragen, wenn das zur wirksamen Bekämpfung der übertragbaren Krankheiten notwendig ist und der Verpflichtete diese Maßnahme nicht durchführen kann oder will oder einer Anordnung nach Satz 1 nicht nachkommt. Wer ein Recht an dem Gegenstand oder die tatsächliche Gewalt darüber hat, muß die Durchführung der Maßnahme dulden.

§ 10c

(1) Zum Schutz des Menschen vor übertragbaren Krankheiten dürfen bei behördlich angeordneten Entseuchungen, Entwesungen und Maßnahmen zur Bekämpfung von Wirbeltieren, durch die Krankheitserreger verbreitet werden können, nur Mittel und Verfahren verwendet werden, die von der zuständigen Bundesbehörde in einer Liste bekannt gemacht worden sind.

(2) Zuständige Bundesbehörde für die Bekanntmachung der Liste ist bei

1. Mitteln und Verfahren, zur Desinfektion (Entseuchung) das Robert Koch-Institut, das die Wirksamkeit prüft, im Einvernehmen mit
a) dem Bundesinstitut für Arzneimittel und Medizinprodukte, das die Auswirkungen auf die menschliche Gesundheit prüft, und
b) dem Umweltbundesamt, das die Auswirkungen auf die Umwelt prüft,

2. Mitteln und Verfahren zur Bekämpfung von Nichtwirbeltieren (Entwesung) und von Wirbeltieren das Bundesinstitut für gesundheitlichen Verbraucherschutz und Veterinärmedizin, das die Wirksamkeit mit Ausnahme der dem Umweltbundesamt zugewiesenen Prüfungen und die Auswirkungen auf die menschliche Gesundheit mit Ausnahme der dem Bundesinstitut für Arzneimittel und Medizinprodukte zugewiesenen Prüfungen prüft, im Einvernehmen
a) mit dem Bundesinstitut für Arzneimittel und Medizinprodukte, das die Auswirkungen auf die menschliche Gesundheit prüft, soweit es sich um Arzneimittel handelt, und
b) mit dem Umweltbundesamt, das die Wirksamkeit von Mitteln und Verfahren zur Bekämpfung von Nichtwirbeltieren (Entwesung) sowie von Ratten und Mäusen und die Auswirkungen auf die Umwelt prüft.

Soweit die Mittel Wirkstoffe enthalten, die in zugelassenen oder in der Zulassungsprüfung befindlichen Pflanzenschutzmitteln enthalten sind, erfolgt die Bekanntmachung der Liste im Benehmen mit der Biologischen Bundesanstalt für Land- und Forstwirtschaft.

§ 10d

(1) Das Robert Koch-Institut und das Bundesinstitut für gesundheitlichen Verbraucherschutz und Veterinärmedizin erheben für ihre Amtshandlungen nach § 10c Abs. 1 Kosten (Gebühren und Auslagen).

(2) Das Bundesministerium für Gesundheit wird ermächtigt, im Einvernehmen mit dem Bundesministerium für Umwelt, Naturschutz und Reaktorsicherheit durch Rechtsverordnung ohne Zustimmung des Bundesrates die gebührenpflichtigen Tatbestände näher zu bestimmen und dabei feste Sätze oder Rahmensätze vorzusehen.

Bis zum Erlaß dieser Kostenverordnung gilt die BGA-Nachfolgeeinrichtungen-Kostenverordnung vom 24. April 1992 (BGBl. I S. 963), zuletzt geändert durch die Verordnung vom 3. März 1995 (BGBl. I S. 280)

§ 11

(1) Trinkwasser sowie Wasser für Betriebe, in denen Lebensmittel gewerbsmäßig hergestellt oder behandelt werden oder die Lebensmittel gewerbsmäßig in den Verkehr bringen, muß so beschaffen sein, daß durch seinen Genuß oder Gebrauch eine Schädigung der menschlichen Gesundheit, insbesondere durch Krankheitserreger, nicht zu besorgen ist. Schwimm- oder Badebeckenwasser in öffentlichen Bädern oder Gewerbebetrieben muß so beschaffen sein, daß durch seinen Genuß oder Gebrauch eine Schädigung der menschlichen Gesundheit durch Krankheitserreger nicht zu besorgen ist. Wassergewinnungs- und Wasserversorgungsanlagen und Schwimm- oder Badebecken einschließlich ihrer Wasseraufbereitungsanlagen unterliegen insoweit der Überwachung durch das Gesundheitsamt. Für die Überwachung gilt § 10 Abs. 2 entsprechend. Das Grundrecht der Unverletzlichkeit der Wohnung (Artikel 13 Abs. 1 Grundgesetz) wird insoweit eingeschränkt.

(2) Der Bundesminister für Gesundheit bestimmt durch Rechtsverordnung mit Zustimmung des Bundesrates, welchen Anforderungen das in Absatz 1 bezeichnete Wasser entsprechen muß, um der Vorschrift von Absatz 1 Satz 1 bis 3 zu genügen und regelt die Überwachung der Wassergewinnungs- und Wasserversorgungsanlagen, der Schwimm- oder Badebecken und des Wassers in hygienischer Hinsicht. Er bestimmt in dieser Rechtsverordnung auch, welche Mitwirkungs- und Duldungspflichten insoweit dem Unternehmer oder sonstigen Inhaber einer Wassergewinnungs- oder Wasserversorgungsanlage oder eines Schwimm- oder Badebeckens obliegen, welche Wasseruntersuchungen dieser durchführen oder durchführen lassen muß und in welchen Zeitabständen diese vorzunehmen sind. Ferner kann er in dieser Rechtsverordnung bestimmen, daß für die Aufbereitung von Schwimm- oder Badebek-

kenwasser nur Mittel und Verfahren verwendet werden dürfen, die vom Umweltbundesamt auf Brauchbarkeit geprüft und in eine zu veröffentlichende Liste aufgenommen worden sind. Die Rechtsverordnung bedarf des Einvernehmens mit dem Bundesminister des Innern, soweit es sich um die Überwachung von Wassergewinnungsanlagen handelt.

(3) Der Unternehmer oder sonstige Inhaber einer Wassergewinnungs- oder Wasserversorgungsanlage oder eines Schwimm- oder Badebeckens hat die ihm auf Grund der Rechtsverordnung nach Absatz 2 obliegenden Wasseruntersuchungen auf eigene Kosten durchzuführen oder durchführen zu lassen. Er hat auch die Kosten (Gebühren und Auslagen) der Wasseruntersuchungen zu tragen, die die zuständige Behörde auf Grund der Rechtsverordnung nach Absatz 2 durchführt oder durchführen läßt.

(4) Die zuständige Behörde hat die notwendigen Maßnahmen zu treffen, um

1. die Einhaltung der Vorschriften des Absatzes 1 und der Rechtsverordnung nach Absatz 2 sicherzustellen,
2. Gefahren für die menschliche Gesundheit abzuwenden, die von Trinkwasser, von Wasser für Lebensmittelbetriebe oder von Wasser für und in Schwimm- oder Badebecken im Sinne von Absatz 1 ausgehen können, insbesondere um das Auftreten oder die Weiterverbreitung übertragbarer Krankheiten zu verhindern.

§ 10 Abs. 6 bis 8 gilt entsprechend.

§ 12

(1) Die Gemeinden oder Gemeindeverbände haben darauf hinzuwirken, daß Abwasser, soweit es nicht dazu bestimmt ist, auf landwirtschaftlich, forstwirtschaftlich oder gärtnerisch genutzte Böden aufgebracht zu werden, so beseitigt wird, daß Gefahren für die menschliche Gesundheit durch Krankheitserreger nicht entstehen. Einrichtungen zur Beseitigung des in Satz 1 genannten Abwassers unterliegen der Überwachung durch das Gesundheitsamt. Die Inhaber dieser Einrichtungen sind verpflichtet, den Beauftragten des Gesundheitsamtes das Betreten ihrer Grundstücke zu gestatten, Räume, Anlagen und Einrichtungen zugänglich zu machen und auf Verlangen Auskunft zu erteilen, soweit dies zur Überwachung erforderlich ist. Das Grundrecht der Unverletzlichkeit der Wohnung (Artikel 13 Abs. 1 Grundgesetz) wird insoweit eingeschränkt. § 10 Abs. 1 bis 3 findet Anwendung.

(2) Der zur Erteilung einer Auskunft nach Absatz 1 Verpflichtete kann die Auskunft auf solche Fragen verweigern, deren Beantwortung ihn selbst oder einen der in § 383 Abs. 1 Nr. 1 bis 3 der Zivilprozeßordnung bezeichneten Angehörigen der Gefahr strafrechtlicher Verfolgung oder eines Verfahrens nach dem Gesetz über Ordnungswidrigkeiten aussetzen würde.

§ 12a

Die Landesregierungen werden ermächtigt, unter den für Maßnahmen nach §§ 10, 10a, 10b und 12 maßgebenden Voraussetzungen auch durch Rechtsverordnung entsprechende Gebote und Verbote zur Verhütung übertragbarer Krankheiten zu erlassen. § 10 Abs. 4 gilt entsprechend. Die Landesregierungen können die Ermächtigung durch Rechtsverordnung auf andere Stellen übertragen.

§ 13

(1) Wenn tierische Schädlinge festgestellt werden und die Gefahr begründet ist, daß durch sie Krankheitserreger verbreitet werden können, so hat die zuständige Behörde zu ihrer Bekämpfung die erforderlichen Maßnahmen anzuordnen.

(2) Die Landesregierungen können zur Verhütung und Bekämpfung übertragbarer Krankheiten Rechtsverordnungen über die Feststellung und die Bekämpfung tierischer Schädlinge erlassen; sie können die Ermächtigung durch Rechtsverordnung auf andere Stellen übertragen.

(3) Die Bekämpfung umfaßt Maßnahmen gegen das Auftreten, die Vermehrung und Verbreitung sowie zur Vernichtung tierischer Schädlinge. Die Rechtsverordnungen im Sinne des Absatzes 2 können insbesondere Bestimmungen treffen über

1. die Verpflichtung der Eigentümer von Gegenständen, der Nutzungsberechtigten oder der Inhaber der tatsächlichen Gewalt an Gegenständen sowie der zur Unterhaltung von Gegenständen Verpflichteten,
a) den Befall mit tierischen Schädlingen festzustellen oder feststellen zu lassen und der zuständigen Behörde anzuzeigen,
b) tierische Schädlinge zu bekämpfen;

2. die Befugnis und die Verpflichtung der Gemeinden oder der Gemeindeverbände, tierische Schädlinge, auch am Menschen, festzustellen, zu

bekämpfen und das Ergebnis der Bekämpfung festzustellen;

3. die Feststellung und Bekämpfung, insbesondere über
a) die Art und den Umfang der Bekämpfung,
b) die Verwendung von Fachkräften,
c) die zulässigen Bekämpfungsmittel und -verfahren,
d) die Beseitigung von Bekämpfungsmitteln und
e) die Verpflichtung, Abschluß und Ergebnis der Bekämpfung der zuständigen Behörde mitzuteilen und das Ergebnis durch Fachkräfte feststellen zu lassen;

4. die Mitwirkungs- und Duldungspflichten, insbesondere im Sinne des § 10 Abs. 2, die den in Nummer 1 genannten Personen obliegen. Die Grundrechte der körperlichen Unversehrtheit (Artikel 2 Abs. 2 Satz 1 Grundgesetz), der Freiheit der Person (Artikel 2 Abs. 2 Satz 2) und der Unverletzlichkeit der Wohnung (Artikel 13 Abs. 1 Grundgesetz) können insoweit eingeschränkt werden.

(4) Tierische Schädlinge im Sinne dieser Vorschrift sind alle Tiere, durch die nach Art, Lebensweise oder Verbreitung Krankheitserreger auf Menschen übertragen werden können, soweit Tiere nicht vom Tierseuchenrecht erfaßt sind.

## 2. Schutzimpfungen

§ 14

(1) Der Bundesminister für Gesundheit wird ermächtigt, durch Rechtsverordnung mit Zustimmung des Bundesrates Schutzimpfungen für bedrohte Teile der Bevölkerung anzuordnen, wenn eine übertragbare Krankheit in bösartiger Form Auftritt oder mit ihrer epidemischen Verbreitung zu rechnen ist. Das Grundrecht der körperlichen Unversehrtheit (Artikel 2 Abs. 2 Satz 1 Grundgesetz) kann insoweit eingeschränkt werden. Ein nach dieser Rechtsverordnung Impfpflichtiger, der nach ärztlichem Zeugnis ohne Gefahr für sein Leben oder seine Gesundheit nicht geimpft werden kann, ist von der Impfpflicht freizustellen.

(2) Solange der Bundesminister für Gesundheit von der Ermächtigung nach Absatz 1 keinen Gebrauch macht, sind auch die Landesregierungen zum Erlaß einer Rechtsverordnung nach Absatz 1 ermächtigt. Die Landesregierungen können die Ermächtigung durch Rechtsverordnung auf die obersten Landesgesundheitsbehörden übertragen.

(3) Die obersten Landesgesundheitsbehörden können zum Schutz der Gesundheit Impfungen öffentlich empfehlen.

(4) Die obersten Landesgesundheitsbehörden können bestimmen, daß die Gesundheitsämter in öffentlichen Terminen unentgeltliche Schutzimpfungen gegen bestimmte übertragbare Krankheiten durchführen.

§ 15

Bei einer gesetzlich vorgeschriebenen oder auf Grund dieses Gesetzes angeordneten oder einer von der obersten Landesgesundheitsbehörde öffentlich empfohlenen Schutzimpfung oder einer Impfung nach § 17 Abs. 4 des Soldatengesetzes dürfen Impfstoffe verwendet werden, die vermehrungsfähige Krankheitserreger enthalten, welche von den Geimpften ausgeschieden und von anderen Personen aufgenommen werden können. Das Grundrecht der körperlichen Unversehrtheit (Artikel 2 Abs. 2 Satz 1 Grundgesetz) wird insoweit eingeschränkt.

§ 16

(1) Der impfende Arzt hat jede Impfung in ein Impfbuch einzutragen oder, falls das Impfbuch nicht vorgelegt wird, eine Impfbescheinigung auszustellen. Der impfende Arzt, im Falle seiner Verhinderung das Gesundheitsamt, hat den Inhalt der Impfbescheinigung auf Verlangen in das Impfbuch einzutragen.

(2) Das Impfbuch muß einem bundeseinheitlichen Muster entsprechen. Der Bundesminister für Gesundheit wird ermächtigt, durch allgemeine Verwaltungsvorschriften mit Zustimmung des Bundesrates ein Muster für das Impfbuch festzulegen. In ihm ist in geeigneter Form auf zweckmäßiges Verhalten bei Eintritt eines Impfschadens, auf die sich gegebenenfalls aus § 51 ergebenden Ansprüche sowie auf Stellen, bei denen diese geltend gemacht werden können, hinzuweisen. Für die erste Eintragung ist das Impfbuch von der zuständigen Behörde unentgeltlich abzugeben.

## 3. Tätigkeits- und Beschäftigungsverbote beim Verkehr mit Lebensmitteln; Untersuchungspflichten

§ 17

(1) Personen, die

1. an Cholera, Enteritis infectiosa, Paratyphus, Shigellenruhr, Typhus abdominalis oder Virushepatitis erkrankt oder dessen verdächtigt sind,

2. an ansteckungsfähiger Tuberkulose der Atmungsorgane, an Scharlach oder an Hautkrankheiten, deren Erreger über Lebensmittel übertragen werden können, erkrankt sind,
3. Choleravibrionen, Salmonellen oder Shigellen ausscheiden,
dürfen beim gewerbsmäßigen Herstellen, Behandeln oder Inverkehrbringen der in Absatz 2 genannten Lebensmittel nicht tätig sein oder beschäftigt werden, wenn sie dabei mit diesen in Berührung kommen.

(2) Lebensmittel im Sinne des Absatzes 1 sind

1. Backwaren mit nicht durchgebackener Füllung oder Auflage,
2. Eiprodukte,
3. Erzeugnisse aus Fischen, Krusten, Schalen- oder Weichtieren,
4. Feinkostsalate, Kartoffelsalat, Marinaden, Mayonnaise, andere emulgierte Saucen, Nahrungshefe,
5. Fleisch und Erzeugnisse aus Fleisch,
6. Milch und Erzeugnisse aus Milch,
7. Säuglings- und Kleinkindernahrung,
8. Speiseeis und Speiseeishalberzeugnisse.

(3) Personen, die in amtlicher Eigenschaft, auch im Rahmen ihrer Ausbildung, mit den in Absatz 2 bezeichneten Lebensmitteln in Berührung kommen, dürfen ihre Tätigkeit nicht ausüben, wenn sie an einer der in Absatz 1 Nr. 1 genannten Krankheiten erkrankt oder dessen verdächtig sind, an einer der in Absatz 1 Nr. 2 genannten Krankheiten erkrankt sind oder die in Absatz 1 Nr. 3 genannten Krankheitserreger ausscheiden.

(4) Die in Absatz 1 genannten Personen dürfen in Küchen von Gaststätten, Kantinen, Krankenhäusern, Säuglings- und Kinderheimen oder von sonstigen Einrichtungen mit oder zur Gemeinschaftsverpflegung nicht tätig sein und nicht beschäftigt werden.

(5) Der Bundesminister für Gesundheit wird ermächtigt, durch Rechtsverordnung mit Zustimmung des Bundesrates die Aufzählung der in Absatz 1 Nr. 1 und 2 genannten Krankheiten, der in Absatz 1 Nr. 3 genannten Krankheitserreger und der in Absatz 2 genannten Lebensmittel einzuschränken, wenn epidemiologische Erkenntnisse dies zulassen, oder zu erweitern, wenn dies zum Schutz der menschlichen Gesundheit vor einer Gefährdung durch Krankheitserreger erforderlich ist. In dringenden Fällen kann die Rechtsverordnung ohne Zustimmung des Bundesrates erlassen werden, jedoch ist ihre Geltungsdauer auf längstens drei Monate zu befristen.

§ 18

(1) Personen dürfen die in § 17 Abs. 1, 3 oder 4 bezeichneten Tätigkeiten erstmalig nur dann ausüben und mit diesen Tätigkeiten erstmalig nur dann beschäftigt werden, wenn durch ein nicht mehr als sechs Wochen altes Zeugnis des Gesundheitsamtes nachgewiesen worden ist, daß die dort bezeichneten Hinderungsgründe nicht bestehen; beschäftigte Personen haben diesen Nachweis ihrem Arbeitgeber oder Dienstherrn gegenüber zu erbringen. Auf das Ausscheiden von Choleravibrionen braucht nur dann untersucht zu werden, wenn dies aus besonderen Gründen erforderlich erscheint. Durch Untersuchung einer Stuhlprobe ist innerhalb von vier Wochen, im Falle der Verhinderung aus zwingenden Gründen innerhalb eines Jahres, nach Aufnahme der Tätigkeit zu überprüfen, ob die untersuchte Person auch weiterhin keine Salmonellen, Shigellen oder Choleravibrionen ausscheidet. Der Nachweis, daß eine ansteckungsfähige Tuberkulose der Atmungsorgane nicht vorliegt, muß sich auf eine intrakutane Tuberkulinprobe oder auf eine Röntgenaufnahme der Atmungsorgane stützen. Ist auf die Tuberkulinprobe eine Reaktion vom verzögerten Typ eingetreten (positive Reaktion), ist in jedem Falle eine Röntgenaufnahme erforderlich. Satz 1 gilt nicht für Personen, die beim Herstellen, Behandeln oder Inverkehrbringen von Milch oder Eiprodukten tätig sind oder beschäftigt werden, wenn die Milch an eine Molkerei oder einen anderen Betrieb, in dem sie molkereimäßig be- oder verarbeitet wird, abgegeben wird oder wenn die Eierprodukte an einen anerkannten Vorbehandlungsbetrieb abgegeben werden. Satz 1 gilt ferner nicht für Lehrer und Schüler von hauswirtschaftlichen und nahrungsgewerblichen Klassen.

(2) Der Bundesminister für Gesundheit wird ermächtigt, durch Rechtsverordnung mit Zustimmung des Bundesrates vorzuschreiben, daß Personen, die nach Absatz 1 untersuchungspflichtig sind, sich Wiederholungsuntersuchungen zu unterziehen und durch ein Zeugnis des Gesundheitsamtes nachzuweisen haben, daß bei ihnen Hinderungsgründe nach § 17 Abs. 1, 3 oder 4 nicht vorliegen, wenn

1. sie einer erhöhten Ansteckungsgefahr an einer der in § 17 Abs. 1 oder in einer Rechtsverordnung

nach § 17 Abs. 5 genannten Krankheiten ausgesetzt sind oder vorübergehend ausgesetzt waren,
2. sonstige Tatsachen den Verdacht einer Erkrankung an einer dieser Krankheiten nahelegen,
3. sie beim Herstellen, Behandeln oder Inverkehrbringen von Lebensmitteln tätig oder beschäftigt werden, bei denen die besondere Gefahr besteht, daß durch sie Erreger der in § 17 Abs. 1 oder in einer Rechtsverordnung nach § 17 Abs. 5 genannten Krankheiten übertragen werden oder
4. Rechtsnormen der Europäischen Gemeinschaft dies erfordern.

In der Rechtsverordnung kann auch bestimmt werden, daß Personen, die sich einer vorgeschriebenen Wiederholungsuntersuchung nicht unterziehen, die in § 17 bezeichneten Tätigkeiten nicht weiter ausüben und mit diesen Tätigkeiten nicht weiter beschäftigt werden dürfen. Ferner kann darin bestimmt werden, daß ein Beschäftigter verpflichtet ist, seinem Arbeitgeber Tatsachen mitzuteilen, die eine Pflicht zur Wiederholungsuntersuchung begründen können. In dringenden Fällen kann die Rechtsverordnung ohne Zustimmung des Bundesrates erlassen werden, jedoch ist ihre Geltungsdauer auf längstens drei Monate zu befristen.

(3) Solange der Bundesminister für Gesundheit von der Ermächtigung nach Absatz 2 Satz 1 keinen Gebrauch macht, sind auch die Landesregierungen zum Erlaß einer Rechtsverordnung nach Absatz 2 ermächtigt. Die Landesregierungen können die Ermächtigung durch Rechtsverordnung auf andere Stellen übertragen.

(4) Die zuständige Behörde kann zulassen, daß das Zeugnis von einem Arzt ausgestellt wird, der über die für die Untersuchung notwendigen Einrichtungen verfügt. In diesem Falle hat der Arzt eine Abschrift des Zeugnisses unverzüglich dem zuständigen Gesundheitsamt zu übersenden.

(5) Das Zeugnis ist dem Arbeitgeber für die Dauer der Beschäftigung auszuhändigen. Er hat dieses Zeugnis und sofern er eine in § 17 bezeichnete Tätigkeit selbst ausübt, sein eigenes Zeugnis an der Arbeitsstätte verfügbar zu halten und der zuständigen Behörde und ihren Beauftragten auf Verlangen vorzulegen.

### 4. Arbeiten und Verkehr mit Krankheitserregern

§ 19

(1) Wer

1. a) die vermehrungsfähigen Erreger von Chagaskrankheit, Cholera, Coccidioidomykose, Lepra, Milzbrand, Ornithose, Paratyphus, Pest, Toxoplasmose, Tuberkulose, Tularämie oder Typhus,
b) die vermehrungsfähigen Erreger von auf den Menschen übertragbaren Viruskrankheiten, ausgenommen Maul- und Klauenseuche,
c) vermehrungsfähige Brucellen, Coxiellen, Leptospiren, Plasmodien oder Rickettsien,

2. die vermehrungsfähigen Erreger anderer auf den Menschen übertragbarer Krankheiten einschließlich der Geschlechtskrankheiten ausgenommen Rotz,

einführen, ausführen, sonst in den Geltungsbereich oder aus dem Geltungsbereich dieses Gesetzes verbringen, aufbewahren, abgeben oder mit ihnen arbeiten will, bedarf einer Erlaubnis der zuständigen Behörde.

(2) Als Arbeiten mit Krankheitserregern sind insbesondere anzusehen:

1. Versuche mit vermehrungsfähigen Krankheitserregern,
2. mikrobiologische und serologische Untersuchungen zur Feststellung übertragbarer Krankheiten,
3. Fortzüchten von Krankheitserregern.

§ 20

(1) Der Erlaubnis zum Arbeiten mit den in § 19 Abs. 1 Nr. 2 bezeichneten Krankheitserregern sowie zu ihre Aufbewahrung bedürfen nicht

1. Ärzte, Zahnärzte und Tierarzt, soweit sie sich auf diagnostische Untersuchungen oder therapeutische Maßnahmen für die eigene Praxis beschränken,
2. Ärzte in Justizvollzugsanstalten, soweit sie sich auf diagnostische Untersuchungen oder therapeutische Maßnahmen bei den Gefangenen beschränken,
3. Krankenhäuser, Polikliniken oder Tierkliniken, soweit sie sich unter ärztlicher oder tierärztlicher Leitung auf diagnostische Untersuchungen oder therapeutische Maßnahmen in ihrem Arbeitsbereich beschränken,
4. ärztlich oder tierärztlich geleitete staatliche oder kommunale Hygiene-Institute, Medizinaluntersuchungsämter und Veterinäruntersuchungsämter sowie Gesundheitsämter, Veterinärämter, Tiergesundheitsämter und solche öffentlichen Forschungsinstitute, deren Aufgaben das Arbeiten mit Krankheitserregern erfordern.

Eine Erlaubnis nach § 19 ist nicht erforderlich für Sterilitätsprüfungen nach den Vorschriften des

Arzneibuches und Bestimmungen der Koloniezahl im Zusammenhang mit der Herstellung von Arzneimitteln sowie für Sterilitätsprüfungen und Bestimmungen der Koloniezahl bei der Herstellung und bei der Überwachung des Verkehrs mit Lebensmitteln einschließlich Trinkwasser, Tabakerzeugnissen, kosmetischen Mitteln und Bedarfsgegenständen.

(2) Wer Arbeiten im Sinne von Absatz 1 aufnehmen will, hat dies der zuständigen Behörde unter Angabe der Art und des Umfanges der beabsichtigten Arbeiten spätestens zwei Wochen vor Aufnahme der Arbeiten anzuzeigen. Ändern sich Art oder Umfang der Arbeiten, so ist dies der zuständigen Behörde innerhalb von zwei Wochen anzuzeigen.

(3) Die zuständige Behörde kann Arbeiten im Sinne von Absatz 1 untersagen, wenn

1. eine Person, die die Arbeiten ausführt, sich bezüglich der nach Absatz 1 erlaubnisfreien Tätigkeiten als unzuverlässig erwiesen hat,
2. wenn geeignete Räume oder Einrichtungen nicht vorhanden sind.

§ 21

Der Erlaubnis nach § 19 Abs. 1 bedarf nicht, wer unter Aufsicht desjenigen, der eine Erlaubnis besitzt oder nach § 20 keiner Erlaubnis bedarf, tätig ist.

§ 22

(1) Die Erlaubnis ist zu versagen,

1. wenn der Antragsteller
a) die erforderliche Sachkenntnis nicht besitzt,
b) sich als unzuverlässig in bezug auf die Tätigkeiten erwiesen hat, für deren Ausübung die Erlaubnis begehrt wird, oder

2. wenn geeignete Räume oder Einrichtungen nicht vorhanden sind.

(2) Wenn der Antragsteller nicht selbst die Leitung der Tätigkeiten übernimmt, so darf bei ihm der Versagungsgrund nach Absatz 1 Nr. 1 Buchstabe b und dürfen bei der von ihm mit der Leitung beauftragten Person die Versagungsgründe nach Absatz 1 Nr. 1 nicht vorliegen. Bei juristischen Personen darf der Versagungsgrund nach Absatz 1 Nr. 1 Buchstabe b bei den nach Gesetz oder Satzung zur Vertretung berufenen Personen nicht vorliegen.

(3) Die erforderliche Sachkenntnis wird durch

1. die Approbation oder Bestallung als Arzt, Zahnarzt, Tierarzt oder Apotheker oder den Abschluß eines naturwissenschaftlichen Hochschulstudiums und
2. eine mindestens dreijährige Tätigkeit auf dem Gebiet der Mikrobiologie und Serologie

nachgewiesen.

(4) Bei Antragstellern, die nicht die Approbation oder Bestallung als Arzt, Zahnarzt oder Tierarzt besitzen, ist die Erlaubnis auf die in § 19 Abs. 2 Nr. 1 und 3 bezeichneten Arbeiten zu beschränken. Bei Personen, die nicht die Approbation oder Bestallung als Arzt, Zahnarzt oder Tierarzt besitzen, jedoch gemäß Anlage I Kapitel X Sachgebiet D Abschnitt III Nr. 3 Buchstabe b des Einigungsvertrages vom 31. August 1990 (BGBl. 1990 II S. 885, 1088) die in § 19 Abs. 2 Nr. 2 bezeichneten Arbeiten durchgeführt haben, erstreckt sich die Erlaubnis auch auf Untersuchungen nach § 19 Abs. 2 Nr. 2, soweit sie im ärztlichen Auftrag durchgeführt werden. Die Erlaubnis umfaßt keine darüber hinausgehenden ärztlichen Tätigkeiten. Im übrigen kann die Erlaubnis auf bestimmte Tätigkeiten und auf bestimmte Krankheitserreger beschränkt und mit Auflagen verbunden werden, soweit dies zur Verhütung übertragbarer Krankheiten erforderlich ist.

§ 23

Die Erlaubnis ist zurückzunehmen, wenn ein Versagungsgrund nach § 22 vorhanden ist und wenn im Falle des § 22 Abs. 1 Nr. 2 dem Mangel nicht innerhalb einer von der zuständigen Behörde zu setzenden angemessenen Frist abgeholfen wird.

§ 24

Der Inhaber einer Erlaubnis hat jeden Wechsel der mit der Leitung der Tätigkeiten beauftragten Person sowie jede wesentliche Änderung der Räume oder Einrichtungen unverzüglich der zuständigen Behörde anzuzeigen. Das gleiche gilt beim Wechsel der Vertretungsberechtigten juristischen Personen.

§ 25

Wer eine in § 19 genannte Tätigkeit ausübt, untersteht der Aufsicht der zuständigen Behörde. Er ist insoweit verpflichtet, den von der zuständigen Behörde beauftragten Personen das Betreten seines Grundstücks zu gestatten, Räume, Anlagen und Einrichtungen zugänglich zu machen, Bücher und sonstige Unterlagen vorzulegen, die Einsicht in diese zu gewähren und die notwendigen Prüfungen zu dulden. Das Grundrecht der Unverletzlichkeit der Wohnung (Artikel 13 Abs. 1 Grundgesetz) wird insoweit eingeschränkt.

§ 26

Krankheitserreger der in § 19 Abs. 1 bezeichneten Art sowie Material, das solche Krankheitserreger enthält, dürfen nur an denjenigen abgegeben werden, der eine Erlaubnis besitzt oder einer solchen nach § 20 oder § 21 nicht bedarf.

§ 27

Zur Schädlingsbekämpfung dürfen Krankheitserreger, durch die übertragbare Krankheiten beim Menschen verursacht werden können, nicht verwendet werden.

§ 28

Für die gewerbsmäßige Herstellung von Seren und Impfstoffen und den Verkehr mit ihnen gelten die hierfür erlassenen besonderen Vorschriften.

§ 29

(1) Der Bundesminister für Gesundheit wird ermächtigt, im Einvernehmen mit dem Bundesminister für Ernährung, Landwirtschaft und Forsten und dem Bundesminister für Arbeit und Sozialordnung durch Rechtsverordnung mit Zustimmung des Bundesrates Vorschriften über die an die Beschaffenheit der Räume und Einrichtungen zu stellenden Anforderungen sowie über die Vorsichtsmaßregeln, die beim Arbeiten und beim Verkehr mit den in § 19 Abs. 1 bezeichneten Krankheitserregern und bei deren Versendung zu treffen sind, zu erlassen.

(2) In der Rechtsverordnung nach Absatz 1 kann zum Zwecke der Überwachung des Arbeitens und des Verkehrs mit Krankheitserregern vorgeschrieben werden, daß bei bestimmten Tätigkeiten die Arbeitsaufnahme der zuständigen Behörde anzuzeigen ist, daß Verzeichnisse zu führen und Berichte über die durchgeführten Arbeiten der zuständigen Behörde vorzulegen sowie bestimmte Wahrnehmungen dem Gesundheitsamt zu melden sind, soweit dies zur Verhütung oder Bekämpfung übertragbarer Krankheiten erforderlich ist.

## FÜNFTER ABSCHNITT

### Vorschriften zur Bekämpfung übertragbarer Krankheiten

1. Behandlung übertragbarer Krankheiten

§ 30

(1) Die Behandlung von Personen, die an einer in den §§ 3, 8 oder 45 genannten übertragbaren Krankheiten erkrankt oder dessen verdächtig sind, und die Behandlung von Ausscheidern ist im Rahmen der berufsmäßigen Ausübung der Heilkunde nur Ärzten, im Rahmen der berufsmäßigen Ausübung der Zahnheilkunde auch Zahnärzten gestattet. Satz 1 gilt entsprechend bei übertragbaren Krankheiten, die durch eine Rechtsverordnung auf Grund des § 7 in die Meldepflicht einbezogen sind.

(2) Stellt ein Heilpraktiker eine Erkrankung oder den Verdacht einer Erkrankung an einer übertragbaren Krankheit im Sinne des Absatz 1 fest und wird daraufhin die Behandlung einem Arzt übertragen, so kann der Heilpraktiker bis zur Übernahme der Behandlung durch den Arzt Maßnahmen zur Linderung einleiten.

#### 2. Ermittlungen

§ 31

(1) Ergibt sich oder ist anzunehmen, daß jemand krank, krankheitsverdächtig, ansteckungsverdächtig, Ausscheider oder ausscheidungsverdächtig ist oder daß ein Verstorbener krank, krankheitsverdächtig oder Ausscheider war, so stellt das Gesundheitsamt die erforderlichen Ermittlungen, insbesondere über Art, Ursache, Ansteckungsquelle und Ausbreitung der Krankheit an.

(2) Beim Auftreten von Cholera, Gelbfieber, Pest oder Pocken haben die zuständigen obersten Landesbehörden sofort das Robert Koch-Institut zu benachrichtigen.

§ 32

(1) Für die Durchführung der Ermittlungen nach § 31 Abs. 1 gilt § 10 Abs. 2 und 5 entsprechend.

(2) Die in § 31 Abs. 1 genannten Personen sind verpflichtet, die erforderlichen Untersuchungen durch die Beauftragten des Gesundheitsamtes zu dulden und Vorladungen des Gesundheitsamtes Folge zu leisten sowie das erforderliche Untersuchungsmaterial auf Verlangen bereitzustellen oder entnehmen zu lassen. Die Entnahme von Mageninhalt oder Galle, von Rückenmarks- oder Gehirnflüssigkeit sowie alle operativen Eingriffe und solche Eingriffe, die eine allgemeine Betäubung erfordern, dürfen nur von Ärzten und nur mit Einwilligung des Betroffenen vorgenommen werden. § 10 Abs. 5 gilt entsprechend.

(3) Den Ärzten des Gesundheitsamtes und dessen ärztlichen Beauftragten ist die Untersuchung der in § 31 Abs. 1 genannten Verstorbenen zu gestatten. Die zuständige Behörde kann die innere Lei-

chenschau anordnen, wenn dies vom Gesundheitsamt für erforderlich gehalten wird.

(4) Die Grundrechte der körperlichen Unversehrtheit (Artikel 2 Abs. 2 Satz 1 Grundgesetz), der Freiheit der Person (Artikel 2 Abs. 2 Satz 2 Grundgesetz) und der Unverletzlichkeit der Wohnung (Artikel 13 Abs. 1 Grundgesetz) werden insoweit eingeschränkt.

§ 33

Der behandelnde Arzt ist berechtigt, den Untersuchungen nach § 32 und der inneren Leichenschau beizuwohnen.

**3. Schutzmaßnahmen**

§ 34

(1) Werden Kranke, Krankheitsverdächtige, Ansteckungsverdächtige, Ausscheider oder Ausscheidungsverdächtige festgestellt oder ergibt sich, daß ein Verstorbener krank, krankheitsverdächtig oder Ausscheider war, so kann die zuständige Behörde die notwendigen Schutzmaßnahmen, insbesondere die in den §§ 36 bis 38 genannten, anordnen, soweit und solange es zur Verhinderung der Verbreitung übertragbarer Krankheiten erforderlich ist. Unter den Voraussetzungen von Satz 1 kann die zuständige Behörde Veranstaltungen in Theatern, Filmtheatern, Versammlungsräumen, Vergnügungs- oder Gaststätten und ähnlichen Einrichtungen sowie die Abhaltung von Märkten, Messen, Tagungen, Volksfesten und Sportveranstaltungen oder sonstige Ansammlungen einer größeren Anzahl von Menschen beschränken oder verbieten und Badeanstalten schließen. Eine Heilbehandlung darf nicht angeordnet werden. § 10 Abs. 4 gilt entsprechend.

(2) Für Maßnahmen nach Absatz 1 gilt § 10 Abs. 5 bis 8, für ihre Überwachung außerdem § 10 Abs. 2 entsprechend.

§ 35 …

§ 36

(1) Kranke, Krankheitsverdächtige, Ansteckungsverdächtige, Ausscheider und Ausscheidungsverdächtige können einer Beobachtung unterworfen werden.

(2) Wer einer Beobachtung nach Absatz 1 unterworfen ist, hat die erforderlichen Untersuchungen durch die Beauftragten des Gesundheitsamtes zu dulden und den Weisungen des Gesundheitsamtes Folge zu leisten. § 6 Abs. 1 und § 32 Abs. 2 gelten entsprechend. Er ist ferner verpflichtet, Vorladungen des Gesundheitsamtes Folge zu leisten, den Beauftragten des Gesundheitsamtes zum Zwecke der Befragung oder der Untersuchung den Zutritt zu seiner Wohnung zu gestatten, ihnen über alle seinen Gesundheitszustand betreffenden Umstände Auskunft zu geben und im Falle des Wohnungswechsels unverzüglich dem bisher zuständigen Gesundheitsamt Anzeige zu erstatten. § 12 Abs. 2 gilt entsprechend.

§ 37

(1) Die zuständige Behörde hat Personen, die an Cholera, Pest, Pocken oder an virusbedingten hämorrhagischem Fieber erkrankt sind, unverzüglich in einem Krankenhaus oder einer für diese Krankheiten geeigneten Absonderungseinrichtung abzusondern. Sonstige Kranke sowie Krankheitsverdächtige, Ansteckungsverdächtige und Ausscheider können in einem Krankenhaus oder in sonst geeigneter Weise abgesondert werden, Ausscheider jedoch nur, wenn sie andere Schutzmaßnahmen nicht befolgen, befolgen könnten oder befolgen würden und dadurch ihre Umgebung gefährden.

(2) Kommt der Betroffene den seine Absonderung betreffenden Anordnungen nicht nach oder ist nach seinem bisherigen Verhalten anzunehmen, daß er solchen Anordnungen nicht ausreichend Folge leisten wird, so ist er zwangsweise durch Unterbringung in einem abgeschlossenen Krankenhaus oder einem abgeschlossenen Teil eines Krankenhauses abzusondern. Ansteckungsverdächtige und Ausscheider können auch in einer anderen geeigneten abgeschlossenen Einrichtung abgesondert werden. Das Gesetz über das gerichtliche Verfahren bei Freiheitsentziehungen vom 29. Juni 1956 in der im Bundesgesetzblatt Teil III, Gliederungsnummer 316–1, veröffentlichten bereinigten Fassung, zuletzt geändert durch § 185 des Gesetzes vom 16. März 1976 (BGBl. I S. 581), ist anzuwenden.

(3) Der Abgesonderte hat die Anordnungen des Krankenhauses oder der sonstigen Absonderungseinrichtungen zu befolgen und die Maßnahmen zu dulden, die der Aufrechterhaltung eines ordnungsgemäßen Anstaltsbetriebs oder der Sicherung des Unterbringungszwecks dienen. Insbesondere dürfen ihm Gegenstände, die unmittelbar oder mittelbar einem Entweichen dienen könnten, abgenommen und bis zu seiner Entlassung anderweitig verwahrt werden. Für ihn eingehende oder von ihm ausgehende Pakete und

schriftliche Mitteilungen können in seinem Beisein geöffnet und zurückgehalten werden, soweit dies zur Sicherung des Unterbringungszweckes erforderlich ist. Postsendungen von Gerichten, Behörden, gesetzlichen Vertretern, Rechtsanwälten, Notaren oder Seelsorgern dürfen weder geöffnet noch zurückgehalten werden; Postsendungen an solche Stellen oder Personen dürfen nur geöffnet und zurückgehalten werden, soweit dies zum Zwecke der Entseuchung notwendig ist. Neben den in § 10 Abs. 4 genannten Grundrechten wird insoweit auch das Grundrecht des Briefgeheimnisses (Artikel 10 Grundgesetz) eingeschränkt.

(4) Der behandelnde Arzt und die zur Pflege bestimmten Personen haben freien Zutritt zu abgesonderten Personen. Dem Seelsorger oder Urkundspersonen muß, anderen Personen kann der behandelnde Arzt den Zutritt unter Auferlegung der erforderlichen Verhaltensmaßregeln gestatten.

(5) Die Gemeinden oder Gemeindeverbände haben dafür zu sorgen, daß die eingesetzten Ärzte, Schwestern sowie weiteren Personen den erforderlichen Impfschutz erhalten. Sie haben weiterhin dafür zu sorgen, daß die notwendigen Räume, Einrichtungen und Transportmittel sowie das erforderliche Personal zur Durchführung von Absonderungsmaßnahmen außerhalb der Wohnung zur Verfügung stehen. Die Räume und Einrichtungen zur Absonderung nach Absatz 2 sind nötigenfalls von den Ländern zu schaffen und zu unterhalten.

§ 38

Kranken, Krankheitsverdächtigen, Ansteckungsverdächtigen, Ausscheidern und Ausscheidungsverdächtigen kann die Ausübung bestimmter beruflicher Tätigkeiten ganz oder teilweise untersagt werden.

§ 38a

Die Landesregierungen werden ermächtigt, unter den Voraussetzungen, die für Maßnahmen nach den §§ 34 bis 38 maßgebend sind, auch durch Rechtsverordnungen entsprechende Gebote und Verbote zur Bekämpfung übertragbarer Krankheiten zu erlassen. § 10 Abs. 4 gilt entsprechend. Die Landesregierungen können die Ermächtigung durch Rechtsverordnung auf andere Stellen übertragen.

§ 39 bis 43 ...

## SECHSTER ABSCHNITT

### Zusätzliche Vorschriften für Schulen und sonstige Gemeinschaftseinrichtungen

§ 44

Schulen im Sinne der §§ 45 bis 47 sind alle öffentlichen und privaten, dem allgemeinbildenden und berufsbildenden Unterricht dienenden Schulen.

§ 45

(1) Lehrer, zur Vorbereitung auf den Beruf des Lehrers in Schulen tätige Personen, Schüler, Schulbedienstete und in Schulgebäuden wohnende Personen, die an ansteckender Borkenflechte (Impetigo contagiosa), Cholera, Diphtherie, Enteritis infectiosa, Keuchhusten, Krätze, Masern, Meningitis/Encephalitis, Milzbrand, Mumps, Ornithose, Paratyphus, Pest, Pocken, Poliomyelitis, Q-Fieber, Röteln, Scharlach, Shigellenruhr, ansteckungsfähiger Tuberkulose der Atmungsorgane, Tularämie, Typhus abdominalis, virusbedingtem hämorrhagischem Fieber, Virushepatitis oder Windpocken erkrankt oder dessen verdächtig oder die verlaust sind, dürfen die dem Schulbetrieb dienenden Räume nicht betreten, Einrichtungen der Schule nicht benutzen und an Veranstaltungen der Schule nicht teilnehmen, bis nach dem Urteil des behandelnden Arztes oder des Gesundheitsamtes eine Weiterverbreitung der Krankheit oder der Verlausung durch sie nicht mehr zu befürchten ist.

(2) Ausscheider dürfen nur mit Zustimmung des Gesundheitsamtes und unter Beachtung der vorgeschriebenen Schutzmaßnahmen die dem Schulbetrieb dienenden Räume betreten, Einrichtungen der Schule benutzen oder an Veranstaltungen der Schule teilnehmen.

(3) Für Lehrer, zur Vorbereitung auf den Beruf des Lehrers in Schulen tätige Personen, Schüler, Schulbedienstete und in Schulgebäuden wohnende Personen, in deren Wohngemeinschaft eine Erkrankung oder der Verdacht einer Erkrankung nach Absatz 1 aufgetreten ist, gilt Absatz 2 entsprechend.

(4) Wenn die nach den Absätzen 1 bis 3 verpflichteten Personen geschäftsunfähig oder in der Geschäftsfähigkeit beschränkt sind, so hat derjenige für die Einhaltung der diese Personen nach den Absätzen 1 bis 3 treffenden Verpflichtungen zu sorgen, dem die Sorge für die Personen zusteht. Die gleiche Verpflichtung trifft den Betreuer einer

nach den Absätzen 1 bis 3 verpflichteten Person, soweit die Sorge für die Person des Verpflichteten zu seinem Aufgabenkreis gehört.

§ 46

Die zuständige Behörde kann beim Auftreten übertragbarer Krankheiten oder einem hierauf gerichteten Krankheitsverdacht auf Vorschlag des Gesundheitsamtes die Schließung von Schulen oder von einzelnen Schulklassen anordnen. § 10 Abs. 8 gilt entsprechend.

§ 47

(1) Lehrer und zur Vorbereitung auf den Beruf des Lehrers in Schulen tätige Personen sowie Schulbedienstete, die Kontakt mit den Schülern haben, haben vor erstmaliger Aufnahme ihrer Tätigkeit der zuständigen Behörde ein Zeugnis des Gesundheitsamtes darüber vorzulegen, daß bei ihnen eine ansteckungsfähige Tuberkulose der Atmungsorgane nicht festgestellt wurde. Das Zeugnis muß sich auf eine Röntgenaufnahme der Atmungsorgane und eine intrakutane Tuberkulinprobe stützen. Die Erhebung der Befunde darf nicht länger als sechs Monate zurückliegen. Bei Schwangeren ist von der Röntgenaufnahme abzusehen; statt dessen ist ein Zeugnis des Gesundheitsamtes vorzulegen, daß nach sonstigen Befunden eine ansteckungsfähige Tuberkulose der Atmungsorgane nicht zu befürchten ist. Vor einer Wiederaufnahme der Tätigkeit nach Beendigung der Schwangerschaft ist die Röntgenaufnahme nachzuholen. Solange ein Zeugnis nach Satz 1 oder 4 nicht vorgelegt worden ist, dürfen die in Satz 1 genannten Personen ihre Tätigkeit nicht ausüben und nicht damit beschäftigt werden.

(2) Werden bei der Erhebung der Befunde Tatsachen festgestellt, die zu einer ansteckungsfähigen Tuberkulose führen können, ordnet das Gesundheitsamt die erforderlichen weiteren Untersuchungen an. Dies ist im Zeugnis nach Absatz 1 zum Ausdruck zu bringen.

(3) Bei Wiederholungsuntersuchungen kann der Nachweis nach Absatz 1 auch durch das Zeugnis eines sonstigen Arztes geführt werden. In diesem Fall hat der Arzt eine Abschrift des Zeugnisses unverzüglich dem zuständigen Gesundheitsamt zu übersenden.

(4) Schüler dürfen durch eine perkutane oder intrakutane Tuberkulinprobe auf Tuberkulose untersucht werden. Personen, denen die Sorge für die Person eines Schülers zusteht, sind verpflichtet, diese Untersuchung zu dulden.

(5) Das Grundrecht der körperlichen Unversehrtheit (Artikel 2 Abs. 2 Satz 1 des Grundgesetzes) wird insoweit eingeschränkt.

§ 48

(1) Die Bestimmungen der §§ 45 bis 47 gelten für Schülerheime, Schullandheime, Säuglingsheime, Kinderheime, Kindergärten, Kindertagesstätten, Lehrlingsheime, Jugendwohnheime, Ferienlager und ähnliche Einrichtungen entsprechend mit der Maßgabe, daß die Verpflichtung nach § 47 Abs. 1 und 2 dem Aufsichts-, Lehr-, Erziehungs-, Pflege- und Hauspersonal dieser Einrichtung obliegt und daß § 47 Abs. 4 auch dann gilt, wenn die Insassen der genannten Einrichtungen nicht Schüler sind.

(2) Tritt in den in Absatz 1 genannten Einrichtungen eine übertragbare Krankheit im Sinne der § 45 Abs. 1 oder ein hierauf gerichteter Krankheitsverdacht auf, so hat der Leiter, unbeschadet der Meldepflicht anderer Personen nach § 4, das für die Einrichtung zuständige Gesundheitsamt unverzüglich zu benachrichtigen.

(3) Die zuständige Behörde kann im Einvernehmen mit dem Gesundheitsamt für die in Absatz 1 genannten Einrichtungen Ausnahmen von dem Verbot nach § 45 Abs. 1 zulassen, wenn die hygienischen Einrichtungen dieser Heime ausreichend sind, eine Absonderung möglich und die ärztliche Betreuung sichergestellt ist.

§ 48a

(1) Gemeinschaftseinrichtungen im Sinne der §§ 44 und 48 Abs. 1 sowie Krankenhäuser, Entbindungsheime, Kurheime, Altenheime, Altenwohnheime und Pflegeheime, sonstige Einrichtungen zur heimmäßigen Unterbringung und Massenunterkünfte unterliegen der seuchenhygienischen Überwachung durch das Gesundheitsamt. Für die Durchführung der Überwachung gilt § 10 Abs. 2 entsprechend. Das Grundrecht der Unverletzlichkeit der Wohnung (Artikel 13 Abs. 1 Grundgesetz) wird insoweit eingeschränkt.

(2) Personen, die in ein Altenheim, Altenwohnheim, Pflegeheim oder eine gleichartige Einrichtung nach § 1 des Heimgesetzes vom 7. August 1974 (BGBl. I S. 1873) aufgenommen werden sollen, haben vor oder unverzüglich nach ihrer Aufnahme der zuständigen Behörde durch Vorlage eines ärztlichen Zeugnisses nachzuweisen, daß bei ihnen eine ansteckungsfähige Tuberkulose der Atmungsorgane nicht vorliegt.

## SIEBENTER ABSCHNITT

**Entschädigung in besonderen Fällen**

§§ 49–51 ...

§ 52

(1) Ein Impfschaden ist ein über das übliche Ausmaß einer Impfreaktion hinausgehender Gesundheitsschaden. Ein Impfschaden liegt auch vor, wenn mit lebenden Erregern geimpft wurde und eine andere als die geimpfte Person durch diese Erreger einen Gesundheitsschäden erleidet. Als Impfschaden gilt ferner eine gesundheitliche Schädigung, die durch einen Unfall unter den Voraussetzungen des § 1 Abs. 2 Buchstabe e oder f oder des § 8a des Bundesversorgungsgesetzes herbeigeführt worden ist. Einer gesundheitlichen Schädigung im Sinne des Satzes 3 steht die Beschädigung eines am Körper getragenen Hilfsmittels, einer Brille, von Kontaktlinsen oder von Zahnersatz infolge eines Impfschadens im Sinne des § 51 Abs. 1 oder eines Unfalls im Sinne des Satzes 3 gleich.

(2) Zur Anerkennung eines Gesundheitsschadens als Folge einer Impfung genügt die Wahrscheinlichkeit des ursächlichen Zusammenhangs. Wenn diese Wahrscheinlichkeit nur deshalb nicht gegeben ist, weil über die Ursache des festgestellten Leidens in der medizinischen Wissenschaft Ungewißheit besteht, kann mit Zustimmung der für die Kriegsopferversorgung zuständigen obersten Landesbehörde der Gesundheitsschaden als Folge einer Impfung anerkannt werden. Die Zustimmung kann allgemein erteilt werden. Eine Anerkennung nach den Sätzen 1 und 2 und hierauf beruhende Verwaltungsakte können mit Wirkung für die Vergangenheit zurückgenommen werden, wenn unzweifelhaft feststeht, daß der Gesundheitsschaden nicht Folge einer Impfung ist; erbrachte Leistungen sind nicht zu erstatten.

§§ 53–61 ...

## ACHTER ABSCHNITT

**Kosten**

§ 62

(1) Die Kosten für
1. die Übermittlung der Meldungen nach den §§ 3, 8 und 9,
2. die Anzeigen nach § 6 Abs. 1 und 3,
3. die Durchführung von Ermittlungen nach den §§ 31 und 32,
4. die Durchführung von Schutzmaßnahmen nach den §§ 36 und 37,
5. die Schutzimpfungen in den Gesundheitsämtern nach § 14,
6. die Untersuchung nach § 47 Abs. 4 sowie die Wiederholungsuntersuchungen nach § 47 Abs. 2 und § 48 Abs. 1 durch die Gesundheitsämter,
7. Maßnahmen nach den §§ 10a und 10b, soweit sie von der zuständigen Behörde angeordnet worden sind, sind aus öffentlichen Mitteln zu bestreiten, soweit nicht auf Grund anderweitiger gesetzlicher Vorschriften oder auf Grund Vertrages Dritte zur Kostentragung verpflichtet sind. Im übrigen richten sich die Gebührenpflicht und die Höhe der Gebühren nach Landesrecht.

(2) Wer die öffentlichen Mittel aufzubringen hat, bleibt der Regelung durch die Länder vorbehalten.

## NEUNTER ABSCHNITT

**Straf- und Bußgeldvorschriften**

§ 63

(1) Wer eine der in § 37 Abs. 1 Satz 1 bezeichneten Krankheiten verbreitet, wird mit Freiheitsstrafe von sechs Monaten bis zu fünf Jahren bestraft, soweit nicht die Tat in anderen Vorschriften mit einer schwereren Strafe bedroht ist.

(2) Der Versuch ist strafbar.

§ 64

(1) Wer als Unternehmer oder Inhaber einer Wassergewinnungs- oder Wasserversorgungsanlage Wasser als Trinkwasser oder als Wasser für die in § 11 Abs. 1 Satz 1 bezeichneten Betriebe oder als Wasser für Schwimm- oder Badebecken in den in § 11 Abs. 1 Satz 2 bezeichneten öffentlichen Bädern oder Gewerbebetrieben abgibt oder anderen zur Verfügung stellt, das den Anforderungen einer nach § 11 Abs. 2 Satz 1 erlassenen Rechtsverordnung nicht entspricht, wird mit Freiheitsstrafe bis zu zwei Jahren oder mit Geldstrafe bestraft.

(2) Ebenso wird bestraft, wer

1. ohne die nach § 19 erforderliche Erlaubnis die dort bezeichneten Krankheitserreger einführt, ausführt, sonst in den Geltungsbereich oder aus dem Geltungsbereich dieses Gesetzes verbringt, aufbewahrt, abgibt oder mit ihnen arbeitet,
2. entgegen der Vorschrift des § 26 Krankheitserreger an Personen abgibt, die nicht im Besitz der vorgeschriebenen Erlaubnis sind,

3. entgegen der Vorschrift des § 27 Krankheitserreger zur Schädlingsbekämpfung verwendet,
4. sich einer zwangsweise vollzogenen Absonderung (§ 37 Abs. 2) entzieht,
5. entgegen der Vorschrift des § 17 Personen beschäftigt oder eine Tätigkeit ausübt oder wer entgegen einer vollziehbaren Anordnung nach § 38 eine Tätigkeit ausübt.

(3) Wer durch eine der in den Absätzen 1 oder 2 bezeichneten Handlungen eine der in § 3 Abs. 1 und 2 bezeichneten Krankheiten verbreitet, wird mit Freiheitsstrafe von drei Monaten bis zu fünf Jahren bestraft, soweit die Tat nicht in § 63 mit Strafe bedroht ist.

(4) Handelt der Täter in den Fällen der Absätze 1 oder 2 fahrlässig, so ist die Strafe Freiheitsstrafe bis zu einem Jahr oder Geldstrafe.

§ 65

(1) Wer als Veranstalter oder Leiter einer in § 34 Abs 1 Satz 2 bezeichneten Veranstaltung oder Ansammlung oder als Inhaber einer dort bezeichneten Einrichtung gegen eine auf Grund des § 34 Abs. 1 Satz 2 erlassene vollziehbare Anordnung verstößt, wird mit Freiheitsstrafe bis zu zwei Jahren oder mit Geldstrafe bestraft.

(2) Wer durch die in Absatz 1 bezeichnete Handlung eine der in § 3 Abs. 1 und 2 bezeichneten Krankheiten verbreitet, wird mit Freiheitsstrafe von drei Monaten bis zu fünf Jahren bestraft, soweit die Tat nicht in § 63 mit Strafe bedroht ist.

(3) Handelt der Täter in den Fällen des Absatzes 1 fahrlässig, so ist die Strafe Freiheitsstrafe bis zu sechs Monaten oder Geldstrafe bis zu einhundertachtzig Tagessätzen.

§ 66 ...

§ 67

Wer entgegen § 30 Abs. 1 dort bezeichnete Personen, Ausscheider oder Personen, die an einer auf Grund einer Rechtsverordnung nach § 7 meldepflichtigen Krankheit erkrankt oder dessen verdächtig sind behandelt, wird mit Freiheitsstrafe bis zu einem Jahr oder mit Geldstrafe bestraft.

§ 68 ...

§ 69

(1) Ordnungswidrig handelt, wer vorsätzlich oder fahrlässig

1. einer Meldepflicht nach den §§ 3 bis 5 oder 8 oder 9 Abs. 1, auch in Verbindung mit einer Rechtsverordnung nach § 7, einer Anzeigepflicht nach § 6 Abs. 2, 3 oder 4, § 24 oder § 36 Abs. 2 Satz 3, einer Mitteilungspflicht nach § 6 Abs. 2, 3 oder § 48 Abs 2 oder einer Auskunftspflicht nach § 10 Abs. 2 Satz 3, § 12 Abs. 1 Satz 3, § 36 Abs. 2 Satz 3 zuwiderhandelt,
2. einer Duldungspflicht nach § 10 Abs. 3, § 25 Satz 2, § 32 Abs. 2 Satz 1, § 36 Abs. 2 Satz 1, einer Gestattungspflicht nach § 12 Abs. 1 Satz 3, § 25 Satz 2, § 32 Abs. 3 Satz 1, § 36 Abs. 2 Satz 3 oder einer Mitwirkungspflicht nach § 10 Abs. 2 Satz 2, Abs. 3, § 12 Abs. 1 Satz 3, § 25 Satz 2, § 32 Abs. 2 Satz 1, § 36 Abs. 2 Satz 1 zuwiderhandelt,
3. einer Vorladung des Gesundheitsamtes nach § 10 Abs. 3, § 32 Abs. 2 Satz 1 oder § 36 Abs. 2 Satz 3 nicht Folge leistet,
4. einer vollziehbaren Anordnung nach den §§ 10a, 10b, 32 Abs. 3 Satz 2, § 34 Abs. 1 Satz 1 oder einer vollziehbaren Auflage nach § 22 Abs. 4 Satz 2 zuwiderhandelt,
5. entgegen § 16 Abs. 1 eine Eintragung oder Bescheinigung nicht, nicht richtig oder nicht vollständig vornimmt,
6. entgegen § 18 Abs. 1 Satz 1 ohne Zeugnis des Gesundheitsamtes eine der in § 17 Abs. 1, 3 oder 4 genannten Tätigkeiten ausübt oder eine Person mit einer dieser Tätigkeiten beschäftigt,
7. entgegen § 45 Abs. 1 bis 3, auch in Verbindung mit § 48 Abs. 1, die dort bezeichneten Räume betritt, Einrichtungen benutzt oder an Veranstaltungen teilnimmt oder der ihm nach § 45 Abs. 4, auch in Verbindung mit § 48 Abs. 1, obliegenden Verpflichtung nicht nachkommt.

(2) Ordungswidrig handelt, wer vorsätzlich oder fahrlässig einer Rechtsverordnung nach § 11 Abs. 2 Satz 2, §§ 12a, 13 Abs. 2, § 14 Abs. 1, 2, § 18 Abs. 2, 3 oder § 29 Abs. 1 zuwiderhandelt, soweit sie für einen bestimmten Tatbestand auf diese Bußgeldvorschrift verweist.

(3) Die Ordnungswidrigkeit kann mit einer Geldbuße bis zu fünfzigtausend Deutsche Mark geahndet werden.

§ 70

Wer durch eine der in § 69 Abs. 1 oder 2 bezeichneten vorsätzlichen Handlungen eine der in § 3 Abs. 1 und 2 bezeichneten Krankheiten verbreitet, wird mit Freiheitsstrafe bis zu fünf Jahren oder mit Geldstrafe bestraft, soweit die Tat nicht in § 63 mit Strafe bedroht ist.

§ 71
Gegenstände, auf die sich eine Straftat nach § 64 Abs. 2 oder 4 in Verbindung mit Absatz 2 bezieht, können eingezogen werden.

§§ 72 und 73 ...

**ZEHNTER ABSCHNITT**
**Übergangs- und Schlußbestimmungen**

§§ 74–84 ...

### 27.4.1 Kommentar zum Bundes-Seuchengesetz

> **Wichtig:** Die §§ 1, 2, 3, 4 Absatz 1 sollten wörtlich gelernt werden. Der § 4 Absatz 2 und 3, die §§ 5, 7, 8, 10, 10a, 30, 37, 45, 63, 67, 69 und 70 sind sinngemäß zu lernen.

*zu § 1*

Hier sind alle Krankheiten gemeint die auf den Menschen übertragen werden können, nicht nur die in den §§ 3, 8 und 45 genannten oder unter den § 7 fallenden Erkrankungen.

*zu § 2*

Diese fünf Begriffserläuterungen sind wichtig, um zu verstehen, unter welchen Umständen bei den in § 3 aufgeführten Erkrankungen eine Meldepflicht besteht.

*zu § 3*

Die Erkrankungen in Absatz 1 bis 3 sind jeweils alphabetisch aufgeführt. Dies kann beim Lernen eine Hilfe sein. Die in Absatz 1 genannten Erkrankungen, die bei Verdacht, Erkrankung und Tod zu melden sind, werden oft als VET-Erkrankungen, die in Absatz 2 als ET-Erkrankungen (Erkrankung und Tod) und die in Absatz 3 als T-Erkrankungen (Tod) bezeichnet. Bei allen in § 3 aufgeführten Krankheiten besteht für den Heilpraktiker Behandlungsverbot.

*zu § 4*

In Absatz 1 wird die Hierarchie der zur Meldung verpflichteten Personen bestimmt. Die Heilpraktiker zählen zu den in Nr. 2 genannten Personen. In Absatz 3 wird die Reihenfolge der zur Meldung verpflichteten Personen genauer erläutert. So muß der Heilpraktiker immer dann melden, wenn bei einer Meldepflicht keine der in Absatz 1 Nr. 1 genannten Personen anwesend ist. Zu den in Absatz 1 Nr. 5 genannten Personen gehören z. B. auch Leiterinnen von Kindergärten (→ § 48 Absatz 2).

*zu § 5*

Das zuständige Gesundheitsamt ist im Falle einer Meldepflicht dasjenige, in dessen Zuständigkeitsbereich die meldepflichtige Krankheit aufgetreten ist. In der Regel dürfte das dasjenige Gesundheitsamt sein, in dessen Zuständigkeitsbereich die Praxis fällt. Es geht also nicht um den Wohnsitz des Patienten, sondern um den Ort, an dem die entsprechende Krankheit festgestellt wurde und an dem sich der Betroffene demzufolge auch aufgehalten hat. Die Meldung hat unverzüglich, spätestens innerhalb von 24 Stunden nach erlangter Kenntnis zu erfolgen. Dies gilt auch für das Wochenende. Obwohl das Gesundheitsamt über das Wochenende geschlossen hat, gibt es im zuständigen Amt eine Ansprechperson (Pförtner oder Hausmeister), der daraufhin den zuständigen Amtsarzt benachrichtigt. Dieser ruft dann zurück bzw. tritt mit der Person, die gemeldet hat, in Kontakt.

*zu § 7*

Übertragbare Krankheiten, die nicht im § 3 namentlich genannt sind, können durch Rechtsverordnung in die Meldepflicht aufgenommen werden. Nach § 30 besteht für den Heilpraktiker ein Behandlungsverbot für die unter den Bedingungen des § 7 in die Meldepflicht aufgenommenen Krankheiten.

Ein immer noch **aktuelles Beispiel** hierfür sind HIV-Infektion und Aids-Erkrankungen. Es besteht für sie nach § 7 und der Laborberichterstattung eine anonyme Meldepflicht. Allerdings ist strittig, ob bei einer anonymen Meldepflicht auch ein Behandlungsverbot für Heilpraktiker besteht, denn die Krankheiten nach § 3 unterliegen einer namentlichen Meldepflicht. Ungeachtet dessen ist es sinnvoller, einem Behandlungsverbot zuzustimmen, da viele opportunistische Erkrankungen, die im Zuge des Aids-Vollbildes auftreten, sowieso dem Behandlungsverbot unterliegen. Nichts spricht allerdings dagegen, daß der Heilpraktiker HIV-Infizierte und an Aids erkrankte Personen ergänzend zur ärztlichen Versorgung betreut.

*zu § 8*

Bei den Erkrankungen, die unter den Bedingungen des § 8 auftreten, besteht für den Heilpraktiker Behandlungsverbot.

*zu § 30*

Die Behandlung der Krankheiten, die in den §§ 3, 8 und 45 genannt werden und die auf Grund des § 7 in die Meldepflicht aufgenommen werden, dürfen nach Aussage des Absatz 1 nur von bestallten Ärzten behandelt werden. Im Absatz 2 wird speziell der Heilpraktiker angesprochen. So wird ihm erlaubt, bis zum Eintreffen des Arztes, Maßnahmen zur Linderung einzuleiten. Das bedeutet, daß er die Krankheit nicht ursächlich behandeln, sondern nur symptomatisch vorgehen darf. Natürlich ist er verpflichtet, bei Bedarf jede ihm zur Verfügung stehende lebensrettende Maßnahme zu ergreifen.

*zu § 37*

Hier werden die vier Erkrankungen aufgeführt, bei denen die betroffenen Personen in Quarantäne kommen. Personen, bei denen ein Verdacht besteht, an Cholera, Pest, Pocken oder virusbesdingtem hämorrhagischem Fieber zu erkranken, werden über die Dauer der jeweiligen Inkubationszeit in Quarantäne gebracht. Alle anderen Personen werden so lange abgesondert, bis von ihnen keine Gefahr einer Ansteckung oder Weiterverbreitung mehr ausgeht.

*zu § 45*

Hier wird das Behandlungsverbot für Heilpraktiker um sechs übertragbare Krankheiten erweitert, die jedoch nicht der Meldepflicht unterliegen. Es handelt sich um Borkenflechte (Impetigo contagiosa), Krätze, Mumps, Röteln, Windpocken und Läuse.

*zu §§ 49–61*

In diesem siebten Abschnitt sind Entschädigungen geregelt. Sind durch Maßnahmen, die auf Grund von Bestimmungen des Bundes-Seuchengesetzes ergriffen wurden, Personen-, Sachschäden oder finanzielle Verluste eingetreten, so kann es zu einer Entschädigung kommen. In § 52 wird dabei der Begriff Impfschaden erläutert. Schutzimpfungen darf der Heilpraktiker vornehmen, da es ein ausdrückliches Verbot nach dem Wegfall des Gesetzes über die Pockenschutzimpfung nicht mehr gibt. Allerdings sprechen ein paar Punkte gegen eine Impfung. Impfstoffe gehören zu den verschreibungspflichtigen Arzneimitteln, die der Heilpraktiker nicht erhält. Außerdem unterliegen viele Erkrankungen, gegen die geimpft wird, schon bei Verdacht dem Behandlungsverbot für Heilpraktiker. Da Impfungen risikobehaftet sind, greift hier auch die Sorgfaltspflicht.

*zu §§ 63–71*

Von den Gesetzen, die die Straf- und Bußgeldvorschriften regeln, sind für den Heilpraktiker vor allem die §§ 63, 67, 69 Absatz 1 Nr. 1 und 70 von Bedeutung. Das Strafmaß bei Zuwiderhandlung der gesetzlichen Bestimmungen kann erheblich sein.

Analog zum Bundes-Seuchengesetz gibt es auch Gesetze zur Tierseuchenbekämpfung, in denen die Verhütung und Bekämpfung bestimmter Krankheiten bei Tieren geregelt ist.

## 27.5 Laborberichtsverordnung

**Verordnung über die Berichtspflicht für positive HIV-Bestätigungstests (Laborberichtsverordnung)**

Vom 18. Dezember 1987 (BgBl. I S. 2819); Auszug.

Auf Grund des § 7 Abs. 1 des Bundes-Seuchengesetzes in der Fassung der Bekanntmachung vom 18. Dezember 1979 (BGBl. I S. 2262) wird mit Zustimmung des Bundesrates verordnet:

§ 1

Zweck

Diese Rechtsverordnung dient der Erfassung von Infektionen mit Erregern der erworbenen Immunschwächekrankheit AIDS (HIV) zur Beurteilung der epidemischen Lage.

§ 2

Pflichten

Wer als behandelnder oder sonst hinzugezogener Arzt Bestätigungstests zum Nachweis von Antikörpern gegen HIV, wie Westernblot, Immunfluoreszenz oder gleichwertige Untersuchungsverfahren, durchführt oder durch Untersuchungsverfahren den gesicherten Nachweis von HIV, von HIV-Antigenen oder von HIV-Nukleinsäure in vom Menschen gewonnen Untersuchungsmaterial erbringt, hat die positiven Ergebnisse nach Maßgabe des § 3 dem zentralen AIDS-Infektionsregister beim Robert Koch-Institut in Form eines anonymen Berichts zu melden. Die gleiche Verpflichtung trifft die Leiter von Medizinaluntersuchungsämtern oder sonstigen öffentlichen oder privaten Untersuchungsstellen, in denen solche Untersuchungen durchgeführt werden.

§ 3

Umfang und Zeitpunkt der Berichtspflicht

(1) Die Berichte über positive Ergebnisse sind ohne Angabe des Namens der Person, ohne Namensbestandteile oder eines alphanumerischen Schlüssels zur Kennzeichnung der Person, von der das Untersuchungsmaterial stammt (untersuchte Person), auf einem vom Robert Koch-Institut herausgegebenen Formular zu erstatten. Der Bericht muß enthalten

1. Name und Anschrift des Berichtenden,
2. Monat und Jahr des Eingangs des Untersuchungsmaterials,
3. Art des Untersuchungsverfahrens gemäß § 2, ferner, soweit dem zum Bericht Verpflichtenden bekannt,
4. Alter der untersuchten Person in Jahren, bei Kindern unter einem Jahr in Monaten,
5. Geschlecht der untersuchten Person,
6. die ersten beiden Ziffern der Postleitzahl des Wohnsitzes der untersuchten Person,
7. Angaben über den Anlaß der Untersuchung, über die mögliche Übertragungsweise und über das vorliegende Krankheitsbild und
8. Angabe, ob die untersuchte Person schon als HIV-positiv bekannt war.

Weitere Angaben darf der Bericht nicht enthalten. Die Angaben nach Satz 2 Nr. 1 dürfen nicht in das AIDS-Infektionsregister aufgenommen werden; sie sind zu löschen, sobald der Bericht durch das Bundesgesundheitsamt ausgewertet ist.

(2) Die Berichte sind für jeden Kalendermonat zusammengefaßt bis zum Ende des folgenden Monats zu erstatten; es ist für den Monat zu berichten, in dem das Untersuchungsmaterial bei der Untersuchungsstelle eingegangen ist.

...

## 27.6 Geschlechtskrankheitengesetz

**Gesetz zur Bekämpfung der Geschlechtskrankheiten**

Vom 23. Juli 1953 (BGBl. I S. 700); Auszug.

**ERSTER ABSCHNITT**

**Begriffsbestimmungen, Aufgaben des Gesetzes**

§ 1

Geschlechtskrankheiten im Sinne dieses Gesetzes sind

1. Syphilis (Lues),
2. Tripper (Gonorrhoe),
3. Weicher Schanker (Ulkus molle),
4. Venerische Lymphknotenentzündung (Lymphogranulomatosis inguinalis Nicolas und Favre)

ohne Rücksicht darauf, an welchen Körperteilen die Krankheitserscheinungen auftreten.

§ 2

(1) Die Bekämpfung der Geschlechtskrankheiten umfaßt Maßnahmen zur Verhütung, Feststellung, Erkennung und Heilung der Erkrankung sowie die vorbeugende und nachgehende Gesundheitsfürsorge. Zu diesem Zweck werden die Grundrechte auf körperliche Unversehrtheit (Artikel 2 Abs. 2 Satz 1 des Grundgesetzes) und auf Freiheit der Person (Artikel 2 Abs. 2 des Grundgesetzes) eingeschränkt.

(2) Die Durchführung dieser Aufgabe obliegt den Gesundheitsämtern. Die gesetzlichen Aufgaben der Fürsorgeverbände und der Jugendämter werden hierdurch nicht berührt.

**ZWEITER ABSCHNITT**

**Pflichten der Kranken und krankheitsverdächtigen Personen**

§ 3

(1) Wer an einer Geschlechtskrankheit leidet und dies weiß oder den Umständen nach annehmen muß, ist verpflichtet,

1. sich unverzüglich von einem in Deutschland bestallten oder zugelassenen Arzt untersuchen

und bis zur Beseitigung der Ansteckungsgefahr behandeln zu lassen sowie sich den notwendigen Nachuntersuchungen zu unterziehen;
2. sich in ein geeignetes Krankenhaus zu begeben, wenn das Gesundheitsamt dies anordnet, weil er sich der ordnungsgemäßen Durchführung der Behandlung entzogen hat oder die Einweisung zur Verhütung der Ansteckung erforderlich ist.

(2) Eltern, Erziehungsberechtigte oder der gesetzliche Vertreter sind verpflichtet, für die ärztliche Untersuchung und Behandlung ihrer Pflegebefohlenen zu sorgen und ihre fürsorgerische Betreuung zu unterstützen, falls sie wissen oder annehmen müssen, daß diese geschlechtskrank sind.

§§ 4–8 ...

## DRITTER ABSCHNITT

§ 9

(1) Die Untersuchung auf Geschlechtskrankheiten und Krankheiten oder Leiden der Geschlechtsorgane sowie ihre Behandlung ist nur den in Deutschland bestallten oder zugelassenen Ärzten gestattet.

(2) Verboten ist:

1. Geschlechtskrankheiten anders als auf Grund eigener Untersuchungen zu behandeln (Fernbehandlung);
2. in Vorträgen, Schriften, Rundbriefen, Abbildungen oder Darstellungen sowie durch Rundfunk oder Film Ratschläge zur Selbstbehandlung zu erteilen;
3. sich zu einer Behandlung von Geschlechtskrankheiten und Krankheiten oder Leiden der Geschlechtsorgane durch Vorträge, Verbreitung von Schriften, Briefen, Abbildungen oder Darstellungen sowie durch Rundfunk oder Film, wenn auch in verschleierter Weise, zu erbieten, soweit es sich dabei nicht um den üblichen Hinweis eines Arztes auf die Ausübung seines Berufes handelt.

(3) Erlaubt sind Vorträge, Verbreitung von Schriften, Briefen oder Abbildungen, Filme und Darstellungen, die der Aufklärung und Belehrung über Geschlechtskrankheiten, insbesondere über deren Erscheinungsformen, dienen, soweit sie nicht in Widerspruch zu Absatz 2 Nummer 2 und 3 stehen.

(4) Wer Geschlechtskranke oder Personen, die von Krankheiten oder Leiden der Geschlechtsorgane befallen sind, behandelt, ohne nach Absatz 1 hierzu berechtigt zu sein, oder wer gegen ein Verbot des Absatzes 2 verstößt, wird mit Freiheitsstrafen bis zu einem Jahr oder mit Geldstrafe bestraft.

§ 10 ...

§ 11a

(1) Über die ansteckungsfähigen Erkrankungen an Geschlechtskrankheiten wird jährlich eine Bundesstatistik durchgeführt.

(2) Jeder Fall einer ansteckungsfähigen Erkrankung an einer Geschlechtskrankheit ist vom behandelnden oder sonst hinzugezogenen Arzt unverzüglich ohne Nennung des Namens und der Anschrift des Erkrankten dem Gesundheitsamt zu melden, in dessen Bezirk der Arzt seine ärztliche Tätigkeit ausübt. Anzugeben sind

1. Geburtsjahr und Geschlecht des Erkrankten,
2. Art der Erkrankung. ...

§ 12

(1) Ein Geschlechtskranker ist von dem behandelnden Arzt namentlich dem Gesundheitsamt zu melden, wenn der Kranke

1. sich weigert, die vom Arzt verordnete Behandlung zu beginnen oder fortzusetzen, sie ohne triftigen Grund unterbricht oder sich der vom Arzt verordneten Nachuntersuchung entzieht;
2. nach der Überzeugung des Arztes durch seine Lebensweise oder seine allgemeinen Lebensumstände eine ernste Gefahr der Übertragung auf andere bildet;
3. offensichtlich falsche Angaben über die Ansteckungsquelle oder über die durch ihn gefährdeten Personen macht oder
4. das 18. Lebensjahr noch nicht vollendet hat und sittlich gefährdet erscheint, es sei denn, daß der Arzt nach Beratung mit den Eltern, Erziehungsberechtigten oder dem gesetzlichen Vertreter die Überzeugung gewonnen hat, daß diese die Gewähr für eine ordnungsgemäße Behandlung und Betreuung des Jugendlichen übernehmen.

(2) Über den Stand der Behandlung von Geschlechtskrankheiten, die der namentlichen Meldepflicht unterliegen oder als Ansteckungsquelle gemeldet sind, kann das Gesundheitsamt Auskunft von dem behandelnden Arzt verlangen.

...

**FÜNFTER ABSCHNITT**
**Zwangsmaßnahmen**

...

§ 18

(1) Das Gesundheitsamt kann durch die zuständige Verwaltungsbehörde vorführen lassen:

1. einen Geschlechtskranken, der sich weigert, sich untersuchen oder behandeln zu lassen oder sich auf Anordnung des Gesundheitsamtes in ein Krankenhaus zu begeben (§ 3 Abs. 1);
2. eine Person, die dringend verdächtig ist, geschlechtskrank zu sein und Geschlechtskrankheiten weiterzuverbreiten, wenn sie sich weigert, ein Zeugnis über ihren Gesundheitszustand vorzulegen oder sich zur Beobachtung in ein Krankenhaus zu begeben (§ 4 Abs. 1 und 2), oder wenn sie keinen festen Wohnsitz hat.

...

### 27.6.1 Kommentar zum Geschlechtskrankheitengesetz

> **Wichtig:** Für die Überprüfung sind §§ 1 und 9 sinngemäß zu lernen.

*zu § 1*

Die vier im Sinne dieses Gesetzes genannten Geschlechtskrankheiten müssen gut gelernt werden.

*zu § 9*

Die Untersuchung auf Geschlechtskrankheiten und Krankheiten und Leiden der Geschlechtsorgane sowie ihre Behandlung ist Heilpraktikern nicht gestattet. Krankheiten und Leiden der Geschlechtsorgane sind außer den vier Geschlechtskrankheiten jede vorübergehende oder bleibende krankhafte Veränderung der inneren oder äußeren Geschlechtsorgane. Auch die Prostatauntersuchung beim Mann im Rahmen der Krebsvorsorge ist nicht erlaubt. Findet der Heilpraktiker im Rahmen einer Allgemeinuntersuchung oder Anamnese Anzeichen einer Geschlechtskrankheit oder Anzeichen eines Leidens oder einer Erkrankung der Geschlechtsorgane, muß er seine Untersuchung abbrechen und den Patienten an einen in Deutschland bestallten Arzt überweisen.

## 27.7 Zahnheilkundegesetz

**Gesetz über die Ausübung der Zahnheilkunde**

Vom 31. März 1952 (BGBl. I S. 221), in der Fassung der Bekanntmachung vom 16. April 1987 (BGBl. I S. 1225), zuletzt geändert durch Gesetz vom 21. April 1992 ( BGBl. I S. 512); Auszug.

**I. Die Approbation als Zahnarzt**

§ 1

(1) Wer im Geltungsbereich dieses Gesetzes die Zahnheilkunde dauernd ausüben will, bedarf einer Approbation als Zahnarzt nach Maßgabe dieses Gesetzes oder als Arzt nach bundesgesetzlicher Bestimmung. Die Approbation berechtigt zur Führung der Bezeichnung als „Zahnarzt“ oder „Zahnärztin“. Die vorübergehende Ausübung der Zahnheilkunde bedarf einer jederzeit widerruflichen Erlaubnis.

(2) Zahnärzte, die Staatsangehörige eines Mitgliederstaates der Europäischen Wirtschaftsgemeinschaft oder eines anderen Vertragsstaates des Abkommens über den europäischen Wirtschaftsraum sind, dürfen den zahnärztlichen Beruf im Geltungsbereich dieses Gesetzes ohne Approbation als Zahnarzt oder ohne Erlaubnis zur vorübergehenden Ausübung der Zahnheilkunde ausüben, sofern sie vorübergehend als Erbringer von Diestleistungen im Sinne des Artikels 60 des EWG-Vertrages im Geltungsbereich dieses Gesetzes tätig werden. Sie unterliegen jedoch der Anzeigepflicht nach diesem Gesetz.

(3) Ausübung der Zahnheilkunde ist die berufsmäßige auf zahnärztlich wissenschaftliche Erkenntnisse gegründete Feststellung und Behandlung von Zahn, Mund- und Kieferkrankheiten. Als Krankheit ist jede von der Norm abweichende Erscheinung im Bereich der Zähne, des Mundes und der Kiefer anzusehen, einschließlich der Anomalien der Zahnstellung und des Fehlens von Zähnen.

...

### 27.7.1 Kommentar zum Zahnheilkundegesetz

Im § 1 des Gesetzes über die Ausübung der Zahnheilkunde wird klar definiert, was unter den Begriff Zahnheilkunde fällt. Für Heilpraktiker sind damit die Behandlung aller Erkrankungen des Mundes verboten. Allerdings können Erkrankungen der Mundhöhle im Rahmen einer Allgemeinbehandlung indirekt mitbehandelt werden (z. B. eine Glossitis im Rahmen einer Anämie). Eine Feststellung und Behandlung einer isolierten Erkrankung der Zähne, des Mundes und des Kiefers ist dem Heilpraktiker nicht gestattet.

## 27.8 Hebammengesetz

**Gesetz über den Beruf der Hebamme und des Entbindungspflegers (Hebammengesetz – HebG)**

Vom 4. Juni 1985 (BGBl. I S. 902), zuletzt geändert durch Gesetz vom 23. März 1992 (BGBl. I S. 719); Auszug.

§ 4

(1) Zur Leistung von Geburtshilfe sind, abgesehen von Notfällen, außer Ärztinnen und Ärzten nur Personen mit einer Erlaubnis zur Führung der Berufsbezeichnung „Hebamme“ oder „Entbindungspfleger“ sowie Dienstleistungserbringer im Sinne des § 1 Abs. 2 berechtigt. Die Ärztin und der Arzt sind verpflichtet, dafür Sorge zu tragen, daß bei einer Entbindung eine Hebamme oder ein Entbindungspfleger zugezogen wird.

(2) Geburtshilfe im Sinne des Absatzes 1 umfaßt Überwachung des Geburtsvorgangs von Beginn der Wehen an, Hilfe bei der Geburt und Überwachung des Wochenbettverlaufs.

### 27.8.1 Kommentar zum Hebammengesetz

In diesem Gesetz ist der Begriff Geburtshilfe klar definiert. Die Geburt fängt mit dem Beginn der Wehen oder mit dem Platzen der Fruchtblase an und hört erst mit Ende des Wochenbetts auf. Dem Heilpraktiker ist es nicht erlaubt, Geburtshilfe zu leisten. Notfälle sind natürlich davon ausgenommen.

Mit Inkrafttreten dieses Gesetzes gibt es jetzt auch auch ein männliches Pendant zur Hebamme, den Entbindungspfleger.

## 27.9 Arzneimittelgesetz

**Gesetz über den Verkehr mit Arzneimitteln (Arzneimittelgesetz – AMG)**

In der Fassung der Bekanntmachung vom 19. Oktober 1994 (BGBl. S. 3018)

§ 1

Zweck des Gesetzes

Es ist der Zweck dieses Gesetzes, im Interesse einer ordnungsgemäßen Arzneimittelversorgung von Mensch und Tier für die Sicherheit im Verkehr mit Arzneimitteln, insbesondere für die Qualität, Wirksamkeit und Unbedenklichkeit der Arzneimittel nach Maßgabe der folgenden Vorschriften zu sorgen.

§ 2

Arzneimittelbegriff

(1) Arzneimittel sind Stoffe und Zubereitungen aus Stoffen, die dazu bestimmt sind, durch Anwendungen am oder im menschlichen oder tierischen Körper

1. Krankheiten, Leiden, Körperschäden oder krankhafte Beschwerden zu heilen, zu lindern, zu verhüten oder zu erkennen,
2. die Beschaffenheit, den Zustand oder die Funktionen des Körpers oder seelische Zustände erkennen zu lassen,
3. vom menschlichen oder tierischen Körper erzeugte Wirkstoffe oder Körperflüssigkeiten zu ersetzen,
4. Krankheitserreger, Parasiten oder körperfremde Stoffe abzuwehren, zu beseitigen oder unschädlich zu machen oder
5. die Beschaffenheit, den Zustand oder die Funktionen des Körpers oder seelische Zustände zu beeinflussen.

(2) Als Arzneimittel gelten

1. Gegenstände, die ein Arzneimittel nach Absatz 1 enthalten oder auf die ein Arzneimittel nach Absatz 1 aufgebracht ist und die dazu bestimmt sind, dauernd oder vorübergehend mit dem menschlichen oder tierischen Körper in Berührung gebracht zu werden,

1a. tierärztliche Instrumente, soweit sie zur einmaligen Anwendung bestimmt sind und aus der Kennzeichnung hervorgeht, daß sie einem Verfahren zur Verminderung der Keimzahl unterzogen worden sind,

2. Gegenstände, die ohne Gegenstände nach Nummer 1 oder 1a zu sein, dazu bestimmt sind,

zu den in Absatz 1 Nr. 2 oder 5 bezeichneten Zwecke in den tierischen Körper dauernd oder vorübergehend eingebracht zu werden, ausgenommen tierärztliche Instrumente,
3. (aufgehoben)
4. Stoffe und Zubereitungen aus Stoffen, die, auch im Zusammenwirken mit anderen Stoffen oder Zubereitungen aus Stoffen, dazu bestimmt sind, ohne am oder im menschlichen oder tierischen Körper angewendet zu werden,
a) die Beschaffenheit, den Zustand oder die Funktionen des Körpers erkennen zu lassen oder der Erkennung von Krankheitserregern zu dienen,
b) Krankheitserreger oder Parasiten zu bekämpfen, ausgenommen solche, die dazu bestimmt sind, der Bekämpfung von Mikroorganismen einschließlich Viren bei Bedarfsgegenständen im Sinne des § 5 Abs. 1 Nr. 1 des Lebensmittel- und Bedarfsgegenständegesetzes oder bei Medizinprodukten im Sinne des § 3 Nr. 1, 2, 6, 7 und 8 des Medizinproduktegesetzes zu dienen.

(3) Arzneimittel sind nicht

1. Lebensmittel im Sinne des § 1 des Lebensmittel- und Bedarfsgegenständegesetzes,
2. Tabakerzeugnisse im Sinne des § 3 des Lebensmittel- und Bedarfsgegenständegesetzes,
3. kosmetische Mittel im Sinne des § 4 des Lebensmittel- und Bedarfsgegenständegesetzes,
4. Stoffe oder Zubereitungen aus Stoffen, die ausschließlich dazu bestimmt sind, äußerlich am Tier zur Reinigung oder Pflege oder zur Beeinflussung des Aussehens oder des Körpergeruchs angewendet zu werden, soweit ihnen keine Stoffe oder Zubereitungen aus Stoffen zugesetzt sind, die vom Verkehr außerhalb der Apotheke ausgeschlossen sind,
5. (aufgehoben)
6. Futtermittel, Zusatzstoffe und Vormischungen im Sinne des § 2 Abs. 1 Nr. 1 bis 3 Futtermittelgesetzes,
7. Medizinprodukte und Zubehör für Medizinprodukte im Sinne des § 3 des Medizinproduktegesetzes,
8. die in § 9 Satz 1 des Transplantationsgesetzes genannten Organe und Augenhornhäute, wenn sie zur Übertragung auf andere Menschen bestimmt sind.

(4) Solange ein Mittel nach diesem Gesetz als Arzneimittel zugelassen oder registriert oder durch Rechtsverordnung von der Zulassung oder Registrierung freigestellt ist, gilt es als Arzneimittel. Hat die zuständige Bundesoberbehörde die Zulassung oder Registrierung eines Mittels mit der Begründung abgelehnt, daß es sich um kein Arzneimittel handelt, so gilt es nicht als Arzneimittel.

...

§ 13

Herstellungserlaubnis

(1) Wer Arzneimittel im Sinne des § 2 Abs. 1 oder Abs. 2 Nr. 1, Testsera oder Testantigene oder Wirkstoffe, die menschlicher oder tierischer Herkunft sind oder auf gentechnischem Wege hergestellt werden, gewerbs- oder berufsmäßig zum Zwecke der Abgabe an andere herstellen will, bedarf einer Erlaubnis der zuständigen Behörde. Das gleiche gilt für juristische Personen, nicht rechtsfähige Vereine und Gesellschaften des bürgerlichen Rechts, die Arzneimittel zum Zwecke der Abgabe an ihre Mitglieder herstellen. Eine Abgabe an andere im Sinne des Satzes 1 liegt vor, wenn die Person, die das Arzneimittel herstellt, eine andere ist als die, die es anwendet.

...

§ 38

Registrierungspflicht und Registrierungsunterlagen

(1) Fertigarzneimittel, die Arzneimittel im Sinne des § 2 Abs. 1 oder Abs. 2 Nr. 1 sind, dürfen als homöopathische Arzneimittel im Geltungsbereich dieses Gesetzes nur in den Verkehr gebracht werden, wenn sie in ein bei der zuständigen Bundesbehörde zu führendes Register für homöopathische Arzneimittel eingetragen sind (Registrierung). Einer Zulassung bedarf es nicht; § 21 Abs. 1 Satz 2 und Abs. 3 findet entsprechende Anwendung. Einer Registrierung bedarf es nicht für Arzneimittel, die von einem pharmazeutischen Unternehmer in Mengen bis zu 1000 Packungen in einem Jahr in den Verkehr gebracht werden.

(2) Dem Antrag auf Registrierung sind die in den §§ 22 bis 24 bezeichneten Angaben, Unterlagen und Gutachten beizufügen. Das gilt nicht für die Angaben über die Wirkungen und Anwendungsgebiete sowie für die Unterlagen und Gutachten über die pharmakologisch-toxikologische und klinische Prüfung.

§ 47

Vertriebsweg

...

(3) Pharmazeutische Unternehmer dürfen Muster eines Fertigarzneimittels abgeben oder abgeben lassen an

1. Ärzte, Zahnärzte oder Tierärzte,
2. andere Personen, die die Heilkunde oder Zahnheilkunde berufsmäßig ausüben, soweit es sich nicht um verschreibungspflichtige Arzneimittel handelt,
3. Ausbildungsstätten für die Heilberufe.

Pharmazeutische Unternehmer dürfen Muster eines Fertigarzneimittels an Ausbildungsstätten für die Heilberufe nur in einem dem Zweck der Ausbildung angemessenen Umfang abgeben oder abgeben lassen. Muster dürfen keine Stoffe oder Zubereitungen im Sinne des § 2 des Betäubungsmittelgesetzes enthalten, die als solche in Anlage II oder III des Betäubungsmittelgesetzes aufgeführt sind.

(4) Pharmazeutische Unternehmer dürfen Muster eines Fertigarzneimittels an Personen nach Absatz 3 Satz 1 nur auf jeweilige schriftliche Anforderung, in der kleinsten Packungsgröße und in einem Jahr von einem Fertigarzneimittel nicht mehr als zwei Musterabgeben oder abgeben lassen. Mit den Mustern ist die Fachinformation, soweit diese nach § 11a vorgeschrieben ist, zu übersenden. Das Muster dient insbesondere der Information des Arztes über den Gegenstand des Arzneimittels. Über die Empfänger von Mustern sowie über Art, Umfang und Zeitpunkt der Abgabe von Mustern sind gesondert für jeden Empfänger Nachweise zu führen und auf Verlangen der zuständigen Behörde vorzulegen.

...

§ 48

Verschreibungspflicht

(1) Arzneimittel, die durch Rechtsverordnung nach Absatz 2 Nr. 1 bestimmte Stoffe, Zubereitungen aus Stoffen oder Gegenstände sind oder denen solche Stoffe oder Zubereitungen aus Stoffen zugesetzt sind, dürfen nur nach Vorlage einer ärztlichen, zahnärztlichen oder tierärztlichen Verschreibung an Verbraucher abgegeben werden. Das gilt nicht für die Abgabe zur Ausstattung von Kauffahrteischiffen durch Apotheken nach Maßgabe der hierfür geltenden gesetzlichen Vorschriften.

(2) Das Bundesministerium wird ermächtigt, im Einvernehmen mit dem Bundesministerium für Wirtschaft nach Anhörung von Sachverständigen durch Rechtsverordnung mit Zustimmung des Bundesrates

1. Stoffe, Zubereitungen aus Stoffen oder Gegenstände zu bestimmen,

(a) die die Gesundheit von Mensch oder Tier auch bei bestimmungsgemäßem Gebrauch unmittelbar oder mittelbar gefährden können, wenn sie ohne ärztliche, zahnärztliche oder tierärztliche Überwachung angewendet werden, oder
b) die häufig in erheblichem Umfange nicht bestimmungsgemäß gebraucht werden, wenn dadurch die Gesundheit von Mensch oder Tier unmittelbar oder mittelbar gefährdet werden kann,

...

§ 49

Automatische Verschreibungspflicht

(1) Arzneimittel im Sinne des § 2 Abs. 1 oder Abs. 2 Nr. 1, die Stoffe in der medizinischen Wissenschaft nicht allgemein bekannter Wirkungen oder deren Zubereitungen enthalten, dürfen nur nach Vorlage einer ärztlichen, zahnärztlichen oder tierärztlichen Verschreibung an Verbraucher abgegeben werden. Das gilt auch für Arzneimittel, die Zubereitungen aus in ihren Wirkungen allgemein bekannten Stoffen sind, wenn die Wirkungen dieser Zubereitungen in der medizinischen Wissenschaft nicht allgemein bekannt sind, es sei denn, daß die Wirkungen nach Zusammensetzung, Dosierung, Darreichungsform oder Anwendungsgebiet der Zubereitung bestimmbar sind.

...

## 27.9.1 Kommentar zum Arzneimittelgesetz

*zu § 2*

Hier werden alle Stoffe, Gegenstände und Zubereitungen aufgeführt, die als Arzneimittel gelten.

*zu § 48*

Bestimmte Arzneimittel können durch Rechtsverordnung nach § 48 Absatz 2 Nr. 1 als verschreibungspflichtig bestimmt werden. Sie dürfen dann nur von Ärzten, Zahnärzten und Tierärzten verordnet werden.

> Der Heilpraktiker darf bzw. kann keine verschreibungspflichtigen Arzneimittel verordnen.

Dies wird nochmals an anderer Stelle im § 1 der *Verordnung nach § 35 des Arzneimittelgesetzes über verschreibungspflichtige Arzneimittel* ausgeführt. In den §§ 2, 3 und 4 dieser Verordnung wird auch geregelt, daß der Apotheker verschreibungspflichtige Arzneimittel nur dann abgeben darf, wenn die Verschreibung ordnungsgemäß gemacht wurde oder wenn er sich bei nicht ordnungsgemäßer Verschreibung Gewißheit über die Person des Arztes, Zahnarztes oder Tierarztes verschafft hat. Im § 6 der Verordnung wird eine Ausnahme von der Verschreibungspflicht für die in der Anlage genannten Stoffe und Zubereitungen eingeräumt, wenn sie in einer homöopathischen Zubereitung die vierte Dezimalpotenz (D4) nicht übersteigt. Dies gilt nicht für Stoffe die unter das Betäubungsmittelgesetz fallen.

Das Verschreiben von rezeptpflichtigen Arzneimitteln ist nicht strafbar, da nur die Abgabe ohne Rezept unter Strafe steht, die normalerweise dem Apotheker obliegt. Es gibt verschiedene Nachschlagewerke, in denen der Heilpraktiker in Erfahrung bringen kann, welche Arzneimittel verschreibungspflichtig sind. Das bekannteste ist die „Rote Liste", ein vom Bundesverband der pharmazeutischen Industrie herausgebrachtes Verzeichnis der Fertigarzneimittel, das jährlich in überarbeiteter Form erscheint. In diesen Verzeichnissen werden die rezeptpflichtigen Arzneimittel mit *Rp* gekennzeichnet. Natürlich kann auch jeder Apotheker auf Nachfrage Auskunft darüber geben, ob ein Arzneimittel, sei es ein Fertigarzneimittel oder ein Einzelstoff, verschreibungspflichtig ist.

## 27.10 Betäubungsmittelgesetz

### Gesetz über den Verkehr mit Betäubungsmitteln (Betäubungsmittelgesetz – BtMG)

In der Fassung der Bekanntmachung vom 1. März 1994 (BGBl. I S. 358); Auszug.

§ 1

Betäubungsmittel

(1) Betäubungsmittel im Sinne dieses Gesetzes sind die in den Anlagen I bis III aufgeführten Stoffe und Zubereitungen.

...

§ 3

Erlaubnis zum Verkehr mit Betäubungsmitteln

(1) Einer Erlaubnis des Bundesgesundheitsamtes bedarf, wer

1. Betäubungsmittel anbauen, herstellen, mit ihnen Handel treiben, sie, ohne mit ihnen Handel zu treiben, einführen, ausführen, abgeben, veräußern, sonst in den Verkehr bringen, erwerben oder
2. ausgenommene Zubereitungen (§ 2 Abs. 1 Nr. 3) herstellen will.

...

§ 13

Verschreibung und Abgabe auf Verschreibung

(1) Die in Anlage III bezeichneten Betäubungsmittel dürfen nur von Ärzten, Zahnärzten und Tierärzten und nur dann verschrieben oder im Rahmen einer ärztlichen, zahnärztlichen oder tierärztlichen Behandlung einschließlich der ärztlichen Behandlung einer Betäubungsmittelabhängigkeit verabreicht oder einem anderen zum unmittelbaren Gebrauch überlassen werden, wenn ihre Anwendung am oder im menschlichen oder tierischen Körper begründet ist. Die Anwendung ist insbesondere dann nicht begründet, wenn der beabsichtigte Zweck auf andere Weise erreicht werden kann. Die in Anlagen I und II bezeichneten Betäubungsmittel dürfen nicht verschrieben, verabreicht oder einem anderen zum unmittelbaren Verbrauch überlassen werden.

(2) Die nach Absatz 1 verschriebenen Betäubungsmittel dürfen nur im Rahmen des Betriebs einer Apotheke und gegen Vorlage der Verschreibung abgegeben werden. Im Rahmen des Betriebs einer tierärztlichen Hausapotheke dürfen nur die in Anlage III bezeichneten Betäubungsmittel und nur zur Anwendung bei einem vom Betreiber der Hausapotheke behandelten Tier abgegeben werden.

...

§ 29

Straftaten

(1) Mit Freiheitsstrafe bis zu fünf Jahren oder mit Geldstrafe wird bestraft, wer

1. Betäubungsmittel unerlaubt anbaut, herstellt, mit ihnen Handel treibt, sie, ohne Handel zu treiben, einführt, ausführt, veräußert, abgibt, sonst in den Verkehr bringt, erwirbt oder sich in sonstiger Weise verschafft,
2. ...

3. Betäubungsmittel besitzt, ohne zugleich im Besitz einer schriftlichen Erlaubnis für den Erwerb zu sein,

...

6. entgegen § 13 Abs. 1 Betäubungsmittel
a) verschreibt,
b) verabreicht oder zum unmittelbaren Verbrauch überläßt,
7. entgegen § 13 Abs. 2 Betäubungsmittel in einer Apotheke oder tierärztlichen Hausapotheke abgibt,

...

### 27.10.1 Kommentar zum Betäubungsmittelgesetz

Die unter das Betäubungsmittelgesetz fallenden Substanzen dürfen nur von Ärzten, Zahnärzten und Tierärzten verschrieben werden. Im Gegensatz zu den rezeptpflichtigen Arzneimitteln ist allein schon die Verschreibung von Betäubungsmitteln strafbar. Der Heilpraktiker muß sich deshalb schon im Vorfeld der Verschreibung aus den entsprechenden Nachschlagewerken oder beim Apotheker sachkundig machen.

**Ausnahmen** gelten nur für die homöopathische Zubereitung von Papaver somniferum (Schlafmohn) und Opium. Bei Schlafmohn darf die Zubereitung die vierte Dezimalpotenz (D4) nicht übersteigen, bei Opium die sechste Dezimalpotenz (D6), d. h., Potenzen von D3 bzw. D5 fallen unter das Gesetz.

## 27.11 Heilmittelwerbegesetz

**Gesetz über die Werbung auf dem Gebiete des Heilwesens**

Vom 19. Oktober 1994 (BGBl. I S. 3068); Auszug.

§ 1

(1) Dieses Gesetz findet Anwendung auf die Werbung für

1. Arzneimittel im Sinne des § 2 des Arzneimittelgesetzes,
2. andere Mittel, Verfahren, Behandlungen und Gegenstände, soweit sich die Werbeaussage auf die Erkennung, Beseitigung oder Linderung von Krankheiten, Leiden, Körperschäden oder krankhaften Beschwerden bei Mensch oder Tier bezieht

(2) Andere Mittel im Sinne des Absatzes 1 Nr. 2 sind kosmetische Mittel im Sinne des § 4 des Lebensmittel- und Bedarfsgegenständegesetzes. Gegenstände im Sinne des Absatzes 1 Nr. 2 sind auch Gegenstände zur Körperpflege im Sinne des § 5 Abs. 1 Nr. 4 des Lebensmittel- und Bedarfsgegenständegesetzes.

(3) Eine Werbung im Sinne dieses Gesetzes ist auch das Ankündigen oder Anbieten von Werbeaussagen, auf die dieses Gesetz Anwendung findet.

(4) Dieses Gesetz findet keine Anwendung auf die Werbung für Gegenstände zur Verhütung von Unfallschäden.

§ 2

Fachkreise im Sinne dieses Gesetzes sind Angehörige der Heilberufe oder des Heilgewerbes, Einrichtungen, die der Gesundheit von Mensch oder Tier dienen, oder sonstige Personen, soweit sie mit Arzneimitteln, Verfahren, Behandlungen, Gegenständen oder anderen Mitteln erlaubterweise Handel treiben oder sie in Ausübung ihres Berufes anwenden.

§ 3

Unzulässig ist eine irreführende Werbung. Eine Irreführung liegt insbesondere dann vor,

1. wenn Arzneimitteln, Verfahren, Behandlungen, Gegenständen oder anderen Mitteln eine therapeutische Wirksamkeit oder Wirkungen beigelegt werden, die sie nicht haben,
2. wenn fälschlich der Eindruck erweckt wird, daß
a) ein Erfolg mit Sicherheit erwartet werden kann,
b) bei bestimmungsgemäßem oder längerem Gebrauch keine schädlichen Wirkungen eintreten,
c) die Werbung nicht zu Zwecken des Wettbewerbs veranstaltet wird,
3. wenn unwahre oder zur Täuschung geeignete Angaben
a) über die Zusammensetzung oder Beschaffenheit von Arzneimitteln, Gegenständen oder anderen Mitteln oder über die Art und Weise der Verfahren oder Behandlungen oder
b) über die Person, Vorbildung, Befähigung oder Erfolge des Herstellers, Erfinders oder der für sie tätigen oder tätig gewesenen Personen gemacht werden.

...

§ 5

Für homöopathische Arzneimittel, die nach dem Arzneimittelgesetz registriert oder von der Registrierung freigestellt sind, darf mit der Angabe von Anwendungsgebieten nicht geworben werden.

...

§ 8

(1) Unzulässig ist eine Werbung, die darauf hinwirkt, Arzneimittel, deren Abgabe den Apotheken vorbehalten ist, im Wege des Versandes zu beziehen. Dieses Verbot gilt nicht für eine Werbung, die sich auf die Abgabe von Arzneimitteln in den Fällen des § 47 Arzneimittelgesetzes bezieht.

(2) Unzulässig ist ferner die Werbung, bestimmte Arzneimittel im Wege der Einzeleinfuhr nach § 73 Abs. 2 Nr. 6a oder § 73 Abs. 3 des Arzneimittelgesetzes zu beziehen.

§ 9

Unzulässig ist eine Werbung für die Erkennung oder Behandlung von Krankheiten, Leiden, Körperschäden oder krankhaften Beschwerden, die nicht auf eigener Wahrnehmung an dem zu behandelnden Menschen oder Tier beruht (Fernbehandlung).

...

§ 12

(1) Die Werbung für Arzneimittel außerhalb der Fachkreise darf sich nicht auf die Erkennung, Verhütung, Beseitigung oder Linderung der in der Anlage zu diesem Gesetz aufgeführten Krankheiten oder Leiden beim Menschen oder Tier beziehen.

(2) Die Werbung für andere Mittel, Verfahren, Behandlungen oder Gegenstände außerhalb der Fachkreise darf sich nicht auf die Erkennung, Beseitigung oder Linderung dieser Krankheiten oder Leiden beziehen. Dies gilt nicht für die Werbung für Verfahren oder Behandlungen in Heilbädern, Kurorten und Kuranstalten.

...

§ 14

Wer dem Verbot der irreführenden Werbung (§ 3) zuwiderhandelt, wird mit Freiheitsstrafe bis zu einem Jahr oder mit Geldstrafe bestraft.

Anlage (zu § 12)

Krankheiten und Leiden, auf die sich die Werbung gemäß § 12 nicht beziehen darf

A. Krankheiten und Leiden beim Menschen

1. Nach dem Bundes-Seuchengesetz in der im Bundesgesetzblatt Teil III, Gliederungsnummer 2126–1, veröffentlichten bereinigten Fassung, zuletzt geändert durch Artikel 4 des Gesetzes vom 10. August 1978 (BGBl. I S. 1217), meldepflichtige Krankheiten,
2. Geschwulstkrankheiten,
3. Krankheiten des Stoffwechsels und der inneren Sekretion, ausgenommen Vitamin- und Mineralstoffmangel und alimentäre Fettsucht,
4. Krankheiten des Blutes und der blutbildenden Organe, ausgenommen Eisenmangelanämie,
5. organische Krankheiten
   a) des Nervensystems,
   b) der Augen und Ohren,
   c) des Herzens und der Gefäße, ausgenommen allgemeine Arteriosklerose, Varikose und Frostbeulen,
   d) der Leber und des Pankreas,
   e) der Harn- und Geschlechtsorgane,
6. Geschwüre des Magens und des Darms,
7. Epilepsie,
8. Geisteskrankheiten,
9. Trunksucht,
10. krankhafte Komplikationen der Schwangerschaft, der Entbindung und des Wochenbetts.

...

## 27.12 Unlauterer Wettbewerb

### Gesetz gegen den unlauteren Wettbewerb

Vom 7. Juni 1909 (RGBl. 499), zuletzt geändert durch Gesetz vom 17. Dezember 1990 (BGBl. I S. 2840); Auszug).

§ 1

Wer im geschäftlichen Verkehr zu Zwecken des Wettbewerbes Handlungen vornimmt, die gegen die guten Sitten verstoßen, kann auf Unterlassung und Schadensersatz in Anspruch genommen werden.

...

§ 3

Wer im geschäftlichen Verkehr zu Zwecken des Wettbewerbs über geschäftliche Verhältnisse, insbesondere über die Beschaffenheit, den Ursprung, die Herstellungsart oder die Preisbemessung einzelner Waren oder gewerblicher Leistungen oder des gesamten Angebots, über Preislisten, über die Art des Bezugs oder die Bezugsquelle von Waren, über den Besitz von Auszeichnungen, über den Anlaß oder den Zweck des Verkaufs oder über die Menge der Vorräte irreführende Angaben macht, kann auf Unterlassung der Angaben in Anspruch genommen werden.

§ 4

(1) Wer in der Absicht, den Anschein eines besonders günstigen Angebots hervorzurufen, in öffentlichen Bekanntmachungen oder in Mitteilungen, die für einen größeren Kreis von Personen bestimmt sind, über geschäftliche Verhältnisse, insbesondere über die Beschaffenheit, den Ursprung, die Herstellungsart oder die Preisbemessung von Waren oder gewerblichen Leistungen, über die Art des Bezugs oder die Bezugsquelle von Waren, über den Besitz von Auszeichnungen, über den Anlaß oder den Zweck des Verkaufs oder über die Menge der Vorräte wissentlich unwahre und zur Irreführung geeignete Angaben macht, wird mit Freiheitsstrafe bis zu zwei Jahren oder mit Geldstrafe bestraft.

...

## 27.13 Röntgenverordnung

**Verordnung über den Schutz von Schäden durch Röntgenstrahlen (Röntgenverordnung – RöV)**

Vom 8. Januar 1987 (BGBl. I S. 114); Auszug.

§ 1

Anwendungsbereich

(1) Diese Verordnung gilt für Röntgeneinrichtungen und Störstrahler, in denen Röntgenstrahlen mit einer Grenzenergie von mindestens fünf Kiloelektronvolt durch beschleunigte Elektronen erzeugt werden können und bei denen die Beschleunigung der Elektronen auf eine Energie von drei Megaelektronvolt begrenzt ist.

(2) Diese Verordnung gilt nicht für Störstrahler, die zur Erzeugung ionisierender Teilchenstrahlung betrieben werden und der Strahlenschutzverordnung unterliegen.

§ 2

Begriffsbestimmungen

Für die Anwendung dieser Verordnung gelten die Begriffsbestimmungen der Anlage I.

§ 3

Genehmigungsbedürftiger Betrieb von Röntgeneinrichtungen

(1) Wer eine Röntgeneinrichtung betreibt, bedarf der Genehmigung.

...

§ 23

Zur Anwendung berechtigte Personen

Auf Menschen dürfen nur folgende Personen in Ausübung ihres Berufs Röntgenstrahlen anwenden:

1. Personen, die zur Ausübung des ärztlichen oder zahnärztlichen Berufs berechtigt sind, wenn sie über einen Nachweis nach § 3 Abs. 3 Nr. 2 verfügen,
2. Personen, die zur Ausübung des ärztlichen oder zahnärztlichen Berufs berechtigt sind, ohne über einen Nachweis nach § 3 Abs. 3 Nr. 2 zu verfügen, wenn sie über die erforderlichen Kenntnisse im Strahlenschutz verfügen und unter ständiger Aufsicht und Verantwortung einer der in Nummer 1 genannten Personen tätig sind,
3. Personen, die zur Führung der Berufsbezeichnung „medizinisch-technischer Radiologieassistent“, „medizinisch-technische Radiologieassistentin“, „medizinisch-technischer Assistent“ oder „medizinisch-technische Assistentin“ berechtigt sind,
4. Hilfskräfte, die unter ständiger Aufsicht und Verantwortung einer der in Nummer 1 bezeichneten Personen tätig sind und für diese Tätigkeit über die erforderlichen Kenntnisse im Strahlenschutz verfügen, nach dem Ablauf von drei Jahren seit dem Inkrafttreten dieser Verordnung jedoch nur, wenn die nach Landesrecht zuständige Stelle ihnen den Besitz der erforderlichen Kenntnisse bescheinigt hat, und
5. andere als die in Nummer 1 und 2 bezeichnete Personen, wenn sie zur Ausübung der Heilkunde oder Zahnheilkunde berechtigt sind, dazu auch schon vor dem Inkrafttreten dieser Verordnung berechtigt waren und die für den Strahlenschutz erforderliche Fachkunde durch eine von der zuständigen Behörde festgelegte Prüfung vor dem

Inkrafttreten dieser Verordnung nachgewiesen haben

...

## 27.14 Unfallverhütungsvorschrift

### Unfallverhütungsvorschrift Gesundheitsdienst (VBG 103)

Vom 1. Oktober 1982 (Banz. Nr. 155 vom 24. August 1982)

§ 1

(1) Diese Unfallverhütungsvorschrift gilt für Unternehmen und Teile von Unternehmen, in denen bestimmungsgemäß

1. Menschen stationär medizinisch untersucht, behandelt oder gepflegt werden,
2. Menschen ambulant medizinisch untersucht oder behandelt werden,
3. Körpergewebe, -flüssigkeiten und -ausscheidungen von Menschen oder Tieren untersucht oder Arbeiten mit Krankheitserregern ausgeführt werden,
4. infektiöse oder infektionsverdächtige Gegenstände und Stoffe desinfiziert werden,
5. Tiere veterinärmedizinisch untersucht oder behandelt werden.

(2) Diese Unfallverhütungsvorschrift gilt auch für Unternehmen oder Teile von Unternehmen, die bestimmungsgemäß

1. Rettungs- und Krankentransporte ausführen,
2. Hauskrankenpflege durchführen.

(3) Diese Unfallverhütungsvorschrift gilt nicht für

1. Ersthelfer, soweit sie nicht in Unternehmen und Teilen von Unternehmen nach § 1 Abs. 2 Nr. 1 eingesetzt werden,
2. Personen, die nur die Hör- und Sehfähigkeit feststellen, soweit sie nicht in Unternehmen oder Teilen von Unternehmen nach § 1 Abs. 1 Nr. 1 beschäftigt werden,
3. Unternehmen, die Körperpflege betreiben.

...

§ 2

Beschäftigungsvoraussetzungen

Der Unternehmer darf die in § 1 Abs. 1 und 2 genannten Tätigkeiten nur Personen übertragen, die eine abgeschlossene Ausbildung in Berufen des Gesundheitswesens haben oder die von einer fachlich geeigneten Person unterwiesen sind und beaufsichtigt werden.

§ 3

Behandlungsgeräte

(1) Der Unternehmer darf mit der Bedienung von medizinischen Geräten, die bei ihrer Anwendung zu einer Gefährdung von Beschäftigten oder Patienten führen können, nur Personen beschäftigen, die in der Bedienung des jeweiligen Gerätes unterwiesen und über die dabei möglichen Gefahren und deren Abwendung ausreichend unterrichtet sind.

(2) Der Unternehmer hat dafür zu sorgen, daß die Betriebsanleitungen für die Geräte jederzeit von den Beschäftigten eingesehen werden können.

...

§ 6

Händedesinfektion

(1) Den Beschäftigten in Arbeitsbereichen, in denen Tätigkeiten nach § 1 Abs. 1 und 2 ausgeführt werden, sind leicht erreichbare Händewaschplätze mit fließendem warmem und kaltem Wasser, Direktspender mit hautschonenden Waschmitteln, Händedesinfektionsmittel und geeignete Hautpflegemittel sowie Handtücher zum einmaligen Gebrauch zur Verfügung zu stellen.

...

§ 9

Hygieneplan

Der Unternehmer hat für die einzelnen Arbeitsbereiche entsprechend der Infektionsgefährdung Maßnahmen zur Desinfektion, Reinigung und Sterilisation sowie zur Ver- und Entsorgung schriftlich festzulegen und ihre Durchführung zu überwachen.

§ 10

Reinigung von Arbeitsbereichen

(1) Der Unternehmer hat dafür zu sorgen, daß in Arbeitsbereichen, in denen die in § 1 Abs. 1 und 2 genannten Tätigkeiten durchgeführt werden, staubbindende Reinigungsverfahren angewendet werden.

(2) Ist im Einzelfall die Anwendung staubbindender Reinigungsverfahren nicht möglich, muß vor der Reinigung desinfiziert werden.

...

§ 12

Oberflächen von Geräten

Oberflächen von Geräten und Geräteteilen, die nicht nur einmal eingesetzt werden, müssen desinfizierbar sein.

§ 13

Abfall

Spitze, scharfe und zerbrechliche Gegenstände aus Arbeitsbereichen, in denen Tätigkeiten nach § 1 Abs. 1 und 2 durchgeführt werden, dürfen nur sicher umschlossen in den Abfall gegeben werden.

§ 14

Toiletten

Den Beschäftigten müssen gesonderte, für Patienten nicht zugängliche Toiletten zur Verfügung stehen.

### 27.14.1 Kommentar zur Unfallverhütungsvorschrift

Für die Unfallverhütungsvorschriften gibt es Durchführungsvorschriften. Sie werden bei den einzelnen Paragraphen sinngemäß dargestellt, soweit sie für die Praxen der Heilpraktiker von Bedeutung sind.

*zu § 1*

Unter den § 1 Abs. 1 Nr. 2 fallen auch die Praxen der Heilberufe, in denen Menschen ambulant behandelt werden.

*zu § 2*

Werden z. B. in einer Heilpraxis Personen beschäftigt, so bedürfen sie der Aufsicht und einer Unterweisung. Dies beinhaltet neben sachbezogenen Informationen eine einführende und wiederholte Unterrichtung in persönlicher Hygiene, Verhalten bei Infektionsgefährdung und Maßnahmen zur Desinfektion und Sterilisation. Die Aufsicht ist erfüllt, wenn der Aufsichtführende den zu Beaufsichtigenden solange überwacht, bis er sich überzeugt hat, daß dieser die ihm übertragene Tätigkeit beherrscht und daraufhin stichprobenartig die richtige Durchführung der Tätigkeit überprüft.

*zu § 3*

Eine Unterweisung schließt praktische Übungen zur Handhabung des Gerätes sowie das Vermitteln von Kenntnissen über die Wirkungsweise des Gerätes und der verabreichten Energien und Stoffe ein.

*zu § 6*

Der Einbau von Mischbatterien ist zweckmäßig. Für die Hautpflegemittel sind Behälter mit Dosiereinrichtung zu benutzen (z. B. Tuben oder Spender).

*zu § 9*

Die Forderung ist erfüllt, wenn der Unternehmer in einem Plan festgelegt hat, welche Maßnahmen und Verfahren zur Desinfektion, Reinigung und Sterilisation sowie zur Ver- und Entsorgung durchzuführen sind und welche Personen mit der Durchführung und Überwachung in den einzelnen Bereichen beauftragt sind.

*zu § 13*

Sicher umschlossen im Sinne dieser Bestimmung sind spitze, scharfe und zerbrechliche Gegenstände dann, wenn sie sich in geschlossenen Behältnissen befinden, deren Wände von Spitzen nicht durchstochen werden können.

## 27.15 Eichgesetz und Eichordnung

**Gesetz über das Meß- und Eichwesen (Eichgesetz)**

Vom 11. Juli 1969 (BGBl. I S. 759) in der Fassung der Bekanntmachung vom 23. März 1992 (BGBl. I S. 711); Auszug.

§ 1

Zweck des Gesetzes

Zweck des Gesetzes ist es,

1. den Verbraucher beim Erwerb meßbarer Güter und Dienstleistungen zu schützen und im Interesse eines lauteren Handelsverkehrs die Voraussetzungen für richtiges Messen im geschäftlichen Verkehr zu schaffen,
2. die Meßsicherheit im Gesundheitsschutz, Arbeitsschutz und Umweltschutz und in ähnlichen Bereichen des öffentlichen Interesses zu gewährleisten und
3. das Vertrauen in amtliche Messungen zu stärken.

§ 2

Eichpflicht und andere Maßnahmen zur Gewährleistung der Meßsicherheit

(1) Meßgeräte, die im geschäftlichen oder amtlichen Verkehr, im Gesundheitsschutz, Arbeitsschutz, Umweltschutz oder Strahlenschutz oder im Verkehrswesen verwendet werden, müssen zugelassen und geeicht sein, sofern dies zur Gewährleistung der Meßsicherheit erforderlich ist. ...

(4) Die Eichung wird, soweit in einer nach Absatz 2 erlassenen Rechtsverordnung nichts anderes bestimmt ist, von den zuständigen Behörden und von staatlich anerkannten Prüfstellen für Meßgeräte für Elektrizität, Gas, Wasser oder Wärme vorgenommen (amtliche Eichung). Die Eichung neuer Meßgeräte kann nach Maßgabe dieser Verordnung auch vom Hersteller vorgenommen werden (Eichung durch den Hersteller).

...

§ 3

Erlaß von Ausführungsvorschriften

(1) Die Bundesregierung wird ermächtigt, durch Rechtsverordnung mit Zustimmung des Bundesrates Vorschriften zur Durchführung des § 2 und der auf Grund von § 2 erlassenen Rechtsverordnungen zu erlassen. Sie kann dabei insbesondere

1. Anforderungen an Meßgeräte und ihre Verwendung festlegen,
2. die Gültigkeitsdauer der Eichung festlegen sowie die Wiederholung von Prüfungen und die Häufigkeit von Wartungsarbeiten vorschreiben,

...

**Eichordnung**

Vom 12. August 1988 (BGBl. I S. 1657); Auszug.

§ 1

Medizinische Meßgeräte

(1) Die nachstehenden medizinischen Meßgeräte dürfen nur in den Verkehr gebracht, verwendet oder bereitgestellt werden, wenn sie geeicht sind:

1. Meßgeräte zur Bestimmung von Körpertemperaturen mit Ausnahme von bildgebenden Meßgeräten,
2. nichtinvasive Blutdruckmeßgeräte,
3. Blutmischpipetten,
4. Zellenzählkammern,
5. Meßgeräte zur Bestimmung des Augeninnendrucks (Augentonometer),
6. Meßgeräte zur Bestimmung des Blutdrucks am Auge (Ophthalmodynamometer),

...

§ 12

Allgemeines

(1) Die Gültigkeitsdauer der Eichung ist auf zwei Jahre befristet, soweit sich nicht aus diesem Teil oder aus Anhang B etwas anderes ergibt.

...

### 27.15.1 Kommentar zum Eichgesetz und zur Eichordnung

Unter das Eichgesetz und die Eichordnung fallen alle Geräte mit denen quantitative Messungen vorgenommen werden und deren Ergebnisse eine Bedeutung im diagnostischen oder therapeutischen Bereich besitzen (z. B. Blutdruckmeßgerät, Thermometer und Blutsenkungsrohre). Zuständig für die Eichung ist meist das Eichamt. Die Eichung ist kostenpflichtig.

Für **Blutdruckmeßgeräte** gilt, daß sie normalerweise alle zwei Jahre geeicht werden müssen. Die Gültigkeit der Eichung erlischt vorzeitig, wenn Eingriffe vorgenommen werden, die die meßtechnischen Eigenschaften des Gerätes verändern können oder wenn der Hauptstempel oder ein Sicherungsstempel unkenntlich gemacht oder entfernt wurde.

## 27.16 Medizinproduktegesetz

**Gesetz über Medizinprodukte (Medizinproduktegesetz – MPG)**

Vom 2. August 1994 (BGBl. I S. 1963)

(Auszug)

§ 1

Zweck des Gesetzes

Zweck dieses Gesetzes ist es, den Verkehr mit Medizinprodukten zu regeln und dadurch für die Sicherheit, Eignung und Leistung der Medizinprodukte sowie die Gesundheit und den erforderlichen Schutz der Patienten, Anwender und Dritter zu sorgen.

§ 2

Anwendungsbereich des Gesetzes

(1) Dieses Gesetz gilt für das Herstellen, das Inverkehrbringen, das Inbetriebnehmen, das Ausstellen, das Errichten, das Betreiben und das Anwenden von Medizinprodukten sowie deren Zubehör. Zubehör wird als Medizinprodukt behandelt.

(2) Dieses Gesetz findet ebenfalls Anwendung auf Medizinprodukte, die dazu bestimmt sind, Stoffe und Zubereitungen aus Stoffen, die Arzneimittel im Sinne des § 2 Abs. 1 des Arzneimittelgesetzes sind, zu verabreichen. Die Anwendung der Vorschriften des Arzneimittelgesetzes auf die Stoffe oder Zubereitungen aus Stoffen bleibt hiervon unberührt.

(3) Dieses Gesetz gilt für Medizinprodukte, die mit einem Arzneimittel im Sinne des § 2 Abs. 1 des Arzneimittelgesetzes als eine feste Einheit in den Verkehr gebracht werden, ausschließlich zur Verwendung in dieser Kombination bestimmt und lediglich zur einmaligen Anwendung bestimmt sind, nur insoweit, als das Medizinprodukt diejenigen grundlegenden Anforderungen der Rechtsverordnung gemäß § 5 Abs. 1 erfüllen muß, die sicherheits- und leistungsbezogene Produktfunktionen regeln. Im übrigen gelten die Vorschriften des Arzneimittelgesetzes.

...

§ 3

Begriffsbestimmungen

1. Medizinprodukte sind alle einzeln oder miteinander verbunden verwendeten Instrumente, Apparate, Vorrichtungen, Stoffe und Zubereitungen aus Stoffen oder andere Gegenstände einschließlich der für ein einwandfreies Funktionieren des Medizinproduktes eingesetzten Software, die vom Hersteller zur Anwendung für Menschen mittels ihrer Funktionen zum Zwecke

a) der Erkennung, Verhütung, Überwachung, Behandlung oder Linderung von Krankheiten,

b) der Erkennung, Überwachung, Behandlung, Linderung oder Kompensierung von Verletzungen oder Behinderungen,

c) der Untersuchung, der Ersetzung oder der Veränderung des anatomischen Aufbaus oder eines physiologischen Vorgangs oder

d) der Empfängnisregelung

zu dienen bestimmt sind und deren bestimmungsgemäße Hauptwirkung im oder am menschlichen Körper weder durch pharmakologisch oder immunologisch wirkende Mittel noch durch Metabolismus erreicht wird, deren Wirkungsweise aber durch solche Mittel unterstützt werden kann. Dem neuen steht ein als neu aufbereitetes Medizinprodukt gleich.

2. Medizinprodukte sind auch Produkte nach Nr. 1, die einen Stoff oder eine Zubereitung aus Stoffen enthalten oder auf die solche aufgetragen sind, die bei gesonderter Verwendung als Arzneimittel im Sinne des § 2 Abs. 1 des Arzneimittelgesetzes angesehen werden können und die in Ergänzung zu den Funktionen des Produktes eine Wirkung auf den menschlichen Körper entfalten können.

3. Aktives Medizinprodukt ist ein Medizinprodukt, dessen Betrieb auf eine Stromquelle oder eine andere Energiequelle als die unmittelbar durch den menschlichen Körper oder die Schwerkraft erzeugte Energie angewiesen ist. Ein Medizinprodukt, das zur Übertragung von Energie, Stoffen oder Parametern zwischen einem aktiven Medizinprodukt und dem Patienten eingesetzt wird, ohne daß dabei eine wesentliche Veränderung von Energie, Stoffen oder Parametern eintritt, wird nicht als aktives Medizinprodukt angesehen. ...

12. Inverkehrbringen ist jede Abgabe von Medizinprodukten an andere. Als Inverkehrbringen nach diesem Gesetz gilt nicht

a) die Abgabe zum Zwecke der klinischen Prüfung oder

b) das erneute Überlassen eines Medizinproduktes nach seiner Inbetriebnahme beim Anwender an einen anderen, es sei denn, daß es aufgearbeitet oder wesentlich verändert worden ist. ...

14. Ausstellen ist das Aufstellen oder Vorführen von Medizinprodukten zum Zwecke der Werbung. ...

16. Fachkreise sind Angehörige der Heilberufe, des Heilgewerbes oder von Einrichtungen, die der Gesundheit dienen, sowie sonstige Personen, soweit sie Medizinprodukte herstellen, prüfen, in der Ausübung ihres Berufes in den Verkehr bringen, implantieren, in Betrieb nehmen, betreiben oder anwenden.

...

§ 4

Verbote zum Schutz von Patienten, Anwendern und Dritten

(1) Es ist verboten, Medizinprodukte in den Verkehr zu bringen, zu errichten, in Betrieb zu nehmen, zu betreiben oder anzuwenden, wenn

1. der begründete Verdacht besteht, daß sie die Sicherheit und die Gesundheit der Patienten, der Anwender oder Dritter bei sachgemäßer Anwendung, Instandhaltung und ihrer Zweckbestimmung entsprechender Verwendung über ein nach den Erkenntnissen der medizinischen Wissenschaften vertretbares Maß hinausgehend gefährden oder
2. ihr Verfalldatum abgelaufen ist.

...

§ 8

Voraussetzungen für das Inverkehrbringen und die Inbetriebnahme

(1) Medizinprodukte, mit Ausnahme von Sonderanfertigungen und Medizinprodukten gemäß § 11 Abs. 1 sowie Medizinprodukten, die zur klinischen Prüfung bestimmt sind, dürfen im Geltungsbereich dieses Gesetzes nur in den Verkehr gebracht und in Betrieb genommen werden, wenn sie mit der CE-Kennzeichnung und Maßgabe der Absätze 2 und 3 versehen sind. Über die Beschaffenheitsanforderungen hinausgehende Bestimmungen, die das Betreiben von Medizinprodukten betreffen, bleiben unberührt.

...

§ 22

Vorschriften für das Errichten, Betreiben und Anwenden aktiver Medizinprodukte

(1) Aktive Medizinprodukte dürfen nur ihrer Zweckbestimmung entsprechend, nach den Vorschriften dieses Gesetzes und hierzu erlassener Rechtsverordnungen, den allgemein anerkannten Regeln der Technik sowie den Arbeitsschutz- und Unfallverhütungsvorschriften errichtet, betrieben und angewendet werden. Sie dürfen nicht betrieben und angewendet werden, wenn sie Mängel aufweisen, durch die Patienten, Beschäftigte oder Dritte gefährdet werden können. Aktive Medizinprodukte dürfen nur von Personen angewendet werden, die auf Grund ihrer Ausbildung oder ihrer Kenntnisse und praktischen Erfahrungen die Gewähr für eine sachgerechte Handhabung bieten.

...

§ 23

Vorschriften für das Betreiben und Anwenden nichtaktiver Medizinprodukte

(1) Die Vorschriften des § 22 Abs. 1 gelten für nichtaktive Medizinprodukte entsprechend.

...

## 27.17 Medizingeräteverordnung

**Verordnung über die Sicherheit medizinisch-technischer Geräte (Medizingeräteverordnung – MedGV)**

Vom 14. Januar 1985 (BGBl. I S. 93)

(Auszug)

§ 1

Anwendungsbereich

(1) Medizinisch-technische Geräte einschließlich Laborgeräten und Gerätekombinationen, die dazu bestimmt sind, in der Heilkunde oder Zahnheilkunde bei der Untersuchung oder Behandlung von Menschen verwendet zu werden, dürfen nur nach dieser Verordnung in den Verkehr gebracht, ausgestellt, errichtet und betrieben werden.

(2) Ausgenommen hiervon sind das Inverkehrbringen und Ausstellen von medizinisch-technischen Geräten, die nicht zur Verwendung im Geltungsbereich dieser Verordnung bestimmt sind.

§ 2

Einteilung der medizinisch-technischen Geräte

Medizinisch-technische Geräte werden in folgende Gruppen eingeteilt:

1. Gruppe 1
Energetisch betriebene medizinisch-technische Geräte, die in der Anlage aufgeführt sind.

2. Gruppe 2
Implantierbare Herzschrittmacher und sonstige energetisch betriebene medizinisch-technische Implantate.

3. Gruppe 3
Energetisch betriebene medizinisch-technische Geräte, die nicht in der Anlage aufgeführt sind und nicht der Gruppe 2 zuzuordnen sind.

4. Gruppe 4
Alle sonstigen medizinisch-technischen Geräte

...

Vorschriften für das Errichten und Betreiben

§ 6

Allgemeine Anforderungen

(1) Medizinisch-technische Geräte der Gruppen 1, 3 und 4 dürfen nur bestimmungsgemäß, nach den Vorschriften dieser Verordnung, den allgemein anerkannten Regeln der Technik sowie den Arbeitsschutz- und Unfallverhütungsvor-

schriften errichtet und betrieben werden. Sie dürfen nicht betrieben werden, wenn sie Mängel aufweisen, durch die Patienten, Beschäftigte oder Dritte gefährdet werden können. ...

(3) Medizinisch-technische Geräte der Gruppen 1, 3 und 4 dürfen nur von Personen angewendet werden, die auf Grund ihrer Ausbildung oder ihrer Kenntnisse und praktischen Erfahrungen die Gewähr für eine sachgerechte Handhabung bieten.

(4) Der Anwender hat sich vor der Anwendung eines Gerätes der Gruppe 1, 3 oder 4 von der Funktionssicherheit und dem ordnungsgemäßen Zustand des Gerätes zu überzeugen.

...

§ 10

Einweisung des Personals

(1) Medizinisch-technische Geräte der Gruppen 1 und 3 dürfen nur von Personen nach § 6 Abs. 3 angewendet werden, die am Gerät unter Berücksichtigung der Gebrauchsanweisung in die sachgerechte Handhabung eingewiesen worden sind. Nur solche Personen dürfen einweisen, die auf Grund ihrer Kenntnisse und praktischen Erfahrungen für die Einweisung in die Handhabung dieser Geräte geeignet sind.

...

§ 12

Bestandsverzeichnis

(1) Der Betreiber hat für die von ihm betriebenen medizinisch-technischen Geräte der Gruppen 1 und 3 ein Bestandsverzeichnis zu führen.

(2) In das Bestandsverzeichnis sind für jedes einzelne Gerät folgende Angaben einzutragen:

1. Name oder Firma des Herstellers,
2. Typ, Fabriknummer und Anschaffungsjahr,
3. Gerätegruppe nach § 2,
4. Standort oder betriebliche Zuordnung

(3) Der zuständigen Behörde ist auf Verlangen beim Betreiber jederzeit Einsicht in das Bestandsverzeichnis zu gewähren.

...

§ 15

Unfall- und Schadensanzeige

(1) Funktionsausfälle oder Störungen an medizinisch-technischen Geräten der Gruppen 1 und 3, die zu einem Personenschaden geführt haben, hat der Betreiber der zuständigen Behörde unverzüglich anzuzeigen.

...

### 27.17.1 Kommentar zur Medizingeräteverordnung

Zu den in § 2 Abs. 1 der Gruppe 1 zugehörigen Geräten zählen laut Anlage unter anderem intrakardiale Blutdruckmesser und Elektro- und Phonokardiographen, Defibrillatoren, Geräte zur Stimulation von Nerven und Muskeln für Diagnose und Therapie, Impulsgeräte zur Lithotripsie, Infusionspumpen, Beatmungsgeräte, Druckkammern für eine hyperbare Therapie, Dialysegeräte und Kernspintomographen.

## 27.18 Gesundheitswesen

**Gesetz über die Vereinheitlichung des Gesundheitswesens**

Vom 3. Juli 1934 (RGBl. I S. 531, ber. S. 794) (BGBl. III 2120–1); Auszug.

§ 1

Zur einheitlichen Durchführung des öffentlichen Gesundheitsdienstes sind in den Stadt- und Landkreisen in Anlehnung an die untere Verwaltungsbehörde Gesundheitsämter einzurichten.

§ 2

Leiter des Gesundheitsamtes ist ein staatlicher Amtsarzt. Seine Stellung wird durch eine Dienstordnung bestimmt, die der Reichsminister des Innern erläßt; im übrigen bleibt bis zur anderweitiger Regelung die bestehende Landesgesetzgebung in Kraft.

§ 3

(1) Den Gesundheitsämtern liegt ob:

I. Die Durchführung der ärztlichen Aufgaben:

a) der Gesundheitspolizei,
b) der Erb- ... pflege einschließlich der Eheberatung,
c) der gesundheitlichen Volksbelehrung,
d) der Schulgesundheitspflege,
e) der Mütter- und Kinderberatung,

f) der Fürsorge für Tuberkulöse, für Geschlechtskranke, körperlich Behinderte, Sieche und Süchtige;

II. die ärztliche Mitwirkung bei Maßnahmen zur Förderung der Körperpflege und Leibesübungen;

III. die amts-, gerichts- und vertrauensärztliche Tätigkeit, soweit sie durch Landesrecht den Amtsärzten übertragen ist.

(2) Weitere vertrauensärztliche Tätigkeit, besonders auf dem Gebiete der Sozialversicherung, können die Gesundheitsämter auf Grund besonderer Regelung übernehmen.

(3) Krankenhäuser, Heil- und Pflegeanstalten, Heime der geschlossenen und halbgeschlossenen Fürsorge, Kur- und Badeanstalten und ähnliche Einrichtungen bleiben in der Verwaltung der bisherigen Träger.

§ 4

(1) Die Gesundheitsämter sind staatliche Einrichtungen. Die Stadt- und Landkreise tragen zu den Kosten der Unterhaltung und Einrichtung nach Bedürfnis und Leistungsfähigkeit bei.

(2) An Stelle staatlicher Gesundheitsämter können Einrichtungen der Stadt- und Landkreise als Gesundheitsämter im Sinne des § 1 anerkannt werden. In diesem Falle bleiben die Stadt- und Landkreise Kostenträger; sie erhalten vom Staat einen Zuschuß für den entstehenden Mehraufwand.

(3) Das Nähere regeln die Ausführungsbestimmungen.

...

### 27.18.1 Kommentar zum Gesundheitswesen

Das Gesetz zur Vereinheitlichung des Gesundheitswesens wird nicht als Bundesrecht angesehen. Es gilt aber in allen Bundesländern als Grundlage der Organisation des öffentlichen Gesundheitswesens. In den *Durchführungsverordnungen zum Gesetz über die Vereinheitlichung des Gesundheitswesens* wird näher ausgeführt, welche Aufgaben den Gesundheitsämtern zukommen. Im folgenden eine nicht vollständige Aufzählung der Aufgaben der Gesundheitsämter:

- ärztliche Feststellung und die Begutachtung, wie etwaige gesundheitliche Gefahren oder Mißstände zu beheben sind
- Bekämpfung und Verhütung übertragbarer Krankheiten (Seuchenbekämpfung)
- gesundheitliche Beaufsichtigung der Schulen und der Schulgesundheitspflege
- Bekämpfung des Alkohol- und Drogenmißbrauch
- Überwachung und Kontrolle
  - der Medizinalpersonen
  - der Personen, die die Heilkunde ohne staatliche Anerkennung ausüben (z. B. Heilpraktiker)
  - der Apotheken
  - der Hebammen
  - von sonstigem ärztlichen Hilfspersonal, die sich als staatlich anerkannt bezeichnen
  - des Verkehrs mit Arznei- und Geheimmittel sowie des Handels mit Giften außerhalb der Apotheken
  - von Desinfektoren und deren Bereitstellung
  - der Wohnungshygiene und Reinhaltung von Boden und Luft
  - von Herbergen, Schlafstellen, Massenquartiere und Räumen, die zeitweise für größere Menschenansammlungen bestimmt sind
  - der Wasserversorgung, der Beseitigung der flüssigen und festen Abfallstoffe und der Reinhaltung der Gewässer
  - des Verkehrs mit Lebensmitteln und Bedarfsgegenständen
  - der Gewerbehygiene
  - der Prostitution
  - der Krankenanstalten

## 27.19 Gesetzliche Krankenversicherung

**Sozialgesetzbuch (SGB) – Gesetzliche Krankenversicherung; Fünftes Buch (SGB V)**

Vom 20. Dezember 1988 (BGBl. I S. 2477); Auszug.

§ 11

Leistungsarten

(1) Versicherte haben nach den folgenden Vorschriften Anspruch auf Leistungen

. zur Förderung der Gesundheit (§ 20),
!. zur Verhütung von Krankheiten sowie zur :mpfängnisverhütung, bei Sterilisation und bei ;chwangerschaftsabbruch (§§ 21 bis 24 b),
;. zur Früherkennung von Krankheiten (§§ 25 ınd 26),
·. zur Behandlung einer Krankheit (§§ 27 bis 52).
;. (aufgehoben)

:erner besteht Anspruch auf Sterbegeld (§§ 58 ınd 59).

2) Zu den Leistungen nach Absatz 1 gehören .uch medizinische und ergänzende Leistungen zur lehabilitation, die notwendig sind, um einer droıenden Behinderung oder Pflegebedürftigkeit orzubeugen, sie nach Eintritt zu beseitigen, zu ɪessern oder eine Verschlimmerung zu verhüten. ,eistungen der aktivierenden Pflege nach Eintritt on Pflegebedürftigkeit werden von den Pflege:assen erbracht.

..

15

ʌrztliche Behandlung, Krankenversichertenkarte

1) Ärztliche oder zahnärztliche Behandlung wird on Ärzten oder Zahnärzten erbracht. Sind Hilfe:istungen anderer Personen erforderlich, dürfen ie nur erbracht werden, wenn sie vom Arzt Zahnarzt) angeordnet und von ihm verantwortet /erden.

..

27

ʗrankenbehandlung

'ersicherte haben Anspruch auf Krankenbehandıng, wenn sie notwendig ist, um eine Krankheit u erkennen, zu heilen, ihre Verschlimmerung zu erhüten oder Krankheitsbeschwerden zu lindern. )ie Krankenbehandlung umfaßt

. ärztliche Behandlung,
. zahnärztliche Behandlung einschließlich der 'ersorgung mit Zahnersatz,
. Versorgung mit Arznei-, Verband-, Heil- und lilfsmitteln,
. häusliche Krankenpflege und Haushaltshilfe,
. Krankenhausbehandlung,
. medizinische und ergänzende Leistungen zur :ehabilitation sowie Belastungserprobung und ɪrbeitstherapie.

.

§ 28

Ärztliche und zahnärztliche Behandlung

(1) Die ärztliche Behandlung umfaßt die Tätigkeit des Arztes die zur Verhütung, Früherkennung und Behandlung von Krankheiten nach den Regeln der ärztlichen Kunst ausreichend und zweckmäßig ist. Zur ärztlichen Behandlung gehört auch die Hilfeleistung anderer Personen, die von dem Arzt angeordnet und von ihm zu verantworten ist.

...

§ 34

Ausgeschlossene Arznei-, Heil- und Hilfsmittel

(1) Für Versicherte, die das achtzehnte Lebensjahr vollendet haben, sind von der Versorgung nach § 31 folgende Arzneimittel bei Verordnung in den genannten Anwendungsgebieten ausgeschlossen:

1. Arzneimittel zur Anwendung bei Erkältungskrankheiten und grippalen Infekten einschließlich der bei diesen Krankheiten anzuwendenden Schnupfenmittel, Schmerzmittel, hustendämpfenden und hustenlösende Mittel,
2. Mund- und Rachentherapeutika, ausgenommen bei Pilzinfektionen,
3. Abführmittel,
4. Arzneimittel gegen Reisekrankheit.

...

## 27.19.1 Kommentar zur gesetzlichen Krankenversicherung

Mit der Verabschiedung des Sozialgesetzbuches, Fünftes Buch (SGB V) sind die Vorschriften des Zweiten Buches der Reichsversicherungsordnung (RVO) in wesentlichen Teilen außer Kraft gesetzt. Die Neuregelung sollte eine umfassende Strukturreform im Gesundheitswesen einzuleiten. Das Ziel war unter anderem

– die Solidarität der sozialen Krankenversicherung neu zu bestimmen,
– die Eigenverantwortung der Versicherten zu stärken und
– die Wirtschaftlichkeit der Leistungserbringung zu verbessern.

Im § 28 werden die Begriffe der ärztlichen und zahnärztlichen Behandlung näher geregelt. Der

Begriff der ärztlichen Behandlung, deren Kosten von den Kassen übernommen wird, schließt die Tätigkeit von Heilpraktikern aus. Dies gilt auch, soweit diese auf ärztlichen Rat hin tätig werden sollen.

## 27.20 Hygiene-Verordnung

**Verordnung zur Verhütung übertragbarer Krankheiten (Hygiene-Verordnung)**

Vom 11. August 1987 (GVBl. S. 291) in der Fassung der Änderungsverordnung vom 10. Juli 1989 (GVBl. S. 363)

Auf Grund von § 12a des Bundes-Seuchengesetzes in der Fassung der Bekanntmachung vom 18. Dezember 1979 (BGBl. I S. 2262), zuletzt geändert durch Gesetz vom 19. Dezember 1986 (BGBl. I S. 2555), in Verbindung mit § 7a der Verordnung zur Ausführung des Bundes-Seuchengesetzes (BayRS 2126-1-I), geändert durch Verordnung vom 25. Februar 1986 (GVBl. S. 13), erläßt das Bayrische Staatsministerium des Innern folgende Verordnung:

§ 1

Geltungsbereich

Wer – ohne Arzt oder Zahnarzt zu sein – Tätigkeiten ausübt, bei denen durch Geräte Erreger einer durch Blut übertragbaren Krankheit im Sinne des § 1 des Bundes-Seuchengesetzes, vor allem Erreger von AIDS oder Virushepatitis B übertragen werden können, unterliegt dieser Verordnung. Das gilt insbesondere für das berufs- oder gewerbsmäßige Rasieren, für das Ausüben der Maniküre und Pediküre, für das Tätowieren und Ohrlochstechen sowie für die Akupunktur.

§ 2

Pflichten

(1) Wer Tätigkeiten im Sinne des § 1 ausübt, ist zur sorgfältigen Beachtung der allgemein anerkannten Regeln der Hygiene verpflichtet.

(2) Wer Eingriffe durchführt, die eine Verletzung der Haut vorsehen, muß vorher seine Hände und die zu behandelnde Hautfläche desinfizieren.

(3) Eingriffe, die eine Verletzung der Haut vorsehen, sind mit sterilen (keimfreien) Geräten vorzunehmen. Mehrfach zu verwendende Geräte sind nach jedem Gebrauch einer sorgfältigen Desinfektion, Reinigung, und anschließend einer Sterilisation zu unterziehen und bis zur nächsten Anwendung in sterilen Behältern aufzubewahren.

(4) Mehrfach zu verwendende Geräte für Tätigkeiten, bei denen es leicht zu Verletzungen kommen kann, insbesondere Maniküр- und Pediküreräte sowie Rasiermesser, sind nach jeder Anwendung zu desinfizieren und zu reinigen. Das gilt auch für andere, mehrfach zu verwendende Geräte nach jeder Anwendung, bei der es zu einer Verunreinigung des Geräts durch Blut oder Wundsekret gekommen ist. Nach unbeabsichtigten Verletzungen ist eine Wunddesinfektion mit einem zugelassenen Wunddesinfektionsmittel durchzuführen.

§ 3

Mittel und Verfahren zur Desinfektion und Sterilisation

(1) Zur Desinfektion dürfen nur viruzide Mittel verwendet werden. Zur Gerätedesinfektion dürfen nur solche Mittel verwendet werden, die in der Liste der vom Bundesgesundheitsamt geprüften und anerkannten Desinfektionsmittel und -verfahren oder in der Liste der nach den „Richtlinien für die Prüfung chemischer Desinfektionsmittel" geprüften und von der Deutschen Gesellschaft für Hygiene und Mikrobiologie als wirksam befundenen Desinfektionsverfahren aufgeführt sind. Zur Hände- und Hautdesinfektion (§ 2 Abs. 2) können darüber hinaus auch Mittel verwendet werden, die vom Hersteller als gegen Hepatitis-B-Virus wirksam deklariert sind. Zur Wunddesinfektion (§ 2 Abs. 4 Satz 3) sind die vom Bundesgesundheitsamt zugelassenen Mittel zu verwenden.

(2) Die Sterilisation von Geräten ist mit Dampf oder Heißluft nach DIN 58 946 bzw. DIN 58 947 durchzuführen.

(3) Über geeignete Desinfektions- und Sterilisationsmaßnahmen berät das Gesundheitsamt.

§ 4

Beseitigung von Abfällen

Spitze, scharfe oder zerbrechliche Gegenstände, die bei der Ausübung von Tätigkeiten im Sinne des § 2 Abs. 3 oder 4 verwendet wurden, dürfen nur mit dem Hausmüll beseitigt werden, wenn sie in Behältern, die eine Verletzungsgefahr ausschließen, in den Abfall gegeben werden, oder wenn sie vor der Beseitigung wirksam desinfiziert worden sind. Abfallrechtliche Regelungen bleiben unberührt.

§ 5

Überwachung

(1) Unter den Voraussetzungen des § 10 Abs. 1 des Bundes-Seuchengesetzes sind die Beauftragten des Gesundheitsamts und der Kreisverwaltungsbehörde zur Überwachung der in dieser Verordnung festgelegten Pflichten befugt,

1. Grundstücke, Räume, Anlagen und Einrichtungen der in § 1 genannten Personen während der üblichen Betriebs- oder Geschäftszeit zu betreten und Gegenstände zu untersuchen oder Proben zur Untersuchung zu fordern oder zu entnehmen,
2. von Personen, die über Tatsachen im Sinn des § 10 Abs. 1 des Bundes-Seuchengesetzes Auskunft geben können, die erforderlichen Auskünfte zu verlangen.

(2) Die in Absatz 1 Nr. 1 genannten Personen sind verpflichtet, die Maßnahmen nach Absatz 1 Nr. 1 zu dulden und den zur Überwachung befugten Personen auf Verlangen Grundstücke, Räume, Anlagen, Einrichtungen und sonstige Gegenstände zugänglich zu machen. Die in Absatz 1 Nr. 2 genannten Personen sind verpflichtet, die erforderlichen Auskünfte zu erteilen.

(3) Der zur Auskunft Verpflichtete kann die Auskunft auf solche Fragen verweigern, deren Beantwortung ihn selbst oder einen der in § 383 Abs. 1 Nrn. 1 bis 3 der Zivilprozeßordnung bezeichneten Angehörigen der Gefahr strafgerichtlicher Verfolgung oder eines Verfahrens nach dem Gesetz über Ordnungswidrigkeiten aussetzen würde; entsprechendes gilt für die Vorlage von Unterlagen.

(4) Die Grundrechte der Freiheit der Person (Art. 2 Abs. 2 Satz 2 des Grundgesetzes), der Freizügigkeit (Art. 11 Abs. 1 des Grundgesetzes), und der Unverletzlichkeit der Wohnung (Art. 13 Abs. 1 des Grundgesetzes) sind im Rahmen der Absätze 1 und 2 eingeschränkt (§ 10 Abs. 4 Bundes-Seuchengesetz).

§ 6

Ordungswidrigkeiten

Ordnungswidrig im Sinne des § 69 Abs. 2 des Bundes-Seuchengesetzes handelt, wer vorsätzlich oder fahrlässig

1. entgegen § 2 Abs. 2 Desinfektionen oder entgegen § 2 Abs. 4 die Reinigung und Desinfektion nicht durchführt,
2. entgegen § 2 Abs. 3 Satz 1 Eingriffe mit nichtsterilen (nichtkeimfreien) Arbeitsgeräten vornimmt,
3. entgegen § 2 Abs. 3 Satz 2 Geräte nicht nach jedem Gebrauch einer sorgfältigen Desinfektion, Reinigung und anschließenden Sterilisation unterzieht,
4. andere als die in § 3 Abs. 1 genannten Desinfektionsmittel verwendet,
5. entgegen § 4 die dort genannten Gegenstände ohne Behältnis oder ohne wirksame Desinfektion mit dem Hausmüll beseitigt,
6. einer Duldungs-, Unterstützungs- oder Auskunftspflicht nach § 5 Abs. 2 zuwiderhandelt.

...

## 27.20.1 **Kommentar zur Hygieneverordnung**

Diese bayrische Verordnung, die auf Grund § 12a Bundes-Seuchengesetz erlassen wurde, ist kein Bundesrecht. Sie wird in den verschiedenen Bundesländern in unterschiedlicher Form veröffentlicht. Die Verordnung dient als Minimalanforderung an Hygiene. Für den Heilpraktiker gelten auch die in den Kapiteln allgemeine Hygiene, Injektionen und Punktionen erläuterten Vorgehensweisen und Verfahren. Für die in § 3 angesprochene Haut- und Händedesinfektion können Präparate verwendet werden, die 70 bis 85 Vol. % Alkohol enthalten. In § 4 wird darauf hingewiesen, daß anfallende Gegenstände, die bei der Ausübung der Tätigkeiten im Sinne des § 2 Abs. 3 oder 4 verwendet wurden und an denen man sich verletzen kann, in Behältnisse zu tun sind, die eine Verletzungsgefahr ausschließen oder sie müssen desinfiziert werden. In Verbindung mit den Unfallverhütungsvorschriften (§ 13) dürfen Gegenstände aus einer Heilpraxis, an denen man sich verletzen kann, grundsätzlich nur sicher verschlossen in den Abfall gegeben werden, gleichgültig, ob sie desinfiziert wurden oder nicht.

Für die **Abfallbeseitigung** gibt es ein Merkblatt über die Vermeidung und die Entsorgung von Abfällen aus öffentlichen und privaten Einrichtungen des Gesundheitsdienstes, das von der Arbeitsgruppe der Länderarbeitsgemeinschaft Abfall erarbeitet wurde. Das Merkblatt gibt Hinweise über die Vermeidung und Entsorgung von Abfällen aus öffentlichen und privaten Einrichtungen des Gesundheitsdienstes unter der Berücksichtigung abfallrechtlicher Grundsätze und hygienischer Anforderungen. Die Bestimmungen der Abfallentsorgung sind im Abfallgesetz (AbfG) näher geregelt. Für die sichere Handhabung und ordnungsgemäße Entsorgung lassen sich alle Abfälle aus den privaten und öffentlichen Einrichtungen des Gesundheitsdienstes je nach Art, Beschaffenheit, Zusammensetzung und Menge folgendermaßen zuordnen:

*(A) Abfälle*, an deren Entsorgung aus infektionspräventiver und umwelthygienischer Sicht keine besonderen Anforderungen zu stellen sind, z. B.:

- Hausmüll und hausmüllähnliche Abfälle, die nicht bei der unmittelbaren gesundheitsdienstlichen Tätigkeit anfallen
- desinfizierte Abfälle der Abfallgruppe C
- hausmüllähnliche Gewerbeabfälle (z. B. Verpackungsmaterial)
- Küchen- und Kantinenabfall

*(B) Abfälle*, an deren Entsorgung aus infektionspräventiver Sicht innerhalb der Einrichtungen des Gesundheitsdienstes besondere Anforderungen zu stellen sind, z. B.:

- mit Blut, Sekreten und Exkreten behaftete Abfälle (Wundverbände, Gipsverbände, Einwegwäsche, Stuhlwindeln und Einwegspritzen einschließlich Spritzen, Kanülen, oder Skalpelle)

*(C) Abfälle*, an deren Entsorgung aus infektionspräventiver Sicht innerhalb und außerhalb der Einrichtung der Gesundheitsdienstes besondere Anforderungen zu stellen sind (sog. infektiöse, ansteckungsgefährliche oder stark ansteckungsgefährliche Abfälle), z. B.:

- Abfälle, die aufgrund von § 10a Bundes-Seuchengesetz behandelt werden müssen (z. B. wenn die Abfälle mit Erregern meldepflichtiger Krankheiten behaftet sind)

*(D) Abfälle*, an deren Entsorgung aus umwelthygienischer Sicht innerhalb und außerhalb der Einrichtungen des gesundheitsdienstes besondere Anforderungen zu stellen sind, z. B.:

- sonstige feste mineralische Abfälle
- Laborabfälle und Chemikalienreste
- Abfälle aus dem Röntgenlabor

*(E) medizinische Abfälle*, an deren Entsorgung nur aus ethischer Sicht zusätzliche Anforderungen zu stellen sind (z. B. Körperteile, Organabfälle und Blutkonserven)

Vor allem *Abfälle der Gruppen A und B* fallen bei Heilpraktikern an. Sie können direkt in den Hausmüll gegeben werden. Dabei sind beim Sammeln von Abfall der Gruppe B Einwegbehältnisse die fest und undurchsichtig sind bevorzugt zu gebrauchen.

## 27.21 Berufsordnung

### Berufsordnung für Heilpraktiker (BOH)

Art. 1

Berufsgrundsätze

1. Der Heilpraktiker dient der Gesundheit des einzelnen Menschen und des ganzen Volkes. Er erfüllt seine Aufgabe nach bestem Gewissen sowie nach den Erfahrungen der heilkundlichen Überlieferungen und dem jeweiligen Erkenntnisstand der Heilkunde. Der Heilpraktiker hat den hohen ethischen Anforderungen seines freien Heilberufs zu dienen und alles zu vermeiden, was dem Ansehen seines Berufsstandes schadet.
2. Der Heilpraktiker übt einen freien Beruf aus. Er behandelt seine Patienten eigenverantwortlich. Er muß in seiner Eigenverantwortlichkeit stets für den Patienten erkennbar sein.

Art. 2

Berufspflichten

1. Der Heilpraktiker verpflichtet sich, seinen Beruf gewissenhaft auszuüben. Bei seinen Patienten wendet er stets diejenigen Heilmethoden an, die nach seiner Überzeugung einfach und kostengünstig zum Heilerfolg oder zur Linderung der Krankheit führen können.
2. Der Heilpraktiker hat sich der Grenzen seines Wissens und Könnens bewußt zu sein. Er ist verpflichtet, sich eine ausreichende Sachkunde über die von ihm angewandten Diagnose- und Behandlungsverfahren einschließlich ihrer Risiken, vor allem die richtigen Techniken für deren gefahrlose Anwendung anzueignen.
3. Der Heilpraktiker ist verpflichtet, sich über die für die Berufsausübung geltenden Vorschriften zu unterrichten und sie zu beachten. Soweit ihm gesetzlich die Untersuchung oder Behandlung einzelner Leiden und Krankheiten sowie andere Tä-

tigkeiten untersagt sind, sind die Beschränkungen zu beachten.

4. Der Heilpraktiker ist bei der Ausübung seines Berufes frei. Er kann die Behandlung ablehnen. Seine Verpflichtung, in Notfällen zu helfen, bleibt davon unberührt.

5. Der Heilpraktiker darf kostenlose oder briefliche Behandlung (Fernbehandlung) nicht anbieten. Fernbehandlung liegt u. a. vor, wenn der Heilpraktiker den Kranken nicht gesehen und untersucht hat. Es ist ferner nicht zulässig, Diagnosen zu stellen und Arzneimittel oder Heilverfahren zu empfehlen, wenn ausschließlich eingesandtes Untersuchungsmaterial oder andere Unterlagen zur Verfügung stehen.

6. In allen die Öffentlichkeit berührenden Standesfragen gilt der Grundsatz der Wahrung von Takt und Zurückhaltung.

Art. 3

Schweigepflicht

1. Der Heilpraktiker verpflichtet sich, über alles Schweigen zu bewahren, was ihm bei der Ausübung seines Berufes anvertraut oder zugänglich gemacht wird.

2. Der Heilpraktiker hat seine Gehilfen oder jene Personen, die zur Vorbereitung auf den Beruf unter seiner Aufsicht tätig sind, über die Pflicht zur Verschwiegenheit zu belehren und dies schriftlich festzuhalten.

3. Der Heilpraktiker hat die Pflicht zur Verschwiegenheit auch gegenüber seinen Familienangehörigen zu beachten.

4. Der Heilpraktiker darf ein Berufsgeheimnis nur offenbaren, wenn der Patient ihn von der Schweigepflicht entbunden hat. Dies gilt auch gegenüber den Angehörigen eines Patienten, wenn nicht die Art der Erkrankung oder die Behandlung eine Mitteilung notwendig macht.

5. Auskünfte über den Gesundheitszustand eines Arbeitnehmers an seinen Arbeitgeber dürfen nur mit Zustimmung des Ersteren erfolgen.

6. Notwendige Auskünfte an Krankenversicherungen müssen nach bestem Wissen und Gewissen gegeben werden.

Art. 4

Aufklärungs-, Dokumentations- und Sorgfaltspflicht

1. Der Heilpraktiker stellt sein ganzes Wissen und Können in den Dienst seines Berufes und wendet jede mögliche Sorgfalt in der Betreuung seiner Patienten an.

2. Der Patient ist über seine Erkrankung sowie über die Art und voraussichtliche Dauer der Behandlung aufzuklären. Dabei entscheidet der Heilpraktiker unter Berücksichtigung des körperlichen und seelischen Zustandes des Patienten nach seiner Erfahrung, inwieweit der Kranke unter seinem derzeitigen Zustand aufzuklären ist. Ebenso muß der Kranke bei einer vorgesehenen Behandlung auf eventuelle Risiken aufmerksam gemacht werden.

3. Im Rahmen der wirtschaftlichen Aufklärungspflicht wird er die Patienten nach bestem Wissen und Gewissen über die voraussichtlich entstehenden ungefähren Behandlungskosten unterrichten.

4. In Fällen, in denen eine Spezialuntersuchung, eine Operation oder eine sonstige Heilmaßnahme erforderlich ist, die der Heilpraktiker selbst nicht vornehmen kann, ist rechtzeitig mit allem Nachdruck auf die Vornahme einer solchen Maßnahme hinzuweisen. Führt auch eine neue, eindringliche Warnung an den Patienten und dessen Angehörige nicht zum Ziel, so kann die Ablehnung der Behandlung bzw. Weiterbehandlung geboten sein. Über diesen Vorgang sollte der Heilpraktiker in eigenem Interesse eine Niederschrift fertigen.

5. Der Heilpraktiker ist zur Dokumentation der wichtigsten Daten einer Krankenbehandlung verpflichtet.

6. Heilungsversprechen sind nicht zulässig.

7. Die Ausstellung von Attesten ohne vorgenommene Untersuchung ist nicht zulässig.

8. In Bescheinigungen und Befundberichten hat der Heilpraktiker seiner Überzeugung gewissenhaft Ausdruck zu verleihen.

9. Im Rahmen einer eventuellen gutachterlichen Tätigkeit für Gerichte, private Krankenversicherungen, Beihilfestellen oder andere Institutionen, hat sich der Heilpraktiker in seinen gutachtlichen Aussagen ausschließlich auf die sachliche Beurteilung der jeweiligen Behandlung zu beschränken.

Art. 5

Fortbildungspflicht

1. Der Heilpraktiker ist zur ständigen Fortbildung verpflichtet. Die Fortbildung ist nachzuweisen. Die Berufsorganisationen sind nach ihren Satzungen verpflichtet, fachliche Wortbildungen anzubieten.

2. Die Verbände geben Fortbildungsnachweise aus.

3. Fortbildungsnachweise und auch Fachkundenachweise für besondere Fachdisziplinen können

nur anerkannt werden, wenn sie von einem Berufsverband oder von durch ihn anerkannte Institutionen ausgestellt sind.

Art. 6

Praxisort

1. Der Heilpraktiker übt seine Tätigkeit am Ort seiner Niederlassung aus. Einem Ruf nach auswärts darf Folge geleistet werden (Hausbesuch). Es ist nicht zulässig, Patienten in Sammelbestellungen oder einzeln an einen anderen Ort als den der Niederlassung zur Behandlung zu bestellen.
2. Ändert der Heilpraktiker seinen Praxisort, teilt er dies unter Angabe der neuen Anschrift den zuständigen Behörden sowie seinem Verband mit.

Art. 7

Praxisräume

1. Die Praxisräume müssen den hygienischen und gesetzlichen Anforderungen entsprechen.
2. Die Vertraulichkeit der Gespräche und Behandlungen muß gewährleistet sein.

Art. 8

Werbung

Der Heilpraktiker unterliegt keinem generellem gesetzlich normierten Werbeverbot. Jedoch hat er bei jeder unmittelbaren oder mittelbaren Werbung, sei es für seine Person, seine Praxis oder seine Tätigkeit, die gesetzlichen Bestimmungen, insbesondere diejenigen des „Gesetzes über den unlauteren Wettbewerb (UWG)", des Gesetzes über die „Werbung auf dem Gebiete des Heilwesens (HWG)", die wesentliche werbliche Einschränkungen enthalten, zu beachten. Die einschlägige laufende Rechtsprechung ist zu berücksichtigen. Bezüglich UWG und HWG wird ausdrücklich auf den Anhang verwiesen.

1. Unzulässig ist jede irreführende Werbung, die mit den guten Sitten der Heilberufe nicht zu vereinbaren ist (UWG, § 1).
2. Die Mitwirkung des Heilpraktikers an aufklärenden Veröffentlichungen medizinischen Inhalts in Presse, Funk und Fernsehen sowie anläßlich von Vorträgen sollte so erfolgen, daß sich seine Mitwirkung auf sachliche Informationen beschränkt.
3. Er verpflichtet sich, darauf hinzuwirken, daß jede unzulässige Werbung, die ohne seine Kenntnis oder Mitwirkung erfolgt ist, richtiggestellt wird und künftig unterbleibt.

Art. 9

Praxisschilder

1. Der Heilpraktiker hat auf seinem Praxisschild seinen Namen und die Berufsbezeichnung Heilpraktiker anzugeben.
Evtl. weitere Angaben sollten sich auf Sprechzeiten, Fernsprechnummer, Stockwerk, Privatadresse, eine Bezeichnung wie „Naturheilpraxis" und bis zu höchstens drei Verfahren, für die der Heilpraktiker über die besonderen Qualifikationen verfügt, beschränken.
Die Angabe der Verfahren sollte bei allen Verwendungsmöglichkeiten identisch sein.
2. Das Praxisschild ist in unaufdringlicher Form zu gestalten. Die Größe sollte sich den örtlichen Gepflogenheiten (etwa 35 cm x 50 cm) anpassen. Je nach örtlicher Gegebenheit können zwei Praxisschilder erforderlich werden. Beim Wechsel der Praxisstätte ist vorübergehend das Belassen eines Hinweisschildes an der früheren Praxis möglich.

Art. 10

Drucksachen und Stempel

1. Die Angaben für Drucksachen und Stempel sollten über die in Artikel 9 gemachten Angaben nicht hinausgehen.

Art. 11

Eintragung in Verzeichnisse und Sonderverzeichnisse

Die Eintragung sollte nur im Einzugsbereich des Niederlassungsortes erfolgen. Über den kostenlosen Eintrag hinausgehende Informationen sollten sich auf höchstens fünf Zeilen und die in Artikel 9 erwähnten Angaben beschränken.

Art. 12

Inserate

Inserate dienen der Information des Patienten und dürfen keinen darüber hinausgehenden unsachgemäßen, mit den guten Sitten des Heilberufs nicht zu vereinbarenden werbenden Charakter aufweisen. Ihnen sollte in der Regel ein besonderer Anlaß zugrunde liegen, insbesondere Neuniederlassung, Umzug, längere Abwesenheit oder Änderung der Telefonnummer. Für Inserate sollten folgende Hinweise beachtet werden:

1. Eine Anzeige nach der Niederlassung, nach einem Umzug oder Änderung der Telefon-Nummer sollte

– außer den Angaben der Praxisstätte nicht mehr als die in Artikel 9 angeführten Angaben enthalten und
– nur in den im Einzugsbereich des Niederlassungsortes erscheinenden Tages-, Orts- und Stadtteilzeitungen (Werbezeitungen mit redaktionellem Teil) innerhalb der ersten drei Monate nach der Niederlassung oder dem Umzug veröffentlicht werden.

2. Eine Hinweisanzeige vor und nach einer längeren Abwesenheit (mindestens eine Woche) in einer der unter Absatz 1 genannten Zeitungen sollte

– außer den Daten, welche den Zeitpunkt der Praxisunterbrechung angeben, keine weiteren als die in Artikel 9 erwähnten Angaben enthalten.

3. Die Anzeige sollte in Form und Größe dem Informationszweck entsprechen und die Maße einspaltig 60 mm hoch oder zweispaltig 30 mm hoch nicht überschreiten.

Art. 13

Besondere Bezeichnungen

1. Der Heilpraktiker verzichtet auf die Bezeichnung „Spezialist“ sowie auf andere Zusatzbezeichnungen, die ihn gegenüber seinen Standeskollegen hervorheben. Er darf neben der Berufsbezeichnung „Heilpraktiker“ keine Bezeichnung wie z. B. „Akupunkteur“, „Chiropraktiker“, „Homöopath“, „Psychologe“, „Psychotherapeut“ u. a. führen, die durch diese Koppelung den Eindruck einer ebenfalls gesetzlich und/oder behördlich genehmigten Berufsausübung bzw. Berufsbezeichnung wie der des Heilpraktikers erwecken.
2. Akademische Grade dürfen nur in Verbindung mit der Fakultätsbezeichnung verwendet werden. Ausländische akademische Grade, Titel und Bezeichnungen wie Professor, dürfen nur geführt werden, wenn das zuständige Ministerium eine entsprechende Genehmigung erteilt hat. Sie sind so zu führen, daß ihre ausländische Herkunft erkennbar ist.

Art. 14

Krankenbesuche

1. Bei Krankenbesuchen muß jeder Patient in dessen Wohnung oder dem vorübergehenden Aufenthaltsort behandelt werden.
2. Patienten in Kliniken, Kurheimen usw. können nur mit vorherigem Einverständnis des leitenden Arztes oder Heilpraktikers beraten, untersucht und behandelt werden.

Art. 15

Heilpraktiker und Arzneimittel

1. Die Herstellung sowie der Verkauf von Arzneimitteln unterliegt den gesetzlichen Bestimmungen.

Art. 16

Verordnung von Arzneimitteln, Provisionen, Rabatte

1. Verbandszugehörigkeiten sollten auf Rezepten, Rechnungen u. a. durch Abdruck des Mitgliedsstempels kenntlich gemacht werden.
2. Der Heilpraktiker läßt sich für die Verordnung oder Empfehlung von Arzneimitteln, medizinischen Geräten usw. keine Vergütung oder sonstige Vergünstigungen gewähren.
3. Patienten dürfen ohne hinreichenden Grund nicht an bestimmte Apotheken verwiesen werden.

Art. 17

Haftpflicht

1. Der Heilpraktiker verpflichtet sich, eine ausreichende Berufshaftpflichtversicherung abzuschließen. Der Abschluß einer Strafrechtsschutzversicherung wird empfohlen.
2. Im eigenen Interesse sollte der Heilpraktiker von der Einleitung und dem Fortgang eines Strafverfahrens sowie von der Geltendmachung berufsbedingter Schadensersatzansprüche gegen ihn unverzüglich seinen Verband schriftlich Mitteilung machen. Die erforderlichen Angaben sind dabei lückenlos und in aller Offenheit darzulegen.

Art. 18

Meldepflicht

1. Der Heilpraktiker hat sich mit der Praxisaufnahme nach den gesetzlichen Vorschriften anzumelden (z. B. Gesundheitsamt, Finanzamt).

Art. 19

Beschäftigung von Hilfskräften

1. Beschäftigt der Heilpraktiker in seiner Praxis Angestellte (Sprechstundenhilfen usw.), so hat er die für Beschäftigungsverhältnisse geltenden Vorschriften zu beachten.

Art. 20

Berufsinsignien

1. Der Heilpraktiker erhält von seiner Standesorganisation einen Berufsausweis und einen Mitgliederstempel. Beide bleiben Eigentum des ausgebenden Verbandes und müssen bei Beendigung

der Mitgliedschaft zurückgegeben werden. Unberechtigter Besitz und Gebrauch werden gerichtlich verfolgt. Die Berufsinsignien werden nur an Heilpraktiker ausgegeben.
2. Der Berufsausweis dient dazu, sich bei Behörden und in erforderlichen Situationen als Heilpraktiker ausweisen zu können.
3. Ausweis und Stempel müssen die Mitgliedsnummer und den Namen des Verbandes (Berufsorganisation) enthalten. Weitere evtl. Vorschriften über Ausgabe usw. sind in den Verbandsstatuten zu regeln.

Art. 21

Berufsaufsicht

1. Der Heilpraktiker unterstellt sich im Interesse des Berufsstandes der Berufsaufsicht seines Verbandes (Berufsorganisation).
2. Es liegt im eigenen Interesse des Heilpraktikers,
– von seinem Verband erbetene Auskünfte über seine Praxistätigkeit wahrheitsgemäß zu erteilen,
– den gewählten Vertretern seiner Berufsorganisation bzw. deren autorisierten Beauftragten es zu ermöglichen, sich über seine geordnete Berufstätigkeit an Ort und Stelle zu unterrichten,
– notwendigen Anordnungen seines Verbandes nachzukommen, wobei gegen Anordnungen, die nach Ansicht des Heilpraktikers nicht gerechtfertigt sind, entsprechend der Satzung des zuständigen Verbandes Einspruch erhoben werden kann
– bei Ausübung spezieller Behandlungsmethoden wie Akupunktur, Chiropraktik, Osteopathie u. a., die besondere Kenntnisse und Fähigkeiten erfordern, im Bedarfsfalle einen entsprechenden Befähigungsnachweis zu erbringen.

Art. 22

Prüfungen

1. Eine Prüfung kann im Interesse des Standes vom Verband als notwendig erachtet werden, wenn aufgrund von Tatsachen erhebliche Zweifel am Wissen und an der Befähigung eines Heilpraktikers mit Gefahren für den Patienten entstehen. Wird einem Prüfungsverlangen nicht entsprochen, berechtigt dies den Verband zu satzungsgemäßen Maßnahmen.
2. Die Bestätigung als Mitglied eines Verbandes kann von einer kollegialen Prüfung abhängig gemacht werden.
3. Über jede Prüfung ist eine Niederschrift zu fertigen, die von allen Mitgliedern der Prüfungskommision zu unterzeichnen ist.

Art. 23

Standesdisziplin

1. Der Heilpraktiker als Mitglied eines Verbandes verpflichtet sich zur Standesdisziplin. Kollegen begegnet er sowohl am Krankenbett als auch in privatem Rahmen mit Kollegialität.
2. Herabsetzende Äußerungen über die Person, die Behandlungsweise oder das berufliche Wissen eines Kollegen sind zu unterlassen.

Art. 24

Hinzuziehung eines zweiten Heilpraktikers

1. Sofern es vom Kranken oder dessen Angehörigen gewünscht wird, oder wenn der behandelnde Heilpraktiker unter Zustimmung des Kranken oder der Angehörigen es befürwortet, können weitere Heilpraktiker zur gemeinsamen Behandlung einbezogen werden.
2. Wird ein weiterer Heilpraktiker einbezogen, so darf er nur die Untersuchung durchführen. Er darf nicht die weitere Behandlung vornehmen, es sei denn, der Patient selbst, seine Angehörigen oder der bisher behandelnde Heilpraktiker im Einvernehmen mit dem Patienten wünschen weiterhin seine Tätigkeit.

Art. 25

Vertrauliche Beratung

1. Der Meinungsaustausch und die Beratung von mehreren einbezogenen Heilpraktikern müssen geheim bleiben und dürfen nicht in Gegenwart des Patienten stattfinden; auch dürfen die Angehörigen bei der Beratung nicht zugegen sein.
2. Das Ergebnis der gemeinsamen Beratung soll in der Regel vom behandelnden Heilpraktiker dem Patienten mitgeteilt werden.

Art. 26

Zuweisung gegen Entgelt

Es ist standeswidrig, wenn Heilpraktiker sich Patienten gegen Entgelt zuweisen.

Art. 27

Vertretung

Jeder Heilpraktiker sorgt bei vorübergehender oder langandauernder Verhinderung dafür, daß die notwendige Weiterbehandlung von Patienten in dringenden Krankheitsfällen sichergestellt ist.

Art. 28

Verstöße gegen die Berufsordnung

1. Verstöße gegen die Berufsordnung können im Wege eines satzungsgemäßen Verfahrens geahndet werden. Vorher sollte jedoch immer der Versuch einer kollegialen Bereinigung durch die satzungsgemäß zuständigen Berufsvertreter unternommen werden.
2. In einem solchen Verfahren kann auch darüber entschieden werden, ob ein Heilpraktiker im Interesse des Standes aus dem Verband auszuschließen ist.
3. Die Bestimmungen des HeilprG vom 17.2.1939 und der Durchführungsverordnungen sowie anderer gesetzlicher Bestimmungen werden hiervon nicht berührt.

Art. 29

1. Diese Berufsordnung wurde satzungsgemäß beschlossen.
2. Sie tritt am 1. Oktober 1992 in Kraft.

## 27.22 Zusammenfassung der Verbote, Rechte und Pflichten eines Heilpraktikers

Folgende Punkte sind dem Heilpraktiker nicht erlaubt bzw. er ist davon ausgeschlossen:

- Ausübung der Heilkunde im Umherziehen (§ 3 HPG)
- Ausübung der Zahnheilkunde (§ 6 HPG und Gesetz über die Ausübung der Zahnheilkunde)
- Behandlung übertragbarer Krankheiten, die in den §§ 3, 8 und 45 genannt, und die durch Rechtsverordnung nach § 7 in die Meldepflicht einbezogen sind
- Untersuchung auf und Behandlung von Geschlechtskrankheiten und Krankheiten oder Leiden der Geschlechtsorgane (Gesetz zur Bekämpfung der Geschlechtskrankheiten)
- Indikationsstellung und Vornahme des Schwangerschaftsabruchs im Sinne des §§ 218 ff. StGB (Strafgesetzbuch)
- Vornahme einer künstlichen Befruchtung (Embryonenschutzgesetz)
- Vornahme einer Kastration, da sie Ärzten vorbehalten ist (Gesetz über die freiwillige Kastration und andere Behandlungsmethoden)
- Verabreichung und Verschreibung von Betäubungsmitteln (Betäubungsmittelgesetz)
- Anwendung und Verordnung von verschreibungspflichtigen Arzneimitteln (Arzneimittelgesetz)
- Abrechnung mit der Gesetzlichen Krankenversicherung (SGB V) und Kostenerstattung anderer Sozialleistungsgesetze (BSHG)
- Ausübung der Geburtshilfe (Hebammengesetz)
- Anordnung und Anwendung von Röntgenstrahlen zur Untersuchung oder Behandlung von Menschen (Röntgenverordnung)
- Klinische Prüfung eines Medizinprodukts
- Vornahme einer Fernbehandlung und Äußerung von Heilungsversprechen
- Zusammenarbeit mit Ärzten

  Zwar wird es dem Heilpraktiker nicht verboten, mit Ärzten therapeutisch oder diagnostisch zusammen zu arbeiten, dem Arzt ist es jedoch auf Grund seiner Berufsordnung standesrechtlich verboten.

- Führen irreführender Zusatzbezeichnungen und akademischer Grade, die einen falschen Eindruck vermitteln können (§ 1 Absatz 3 HPG, § 132a StGB, § 3 UWG)
- Ausstellen von Attesten und Bescheinigungen (werden amtlicherseits in der Regel nicht anerkannt)
- Vornahme einer Untersuchung oder Blutprobe eines Beschuldigten bei strafbaren Handlungen (dies ist im § 81a und c StPO nur Ärzten erlaubt)

Neben diese Verboten gibt es für den Heilpraktiker aber auch vielfältige Pflichten:

- Beachtung der allgemeine Rechtsordnung
- Meldepflicht nach § 4 BSG für Erkrankungen nach § 3, 7, 8 und 45 BSG
- Sorgfaltspflicht für bestimmte Anwendungen.

  Es wird vom Heilpraktiker für invasive Behandlungsmethoden ein entsprechendes Fachwissen verlangt, das dem eines approbierten Arztes für Allgemeinmedizin entspricht. Sind Kenntnisse und Fähigkeiten, eine bestimmte

Krankheit zu behandeln oder eine bestimmte Behandlungsweise anzuwenden, nicht vorhanden, muß er die Behandlung unterlassen.

- Einhaltung der Bestimmungen der Hygiene-Verordungen und der Praxishygiene
- Meldepflicht bei Praxiseröffnung beim örtlichen Gesundheitsamt und beim zuständigen Finanzamt
- Einhaltung des Datenschutzes für personenbezogene Daten
- Schweigepflicht

  Die Weitergabe eines zum persönlichen Lebensbereich des Patienten gehörenden Geheimnisses wird bei Heilpraktikern zwar nicht strafrechtlich geahndet (§ 203 StGB), wird aber durch die Berufsordnung verboten.

- Fortbildungspflicht, um sich über die Fortschritte in der Heilkunde und auch über anderweitig gewonnene Erkenntnisse von Nutzen und Risiken der von ihm angewendeten Heilverfahren zu unterrichten (Sorgfaltspflicht)
- Führen der Berufsbezeichnung „Heilpraktiker“ nach § 1 Absatz 3
- Einsicht in die Krankenunterlagen gewähren, wenn der Patient dies will
- Behandlungsdokumentation
- Aufklärungspflicht gegenüber dem Patienten über die Behandlung und die damit verbundenen Risiken
- Einhaltung der Vorschriften des Heilmittelwerbegesetzes, insbesondere des § 12 (Werbung für Arzneimittel und Behandlungsverfahren)
- Einhaltung des Gesetzes gegen unlauteren Wettbewerb. Handlungen gegen die guten Sitten entstehen dann, wenn gegen die Berufsordnung für Heilpraktiker verstoßen wird (Werbung, Praxisschilder, Inserate)
- Im rechtfertigenden Notstand (§ 34 StGB) ist eine unerlaubte Ausübung der Heilkunde nach § 5 HPG nicht strafbar
- Pflicht der Behandlung und Hilfe bei Unglücksfällen oder gemeiner Gefahr. Im § 323 c StGB „Unterlassene Hilfeleistung“ heißt es:

> Wer bei Unglücksfällen oder gemeiner Gefahr oder Not nicht Hilfe leistet, obwohl sie erforderlich und ihm den Umständen nach zuzumuten, insbesondere ohne erhebliche eigene Gefahr und ohne Verletzung anderer wichtiger Pflichten möglich ist, wird mit Freiheitsstrafe bis zu einem Jahr oder mit Geldstrafe bestraft.

- Normalerweise besteht für einen Heilpraktiker, wenn kein Notfall vorliegt, keine Behandlungspflicht.
- Abschluß einer Berufshaftpflichtversicherung im Rahmen der Sorgfaltspflicht, da dadurch ein durch den Heilpraktiker oder sein Personal verursachter Schaden finanziell abgedeckt werden kann (Berufsordnung). Der Heilpraktiker haftet persönlich.

# 28 Die Heilpraktiker-Überprüfung

## 28.1 Die verschiedenen Fragetypen

Es gibt bei der Überprüfung zum Heilpraktiker in der Regel 60 Fragen, die in drei verschiedene Aufgabentypen unterteilt sind:

- *Typ A = ca. 30 Fragen*
- *Typ B = ca. 20 Fragen*
- *Typ C = ca. 10 Fragen*

**Typ A: Einfachauswahl**

Bei dieser Aufgabe ist von den vorgegebenen Antwortmöglichkeiten nur eine einzige anzukreuzen. Als richtige Lösung wird je nach Fragestellung entweder die allein bzw. am die ehesten zutreffende Antwort oder die einzig falsche bzw. die am wenigsten zutreffende Antwort anerkannt.

*Beispiele*

**Die Achalasie**

A – beruht auf einer Schädigung des N. hypoglossus
B – manifestiert sich meist in den ersten Lebensjahren
C – führt häufig zu einer Dilatation des Ösophagus
D – ist in der Regel mit einer Hiatushernie verknüpft
E – kann die Komplikation einer Bougierungstherapie sein

Die richtige Anwort lautet C.

**Welche Aussage trifft nicht zu?**

**Die klinische Manifestation eines systemischen Lupus erythematodes wird durch folgende Faktoren begünstigt:**

A – grippaler Infekt
B – Sonnenexposition
C – Schwangerschaft und Entbindung
D – östrogenhaltige orale Kontrazeptiva
E – Alter jenseits des 50. Lebensjahres

Die richtige Antwort lautet E.

**Typ B: Aussagekombination**

Bei diesem Aussagetyp ist die Richtigkeit mehrerer Aussagen zu beurteilen. Hierbei können nur eine, alle oder keine Aussage richtig sein. Unter den bis zu fünf vorgegebenen Antwortmöglichkeiten ist die eine, allein zutreffende auszuwählen.

*Beispiel*

**Typische Ursachen einer metabolischen Azidose sind:**

1. Niereninsuffizienz
2. Diabetes mellitus
3. chronisches Erbrechen
4. alveoläre Hyperventilation

A – nur 3 ist richtig
B – nur 4 ist richtig
C – nur 1 und 2 sind richtig
D – nur 1 und 3 sind richtig
E – alle Aussagen 1–4 sind richtig

Die richtige Antwort lautet C.

**Typ C: kausale Verknüpfung**

Bei diesem Antworttyp werden zwei verschiedene Aussagen (Aussage 1 und Aussage 2) gemacht, die durch „weil“ miteinander verknüpft sind. Beide Aussagen müssen nun dahingehend beurteilt werden, ob jede für sich genommen richtig oder falsch ist. Wenn beide Aussagen richtig sind muß die Verknüpfung („weil“) auf ihre Richtigkeit hin überprüft werden. Der richtige Lösungsbuchstabe ist dann dem entsprechenden Lösungsschema zu entnehmen.

| Antwort | Aussage 1 | Aussage 2 | Verknüpfung |
|---|---|---|---|
| A | richtig | richtig | richtig |
| B | richtig | richtig | falsch |
| C | richtig | falsch | |
| D | falsch | richtig | |
| E | falsch | falsch | |

*Beispiele*

**Eine Fehlfunktion der Venenklappen an den unteren Extremitäten fördert die Varizenbildung und Ödementstehung,**
*weil*
**in den Beinvenen bei Verlust der Klappenfunktion die normale, nach proximal gerichtete Blutströmung gestört ist.**

Die richtige Antwort lautet A.

**Ösophagusvarizen sind für das Vorliegen einer Leberzirrhose beweisend,**
*weil*
**Ösophagusvarizen unter einer portalen Hypertonie entstehen.**

Die richtige Antwort lautet D.

## 28.2 Hinweise zur Beantwortung von Multiple-Choice-Fragen

Für das Bestehen einer Prüfung ist natürlich in erster Linie ein sicherer Umgang und das Beherrschen des benötigten Wissens von Bedeutung. Der Umfang des zu lernenden Stoffes bringt es mit sich, daß reines Auswendiglernen nicht möglich ist. Der Schwerpunkt beim Lernen muß also darin liegen, so viel wie möglich herleiten zu können. Allerdings können bei einem so umfangreichen Stoff, wie er für die Überprüfung zum Heilpraktiker erforderlich ist, kaum alle Fragen richtig beantwortet werden. Folgenden Punkte können bei der Vorbereitung auf die Prüfung eine Hilfe darstellen.

**Vorbereitung auf die Überprüfung:** In den letzten Wochen vor der Überprüfung ist neben der Wiederholung des Lernstoffes v. a. die Beantwortung von Multiple-Choice-Fragen sehr hilfreich. Für Mediziner und die medizinischen Hilfsberufe gibt es dazu entsprechende Fragenkataloge mit einer Kommentierung der Antworten. Auch wenn sie oft zu schwer erscheinen, kann mit ihnen doch die Art und Weise des Vorgehens und Denkens geübt werden. Jede bearbeitete und beantwortete Frage ist ein Lernerfolg und ein Schritt zu einer erfolgreichen Überprüfung.

**Verhalten bei der Prüfung**

1. Lesen Sie die Fragen und die Antwortmöglichkeiten genau und in Ruhe durch, denn die Fragen enhalten oft einen Hinweis auf die richtige Beantwortung. Für jede Frage stehen zwei Minuten zur Verfügung.
2. Achten Sie vor allem auf die Verneinungen (z. B. „Was trifft nicht zu?" oder „Was ist falsch?") sowie auf bestimmte Schlüsselwörter. Anworten die „immer", „alle" oder „nie" enthalten, sind meistens falsch. Auch die Präfixe „hypo-" oder „hyper-" sowie die Suffixe „-itis" oder „-ose" sind genau zu unterscheiden. Oft werden sie durch die Aufregung falsch gelesen.
3. Die Antwort kann durch Erkennen der richtigen Lösung, aber auch durch Elimination der falschen Möglichkeiten gefunden werden. Auch das Erkennen des Falschen bedeutet Wissen.

*Beispiel*

**Nach einer Nasenoperation tritt einseitig klares Sekret aus einer Nasenöffnung. Worum könnte es sich handeln?**

A – Abfluß von Wundsekret
B – Streptokokkeninfektion
C – Liquorfistel
D – Lidödem, das über Tränennasengang abfließt

- Lesen Sie die Frage aufmerksam. Beachten Sie, daß es sich um ein *klares Sekret* handelt.
- Betrachten Sie die Antworten unter dem Aspekt, daß jede Antwort potentiell richtig sein kann.
- Die Frage kann testen, ob Sie wissen welche Flüssigkeiten klar sind.
- Es kann auch getestet werden, ob Sie die anatomischen Verhältnisse im Nasenbereich beherrschen.

*Leitfrage:* Welche der Antworten beschreibt eine Möglichkeit, daß klares Sekret entsteht?

**A** – Abfluß von Wundsekret ist falsch, da es sich bei Wundsekret nicht um eine klare Flüssigkeit handelt
**B** – Streptokokkeninfektion ist falsch, da durch eine bakterielle Infektion meist eitriges und kein klares Sekret entsteht.

D – Lidödem ist falsch, da ein interstitielles Ödem nicht nach außen, sondern nur venös oder lymphatisch abfließen kann.
C – Liquorfistel ist richtig, da alle anderen falsch sind.

4. Bei Kombinationsfragen vom Typ B kann oft schon durch das Erkennen einer richtigen oder falschen Antwort die Lösung gefunden werden.

*Beispiel*

**Das Cor pulmonale ist charakterisiert durch:**

1. – Erweiterung nur der zentralen Lungenarterien
2. – Erweiterung der zentralen und peripheren Lungenarterien
3. – Vergrößerung des rechten Ventrikels
4. – Vergrößerung des linken Vorhofs
5. – Vergrößerung des linken Ventrikels

A – nur 1 ist richtig
B – nur 1 und 3 sind richtig
C – nur 2 und 5 sind richtig
D – nur 3 und 5 sind richtig
E – nur 2, 4 und 5 sind richtig

Wenn Sie wissen, daß das Cor pulmonale eine Vergrößerung der rechten Herzkammer ist, haben Sie die Aufgabe so gut wie gelöst. Denn die Nummer 3 kommt nur in zwei Kombinationen vor. Die Kombination mit der Nummer 5 ist falsch, da eine Vergrößerung des linken Ventrikels kein Cor pulmonale ist. Die richtige Antwort lautet also B.

5. Bei den kausalen Verknüpfungen vom Typ C ist es sehr wichtig, die beiden Fragen unabhängig voneinander zu betrachten und mit richtig oder falsch zu beantworten. Erst wenn beide Fragen mit richtig beantwortet werden können, ist zu prüfen ob eine Kausalität besteht.

*Beispiel*

**(1) Asthmaanfälle (Asthma cardiale) treten gehäuft in den Nachtstunden auf,**
*weil*
**(2) der Atemantrieb im Schlaf vermindert ist.**

In diesem Beispiel ist Aussage 1 und Aussage 2 richtig. Nur in diesem Fall muß die Kausalität „weil" geprüft werden. Diese nächtlichen Asthmaanfälle sind jedoch nicht durch einen verminderten Atemantrieb verursacht. Asthma cardiale bezeichnet eine durch Lungenödem im Rahmen einer Rechtsherzinsuffizienz auftretende anfallsweise Atemnot. Nachts kommt es zu einer Rückresorption peripherer Ödeme mit der Folge einer zunehmenden Volumenbelastung des insuffizienten linken Herzens. Die richtige Antwort lautet nach dem oben genannten Schema also B.

6. Das Beantworten einer Frage, bei der die Lösung nicht sofort gewußt wird, kann durch Bleistiftnotizen unterstützt werden, um eine Entscheidung zu erleichtern. Ist eine Antwort richtig, kann sie mit „+", ist sie falsch mit „–" und ist sie zur Zeit nicht zu klären mit „0" markiert werden. Jetzt kann die Antwort mit der höchsten Wahrscheinlichkeit ausgewählt werden.

7. Jede Frage sollte beantwortet werden, auch diejenige, deren Antwort man nicht weiß. Da es in der Regel 4–5 Antwortmöglichkeiten gibt, liegt die Wahrscheinlichkeit, eine richtige Antwort anzukreuzen, immer bei 20–25%. Bei jeder falschen Antwortmöglichkeit, die aussortiert werden kann, erhöht sich die Wahrscheinlichkeit, die Frage richtig zu beantworten.

8. Nur im Notfall sollten Fragen unbeantwortet bleiben, auf die man später zurückkommt. Dann sollten sie aber gut markiert werden. Meistens gibt es aber keinen Informationsgewinn durch die anderen Fragen. Schon beantwortete Fragen sollten nicht mehr geändert werden, da die erste Antwortwahl meist richtiger ist als eine durch späteren Zweifel getroffene Entscheidung, es sei denn, Sie haben zusätzliche Informationen erhalten.

## 28.3 Orginalfragen von Heilpraktiker-Überprüfungen

**1. Welche Beschreibung der Vaterschen Papille (Papilla duodeni) trifft zu?**

A – Mündung des Ductus thoracicus in den linken Venenwinkel

B – Mündung der Unterkieferspeicheldrüsen (Glandulae submandibularis) unter der Zunge
C – gemeinsame Mündung des Ductus pancreaticus und des Ductus choledochus in das Duodenum
D – Zusammenschluß von Ductus hepaticus und Ductus cysticus
C – Mündung des Ösophagus in den Magen

2. **Welche Zellen haben den größten Anteil an der spezifischen, zellulären Abwehr?**

A – Monozyten
B – eosinophile Granulozyten
C – Erythrozyten
D – neutrophile Granulozyten
E – Lymphozyten

3. **Wie ist das Erscheinungsbild bei der Multiplen Sklerose?**

A – schizoide Schübe
B – depressive Wesensveränderung
C – herdförmige Entmarkung
D – am häufigsten nach dem 40. Lebensjahr auftretend
E – ca. 5jährige Lebenserwartung nach Auftreten der Erkrankung

4. **Welches sind die ersten Anzeichen für Wundliegen (Dekubitus)?**

A – Bläschenbildung
B – bläuliche Verfärbung
C – rötliche Stellen, die nach Lageänderung nicht verschwinden
D – nässende Stellen
E – Nekrosen

5. **Was bedeutet Auskultation?**

A – Erkennen äußerer Veränderungen
B – Abklopfen mit den Fingerkuppen
C – Abtasten mit der Handfläche
D – Abhören von Geräuschen aus dem Körperinneren
E – Tasten von Veränderungen an Geweben und Organen

6. **Wie kann eine Cheyne-Stokes-Atmung beschrieben werden?**

A – langsame Atmung mit Pausen
B – große und tiefe Atemzüge
C – an- und abschwellende Atmung mit längeren Pausen
D – regelmäßige Atemzüge mit plötzlichen Pausen

7. **Wann ist eine eiweißarme Diät vorgeschrieben?**

A – Hepatitis
B – Niereninsuffizienz
C – Diabetes mellitus
D – Herzinsuffizienz
E – Pankreatitis

8. **(1) Ein Bluthochdruck gehört zu den Symptomen einer akuten Nierenbeckenentzündung**
*weil*
**(2) nur im Nierenbecken das blutdrucksteigernde Enzym Adrenalin gebildet wird.**

A – 1 ist richtig, 2 ist richtig, Verknüpfung ist richtig
B – 1 ist richtig, 2 ist richtig, Verknüpfung ist falsch
C – 1 ist richtig, 2 ist falsch
D – 1 ist falsch, 2 ist richtig
E – 1 ist falsch, 2 ist falsch

9. **Welches ist die wahrscheinlichste Ursache von Teerstuhl?**

A – Hämorrhoiden
B – Divertikulitis
C – Blutungen aus dem oberen Verdauungstrakt
D – chronische Enteritis

10. **Welches ist das richtige Verhältnis von Herzdruckmassage zu Atemspende bei der 2-Helfer-Methode?**

A – 10:1
B – 15:2
C – 5:1
D – 10:2
E – 7:1

**11. Welches ist die ungünstigste Stelle für eine intramuskuläre Injektion?**

A – M. gluteus maximus
B – M. gluteus medius
C – M. bizeps mediolateralis
D – M. deltoideus
E – M. vastus lateralis

**12. Ein Patient ist bewußtlos, hat weiche Augenbulbi, verlangsamte und tiefe Atmung, trockene Haut, schlaffen Tonus und riecht nach Obst. Woran denken Sie?**

A – hepatisches Koma
B – hypoglykämisches Koma
C – diabetisches Koma
D – thyreotoxisches Koma
E – urämisches Koma

**13. Was bewirken Breiumschläge (Kataplasmen)?**

A – Abkühlung
B – durchblutungsfördernd und stoffwechselsteigernd
C – lindern Ödeme
D – verhüten Ödeme

**14. Welche Nebenwirkung kann sich durch die Anwendung von Aktivkohle gegen Durchfall einstellen?**

A – Teerstuhl
B – Kreislaufkollaps
C – mechanischer Ileus
D – Obstipation
E – Hyperglykämie

**15. Welches ist die häufigste Ursache für einen Apoplex (Schlaganfall)?**

A – Beckenthrombose
B – Myokardinfarkt
C – Verschluß einer Hirnarterie
D – Embolie
E – Aneurysma der Hirngefäße

**16. Wodurch kann es zu einer latenten Abwehrspannung der Bauchdecke kommen?**

A – Aszites
B – mechanischer Ileus
C – paralytischer Ileus
D – akute Entzündung des Peritoneums
E – Meteorismus

**17. (1) Beim Glaukom kommt es durch Netzhautablösung zur Entblindung,**
*weil*
**(2) durch Verlegung des Tränenkanals der Augeninnendruck erhöht ist.**

A – 1 ist richtig, 2 ist richtig, Verknüpfung ist richtig
B – 1 ist richtig, 2 ist richtig, Verknüpfung ist falsch
C – 1 ist richtig, 2 ist falsch
D – 1 ist falsch, 2 ist richtig
E – 1 ist falsch, 2 ist falsch

**18. Was trifft nicht auf seborrhoische Warzen zu?**

A – abkratzbar
B – keine maligne Entartung
C – braun-schwarze Farbe
D – meist ab dem 40. Lebensjahr
E – in der Mundschleimhaut

**19. Welche Aussage über Miktionsstörungen ist nicht richtig?**

A – Nykturie ist nächtliches Wasserlassen
B – Dysurie ist erschwertes, schmerzhaftes Wasserlassen
C – Polyurie, wenn die tägliche Harnausscheidung > 2000 ml
D – Oligurie, wenn die tägliche Harnausscheidung < 500 ml
E – Anurie, wenn die tägliche Harnausscheidung < 100 ml
F – Pollakisurie ist seltenes Wasserlassen

**20. Was ist richtig bei einer manischen Psychose?**

A – Suizidgefahr
B – nicht medikamentös beeinflußbar
C – Neigung zu Depressionen
D – überhöhtes Selbstwertgefühl und gesteigerter Bewegungsdrang
E – hypochondrische Neigung

**21. Über welches Gefäß gelangen Nährstoffe hauptsächlich zur Leber?**

A – Hohlvene
B – Leberarterie
C – Pfortader
D – Lebervene

**22. Welche Aussage trifft nicht zu? Folgende Erkrankungen des Magens gehen mit einem erhöhten Karzinomrisiko einher**

A – pernizöse Anämie mit chronisch-atrophischer Gastritis
B – Magenpolypen
C – Riesenfaltengastritis
D – Zustand nach Magenresektion
E – Magendivertikel

**23. (1) Diabetes mellitus kann zu einer Gefühlsstörung an den Beinen führen,**
*weil*
**(2) in den Nervenzellen Zucker verstoffwechselt wird.**

A – 1 ist richtig, 2 ist richtig, Verknüpfung ist richtig.
B – 1 ist richtig, 2 ist richtig, Verknüpfung ist falsch
C – 1 ist richtig, 2 ist falsch
D – 1 ist falsch, 2 ist richtig
E – 1 ist falsch, 2 ist falsch

**24. Welche Befunde gibt es bei Schüttelfrost zur Erhöhung der Körpertemperatur?**

A – Atmung langsam, Puls langsam
B – Atmung beschleunigt, Puls langsam
C – Atmung langsam, Puls beschleunigt
D – Atmung beschleunigt, Puls beschleunigt

**25. Woran erkennen Sie eine Verschlechterung des Zustands nach einem Schädel-Hirn-Trauma ohne sichtbare Blutung?**

A – Pupillenveränderung
B – Fieber
C – Bradykardie
D – veränderte Atmung

**26. Welche Lagerung ist bei einem Patienten mit einseitigem Pleuraerguß angezeigt?**

A – Seitenlage auf der erkrankten Seite
B – Seitenlage auf der gesunden Seite
C – Rückenlage
D – Kopftieflagerung

**27. Wann dürfen feucht-warme Umschläge nicht angewendet werden?**

A – Appendizitis
B – Hepatitis
C – Meteorismus
D – Angina tonsillaris

**28. (1) Die Sterilisation im Autoklaven (Hochdrucksterilisator) kann bei niedrigerer Temperatur als im Heißluftsterilisator durchgeführt werden,**
*weil*
**(2) Wasserdampf eine geringere Wärmeleitfähigkeit als Luft besitzt.**

A – 1 ist richtig, 2 ist richtig, Verknüpfung ist richtig
B – 1 ist richtig, 2 ist richtig, Verknüpfung ist falsch
C – 1 ist richtig, 2 ist falsch
D – 1 ist falsch, 2 ist richtig
E – 1 ist falsch, 2 ist falsch

**29. Was ist eine respiratorische Arrhythmie?**

A – verlangsamter Puls bei verlängerter Ausatmung
B – beschleunigter Puls bei verlangsamter Ausatmung
C – verlangsamter Puls bei beschleunigter Ausatmung
D – beschleunigter Puls bei verlängerter Ausatmung

**30. Welche Aussage trifft nicht zu? Das Nordseeklima ist therapeutisch geeignet für die Behandlung von**

A – rezidivierenden Harnweginfektionen
B – Asthma bronchiale
C – Hypotonie (orthostatische Regulationsstörungen)
D – chronische Bronchitis
E – Neurodermitis

**31. Eine Verlagerung des Mediastinums zur kranken Seite kommt zustande durch:**

A – Pneumothorax
B – Pleuraerguß
C – Atelektase
D – Miliartuberkulose
E – Lobärpneumonie

**32. Welche Aussage trifft nicht zu? Die Arteriosklerose gilt als Erkrankung mit multifaktorieller Ätiologie. Als Risikofaktoren sind anerkannt:**

A – Diabetes mellitus
B – Hyperlipoproteinämie
C – Hypothyreose
D – chronische Lebererkrankung
E – Nikotinabusus

**33. An welche Erkrankung denken Sie bei folgenden Symptomen: verhärtete Lymphknoten, Alkoholschmerz?**

A – Pfeiffersches Drüsenfieber
B – Toxoplasmose
C – Lymphknotenschwellung
D – bösartige Lymphknotenveränderung
E – Nikotinabusus

**34. Welche Krankheit vermuten Sie bei schmerzloser Gallenschwellung und leichtem Ikterus?**

A – allgemeine Bilirubinverwertungsstörung
B – Hepatitis B
C – Pankreaskopfkarzinom
D – Cholezystitis
E – Gallenblasenstein

**35. Temperaturansteigende Armbäder (n. Schwenniger-Hauffe) haben folgende Effekte**

1. – Gefäßerweiterung an den Armen
2. – reflektorische Gefäßverengung an den Beinen
3. – reflektorische Gefäßerweiterung an den Beinen
4. – Blutdruckanstieg

A – nur 1 ist richtig
B – nur 1 und 2 sind richtig
C – nur 1 und 3 sind richtig
D – nur 2 und 4 sind richtig
E – nur 1, 2 und 4 sind richtig

**36. Prüfen Sie folgende Aussagen über die in Fetten und Ölen enthaltenen Fettsäuren:**

1. – Kokosfett und Butterfett enthalten überwiegend gesättigte Fettsäuren
2. – Schmalz und Olivenöl enthalten überwiegend mehrfach ungesättigte Fettsäuren
3. – Sojaöl und Leinsamenöl enthalten überwiegend mehrfach ungesättigte Fettsäuren
4. – Weizenkeimöl und Sonnenblumenöl sind die Fette mit dem höchsten Gehalt an einfach ungesättigten Fettsäuren

A – nur 1 und 2 sind richtig
B – nur 1 und 3 sind richtig
C – nur 1 und 4 sind richtig
D – nur 2 und 3 sind richtig
E – nur 3 und 4 sind richtig

**37. Bei folgenden therapeutischen Maßnahmen ist mit adaptiven Umstellungen im Organismus zu rechnen:**

1. – Klimatherapie
2. – Bettruhe
3. – hydrotherapeutische Kurbehandlung
4. – Ultraviolettbestrahlung

A – nur 1 ist richtig
B – nur 1 und 3 sind richtig
C – nur 1, 3 und 4 sind richtig
D – nur 2, 3 und 4 sind richtig
E – alle Aussagen 1–4 sind richtig

**38. Welche Beschreibung trifft auf Enzyme zu?**

1 – Biokatalysatoren
2 – z. B. Alpha-Amylase und Pepsin
3 – körpereigene Eiweiße
4 – wirken nur auf spezifische Stoffe
5 – gehen unverändert aus dem Stoffwechsel hervor

A – nur 1 ist richtig
B – nur 1 und 3 sind richtig
C – nur 1, 3 und 4 sind richtig
D – nur 2, 3 und 4 sind richtig
E – alle Aussagen 1–5 sind richtig

**39. Welches sind die Ursachen einer Thrombose?**

1 – ungewohnt lange und anstrengende Spaziergänge
2 – Arteriosklerose
3 – Thrombopenie
4 – Koagulationshemmer
5 – Hypertonie

A – nur 2 ist richtig
B – nur 1 und 3 sind richtig
C – nur 2 und 5 sind richtig
D – nur 2, 3 und 4 sind richtig
E – alle Aussagen 1–5 sind richtig

**40. (1) Die namentliche Meldung eines Aids-Kranken an das Gesundheitsamt ist nach dem Geschlechtskrankheitengesetz nicht erforderlich,**
*weil*
**(2) nach dem Geschlechtskrankheitengesetz Geschlechtskranke bei Behandlungswilligkeit nur anonym gemeldet werden müßen.**

A – 1 ist richtig, 2 ist richtig, Verknüpfung ist richtig
B – 1 ist richtig, 2 ist richtig, Verknüpfung ist falsch
C – 1 ist richtig, 2 ist falsch
D – 1 ist falsch, 2 ist richtig
E – 1 ist falsch, 2 ist falsch

**41. Welche Symptome liegen bei einer akuten Glomerulonephritis vor?**

1 – Lidödem
2 – Hämaturie
3 – Hypertonie
4 – Proteinurie
5 – BSG erhöht

A – nur 1 und 2 sind richtig
B – nur 1, 2 und 3 sind richtig
C – nur 2, 3 und 4 sind richtig
D – nur 3, 4 und 5 sind richtig
E – alle Aussagen 1–5 sind richtig

**42. Welche Symptome gibt es bei einer Pyramidenbahnstörung?**

1 – positives Babinski-Zeichen
2 – Rigor
3 – gesteigerte Reflexe
4 – Tremor

A – nur 1 und 2 sind richtig
B – nur 1 und 3 sind richtig
C – nur 1 und 4 sind richtig
D – nur 2 und 3 sind richtig
E – nur 3 und 4 sind richtig

**43. Welche Aussagen treffen für Epilepsie zu?**

1 – generalisierte Anfälle
2 – Absencen
3 – psychomotorische Auslöser
4 – Dämmerzustände

A – nur 1 und 2 sind richtig
B – nur 1 und 3 sind richtig
C – nur 1,2 und 4 sind richtig
D – nur 2, 3 und 4 sind richtig
E – alle Aussagen 1–4 sind richtig

**44. Welche Ursachen gibt es für eine Perniziosa?**

1 – chronisch atrophische Gastritis
2 – Folsäuremangel
3 – chronische Diarrhoe
4 – Magenresektion
5 – Ösophagusvarizenblutung

A – nur 1 und 2 sind richtig
B – nur 1, 2 und 3 sind richtig
C – nur 1, 3 und 4 sind richtig
D – nur 2, 3 und 5 sind richtig
E – alle Aussagen 1–5 sind richtig

**45. Welches sind die möglichen Folgen eines Commotio cerebri (Gehirnerschütterung)?**

1. – Kopfschmerz ohne weitere Symptome
2. – Kopfschmerz mit Erbrechen und Schwindel

3. – retrograde Amnesie und zerebrale Ausfälle
4. – neurologische Ausfälle
5. – Koma

A – nur 1 ist richtig
B – nur 2 und 3 sind richtig
C – nur 2, 3 und 4 sind richtig
D – nur 2, 3, 4 und 5 sind richtig
E – alle Aussagen 1–5 sind richtig

**46. (1) Opportunistische Infektionen (Erkrankungen, die durch Erreger ausgelöst werden, welche nur bei bestimmten, infektionsbegünstigenden Faktoren krankmachend wirken) treten vornehmlich bei immungeschwächten Partienten auf,**
*weil*
**(2) ein intaktes Immunsystem das Angehen eines Infektes grundsätzlich verhindert.**

A – 1 ist richtig, 2 ist richtig, Verknüpfung ist richtig
B – 1 ist richtig, 2 ist richtig, Verknüpfung ist falsch
C – 1 ist richig, 2 ist falsch
D – 1 ist falsch, 2 ist richtig
E – 1 ist falsch, 2 ist falsch

**47. Welche Faktoren beeinflussen den Blutdruck?**

1. – Kontraktion des Herzens
2. – Gefäßwiderstand der kleinen Gefäße
3. – Herzfrequenz
4. – Blutvolumen
5. – Elastizität der großen Gefäße

A – nur 1 und 3 sind richtig
B – nur 1, 3 und 4 sind richtig
C – nur 1, 2, 4 und 5 sind richtig
D – nur 2, 3, 4 und 5 sind richtig
E – alle Aussagen 1–4 sind richtig

**48. Welche Symptome gibt es bei Bronchiektasien?**

1. – dreischichtiges Sputum
2. – maulvolle Expektoration am Morgen
3. – Stimmbanddefekte
4. – Dyspnoe

A – nur 1 und 2 sind richtig
B – nur 1 und 3 sind richtig
C – nur 1 und 4 sind richtig
D – nur 2 und 3 sind richtig
E – keine der Aussagen 1–4 ist richtig

**49. Welche Ursachen gibt es für ein Lungenödem?**

1. – Stauungsbronchitis
2. – akute Linksherzinsuffizienz
3. – Rechtsherzinsuffizienz
4. – Herzinfarkt
5. – Niereninsuffizienz

A – nur 1 und 2 sind richtig
B – nur 1 und 3 sind richtig
C – nur 1 und 4 sind richtig
D – nur 2, 3 und 4 sind richtig
E – nur 2, 4 und 5 sind richtig

**50. (1) Bei kardialer Insuffizienz kommt es erst nach überschreiten der Transportkapazität des Lymphgefäßsystems zu peripheren Ödemen,**
*weil*
**(2) bei kardialer Insuffizienz ein verminderter Rückstrom von interstitieller Flüssigkeit in den vernösen Kapillarschenkel durch das Lymphgefäßsystem bis zum Erreichen seines Transportmaximums kompensiert werden kann.**

A – 1 ist richtig, 2 ist richtig, Verknüpfung ist richtig
B – 1 ist richtig, 2 ist richtig, Verknüpfung ist falsch
C – 1 ist richtig, 2 ist falsch
D – 1 ist falsch, 2 ist richtig
E – 1 ist falsch, 2 ist falsch

**51. Welche Spätfolgen zeigen sich bei Diabetes mellitus am Auge?**

1. – Retinopathie
2. – Einblutungen und Ablagerungen in der Netzhaut
3. – Schielen und Strabismus

4. – Exophtalmus
5. – Katarakt

A – nur 1 und 2 sind richtig
B – nur 1 und 5 sind richtig
C – nur 1, 2 und 5 sind richtig
D – nur 2, 3 und 5 sind richtig
E – alle Aussagen 1–5 sind richtig

**52. Wodurch ist ein Coma diabeticum gekennzeichnet?**

1. – Unruhe
2. – Krämpfe
3. – Exsikkose
4. – Kussmaul-Atmung

A – nur 1 und 2 sind richtig
B – nur 1 und 3 sind richtig
C – nur 1 und 4 sind richtig
D – nur 2 und 3 sind richtig
E – nur 3 und 4 sind richtig

**53. Wodurch kommt ein Spontanpneumothorax zustande?**

1. – Brustkorbquetschungen
2. – Rippenverletzungen
3. – Platzen von Emphysemblasen
4. – Tumordurchbruch
5. – Überanstrengung
6. – schnelles Wachstum bei jungen Männern

A – nur 1, 2 und 3 sind richtig
B – nur 1, 3 und 4 sind richtig
C – nur 2, 3 und 4 sind richtig
D – nur 3, 4, 5 und 6 sind richtig
E – alle Aussagen 1–6 sind richtig

**54. Welches sind die Zeichen unbewußter Angst?**

1. – Depressionen
2. – Schwindel
3. – Magen-Darm-Störungen
4. – Einschlafstörungen

A – keine der Aussagen 1–4 ist richtig
B – nur 1 und 3 sind richtig
C – nur 1, 3 und 4 sind richtig
D – nur 3 und 4 sind richtig
E – alle Aussagen 1–4 sind richtig

**55. Welche Materialien werden einer Heißluftsterilisation unterzogen?**

1. – Kleidung
2. – Keramik
3. – Kunststoff
4. – Metall
5. – Gummi

A – nur 1 und 2 sind richtig
B – nur 1 und 3 sind richtig
C – nur 2 und 4 sind richtig
D – nur 2 und 5 sind richtig
E – nur 3 und 5 sind richtig

**56. Welche Symptome treten bei einer Linksherzinsuffizienz auf?**

1. – periphere Ödeme
2. – Asthma cardiale
3. – Dyspnoe
4. – Orthopnoe
5. – Lungenödem

A – nur 1 und 2 sind richtig
B – nur 1, 3 und 4 sind richtig
C – nur 2, 3 und 4 sind richtig
D – nur 2, 3, 4 und 5 sind richtig
E – alle Aussagen 1–5 sind richtig

**57. Übertragung durch schlecht desinfizierte Akupunkturnadeln möglich bei**

1. – HIV
2. – Syphilis
3. – Tetanus
4. – Hepatitis A
5. – Hepatitis B

A – nur 1 und 5 sind richtig
B – nur 1, 3 und 4 sind richtig
C – nur 2, 3 und 4 sind richtig
D – nur 2, 3, 4 und 5 sind richtig
E – alle Aussagen 1–5 sind richtig

**58. (1) Ein langjähriger Raucher leidet an morgendlichem „Raucherhusten" (Husten mit Auswurf). Seit einigen Wochen hat er zusätzlichen Reizhusten ohne Auswurf tagsüber und nachts. Eine Thoraxaufnahme ist unauffällig. Bei diesem Patienten ist eine Bronchoskopie nicht erforderlich,**

*weil*

**(2) für den Raucher mit chronischer Bronchitis trockener Reizhusten ebenso charakteristisch ist wie morgendlicher produktiver Husten.**

A – 1 ist richtig, 2 ist richtig, Verknüpfung ist richtig
B – 1 ist richtig, 2 ist richtig, Verknüpfung ist falsch
C – 1 ist falsch, 2 ist falsch
D – 1 ist richtig, 2 ist richtig
E – 1 ist falsch, 2 ist falsch

**59. Welche Symptome treten bei einer Lungenentzündung auf?**

1. – Fieber
2. – fein- bis grobblasige Rasselgeräusche
3. – Bluthusten
4. – Husten und Auswurf
5. – Tachykardie

A – nur 1 und 5 sind richtig
B – nur 1, 3 und 4 sind richtig
C – nur 2, 3 und 4 sind richtig
D – nur 2, 3, 4 und 5 sind richtig
E – alle Aussagen 1–5 sind richtig

**60. Was sind die Anzeichen für eine tiefe Beinvenenthrombose?**

1. – Fußsohlenschmerz bei Fingerdruck auf die Fußsohle
2. – weiß und kalt
3. – keine Fußpulse tastbar
4. – herunterhängende Extremitäten verfärben sich blau
5. – plötzlich einsetzender Schmerz

A – nur 1 und 4 sind richtig
B – nur 1, 3 und 4 sind richtig
C – nur 2, 3 und 5 sind richtig
D – nur 3, 4 und 5 sind richtig
E – keine der Aussagen 1–5 ist richtig

**61. (1) Das Prostatakarzinom verursacht in seinem Frühstadium regelmäßig das Symptom „Rückenschmerzen“,**

*weil*

**(2) das Prostatakarzinom in das Skelettsystem metastasieren kann.**

A – 1 ist richtig, 2 ist richig, Verknüpfung ist richtig
B – 1 ist richtig, 2 ist richtig, Verknüpfung ist falsch
C – 1 ist richtig, 2 ist falsch
D – 1 ist falsch, 2 ist richtig
E – 1 ist falsch, 2 ist falsch

**62. (1) Die akute lymphatische Leukämie tritt besonders häufig im hohen Lebensalter auf,**

*weil*

**(2) der Übergang einer chronischen lymphatischen Leukämie in eine akute lymphatische Leukämie häufig erfolgt.**

A – 1 ist richtig, 2 ist richtig, Verknüpfung ist richtig
B – 1 ist richtig, 2 ist richtig, Verknüpfung ist falsch
C – 1 ist richtig, 2 ist falsch
D – 1 ist falsch, 2 ist richtig
E – 1 ist falsch, 2 ist falsch

**63. Bei welcher Krankheit ist ein braunborkiger Zungenbelag ein Symptom?**

A – Kieferhöhlenentzündung
B – Exsikkose
C – Urämie
D – Leberzirrhose
E – Zeichen einer beginnenden Dünndarmverschlingung

**64. Was ist das Zeichen eines verminderten Hautturgors?**

A – Ödeme
B – beim Zusammenschieben der Haut entstehen Falten
C – wird eine Hautfalte angehoben, geht das Verstreichen langsam
D – durchscheinende Blässe

**65. (1) Ein Asthmaanfall kann bei einem überempfindlichen Brochialsystem durch Inhalation von Tabakrauch oder Autoabgasen zustande kommen,**

*weil*
**(2) ein überempfindliches Bronchialsystem auf unspezifische Reize mit Bronchospasmus reagiert.**

A – 1 ist richtig, 2 ist richtig, Verknüpfung ist richtig
B – 1 ist richtig, 2 ist richtig, Verknüpfung ist falsch
C – 1 ist richtig, 2 ist falsch
D – 1 ist falsch, 2 ist richtig
E – 1 ist falsch, 2 ist falsch

**66. Wie verändert sich der Nahrungsbedarf einer Schwangeren?**

A – er verändert sich nicht
B – geringfügig erhöht (10–15%) in den letzten Schwangerschaftswochen
C – drastisch erhöht um 50–60%
D – nur ein erhöhter Eiweißbedarf

**67. (1) Beim Hyperventilationssyndrom treten nicht selten Parästhesien auf,**
*weil*
**(2) die respiratorische Alkalose bei Hyperventilation zu einer dauerhaften Störung des Kalziumstoffwechsels führt.**

A – 1 ist richtig, 2 ist richtig, Verknüpfung ist richtig
B – 1 ist richtig, 2 ist richtig, Verknüpfung ist falsch
C – 1 ist richtig, 2 ist falsch
D – 1 ist falsch, 2 ist richtig
E – 1 ist falsch, 2 ist falsch

**68. Aus welchem Grund ist eine stabile Seitenlage angezeigt?**

A – um Erbrechen zu verhindern
B – um die Verlegung der Atemwege zu verhindern
C – um besser behandeln zu können
D – weil der Patient bei Bewußtsein ist

**69. (1) Im Gegensatz zum Diabetes Typ I wird der Glucosespiegel im Blut beim Diabetes Typ II durch Sulfonylharnstoffderivate gesenkt,**
*weil*
**(2) beim Diabetes Typ II in der Regel noch körpereigenes Insulin zu Verfügung steht.**

A – 1 ist richtig, 2 ist richtig, Verknüpfung ist richtig
B – 1 ist richtig, 2 ist richtig, Verknüpfung ist falsch
C – 1 ist richtig, 2 ist falsch
D – 1 ist falsch, 2 ist richtig
E – 1 ist falsch, 2 ist falsch

**70. Durch welche Erkrankungen entstehen Uhrglasnägel?**

A – Kalziummangel
B – Gicht
C – schwere chronische Herz- und Lungenerkrankungen
D – Autoimmunerkrankungen

**71. Was sagt Nitrit im Blut aus?**

A – Normalbefund
B – Trichomonaden im Urin
C – Bakterien im Urin
D – Proteine im Urin

**72. (1) Häufigste Ursache der Tetanie bei Frauen ist ein Parathormonmangel,**
*weil*
**(2) Parathormon die Kalziummobilisation aus den Knochen, die Kalziumresorption durch den Darm und die tubuläre Kalziumresorption in der Niere stimuliert.**

A – 1 ist richtig, 2 ist richtig, Verknüpfung ist richtig
B – 1 ist richtig, 2 ist richtig, Verknüpfung ist falsch
C – 1 ist richtig, 2 ist falsch
D – 1 ist falsch, 2 ist richtig
E – 1 ist falsch, 2 ist falsch

**73. Ein Kind hat sich ein Auge verätzt. Was unternehmen Sie als Erstmaßnahme?**

A – Sie rufen einen Notarzt
B – Sie spülen das Auge mit Wasser
C – Sie legen einen Augenverband an
D – Sie geben Augentropfen

**74. Was trifft auf einen somnolenten Patienten zu?**

A – schläfrig, mit leichter Bewußtseinstrübung
B – übererregt
C – er beantwortet keine Fragen, reagiert nur schwach
D – er ist bei vollem Bewußtsein
E – er ist bewußtlos

**75. Ein Kind hat starkes Nasenbluten. Was tun Sie?**

A – flachlegen, auf den Rücken
B – Infrarotbestrahlung
C – tamponieren
D – aufrechtsetzen, Nasenscheidewand leicht zudrücken und einen kalten Lappen in den Nacken legen

**76. (1) Die sogenannte endokrine Orbitopathie kann bei Schilddrüsenerkrankungen ohne Überfunktion nicht vorkommen,**
*weil*
**(2) die endokrine Orbitopathie allein durch einen erhöhten T3- und T4-Spiegel im Blut verursacht wird.**

A – 1 ist richtig, 2 ist richtig, Verknüpfung ist richtig
B – 1 ist richtig, 2 ist richtig, Verknüpfung ist falsch
C – 1 ist richtig, 2 ist falsch
D – 1 ist falsch, 2 ist richtig
E – 1 ist falsch, 2 ist falsch

**77. Welche Substanzen werden bei der Berechnung der Broteinheiten berücksichtigt?**

A – Eiweiße
B – Kohlenhydrate
C – Fette
D – alle in A, B und C genannten

**78. Ein Patient hat Heißhunger und Schweiß, woran denken Sie?**

A – hyperglykämisches Koma
B – hypoglykämischer Schock
C – Hypothyreose
D – Urämie

**79. Welche Blutdruck- (RR) und Pulswerte finden Sie beim Schock?**

A – RR erhöht und Puls vermindert
B – RR erhöht und Puls erhöht
C – RR vermindert und Puls erhöht
D – RR vermindert und Puls vermindert

**80. Nach welchem Gesetz ist es strafbar, die Heilkunde ohne Erlaubnis auszuüben?**

A – Strafgesetzbuch (StGB)
B – Bürgerliches Gesetzbuch (BGB)
C – Heilpraktikergesetz (HPG)
D – Strafprozeßordnung (StPO)
E – Durchführungsverordnung (DVO)

**81. Bei welchen Erkrankungen nimmt der Patient keine Schonhaltung ein?**

A – Pleuritis
B – Lungenödem
C – Hepatitis A
D – Meningitis

**82. Wodurch kommt es zum Kaffeesatzerbrechen?**

A – wenn Hämoglobin durch die Salzsäure zersetzt wird
B – Hämorrhoiden
C – Ösophagusvarizenblutung
D – Hämolyse

**83. (1) Funktionelle Autonomien (autonome Adenome) der Schilddrüse kommen auch mit euthyreoter Schilddrüsenfunktion vor,**
*weil*
**(2) die Schilddrüsenhormonproduktion bei Autonomien von der Menge autonom funktionierenden Gewebes sowie vom Jodangebot abhängig ist.**

A – 1 ist richtig, 2 ist richtig, Verknüpfung ist richtig
B – 1 ist richtig, 2 ist richtig, Verknüpfung ist falsch
C – 1 ist richtig, 2 ist falsch
D – 1 ist falsch, 2 ist richtig
E – 1 ist falsch, 2 ist falsch

**84. Welche der folgenden Zulassungsvoraussetzung für den Heilpraktiker ist falsch?**

A – Vollendung des 25. Lebensjahres
B – Volksschulbildung
C – sittliche Zuverlässigkeit
D – Reifeprüfung

**85. Welche Aussage zur Psoriasis ist richtig?**

A – übertragbar von Mensch zu Mensch
B – ausgelöst durch unspezifische Reize
C – betroffene Fläche soll nicht dem Sonnenlicht ausgesetzt werden
D – ist schnell und problemlos heilbar

**86. (1) Die Therapieerfolgsquote bei Adipositas kann gehoben werden, wenn neben Diätanweisungen und Gymnastik auch begleitende Psychotherapie oder die Einbindung in eine therapeutische Gruppe stattfindet,**
*weil*
**(2) neben den primär somatischen Faktoren auch zahlreiche psychogene Mechanismen die Nahrungszufuhr fehlregulieren können (z. B. Depressionsabwehr, Ersatzbefriedigung, soziokulturelle Gewohnheitskonditionierung) und die Motivation des Patienten für den Therapieerfolg bei Adipositas wesentlich ist.**

A – 1 ist richtig, 2 ist richtig, Verknüpfung ist richtig
B – 1 ist richtig, 2 ist richtig, Verknüpfung ist falsch
C – 1 ist richtig, 2 ist falsch
D – 1 ist falsch, 2 ist richtig
E – 1 ist falsch, 2 ist falsch

**87. Was trifft auf die Schuppenflechte nicht zu?**

A – ansteckend
B – weiße Abschuppung
C – erbliche Vorbelastung
D – unspezifische Lokalisation

**88. (1) Das akute Nierenversagen kann zum Tod durch Herzinsuffizienz in der Urämie führen,**
*weil*
**(2) das akute Nierenversagen in der Mehrzahl der Fälle durch einen Kreislaufschock ausgelöst wird.**

A – 1 ist richtig, 2 ist richtig, Verknüpfung ist richtig
B – 1 ist richtig, 2 ist richtig, Verknüpfung ist falsch
C – 1 ist richtig, 2 ist falsch
D – 1 ist falsch, 2 ist richtig
E – 1 ist falsch, 2 ist falsch

**89. (1) Die weit überwiegende Mehrheit der Patienten mit Anorexia nervosa sind Frauen,**
*weil*
**(2) die Anorexia nervosa häufig Folge einer ovariellen Dysregulation ist.**

A – 1 ist richtig, 2 ist richtig, Verknüpfung ist richtig
B – 1 ist richtig, 2 ist richtig, Verknüpfung ist falsch
C – 1 ist richtig, 2 ist falsch
D – 1 ist falsch, 2 ist richtig
E – 1 ist falsch, 2 ist falsch

**90. Für Gallensteinleiden trifft zu**

A – vermehrte Gallensäure in der Galle
B – erhöhte Kaliumwerte im Blut
C – vor allem bei Männern
D – vermehrte Harnsäure im Blut
E – weiblich, Adipositas (Fettleibigkeit), Altersdiabetes

**91. Was bedeutet subfebrile Temperatur?**

1. – axillar 37,1 – 37,5 °C
2. – rektal unter 36 °C
3. – künstlich erzeugtes Fieber
4. – rektal 37,5 – 38 °C

A – nur 1 ist richtig
B – nur 3 ist richtig
C – nur 4 ist richtig
D – nur 1 und 4 sind richtig
E – nur 1, 3 und 4 sind richtig

**92. Welche Symptome treten bei Eisenmangel auf?**

1. – rissige Nägel, blasse Haut, Rhagaden
2. – Kopfschmerz
3. – Zungenbrennen
4. – Tachykardie

A – nur 1 ist richtig
B – nur 3 ist richtig
C – nur 1 und 4 sind richtig
D – nur 1, 3 und 4 sind richtig
E – alle Aussagen 1–4 sind richtig

**93. Welches sind die möglichen Folgen eines Bluthochdrucks**

1. – Netzhautveränderungen
2. – Herzinfarkt
3. – Herzmuskelschwäche
4. – Schrumpfniere
5. – Lungenembolie

A – nur 2 und 4 sind richtig
B – nur 1, 2 und 4 sind richtig
C – nur 2, 4 und 5 sind richtig
D – nur 1, 2, 3 und 4 sind richtig
E – alle Aussagen 1–5 sind richtig

**94. Wann tritt Schüttelfrost auf?**

1. – bei raschem Fieberanstieg
2. – bei raschem Fieberabfall
3. – bei septischem Fieberverlauf
4. – dient als Heilmethode bei Überwärmung

A – nur 1 ist richtig
B – nur 3 ist richtig
C – nur 1 und 3 sind richtig
D – nur 1, 3 und 4 sind richtig
E – alle Aussagen 1–4 sind richtig

**95. (1) Bei einem 68jährigen Mann mit einem Nüchternblutzucker von 7,8 mmol/l (1,4 g/l) weisen Sie mit Teststreifen Glucose im Urin nach. Diese Befunde sind altersentsprechend („physiologischer Alterszucker"),**
*weil*
**(2) die Glucosetoleranz im höheren Alter häufig vermindert ist.**

A – 1 ist richtig, 2 ist richtig, Verknüpfung ist richtig
B – 1 ist richtig, 2 ist richtig, Verknüpfung ist falsch
C – 1 ist richtig, 2 ist falsch
D – 1 ist falsch, 2 ist richtig
E – 1 ist falsch, 2 ist falsch

**96. Welches sind die Zeichen eines akuten Herzinfarkts?**

1. – Pulsunregelmäßigkeiten
2. – Bluterbrechen
3. – Blutdruckabfall
4. – kalter Schweiß auf der Haut
5. – Brustenge bzw. -schmerz

A – nur 3 ist richtig
B – nur 3 und 4 sind richtig
C – nur 3, 4 und 5 sind richtig
D – nur 1, 3, 4 und 5 sind richtig
E – alle Aussagen 1–5 sind richtig

**97. Welche Symptome treten in der Regel bei einem Asthmaanfall auf?**

1. – Orthopnoe
2. – Zyanose, Hustenanfall, Blässe
3. – erschwerte Ausatmung
4. – Erstickungsgefühl
5. – pfeifende Atmung

A – nur 2 ist richtig
B – nur 3 und 4 sind richtig
C – nur 2, 3 und 4 sind richtig
D – nur 1, 3, 4 und 5 sind richtig
E – alle Aussagen 1–5 sind richtig

**98. Welche Aussagen sind richtig?**

1. – Kalium ist wichtig für den Zahnaufbau
2. – Natrium befindet sich hauptsächlich außerhalb der Zelle
3. – Phosphat ist wichtig für die Zellen
4. – Eisen ist wichtig für die Erythrozytenbildung

A – nur 2 ist richtig
B – nur 2 und 4 sind richtig
C – nur 1, 2 und 4 sind richtig
D – nur 2, 3 und 4 sind richtig
E – alle Aussagen 1–4 sind richtig

**99. Was ist nicht zu empfehlen bei Meteorismus**

1. – Hülsenfrüchte, Kohl, Gurke
2. – Rhabarber, Stachel- und Johannisbeeren
3. – Äpfel, Bananen
4. – Karotten

A – nur 1 ist richtig
B – nur 2 ist richtig
C – nur 1 und 2 sind richtig
D – nur 2 und 3 sind richtig
E – nur 3 und 4 sind richtig

**100. Welche Ergebnisse sind im Urin pathologisch?**

1. – Erythrozyten
2. – Harnsäure
3. – Epithelzellen
4. – Glukose
5. – Bilirubin

A – nur 1 und 3 sind richtig
B – nur 2 und 3 sind richtig
C – nur 1, 3 und 4 sind richtig
D – nur 1, 4 und 5 sind richtig
E – alle Aussagen 1–5 sind richtig

**101. Jemand hat einen Grand-mal-Anfall, was tun Sie?**

1. – Sie bleiben bei dem Patienten, bis der Anfall vorbei ist
2. – Sie rufen einen Krankenwagen
3. – Sie geben Sauerstoff
4. – Sie geben etwas Kühles zu trinken
5. – Sie fixieren den Patienten
6. – Sie entfernen Gegenstände und Dinge, an denen sich der Patient verletzen könnte

A – nur 1 ist richtig
B – nur 2 ist richtig
C – nur 1, 2 und 6 sind richtig
D – nur 2, 4 und 6 sind richtig
E – alle Aussagen 1–6 sind richtig

**102. Was gilt als Wiederbelebungsmaßnahme?**

1. – Venendruck messen
2. – Atemwege freimachen
3. – Gabe von Digitalis
4. – externe Herzmassage
5. – Beatmung

A – nur 1 und 3 sind richtig
B – nur 1, 4 und 5 sind richtig
C – nur 2, 3 und 4 sind richtig
D – nur 2, 4 und 5 sind richtig
E – alle Aussagen 1–5 sind richtig

**103. Wann können sie Azetongeruch wahrnehmen?**

1. – Hunger
2. – hohes Fieber
3. – hypoglykämischer Schock
4. – hyperglykämischer Schock

A – nur 1 und 3 sind richtig
B – nur 1 und 4 sind richtig
C – nur 2 und 3 sind richtig
D – nur 2 und 4 sind richtig
E – nur 3 und 4 sind richtig

**104. Worauf ist ein Coma diabeticum bei einem eingestellten Patienten zurückzuführen?**

1. – Diätfehler mit Aufnahme von zuviel Kohlenhydraten
2. – eigenwillige Insulinerhöhung
3. – eigenwillige Insulinerniedrigung
4. – fieberhafter Infekt

A – nur 1 und 2 sind richtig
B – nur 1 und 3 sind richtig
C – nur 2 und 4 sind richtig
D – nur 1, 3 und 4 sind richtig
E – nur 1, 2 und 4 sind richtig

**105. Welches ist die häufigste Ursache für einen Dünndarmileus?**

1. – Hernien
2. – Nahrungreste bzw. Fremdkörper
3. – Entzündungen
4. – Briden (Narben und Verwachsungen)

A – nur 1 und 2 sind richtig
B – nur 2 und 3 sind richtig
C – nur 2 und 4 sind richtig
D – nur 3 und 4 sind richtig
E – nur 2, 3 und 4 sind richtig

**106. Welche Symptome finden sich bei einer Appendizitis?**

1. – Druckschmerz im Unterbauch
2. – Bluterbrechen
3. – Loslaßschmerz im rechten Unterbauch
4. – Durchfall

A – nur 1 und 2 sind richtig
B – nur 1 und 3 sind richtig
C – nur 2 und 4 sind richtig
D – nur 3 und 4 sind richtig
E – alle Aussagen 1 – 4 sind richtig

**107. Welche Behandlungen können bei einer akuten Otitis media notwendig werden?**

1. – Kälte
2. – Wärme
3. – Inhalation
4. – Medikamente zur Schleimhautabschwellung
5. – Antibiotika
6. – Durchstechen des Trommelfells

A – nur 1, 3 und 4 sind richtig
B – nur 1. 4 und 5 sind richtig
C – nur 2, 4 und 5 sind richtig
D – nur 1, 4, 5 und 6 sind richtig
E – nur 2, 4, 5 und 6 sind richtig

**108. Was treten für Symptome auf, wenn jemand einen Fremdkörper aspiriert?**

1. – Schluckbeschwerden
2. – Zyanose
3. – Erstickungsanfall
4. – Husten
5. – Atemnot

A – nur 1 und 2 sind richtig
B – nur 2 und 3 sind richtig
C – nur 1, 3 und 4 sind richtig
D – nur 2, 3, 4 und 5 sind richtig
E – alle Aussagen 1 – 5 sind richtig

**109. Welche Komplikationen können bei intramuskulären Injektionen auftreten?**

1. – Abszeß
2. – Luftembolie
3. – Nekrose
4. – Verletzung eines Nervs

A – nur 1 und 3 sind richtig
B – nur 2 und 3 sind richtig
C – nur 1, 3 und 4 sind richtig
D – nur 2, 3 und 4 sind richtig
E – alle Aussagen 1 – 4 sind richtig

**110. Für den Herzinfarkt trifft zu:**

1. – symptomlose Verläufe möglich
2. – Schmerzen immer stärker als bei Angina pectoris
3. – nach Nitrogabe tritt sofortige Besserung ein
4. – lebensbedrohliche Herzrhythmusstörungen

A – nur 1 und 4 sind richtig
B – nur 2 und 3 sind richtig
C – nur 1, 2 und 4 sind richtig
D – nur 1, 3 und 4 sind richtig
E – alle Aussagen 1 – 4 sind richtig

**111. Welches Verhalten ist bei Rückenschmerzen angezeigt?**

1. – das Anheben von Lasten mit gebeugtem Rücken
2. – das Gewicht hauptsächlich auf Hüft- und Kniegelenk verlagern
3. – die Beine so eng als möglich zusammenstellen
4. – die Lasten so nah als möglich am Körper und mit gestrecktem Rücken heben

A – nur 1 und 3 sind richtig
B – nur 2 und 3 sind richtig
C – nur 2 und 4 sind richtig
D – nur 3 und 4 sind richtig
E – alle Aussagen 1 – 4 sind richtig

**112. Wann gibt es einen schleimig-blutigen Auswurf?**

1. – Nasenbluten
2. – Zahnfleischbluten
3. – Tuberkulose
4. – Lobärpneumonie
5. – Lungenkarzinom

A – nur 1 und 2 sind richtig
B – nur 2 und 4 sind richtig
C – nur 3 und 5 sind richtig
D – nur 3, 4 und 5 sind richtig
E – alle Aussagen 1 – 5 sind richtig

**113. (1) Ein Bluthochdruck gehört zu den typischen Symptomen der akuten Pyelonephritis,**
*weil*
**(2) in der Niere das Enzym Renin gebildet wird.**

A – 1 ist richtig, 2 ist richtig, Verknüpfung ist richtig
B – 1 ist richtig, 2 ist richtig, Verknüpfung ist falsch
C – 1 ist richtig, 2 ist falsch
D – 1 ist falsch, 2 ist richtig
E – 1 ist falsch, 2 ist falsch

**114. Wozu dient die Hochlagerung der Extremitäten?**

1. – Ödeme zu verhindern oder zu vermindern
2. – venösen Rückfluß zu fördern
3. – Thromboseprophylaxe
4. – arteriellen Rückstau zu verhindern

A – nur 1 und 3 sind richtig
B – nur 2 und 3 sind richtig
C – nur 1, 2 und 3 sind richtig
D – nur 2, 3 und 4 sind richtig
E – alle Aussagen 1–4 sind richtig

**115. Was tun Sie, wenn Sie bei einer Mund-zu-Mundbeatmung einen Widerstand spüren?**

1. – Kopflage kontrollieren
2. – auf Mund-zu-Nasebeatmung übergehen
3. – den Beatmungsdruck erhöhen
4. – Atemwege kontrollieren

A – nur 1 und 3 sind richtig
B – nur 1 und 4 sind richtig
C – nur 2 und 3 sind richtig
D – nur 2 und 4 sind richtig
E – alle Aussagen 1–4 sind richtig

**116. Welche Patienten haben eine typische Schon- bzw. Zwangshaltung?**

1. – Rippfellentzündung
2. – Fieber
3. – Appendizitis
4. – Meningitis

A – nur 1 und 3 sind richtig
B – nur 2 und 3 sind richtig
C – nur 3 und 4 sind richtig
D – nur 1, 3 und 4 sind richtig
E – alle Aussagen 1–5 sind richtig

**117. Was trifft auf ein Karpaltunnelsyndrom zu?**

1. – erst neurologische, dann motorische Ausfälle
2. – betrifft Daumen, Zeigefinger, Mittelfinger
3. – nächtliche Schmerzen
4. – Beteiligung des N. medianus
5. – Durchblutungsstörungen der Hand

A – nur 1 und 3 sind richtig
B – nur 2 und 4 sind richtig
C – nur 1, 3 und 4 sind richtig
D – nur 1, 2, 3 und 4 sind richtig
E – alle Aussagen 1–5 sind richtig

**118. Welche Aussagen sind in Bezug auf Ohrenschmalz richtig?**

1. – muß gründlich instrumentell entfernt werden
2. – kann Schalleitungsschwerhörigkeit verursachen
3. – ist ein Zeichen mangelnder Hygiene
4. – ist ein idealer Nährboden für Bakterien
5. – bildet sich im inneren Teil des äußeren Gehörganges

A – nur 1 und 3 sind richtig
B – nur 2 und 5 sind richtig
C – nur 1, 3 und 4 sind richtig
D – nur 2, 4 und 5 sind richtig
E – nur 1, 2, 4 und 5 sind richtig

**119. Bewährte Behandlungsmethoden bei Krampfadern sind**

1. – Stützstrümpfe
2. – Bewegung
3. – Kältereize
4. – Verödung
5. – Wärmebehandlung

A – nur 1 ist richtig
B – nur 2 und 3 sind richtig
C – nur 1, 2 und 4 sind richtig
D – nur 1, 2, 3 und 4 sind richtig
E – alle Aussagen 1–5 sind richtig

**120. Welches sind die Zeichen eines Pfortaderhochdrucks?**

1. – Milzschwellung
2. – Ösophagusvarizen
3. – Leberzeichen (Spider naevi)
4. – Aszites
5. – Unterschenkelvarizen

A – nur 1 und 2 sind richtig
B – nur 2 und 3 sind richtig
C – nur 1, 2 und 4 sind richtig
D – nur 2, 3, 4 und 5 sind richtig
E – alle Aussagen 1–5 sind richtig

## 28.3.1 Lösungen

Frage 1: C
Frage 2: E
Frage 3: C
Frage 4: C
Frage 5: D
Frage 6: C
Frage 7: B
Frage 8: E
Frage 9: C
Frage 10: C
Frage 11: E
Frage 12: C
Frage 13: B
Frage 14: D
Frage 15: D
Frage 16: D
Frage 17: E
Frage 18: E
Frage 19: F
Frage 20: D
Frage 21: C
Frage 22: E
Frage 23: B
Frage 24: D
Frage 25: B
Frage 26: A
Frage 27: A
Frage 28: C
Frage 29: A
Frage 30: A
Frage 31: C
Frage 32: D
Frage 33: D
Frage 34: C
Frage 35: C
Frage 36: B
Frage 37: E
Frage 38: E
Frage 39: C
Frage 40: B
Frage 41: E
Frage 42: B
Frage 43: E
Frage 44: C
Frage 45: E
Frage 46: C
Frage 47: C
Frage 48: A
Frage 49: E
Frage 50: A
Frage 51: C
Frage 52: E
Frage 53: D
Frage 54: E
Frage 55: C
Frage 56: D
Frage 57: E
Frage 58: E
Frage 59: E
Frage 60: A
Frage 61: D
Frage 62: E
Frage 63: B
Frage 64: C
Frage 65: A
Frage 66: B
Frage 67: C
Frage 68: B
Frage 69: A
Frage 70: C
Frage 71: C
Frage 72: D
Frage 73: B
Frage 74: A
Frage 75: D
Frage 76: E
Frage 77: B
Frage 78: B
Frage 79: C
Frage 80: C
Frage 81: C
Frage 82: C
Frage 83: A
Frage 84: D
Frage 85: B
Frage 86: A
Frage 87: A
Frage 88: B
Frage 89: C
Frage 90: E
Frage 91: D
Frage 92: E
Frage 93: D
Frage 94: C
Frage 95: D
Frage 96: D
Frage 97: E
Frage 98: D
Frage 99: C
Frage 100: D
Frage 101: C
Frage 102: D
Frage 103: B
Frage 104: D
Frage 105: D
Frage 106: B
Frage 107: E
Frage 108: E
Frage 109: C
Frage 110: A
Frage 111: C
Frage 112: C
Frage 113: D
Frage 114: C
Frage 115: B
Frage 116: C
Frage 117: D
Frage 118: B
Frage 119: D
Frage 120: C

# 29 Anhang

## 29.1 Referenzwerte für das Blut

| **Rotes Blutbild** | |
|---|---|
| Erythrozyten | Frauen: 4,2–5,4 Mill./mm$^3$<br>Männer: 4,6–6,0 Mill./mm$^3$ |
| Hämoglobin = Hb | Frauen: 12–16 g/dl<br>Männer: 14–18 g/dl |
| Hämatokrit = Hkt | Frauen: 36–45 g/dl<br>Männer: 42–50 g/dl |
| MCV | 82–92 μm$^3$ |
| MCH ($Hb_E$) | 28–32 pg |
| MCHC | 300–350 g/l |
| Retikulozyten | 0,5–1,5% |

| **Weißes Blutbild** | |
|---|---|
| Leukozyten gesamt | 4 000–9 000 Zellen/mm$^3$ |
| Granulozyten | 60–70% der Leukozyten |
| Basophile Granulozyten | 0–1% der Leukozyten |
| Eosinophile Granulozyten | 1–5% der Leukozyten |
| Neutrophile Granulozyten | 55–73% der Leukozyten |
| Jugendliche (Stabkernige) | 0–5% der Leukozyten |
| Reife (Segmentkernige) | 50–70% der Leukozyten |
| Lymphozyten | 25–33% der Leukozyten |
| Monozyten | 2–8% der Leukozyten |

| **Blutgerinnung** | |
|---|---|
| Thrombozyten | 150 000–350 000/mm$^3$ |
| Blutungszeit | 2–5 min |
| Gerinnungszeit | 5–7 min |
| Thromboplastinzeit (Quick-Test) | 80–120 % |

| **Serumeiweiße** | |
|---|---|
| Gesamteiweiß | 6–8 g/dl |
| Albumine | 52–64% vom Gesamteiweiß |
| $\alpha_1$-Globuline | 2–6% vom Gesamteiweiß |
| $a_2$2-Globuline | 5–9% vom Gesamteiweiß |
| β-Globuline | 9–13% vom Gesamteiweiß |
| γ-Globuline | 14–20% vom Gesamteiweiß |

| Harnpflichtige Stoffe | |
|---|---|
| Harnstoff | 10–50 mg/dl |
| Harnsäure | 2–7 mg/dl |
| Kreatinin | |
| 0,7–1,3 mg/dl | |

| Leberwerte | |
|---|---|
| Bilirubin gesamt | bis 1,0 mg/dl |
| direktes Bilirubin | bis 0,25 mg/dl |
| SGOT | bis 18 U/l |
| SGPT | bis 20 U/l |
| γGT | Frauen: 4–18 U/l<br>Männer: 6–26 U/l |
| LDH | 120–240 U/l |
| AP | 60–170 U/l |

| Blutfette | |
|---|---|
| Cholesterin | 150–250 mg/dl |
| Triglyceride | 50–170 mg/dl |
| LDL | bis 180 mg/dl |
| HDL | Frauen: 43–73 mg/dl<br>Männer: 38–58 mg/dl |

| Sonstiges | |
|---|---|
| Blutzucker = BZ | 65–100 mg% |
| Gesamt-CK | 50–150 U/l |
| ph-Wert | 7,36–7,44 |
| Serumeisen | Frauen: 60–160 μg/100 ml<br>Männer: 80–180 μg/100 ml |

## 29.2 Referenzwerte für Harn

Inhaltsstoffe und Mengen sind abhängig von der Menge und Zusammensetzung der Nahrung und der Flüssigkeit.

| Harnpflichtige Stoffe | |
|---|---|
| Harnstoff | bis 30 g/24 h |
| Harnsäure | bis 1 g/24 h |
| Kreatinin | 1–2 g/24 h |

| Harnbestandteile | |
|---|---|
| Ketonkörper (Azeton) | – |
| Kalium | 2–4 g/24 h |
| Kalzium | 0,1–0,3 g/24 h |
| Natrium | 3–6 g/24 h |
| Chlorid | 5–10 g/24 h |
| Urobilinogen | 0,1 mg/24 h |
| Bilirubin | – |
| Eiweiß (Protein) | bis 150 mg/24 h |
| Albumin | bis 50 mg/24 h |
| Glucose | bis 150 mg/24 h |
| Hämoglobin | – |
| α-Amylase | bis 500 U/l |
| Phosphat | 0,35–1 g/24 h |
| Ammoniak | 0,5–1 g/24 h |

| Harnwerte | |
|---|---|
| pH-Wert | 4,5–7,5 |
| Spezifisches Gewicht | 1005– 1035 g/l |
| Harnmenge | 1–2 l/24 h |

| Harnsediment | |
|---|---|
| Epithelien | wenig |
| Erythrozyten | vereinzelt |
| Leukozyten | vereinzelt |
| Salzkristalle | wenig |
| Zylinder | keine |

# Register


α-Amylase 171
α-Tocopherol 236
AB0-System 104
Abbaustoffwechsel 228
Abdomen, akutes 180
– bretthartes 195
Abduktion 77
Abfallbeseitigung 561
Abführmittel, salinische 516
Abrasio 326
Abschürfung 427
Abszeß 45
Abwehrsystem 115 ff
Abwehr, humorale 117
– spezifische 115 ff
– unspezifische 115 f
– zelluläre 117
Abwehrspannung 180
ACE 280
ACE-Hemmer 511
Acetonnachweis 222
Acetyl-Coenzym-A 30, 239
Acetylcystein 516
Acetylsalicylsäure 512, 515
Achalasie 186
Achillessehnenreflex 382
Achsenskelett 63
Achsenzylinder 364
Aciclovir 508
Acne (s. Akne)
– comedonica 428
– conglobata 428
– papulopustulos 428
ACTH 353 f
Adamsapfel 247
Adam-Stokes-Anfall 158
Adaptation 406
Addisonkrise 363, 451
Additionsalkalose 303
Additionsazidose 302
Adduktion 77
Adduktorenreflex 382
Adenin 5
Adenohypophyse 353
Adenokarzinom 50
Adenomatosis coli 52
Aderhaut 401
Aderlaß, unblutiger 268
ADH 279, 294 f, 353
Adipositas 240 f, 362
Adiuretin 279, 294, 353
Adnexe 310
Adnexitis 323
Adoleszenzkyphose 94
ADP 29, 73
Adrenalin 362, 369
Adrenarche 313
Adsorbentien 452
Adventitia 139, 140, 173
Aerosole 506
Affekt 436
Aflatoxin 51, 215
After 178
Agglutination 105, 116, 465
Agglutinin 104
Aggregatzustände 20
Agonie 34
Agonisten 77
Agranulozytose 110, 125
AIDS 494 f
Akinese 394
Akkommodation 405
Akne vulgaris 428
Akromegalie 355
Akromion 65
Akrosom 318
Aktinfilamente 72
Aktinomyzeten 462
Aktionspotential 366 f
Aktivimpfungen 466
Akute-Phase-Protein 116
Akutes Abdomen 180
Ala ossis ilii 68
ALAT 208
Albumine 100 ff
Aldosteron 280, 294, 361
Algurie 281
Alkalose 302
– metabolische 303
– respiratorische 303 f
Alkohol 233, 451
Alkoholabhängigkeit 243
Alkoholmißbrauch 242
Alkoholpsychose 243
Alkoholvergiftung 452 f
Alkoholikertypen nach Jellinek 243
Alkoholismus 242 ff
Alkylanzien 510
Allel 5
Allergie 118 f
Allergietypen 118
Alles-oder-Nichts-Gesetz 138, 368
Alpha-Amylase 171
Alpha-Rezeptoren 362
Alpha-Trinker 243
Alteration 41
Altersatrophie 35
Altersemphysem 265
Altersschwerhörigkeit 418
Alterssichtigkeit 407
Altinsulin 227
Alveolargänge 248
Alveolarknochen 171
Alveolarsäckchen 248
Alveolarwand 249
Alveolen 248 f
Alzheimer (s. Morbus)
Amantadin 508
Amboß 71, 412
Ambroxin 516
Amenorrhoe 322
AMG (s. Arzneimittelgesetz)
Amine, aromatische 51
– biogene 351
Aminoglykoside 508
Aminosäuren 7, 26, 232
– essentielle 232
Amitose 9
Ammoniak 24, 232
Amnesien 440
Amnionhöhle 339
Amöbenruhr 197
Amphetamine 514
Amphiarthrose 62
Amphotericin 508
Amylase 221
Anabolismus 8, 228
Analfissuren 194
Analfistel 194
Analgetika 515
Analreflex 381
Anämie 119 ff
– aplastische 123 f
– bei endokrinen Erkrankungen 124
– bei Infektionen u. Tumor 124
– bei Lebererkrankungen 124
– bei Nierenerkrankungen 124, 289
– hämolytische 123
– hyperchrome, makrozytäre 119
– hypochrome, mikrozytäre 119
– normochrome, normozytäre 119
– renale 289
Anämiesymptome 119
Anamnese 496
Anaphase 10
Anasarka 286
Anastomosen 140
Anatomie, allgemeine 1 ff
Androgene 233, 317 f, 362
Aneurysma 165
Anfallsleiden 393 f
Angina 258 f
– catarrhalis 259

- follicularis 259
- lacunaris 259
- lateralis 259
- retronasalis 259
Angina pectoris 159
- Medikamente 511
Angiopathien 129f
Angiotensin II-Converting-Enzym 294, 280
Angiotensin II 143, 280, 294
Anhangsskelett 63
Anionen 22
Anisozytose 103
Ankylose 88
Annulus fibrosus 92
Anode 22
Anorexia nervosa 241
Anoxie 37
Anpassungsleistungen des Gewebes 35f
Anspannungston 137
ansteckungsverdächtig 524
Antagonist 77
Anthraglykosid 516
Anthrakose 267
Anthrax 477f
Anti-D-Prophylaxe 105
Anti-HBc 212
- HBe 213
- HBs 212
Antibiogramm 464
Antibiotika 507f
Antidepressiva 451, 514
Antidiabetika, orale 227
Antidotbehandlung 452
Antiepileptika 515
Antigen D 105
Antihelminthika 509
Antihumanglobulin-Test 465
Antikoagulantientherapie 130
Antikoagulation 513
Antikörper, neutralisierende 465
Antilymphozytenglobulin 510
Antimetaboliten 510
Antiphlogistika 515
Antipyretika 515
Antirheumatika 515
Antistreptolysin 86, 464
Antistreptolysintiter 86, 464
Antisympathikotonika 511
Antitussiva 516
Antriebsarmut 440
Antrum pyloricum 174
Anurie 281, 284
Anus 178
Aorta 140
- abdominalis 140
- ascendens 140
- descendens 140
- thoracica 140
- reitende 156
Aortenbifurkation 140
Aortenbogen 140, 142
Aorteninsuffizienz 155
Aortenklappe 131
Aortenstenose 155
AP (s. Phosphatase, alkalische)
Aphasie 394
Aphonie 262
Aphten 183
Apnoe 257
- kurze 265
Aponeurose 75
Apoplex 165
Apparat, dioptrischer 405
- juxtaglomerulärer 275
Apparatus lacrimalis 399
Appendix 177
Appendizitis 191
Applikation 506
Aquadukt 371
Arachnoidea 370
Arcus aortae 140
- zygomaticus 70
ARDS 445
ARF (s. Fieber, akutes rheumatisches)
Armbeuger 80
Armgeflecht 379
Armmuskulatur 80
Arrhythmie, respiratorische 498
Arteria basilaris 370
- brachialis 140
- carotis 140
- carotis communis 140, 370
- carotis interna 370
- coronaria 132, 140
- femoralis 140
- hepatica propria 203
- iliaca communis 140
- peronaea 140
- poplitea 140
- pulmonalis 140
- radialis 140
- renalis 275
- subclavia 140, 370
- tibialis 140
- ulnaris 140
- umbilicales 345
- vertebralis 370
Arterien 138ff
Arterienentzündungen 166f
Arteriitiden 166f
Arteriosklerose 163f
Arthritis 85ff
- rheumatoide 86
Arthropoden 463
Arthrose 85
Arthrosis deformans 85
Arthroskopie 97, 503
Articulatio 61, 64
- coxae 68
- cubiti 64
- genus 68
- humeri 64
- pedes 69
- radiocarpea 64
- sacroiliaca 68
Arzneilehre 505ff
Arzneimittel, rezeptpflichtige 548
- verschreibungspflichtige 547f
Arzneimittelgesetz 545ff
ASAT 208
Asbestose 267
Aschoff-Tawara-Knoten 137
Aschoff-Tawara-Schenkel 138
Ascorbinsäure 239
Asepsis, Regeln der 472
Askariasis 201
ASL (s. Antistrepolysin)
Asparaginase 510
ASS (s. Acetylsalicylsäure)
Assimilation 8
Assoziationsbahnen 372
AST (s. Antistreptolysintitier)
Ästhesie 424
Asthma bronchiale 263
Asthma cardiale 152
Astigmatismus 407
Astrozyten 366
Astrozytom 393
Aszites 211, 286
Aszitespunktion 211
Ataxie 388
Atelektase 268
Atemfrequenz 255
Atemhilfsmuskulatur 251
Atemminutenvolumen 255
Atemnot 257, 445
Atempumpe 143
Atemspende 456
Atemtypen, pathologische 252
Atemwege 245
Atemzentrum 251, 374
Atemzugvolumen 255
Atenolol 511
Athetosen 385, 476
Ätiologie 33
Atlas 65
Atmen, amphorisches 253
- pueriles 253
Atmung, äußere 134
- innere 134
Atmungsbronchien 247
Atmungskette 30, 74
Atmungssystem 1, 245ff
Atmungsvorgang 251
Atom 21
Atombindung 22
Atomgewicht 21
Atopie 430
Atopisches Ekzem 430
ATP 29f, 73
ATPase 73
Atrioventrikularklappen 131
Atrioventrikularknoten 137
Atrium 131
Atrophie 35
Atropin 451
Attacke, transistorische ischämische 165
Ätznatron 24
Audiometrie 417
Auerbachscher Plexus 186, 385
Aufbaustoffwechsel 228

Auge 399 ff
Augenbewegungszentrum 373
Augenhintergrundspiegelung 406
Augenhöhle 71, 399
Augeninnendruckmessung 406 f
Augenkammer 403
Augenlider 399
Augenmuskeln 400
Augenmuskelnerv 378
Augenringmuskeln 78
Augentonometrie 406
Auricula 411
Ausatmung 251
Ausdruckskrankheiten 435
Auskultation 397
– der Arterien 148
Aussatz 476
Ausscheider 524
Ausscheidungsorgan 274
ausscheidungsverdächtig 524
Außenkrümmung des Magens 176
Austauschtabellen 227
Austreibungsperiode 347 f
Auszehrung 55
Autoantikörper 83
Autodigestion 222
Autoimmunerkrankungen 97
Autoklavieren 470
Autolyse 1, 34
Autosomen 5
Autotransplantation 118
AV-Knoten 137
Axis 65
Axon 364
Azathioprin 510
Azetylcholin 369
Azidose 302 ff
– metabolische 302
– respiratorische 303
Azosemid 512
Azotämie 289
AZT 508

B-Lymphozyten 110 f
Babinski-Zeichen 381, 387
Bacillus anthracis 477
Bacteroides 178
Bakteriämie 459
Bakterien 461 f
– kugelförmige 461
– schraubenförmige 461
– stäbchenförmige 462
Bakteriophagen 463
Balanitis 226
Balkangrippe 489
Ballaststoffe 25, 193
Ballonkatheter 159, 164
Bambusstabwirbelsäule 94
Bänderhemmung 63
Bänderriß 96
Bandhaft 61
Bandscheiben 67, 93
Bandscheibenprolaps 92 f
Bandscheibenvorfall 92 f
Bandwürmer 202, 463
Bang (s. Morbus)
Barbiturate 515
Baroreflex 142
Bartholin-Drüsen 312
Bartholin-Zyste 327
Bartholinitis 327
Basaliom 50, 434
Basalmembran 13
Basalschicht 421
Basalzellen 15
Basalzellenpapillom 5
Basalzellkarzinom 50
Basen 23 ff, 302 ff
Basophile (s. Granulozyten)
Basophilie 110
bathmotrop, positiv 153
Bauchaorta 140
Bauchfell 178 f
Bauchglatze 208
Bauchhautreflex 381
Bauchhernie 195
Bauchhöhle 179
Bauchhöhlenschwangerschaft 328
Bauchmuskulatur 79
Bauchpresse 251
Bauchraum 179
Bauchspeicheldrüse 221 ff
Bauchspiegelung 503
Bauchvenen 205
Bauchwassersucht 211
Baufett 17
Bauhinsche-Klappe 177
Baustoffwechsel 8
Bayliss-Effekt 280
Bazillen 461
BCG-Impfstoff 272
BE (s. Broteinheiten)
Becherzelle 14, 176
Bechterew (s. Morbus)
Becken 68
Beckengürtel 68
Beckenschlagader 140
Befruchtung 336 ff
Begleitanämien 124
Begleitnerv 378
Behandlung, medikamentöse 505 ff
Behandlungsverbot für Heilpraktiker 541
Beinschmerzen 160
Beinschwellung 160
Beinulkus 160
Beinvenenthrombose 167 f
Belastungs-EKG 149
Belastungsdyspnoe
Belegzellen 175
Bence-Jones-Proteine 128
Bence-Jones-Proteinurie 91
benigne 49
Benommenheit 446
Benzodiazepine 515
Beriberi 237
Bernhardt-Formel 240
Berufsordnung für Heilpraktiker 562 ff
Bestallung 517 f
Beta-Carotin 235
Beta-Trinker 243
betahämolysierend (s. Streptokokken)
Betarezeptoren 362
Betarezeptorenblocker 511
Betäubungsmittelgesetz 548
Betriebsstoffwechsel 8
Beulenpest 478
Bewegung der Zelle 9
Bewegungsapparat, aktiver 71 ff
– passiver 58 ff
Bewußtlosigkeit 445 f
Bewußtseinseinengung 439
Bewußtseinserweiterung 440
Bewußtseinshelligkeit 374
Bewußtseinstrübung 439
Bewußtseinsverschiebung 440
Bicarbonatpuffer 25
Biertrinkersyndrom 296
Bifidobakterien 178
Bifurkation 247
Bikarbonat 229
Bikuspidalklappe 131
Bildentstehung 405
Bilirubin 206
– direktes 206
– indirektes 206
Bilirubinbestimmung 209
Bilirubinkreislauf 206
Biliverdin 206
Bindegewebe 15 ff
– embryonales 16
– flüssiges 99
– Formen des 16 ff
– Funktion des 15 f
– interstitielles 17
– lockeres 17
– retikuläres 17
– straffes 18
Bindegewebsfasern 15
– elastische 15
Bindegewebsknochen 60
Bindegewebsknorpel 19
Bindehaut 399 f
Bindehautentzündung 408
Biokatalysatoren 4
Biotin 239
Biotsche-Atmung 253
Bisacodyl 516
Bittersalz 516
Bizepssehnenreflex 382
Blähbauch 211
Bläschen 426
Blase 427
Blasenpunktion 282
Blasenscheitel 278
Blasenspiegelung 503
Blässe, periorale 261
Blastopathien 342
Blastozyste 338
Blastozystenhöhle 339
Blattern (s. Pocken)

Bleomycin 510
Blepharitis 408
Blinddarm 177
Blinddarmentzündung 191
Blumberg-Zeichen 192
Blut-Hirn-Schranke 371
Blut-Liquor-Schranke 371
Blut 99 ff
Blut im Stuhl, okkultes 183
Blutadern 139
Blutalkoholgehalt 244
Blutarmut (s. Anämien)
Blutbild 499
– kleines 499
– rotes 499
– weißes 499
Blutbildung 101 f, 114
Blutblättchen 111
Blutdruck 140 ff
– diastolischer 141
– systolischer 140
Blutdruckamplitude 142
Blutdruckmessung 141, 147, 498
– unblutige 141
Blutdrucksteuerung 142 ff
Blutdruckwerte nach WHO 147
Bluteiweißbestimmung 101
Bluteiweiße 100
Blutgasanalyse 256
Blutgefäße 138 ff
Blutgerinnselbildung 164
Blutgerinnung 111 f
Blutgerinnungsfaktoren 111, 207
Blutgruppe 104 f
Bluthochdruck 161 f
Bluthochdrucktherapie 510 f
Blutkörperchen 99 ff
– rote 102 ff
– weiße 107 ff
Blutkörperchensenkungsgeschwindigkeit (s. BSG)
Blutkrebs (s. Leukämie)
Blutkreislauf 132 ff
Blutmastzellen 42
Blutmauserung 207
Blutplasma 99, 100 f
Blutplättchen 111
Blutsenkungsgeschwindigkeit 106
– Messung 499
Blutserum 100
Blutspeicher 114, 207
Blutstromverlangsamung 164
Bluttransfusion 105
Blutungsanämie, akute 120 f
– chronische 121
Blutungsübel 128 f
Blutungszeit 129
Blutvergiftung 126 f, 459
Blutviskosität 99
Blutvolumen 99
Blutzucker, Regulation des 230
Blutzuckerbestimmung 222
Blutzuckerspiegel 230
Blutzusammensetzung, veränderte 165
BMI (Body-Maß-Index) 240
Boeck (s. Morbus)
Bogengänge 414
Böhler-Zeichen 97
Bordella pertussis 265
Borderline-Persönlichkeit 438
Borke 427
Borkenflechte, ansteckende 432
Borrelia recurrentis 480
– duttoni 480
Botenstoffe 351
Botulismus 196, 451
Botulismustoxin 196
Bowmansche-Kapsel 275 f
BPH (s. Prostatahyperplasie)
Bradykardie 158
– relative 199, 273, 485
Bradypnoe 257
Brechkraft 405
Brechreflex 374
Brechzentrum 182
Brenztraubensäure 30
Bridenileus 191
Brill Krankheit 476
Broca-Index 240
Bromhexin 516
Bromsulfthaleinprobe 209
Bronchialarterie 249
Bronchialasthma 263 f
Bronchialatmen 253
Bronchialbaum 247
Bronchialkarzinom 269
Bronchiallavage 256
Bronchialvene 249
Bronchiektasen 264
Bronchien 247 ff
Bronchiolen 247
Bronchioli respiratori 247
– terminali 247
Bronchitiden, chronische 263
Bronchitis, akute 262
Bronchographie 256
Bronchophonie 254
Bronchopneumonie 266
Bronchoskopie 256, 503
Bronchospasmus 263
Broteinheiten 227
Brucella abortus 485
– melitensis 485
– suis 485
Brucellose 485 f
Brücke 374
Brunnersche Drüsen 176
Brustaorta 140
Brustbein 65
Brustdrüse 312 f
– akzessorische 312
Brustenge 159
Brustfell 249
Brustkorb 65
Brustkrebs 329
Brustkyphose 68
Brustmuskel 78
Brustwarze 312
Brustwirbel 65
Brustwirbelsäule 67
Brudzinski-Zeichen 292
BSG (s. Blutsenkungsgeschwindigkeit)
BSG (s. Bundesseuchengesetz)
BtMG (s. Betäubungsmittelgesetz)
Bubonen 334
Bubonenpest 478
Bülau-Drainage 271
Bulbus duodeni 176
– occuli 399
– olfactorius 246
Bulbusdruck 157
Bulimarexie 242
Bulimie 241
Bulla 427
Bumetanid 512
Bundesseuchengesetz 524 ff
burning feet 226
Bursae synovialis 62
Bursitis 84
Bürstensaum 3
Busulfan 510
BWS (s. Brustwirbelsäule)
Bypassoperation 159, 164

$Ca^{2+}$ (s. Kalzium)
Caecum 177
Calcaneus 69
Calcitonin 61, 357
Calciumantagonisten 511
Campylobacter (s. Heliobacter pylori)
Canalis centralis 375
Cancer 48
Candidiasis 184
Candidose 325
Capsula interna 372
Captopril 511
Caput medusa 208
Carbamazepin 515
Carbocistein 516
Carboplatin 510
Carcinoma in situ 48
Carmustin 510
Carotin 235
Carotisdruck 157
Carrier 3, 27
Cartilago thyroidea 247
– cricoidea 247
Caruncula sublingualis 171
Cäsarenhals 260
Cauda equina 375
Cavum oris 169 ff
– tympani 411
$CD_4$-Zellen 111
$CD_8$-Zellen 111
CEA (s. Tumormarker)
Cephalosporine 507 f
Cerebellum 373
Cerebrum 371 ff
Cervix uteri 311
Cervixschleim 344
Charkotsche Trias 219

CHE (s. Cholinesterase)
Chemie, organische 25 f
Chemorezeptoren 229
Chemotaxis 107
Chemotherapie 57
Cheyne-Stokes-Atmung 252
Chiasma opticum 373, 405
Chirurgie, minimal invasive 503
Chlamydia psittaci 273
– trachomatis 335, 410
– trachomatis serovar 334
Chlamydien 335, 462
Chlor 293
Chlorambucil 510
Chloramphenicol 508
Chloroquin 509
Chlorothiazid 512
Chlorthalidon 512
Choanen 246
Cholangiohepatitis 210
Cholangiopankreatikographie 218
Cholangitis 219
Cholecalciferol 236
Choledocholithiasis 218
Cholelithiasis 218 f
Cholera 197 f
Choleragesicht 198
Cholestase 209, 218
Cholesterin 26, 231 f
Cholesterinpigmentsteine 218
Cholesterinsynthese 231
Cholezystektomie 219
Cholezystitis 219
Cholezystokinin 176, 217, 229
Cholezystolithiasis 218
Cholinesterase 208, 369
Chondroblasten 19
Chondrom 50, 91
Chondrosarkom 50, 91
Chondrozyten 19
Chorea minor 261
Chorioidea 401
Chorion 338
Choriongonadotropin, humanes 345
Chorionhöhle 339
Chorioretinitis 484
Christa iliaca 68
Christmas-Faktor 111
Chrom 234
Chromatiden 5
Chromatin 5
Chromosomen 5
Chromosomenabweichungen 11 f
chronotrop, negativ 153
Chvostek-Phänomen 300, 361
Chylomikronen 231 f
Chylothorax 257
Chylus 115
Chymotrypsinogen 221
Chymus 175
Cicatrix 427
Ciclosporin 510
Circulus arteriosus cerebri 370
Cisplatin 510
Cisterna chyli 115
CK (s. Kreatinkinase)
$Cl^-$ (s. Chlor)
Claudicatio intermittens 164
Clavus 431
Clavicula 65
Clearancefunktion 185
Clearence-Test 283 f
Clobutinol 516
Clonidin 511
Cloprednol 510
Clostridien 178, 461
Clostridium botulinum 196
– perfringens 391
– tetani 396
Clotrimazol 519
CoA (s. Coenzym A)
Coccygealkyphose 68
Cochlea 412
Code, genetischer 7
Codein 515 f
Codon 7
Coenzym A 239
Coenzyme 26
Colchicin 89
Colitis ulcerosa 192 f
Colitis, akute 197
Collum femoris 68
Colon 177
– ascendens 177
– descendens 177
– sigmoideum 178
– spastisches 192
– transversum 177
Columna vertebralis 65
Coma (s. Koma)
– basedowicum 358
– diabeticum 225 f
– hepaticum 215 f
Commotio cerebri 390
Compressio cerebri 390
Computertomographie 501 f
Conchae 246
Condyloma lata 333
Condylomata accuminata 335, 431
Conn-Syndrom 362 (s. Morbus)
Contusio cerebri 390
Coombs-Test 465
Cor pulmonale 152
Cornea 401
Cornu posterius 375
– lateralis 375
– anterius 375
Corpus callosum 371
Corpus luteum 308, 313 ff
Cortex renis 275
Corti-Organ 413
Corynebakterium diphtheria 260
Costae 65
Courvoisier-Zeichen 223
Cowper-Drüsen 320
Coxarthrose 85
Cr (s. Chrom)
Cranium 69
C-reaktives Protein 44, 116
Cremes 505
Crepitatio 254
CRH 353
Crista ampullaris 414
Cristamethode nach Sachtleben 473
Crohn (s. Morbus)
Crossing over 11
CRP (s. C-reaktives Protein)
Crusta 427
CT (s. Computertomographie)
Cu (s. Kupfer)
Cumarin 130
Curare 269
Curettage 326
Cushing-Schwelle 362
Cushing-Syndrom 362
CVI (s. Insuffizienz, chronisch-venöse)
Cyanocobalamin 238
Cyclophosphamid 510
Cytarabin 510
Cytochrome 233
Cytosin 5
C-Zell Karzinom 359

D-Biotin 239
Da Costa-Syndrom 161
Dacarbazin 510
Dactinomycin 510
Daktyloskopie 421
Dampfsterilisation 470
Darmausgang, künstlicher 193
Darmbakterien 178
Darmbein 68
Darmbeinkamm 68
Darmbeinmuskel 80
Darmbeinschaufel 68
Darmbeinstachel 68
Darmentleerung 178
Darmepithelzellen 176
Darmflora 178
Darmlipase 176, 229
Darmmilzbrand 478
Darmtuberkulose 271
Darmverschluß 191
Dauerverseuchung 460
Daumen 63
Daunorubicin 510
de Quervain-Thyreoiditis 359
Defektheilung 34
Defibrillation 157
Degeneration 36
Dehnungsrezeptoren 229
Dehydratation, hypertone 297
– hypotone 296
– isotone 295
Dekarboxylierung 30
dekonjugiert 206
Dekubitus 469
Dekubitusprophylaxe 469
Delirium tremens 453
Delta-Trinker 243
Deltamuskel 79

Dementia präcox 442
Demenz 394
Denaturierung 37
Dendriten 364
Denkstörungen 440
Dentin 172
Depersonalisation 440
Depotinsulin 227
Depression 441
– endogene 441
– larvierte 441
– psychogene 441
– reaktive 441
– somatogene 441
Depressoren 77
Dermatitis exsudativa 39
Dermatomyositis 97
Dermis 422
Desaminierung, oxidative 30
Desinfektion 470
Desinfektionsmittel 472
Desinfektionsplan 471
Desinsektion 470
Desmosomen 3
Desoxyribonukleinsäure 5
Desquamation 315
Destillieren 21
Detritus 37
Dezidua 338
Diabetes insipidus 356
Diabetes mellitus 223 ff
– Einteilung 223 f
– sekundärer 224 f
– Typ I 224 f
– Typ II 224 f
Diagnose, psychiatrische 439 f
Dialysat 290
Dialyse 290
Diapedese 107
Diaphragma 79
Diaphyse 59
Diarrhoe 182
– himbeergeleeartige 197
– paradoxe 193
– reiswasserähnliche 198
Diarthrosen 61
Diastole 136
Diathese, hämorrhagische 128 f
Diazepam 514
Dickdarm 177 f
Dickdarmkarzinom 178, 193
Dickdarmkrümmung 177
Dickdarmpolypen 48 f
Diclofenac 515
Didymitis 329 f
Diencephalon 373
Differentialblutbild 108, 499
Diffusion 27, 256
Digestion 169, 228 ff
Digitalis 511
Digitalisintoxikation 153
Digitalisverbot 158
Digiti morti 166
Digitoxin 511
Dignität 49
Digoxin 511
Dihydrocodein 516
Dihydroxybusulfan 510
Dilatation des Herzens 151
Dilatoren 77
Diltiazem 511
Dioptrin 405
Diphtherie 259 f
– progrediente 260
– toxische 260
Diplokokken 461
Diplosom 4
Dipole 22
Dipyridamol 513
Disaccharide 25
Disci vertebralis 67
Disposition 33
Disse-Raum 203
Dissimilation 8
Dissoziation 23
Distorsion 96
Diurese, forcierte 452
Diuretika 511 f
– kaliumsparende 512
– osmotische 512
Divertikulitis 193
Divertikulose 193
DNA (DNS) 5
Döderlein Bakterien 311
Dolor 40
Dopamin 369
Doppel-Helix 5
Dopplereffekt 500
Dornfortsatz 67
Dornwarze 431
Dottersack, primitiver 339
Douglas-Schmerz 192
Douglas- Raum 179
Down-Syndrom 12
Doxorubicin 510
Drehgelenk 62
Drehschwindel 389
Dreiecksbein 63
Dreimonatsspritze 343
Drillingsnerv 378
Drogenikterus 209
Dromedarkurve (s. Fieberarten)
dromotrop, negativ 153
Drosselvene 140
Druck, hydrostatischer 28, 286
– kolloidosmotischer 28
– onkotischer 28, 286
– osmotischer 28, 286
Druckpuls 393
Druckrezeptoren 425
Druckschmerzen 192
Drüsen, endokrine 14
– exokrine 14
– muköse 14
– paraurethrale 312
– seröse 14
– tubuloazidäre 171
Drüsenepithel 14
Drüsenfieber, Pfeiffersches 127
Drüsengewebe 14
Ductus arteriosus botalli 134
– botalli, offener 156
– choledochus 217
– cochlearis 413
– cysticus 217
– deferens 319
– ejaculatorius 319
– hepaticus 203, 217
– thoracicus 115
– venosus arantii 134
Dumping-Syndrom 189
Dünndarm 175 ff
Dünndarmdurchfälle 182
Dünndarmenzyme 229
Duodenoskopie 503
Duodenum 503
Dupuytrensche Kontrakturen 84
Dura mater 370
Durchblutungsregulation 140
Durchblutungssteuerung, nervale 144
Durchblutungsstörungen, funktionelle 166
Durchfall (s. Diarrhoe)
Durchführungsverordnung zum Heilpraktikergesetz 519 ff
Durchgangssyndrom 435
Durchleuchtung 501
Durstfieber 297
Dyskinesie der Gallenwege 219
Dyskrinie 263
Dysmenorrhoe 322
Dysphagie 185, 396
Dysplasie 47 f
Dyspnoe 150, 257, 445
Dysregulation, orthostatische 163
Dystonie, vegetative 161
Dystrophie 36
Dysurie 281, 285

Ebolavirus 481
Echinokokkose 202
EEG 387
Effektor 379
Effektorzellen 111
Effloreszenzen 425 f
Effort Syndrom 161
Eibläschen 307
Eichel 320
Eichgesetz 553 f
Eichordnung 554
Eierstock 307 ff
Eigelenk 62
Eigenreflex 379
Eileiter 310
Eileiterschwangerschaft 328
Einatmung 251
Einhelfer-Methode 457
Eisen 233 f
Eisenausscheidung 234
Eisenbedarf 121
Eisenblockade 124
Eisenmangel 233 f
Eisenmangelanämie 121, 234
Eisenmenger-Komplex 156
Eisenspeicher 114, 207

Eisenstoffwechsel 121
Eiter 45
Eiterbläschen 427
Eiweißabbau 30
Eiweiße 7, 26, 232 f
Eiweißhormone 351
Eiweißpuffer 25
Eiweißstoffwechsel 207, 232 f
Eiweißsynthese 7
Eiweißverlustniere 288
Ejakulat 319
Ejakulation 319
EKG 149, 328
Eklampsie 327
Ektoderm 339 f
Ektotoxine 462
Ekzem, atopisches 430
Elastizitätshochdruck 161
Elastizitätsverlust 255
Elektroenzephalogramm 387
Elektrokardiogramm 149
Elektrolyse 23
Elektrolyte 23
Elektrolythaushalt 279, 293 ff
Elektrophorese 101
Elemente 21
Elephantenbeine 127
Elephantiasis 127, 286
ELISA-Test 466
Elle 64
Ellenarterie 140
Ellbogengelenk 64
Embolie 151
– arterielle 164
Embryo 338
Embryoblast 338
Embryologie 336 ff
Embryonalentwicklung 336 ff
Embryonalzeit 338
Embryopathia rubeolosa 484
Embryopathien 342
Emesis 181
– gravidarum 327
Empfängerserum 105
Empfängnisverhütung 342 ff
– hormonelle 342
– mechanische 343
– natürliche 344
Emphysem, obstruktives 263
Empyem 45
Emulgation 217
Emulsion 23
Enalapril 511
Enamelum 172
Enanthem 425
Encephalomyelitis disseminata 396
Endangiitis obliterans 167
Endarterien 140
Endemie 460
Endharn 278
Endokard 131
Endokarditis 153
– abakterielle 153
– bakterielle 153
– lenta 154
– rheumatische 153
Endokrinologie 351 f
Endolymphe 413
Endometriose 324
Endometritis 323
– puerperalis 492
Endometrium 311
Endoplasmatisches Retikulum 4
Endoskopie 502
– operative 503
Endothelzellen 43
Endotoxine 462
Endotoxinschock 448
Endozytose 28
Endplatte, motorische 368 f
Energiegewinnung 29 f
– aerobe 30
Energiespeicher 230
Energieverbrauch 28
Engwinkelglaukom 409
enteral 506
Enteritis infectiosa 196
Enterogastron 175, 229
Enterokinase 176
Enterokokken 178
Entfieberung, lytische 32
Entgiftungsorgan 274
Enthirnungsstarre 393
Entoderm 339 f
Entseuchung 470
Entzündung, 39 ff
– akute 40
– alterative 41
– Ausbreitungsarten 41
– chronische 40
– eitrige 40, 45
– exsudative 40, 44
– fibrinöse 40, 45
– gangräneszierende 41, 45
– granulomatöse 46
– hämorrhagische 40, 45
– Kardinalsymptome 39
– katarrhalische 40, 45
– nekrotisierende 41, 45
– perakute 40
– proliferative 41, 45 f
– seröse 40, 44
– subakute 40
– subchronische 40
– transmurale 190
Entzündungsablauf 41
Entzündungsmediatoren 43
Entzündungszeichen 39
Entzündungszellen 42
Enuresis nocturna 281
Enzyme 4, 7, 26
– herzspezifische 160
Enzymwirkung 26
Eosinopenie 110
Eosinophilie 110
Ependymzellen 366
EPH-Gestose 327
Epicondylitis humeri 83
Epidemie 460
Epidemiologie 460
Epidermis 421 f
Epididymis 319
Epididymitis 329
Epiglottis 172, 247
Epiglottisödem 262
Epikard 131
Epikutantest 427
Epilepsie 393 f
Epipharynx 246
Epiphyse 58, 352
Epiphysenadenom 393
Epiphysenfuge 59
Epiphysenschluß 354
Epirubicin 510
Epistaxis 129, 257
Epithelgewebe 13 ff
Epitheliom 50
Epithelkörperchen 360
Epitheloidzellen 43
Eppstein-Barr-Virus 127
Epsilon-Trinker 243
ER (s. Retikulum, endoplasmatisches)
Erbrechen 181
– schwarzes 486
– zerebrales 393
Erbsenbein 63
ERC 218, 503
ERCP 218, 222, 503
Erepsin 177, 229
Ergüsse 38
Erinnerungszentrum 373
Erkrankung, manisch-depressive 441
Erkrankungen, psychische 435 ff, 440
– psychosomatische 161, 435 ff, 439
Ernährung 228 ff
Ernährungskreislauf 249
Erneuerungsgewebe 46
Eröffnungswehen 347
Erosion 427
Erreger 461 ff
– Nachweisverfahren 463 ff
Erregungsleitung 368
– saltatorische 368
Erregungsübertragung 368
Ersatzknochen 60
Ertrinken 453
Erweichungsnekrose 37
Erysipel 432
Erythroblasten 102
Erythromycin 508
Erythropoese 101
Erythropoetin 102
Erythropoetinbildung 281
Erythrozyten 102 ff
Erythrozytenindizes 107
Erythrozytenzahl 105
Escherichia-coli-Bakterien 178
Esmarch-Handgriff 456
ET-Erkrankungen 481 ff, 540
Etacrynsäure 512
Ethambutol 508
Ethanol 233
Ethosumizid 515

Etozolin 512
Eubakterien 178
Eukaryonten 1
Eupnoe 257
Eustachsche Röhre 412
Ewing-Sarkom 91
Exanthem 425
Excavatio rectovesicalis 179
Exkoriation 427
Exkretionsenzyme 208
Exkretionsikterus 210
Exophtalmus 358
Exorotation 77
Exotoxine 462
Exozytose 28
Expansionsgewebe 46
Expektorantien 516
Exspiration 251
Exsikkose 198
Exsudat 38, 257
Exsudation 42
Extension 77
extraperitoneal 179
Extrapyramidalbahn 375
Extrasystolen 157
Extrauteringravidität 328
Extrazellularflüssigkeit 31
Extrazellularraum 31
Extremitäten 63 ff
– freie obere 63 f
– freie untere 68 f
Extremitätenskelett 63
Extrinsic factor 103

F (s. Fluor)
Fluor 234
Facies abdominalis 191
– leontina 477
– mitralis 155
Fadenpapillen 169
fäkal-oral 461
Fallhand 260, 379
Fallotsche-Tetralogie 156
Färbekoeffizient 107
Färbemethoden 463 f
Farbenblindheit 407
Farbensehen 404
Farbfehlsichtigkeit 407
Fascia thora columbalis 80
Faserknorpel 19, 62
Faserschicht 422
Faserzerstörung
Faßthorax 252
Faszie 75
Faulbrand 164
Faustschlag, präcordialer 157, 457
Faustschlußprobe 148
Fe (s. Eisen)
Febris recurrens 480
Fehldifferenzierung 47
Feigwarze 335, 431
Feinmotorik 374
Feiung, stille 466
Felderhaut 421
Feldfieber 487
Felsenbein 412
Femoralarterie (s. Arterie)
Femoralhernie 195
Femur 68
Fenster, ovales 412
– rundes 412
Fermente 4
Fernakkommodation 405
Fernbehandlung 550
Ferritin 121, 233
Fersenbein 69
Fetalperiode 341
Fetopathien 342
Fettabbau 30
Fettarten 231
Fettderivate 231
Fette 25, 230 ff
Fettembolie 96
Fettgewebe 17
Fettläppchen 17
Fettleber 214 f
Fettsäuren 25, 30, 231
– gesättigte 231
– ungesättigte 231
Fettstoffwechsel 207, 231
Fettsucht 240 f
Fettzellen (s. Fettgewebe)
Fibrin 112
Fibrinogen 100, 111
Fibrinolyse 112, 160
Fibrinolytika 513
Fibroblasten 15, 43
Fibrom 50
Fibrosarkom 50, 91
Fibrose 38
Fibrozyten 15
Fibula 69
Fieber 32
– akutes rheumatisches 86, 153
– virusbedingtes hämorrhagisches 481
– zentrales 390
Fieberabfall, lytischer 468
– kritischer 468
Fieberarten 468
Fiebermessung 32, 498
Filamente 72
Filialisierung 52
Filtration 27
– glomeruläre 278
Filtrationsdruck 279
Filtrationsrate, glomeruläre 279
Filzlaus 433
Fimbrien 310
Finger-Nase-Versuch 386
Finger 63
Fingerbeugereflex 382
Fingerknochen 63
Fingerkuppenbodenabstand 95
Fischwirbel 90
Fissur 427
Fissura longitudinalis cerebri 371
Fistel 46
Flachwirbel 90
Flaumhaare 423
Flavinikterus 210
Flavoproteine 237
Fleck 425
– blinder 404 f
– gelber 404
Fleckfieber 475 f
Flexion 77
Flexura coli dextra 177
– coli sinistra 177
– hepatica 177
– lienalis 177
Fliegenpilz 451
Flimmerepithel 14
Flimmerstrom 246
Fluchtreflex 383
Fluor 234
Fluorouracil 510
Flüssigkeitsgleichgewicht 293
Flüssigkeitsräume 31
Flußsäure 24
Foetor ex ore 183
Foetor hepaticus 216
Fokus 459
Follikel 307
Follikelatresie 308
Follikelhormone 309
Follikelphase 313 ff
Follikelreifung 307 f
Follikelsprung 308
Folsäure 103, 238
Folsäuremangel 122
Fontaine, Stadien nach 164
Fontanelle 70
Foramen magnum 69
– ovalis 134
– vertebrale 67
Foramina intervertebralis 67
Förderleistung des Herzens 138
Formatio reticularis 374
Formveränderung, osmotische 103
Fortpflanzung, Zelle 9
Fortpflanzungsorgane 305 ff
Fossa supraspinata 65
Fraktur 96
Francisella tularensis 480
Frei-Test 334
Freitod 443
Fremdkörper 455
Fremdreflex 379
Frenulum lingua 169
Freßattacken 241
Freßzellen 28
Froschbauch 91
Fruchtblase 340
Fruchthülle 340
Fruchtwasser 340
Fructose 25, 229
Frühgestose 327
Frühmobilisation 469 f
Frührheumatoid 261
Frühsommermeningoenzephalitis 392
FSH 354, 313 ff
FSME 392

Functio laesa 40
Fundus 174
Fungämie 459
Fungi 462
Funktionskreislauf 249
Funktionsprüfungen 497
Funuculus anterior 376
– lateralis 376
– posterior 376
Furchung 337
Furosemid 512
Fußmuskulatur 82
Fußsohlendruckschmerz 168
Fußwurzelknochen 69

Galaktose 229
Galaktosetest 209
Gallenblase 217 ff
Gallenblasenempyem 219
Gallenblasenentzündung 219
Gallenblasengang 217
Gallenblasenhydrops 219
Gallenblasenkarzinom 220
Gallenflüssigkeit 217
Gallengänge 217
Gallengangkarzinom 220
Gallengangsystem 217 ff
Gallenkapillare 203, 217
Gallenkolik 218
Gallensäure 217
Gallensteine 218 f
Gallensteinileus 191, 219
Gallenwege 217
– Dyskinesie der 219
Gallenwegsentzündung (s. Cholangitis)
Gameten 11
Gametogenese 342
Gametozyten 488
Gamma-Globuline 101
Gamma-GT 209
Gamma-Trinker 243
Gangrän, diabetische 226
Gapjunction 3
Gasaustausch 252
Gasbrand 490 f
Gasödem 490 f
Gaster 174 ff
Gastrektomie 189
Gastrin 175
Gastritis, akute 187
– chronische 187 f
– chronisch-atrophische 188
Gastroenteritis salmonella 198
Gastroskopie 503
Gastrulation 339
Gaumen 245
Gaumenbein 70
Gaumenbogen 247
Gaumenmandeln 172, 247
Gaumensegel 172
Gaumensegellähmung 260
Gebärmutter 310 f
Gebärmutterhals 311
Gebärmutterhalskrebs 325
Geburt 347
Geburtshelferstellung 300
Geburtsphasen 347 f
Geburtstermin 345
Geburtswehen 347
Gedächtnisstörungen 440
Gedächtniszellen 111
Gedankenausbreitung 440
Gedankeneingebung 440
Gefäße 140
Gefäßerkrankungen 160 ff
– venöse 167
Gefäßgeräusche 146
Gefäßhaut 401
Gefäßspasmen 166
Gefäßwandschaden 165
Gefühlswallungen 440
Gegenstromprinzip 279
Gehirn 269 ff
Gehirnerschütterung 390
Gehörgang 411 f
Gehörknöchelchen 71, 412
Geißeltierchen 336
Geisteskrankheit 436
Gelbfieber 486
Gelbkörper 308
Gelbsucht 209 ff
Gele 505
Gelegenheitstrinker 243
Gelenkhemmung 63
Gelenkbänder 61 f
Gelenke 61 ff
Gelenkerkrankungen 85 ff
Gelenkformen 62
Gelenkfortsatz 67, 70
Gelenkspiegelung 97
Gellé-Versuch 417
Gemische 20
– heterogene 20
– homogene 20
Gen 5
Generalisationsstadium 460
Genickstarre, epidemische 390
Genom 5
Gerinnungsfaktoren 111
Gerinnungsfaktorenmangel 130
Gerinnungskaskade 111
Gerinnungsnekrose 36
Gerinnungszeit 129
Gerstenkorn 408
Geruchsorgan 245
Gesäßmuskel, großer 81
Gesäßmuskulatur 81
Geschlechtschromosom 5
Geschlechtsentwicklung der Frau 313 ff
– des Mannes 321 ff
Geschlechtskrankheiten 331 ff
Geschlechtskrankheitengesetz 542 ff
Geschlechtsmerkmale 305 f
Geschlechtsorgane, männliche 305 f, 316 ff
– Erkrankungen 329 ff
Geschlechtsorgane, weibliche 305 ff
– Erkrankungen 322 ff
Geschmacksknospen 169 f
Geschmackspapillen 169 f
Geschmacksqualitäten 170
Geschmackszentrum 373
Geschwulst (s. Tumor)
Geschwulstkrankheiten 48
Geschwür 427
Gesetz
– über das Meß- und Eichwesen 553 f
– über den unlauteren Wettbewerb 550 f
– über den Verkehr mit Arzneimitteln 545 ff
– über den Verkehr mit Betäubungsmitteln 548 f
– über die Ausübung der Zahnheilkunde 544
– über den Beruf der Hebamme und des Entbindungspflegers 545
– über die berufsmäßige Ausübung der Heilkunde ohne Bestallung 517 ff
– über die Vereinheitlichung des Gesundheitswesens 557 f
– über die Werbung auf dem Gebiete des Heilwesens 549 f
– über Medizinprodukte 554 ff
– zur Bekämpfung der Geschlechtskrankheiten 542 ff
– zur Verhütung und Bekämpfung übertragbarer Krankheiten beim Menschen (BSG) 524 ff
Gesetze 517 ff
Gesichtsfelduntersuchung 407
Gesichtsmuskulatur 78
Gesichtsschädel 69 f
Gestagen 309
Gestose 327
Gesundheit, Begriffsbestimmung 33
Gewebe 1, 13 ff, 46 f
– labiles 46
– permanentes 46
– stabiles 46
Gewebefaktoren 111
Gewebehormone 351
Gewebelehre (s. Histologie)
Gewebemakrophagen 110
Gewebemastzellen 43
Geweberegeneration 46 ff
Gewebesalz 293
Gewebeschaden 36 ff
Gewebethromboplastin 111
Gewohnheitstrinker 243
GFR (s. Filtrationsrate)
Gicht 88 f
Gichttophie 89
Giemen 253
Giemsa-Färbung 463
Gigantismus 355
Gitterfasern 15
Glabella reflex 381
Glandula 14

– parotis 171
– pituitaria 353 ff
– salivalis 171
– sublingualis 171
– submandibularis 171
– thyreoidea 356 ff
Glandulae 14
– bulbourethrales 320
– ceruminosa 412
– suprarenalis 361 ff
Glans penis 320
Glanzhaut 226
Glanzschicht 422
Glanzstreifen 73
Glaskörper 405
Glaubersalz 516
Glaukom 409
GLDH 208
Gleichgewicht, thermodynamisches 27
Gleichgewichtsnerv 378
Gleichgewichtsorgan 413
Gleichgewichtssinn 415
Gleithernie, axiale 186
Gliazellen 366
Gliederfüßler 463
Glioblastom 393
Gliom 393
Glissonsche Trias 203
Globalinsuffizienz 152
Globulin, antihämophiles 111
– thyroxinbindendes 356
Globuline 100 f
Glockenthorax 91
Glomerulonephritis, akute 287 f
– chronische 288
Glomerulus 275
Glossitis 122
– Huntersche 122
Glucosidasen 177, 229
Glucuronsäure 206
Glukagon 221, 224, 230
Glukokortikoide 74, 361, 509, 516
Glukoneogenese 207, 224, 228
Glukose 25, 229 f
– und Körperzellen 230
– und Leber 229
– und Muskel 230
Glukoseabbau 30
Glukosebestimmung 222
Glukosetoleranztest, oraler 222
Gluten 191
Glyceroltrinitrat 511
Glykogen 25
Glykogenolyse 224, 228
Glykogenspeicher 207
Glykogensynthese 228
Glykokalix 3
Glykolipide 231
Glykolyse 30
– aerobe 74
– anaerobe 73
Glykoproteine 232
Glyzerin 231
Goldsalze 88
Golgi-Apparat 4
Gonarthrose 85
Gonokokken 332
Gonorrhoe 331
Gonosomen 5
Goodpasture-Syndrom 287
GOT 160
Graafscher Follikel 308
Grading 55
Gramfärbung 464
Grand-mal-Anfall 393 f
Granulationsgewebe 46
Granulom 46
Granulomatose, epitheloidzellige 128
Granulomatosis infantiseptica 482 f
Granulopoese 101
Granulozyten 42, 107 ff, 116
– basophile 42, 107 ff
– eosinophile 42, 107 ff
– neutrophile 42, 107 ff
Granulozytenprodukte 44
Gravidität (s. Schwangerschaft)
Griffelfortsatz 70
Grippe (s. Influenza)
Großhirn 371 ff
Gruber-Reaktion 464 f
Gruber-Vidal-Reaktion 465
Grundschlagfrequenz 137
Grundsubstanz, Bindegewebe 15
Gruppenkrankheit 196
Guanin 5
Guedel-Tubus 456
Gummen 333
Gürtelrose 493
Gynäkomastie 12, 208

$H_2$-Blocker 185
Haare 423
Haargefäße 140
Hackenfuß 97
Haften 61
Haftplatten 3
Haftstiel 339
Hagelkorn 409
Hageman-Faktor 111
Hakenbein 63
Halbseitenlähmungen 165
Halluzinationen 440
Halluzinogene 514
Haloperidol 514
Halsgeflecht 377
Halshautmuskel 78
Halslordose 68
Halsmuskulatur 78
Halsschlagader 140
Halsvenenstau 152
Halswirbelsäule 65
Haltereflex 379
Hämagglutinations-Hemmtest 465, 493
Hämangiom 91
Hämarthros 129
Hämatemesis 129, 186
Hämatokrit 99
Hämatom 129
Hämatopoese 101
Hämatothorax 257
Hämaturie 129, 285
Hammer 71, 412
Hämoccult-Test 179, 183
Hämochromatose 234
Hämodialyse 290
Hämoglobin 104, 106, 233
Hämoglobinkonzentration 106
Hämolyse 103
Hämophilie A + B 129 f
Hämophilus ducreyi 334
Hämoptoe 129
Hämoptysis 129
Hämorrhoiden 194
Hämosiderin 121, 233
Hämostase 111 f
Hämozytoblasten 101
Hämproteine 233
Händedesinfektion 471
Handgelenk 63
Handgriff 65
Handmuskulatur 80
Handvenenstauung 152
Handwurzel 63
Handwurzelkanal 84
Handwurzelknochen 63
Hangover-Effekt 515
Harn (s. Urin) 279
Harnbereitung 278
Harnbildungsart 274
Harnblase 274, 278
Harnblasenpunktion 282
Harndrang 278
Harndrang, imperativer 281
Harnfarbe 282
Harninkontinenz 281, 285
Harnkanälchen 275 f
Harnleiter 274
Harnmenge 282
Harnröhre 274, 278, 320
Harnsamenröhre 278, 320
Harnsäure 279
Harnsäuresteine 292
Harnsediment 283
Harnsteine 292
Harnstoff 232, 279
Harnsystem 274 ff
Harnuntersuchungen 282 f, 499
Harnwege 274
Harnwegsinfektion 291
Harnwerte 283
Hasenpest 480 f
Hashimoto-Thyreoiditis 359
Hauptbronchien 247
Haupterythem 39
Hauptzellen 175
Haustren 178
Haut 420 ff
Hautabschürfung 427
Hautanhangsgebilde 423 f
Hautblüten 425
Hautdesinfektion 471
Häute, seröse 257

Hauteinblutungen 129
Hautemphysem 491
Hauterscheinungen bei Infektionskrankheiten 427 f
Hautfarbe 421
Hautkarzinom 234
Hautmilzbrand 477
Hautoberfläche 421
Hautrotz 490
Hauttest 427
Hauttuberkulose 272
Hauttumoren 434
Haversscher-Kanal 59
HB-Wert 106
HbA1-Bestimmung 222
HBc-Antigen 212
HBDH 160
HBe-Antigen 212
HBs-Antigen 212
HCG 345
HCl (s. Salzsäure)
HDL 232
Hebelgesetz 77
Hebephrenie 442
Heilmittelwerbegesetz 549 f
Heilpraktiker, Aufklärungspflicht 563
– Dokumentationspflicht 563
– Berufspflichten 562 f
– besondere Bezeichnungen 565
– Fortbildungspflicht 563
– Inserate 564 f
– Meldepflicht 565
– Praxisschilder 564
– Schweigepflicht 563
– Sorgfaltspflicht 563
– Verbote, Rechte und Pflichten 567 f
– Werbung 564
Heilpraktikererlaubnis widerrufen 521
– Voraussetzungen 520 f
Heilpraktikergesetz 517 ff
Heilung 34
Heimlich-Handgriff 456
Heißluftsterilisation 470
Helferzellen 111, 117
Helicobacter pylori 188
Helicotrema 188
Helminthen 463
Hemianopsie, bitemporale 355
Hemisphären 371
Henlesche Schleife 276
Heparin 130, 513
Hepatisation 266
Hepatitis-Viren 211
Hepatitis 211 ff
– chronische 213 f
Hepatitismarker 212
Hepatose, cholestatische 209
Hepatozyten 203
Herdnephritis 287
Herdpneumonie 266
Hernie 195
– innere 195
– paraösophageale 186
Herpes-simplex-Virus 336, 431, 493
Herpes genitalis 336
– simplex 431
Hertz 415
Herz-Kreislauf-System 1, 131 ff
Herz 131 ff
Herzaktion, nervale Steuerung der 138
Herzasthma 152
Herzbeutel 131
Herzbeuteltamponade 154
Herzblock 158
Herzdruckmassage 457
Herzfehler, angeborene 155
Herzflattern 157
Herzflimmern 157
Herzfrequenz 137
Herzgeräusche 146
Herzgewicht 131, 151
Herzglykoside 152 f, 511
Herzglykoside, Wirkungen 153
Herzinfarkt 159 f
Herzinnenräume 131
Herzinsuffizienz 151
– Stadien 151
Herzkammer 131
Herzkatheteruntersuchung 149
Herzklappen 131
Herzklappenfehler 154
Herzklopfen 150
Herzkrankheiten, koronare 158 f
– Risikofaktoren 158
Herzkranzgefäße 132, 140
Herzmuskelnekrose 159
Herzmuskulatur 73, 131
Herzrasen 150
Herzrhythmusstörungen 157
Herzschlagrhythmus 137
Herzschrittmacher 158
Herzspitzenstoß 131, 146
Herztätigkeit 136
Herztöne 137
Herztöne, veränderte 146
Herzvitien, kongenitale 155
Herzwand 131
Herzwandruptur 160
Herzzeitvolumen 138
Herzzeitvolumenhochdruck 161
Herzzyklus 136
Heterosomen 5
Heterotransplantation 119
Heusersche Membran 339
Hexenschuß 93
Hexosen 25
HHL (s. Hypophysenhinterlappen)
HHT 465, 493
HI-Virus 494
Hiatus ösophagus 173
Hiatushernie 186
Himbeerzunge 261
Hinterhauptsbein 69
Hinterhauptslappen 372
Hinterhauptsloch 69
Hinterhauptsmuskel 78
Hinterhorn 375
Hinterstrang 376
Hirnanhangsdrüse 353 ff
Hirnblutung 165
Hirndruck-Zeichen 393
Hirndrucksteigerung 393
Hirnhäute 370
Hirnhautentzündung 390
Hirninfarkt 165
Hirnkammern 371
Hirnmark 372
Hirnnerven 377
Hirnödem 392 f
Hirnprellung 390
Hirnquetschung 390
Hirnrinde 372
Hirnrückenmarkflüssigkeit 371
Hirnschädel 69
Hirnschenkel 373
Hirntod 35
Hirntumoren 393
Hirnventrikel 371
Hirsutismus 362
HIS-Bündel 138
Histamin 43
Histiozyten 110
Histokompatibilität 119
Histologie 1
Hitzeerschöpfung 454
Hitzekrämpfe 454
Hitzeschäden 453 f
Hitzschlag 454
HIV-Infektion 494 f
HLA-B27 94, 119
HLA-DR4 86, 119
Hobelspan-Phänomen 429
Hochdruckgefäße 138
Hochstetter-Methode 473
Hoden 316 ff, 321
Hodenentzündung 329 f
Hodenkanälchen 316
Hodenkrebs 330
Hodennetz 316
Hodgkin (s. Morbus)
Hohlmuskel 75
Hohlvene, obere 140
– untere 140
Homan-Zeichen 168
Homöostase 274
Homotransplantation 119
Hordeolum 408
Hormon, antidiuretisches 279, 294
Hormone, diabetogene 225
Hormonsystem 351 ff
Hörnerv 378, 414
Hornhaut 401
Hornhautverkrümmung 407
Hornplatten 423
Hornschicht 422
Hörorgan 412 f
Hörstörungen 417 f
Hörsturz 419
Hörweitenprüfung 417

Hörzentrum 373
HPV (s. Papillomavirus, humanes)
Hüftbein 68
Hüftgelenk 68
Hüftgelenkpfanne 68
Hüftlendenmuskel 80
Hühnerauge 431
Human immunodeficiency virus 494
Humaninsulin 227
Humerus 64
Hungerödem 211
Huntersche Glossitis 122
Husten 256f
Hustenmittel 516
Hustenreflex 374
Hustenrezeptoren 256
Hutchinsonsche Trias 483
HVL (s. Hypophysenhinterlappen)
HWK (Halswirbelkörper) 93
HWS (s. Halswirbelsäule)
hyalin (s. Knorpel)
Hyaloplasma 3
Hydratation 23
Hydratationswasser 23
Hydrathülle 23
Hydrochlorthiazid 512
Hydrocodon 516
Hydrogencarbonat 293
Hydrolasen 25
Hydrolyse 25
hydrophil 3
hydrophob 3
Hydrophobie 397
Hydrops 286
Hydrozele 330
Hydrozephalus 393
Hygiene, allgemeine 470
Hygieneverordnung 560f
Hymen 311
Hyoid 71
Hypalbuminämie 211
Hyperaldosteronismus, primärer 362
Hyperämie 39f
Hyperästhesie 391
Hyperbilirubinämie 210
Hyperbilirubinämie, funktionelle 209
Hypercholesterinämie (s. Hyperlipoproteinämie)
hyperchrom (s. Anämie)
Hyperglykämie 225
Hyperhydratation, hypertone 297
– hypotone 296
– isotone 295
Hyperkaliämie 298
Hyperkalzämie 300
Hyperkeratosen 427
Hyperkortisolismus 362
Hyperlipoproteinämie 242
Hypermagnesiämie 301
Hypermetropie 407
Hypernatriämie 296f
Hypernephrom 290
Hyperparathyreoidismus 360
Hyperplasie 35f
Hyperreflexie 388
hypersonor (s. Klopfschall)
Hyperthyreose 358
Hypertonie 161f
Hypertonie, Schweregrade 162
Hypertrophie 35f
Hypertrophie des Herzmuskels 151
Hyperventilation 303
Hypervolämie 99
Hypnotika 451
hypochrom (s. Anämie)
Hypoglykämie (s. Koma, hypoglykämisches)
Hypogonadismus 12
Hypokaliämie 299
Hypokalzämie 300
Hypomagnesiämie 301f
Hypomenorrhoe 322
Hyponatriämie 295f
Hypoparathyreoidismus 360
Hypopharynx 246
Hypophyse 353ff
Hypophysenhinterlappen 353
Hypophysenhormone 353f
Hypophyseninfarkt 354
Hypophysenstiel 353
Hypophysenvorderlappen 353
Hypothalamus 31, 353, 373
Hypothalamushormone 353
Hypothyreose 359
Hypotonie 163
Hypotrophie des Herzmuskels 151
Hypovitaminose 235ff
Hypovolämie 99
Hypoxie 37
Hz (s. Hertz)
HZV (s. Herzzeitvolumen)

Ibuprofen 515
Ich-Störungen 440
Idealgewicht 240
Ifosamid 510
Ig (s. Immunglobuline)
Ikterus 206, 209ff
Ileitis terminalis 190
Ileostoma 193
Ileozökalklappe 177
Ileum 176
– terminales 190
Ileus 191
Iliosakralgelenk 68
Imidazole 509
Immunadhärenz 116
Immunantwort 118
Immunfluoreszenz 466
Immunglobuline 101
– Ig A 117
– Ig D 118
– Ig E 118
– Ig G 117
– Ig M 117
Immunglobulinklassen 117f
Immunisierung 466ff
Immunität 466ff
Immunkomplex 86, 118
Immunkomplexe, zirkulierende 287
Immunkomplexreaktion 118
Immunophorese 101
Immunsuppressiva 510
Immunsystem (s. Abwehrsystem)
Immuntherapie 57
Impetigo contagiosa 432
Impfkalender 467
Impfschutz 466
Impfung 466
Implantation 119, 337f
Impotenz 329
Imprägnation 336f
Incus 71, 412
Indikatorenzyme 208
Indometacin 515
Infantilismus, epiphysärer 352
Infektanämie (s. Anämie)
Infektarthritis 85
Infektion 459
– direkte 460
– indirekte 461
Infektionskrankheit, zyklische 460
Infektionskrankheiten, allgemeine Behandlung 468ff
Infektionslehre 459ff
– allgemeine 459ff
– spezielle 474ff
Infektionsquelle 460
Infektionswege 461
Infertilität 329
Influenza 259
Informationssystem 351
Infusion 474
Infusionsgeräte 474
Inhalate 506
Injektionen 472ff
– i. a. 473
– i. c. 473
– i. m. 473
– i. v. 473
Inkarzeration 195
Inkubationszeit 460
Innenkrümmung 174
Innenohr 412f
Innenohrschwerhörigkeit 417
inotrop, positiv 153
Insektizide 451
Insolation 454
Inspektion 497
Inspiration 251
Insuffizienz, chronisch-venöse 168
Insulin 74, 221, 223ff
Insulinantagonisten 225
Insulinkonzentration 222
Insulinmangel 223
– absoluter 224
– relativer 225

Insulinresistenz 224
Insulinrezeptoren 225
Insulinsubstitution 227
Integument 420
Intensionstremor 388
Intercostalarterien 140
Intercostalraum 65
Interferon 44, 116
Interkostalmuskeln 251
Interleukin-1 44
Interphase 10
Interstitium 15
Interzellularraum 13, 31
Interzellularsubstanzen 15
Intestinalflora 178
Intestinum tenue 175 ff
Intima 139, 140
Intrakutanprobe nach Mendel-Mantoux 272
Intrakutantest 427
intraperitoneal 179
Intrauterinpessar 343
Intravasalraum 31
Intrazellularraum 31
Intrinsic Faktor 103, 175, 238
Intubation 456
Inulin-Clearence 283
Invagination 191
Involution 35
Inzidenz 460
Iod (s. Jod)
Iod-123 502
Ionen 22
Ionenbindung 22
Ionenprodukt 24
Ionenpumpe 3
Iris 401 f
Ischialgie 93
Ischiassyndrom 93
Ischuria paradoxa 281
Isoniazid 508
Isosorbiddinitrat 511
Isosthenurie 283
Isotope 21
Isotransplantation 119
Isthmus uteri 310
IUP (s. Intrauterinpessar)

Jackson-Anfälle 395
Jacutin 434
Jejenum 176
Jochbein 71
Jochbeinfortsatz 70
Jod (Iod) 234
Juckreiz 428
Jungfernhäutchen 311
Junktionen 3
Jürgens-Kneif-Test 129

$K^+$ (s. Kalium)
Kachexie 55
Kahler (s. Morbus)
Kahnbauch 391
Kahnbein 63, 69
Kalender-Methode 344
Kalium 293, 297 f
Kaliumcanrenoat 512
Kaliummangel, akuter 298
Kaliumüberschuß 298
Kallus 60, 96
Kalorien 227
Kälterezeptor 425
Kältezittern 31
Kalzitonin 300
Kalzium 61, 293, 299 ff
Kalziumantagonisten 511
Kalziumoxalatsteine 292
Kalziumphosphatsteine 392
Kamillendampfbad 258
Kammerrhythmus 137
Kammerschenkel 138
Kammerwasser 402 f
Kammerwinkel 402
Kanalisationsikterus 210
Kanikola-Fieber 487
kanzerogen 48
Kanzerogenese 48
Kapazitätsgefäße 139
Kapillarbrüchigkeit 129
Kapillaren 140
Kapillarknäuel 275
Kaposi-Sarkom 494
Kapselbandriß 95
Kapseln 505
Kardia 173 f
Kardinalsymptome (s. Entzündung)
Kardiographie 149
Kardiomyotomie 185
Kardiospasmus 186
Karotissinus 142
Karotissinussyndrom (Carotisdruck) 446
Karpaltunnel 84
Karpaltunnelsyndrom 84
Karpfenmund 300, 361
Karyoplasma 4
Karyopyknose-Index 309
Karzinogenese 48, 50 ff
Karzinoid 56
Karzinom 48, 50
Karzinom, spinozelluläres 434
Katabolismus 8, 228
Katarakt 409
Katarrh 259
Katatonie 442
Katecholamine 362
Kathepepsin 175
Kathepepsinogen 175
Katheterisierung 282
Kathode 22
Kationen 22
Kaumuskel 78
Kaumuskelsperre 396
Kaureflex 382
Kavernen 37, 272
KBR (s. Komplementbindungsreaktion)
Kehldeckel 172, 247
Kehlkopf 247
Kehlkopfdiphtherie 260
Kehlkopfentzündung 262
Kehlkopfkrebs 262
Kehlkopfrachen 172
Kehlkopfspiegelung 256
Keilbein 69
Keilwirbel 90
Keimbesiedlung 178
Keimblätter 338 ff
Keimfreiheit 470
Keimscheibe 338
Keloid 455
Keratin 422
Keratoconjunktivitis 88
Keratozyten 422
Kerckringsche-Falten 176
Kern-Plasma-Relation 4, 50
Kernig-Zeichen 392
Kernikterus 371
Kernkörperchen 4
Kernpolymorphie
Kernsaft 4
Kernspintomographie 502
Kerntemperatur 31
Kerzenfleckphänomen 429
Ketoconazol 509
Ketonkörper 30, 224, 231
Keuchhusten 264 f
KH (s. Kohlenhdrate)
KHK (s. Herzkrankheiten, koronare)
Kieferhöhle 246
Killerzellen 111
Killerzellen, natürliche 116
Kimmelstiel-Wilson-Syndrom 226, 288
Kindbettfieber 492
Kinderlähmung, spinale 394
Kinetosen 389
Kinine 44
Kino-Reflex 382
Kissing-disease 127
Kitzler 312
Klappenschlußton 137
Kleiderläuse 433
Kleinhirn 373
Kleinhirnsyndrom 388
Klimakterium 315
Klimakterium virile 321
Klinefelter-Syndrom 12
Klitoris 312
Klopfschall 253
– amphorischer 253
– Dämpfung des 253
– gedämpfter 497
– hypersonorer 253, 497
– sonorer 497
– tympanitischer 497
Knaus-Ogino-Methode 344
Knickfuß 97
Knie-Hacken-Versuch 386
Kniegelenk 68
Kniekehlenarterie 140
Kniescheibe 69
Knipsreflex 382
Knisterrasseln 254
Knöchelgabel 69
Knochen 58 ff

Knochen, Längenwachstum 59 f
Knochenabbauzellen 58
Knochenbälkchen 59
Knochenbildung 59
Knochenbildungszellen 58
Knochenbruch 96
Knochendichtemessung 90
Knochengewebe 58 ff
Knochengewebe, Regeneration des 60
Knochenhaft 61, 68
Knochenhaut 59
Knochenheilung 96
Knochenhemmung 63
Knochenmark 59
Knochenmark, rotes 101
Knochenmarksstammzellen 102
Knochenmarkstransplantation 126
Knochenmarksuppression 124
Knochennähte 70
Knochenstoffwechsel 60 f
Knochensubstanz 58
Knochentuberkulose 272
Knochentumoren 91
Knochenverbindungen 61 ff
Knochenzellen 58
Knopflochdeformation 87
Knorpel 19
– elastischer 19
– hyaliner 19, 58, 61
Knorpelhaft 61
Knorpelhaut 60
Knorpelscheiben 62
Knorpelspangen 247
Knötchen 425
Knötchenflechte 429
Koagulation (s. Blutgerinnung)
Koagulationsnekrose 36
Koagulopathien 129
Kochsalz 294
Kochsalzlösung, hypertone 103
– hypotone 103
– isotone (physiologische) 21, 28, 103
Kochsalzsensitivität 162
Koeber-Phänomen 429
Kohabitation 336
Kohlendioxid 252
Kohlendioxidpartialdruck 256
Kohlenhydrate 25, 229 f
Kohlenhydratstoffwechsel 207
Kohlenmonoxid 104
Kohlensäure 24
Kohlenwasserstoffe, aromatische 51
Kokken 461
Kollagenfasern 15
Kollagenose 97
Kollateralen 140
Kollateralkreisläufe 140
Kolliquationsnekrose 37
Kolon (s. Colon)
Kolonisation 178
Kolonkarzinom 193
Kolostrum 349
Kolpitis 326
Kolposkopie 316
Koma 446, 449 ff
– diabetisches 225 f
– hepatisches 450
– hypoglykämisches 450
– hypophysäres 451
– urämisches 450
Komedonen 428
Kommensalen 461
Kommissurenbahnen 371
Kompartimente 4
Komplement 465
Komplementbindungsreaktion 465
Komplementsystem 44, 116
Kompressionsverband 167 f
Kondom 343
Kondylome 335, 431
Konfabulation 440
Konflikttrinker 243
Konisation 326
Konjugation 206
Konjugationsikterus 210
Konjunktiva 400
Konjunktivitis 408
Konkremente 218
Konstitution 33
Konstitution, lithämische 292
Kontagionsindex 459
Kontagiosität 459
Kontaktdermatitis 118
Kontaktekzem 432
Kontaktinfektion 461
Kontaktinhibitation 52
Kontraktion, auxotone 73
– isometrische 73
– isotone 73
Kontraktionsarten 73
Kontraktur 73
Kontrazeption (s. Verhütung)
Kontrollverlust 243
Kontusion 96
Konvektion 27
Konvergenzreaktion 406
Konversionsneurosen 435
Konzentration eines Stoffes 21
Konzentrationsausgleich 27
Konzentrationsgefälle 27
Konzeption (s. Befruchtung)
Kopfbein 63
Kopflaus 434
Kopfmuskulatur 78
Kopfschmerz 389 f
Kopfwender 78
Koplik-Flecken 491
Kopplung, arterio-venöse 139, 142
Korium 421 f
Kornea 401
Kornealreflex 381
Körnerkrankheit 409
Körnerschicht 422
Koronararterien 132
Koronarsklerose 158 f
Koronarspasmen 159
Koronarvenen 132
Körperfühlsphäre 373
Körpergewicht 498
Körpergröße 498
Körperkreislauf 132
Korsakow-Syndrom 243
Kortikoide 361
Kortikosteroide 509
Kortisol 230, 233, 361 f
Kortison (s. Kortisol)
Koryza syphilitica 483
Kotbehälter 178
Koterbrechen 191
Kotsteine 192
Krallenhand 379
Krampfadern 167
Krampfanfälle 393 f
Krämpfe, tetanische 360
Krampfhusten 264
krank, Definition 524
Krankenversicherung, gesetzliche 558 f
Krankheit, Begriffsbestimmung 33
Krankheiten, sexuell übertragbare 331 ff
Krankheiten, übertragbare 524 ff
Krankheitsgewinn, primärer 439
– sekundärer 436
krankheitsverdächtig, Definition 524
Kranznaht 70
Krätze 433
Krause-Endkolben 425
Kreatinin-Clearence 283
Kreatinin 279
Kreatininphosphat 73
Kreatinkinase 160
Krebs 48 ff
Krebsauslösende Faktoren 51
Krebsentstehung 50 ff
Krebsfrüherkennung 56
Krebsgeschwulst 48
Krebsstatistik 50 f
Krebssymptome 56 f
Krebstherapie 57
Kreislauf, enterohepatischer 217
– fetaler 134 f
– großer 133
– kleiner 132 f
Kreislauferkrankungen 160 ff
Kreislauffunktionsprüfungen 148
Kreislaufkollaps 445
Kreislaufregulation 142 ff
Kreislaufsteuerung 142 ff
Kreislaufstillstand 446 f
Kreislaufzentrum 142, 374
Kremasterreflex 381
Krepitation 491
Kretinismus 359
Kreuzbänder 62
Kreuzbein 67 f

Kreuzbeingeflecht 379
Kreuzprobe 105
Krim-Fieber 489
Krise 443
– hypertensive 162 f
– thyreotoxische 358, 451
Kronenfortsatz 70
Kubisches Epithel 13
Kropf 357
Krukenbergtumor 54
Krummdarm 176
Krupp 260
Kruste 427
Krypten 176
Kugelgelenk 62
Kugelzelle 103
Kugelzellenanämien 123
Kuhpocken 479
Kumarin 513
Kummerspeck 240
Kupfer 234
Kupffersche Sternzellen 203
Kurvatur 174
Kurzauge 407
Kurzsichtigkeit 407
Kußmaul-Atmung 253, 303
Kutis 421
Kyphose 68
Kyphoskoliose 90, 252
Kyrotherapie 431

L-Dopa 394
Labferment 175
Labia majora 312
– minora 312
Laborberichtsverordnung 541 f
Laboruntersuchungen 499
Laborwerte (s. Referenzwerte)
Labyrinth 411
Lackzunge 208
Lactatdehydrogenase (s. LDH)
Lactobazillen 178
Lactose 25
Lagerungsprobe nach Ratschow 148
Lähmung, periphere 387
– schlaffe 385, 387
– spastische 387
– zentrale 387
Lakritzenabusus 303
Laktaktionsamenorrhoe 350
Laktat 73
Laktatazidose 74
Laktation 349
Laktobazillen 178
Lambdanaht 70
Lamellenknochen 60
Lamina tecti 373
Langauge 407
Längenwachstum 59
Langerhanssche-Inseln 221
Langzeit-EKG 149
Lanugobehaarung 423
Lanz-Punkt 192
LAP 208
Laparoskopie 503
Lappenbronchien 247
Lärmschwerhörigkeit 418
Laryngitis 262
Laryngoskopie 256
Laryngospasmus 453
Larynx 247
Larynxkarzinom 262
Lasègue-Zeichen 93, 392
Lassa-Virus 481
Lassafieber 481
Läuse 433
Lautbildung 245
Laxantien 516
LDH 208
LDL 232
LE (s. Lupus erythematodus)
Lebendimpfstoffe 466
Lebendvakzine 466
Lebensmittelvergiftung 196
Leber 203 ff
Leberabszesse 197
Leberarterie 203
Leberausfall 215
Leberdämpfung 208
Leberentzündung (s. Hepatitis)
Leberenzyme 208
Leberfunktionstest 209
Lebergang 203, 217
Lebergeruch 216
Leberkarzinom 215
Leberkerntemperatur 207
Leberkoma 215 f
Leberkrebs (s. Leberkarzinom)
Leberläppchen 203
Leberlappen 203
Leberpforte 203
Leberpunktion 209
Lebersinusoide 205
Leberstau 152
Lebersternchen 208
Lebertran 236
Lebervenen 203
Leberzellbalken 203
Leberzelle 203
Leberzerfall 215
Leberzirrhose 215
Lederhaut 401, 421 f
Lederknarren 253, 270
Leerdarm 176
Leichenfinger 166
Leiden 34
Leistenhaut 421
Leistenhernie 195
Leistenlymphknoten (s. Bubonenen)
Leitlinien für die Überprüfung von Heilpraktikeranwärtern 522
Leitungsbahnen des ZNS 374
Leitungsbahnen, sensible 375
Lendengeflecht 379
Lendenlordose 68
Lendenmuskulatur 80
Lendenwirbelsäule 67
Lepra 476 f
– indeterminata 476
– lepromatöse 476
– tuberkuloide 477
Lepraknoten 476
Leprareaktion 477
Leprome 476 f
Leptospira canicola 487
– grippotyphosa 487
– icterohaemorrhagia 487
– pomona 487
Leptospirose 487
Lesezentrum 373
Letaldosis 507
Letalität 460
Leukämie 125 ff
– akute lymphatische 126
– akute myeloische 126
– chronisch lymphatische 126
– chronisch myeloische 126
Leukopenie 107
Leukozyten 107
Leukozytenantigene, humane 119
Leukozytose 107
Leukozyturie 285
Levatoren 77
Levomethadon 515
Leydig-Zwischenzellen 317
LH 313 ff, 353 f
Lichen ruber planus 429
Lieberkühnsche-Krypten 176
Lien (s. Milz)
Ligamenta 62
– vocales 247
Ligamentum faliciforme hepatis 203
Limbisches System 373
Limbus 400
Linea alba 79
Lingua 169 f
Links-Rechts-Shunt 156
Linksherzinsuffizienz 151
Linksverschiebung 108 ff
Linse 402
Linsinopril 511
Lipide 25, 230 ff
Lipidmolekül 3
Lipödem 286
Lipogenese 228
Lipolyse 228
Lipom 50
Lipoproteine 231 f
Liposarkom 50
Liquor-Ventrikel-System 371
Liquor 371
Liquor cerebrospinalis 371
Listeria monocytogenes 482
Listeriom 482
Listeriose, angeborene 482 f
Litholyse 292
Livores 34
Lobärpneumonie 266
Lobuli hepatis 203
Lobulus frontalis 372
– occipitalis 372
– parietalis 372
Lobus caudatus 203

– dexter 203
– pulmonis 249
– quadratus 203
– sinister 203
– temporalis 372
– testis 316
Lochien 349
Locus Kiesselbachi 258
Löfgren-Syndrom 128
Lokalinfektion 460
Lokalinfektionskrankheit 460
Lomustin 510
Lordosen 68
Loslaßschmerz 192
Lösung, kolloidale 23
Lösungen 505
Lösungsmittel, Wasser als 22
Lotionen 506
Lues 332 ff
– angeborene 483
Luftröhre 247
Luftröhrenschnitt 457
Lumbalpunktion 371
Lungen 249 ff
Lungenarterien 140, 249
Lungenarterienstamm 140
Lungenazinus 251
Lungenbläschen 248
Lungenembolie 268 f
Lungenemphysem 265
Lungenentzündung (s. Pneumonie)
Lungenerkrankungen 265 ff
Lungenfell 249
Lungenfibrose 128, 267
Lungenflügel 249
Lungenfunktionsdiagnostik 255
Lungenhilus 249
Lungeninfarkt 268 f
Lungenkapazität, totale 255
Lungenkreislauf 132
Lungenläppchen 249
Lungenlappen 249
Lungenmilzbrand 478
Lungenödem 152, 268
Lungenpest 478
Lungensegmente 249
Lungenspitze 249
Lungentuberkulose 272
Lungenvene 249
Lungenvolumina eines Gesunden 254
Lunula 423
Lupus erythematodus 97 f
Lutealphase 315
Luxation 95
LWK (Lendenwirbelkörper) 93
LWS (s. Lendenwirbelsäule)
Lymphadenopathie toxoplasmotica 484
Lymphangitis 126 f
Lymphflüssigkeit 115
Lymphfollikel 114
Lymphgefäße 114
Lymphknoten 114
Lymphknotenpest 478
Lymphknotentoxoplasmose 201
Lymphknotenvergrößerung 120
Lymphödem 38, 127
Lymphogranuloma inguinale 334
Lymphogranuloma venerum 334
Lymphogranulomatose 128
Lymphokine 44
Lymphopoese 101
Lymphozyten 43, 110 f
Lymphozytopenie 110
Lymphozytose 110
Lymphsinusoide 114
Lysetherapie 513
Lysosomen 4
Lysozym 116

M. (s. Musculus)
Macula 404, 425
– adhaerens 3
– densa 276
Magen 174 ff
– der operierte 189
Magenausgangsstenose 188
Magendrüsen 175
Magenerkrankungen 187 ff
Magengeschwür (s. Ulcus pepticum)
Magenkarzinom 188
Magenoperation 189
Magenperistaltik 229
Magenpförtner 174
Magenpolypen 188
Magensaft 175
Magensaftsekretion 228
Magensäure (s. Magensaft)
Magenschleimhaut 187
Magenspiegelung 503
Magenspülung 452
Magenstumpf 189
Magenverdauung 175
Magenwand, Aufbau 174
Magersucht 241
Magnesium 293, 301 f
Magnesiumsulfat 516
Magnetresonanztomographie 502
Majortest 105
Makroangiopathien 226
Makrolide 508
Makrophagen 43, 110
Makrophagenprodukte 44
Makrozyt 103
makrozytär (s. Anämie)
Malabsorption 190
Malaria 487 ff
– Fieberanfall 489
– quartana 488 f
– tertiana 488 f
– tropica 488 f
Malariatherapie 509
Malassimilationssyndrom 190
Maldigestion 190
maligne 49
Malleomyces mallei 490
Malleus 71, 412, 490
Malpighische-Körperchen 275
Maltafieber 485
Maltose 25
Mamilla 312
Mamma 312 f
Mammakarzinom 178, 329
Mammasonographie 316
Mammographie 316
Mandelentzündung 258 f
Mandeln 247
Mandibulla 71
Mangan 235
Manie 436
Mannit 519
Manometrie 179
Manubrium 65
Maprotilin 514
Marburg-Virus 481
Marburgerkrankung 481
Mark, verlängertes 374
Markscheide 364
Masern 491 f
Masseter-Reflex 382
Mastdarm 178
Mastitis 328
Mastodynie 323
Mastoid (s. Felsenbein)
Mastopathie 328
Maxilla 71
Mc Burney-Punkt 192
MCH 107
MCHC 106 f
MCV 106 f
Mebendazol 509
Mechanorezeptoren 424 f
MedGV 556 f
Media 139
Medianuskompressionssyndrom 85
Mediastinum 131
Medikamente 506 ff
– antibakterielle 507
– Applikation 506
– Ausscheidung 506
– Depotwirkung 506
– Entgiftung 506
– Letaldosis 507
– Resorption 506
– Schwellendosis 507
– Synergismus 507
– Toleranzerhöhung 507
– therapeutische Breite 507
– Verteilung 506
– Wirkung 506 f
Medikamentenabhängigkeit 507
Medioklavikularlinie 131
Medizingeräteverordnung 556 f
Medizinproduktegesetz 554 ff
Medulla oblongata 374
– renis 275
– spinalis 375 ff
Mefloquin 509
Mefrusid 512
Megakaryozyten 111
Meibomsche-Drüsen 399

Meiose 9, 11
Meissner-Tastkörperchen 425
Melaena 129
Melanin 422
Melanom 434
Melanozyten 422
Melaseikterus 210
Melatonin 352
Meldepflicht 524 f
Melkerknoten 479
Melphalan 510
Membrana synovialis 61
– tympani 412
– tectoria 413
Membranpotential 29, 366
Membranproteine 3
Menarche 313
Mengenelemente 233
Meunière (s. Morbus)
Meningen 370
Meningeom 393
– anaplastisches 393
Meningitis 391 ff
Meningoenzephalitis 391
Meningokokken 391
Meningokokken-Meningistis 390 ff
Meniskusverletzung 96
Meniskuszeichen 97
Menopause 315
Menorrhagie 322
Menstruation 315
Menstruationszyklus 313 ff
Meproscillarin 512
Mercaptopurin 510
Merkel-Tastscheiben 425
Merozoiten 488
Merseburger Trias 358
Mesangioproliferation 288
Mesaortitis luica 333
Mesencephalon 373
Mesenchym 16, 59
Mesenterien 179
Mesoderm 339 f
Mesopharynx 246
Metabolismus 7 ff, 228 ff
Metacarpus 63
Metamizol 515
Metaphase 10
Metaplasie 47
Metaplasma 4
Metastase 50
– kanikuläre 54
Metastasierung 52 ff
Metatarsale 69
Metazoen 463
Meteorismus 211
Methotrexat 510
Methyldopa 511
Methylprednisolon 510
Metolazon 512
Metoprolol 511
Metrorrhagie 322
Meulengracht (s. Morbus)
$Mg^{2+}$ (s. Magnesium)
Miconazol 509
Migräne 166
Mikroangiopathien 226
Mikrofilamente 4
Mikroorganismen 461
Mikrophagen 108
Mikrotubuli 4
Mikrovilli 3, 176
Mikrozyt 103
mikrozytär (s. Anämie)
Miktionsbeschwerden 281
Miktionsvorgang 278
Milchbart 261
Milchbrustgang 115
Milchdrüse 312
Milchleiste 312
Milchsäure 73
Milchschorf 430
Miliartuberkulose 271
Milz 113
Milzbrand 477 f
Milzbrandsepsis 477
Milzentfernung 123
Milzinfarkt 120
Milzriß 120
Milzruptur 120
Milzschwellung (s. Splenomegalie)
Milzsinus 113
Mineralkortikoide 361
Mineralstoffe 233 ff
Minipille 343
Miosis 402
Mischhernie 186
Mischinfektion 459
Miserere 191
Mitesser 428
Mithracin 510
Mitochondrien 4
Mitomycin 510
Mitose 9 ff
Mitoserate 50
Mitoxantron 510
Mitralgesicht 155
Mitralinsuffizienz 155
Mitralklappe 131
Mitralöffnungston 146
Mitralstenose 154
Mittelfußknochen 69
Mittelhand 63
Mittelhandknochen 63
Mittelhirn 373
Mittelohr 412
Mittelohrentzündung 88
Mittelstrahlurin 282
Mizellen 217
Mm (s. Musculi)
Mn (s. Mangan)
Mobilisation 470
Mol 21
Molekularbewegung 27
Molekulargewicht 21
Moleküle 21
Mollsche-Drüsen 399
Mondbein 63
Mongolismus 12
Monoarthritis gonorrhoica 332
Mononukleose, infektiöse 127
Monosaccharide 25
Monozyten 43, 110, 116
Monozytopoese 101
Monozytose 110
Morbidität 460
Morbilli 491 f
Morbus 33
– Addison 363, 451
– Alzheimer 394
– Bang 485
– Basedow 358
– Bechterew 94 f
– Boeck 128
– Conn 382
– Crohn 190, 193
– Cushing 355
– haemolyticus neonatorum 482
– Hodgkin 128
– Kahler 128
– Meulengracht 210
– Meuniere 419
– Osler 130
– Parkinson 394
– Pfeiffer 127
– Raynauld 166
– Weil 487
– Werlhoff 130
– Winiwarter-Bürger 167
– Scheuermann 93
Morgenröte der Heilung 108
Morphin 515
Morphologie 1
Mortalität 460
Morula 338
MPG (s. Medizinproduktegesetz)
MRT (s. Magnetresonanztomographie)
MS (s. Multiple Sklerose)
MSH 354
Mukosa 173, 174
Mukolytika 516
Multiple Sklerose 396
Mumifizierung 164
Mumps 184
Mund-zu-Mund-Beatmung 456
Mundgeruch (s. Foetor ex ore)
Mundhöhle 169 ff
Mundrachen 172
Mundringmuskeln 78
Mundschleimhautentzündung 183
Mundwinkelrhagaden 184
Musculi (Mm.) 77
– intercostales 79
– rhomboidei major et minor 79
– scaleni 78
Musculus (M) 77
– biceps brachii 80
– biceps femoris 81
– brachialis 80
– brachioradialis 80
– buccinator 78
– cremaster 321

- deltoides 79
- frontalis 78
- gastrocnemius 82
- glutaeus maximus 81
- gracilis 82
- iliacus 80
- iliopsoas 80
- intermedius 81
- latissimus dorsi 79
- levator scapulae 79
- masseter 78
- medialis 400
- obliquus externus 79
- obliquus inferior 400
- obliquus internus 79
- obliquus superior 400
- occipito frontalis 78
- occipitalis 78
- orbicularis oculi 78, 399
- orbicularis oris 78
- palpebrae superior 399
- pectoralis major 78
- pectoralis minor 78
- quadriceps femoris 81
- rectus abdominis 79
- rectus inferior 400
- rectus femoris 81
- rectus lateralis 400
- rectus superior 400
- sartorius 81
- semitendinosus 81
- semimembranosus 81
- serratus anterior 79
- soleus 82
- sternocleidomastoideus 78
- temporalis 78
- teres major 79
- tibialis anterior 82
- transversus abdominis 79
- trapezius 79
- triceps 80
- triceps surae 82
- vastus lateralis 81
- vastus medialis 81
Muskel 71 ff
- Energiequellen 73
- Großaufbau 75
- halbhäutiger 81
- halbsehniger 81
- mehrbäuchiger 75
- mehrköpfiger 75
Muskelansatz 75
Muskelarbeit 74
Muskelarten 72
Muskelatrophie 74
Muskelfascie 75
Muskelfaserbündel 71
Muskelfasern 72
Muskelfibrillen (s. Myofibrillen)
Muskelformen 74
Muskelfunktion 77
Muskelgewebe 71
Muskelhemmung 63
Muskelhyperplasie 74
Muskelhypertrophie 74
Muskelhypotonie 388
Muskelkontraktion 71
Muskellehre, spezielle 77
Muskelpumpe 74, 142 f
Muskelspindeln 73
Muskelsystem 1, 71 ff
Muskeltonus 73
Muskelursprung 75
Muskelveränderungen, physiologische 74
Muskelzellen 71
Muskularis 173 f
Muskulatur (s. Muskel)
- Funktion 74 f
- glatte 72
- quergestreifte 72
- Steuerungsfaktoren 74
Mutationen 11 f
Mutterkuchen 340
Muttermilch 349
Muttermund 310 f
Muzin 175
Myalgien 83
Mycobakterium leprae 476
- tuberculosis 272
Mycoplasma homini 335
Mydriasis 402
Myelinscheide 364
Myeloblasten 126
myeloisch (s. Leukämie)
Myelom, multiples 128
Mykoplasmen-Infektion 335
Mykoplasmen 462
Mykosen 462
Mykotoxine 51
Myofibrillen 72
Myogelose 83
Myoglobin 233
Myokard 73, 131
Myokardinfarkt 159 f
Myokarditis 154
Myom 50, 324
Myometrium 311
Myopie 407
Myosarkom 50
Myosinfilamenten 72
Myxödem 259, 451

$Na^+$ (s. Natrium)
Nabelarterien 345
Nabelhernie 195
Nabelstrang 339
Nachgeburtswehen 347
Nachtblindheit 236
Nachtschweiß 272
Nachwehen 347
Nachweistechniken für Erreger 463 ff
Nackensteifigkeit 390
NaCl 294
Naegele-Methode 345
Nägel 423
Nagelbett 423
Nagelplatte 423
Nagelwurzel 423
Nahakkommodation 405
Nahrungsbrei 175
Nahrungsstoffe 229 ff
Naproxen 515
Narbe 38, 427
Narbenbildung 38
Nase 245 f
Nasenbein 70, 245
Nasenbluten 257
Nasendiphtherie 260
Nasendrüsen 245
Nasenmuscheln 246
Nasennebenhöhlen 246
Nasenrachen 172
Nasenrotz 490
Nasenscheidewand 245
Nasus 245 f
Natrium-Kalium-Pumpe 28 f
Natrium 293 ff
Natriumpicosulfat 516
Natriumrückresorption 280
Natriumsulfat 516
Nausea 181
Nebenhoden 319
Nebenhöhlenentzündung 258
Nebennieren 275, 361 ff
Nebennierenmark 361 f
Nebennierenrinde 361 f
Nebennierenrindeninsuffizienz 363
Nebenschilddrüse 360 f
Nebenzellen 175
Negrikörperchen 398
Neisserfärbung 464
Neisseria meningitides 391
Nekrose 36 f
- käsige 37
Nelson-Test 334, 483
Nematoden 463
Neomycin 508
Neoplasie 48
Nephrolithiasis (s. Urolithiasis)
Nephron 275
Nephropathie, diabetische 226
Nerv, herumschweifender 378
Nerven, afferente 366
- efferente 366
- sensorische 366
Nervenausfallsymptome 379
Nervenfasern 364 ff
Nervengeflechte 377
Nervengewebe 364
Nervenkitt 366
Nervenkompression 93
Nervenlepra 477
Nervenreizung 93
Nervensystem 1, 364 ff
- autonomes 364, 383 ff
- peripheres 364, 377 ff
- unwillkürliches 364
- vegetatives 364, 383 ff
- willkürliches 364
- zentrales 364, 369 ff
Nervenzelle 364
- bipolare 364
- multipolare 364
- unipolare 364

Nervus (N)
– abducens 378
– accessorius 378
– axillaris 382
– facialis 378, 381
– femoralis 379, 382
– glossopharyngeus 378, 381
– hypoglossus 378
– ischiadicus 379
– medianus 84, 379, 382
– musculocutaneus 379, 382
– obturatorius 382
– oculomotorius 378, 381
– olfactorius 378
– opticus 378, 381, 399
– peronaeus communis 379
– phrenicus 379
– radialis 379, 382
– recurrens 358
– statoacusticus 414
– suprascapularis 382
– tibialis 379, 382
– trigeminus 378, 381
– trochlearis 378, 382
– ulnaris 379, 382
– vagus 378, 381
– vestibulocochlearis 378, 414
Nervi (Nn)
– cervicales 376
– coccyges 377
– lumbales 376
– sacrales 376
– thoracici 376
Nesselfieber 432
Nesselsucht 432
Netzhaut 403
Netzhautablösung 403
Netzhautadaptation 406
Neugeborenenikterus 371
Neunerregel 420
Neurinom 393
Neuriten 364
Neurodermitis 430
Neuroglia 366
Neurohypophyse 353
Neuroleptika 513
Neuron 364 f
Neuropathie (s. Polyneuropathie)
Neurose 436
Neurotransmitter 369
Neutronen 21
Neutropenie 110
Neutrophilie 110
Nexus 3
$NH_3$ (s. Ammoniak)
Niacin 237
Niclosamid 509
Nicotinsäureamid 237
Nidation 338
Niederdruckgefäße 139
Nieren 274 ff
Nierenarterie 275
Nierenbecken 274 f, 277
Nierenbeckenentzündung (s. Pyelitis)
Nierenerkrankungen 287 ff
Nierenfunktionsprüfung 283 f
Nierenhilus 275
Niereninsuffizienz, akute 288 f
– chronische 289 f
Nierenkarzinom 290
Nierenkelche 274 f
Nierenkolik 292
Nierenkörperchen 275
Nierenmark 275
Nierenpapillen 275
Nierenpforte 275
Nierenpunktion 284
Nierenrinde 275
Nierenschwelle 224
Nierensteine (s. Urolithiasis)
Nierenszintigraphie 284
Nierentransplantation 290
Nierentuberkulose 272
Nierenvene 275
Nierenversagen (s. Niereninsuffizienz)
Nierenzyste 291
Niesreflex 374
Nifedipin 511
Nimustin 510
Nisse 433
Nisseria genorrhoeae 332
Nissl-Schollen 364
Nitroglyzerin 511
Nitroglyzeringabe 159
Nitrosamine 51
NNM (s. Nebennierenmark)
NNR (s. Nebennierenrinde)
Nodus 426
Non-Hodgkin-Lymphome 126
Noradrenalin 362, 369
Normoblasten 107
normochrom (s. Anämie)
Normovolämie 99
normozytär (s. Anämie)
Nosologie 33
Notfall-ABC 455 ff
Notfall 445 ff
Notsterilisation 470
Nüchternblutzucker 224
Nüchternerbrechen 393
Nüchternschmerz 188
Nucleus pulposus 92
Nukleolus 7
Nukleotide 5
Nukleus 4
Nykturie 145, 151, 281
Nystagmus 388
Nystatin 508

Oberarmknochen 64
Oberarmmuskel 80
Oberflächengastritis 188
Oberhaut 421 f
Oberkiefer 71
Oberschenkelhals 68
Oberschenkelknochen 68
Oberschenkelmuskel, vierköpfiger 81
– zweiköpfiger 81
Oberschenkelmuskulatur 81
Oberschenkelschlagader 140
Obesitas 240
Obstessiggeruch 224
Obstipation 183
Ödeme 38, 285 ff
Ödipuskomplex 437
Ohnmacht 446
Ohr 411 ff
Ohrgeräusche (s. Tinnitus)
Ohrläppchen 411
Ohrmuschel 411
Ohrschmalzdrüse 412
Ohrspeicheldrüse 171
Ohrtrompete 172, 412
Oligodendrogliazellen 366
Oligomenorrhoe 322
Oligurie 282, 284
Omarthrose 85
Omentum minor 203
Onkologie 48 ff
Oogenese 307
Oophoritis 323
Oozyte 307
Ophtalmoskopie 406
Opiate 451
Opisthotonus 391, 393, 396
Oppenheim-Reflex 388
Opsonierung 116
Orbita 71, 399
Orchitis 329 f
Organ 1
Organe, lymphatische 112
Organismus 1
Organmanifestation 460
Organneurose 435
Organödeme 286
Organsysteme 1
Organtransplantation 119
Organtuberkulosen 271 f
Orientierungsstörungen 440
Ornithose 272
Orthopnoe 151, 257
Orthostasesyndrom 446
Os coccygis 67
– coxal 68
– cuboideum 69
– frontale 69
– hyoideum 70
– ilium 68
– ischii 68
– lacrimale 70
– nasale 70
– naviculare 69
– occipitale 69
– palatium 70
– parietale 69
– pubis 68
– sacrum 67, 68
– sphenoidale 69
– zygomaticum 70
Osler (s. Morbus)
Osmolalität 293
Osmolarität 293
Osmose 27 f
Ösophagitis 184 f
Ösophagoskopie 503
Ösophagus 172 ff

Ösophagusdivertikel 185
Ösophagusenge 173
Ösophaguskarzinom 186
Ösophagussphinkter 173
Ösophagusvarizenblutung 186
Ösophagusvenen 186, 205
Ossa brevia 58
– cuneiforme 69
– irregularia 58
– longa 58
– plana 58
– pneumatica 58
– sesamoides 58
– temporale 69
Ossein 58
Ossifikation 59 ff
Osteoblasten 58
Osteoblastom 91
Osteochondrose 93
Osteoid 58
Osteoklasten 58
Osteom 50
Osteomalazie 90 f, 236
Osteopathie, renale 289
Osteoporose 89 f
Osteosarkom 50, 91
Osteozyten 58
Ostien 278
Östradiol 309
Östrogen 309
Otitis externa 418
– media 88, 419
Otosklerose 419
Otoskopie 417
Ott-Zeichen 95
Ovar 307 ff
Ovarfollikel 308
Ovarialkarzinom 54
Ovarialtumor 323
Ovulation 308
Oxalacetat 239
Oxidationsprozeß 293 f
Oxidationswasser 293
Oxyphenbutacon 515
Oxytozin 349, 353

PAH-Clearence 284
Palliativoperation 57
Palmaraponeurose 84
Palmarerythem 208
Palmomentalreflex 381
Palpation 497
– der Arterien 148
Palpebrae 399
Panarteriitis 97
– nodosa 166
Pandemie 460
Panethsche Körnerzellen 176
Pankarditis 154
Pankreas 221 ff
Pankreaskarzinom 223
Pankreaslipase 221
Pankreasnekrose 223
Pankreassteine 223
Pankreatitis, akute 222 f
– chronische 223
Pankreozymin 176, 221, 229
Panmyelopathie 124
Panniculus adiposus 422
Pantothensäure 239
Panzerherz 154
Papageienkrankheit 272 f
PAP-Gruppen 325 f
Papillae duodeni major 217
– filiformes 169
– fungiformes 169
– foliatae 169
– vallatae 169
Papillarmuskeln 131
Papillen 169 f
Papillenschicht 422
Papillom 50
Papillomavirus, humanes 335
Papula 425
Paracetamol 515
Paralyse 386
Paraneoplastisch (s. Syndrom)
Paraplasma 4
Parasiten 461, 463
Parasitenbefall 201 f
Parasympathikus 138, 385 f
Parathormon 61, 300, 360
Parathyreoidea 360 f
Paratyphus A, B, C 198
Parazentese 419
Parenchym 13
parenteral 461, 506
Parese 386
Parkinson (s. Morbus)
Parotis epidemica 184
Parotishypertrophie 88
Pars laryngea 172
– nasalis 172
– oralis 172
Passivimpfungen 468
Pasten 505
Pasteurisieren 470
Patella 69
Patellasehnenreflex 380, 382
Pathogenese, Begriffsbestimmung 33
Pathogenität 459
Pathologie 33 ff
Pathophysiologie 20
Paukenhöhle 412
Payr-Zeichen 97, 168
Pearl-Index 342
Pediculosis capitis 434
– corporis 434
– pubis 434
Pediculus humanis capitis 434
– humanis corporis 433
Pedunculi cerebri 373
Pellagra 238
Pelvis 68
– renalis 277
Pelviskopie 503
Pemphigus syphilitica 483
Pendelblut 138
Penicillin 507
Penis 320
Penisschwellkörper 320
Pentose 25
Pepsin 175
Pepsinogen 175
Peptidasen 221
Peptidhormone 351
Perfusion 256
Periarteriitis 97
Pericarditis constructiva 154
– exsudativa 154
– sicca 154
Perichondrium 19, 60
Perikard 131
Perikardblatt, parietales 131
– viscerales 131
Perikarditis 154
Perikardreiben 146, 154
Perikaryon 364
Perimetrie 407
Perimetrium 311
Perimysium 71
Perindopril 511
Periost 59
Peristaltik 177
Peritonealdialyse 290
Peritoneum 178 f
– parietale 179
– viscerale 175, 179
Peritonitis 194
Perkussion 253, 497
Perkussionshammer 253
Perkussionsschall, normaler 253
Permeabilität 27
– selektive 3
Perniziosa 122
peroral 506
Persönlichkeit, narzistische 438
Persönlichkeitsstruktur, depressive 438
– hysterische 438
– prämorbide 438
– schizoide 438
– zwanghafte 438
Pertussis 264 f
Pessar 344
Pest 478 f
Pestsepsis 478
Petechien 129
Pethidin 515
Petit-mal-Anfall 393 f
Peyersche Plaques 176
Pfeiffersches Drüsenfieber 127
Pfeilnaht 70
Pflugscharbein 71
Pfortader 140, 203
Pfortaderkreislauf 134, 205
Phagen 463
Phagozyten 110
Phagozytose 29, 107
Phalanges 63, 69
Phäochromozytom 363
Pharynx 172, 246
Phase, gastrische 175
– intestinale 175
– kephal-vagale 175
Phenacon 515
Phenytoin 515

Phimose 330
Phlebothrombose 167 f
Phlegmone 45
Phosphat 61, 293, 299 ff
Phosphatase, alkalische 208
Phosphathaushalt 299 f
Phospholipide 26, 231
Phosphor 299 f
Pfötchenstellung 300, 360
Phosphorsäure 24
Phosphorylierung 30
Photosynthese 29 f
Phthiriasis 434
Phthirus pubis 433
PH-Wert 24
Phyllochinon 437
Phyma 426
Physiologie, allgemeine 20 ff
– Grundlagen 26 ff
Pia mater 370
Pille 342 f
– danach 343
Pilze 462
Pilzpapillen 169
Pindolol 511
Pinozytose 28
Piretanid 512
Piroxicam 515
Pityriasis versicolor 429
Plantarwarze 431
Plasmaeiweiße 101
Plasmafaktoren 111
Plasmahydrogencarbonat 252
Plasmalemm 2
Plasmaosmolarität 279
Plasmaproteine (s. Bluteiweiße)
Plasmathrombinzeit 129
Plasmavolumen 279
Plasmazellen 43, 117
Plasmin 112
Plasminogen 112
Plasmodien 487 f
Plasmodium falciparum 488
– malariae 488
– ovale 488
– vivax 488
Plasmozytom 91, 128
Plättchenfaktor 111
Plattenepithel 13
Plattenepithelkarzinom 50
Plattenepithelmetaplasie 263
Plattfuß 97
Platysma 78
Plaut-Vincent-Angina 259
Plazebo 507
Plazenta 340, 345
Plazentalaktogen 345
Plazentaschranke 345
Plessimeter 253, 497
Pleura 249
– parietale 249
– viscerale 249
Pleuraempyem 257
Pleuraerguß 257
Pleurareiben 254, 270
Pleuraschwarte 270
Pleuraspalt 249
Pleuritis 269 f
– exsudativa 269
– sicca 269
Plexus brachialis 379
– cervicalis 379
– chorioideus 379
– entericus 379
– lumbalis 379
– pudendus 379
– sacralis 379
PMS 322
Pneumocystis-carinii-Pneumonie 494
Pneumokokkenpneumonie 266
Pneumokoniosen 266
Pneumonie 266 f
– atypische 267
– bakterielle 266 f
Pneumonieprophylaxe 469
Pneumothorax 270
Pocken 479 f
Pockennabel 479
Podagra 89
Poikilozytose 103
Poliomyelitis 394
Polio-Virus 395
Pronatorenreflex 382
Polkörperchen 308
Pollakisurie 281, 285
Polyarthritis, akute 86
– chronische 86 ff
Polydypsie 284
Polyglobulie 124
Polymenorrhoe 322
Polyneuropathie 389
Polypen 48, 259
Polyposis 48
Polysaccharide 25
Polytrauma 453
Polyurie 282, 284
Polyzythämia vera 125
Polyzythämie, sekundäre 124 f
Pons 374
Porta hepatis 203
Portio supravaginalis 311
– vaginalis 311
Postkoitalpille 343
postprandial 189
Posttransfusionshepatitis 211
Präkanzerose 48
präkordial (s. Faustschlag)
Präputium 312, 320
Prävalenz 460
Präzipitation 116
Praziquantel 509
Prednimustin 510
Prednisolon 510
Prellung 96
Presbyopie 407
Pressorezeptoren 142
Preßwehen 347
Primaquin 509
Primärfollikel 307
Primärharn 278
Primärkomplex 271
Primordialfollikel 307
Prinzmetal-Angina 159
Procarbazin 510
Processus condylaris 70
– coracoideus 65
– coronoideus 70
– mastoideus 70
– styloideus 70
– xiphoideus 65
– zygomaticus 70
Produktionsikterus 210
Proerythroblasten 102
Progesteron 309
Projektionsbahnen 372
Prokaryonten 1, 461
Proktokolektomie 193
Prolaktin 353
Proliferation 42
Proliferationsphase 313 ff
Promontorium 67
Pronation 77
Prophase 10
Propionsäure 238
Propranol 511
Proscillaridin 512
Prostaglandine 43
Prostata 320
Prostatahyperplasie 330
Prostatakarzinom 331
Prostatitis 330
Proteine 7, 26, 232 ff
Proteinsynthese 4
Proteinurie 285
Proteolyse 228
Prothrombin 111
Prothrombinaktivator 111
Protoplasma 3
Protozoen 463
Provitamin A 235 f
Pruritus 428
– albicans 226
Pseudomembran 45, 260
Pseudomonas mallei 490
Pseudopodien 116
Pseudopolyglobulie 125
Pseudozysten 37
Psittakose 272 f
Psoas-Schmerz 192
Psoriasis vulgaris 429 f
Psoriasisphänomen 429 f
PSR (s. Patellasehnenreflex)
Psychiatrie 435
Psychodysleptika 514
Psychopharmaka 513 ff
Psychose 435 ff
– endogene 437
– organische 436
Psychosomatik 435, 439 ff
Psychosomatosen 435
Psychosyndrom 436
Psychotonika 514
PTH (s. Parathormon)
Ptosis 196
Ptyalin 171
Pubarche 313
Pubertät 313, 321

Pubertätsmagersucht 241
Puerperalsepsis 492
Puerperium 348
Pufferlösungen 24 f
Pulmonalklappe 131
Pulmonalstenose 156
Pulmones 249 ff
Pulpahöhle 172
Pulsqualitäten 147, 498
Pulstastung 147, 498
Pulsus celer et altus 498
– tardus 498
Pulver 505
Pumpleistung des Herzens 138
Punktionen 472 ff
Punktionsarten 473
Pupertas praecox 352, 362
Pupille 402
Pupillenadaptation 406
Pupillenreflex 381
Purin 5
Purkinje-Fasern 138
Purpura 129
– senilis 130
Pustel 427
Pustula 427
Pyämie 459
Pyelitis 291
Pyelographie, retrograde 284
Pyelonephritis 291
– chronische 292
Pylorus 174
Pylorusmyotomie 189
Pylorusstenose 189
Pyramidenbahnen 373, 374 f
Pyramidenbahnzeichen 387
Pyrazinamid 508
Pyrethroiden 434
Pyridoxin 238
Pyrimidinbasen 5
Pyrogene 32
Pyruvat 36

Q-Fieber 489 f
Quaddel 425
Quarantäne 475
Queensland-Fieber 489
Querfortsatz 67
Quick-Wert 129
Quincke-Ödem 432

RA (s. Arthritis, rheumatoide)
RAAS-System 143 f, 280 f, 294 f
Rabenschnabelfortsatz 65
Rabies-Virus 397
Rachen 246
Rachendiphtherie 260
Rachenmandel 172, 247, 259
Rachennerv 378
Rachenraum 172
Rachenring, lymphatischer 246
Rachitis 90, 236
Radikaloperation 57
Radioimmuntest 466
Radioisotope 20
Radiojodtherapie 358
Radius 64
Radiusperiostreflex 382
Ranviersche Schnürringe 364
Rasselgeräusche, feuchte 253
– trockene 253
Ratschow-Lagerungsprobe 148
Rattenbißfinger 98
Raum, extrazellulärer 293
– intervillöser 345
– interzellulärer 293
– intravasaler 293
– intrazellulärer 293
Rautenmuskel 79
Raynaud (s. Morbus)
Reagin 118
Reaktion, vagovasale 163
Realisinghormone 353
Reanimation 455 f
Rechts-Links-Shunt 156
Rechtsherzinsuffizienz 152
Rechtsverschiebung 108 ff
Rectum 178
Rectusscheide 80
Redoxsystem 239
Reduktionsteilung 9
Referenzwerte für Blut 588
– für Harn 589
Reflex 379 ff
– monosynaptischer 379
– okulozephaler 381
– polysynaptischer 379
Reflexbogen 379
Reflextonus 73
Reflexzentrum 379
Reflux 185
Refluxkrankheit 185
Refluxösophagitis 185
Refraktärphase 138, 367
Regelkreis, hormoneller 352
Regenbogenhaut 401 f
Regeneration des Gewebes 46 f
Regio olfactoria 245
Regression 438
Regurgitation 185
Reifeteilung 11
Reinfektion 459
Reitersche Trias 197
Reizaufnahme 9
Reizbeantwortung 9
Reizhusten 257
Reizkolon 192
Reizleitungssystem 137
Reizmagen 187
Rektalvenen 206
Rektoskopie 503
Remission 34
Ren 274
– mobilis 275
Renin-Angiotensin-Aldosteron-System 143 f, 280 f, 294 f
Renin 280
Reparation 42
Reprise 265
RES 17
Reserpin 511
Reservevolumen, expiratorisches 255
– inspiratorisches 255
Residualkapazität, funktionelle 255
Residualvolumen 255
Resistenz 33
– osmotische 103
Resonanzorgan 245
Resorption 3, 13
Resorptionsfieber 55
Restblut 138
Restblutdruck 142
Rete testis 316
Retentionsalkalose 303
Retentionsazidose 302
Reticulum (s. Retikulum)
Retikulinfasern 15
Retikuloendotheliales System 17
Retikulohistozytäres System 17
Retikulozyt 107
Retikulum, endoplasmatisches 4
– sarkoplasmatisches 71
Retikulumzellen 17, 101
Retina 403
Retinol 235
Retinopathien 226
retroperitoneal 179
Retrosternalschmerzen 185
Retrovir 508
Rezeptor 3, 379
Rezidiv 34
Rhagaden 184, 427
Rhesusfaktor 105
Rhesussystem 105
Rheuma 82 ff
Rheumafaktor 83, 86
Rheumafaktortest 83
Rheumaknoten 87
Rheumamittel 515
Rheumatisches Fieber (s. Fieber)
Rheumatismus 82 ff
– degenerativer 83
– entzündlicher 83
Rhinitis 258
– allergica 258
Rhodankalium 171
Rhodopsin 404
Rhythmusfieber 487
RIA 466
Riboflavin 237
Ribonucleinsäure 7
Ribose 7
Ribosomen 4
Rickettsia burneti 489
– prowazecki 475
Rickettsiämie 489
Rickettsien 462
Riechfeld 245
Riechkolben 246
Riechnerv 378
Riesenzellen, mehrkörnige 43, 58
Rifampicin 508

Rigor 385
– mortis 34
Rindenfelder 372 f
Rindenhormone 361
Rinderbandwurm 202
Ringerlösung 448
Ringknorpel 247
Ringmuskeln 75
Rinne-Test 417
Rippen 65
– echte 65
– unechte 65
Rippenfell 249
Rippenhalter 78
Risus sardonicus 396
Riva-Rocci 154
Rizinusöl 516
RNA (RNS) 7
Roemheld-Syndrom 159
Röhrenknochen 58
Romberg-Stehversuch 387
Röntgen 501
Röntgenkontrastdarstellung 501
Röntgenverordnung 551
Röntgenstrahlung 51
Roseolen 199
Rossolimo-Zeichen 382
Rotation 77
Röteln 493
Rötelnembryopathie 484
Rötelnvirus 484
Rotz 490
Rovsing-Zeichen 192
RR (s. Riva-Rocci)
Rubeola 493
Rubinikterus 210
Rubor 39 f
Rückenmark 375 ff
Rückenmarkhäute 370
Rückenmarkkanal 371, 375
Rückenmarknerven 377
Rückenmarksegmente 376
Rückenmarksschwindsucht 333
Rückenmuskel, breiter 80
Rückenmuskulatur 80
Rückenschmerzen 390
Rückensehnenplatte 80
Rückfallfieber 480
Rückresorption, tubuläre 279
Rückstrom des Blutes, venöser 142
Ruffini-Körperchen 425
Ruheblutdruck 147
Ruhegewebe 46
Ruhepotential 366 f
Ruhr (s. Shigellenruhr)
Rumpel-Leede-Test 129
Rundmuskel 79
Rundrücken, fixierter 94
Rundwürmer 463

Sabin-Feldmann-Farbtest 484
Saccharose 25
Sacci alveolares 248
Sacculus 413
Säftesalz 293
Sägemuskel 79
Sakralkyphose 68
Salben 505
Salicylsäure 451
Salizylate 451
Salmonella enteritidis 196
– paratyphi A, B, C 298
– typhi 199
Salmonellen 198, 525
Salpetersäure 24
Salpingitis 323
Salpinx 310
Saluretika 512
Salviation 186
Salze 23 ff
Salzsäure 24, 175
Samenblase 319
Samenflüssigkeit 319
Samenkanälchen 316
Samenleiter 319
Sammelkanälchen 217
Sammelrohre 275, 277
Sandalenlücke 12
Sarkoidose 128
Sarkolemm 71
Sarkom 48
Sarkoplasma 71
Sarkosomen 71
Sattelgelenk 62
Sattelnase 333
Sauerstoffmangel 37
Sauerstoffpartialdruck 256
Saugglockentest 129
Saugreflex 374, 381
Saugwürmer 463
Säure-Basen-Haushalt 280, 293 ff, 302 ff
Säuren 23 ff, 302 ff
Scala tympani 412
– vestibuli 412
Scapula 65
Scarlatina 260 f
Schädel-Hirn-Trauma 390
Schädel 69 ff
Schädelbasis 69
Schädeldach 69
Schädelkalotte 69
Schalentemperatur 31
Schalleitungsschwerhörigkeit 417
Schallempfindungsschwerhörigkeit 417
Schallübertragung 415
Schallwellen 415
Schambein 68
Schamgeflecht 379
Schamhügel 312
Schamlippen 312
Schanker, harter 332 ff
– weicher 334
Scharlach 260 f
Scharniergelenk 62
Scheide 311 f
Scheidenvorhof 312
Scheidendiaphragma 344
Scheidenflora 311
Scheinheilung 34
Scheinmedikament (s. Plazebo)
Scheitelbein 69
Scheitellappen 372
Schellong-Test 148
Schenkelhernie 195
Schenkelschall 253, 497
Scheuermann (s. Morbus)
Schickprobe 260
Schielen 407
Schienbein 69
Schienbeinmuskel 82
Schienbeinschlagader 140
Schilddrüse 356 ff
Schilddrüsenkarzinom 359 f
Schilddrüsenüberfunktion 358
Schilddrüsenunterfunktion 359
Schildknorpel 247
Schizonten 488
Schizophrenia simplex 442
Schizophrenie 435, 442
Schlafapnoesyndrom 261
Schläfenbein 69
Schläfenlappen 372
Schläfenmuskeln 78
Schlafmittel 515
Schlagader (s. Arterien)
Schlaganfall 165
Schlagvolumen 138
Schlankmuskel 82
Schleifendiuretika 512
Schleimbeutel 62
Schleimhaut 173
Schleimhautödem 263
Schleimhautventile 278
Schlemmscher-Kanal 401 ff
Schluckakt 173 f
Schluckauf 180
Schluckreflex 374
Schluckstörungen (s. Dysphagie)
Schlüsselbein 65
Schmarotzer 463
Schmerz, fortgeleiteter 180
– parietaler 180
– retrosternaler 150
– somatischer 180
– viszeraler 180
Schmerzen im Abdomen, Ursachen nach Lokalisation 181
Schmerzmittel (s. Analgetika)
Schmerzrezeptoren 425
Schmerzschwellenanhebung 226
Schmerztherapie 57
Schmetterlingserythem 98
Schmierinfektion 461
Schnappatmung 253
Schnauzreflex 381
Schneidermuskel 81
Schnupfen 258
Schober-Zeichen 93, 95
Schock 447 f
– anaphylaktischer 449
– hyperglykämischer 225 f
– hypoglykämischer 225 f
– hypovolämischer 448
– kardiogener 448

– neurogener 449
– septischer 448 f
Schockbekämpfung (s. Notfall-ABC)
Schockindex 447
Schocklunge 268, 445
Schollenmuskel 82
Schorf 427
Schreibzentrum 373
Schrittmacher des Herzens 137
Schrittmacherzellen 137
Schrumpfniere 288
Schrunde 427
Schulterblatt 65
Schulterblattheber 79
Schultergelenk 64
Schultergelenksarthrose 85
Schultergürtel 65
Schulterhöhe 65
Schultermuskulatur 78 f
Schuppe 427
Schuppenflechte 429
Schuppennaht 70
Schüttelfrost 32
Schüttelschaum 212
Schutzimpfung (s. Impfung)
Schwanenhalsdeformitäten 87
Schwangerschaft 344 ff
Schwangerschaftsdepression 441
Schwangerschaftsgestosen 327
Schwangerschaftshochdruck 327
Schwangerschaftshormone 345
Schwangerschaftsikterus 209
Schwangerschaftsproteinurie 327
Schwangerschaftsstreifen 347
Schwangerschaftstest 345
Schwangerschaftswehen 347
Schwannsche Zelle 364
Schwarz-Barttner-Syndrom 296
Schwarz-Weiß-Sehen 404
Schwarzwasserfieber 489
Schwefelsäure 24
Schweinebandwurm 202
Schweinebrucellose 485
Schweinehüterkrankheit 487
Schweineinsulin 227
Schweißdrüsen 424
– apokrine 424
– ekkrine 424
Schwellendosis 507
Schwellenpotential 367
Schwellenwert 279
Schwellkörper der Frau 312
– des Mannes 320
Schwertfortsatz 65
Schwindel 389
Schwurhand 379
Scilla 512
Se (Selen) 235
Seborrhoe 424
Sebostase 424
Sebozyten 423
Sebum 423
Sedimentieren 21
Seelenheilkunde 435
Segelklappen 131
Segmentation 177
Segmentbronchien 247
Sehfehler 407 f
Sehfeldeinschränkung 409
Sehgrube 404
Sehnenfäden 131
Sehnenorgane 73
Sehnerv 378, 399, 405
Sehnervenkreuzung 373, 405
Sehorgan 399
Sehpurpur 404
Sehschärfeprüfung 406
Sehzentrum 373
Seifenblasenphänomen 253
Seitenfurche 372
Seitenhorn 375
Seitenlage, stabile 458
Seitenstrang 376
Seitenstrangangina 259
Seitenstränge, lymphatische 247
Sekretin-Pankreozymin-Test 222
Sekretin 176, 221, 229
Sekretion 13
Sekretion, tubuläre 279
Sekretionsenzyme 208
Sekretionsphase 315
Sekretolytika 516
Sekundärfollikel 307
Sekundärinfektion 459
Selbsttötung 443
Selen 234
Sella turcica 70
Semilunarklappen 131
Senkniere 274
Senkwehe 347
Sepsis 459
Septum 131
Septum nasi 245
Septumdefekte 156
Serosa 175
Serotonin 43, 369
Sertoli-Zellen 316
Serumeisen 589
Serumuntersuchungen 499
Sesambeine 58
Sexuell übertragbare Krankheiten 331 ff
SGOT 208
SGPT 208
Sheehan-Syndrom 354
Shigella dysenteria 197
Shigellenruhr 197
Shunt, Links-Rechts 156
– peritoneovenöser 211
– Rechts-Links 156
Si (s. Silicium)
Sicca-Syndrom 88
Sichelzelle 103
Sichelzellenanämie 123
Sickerblutung 121
Siebbein 70, 245
Siebplatte 245
Sigmoid 178
Silicium 235
Silikose 267
Simmons-Syndrom 354
Singultus 180
Sinnesorgane 1
Sinnesrezeptoren 424
Sinusbradykardie 158
Sinusitis 258
Sinusknoten 137
Sinusoide 203
Sinusrhythmus 137
Sinustachykardie 157
Sitzbein 68
Sitzbeinhöcker 68
Sjögren-Syndrom 88, 97
Skabies 433
Skapulohumeralreflex 382
Skelettmuskulatur 71 ff
Skelettsystem 58 ff
Sklera 401
Sklerodermie 97
Skoliose 91
Skorbut 240
Skrotum 320
Sludge-Phänomen 447
Smegma 320
Sn (Zinn) 235
Sodbrennen 180
Solitärfollikel 176
Somatostatin 222
Somnolenz 446
Sonnenstich 454
Sonographie 500
Soor 184
Soorösophagitis 185
Sopor 446
Sorbit 512
Sozialgesetzbuch 558 f
Spaltungsirresein 442
Spannungspneumothorax 270
Spastik 385
Spätgestose 327
Speiche 64
Speichel 171
Speicheldrüsen 171
Speichelsteine 184
Speichenarterie 140
Speichenmuskel 80
Speicherfett 17
Speiseröhre 172 ff
Speiseröhrenvenen 186
Spekulum 316
Spendererythrozyten 105
Spenderniere 290
Sperma 319
Spermatogenense 318
Spermien 318
Sphärozyt 103
Sphincter oddi 174
– pylori 217
Sphinkteren 77
Spider-Naevi 208
Spiegel-Trinker 243
Spina iliaca 68
– scapulae 65

Spinalganglion 366, 375
Spinalnerven 375
Spindelapparat 10
Spinnwebenhaut 370
Spirale 343
Spirillen 462
Spirochäten (s. Spirillen)
Spirometer 256
Spironolacton 512
Spitzfuß 97, 379
Spitzfußprophylaxe 469
Splanchocranium 70
Splenomegalie 120
Splenum (s .Milz)
Spondylarthritis ankylopoetica 94 f
Spondylitis 94
– brucellosa 486
Spondylose 94
Spongiosa 60
Spontanfrakturen 90
Spontanpneumothorax 270
Sporen 462
Sporenprobe 470
Sprache, skandierende 388
Sprachzentrum 373
Spreizfuß 97
Spritzenabszeß 473
Spritzkanälchen 319
Sprue 191
Sprunggelenk 69
Spulwürmer 201
Spurenelemente 233 ff
Sputum, dreischichtiges 264
Sputumuntersuchungen 254
Squama 427
Stäbchenbakterien 461
Stäbchenzellen 403 f
Stabsichtigkeit 407
Stadien nach Fontaine 164
Staging 54
Stakkatohusten 265
Stammbronchien 247
Stammhirn 370
Stammskelett 63
Stammzelle, pluripotente 101
Stapes 71, 412
Staphylokokken 461
Star, grauer 409
– grüner 409
Stärke 25
Status asthmaticus 264
Staubinfektion 461
Staublunge 267
Stauungsbronchitis 152
Stauungsdermatose 168
Stauungsgastritis 152
Steigbügel 71, 412
Steinmann I und II 97
Steinschnittlage 316
Steinzertrümmerung 219
Steißbein 67
Stereotypien 440
Sterilisation 344, 470
Sterilität 329
Sterine 231
Sterkobilin 206
Sternalpunktion 65
Sternkartenexanthem 428
Sternoclavikulargelenk 65
Sternum 65
Steroidhormone 351
Steuerungssystem 351
Stierhunger 241
Stimmbänder 247
Stimmfremitus 253
Stimmritze 247
Stirnbein 69
Stirnhöhlen 246
Stirnlappen 372
Stirnmuskel 78
Stoffabbau 29 f
Stoffaufnahme 229
Stoffe 20
– gerinnungsfördernde 512
– harnpflichtige 279
Stoffwechsel 7 f
Stoffwechselstörungen 240 ff
Stomatitis aphtosa 183
– simplex 183
Störungen, psychische 437
– psychovegetative 435
– somatopsychische 436
Stoßwellenlithotripsie 219
– extrakorporale 292
Strabismus 407
Strahlendermatitis 39
Strahlenkörper 402
Strahlenkrankheit 39 f
Strahlenschäden 38 f
Strahlentherapie 57
Strahlenulkus 39
Strangurie 281
Stratum basale 421
– corneum 422
– granulosum 422
– lucidum 422
– papillare 422
– reticulare 422
– spinosum 422
Stratum nervosum 403
Streptokinase 112, 513
Streptokokken 461
– beta-hämolysierende 153
Streptomycin 508
Streßhormone 362
Striae rubrae 362
Stridor 257
Stroma 13
Strömungsgeschwindigkeit des Blutes 138
Strophantin 511
Strukturproteine 232
Struma, euthyreote 357 f
Strumektomie 358
Stuhluntersuchungen 179
Stumpfgastritis 189
Stupor 440
Stützgewebe 15 ff
Stuhl, acholischer 212
– blutiger 183
Subarachnoidalraum 370
Subkutis 421 ff
Submukosa 173 f
Substantia alba 366, 375
– compacta 59
– grisea 366, 375
– spongiosa 59
Substanz, graue 366, 375
– weiße 366, 375
Substanzen 20
Subtraktionsalkalose 303
Subtraktionsazidose 302
Suizid 443 f
Suizidalität 443 f
Sulcus centralis 372
– lateralis 372
Sulfasalazin 193
Sulfinpyrazon 513
Sulfonamide 508
Sumpffieber 487 ff
Superinfektion 459
Supination 77
Suppositorien 505
Suppressorzellen 111
Suspension 23, 505
Sutura 70
– coronalis 70
– lambdoidea 70
– sagittale 70
– squamosa 70
Symbionten 461
Sympathikus 138, 385 f
Symphyse 68
Synapse 366, 368
Synarthrosen 61
Synchondrose 61
Syndesmose 61
Syndrom, amentielles 435
– androgenitales 362
– apallisches 390
– depressives 441
– funktionelles 435
– nephritisches 287
– nephrotisches 288
– paraneoplastisches 55
– postthrombotisches 168
– prämenstruelles 322 f
– präsuizidales 443
– psychovegetatives 161
Synergismus 507
Synergisten 77
Synkope 150, 257, 446
Synostose 61
Synovia 61
Synovialhaut 61
Synovitis 85
Syphilid 333
Syphilis 332 ff
– connata 483
System, endokrines 351 ff
– granulopoetisches 125
– limbisches 373
– lymphatisches 112
Systemerkrankungen 125
Systole 136
Syzytiotrophoblast 338
Szintigraphie 502

T-Helferzellen 111, 117
T-Killerzellen 117
T-Lymphozyten 110f
T-Suppressorzellen 117
$T_4$-Zellen 111
$T_8$-Zellen 111
Tabaksbeutelmund 98
Tabes dorsalis 333
Tabletten 505
Tachykardie 157
– paroxsysmale 157
Tachypnoe 151, 257
Taeniasis 202
Talg 423
Talgdrüsen 423
Talgzellen 423
Talus 69
Tänien 178
Taschenklappen 131
Tastsinn 424
Tawaraknoten 137
Tawaraschenkel 138
Tbc 271f
Technetium-99m 502
Teerstuhl 183
Tegmentum 373
Teleangiektasien 39
Telophase 11
Temperaturmessung 32, 498
Temperaturmethode 344
Temperaturregulation 31, 100
Tendinitis 83f
Tendovaginitis 83f
Tenesmen 193, 197
Tennisellbogen 83
Tensoren 44
Tertiärfollikel 308
Testis 316ff
Testosteron 74, 318
Tetanus 396f
Tetracyclin 508
Tetrajodthyronin 356f
Thalamus 373
Thalassämie 113
Theka-Zellen 307
Thelarche 313
Therapie, antimykotische 509f
– antithrombotische 513
– antivirale 508
– immunsuppressive 510
Thermorezeptoren 31, 425
Thiamin 237
Thiazid-Diuretika 512
Thiotepa 510
Thorax 65
Thrombin 111
Thrombokinase 111
Thrombopathien 129
Thrombophlebitis 167
Thromboplastinzeit 129
Thrombopoese 101
Thrombopoetin 102
Thrombose 150, 164
Thromboseprophylaxe 469
Thrombozyten 43, 111
Thrombozytenaggregation 112
Thrombozytenfunktionshemmer 513
Thrombozytenspeicher 114
Thymin 5, 7
Thymosin 113
Thymus 113
Thyreocalcitonin 357
Thyreoglobulin 357
Thyreoiditis 359
Thyreostatika 358
Thyroxin 74, 233, 356f
TIA 165
Tiabendazol 509
Tibia 69
Tibialis-posterior-Reflex 382
Tiffeneau-Wert 256
tight junction 3
Tine-Test 272
Tinkturen 505
Tinnitus 418
Tiogunanin 510
Titer 465
Tochtergeschwulst 52
Tod, klinischer 34f
Todeszeichen 34
Tollwut 397
Tonsilla lingualis 247
– pharyngea 247
Tonsillae pallatinae 247
Tonsillitis 258f
Tonus (s. Muskeltonus)
Totenflecke 34
Totenstarre 34
Totraum 249
Totvakzine 466
Toxoid 466
Toxoplasma gandii 201, 484
Toxoplasmose 201
– angeborene 483f
Trachea 247
Tracheotomie 262, 457
Trachom 409
Tractus opticus 405
Tränenapparat 399f
Tränenbein 70
Tränendrüse 400
Tränenflüssigkeit 246, 399
Tränennasengang 246, 400
Tränensack 400
Tränensee 400
Tranquilizer 451, 513
Transaminasen 208
Transaminierung 30
Transferrin 121
Transfusion 474
Transfusionszwischenfall 105
Transkription 7
Translation 7
Transplantationsarten 118
Transport, vesikulärer 28
Transportikterus 210
Transportprozesse, aktive 28f
– passive 27f
Transsudat 38, 257
Trapezmuskel 79
Trematoden 463
Tremor 388f
Treponema pallidum 333, 483
TRH-Test 357
TRH 353
Trichinella spiralis 200
Trichinose 200
Trichlormethiazid 512
Trichomonas vaginalis 336
Trichomoniasis 336
Trichterbrust 91, 252
Trigeminusneuralgie 396
Triglyceride 26, 231
Trijodthyronin 356
Trikuspidalklappe 131
Triplett 7
Trippelmotorik 394
Tripper 331f
Trismus 201, 396
Trisomie 21 12
Trizepssehnenreflex 382
Trochlea 400
Trofosfamid 510
Trommelfell 412
Trommelschlegelfinger 152
Trömner-Zeichen 382
Trompetermuskel 78
Tröpfcheninfektion 461
Trophoblast 338
Trousseau-Zeichen 300
Truncus brachiocephalicus 140
– lymphaticus dexter 115
– pulmonalis 140
Trypsinogen 221
Tryptophan 238
TSH 353
TSR 382
Tuba uterina 310
Tubenkatharrh 418
Tuber 426
Tuber ischiadicum 68
Tuberkel 272
Tuberkelbakterien 271
Tuberkulinprobe 272
Tuberkulose-Tests 272
Tuberkulose 271f
Tuberkulostatika 508
Tubulusapparat 275
Tubus 456
Tularämie 480f
Tumor 48ff
– Auswirkungen auf den Organismus 55ff
– benigner 49f
– maligner 49f
Tumoranämie (s. Anämie) 124
Tumorarten 49f
Tumorklassifikationen 54f
Tumormarker 56
Tumornekrose 55
Tumornekrosefaktor 44
Tunica conjunctiva 399
Turgor 421
Türkensattel 70
Turner-Syndrom 12
Typhus abdominalis 199
– exanthemicus 475f

Übelkeit 181
Überempfindlichkeitsreaktionen 118
Übergangsepithel 14
Übergewicht 240
Überleitungszeit 138
Übersäuerung 74
Übertragung, aerogene 461
– alimentäre 461
– diaplazentare 461
– fäkal-orale 461
– parenterale 461
Übertragungsarten 460 f
Uhrglasnägel 152
Ulcus cruris 168
– duodeni 188
– durum 333
– molle 334
– pepticum 188
– ventriculi 188
Ulkus 427
Ulkusblutung 188
Ulkuskrankheit 188
Ulkusperforation 188
Ulkusrezidiv 189
Ullrich-Turner-Syndrom 12
Ulnardeviation 87
Ultrahocherhitzung 470
Ultraschall-Doppler-Verfahren 500
Ultraschalluntersuchung 500
Umgehungskreisläufe 205
Umherziehen 519
Undulationsphänomen 208
Unfallverhütungsvorschrift 552 f
Universalempfänger 104
Universalspender 104
Unterberger-Tretversuch 387
Unterdrückerzellen 111
Unterhautbindegewebe 421 f
Unterhautfettgewebe 421 f
Unterkiefer 71
Unterkieferspeicheldrüse 171
Unterschenkelknochen 69
Unterschenkelmuskulatur 82
Unterschlüsselbeinarterie 140
Untersuchung, körperliche 496 f
– physikalische 497 ff
– rektale 179, 331
Untersuchungsmethoden 496 ff
Unterzungenspeicheldrüse 171
Uracil 7
Urämie 289 f
Ureoplasma urealyticum 335
Ureter 274
Urethra 274
Urethraldrüsen 320
Uriculttest 282
Urin (s. auch Harn)
– spezifisches Gewicht 282
– Zusammensetzung 279
Urobilin 210
Urobilinogen 206
Urogenitalsystem 1
Urokinase 112, 513
Urolithiasis 292
Urometer 282
Urtica 425
Urtikaria 432
Uterindrüsen 311
Uterus 310 f
Uterusmyome 324
Utriculus 413
Uvea 401
Uvula 173

Vagina 311 f
– bulbi 401
Vagotomie 189
Valleix-Punkte 93
Valproat 515
Variola Blattern 479
– Virus 479
Variolosis 479
Varizellen 493 f
Varizen 167
Vasomotorenkollaps 446
Vasopressin 294
Vater-Pacini-Lamellenkörperchen 425
Vatersche-Papille 176, 217
Vegetation, adenoide 259
Veitstanz 261
Velushaar 423
Vena cava inferior 140
– cava superior 140
– centralis 205
– gastrica 205
– hepatica 203
– jugularis 140
– lienalis 205
– mesenterica inferior 205
– mesenterica superior 205
– portae 203
– renalis 275
Venae azygos 205
– coronariae 132
– rectalis 206
Venen 139 f
Venengeflecht 245
Venenklappen 139, 142
Venenstripping 167
Venenthrombose, oberflächliche 167
– tiefe 167 f
Venenverödung 167
Venenwinkel, linker 115
Ventilation 256
Ventilationssstörung 255
Ventilpneumothorax 270
Ventriculus 174 ff
Ventrikel 131
Ventrikelseptumdefekt 156
Ventrikelsystem 371
Venushügel 312
Verapamil 511
Verbindungen 21 ff
– anorganische 25 f
– atomare 21
– schemische 22 f
– organische 25 f
Verbrauchskoagulopathie 130
Verbrennungen 454 f
Verbrühung 454
Verdauung 228 ff
Verdauungsenzyme 228 f
Verdauungskanal 169
Verdauungssystem 1, 169 ff
Verdauungsvorgang 228
Verdinikterus 210
Veresterung 206
Vergiftungen 449 f
Verhütung 342 ff
Verkäsungen 37
Vermehrung, geschlechtliche 9
– ungeschlechtliche 9
Vernichtungsschmerz 160
Verordnung über die Sicherheit medizinisch-technischer Geräte 556 f
Verordnung über den Schutz vor Schäden durch Röntgenstrahlen 551
Verordnung zur Verhütung übertragbarer Krankheiten 560 f
Verrenkung 95
Verrucae 431
– planae juvenilis 431
– plantares 431
– vulgares 431
Verschiebeschicht 17, 173 f
Verschluß, akuter arterieller 164 f, 168
Verschlußenzyme 209
Verschlußkrankheiten, periphere arterielle 164
– Stadien nach Fontaine 164
Verschlußzonen 3
Versorgungskreislauf 249
Verstopfung 183
Vertebra prominens 65
Vertebrae 67
Vertigo 389
Vesica fellea 217
– urinarica 274
Vesicula seminalis 319
Vesikula 426
Vesikuläratmen 253
Vestibularorgan 413
VET-Erkrankungen 475 ff, 540
Vibrationsmassage 264
Vibrationsrezeptoren 425
Vibrio cholerae 198
– El Tor 198
Vielecksbein 63
Vierfingerfurche 12
Villi 176
Vinblastin 510
Vincristin 510
Vindesin 510
Virämie 459
Virchowsche Drüse 114
Virchowsche Trias 164
Viren 462 f
Virilisierung 363
Virulenz 459
Virus-Meningoenzephalitis 392

Virus, onkogener 51
Virusgrippe 259
Virushepatitis 211 ff
Viruspartikel 462
Visusprüfung 406
Vitalfunktion 445
Vitalkapazität 255
Vitamin A 235 f
Vitamin B1 237
Vitamin B12 103, 122, 238
– Depot 122
– Mangel 122
Vitamin B2 237
Vitamin B6 238
Vitamin C 239
Vitamin D 61, 236, 300
Vitamin E 236
Vitamin K 237, 513
– Antagonisten 513
– Mangel 130
– Speicher 207
Vitamine 26, 235 ff
– fettlösliche 235
– wasserlösliche 235
Vitaminmangel 235 ff
Vitien 154
Vitiligo 425
VLDL 232
Volumen, forciertes expiratorisches 255
Volvolus 191
Vomer 71
Vorderhorn 375
Vorderstrang 376
Vorhaut (s. Präputium)
Vorhofsäckchen 413 f
Vorhofseptumdefekt 157
Vormilch 349
Vorsteherdrüse 320
Vulva 312
Vulvakarzinom 327
Vulvitis 326 f
Vulvovaginitis 326

Waaler-Rose-Test 83
Wachstum, Zelle 9
Wachstumshormon 230, 353
Wachstumsstörung 93
Wadenbein 69
Wadenbeinarterie 140
Wadenbeinköpfchen 69
Wadenkrämpfe 302
– nächtliche 167
Wadenmuskel 82
Wahnideen 440
Waldeyerscher Rachenring 246
Wallpapillen 169
Wanderniere 275
Wangenzyanose 155
Wärmehaushalt 31 f
Wärmerezeptoren 425
Warzen, anale 335
– genitale 335
Warzenfortsatz 70
Waschfrauenhände 198
Wasser als Lösungsmittel 22
Wasserharnuhr 356
Wasserhaushalt 279, 293 ff
Wasserintoxikation 296
Wassermann-Reaktion 334, 483
Watson-Crick-Modell 5
Weber-Test 417
Wechselfieber 487 ff
Wechselgewebe 46
Wechseljahre 315
Wehen 347
Weichteilhemmung 63
Weichteilrheumatismus 83 ff
Weil-Felix-Reaktion 476
Weitsichtigkeit 407
Weitwinkelglaukom 409
Wernicke-Enzephalopathie 237, 243
Wernicke-Zentrum 373
Wertheim-Meigs-Operation 326
Wettbewerb, unlauterer 550 f
Widal-Reaktion 464 f
Widerstandshochdruck 162
Wiederbelebungsmaßnahmen (s. Notfall ABC)
Wimpern 399
Windkesselfunktion der Aorta 142
Windpocken 493 f
Winiwarter-Bürger (s. Morbus)
Winkel, epigastrischer 65
Wirbel 67
Wirbelkanal 67, 375
Wirbelkörperdeformierung 90
Wirbelsäule 65 f
Wirtszellen 462
Wochenbett 348 ff
Wochenfluß 349
Wollhaare 423
Wundheilung 47, 111 f
Wundrandexzision 397
Wundrose 432
Wundstarrkrampf 396 f
Würfelbein 69
Würgereflex 381
Würmer 463
Wurmfortsatz 177
Wurmmittel 509
Wurzelspitze 171

Xantin-Steine 292
Xanthelasmen 226
Xanthome 226, 242
Xeroderma pigmentosum 52
Xiphoid 65

Yersinia pestis 478

Zählkammer 283
Zähne 171 f
Zahnheilkundegesetz 544
Zapfengelenk 62
Zapfenzellen 403 f
Zeh 69
Zehenreflex 382
Zeissche-Drüsen 399
Zelladhäsion, gestörte 52
Zelle 1 ff
Zellenzyme 208
Zellersatz 46
Zellkern 4
Zellkernatypien 50
Zellkontakte 3
Zellkörperchen 7
Zellmembran 2
Zellödem 36
Zellorganellen 4
Zellplasma 3
Zellschäden 36 ff
Zellschwellung 36
Zellteilung 9 ff
Zellulose 25
Zellverfettung 36
Zellzyklus 11
Zentralfurche 372
Zentralkanal 371
Zentralnervensystems (s. ZNS)
Zentralvene 203, 205
Zentriolen 4
Zentromer 5
Zentrosomen 4
Zentrum, motorisches 373
Zerrung 96
Zerumen 412
Zeruminalpfropf 418
Zervikobrachialsyndrom 93
Zervix 311
Zervixkarzinom 325
Zervizitis 323
Zestoden 463
Zidovudin 508
Ziegenpeter (s. Mumps)
Ziehl-Neelson-Färbung 464
Ziliardrüse 402
Ziliarkörper 402
Ziliarmuskel 402
Zink 235
Zinn 235
Zirbeldrüse 352 f
Zirkumdiktion 77
Zirrhosen 210
Zisterne, lumbale 370
Zitratzyklus 30
Zitronensäurezyklus 30, 74
Zn (s. Zink)
ZNS 364
Zöliakie 191
Zollinger-Ellison-Syndrom 189
Zonula occludens 3
Zonulafasern 402
Zoster 493
Zotten 176
Zottenatrophie 190
Zubereitung, homöopathische 549
Zunge 169 f
Zungenbändchen 169
Zungenbein 71, 248
Zungenentzündung (s. Glossitis)
Zungenmandel 172, 247
Zungennerv 379
Zusatzblutungen 322
Zwangsideen 440

Zwerchfell 79
Zwerchfellbruch 186
Zwerchfellhochstand 346
Zwerchfellnerv 379
Zwerchfellücke 173
Zwergwuchs, hypophysärer 353f
Zwillinge 337f
Zwischenhirn 373
Zwischenrippenmuskeln 79, 251
Zwischenwirbellöcher 67
Zwischenwirbelscheiben 67
Zwölffingerdarm 176
Zyanose 150
Zygote 337
Zyklothymie 441
Zyklus, anovulatorischer 322
Zylinderepithel 13
Zyste 291, 427
Zystenniere 290f
Zystinsteine 292
Zystitis, akute 291
– chronische 291
Zystoskopie 503
Zytologie 1
Zytolyse 116
Zytomegalie 482
Zytoplasma 3
Zytoskelett 4
Zytostatika 509

Bei Fragen zur Produktsicherheit wenden Sie sich bitte an:
If you have any questions regarding product safety,
please contact:

Walter de Gruyter GmbH
Genthiner Straße 13
10785 Berlin
productsafety@degruyterbrill.com